Minimally Invasive Treatment of
Hypertensive Intracerebral Hemorrhage

高血压脑出血微创治疗学

主　编　张洪钿　孙树杰　骆锦标　陈立华

中国科学技术出版社
·北　京·

图书在版编目（CIP）数据

高血压脑出血微创治疗学 / 张洪钿等主编 . — 北京 : 中国科学技术出版社 , 2020.5（2021.1 重印）
ISBN 978-7-5046-8616-9

Ⅰ . ①高… Ⅱ . ①张… Ⅲ . ①高血压—脑出血—显微外科学 Ⅳ . ① R651.105

中国版本图书馆 CIP 数据核字 (2020) 第 035557 号

策划编辑	焦健姿　王久红
责任编辑	孙　超
装帧设计	佳木水轩
责任印制	李晓霖

出　　版	中国科学技术出版社
发　　行	中国科学技术出版社有限公司发行部
地　　址	北京市海淀区中关村南大街 16 号
邮　　编	100081
发行电话	010-62173865
传　　真	010-62179148
网　　址	http://www.cspbooks.com.cn

开　　本	889mm×1194mm　1/16
字　　数	953 千字
印　　张	31.25
版　　次	2020 年 5 月第 1 版
印　　次	2021 年 1 月第 2 次印刷
印　　刷	天津翔远印刷有限公司
书　　号	ISBN 978-7-5046-8616-9 / R·2509
定　　价	248.00 元

Authors List 编著者名单

主　　审　徐如祥　游　潮

主　　编　张洪钿　孙树杰　骆锦标　陈立华

副 主 编　徐永革　伍国锋　钱东翔　杨春光　刘振川

　　　　　曹玉福　高鸿雁　马献昆　唐洲平　孙怀宇

编　　者（以姓氏汉语拼音为序）

Hsin-Hung Chen　　中国台北荣民总医院神经外科　教授

Neil A. Martin　　加利福尼亚大学 David Geffen 医学院　教授

白　刚　　昆明医科大学第三附属医院神经外科　副主任医师

白俊超　　解放军总医院第七医学中心附属八一脑科医院　主管护师

白妙春　　解放军总医院第七医学中心附属八一脑科医院　副主任护师

曹玉福　　黑龙江省鹤岗市人民医院神经外科　主任医师

陈甘海　　广东东莞市厚街医院重症医学科　主任医师

陈　罡　　苏州大学附属第一医院神经外科　副主任医师

陈　华　　广东中山火炬开发区医院　主任医师

陈立华　　四川省人民医院神经外科　主任医师

陈晓雷　　中国人民解放军总医院神经外科　主任医师

陈绪贵　　解放军总医院第七医学中心附属八一脑科医院　副主任医师

陈祎招　　南方医科大学附属珠江医院神经外科　主任医师

党圆圆　　解放军总医院第七医学中心附属八一脑科医院　主治医师

邓寿喜　　广州开发区医院神经外科　副主任医师

邸运涛　　河北唐县人民医院神经外科　副主任医师

丁　方　　宁波李惠利医院神经外科　主任医师

高进宝　　解放军总医院第七医学中心附属八一脑科医院　副主任医师

高鸿雁　　解放军总医院第七医学中心　副主任医师

郭西良　　安徽省第二人民医院神经外科　主任医师

郭　毅　　清华大学长庚医院神经外科　副主任医师

何冰娟　　解放军总医院第七医学中心　副主任护师

何永垣　　广州市番禺区中心医院神经外科　主任医师

贺礼进　　南华大学附属永州临床学院神经外科　副主任医师

洪孙全　　云南省人民医院神经外科　副主任医师

胡 丹	南华大学附属永州临床学院神经外科　副主任医师
黄洪波	河北省唐山市玉田县中医医院神经外科　主任医师
黄柳军	广东省陆丰市人民医院神经外科　主任医师
籍新潮	山东省千佛山市人民医院神经外科　博士
姜学高	四川省凉山州第一人民医院神经外科　主任医师
江 楠	中山大学附属揭阳医院神经外科　主任医师
金 心	浙江省立同德医院神经外科　主任医师
孔 权	南方医科大学南方医院增城院区神经外科　副主任医师
李东升	河北省石家庄市第一医院神经外科　主任医师
李光春	河北省衡水市脑科医院神经外科二病区　副主任医师
李婧莲	河北省三河市燕郊人民医院神经外科　副主任医师
李文德	解放军总医院第七医学中心　博士
李业海	广东三九脑科医院　主治医师
李运军	解放军总医院第七医学中心附属八一脑科医院　副主任医师
梁海乾	武警后勤学院附属医院脑科医院　主任医师
梁敬心	贵州医科大学第二附属医院神经外科　主治医师
廖 鑫	贵州医科大学第二附属医院神经外科　副主任医师
刘 凤	解放军总医院第七医学中心附属八一脑科医院　主管护师
刘 磊	中国人民解放军总医院神经外科　副主任医师
刘晓斌	陕西省人民医院神经外科　副主任医师
刘振川	山东省临沂市人民医院神经外科　主任医师
陆 华	南通大学第三附属医院神经外科　主任医师
罗永春	解放军总医院第七医学中心附属八一脑科医院　副主任医师
骆安林	广东省阳春市人民医院神经外科　副主任医师
骆锦标	广州市第一人民医院神经外科　主任医师
马 奎	安徽省第二人民医院神经外科　主治医师
马荣耀	河南大学附属南石医院　主任医师
马献昆	四川省八一康复中心　主任医师
孟繁鑫	解放军总医院第七医学中心附属八一脑科医院　博士
牟朝晖	浙江省台州市第一人民医院神经外科　主任医师
潘仁龙	上海市南十字脑科医院　主任医师
蒲九君	四川省八一康复中心神经外科　主治医师
綦 斌	吉林大学第一医院神经血管病外科　主任医师
彭兆龙	河南大学附属南石医院　副主任医师
钱东翔	广州医科大学附属第三医院神经外科　副主任医师

任思颖	贵州医科大学附属医院急诊外科	副主任护师
宋朝彦	河北省保定市中心医院神经外科	副主任医师
孙怀宇	华润健康辽宁健康产业集团铁煤总医院神经外科	主任医师
孙树杰	中国科学院上海临床中心	主任医师
孙文栋	河北省保定市中心医院神经外科	副主任医师
唐 杰	四川省凉山州第一人民医院神经外科	副主任医师
唐伟泰	广东医科大学附属罗定市人民医院神经外科	副主任医师
唐洲平	华中科技大学同济医学院附属同济医院神经内科	主任医师
王海东	广东省深圳市第二人民医院神经外科	副主任医师
王海江	解放军总医院第七医学中心附属八一脑科医院	主治医师
王 合	河北省三河市燕郊人民医院	主任医师
王 欢	解放军总医院第七医学中心附属八一脑科医院	主管护师
王 佳	华北石油总医院神经外科	主治医师
王丽琨	贵州医科大学附属医院急诊外科	副主任医师
王润辉	华北石油总医院神经外科	主任医师
王庭忠	中国医科大学附属第四医院神经外科	博士
王 岩	解放军总医院第七医学中心附属八一脑科医院	主治医师
王 勇	温州市人民医院神经外科	副主任医师
王兆涛	解放军总医院第七医学中心附属八一脑科医院	博士
王子敬	济宁医学院附属邹城医院神经外科	副主任医师
文宗权	贵州省安顺市平坝区人民医院	副主任医师
吴春富	南京中医药大学无锡附属医院	主任医师
吴 剑	浙江省台州市第一人民医院神经外科	副主任医师
吴世强	广东省阳春市人民医院	副主任医师
吴 阳	河南省民权县人民医院神经外科	副主任医师
伍国锋	贵州医科大学附属医院急诊外科	主任医师
夏小雨	解放军总医院第七医学中心附属八一脑科医院	博士
肖 庆	中国医科大学航空总医院神经外科	主任医师
徐 强	广州中医药大学附属顺德和平外科医院	副主任医师
徐永革	解放军总医院第七医学中心附属八一脑科医院	主任医师
杨春光	郑州市第二人民医院神经内科	主任医师
杨国材	内蒙古巴彦淖尔市乌拉特前旗人民医院胸脑外科	主任医师
杨建雄	广东省河源市人民医院神经外科	主任医师
杨彦龙	空军军医大学第二附属医院	副主任医师
杨 艺	解放军总医院第七医学中心附属八一脑科医院	博士后

湛浩强	中山大学附属第六医院神经外科	副主任医师
张广柱	解放军总医院第七医学中心附属八一脑科医院	博士
张洪钿	解放军总医院第七医学中心附属八一脑科医院	副主任医师
张金灿	南华大学附属永州临床学院神经外科	副主任医师
张　良	广东三九脑科医院	主任医师
张鹏飞	解放军总医院第七医学中心附属八一脑科医院	主治医师
张晓军	内蒙古自治区人民医院神经外科	副主任医师
张源波	解放军总医院第七医学中心心内科	副主任医师
张志民	河北省唐山市玉田县中医医院神经外科	副主任医师
张志强	解放军总医院第七医学中心附属八一脑科医院	博士
赵　浩	解放军总医院第七医学中心附属八一脑科医院	博士后
赵宪林	中国医科大学附属第四医院神经外科	主任医师
赵晓辉	解放军总医院第七医学中心	副主任护师
钟德泉	广东药科大学第一医院神经外科	副主任医师
朱凤磊	解放军总医院第七医学中心附属八一脑科医院	博士后

Abstract 内容提要

　　高血压脑出血是国内各级医院急诊科、神经内科、神经外科和神经重症医学科最常见的疾病之一。近年来，我国学者在高血压脑出血微创治疗方面积累了大量经验，涌现出许多实用的手术治疗方法。编者按照高血压脑出血的发病部位将有代表性的各种手术方法、手术技巧和手术并发症逐一呈现，以图片展示加文字描述的编排形式详加介绍，帮助读者轻松理解与掌握。本书内容丰富，图文并茂，适合高血压脑出血外科治疗领域各级医师阅读参考。

前　言 Foreword

　　我国脑出血年发病率高达 50.6/10 万～ 80.7/10 万，远超欧美等发达国家，是世界上发病率最高的国家之一。近年来，随着人口老龄化进程的加速和生活方式的改变，发病率呈逐年上升趋势，发病急、预后差且医疗费用高昂，严重危害人类健康和生存质量，是一个艰巨的临床和社会公共健康问题。

　　目前，高血压脑出血的外科治疗仍是有争议的话题。美国心脏协会与美国卒中协会发布的各版自发性脑出血治疗指南均未明确推荐手术治疗作为高血压脑出血的首选治疗方式，而指南推荐的证据均来自循证医学研究，但绝大多数是针对欧美人的研究，其进行大规模对照研究的手术方法是传统去骨瓣减压术联合血肿清除术。这种方法本身创伤较大，且在手术组病例选择及实施手术者的水平是否均一方面存在较大争议。前瞻对照研究的另一缺点是无法兼顾个体化治疗，而疾病治疗本身存在很大的个体差异和不确定性，故需要进一步研究。

　　高血压脑出血是国内各级医院急诊科、神经内科、神经外科和神经重症医学科最常见的疾病之一。我国是一个多民族国家，人口众多，地域广阔，高血压脑出血患者数量庞大。近年来，我国学者在高血压脑出血微创治疗方面积累了大量经验，涌现出许多实用的手术治疗方法，从开颅手术到微创锁孔手术，从粗略定位到精确三维定位，从硬通道到定向软通道，等等。本书按照高血压脑出血的发病部位将有代表性的各种手术方法、手术技巧和手术并发症一一呈现，编排形式有别于传统教科书，以图片展示为主，同时辅以简洁的文字说明以便于读者理解和掌握。

　　本书的编者既有来自大学附属医院及大型三甲医院的专家学者，也有来自地市级乃至基层医院的医生，还有从事脑出血临床转化医学研究的硕士、博士、研究生，他们均为高血压脑出血外科治疗领域最活跃、最富有激情且长期在临床一线、拥有丰富临床治疗经验的医生，同时他们也代表着不同年资医生对该领域各具特色的认知。临床医学本身就是一门经验科学，正所谓"百花齐放，百家争鸣"，书中内容仅代表编者个人观点或经验之谈，撇开严苛的学术规则和理论来鉴阅，一定会发现不少有价值的内容。

　　最后，还要感谢华志微创医疗科技有限公司和宁波金未生物科技有限公司在本书撰写过程中给予的大力支持和帮助。

　　由于学术发展迅速，各种研究不断深入，书中所述可能存在疏漏或欠妥之处，敬请各位读者批评指正。

Contents 目　录

第1章　基础知识

第一节　高血压脑出血的流行病学

高血压脑出血（hypertensive intracerebral hemorrhage，HICH）是脑血管病中病死率和致残率都很高的一种疾患。近百年来虽然国内外已有众多医学机构研究，但其病死率仍居高不下，3/4 以上存活者遗有不同程度的残疾。据 2000 年统计，我国老年（＞60 岁）人口已超过 1.3 亿，这种以老年人罹患为主的疾病，正在严重地威胁着人们的健康。

一、发病率

西方国家 HICH 占全部脑卒中 8%～15%，而我国则高达 21%～48%。1981 年美国脑出血年发病率为 9/10 万人口，其中 HICH 占 70.9%，病死率为 67.9%。2000 年 Montes 等报道，美国每年新发脑卒中 70 万人，其中 1/10 为 HICH，大多数为患高血压的老年人，30d 病死率为 35%～50%，其中半数死于发病后头 2d 内，存活者多留有严重残疾。1985—2000 年法国仅为 13.4/10 万；1998 年美国为 15.0/10 万；1992—1999 年意大利为 33.2/10 万；1990—1996 年西班牙约为 8.5/10 万；1995—2000 年巴西为 28.4/10 万；1998 年瑞典为 28.4/10 万；1972—1999 年芬兰男女性分别为 40/10 万和 33/10 万；1977—1998 年日本 >40 岁人群男女性分别为 65/10 万和 106/10 万。在亚洲，1966 年日本曾报道 HICH 居死亡原因首位，其后的 20 余年，经过控制高血压及其相关疾病，脑卒中死亡顺序已降至第 3 位。1997 年日本 Shibata 省城区脑卒中随访 15.5 年的结果，再次表明脑卒中发病率明显下降。根据流行病学调查，我国 HICH 年发病率为 50.6/10 万～80.7/10 万，被 1997 年世界卫生组织 Monica 监测方案列为脑卒中高发国家。1995 年北京地区为 77.8/10 万；1989—1999 年哈尔滨和上海地区分别为 76.2/10 万和 61.3/10 万，1996—1998 年上海累计 40—44 岁年龄段 HICH 发病率为 53.0/10 万。

二、死亡率

世界卫生组织 2002 年统计，卒中是世界第 3 大死因，在发达国家仅次于慢性心脏病和癌症，而 HICH 占脑卒中的 10%～30%。每年全世界死于 HICH 的男性 50 万～75 万，女性约 90 万，其中中国、印度超过 2 万～6 万，美国、日本 4 万～6 万，澳大利亚、加拿大约 1 万。

三、病因

HICH 的病因大致分为两大类。

1. 高血压　高血压脑出血是非创伤性颅内出血最常见的病因，约 95%HICH 患者患高血压。高血压常导致脑小动脉病变，血压骤升使动脉破裂，从而发生 HICH。高血压脑出血的发生部位以基底核区最常见（60%～65%），也可发生在丘脑（15%～24%）、脑叶（10%）、脑干（10%）、脑室（3%～5%）。

2. 非高血压性疾病　如脑血管畸形、脑动脉淀粉样变性、脑瘤卒中、血液病、脑外伤等，其中脑血管畸形较常见，约占非高血压脑出血的 1/4，也是年轻人发生 HICH 的主要原因之一。血管畸形以动静脉畸形多见，这些血管形态、走行极不规则，常有节段性扩张、弹力纤维不连续、平滑肌发育不良，甚至完全由纤维组织所代替，所以容易破裂出血。脑动脉淀粉样变性为自发性脑叶出血的常见原因，占 HICH 的 5% ~ 10%。该病存在血管壁间质的淀粉样变性、血管壁脆弱，因而易致 HICH。其他原因，如脑瘤卒中、凝血障碍、再生障碍性贫血、血小板减少性紫癜、血友病、真菌性脑动脉炎、钩端螺旋体病性脑动脉炎、脑外伤等均可造成 HICH，约占 HICH 的 10%。

四、性别

流行病学资料表明，各年龄段女性发病率均低于男性，男性的发病率比女性高约 25%。尽管原因尚不清楚，初步考虑可能男性生活压力较女性大，且与多种不良生活习惯（如吸烟、酗酒等）有关。

五、年龄

多发生在 40—70 岁人群中，其中 > 50 岁的人群发病率最高，考虑与高龄人群多合并动脉粥样硬化、高血压、糖尿病等全身性疾病有关。既往认为发生卒中的危险性随着年龄的增长而增加，但近年来发病年龄有愈来愈年轻的趋势。青年 HICH 病因谱较中老年广，包括血管畸形、高血压、吸毒等。血管畸形中最常见的是动静脉畸形，其次为海绵状血管瘤和颅内先天性动脉瘤。但也有资料表明，青年 HICH 患者当中不同年龄段的病因也存在差异。高血压在青年 HICH 中以 > 31 岁年龄组常见，尤其是那些未知自己有高血压的患者（45%）；而在西方国家吸毒（如安非他明和可卡因），是青年 HICH 的重要病因。以前发表的研究中，出血性卒中在青年人中的发病率远低于老年人。洛桑和布鲁塞尔的统计 < 30 岁卒中患者的 5% 和 7% 及 30—45 岁卒中患者的 12% 和 13% 是出血性的。Jose 等（神经病学和神经外科学国家协会）收集墨西哥的卒中患者 1734 例，< 40 岁 632 例（36.4%），其中 HICH 224 例（35.4%）。Kittner 等研究巴尔的摩城乡黑种人和白种人 15—44 岁卒中发病率发现，HICH 黑种人男性每年 14.2/10 万、女性每年 4.8/10 万，白种人男性每年 4.6/10 万、女性每年 1.5/10 万，认为黑种人无论是 HICH 的发病率还是脑梗死的发病率均较白种人高。Ronen 等报道以色列 17—49 岁人群发病率是每年 10.36/10 万（男性 13.00/10 万；女性 7.71/10 万）。

六、种族

不同种族的 HICH 发病率不同，这可能与遗传因素有关，社会因素如生活习惯和环境也可能起一部分作用。与其他种族比较，美国黑种人 HICH 的发病率也较高，并且更容易发生在年轻时。

七、季节及地区分布

季节因素的刺激是脑血管疾病发生的诱因之一，HICH 发病高发季节为秋冬季。周晓彬等通过单因素相关分析结果显示，HICH 多见于低气温、高气压的气象条件。在北方寒冷地区，气象因素对 HICH 发生影响作用较大，气压、气温等变化较大时容易诱发 HICH，是 HICH 的危险因素。HICH 住院患者以秋冬季最多，春季次之，夏季最低，四季相比差异有显著性意义，说明老年人对外界环境的适应能力较低，寒冷季节及气温变化大的天气容易发生 HICH。在异常气象方面，HICH 在气温骤降、气压与相对湿度上升时发病率较高；SAH 在气温、气压、相对湿度单独升降时，发病率无明显差异。上海卢湾区 30 年脑血管病死亡资料分析显示，随季节平均相对湿度与平均气压变化，脑血管病死亡率呈相对应的明显周期性规律，1 月份温度、相对湿度最低，气压最高，死亡率较低；7 月份温度、相对湿度最高，气压最低，死亡率较高。美国男性冬季发病比春季高 28%，而女性则高 32%。

八、发病时间

HICH 的发病率存在明显时间规律。国内外报道不太一致。刘运海等报道有前后高低不一的双峰发病特征。发病多分布在凌晨 05:00—07:00 时，其次是夜间 3 时左右，有明显的时间分布特点。主要原因是此时间段迷走神经张力高，兴奋性强，导致血压波动较大，短时间骤然的血压变化，在高血压基础病变，血管弹性减低的病理基础上，容易导致脑血管破裂而发生 HICH。而秦洁报道的 HICH 高峰在 8:00—12:00 时间段，低谷在 20:00—4:00 时间段。发病高峰主要位于 6:00—12:00 时间段；16:00—18:00 时间段为一小的高峰期，22:00—6:00 时间段发病率最低。HICH 的发生部位与发病时间有关。基底核区出血高峰在 8:00—12:00 时间段；非基底核区出血高峰在 16:00—20:00 时间段。有无高血压及其治疗与否也与 HICH 发病时间密切相关。高血压未治疗组发病高峰在 8:00—12:00 时间段。

九、可控危险因素

1. 遗传与环境　有关 HICH 遗传因素的作用仍不清楚。多数研究者认为脑血管病与多因素遗传有关，其遗传度受环境因素的影响甚大。国内 7 个城市与 21 个省调查中所进行的病例对照研究均显示，阳性脑血管病与高血压家族史对出血性卒中与缺血性卒中均是明确的危险因素；国外亦有研究显示脑血管病患者中父母死于脑血管病者比对照组高，双胞胎患脑卒中的概率一致，这些均说明遗传因素对脑卒中发病有一定意义。但迄今为止，欧美许多研究并未能明确证实遗传因素与脑卒中发病的关系，对日本移民的研究证明了环境因素较遗传因素更为重要。

2. 吸烟　长期吸烟可促进动脉硬化，使血管脆性增加。在特殊情况下，大量吸烟可引起心血管和神经系统变化，从而引发 HICH。吸烟患者 HICH 发病率高出不吸烟者 2 倍。Wolf 等对 22 000 多名 40—84 岁的美国男性内科医生进行长达 17 年的研究，前瞻性地评估了吸烟与出血性卒中及其亚型的关系。在随访过程中，1069 例发生卒中，其中 139 例为出血性卒中（108 例 HICH，31 例 SAH）。当前吸烟者与从不吸烟者相比，在经过多个变量校正后每日吸烟量 ≤ 20 支者发生出血性卒中、HICH 和 SAH 的相对危险分别为 1.65、1.60 和 1.75；而每日吸烟量 > 20 支者则分别为 2.36、2.06 和 3.22。但是只要停止吸烟，2 ～ 5 年后吸烟者发生 HICH 的危险与从未吸烟者相同。

3. 饮酒　饮酒与高血压关系密切，但一般认为需要超过一定"阈值"（摄入酒精量为 30 ～ 40g/d）才有影响。有研究者分别在日本和瑞典对长期中等量以上的饮酒人群进行调查，并随访达 20 年以上，证明饮酒与高血压密切相关，并且是出血性卒中的主要诱因之一。喝酒后心搏加快、血压升高，一旦脑血管破裂则出现出血性卒中。因此，饮酒量应该越少越好，最好是不喝酒，特别是不要喝烈性酒。据统计，饮酒患者 HICH 发病率高出不喝酒者 3 倍。

4. 饮食习惯　要在保持营养的前提下，忌油腻、过咸、暴饮暴食，多吃新鲜水果、蔬菜。血脂增高、膳食中过多的饱和脂肪酸、不饱和脂肪酸与饱和脂肪酸比值过低，均可使血压升高；体内钠盐过多可增加血液黏稠度，使血管收缩，血压升高，增加脑卒中的复发机会。

5. 体重　肥胖者内分泌和代谢功能紊乱与血中胆固醇、三酰甘油增高、高密度脂蛋白降低等因素有关。体重的改变与血压的变化呈正相关，降低体重可减少患高血压的危险性。Kannel 追踪一组人群 10 年，每 2 年检测 1 次，发现改变一个标准差的体重相对应的收缩压改变为 5.6mmHg。但 Miall 等在南威尔士的研究显示，体重改变与血压变化的正相关联系只发生在青年人。超过标准体重 20% 以上的肥胖者患高血压、糖尿病和冠心病的危险性明显增大，其中高血压的患病率是正常体重者的 2.9 倍。由于高血压、糖尿病和冠心病均是脑卒中的危险因素，因此可以认为，肥胖与 HICH 有间接联系。然而，人们对肥胖与 HICH 的关系看法并不一致，日本、印度与大洋洲的研究及我国城乡研究均显示肥胖并不增加出血性卒中的危险，国内有的研究甚至显示体重指数与 HICH 死亡有一定的负相关趋势；北美与欧洲的资料多数亦没有充分的证据表明肥胖与出血性卒中的关系；只有来自非洲的报道认为肥胖是出血性卒中的危险因素。

6.情绪激动 情绪激动是脑出血的又一重要诱因。有研究统计，约25%患者因生气、情绪激动导致心跳加快、血压突然升高，继而发生脑卒中。

7.口服避孕药 低剂量口服避孕药被广泛应用，尤其是在国外，但其与脑血管病发病关系的研究资料不多。Schwarz等对美国华盛顿州的18—44岁妇女进行对照研究表明，低剂量口服避孕药使用者发生卒中的危险性并未增加。另外，美国2个研究小组的资料汇总分析结果表明，服用低剂量口服避孕药的妇女发生卒中的危险可能与年龄、吸烟、肥胖、高血压和偏头痛等有关。在加利福尼亚永久性计划研究中，口服避孕药使用者出血性卒中的发病率也没有显著升高。但是在吸烟的口服避孕药使用者中存在着对HICH的正向作用。在世界卫生组织合作性研究中，出血性卒中的发病率在年轻女性中没有升高，反而在老年女性中略高一些。

（杨　艺　王　佳　陈　华）

参 考 文 献

[1] Elliott J, Smith M. The acute management of intracerebral hemorrhage: a clinical review[J]. Anesth Analg, 2010, 110(5): 1419–1427.

[2] Lee S H, Kim B J, Ryu W S, et al. White matter lesions and poor outcome after intracerebral hemorrhage:a nation wide cohort study[J]. Neurology, 2010, 74(19):1502–1510.

[3] Steiner T, Vincent C, Morris S, et al. Neurosurgical outcomes after intracerebral hemorrhage: results of the factors even for acute hemorrhagic stroke trial(FAST)[J]. J Stroke Cerebrovasc Dis, 2010. [Epub ahead of print].

[4] Ciccone A, Pozzi M, Motto C, et al. Epidemiolo-gical, clinical, and the rapeuticaspects of primary intracerebral hemorrhage[J]. NeurolSci, 2008, 29 (Suppl2): S256–S257.

[5] Burns J D, Manno E M. Primary intracerebral hemorrhage: update on epidemiology, pathophysiology, and treatment strategies[J]. ComprTher, 2008, 34(34):183–195.

[6] 洪震，曾军，黄茂盛. 缺血性和出血性脑卒中的发病率与年龄的关系[J]. 上海医学，2000, 23(11):663–665.

[7] Fewe lME, Thompson BG Jr, Hoff J T. Spontaneous intracerebral hemorrhage:areview[J]. Neurosurg Focus, 2003, 15(4):E1.

[8] Skidmore C T, Andrefsky J. Spontaneous intracerebral hemorrhage: epidemiology, pathophysiology, and medical management[J]. Neurosurg Clin N Am, 2002, 13(3): 281–288.

[9] 周晓彬，李卫. 气象因素对青岛市区脑出血发病的影响[J]. 卫生研究，2005 (34):488.

[10] 庄会林，郑成，李晓明，等.徐州地区高血压脑出血的发病季节及发病时辰的分布[J].江苏医药，2006, 32(11): 1068–1069.

[11] 刘运海，黄清，杨期东，等. 自发性脑出血住院患者发病时间变化的规律分析[J]. 卒中与神经疾病，2004, 11(4):223–225.

[12] 秦洁.自发性脑出血发病时间规律的研究[J]. 实用心脑肺血管病杂志，2006, 14(7):528–529.

[13] 高晓光. 卒中病理生理、诊断及其治疗[M]. 沈阳：辽宁科学技术出版社，2001:792–793.

[14] 赵恺，滕文兰，肖丽萍，等. 青年人卒中102例临床分析[J]. 脑与神经疾病杂志，2000, 8(4):220–223.

[15] 洪震，曾军，黄茂盛. 缺血性和出血性脑卒中的发病率与年龄的关系[J].上海医学，2000, 23(11):663–665.

[16] WOLFPA, AGOSTINORB, KANNELWB, et al. Cigarrette Smokingas Arisk Factor for Stroke: the Framingham Study[J]. JAMA (S0098–7484), 1988, 259(5):1025–1029.

第二节　高血压脑出血的临床表现

一、一般表现

高血压脑出血多发生于中老年人，男性多于女性，春冬两季发病率较高，多有高血压病史。在使血压骤然升高的因素下，比如情绪激动、剧烈活动、饮酒过度、大便用力等情况下诱发疾病。发病后病情常于数十分钟或数小时达高峰。表现为失语、偏瘫，重者意识不清，半数以上患者伴有头痛、呕吐。脑出血前常无预感，突然发生，起病急骤，往往在数分钟到数小时内发展到高峰。经较长病程发展到严重程度者较为少见。临床表现视出血部位、出血范围、机体反应、全身情况等各种因素而定。一般在发病时常突然感到头部剧烈疼痛，随即频繁呕吐，收缩压达180mmHg以上，偶见抽搐等，严重者常于数分钟或数十分钟内神志转为昏迷，伴大、小便失禁。如脉率快速，血压下降，则为濒危征兆。临床上常按出血部位分类描述局灶性神经症状和体征。

二、局限性定位表现

（一）基底核区（内囊）出血

1. 壳核出血　最常见的高血压脑出血的部位，多损及内囊，患者常有头和眼转向出血病灶侧，呈"凝视病灶"状和"三偏"症状，即偏瘫、偏身感觉障碍和偏盲。出血对侧的肢体发生瘫痪，早期瘫痪侧肢体肌张力、腱反射降低或消失，以后逐渐转高，上肢呈屈曲内收，下肢伸展强直，腱反射转为亢进，可出现踝阵挛，病理反射阳性，为典型的上运动神经元性偏瘫。出血灶对侧偏身的感觉减退，针刺肢体、面部时无反应或反应较另一侧迟钝。如患者神志清楚配合检查时还可发现病灶对侧同向偏盲。若血肿破入侧脑室，甚至充填整个侧脑室即为侧脑室铸型，其预后不良。

轻型出血量一般少于 30ml，常为豆纹动脉尤其是其外侧支破裂所致；或为丘脑小量出血，出血量仅数毫升，由丘脑膝状动脉和丘脑穿通动脉破裂所致。患者多突然头痛、恶心呕吐，意识清楚或轻度障碍，出血灶对侧出现不同程度的中枢型偏瘫和面舌瘫，也可出现偏身感觉缺失和偏盲（即三偏征），双眼球可向病灶侧凝视，主侧半球受累可有失语。如有上下肢瘫痪呈均匀一致、深感觉障碍明显和凝视鼻尖等症状，提示为丘脑出血。

重型出血量为 30～160ml，可破入脑室；部分为丘脑大量出血，血肿侵入内囊或者破入脑室。发病突然，严重意识障碍，鼾声呼吸，频繁呕吐胃内容物或咖啡样液体（应激性溃疡所致），双眼向病灶侧凝视或固定于中央位置。丘脑出血时双眼常向内或内下方凝视鼻尖。如出现双侧瞳孔不等大或出血侧开始散大，提示小脑幕疝形成。局灶体征有出血对侧偏瘫，肌张力下降，痛觉刺激瘫痪侧肢体时无反应，病理发射阳性。若病情进一步发展，大量血液破入脑室或脑干和丘脑下部损伤，可出现去脑强直或四肢弛缓性瘫痪、中枢性高热或体温过低等，最后死于枕骨大孔疝。

2. 丘脑出血　丘脑内侧或下部出血者可出现典型的眼征，即垂直凝视麻痹，多为上视障碍，双眼内收下视鼻尖；眼球偏斜视，出血侧眼球向下内侧偏斜；瞳孔缩小，可不等大，对光反应迟钝；眼球不能聚合以及凝视障碍等。出血向外扩展，可影响内囊出现"三偏"征。丘脑出血侵入脑室者可使病情加重，出现高热、四肢强直性抽搐，并可增加脑内脏综合征的发生率。如属一侧丘脑出血，且出血量较少时，表现对侧轻瘫，对侧偏身感觉障碍，特别是本体感觉障碍明显。如果出血量大，受损部位波及对侧丘脑及丘脑下部，则出现呕吐咖啡样物，呕吐频繁呈喷射状，且有多尿、尿糖、四肢瘫痪、双眼向鼻尖注视等症。病情往往危重，预后不好；发病后多数患者出现昏迷及偏瘫。

3. 尾状核头出血　少见，临床表现与蛛网膜下腔出血相似，多仅有头痛、呕吐和脑膜刺激征而无明显瘫痪，或有对侧中枢性面舌瘫。颅脑 CT 检查可确诊。

（二）脑叶出血

约占 ICH 的 10%，意识障碍少。其发病率仅次于基底核出血，与丘脑出血相近。患者表现依原发出血部位不同而各异，多数学者认为脑叶出血好发于顶叶、颞叶与枕叶，即大脑后半部。出血部位顶叶最常见，其他依次为颞、枕、额叶，也可有多发脑叶出血。常表现头痛、呕吐、脑膜刺激征及出血脑叶的局灶定位症状。如额叶出血可有偏瘫、Broca 失语、摸索和强握等症状；顶叶出血可有偏身感觉障碍、视觉障碍；颞叶出血有 Wernicke 失语、精神症状；枕叶有视野缺损等。发病即昏迷者较少见；部分病例缺乏脑叶的定位症状。颅脑 CT 检查有助于确诊。脑叶出血后易破入邻近的蛛网膜下腔，因距中线较远而不易破入脑室系统，故脑膜刺激症重而意识障碍轻，预后总体来说比较良好。其临床表现特征包括：①意识障碍少见而相对较轻；②偏瘫与同向凝视较少、程度较轻，这是因为脑叶出血不像基底核出血那样容易累及内囊的结果；③脑膜刺激症多见；④枕叶出血可有一过性黑朦与皮质盲。顶颞叶出血可有同向偏盲及轻偏瘫，优势半球者可有失语。额叶出血可有智力障碍、尿失禁，偏瘫较轻。

（三）脑干出血

1. 脑桥出血　约占脑出血的 10%。出血灶多位于脑桥基底与被盖部之间，由基底动脉脑桥支破裂所致。轻症者或早期检查时可发现单侧脑桥损害的体征，如出血侧的面神经和展神经麻痹及对侧肢体弛缓性偏瘫，头和双眼凝视瘫痪侧，CT 测量出血在 5ml 以下者，预后较好。重症出血较多时（＞5ml）多累及双侧被盖和基底部，常破入第四脑室，脑桥出血多很快波及对侧，患者迅速进入昏迷、四肢瘫痪，大多呈弛缓性，少数呈去大脑强直，双侧病理征阳性，双侧瞳孔极度缩小呈针尖样，持续高热，呕吐咖啡样胃内容物，明显呼吸障碍等，病情迅速恶化，多数在 24～48h 内死亡。

2. 中脑出血　罕见，轻症表现为一侧或双侧动眼神经不全瘫痪或 Weber 综合征；重症表现为深昏迷，四肢弛缓性瘫痪，可迅速死亡。CT 及 MRI 检查可明确诊断。

3. 小脑出血　约占脑出血的 10%。多由小脑齿状核动脉破裂所致。发病突然，出现眩晕，频繁呕吐，后枕痛，共济失调，眼球震颤，构音障碍，颈项强直等。轻型患者起病时神志清楚，常诉一侧后枕部剧烈头痛和眩晕，呕吐频繁，发音含糊，眼球震颤。肢体常无瘫痪，但病变侧肢体出现共济失调。当血肿逐渐增大破入第四脑室，可引起急性脑积水。严重时出现枕骨大孔疝，患者突然昏迷，呼吸不规则甚至停止，最终因呼吸循环衰竭而死亡。

4. 脑室出血　占 ICH 的 3%～5%，分原发与继发两种。继发性脑室出血是指脑实质出血破入脑室者；原发性脑室出血是指脑室内脉络丛动脉血液直流入脑室或室管膜下动脉破裂出血破入脑室者。原发性脑室内出血者少见，常见者多为继发于丘脑出血或基底核出血。此类患者的临床表现与原发出血部位、血肿量以及脑室受累范围密切相关。原发出血部位越邻近脑室，出血向脑室扩延及侵入脑室的机会也就越多。因此，脑室内出血患者的病情多较严重，临床上除有原发病灶的症状、体征外，尚有脑干受累以及颅内压迅速增高的一系列表现，意识障碍多较重，生命体征变化明显，且常伴有高热、强直发作等。多数由壳核出血破入脑室。小脑、脑桥出血也可破入第四脑室。原发脑室出血，约半数患者出血量较少，表现为头痛、呕吐、项强、意识清楚或一过性障碍，脑脊液血性，预后较好。出血量大者，起病急骤，迅速出现昏迷、频繁呕吐、针尖样瞳孔、双眼分离斜视或眼球浮动、四肢弛缓性瘫痪或去脑强直发作等，病情危笃，多迅速死亡。临床上易误诊为蛛网膜下腔出血。

（杨　艺　潘仁龙）

第三节　高血压脑出血的诊断及鉴别诊断

一、高血压脑出血的诊断

高血压脑出血的诊断并不困难。目前，其规范化诊断步骤为：①有高血压病史；②发病突然，迅速出现临床症状与体征，如意识及肢体功能障碍，且血压明显升高；③CT 检查可以确诊，特别是对急性期患者的诊断率几近 100%。这个诊断标准，仅仅解决了患者有无高血压脑出血的诊断问题，却不能充分反映高血压脑出血患者的病情轻重程度。病情程度的准确诊断，对高血压脑出血的治疗有重要指导意义。目前，高血压脑出血的治疗之所以迟迟不能规范，与人们不能准确诊断高血压脑出血的病情程度有很大关系。虽然，在这方面做了大量工作，仍然没有一个对病情程度进行准确衡量的统一标准。

（一）意识状态的分级

1981 年，中华医学会脑血管专题会议关于高血压脑出血的意识状态的分级如下。

Ⅰ级：神志清楚至昏迷，不完全偏瘫。

Ⅱ级：浅昏迷至中度昏迷，完全性偏瘫。

Ⅲ级：中度昏迷，完全性偏瘫，病灶侧瞳孔散大。

Ⅳ级：深昏迷，完全昏迷或去大脑强直，双侧瞳孔散大，有明显生命体征紊乱。

人民卫生出版社《外科学》教材第 7 版将高血压脑出血病情程度分为 3 级。

Ⅰ级：轻型，患者意识尚清或浅昏迷，轻偏瘫。

Ⅱ级：中型，完全昏迷及完全偏瘫，双瞳孔等大或轻度不等大。

Ⅲ级：重型，深昏迷，完全性偏瘫及去大脑强直，双瞳孔散大，生命体征紊乱。

《王忠诚神经外科学》第 2 版，将高血压脑出血病情程度分为 5 级。

Ⅰ级：清醒或嗜睡，伴不同程度的偏瘫和（或）失语。

Ⅱ级：嗜睡或蒙眬，伴不同程度的偏瘫和（或）失语。

Ⅲ级：浅昏迷，偏瘫，瞳孔等大。

Ⅳ级：昏迷，偏瘫，瞳孔等大或不等大。

Ⅴ级：深昏迷，去脑强直或四肢软瘫，单或双侧瞳孔散大。

同时与格拉斯哥昏迷评分（Glasgow coma scale，GCS）进行比较，Ⅰ级为 14 ～ 15 分，Ⅱ级为 13 分，Ⅲ级为 10 ～ 12 分，Ⅳ级为 6 ～ 9 分，Ⅴ级为 3 ～ 5 分。

（二）血肿的位置

常常根据高血压脑出血的位置将其分为 3 种类型。①外侧型，位于内囊外侧，包括大脑皮质、皮质下及壳核。②内侧型，位于内囊内侧，包括丘脑、中脑及脑桥。③小脑型，即小脑各部位的血肿。高血压脑出血以幕上基底核区多见，对这个位置的出血探讨较多。

Scheinker 将基底核脑出血简要分为 3 种类型。①外侧型，壳核和外囊出血。②内侧型，丘脑、丘脑下部和内囊出血。③混合型，内侧、外侧都有血肿。这种分型由于简单准确，对临床治疗有指导意义，应用较为普遍。

（三）血肿的形态

高血压脑出血死亡率高的一个重要的独立原因是脑出血后血肿继续扩大，一般认为血肿扩大是由于同一破裂血管的持续出血或再次出血。但也有人认为血肿扩大为不同血管或多个血管出血造成。脑出血后血肿形成血凝块使血浆中的凝血酶、纤维蛋白降解产物、纤溶酶增多，这些产物渗入血肿周围组织导致炎症，使血脑屏障通透性增加，加上血肿周围局部缺血，可能导致小动静脉再次出血。由于血肿扩大的具体病理生理过程仍不清楚，上述变化与血肿扩大的关系也仅仅是推测。探讨较多的是临床相关因素与血肿扩大的关系。其中不规则的血肿形态是脑出血血肿扩大的独立预测因子，是其他因素在血肿形态学上的间接表现。

关于血肿形态的分类方法，临床上有不同的命名，如稳定型和不稳定型、稳定型和进展性、规则型和不规则型等。各自在概念上的界定大同小异。我们在临床上常常采用规则型和不规则型来界定血肿的形态。

（四）血肿的大小

血肿的大小对脑出血临床表现及预后有密切关系。脑出血量可直接反映损害的严重程度，而导致临床表现不同，一般出血量越大，症状也越重，伴发病也越多，病死率随脑出血增大而增加。多数作者从幕上、小脑、脑干三个不同位置来界定出血量。幕上以小于 10ml、10 ～ 30ml、大于 30ml，小脑以小于或大于 10ml，脑干以小于或大于 4ml 来判断病情的轻重程度和作为治疗方法选择的标准。一般认为出血量大小直接影响预后，血肿越大，病死率越高。Nilsson 等发现，血肿体积 60ml 者的死亡风险是 30ml 者的 3.6 倍。有研究结果表明，血肿量的大小与预后正相关，说明血肿量可作为幕上 HICH 结局的一个独立的预测指标。但是，在幕下 HICH，血肿量不是一个独立的结局预测指标，这是因为脑干或小脑少量的出血即可导致灾难性的后果，因此，幕下出血更多与出血的部位有关，而不是出血量。

（五）是否破入脑室

有作者认为，高血压脑出血是否破入脑室，和高血压脑出血预后无明显相关性，但与从什么位置破入脑室有明显相关性。这间接说明，高血压脑出血的病情程度，与是否破入脑室相关性不大，而是决定于原发出血的位置。但是，高血压脑出血是否破入脑室对治疗方法的选择，有重要意义。常用的辅助检查如下。

1. CT 检查　这是临床疑诊脑出血的首选检查。ICH 发病后 CT 立即显示出圆形或卵圆形均匀高密度区，边界清楚；还可明确血肿部位、大小、形态，是否破入脑室或脑组织移位、脑水肿程度以及梗阻性脑积水等，有助于确诊及指导治疗。如遇病情进展应进行 CT 动态观察。脑室大量积血呈高密度铸型和脑室扩大。1 周后血肿周围有环形增强，血肿吸收后呈低密度或囊性变。严重贫血患者出血灶可呈等密度或稍低密度改变。

2. MRI 检查　对脑干出血的诊断优于 CT，但急性期对幕上及小脑出血的诊断价值不如 CT；病程 4 ～ 5 周后 CT 不能辨认脑出血时，MRI 仍可明确分辨，故可区别陈旧性脑出血和脑梗死。MRI 较 CT 更易发现脑血管畸形、血管瘤及肿瘤等出血原因。

3. 数字减影脑血管造影　怀疑脑血管畸形、Moyamoya 病、血管炎等应行脑血管造影检查以明确诊断或行介入治疗。

4. 脑脊液检查　因有诱发脑疝的危险，故少用。脑脊液多呈洗肉水样均匀血性；疑诊脑出血但有明显颅内压增高表现、瞳孔改变或怀疑小脑出血时禁行腰椎穿刺检查。

5. 其他检查　血、尿、大便常规及肝肾功能、凝血功能、心电图检查均属必要。外周血白细胞、血糖、尿素氮水平等可短暂升高；凝血活酶时间和活化部分凝血活酶时间异常提示凝血功能障碍。

（六）发病至首次 CT 时间

多因素分析显示发病至首次 CT 小于 6h 的患者出现血肿扩大风险要比大于 6h 的患者高数倍，说明发病至首次 CT 时间是血肿扩大的独立相关因素。因此认为活动性出血或再出血发生在出血后早期，且持续时间可能不会太长。几个小样本的回顾性研究也证实活动性出血发生在发病后的最初几小时内。在发病早期复查 CT 时发现血肿扩大的概率就较高。但是，发病至首次 CT 的时间，不是 HICH 患者出现血肿扩大的危险因素；只是血肿扩大的一个较强的预测因子。所以，医生在诊断高血压脑出血病情程度、预测预后时，必须关注发病至首次 CT 时间。发病早期入院的患者应注意复查 CT，特别是患者病情加重时。

（七）并发症

有研究显示并发症是影响 HICH 转归的独立因素，其发生多脏器衰竭者，预后极差，该研究中 22 例发生多脏器衰竭者，无 1 例好转。单因素分析结果显示，高血压病程、空腹血糖、血三酰甘油对预后的影响差异有统计学意义。Daveral 等的统计资料显示 2 个器官衰竭者病死率为 60%，6 个以上器官衰竭者病死率 70% ～ 100%，认为病死率与年龄及全身并发症有关，尤其晚期。

总之，临床上在诊断了有无高血压脑出血的基础上，要根据患者意识状态分级、血肿位置、大小、形态综合判断患者的病情程度；根据血肿形态、发病至首次 CT 时间预测血肿是否继续扩大，病情是否继续加重的危险程度；综合分析，再根据有无破入脑室决定治疗方案。

二、高血压脑出血的鉴别诊断

与高血压脑出血相鉴别的脑出血病因很多，应根据患者的年龄、既往史及影像学检查进行鉴别（表 1-1，表 1-2）。年轻的患者多为脑血管畸形出血，有慢性高血压的病史支持高血压性出血，长期服用抗凝药物或在心肌梗死抗凝治疗过程中，也可偶尔发生脑出血，出血的部位也很重要。典型的壳核或丘脑出血基本可以确定为高血压脑出血；脑叶皮质下出血多提示血管畸形；明显的蛛网膜下腔出血提示动脉瘤可能性大。脑转移瘤特别是黑色素瘤、绒毛膜上皮癌、肾上腺癌、乳腺癌、肺癌的脑转移灶以及原发性脑肿瘤中的胶质母细胞瘤等也易出现自发性出血。其他引起出血的原因还有脑静脉血栓形成、脑梗死后出血、血液病、动脉炎等。

表 1-1　脑出血与蛛网膜下腔出血的鉴别要点

鉴别要点	蛛网膜下腔出血	脑出血
发病年龄	10—60 岁	50—65 岁多见
常见病因	粟粒样动脉瘤、动静脉畸形	高血压，脑动脉粥样硬化
起病速度	急，数分钟症状达高峰	数十分钟或数小时达高峰
血压	正常或增高	通常显著增高
头痛	极常见，剧烈	常见，较剧烈

续　表

鉴别要点	蛛网膜下腔出血	脑出血
昏迷	常为一过性昏迷	重症患者持续性昏迷
局灶体征	颈强等脑膜刺激征，常无局灶性体征	偏瘫，失语等局灶性体征
眼底	可见玻璃体下片状出血	眼底动脉硬化，可见视网膜出血
头部 CT	脑池、脑室及蛛网膜下腔高密度出血征	脑实质内高密度病灶
脑脊液	均匀一致血性	洗肉水样

表 1-2　脑出血与脑梗死的鉴别要点

鉴别要点	脑梗死	脑出血
发病年龄	多 60 岁以上	50—65 岁多见
起病状态	安静或睡眠中动态起病	活动中或情绪激动时
起病速度	十余小时或 1～2d 症状达到高峰	数十分钟或数小时达高峰
全脑症状	轻或无头痛、呕吐、嗜睡等高颅压症状	多见且较重
神经体征多	为非均等性偏瘫（大脑中动脉主干或皮质支）	多为均等性偏瘫（基底核区）
CT 检查	低密度病灶	高密度病灶
脑脊液	无色透明	洗肉水样

（杨　艺）

参 考 文 献

[1] Jqureshi A I, Mendelow A D, Hanley D F. Intracerebral haemorrhge [J]. Lancet, 2009, 373:1632–1644.

[2] 王忠诚. 王忠诚神经外科学[M]. 武汉：湖北科学技术出版社，2005:867.

[3] 王忠诚. 最新神经外科疾病临床诊疗规范教程[M]. 北京：人民卫生出版社，2011:397–419.

[4] 段国升，朱诚. 神经外科手术学[M]. 北京：人民军医出版社，2004:310–320.

[5] 吴在德，吴肇汉. 外科学[M]. 北京：人民卫生出版社，2007: 311–312.

[6] 杨树源，只达石. 神经外科学[M]. 北京：人民卫生出版社，2008: 1104.

[7] 梁力建. 外科学[M]. 北京:人民卫生出版社，2009: 209.

[8] Sterzi R Vidale. Treatment of intracerebral hemorrhage: the clinical evidences[J]. NeurolSci, 2004, 24(2):12.

[9] 赵继宗，周定标，周良辅，等. 2464例高血压脑出血外科治疗多中心单盲研究[J]. 中华医学杂志，2005, 85(32): 31–33.

第四节　高血压脑出血的影像学检查

高血压脑出血，是由于高血压病导致脑血管病变而发生的脑内出血。一般发生于 40—70 岁的患者，多发于高血压和动脉硬化。高血压时，发育完善的脑动脉壁内膜也发生玻璃样变和纤维性坏死，在血流冲击下使脑小动脉形成微动脉瘤或粟粒样动脉瘤，血压骤升时，微小动脉瘤破裂或动脉壁坏死渗血。而引起高血压脑出血。高血压脑出血最常发生在基底核的壳，其次是丘脑、脑桥、小脑等。这与豆纹动脉的外侧支和丘脑膝状体动脉易破裂有关。

一、脑出血的分期

1. 超急性期　出血后 6h 内。

2. 急性期　出血后 7 ～ 72h。

3. 亚急性期　出血后 3 天至 2 周。①亚急性早期，出血后 3 ～ 6 天。②亚急性中期，出血后 7 ～ 10 天。③亚急性晚期，出血后 10 天至 2 周。

4. 慢性期　出血 2 周后。①慢性期早期，出血后 2 周至 30 天。②慢性期晚期，出血后超过 30 天。

二、脑出血的 CT 影像学表现

血液自血管溢出后，最初血肿呈液性或半凝固状态（＜ 4h），血肿呈略高密度影，密度可均匀一致，CT 值达 55 ～ 60HU。此后随血凝块的形成和收缩，血肿的密度随之增高，一般于出血后 3 ～ 4h 后逐渐达到高峰，CT 值可高达 90HU。血肿的形态和占位效应主要与出血的量和部位有关。位于脑实质内的血肿，出血量较少时，常呈圆形或卵圆形，占位效应亦比较轻；出血量多时，常呈较大类圆形或不规则片状，占位效应亦比较重，甚至可引起脑疝，并可破入脑室或蛛网膜下腔。血肿周围可出现低密度环影，这与血肿内血凝块收缩、血清被挤出，以及血肿压迫周围脑组织造成缺血、坏死、水肿有关（图 1-1，图 1-2）。

（一）急性期脑出血 CT 影像学表现

血肿呈高密度，CT 值可高达 80 ～ 90HU。这与血凝块继续收缩，血肿内血细胞比容明显增高有关，此期可高达 0.9（血正常血细胞比容为 0.4 ～ 0.5），使 X 线吸收系数明显增加。因此急性期脑出血呈典型的高密度。血肿在此期内水肿一般不太明显，这与外渗血液对邻近脑组织具有切割作用有关（图 1-3 至图 1-7）。

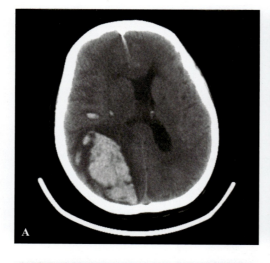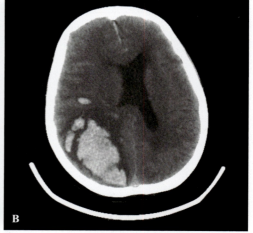

▶ **图 1-1**　右侧枕叶见片状高密度影，边缘清楚，周围见点状高密度影及低密度影，右侧脑室后角明显受压，中线稍向左移位。大脑镰密度明显增高

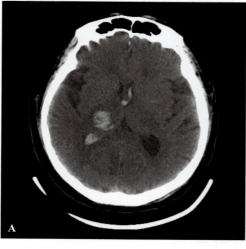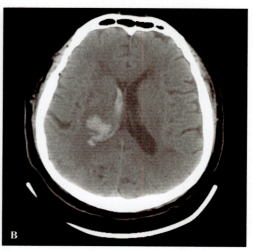

▶ **图 1-2**　右侧丘脑区见片状高密度影，边缘清楚，周围见低密度影，部分高密度影与右侧脑室相通，右侧脑室及左侧脑室前角内见高密度影

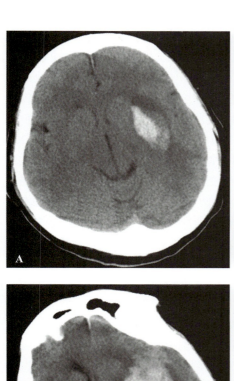
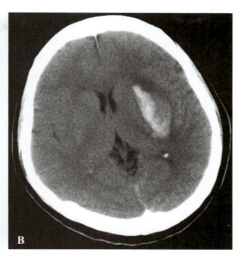

◀ **图 1-3**　左侧外囊区见片状高密度影，边缘清楚，周围见片状稍高密度影及低密度影

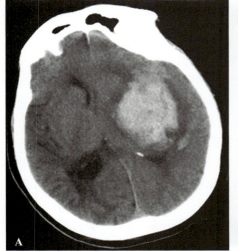
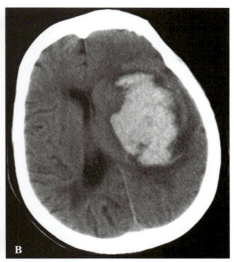

◀ **图 1-4**　左侧基底核区见片状高密度影，边缘不清楚，周围见片状低密度影，左侧脑室明显受压，中线结构向右移位

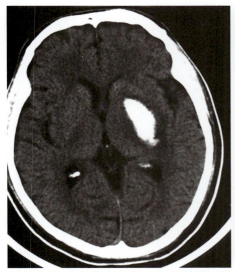
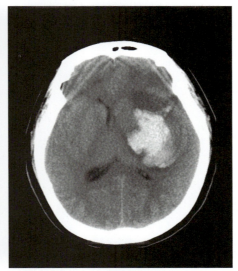

▲ **图 1-5**　左侧基底核区见片状高密度影，边缘清楚，周围见片状低密度影

▲ **图 1-6**　左侧外囊区见片状高密度影，边缘欠清楚，周围见片状低密度影，左侧脑室受压明显，中线结构稍向右移位

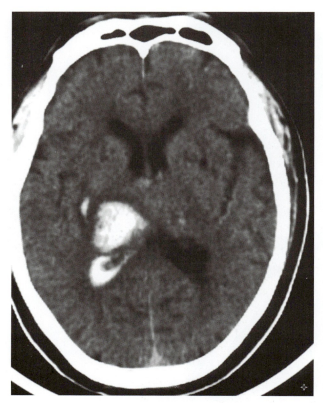

▲ **图 1-7** 右侧丘脑见片状高密度影，边缘清楚，周围见片状低密度影，部分高密度影与右侧脑室后角相通，右侧脑室后角见少量高密度影

（二）亚急性期脑出血 CT 影像学表现

血肿随红细胞溶解、吸收，随着血红蛋白的分解，密度逐渐减低。这一吸收过程首先从血肿的边缘开始，逐渐向中心发展。血肿的密度以每天 1.4～1.5HU 的速度减低，以每天 0.65mm 的速度缩小，尤以小血肿 CT 值的降低更为明显。一般直径≤ 2cm 的血肿，在 14d 左右或更早就可变成等密度，大的血肿在第 3～5 周变为等密度至低密度。但 CT 扫描所见血肿的吸收和缩小，仅是根据血肿由高密度逐渐变为等密度或低密度来判断的，而实际上此时血凝块的大小变化不大，所以占位效应并没有明显减轻。此期内血肿周围的水肿在早期逐渐达到高峰，范围最大，占位效应较重，以后开始吸收减退并消失，水肿及占位效应逐渐减轻。当血肿呈等密度时，CT 平扫仅能依靠占位表现做出诊断（图 1-8，图 1-9）。

（三）慢性期脑出血 CT 影像学表现

坏死组织被清除，血肿逐渐变成低密度灶，若此期内发生在出血时则表现为低密度区中出现高密度灶，偶可呈密度高低不等的液 - 液平面。最后血肿演变成囊型或裂隙状、边界清楚的低密度软化灶，约 10% 可见有钙化，病灶周围常有萎缩性改变。约 20% 的小出血灶可逐渐吸收消失，CT 复查可无异常发现

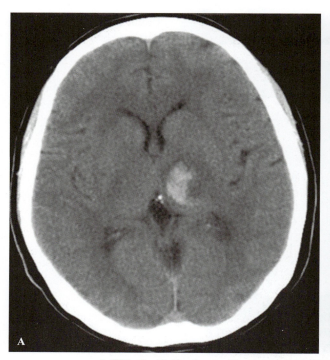

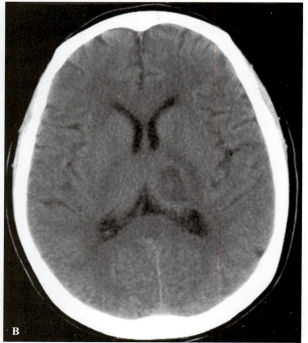

▲ **图 1-8** 患者，女，54 岁，右侧肢体活动不利，头颅 CT 检查所见，左侧基底核脑出血

（图 1-10，图 1-11）。

　　CT 检查快速、方便、准确、安全，一经 CT 检查确诊，无须再做其他检查，为患者争取时间及时治疗；CT 检查直接显示脑内血肿大小、数目及准确部位，并可计算出血肿体积和出血量；CT 除了可准确发现血肿的位置、大小及范围，并可观察其动态变化，根据血肿不同时期的大小、形态及密度变化判断血肿分期。为临床治疗提供科学依据，使治疗方案的制订更为合理。

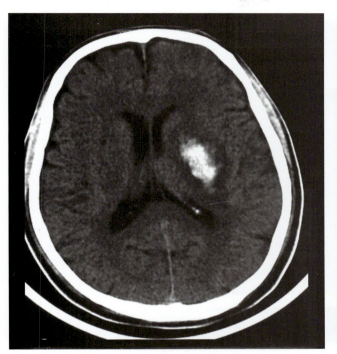

▲ **图 1-9**　左侧基底核区脑出血吸收期边缘变模糊

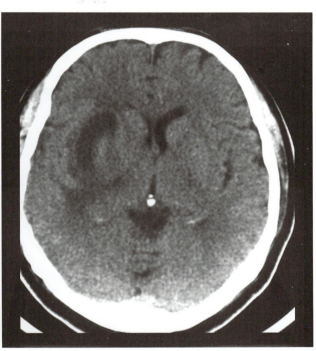

▲ **图 1-11**　血肿吸收后遗留残腔

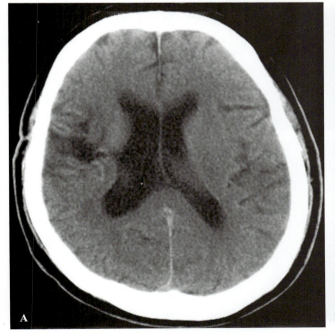

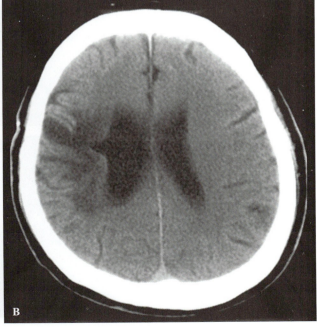

▲ **图 1-10**　慢性期脑出血 CT 影像学表现

三、脑出血的 MR 影像学表现

脑内血肿出血量常用以下公式计算。

$$前后径（cm）\times 左右径（cm）\times 上下径（cm）\times \pi/6$$

（一）超急性期脑出血 MR 影像学表现

血肿主要由完整红细胞内的氧合血红蛋白组成，氧合血红蛋白基本上属非顺磁性物质，对磁共振信号无影响，血肿的信号主要取决于质子密度。中高场强机器 T_1、T_2 加权像血肿均表现为等信号或略高信号，而低场强血肿表现为高信号；本期中后阶段血肿周围出现轻中度脑水肿，表现为环状长 T_1 长 T_2 信号（图 1-12）。

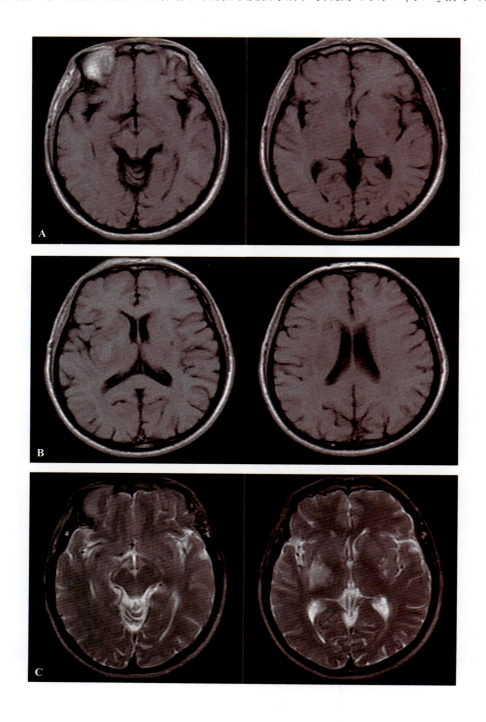

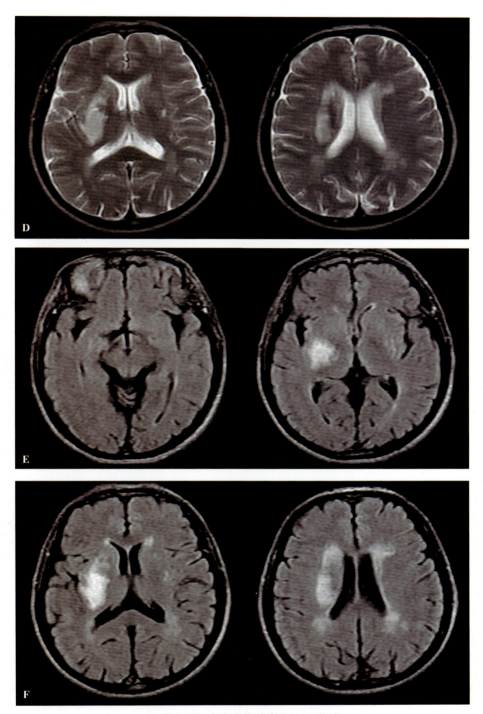

▲ **图 1-12 超急性期脑出血 MRI 表现**

（二）急性期脑出血 MR 影像学表现

血肿已凝为血块，红细胞内主要为去氧血红蛋白，后者为顺磁性物质，造成 T_2 弛豫时间明显缩短，中高场强机器 T_1 加权像血肿仍呈等信号，低场强机器为高信号，T_2 加权像表现为低信号，血肿周围水肿带表现较前明显（图 1-13）。

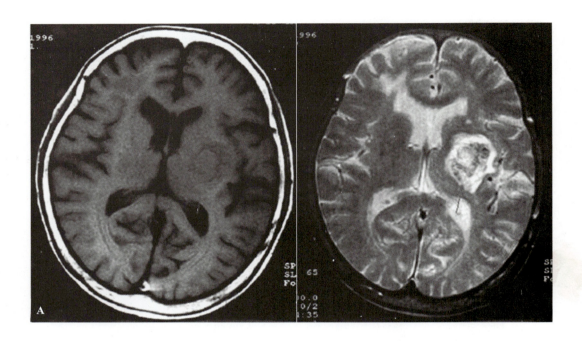

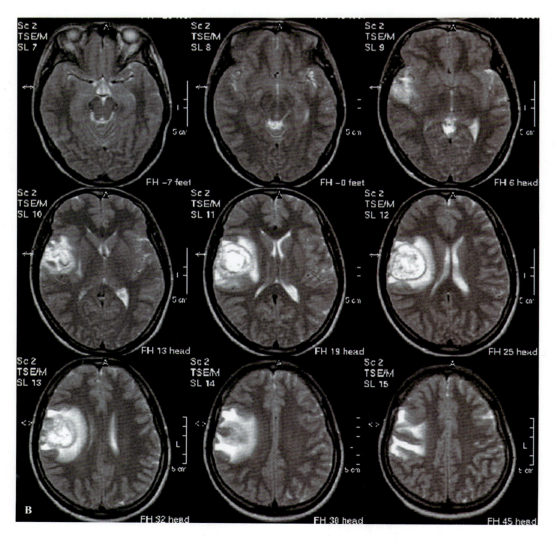

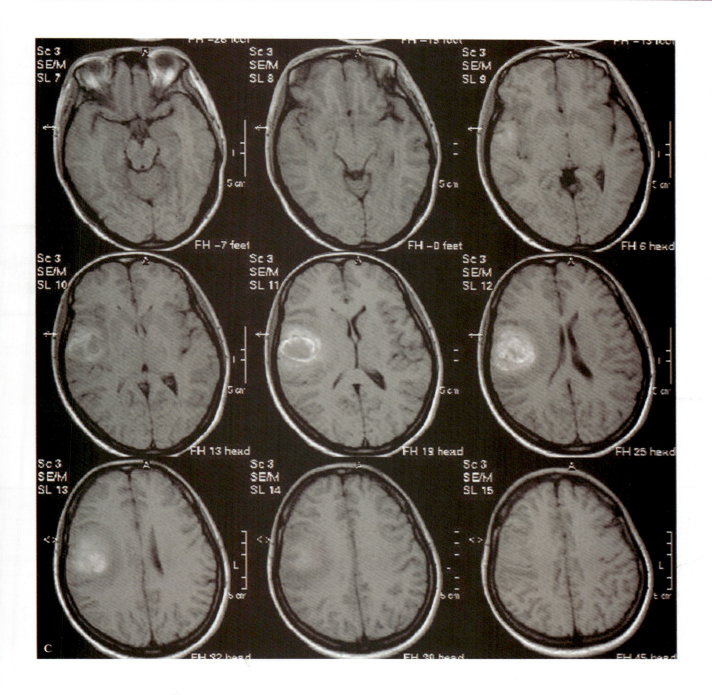

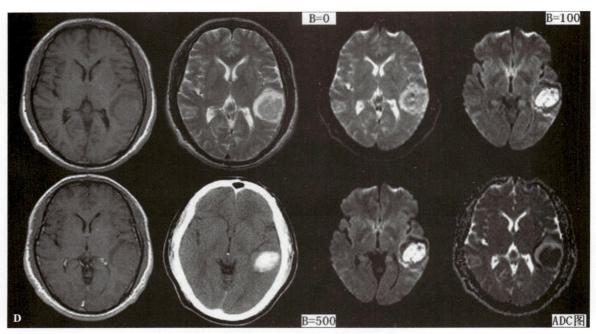

▲ 图 1–13　急性期脑出血 MRI 表现

A. 出血后 1.5h MRI（T_1 和 T_2 加权像，1.5T MRI）；B. 出血后 10h MRI（T_1 和 T_2 加权像，0.2T MRI）；C. 出血后 1.0h MRI（T_1 和 T_2 加权像，0.2T MRI）；D. 出血后 27h MRI（T_1 和 T_2 加权像和 DWI 像）

（三）亚急性期脑出血 MR 影像学表现

1. 亚急性早期　一般为出血后第 3 天至第 6 天。该期红细胞的细胞膜仍保持完整，细胞内开始出现正铁血红蛋白，因此该期也被称为正铁血红蛋白细胞内期，细胞内正铁血红蛋白的出现一般从血肿周边向中心逐渐发展。由于细胞内正铁血红蛋白具有较强的顺磁性，使血肿的 T_1 值缩短，因此在 T_1WI 上血肿从周边向中央逐渐出现高信号。该期血肿在 T_2WI 上不表现为高信号，一般仍为低信号（图 1–14）。

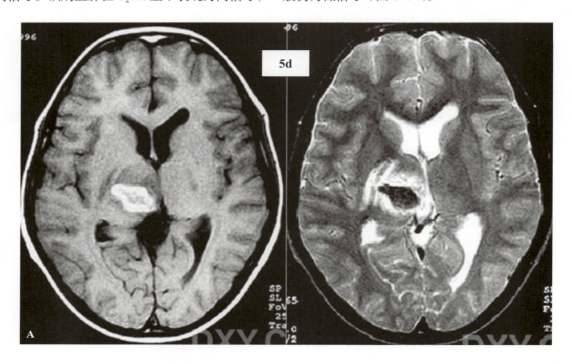

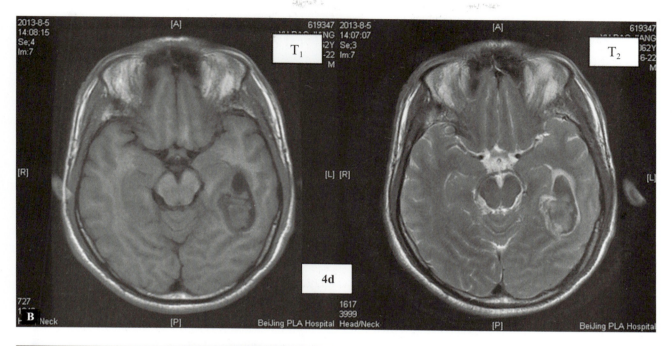

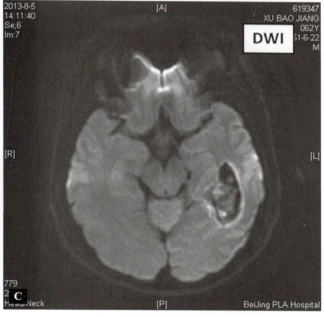

▲ 图 1-14　亚急性早期 MRI 表现

　　2. 亚急性中期　一般为出血后第 6 天至第 10 天。该期红细胞的细胞膜开始破裂，正铁血红蛋白溢出到细胞外，因此该期也称为正铁血红蛋白细胞外期。红细胞的破裂一般也是从血肿周边逐渐向中心发展。该期血肿在 T_1WI 上仍表现为高信号，在 T_2WI 上表现为从血肿周边向中心逐渐蔓延的高信号（图 1-15）。

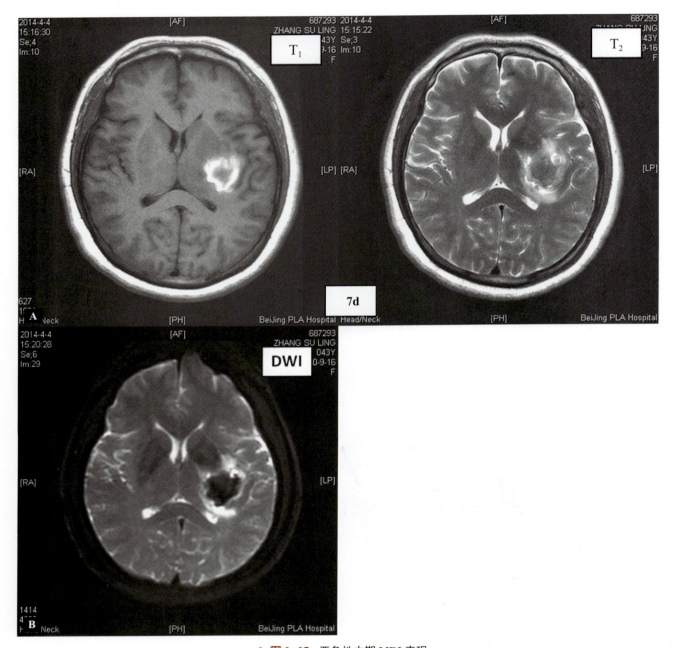

▲ 图 1-15　亚急性中期 MRI 表现

3. 亚急性晚期　一般为出血后 10d 至 2 周。该期红细胞完全崩解，血肿内主要以正铁血红蛋白为主，但血肿的周边的巨噬细胞吞噬了血红蛋白并形成含铁血黄素。细胞内的含铁血黄素具有明显顺磁性，将造成局部磁场的不均匀。因此该期血肿在 T_1WI 和 T_2WI 上均为高信号，但在 T_2WI 上血肿周边出现低信号环（图 1-16）。

4. 慢性期脑出血 MR 影像表现　一般为出血 2 周乃至数月以后。血肿逐渐吸收或液化，病灶周边的巨噬细胞内有明显的含铁血黄素沉积。因此该期血肿逐渐演变为软化灶，在 T_1WI 上为低信号，在 T_2WI 上为高信号；周围的含铁血黄素在 T_2WI 上表现为低信号环，在 T_1WI 上为等信号或略高信号（图 1-17）。

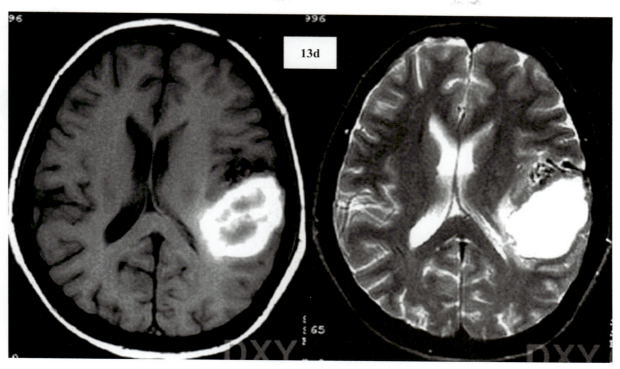

▲ 图 1-16　亚急性晚期

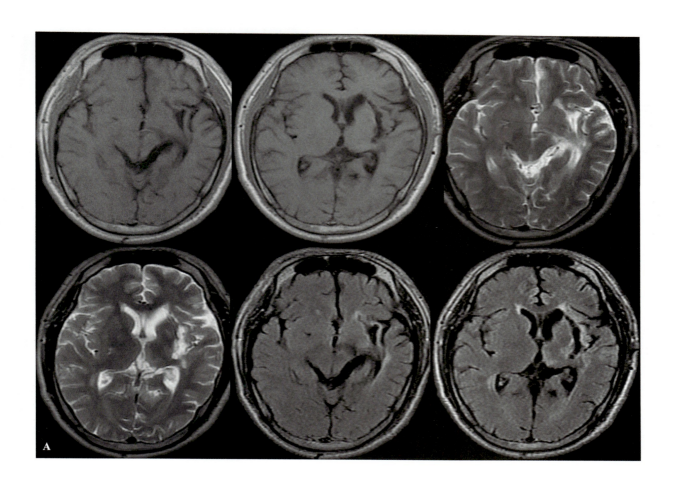

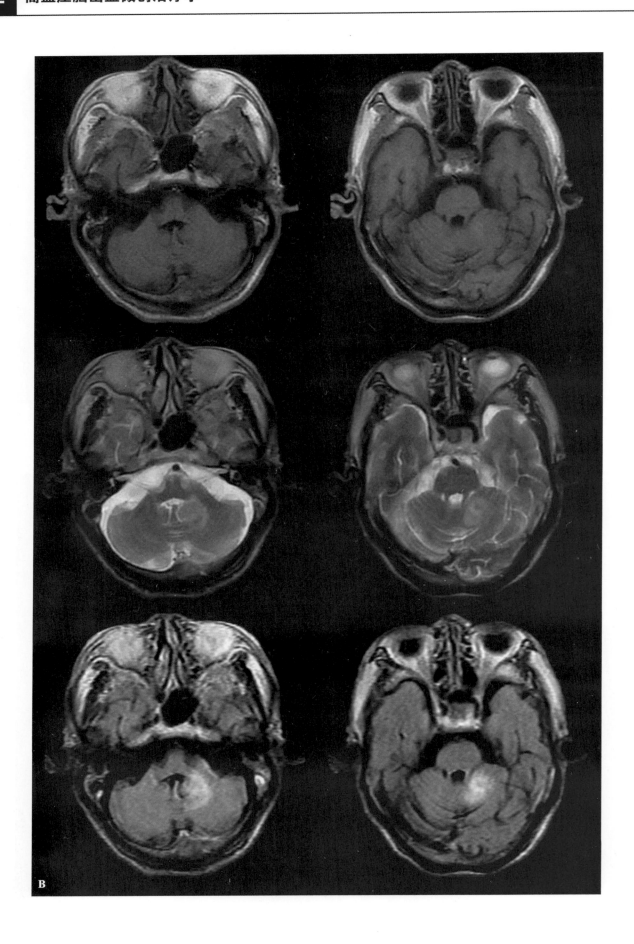

B

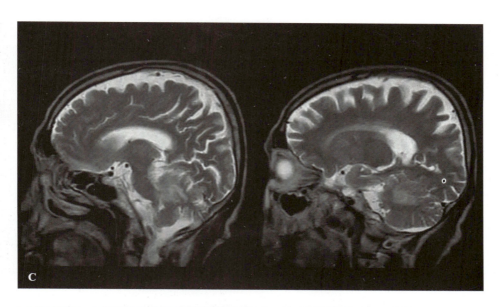

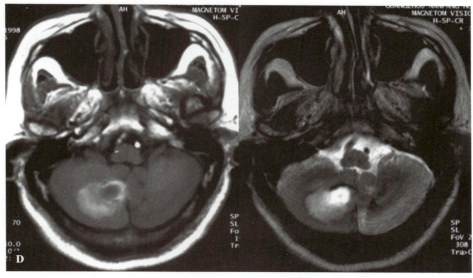

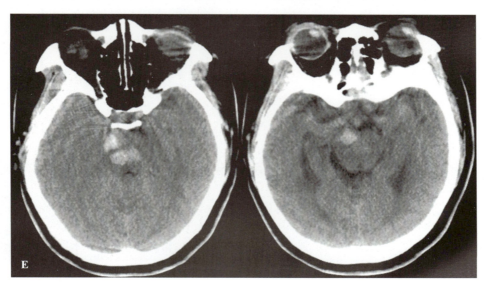

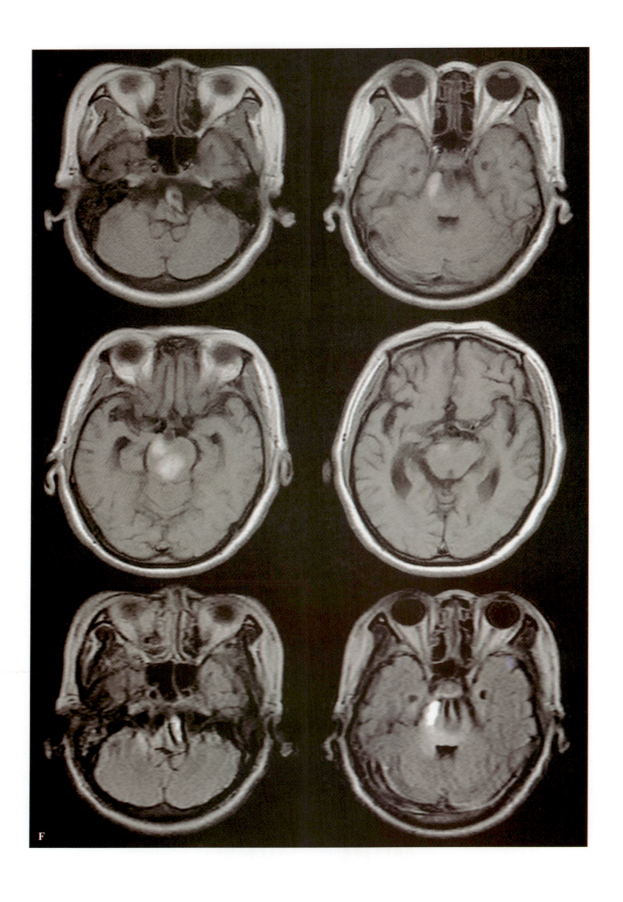

F

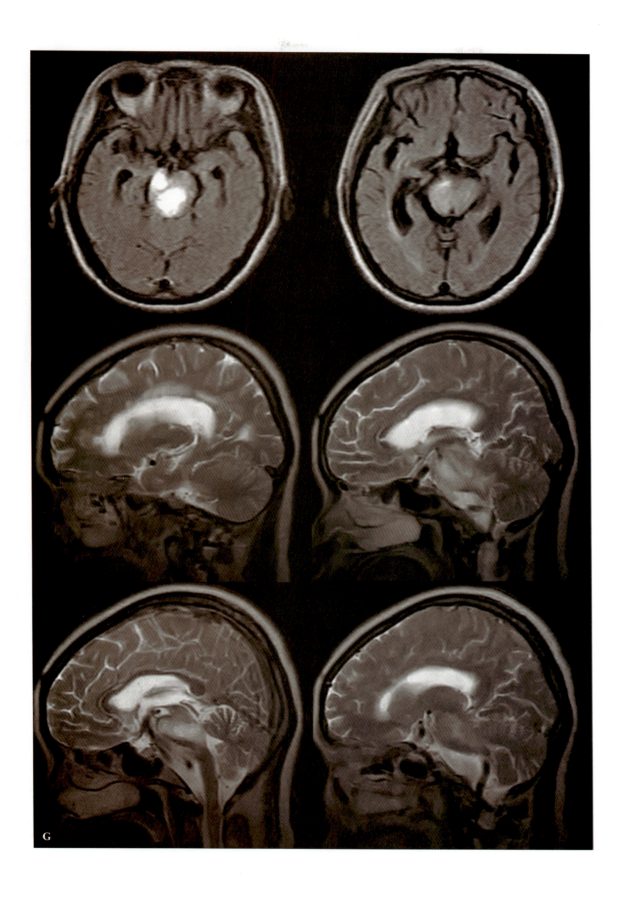

G

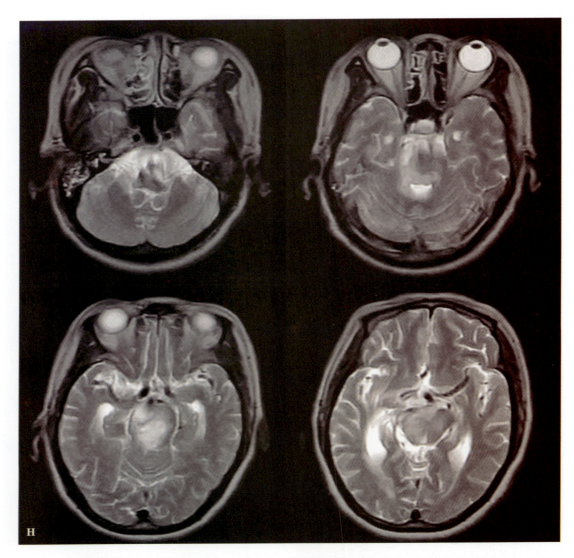

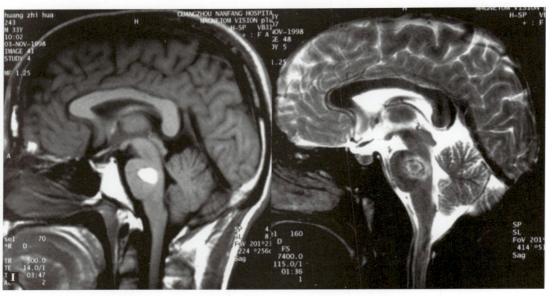

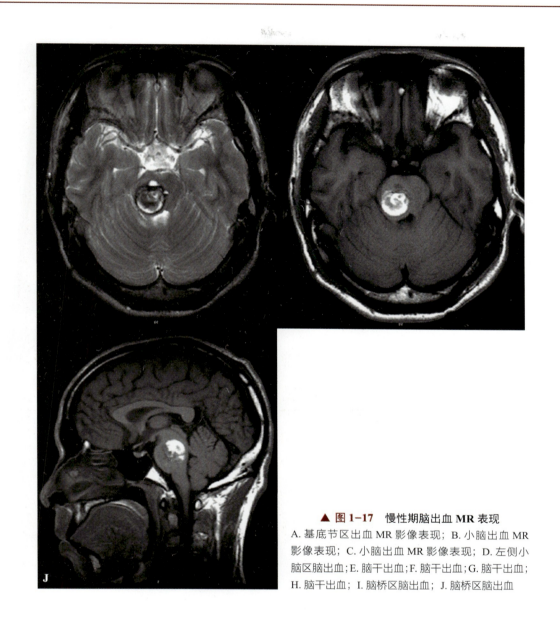

▲ 图 1-17　慢性期脑出血 MR 表现

A. 基底节区出血 MR 影像表现；B. 小脑出血 MR 影像表现；C. 小脑出血 MR 影像表现；D. 左侧小脑区脑出血；E. 脑干出血；F. 脑干出血；G. 脑干出血；H. 脑干出血；I. 脑桥区脑出血；J. 脑桥区脑出血

四、蛛网膜下腔出血

蛛网膜下腔出血（SAH）是由于颅内血管破裂，血液进入蛛网膜下腔所致。有外伤性和自发性。自发性中颅内动脉瘤（51%）、高血压动脉硬化（15%）和动静脉畸形最多见。可发生于任何年龄，成人多发，其中 30—50 岁年龄组发病率最高。

（一）蛛网膜下腔出血 CT 影像学表现

SAH 的直接征象表现为脑沟、脑池密度增高，出血量大时呈铸型。大脑前动脉破裂，血液多积聚于视交叉、侧裂前部；大脑中动脉破裂，血液积聚于外侧裂附近；颈内动脉破裂以后，出血也以大脑外侧裂为多；椎 - 基底动脉破裂血液主要积于脚间池和环池。CT 可发现 90% 的 24h 内 SAH，约 1 周后出血吸收（图 1-18）。

（二）蛛网膜下腔出血 MR 影像学表现

24h 内的急性 SAH 在 T_1WI 和 PDWI 上可呈比脑脊液稍高的信号影，T_2WI 呈比脑脊液稍低的信号影，敏感性不如 CT，但 FLAIR 像显示 SAH 较好，呈高信号。亚急性期呈短 T_1 信号影。慢性期在 T_2WI 上出现含铁血黄素沉积形成的低信号影，较具特征性。MRA 有助于查找出血原因，显示 AVM、动脉瘤等（图 1-19）。

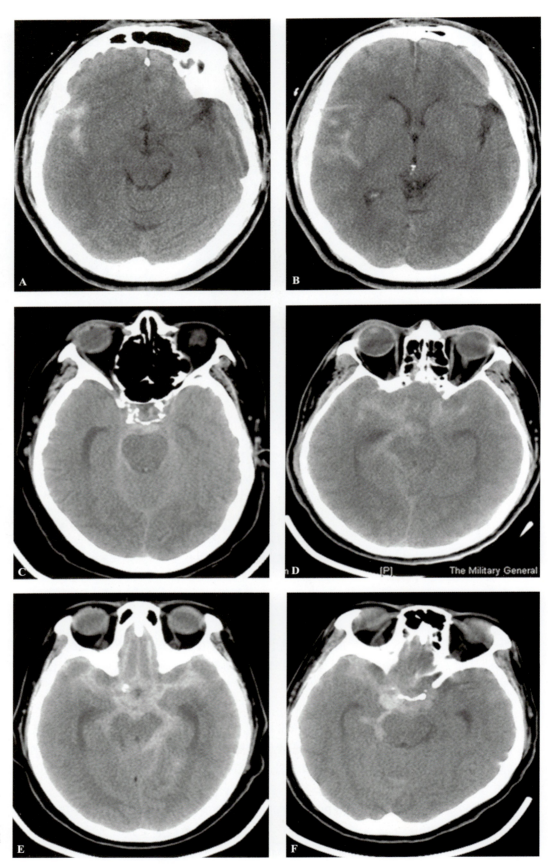

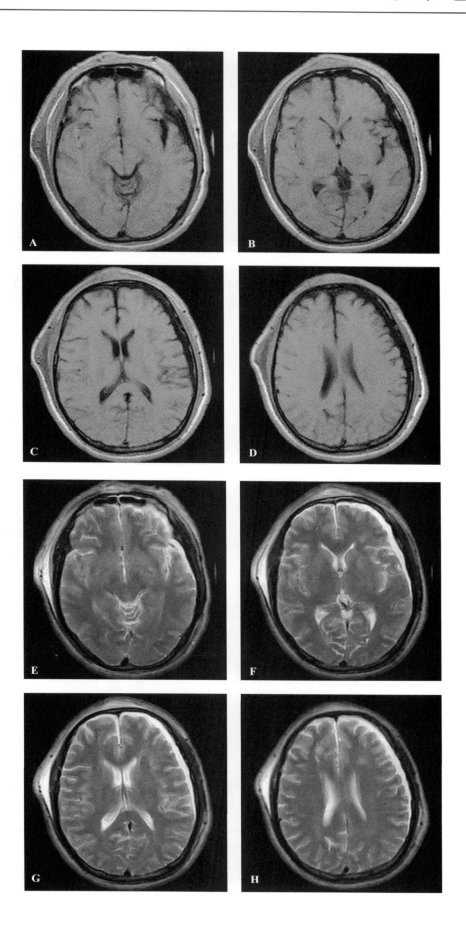

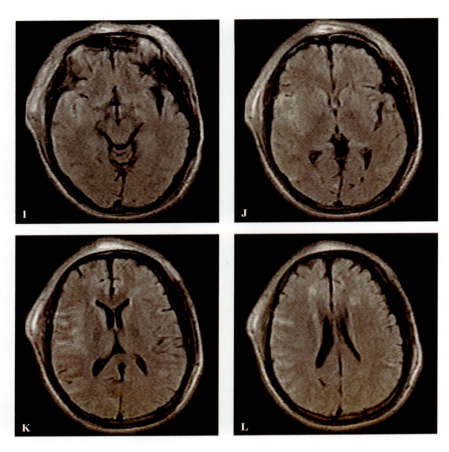

▶ 图 1-19　蛛网膜下腔出血的 MR 表现

（三）脑室系统出血影像学表现

CT 平扫表现为脑室系统内高密度影，出血量少时积血沉积于侧脑室后角，可出现低、高混合密度的液 – 液平面；出血量大时积血充填整个侧脑室，甚至累及第三脑室及第四脑室，形成脑室内铸型。MRI 上 IVH 在 T_1WI 呈等信号，T_2WI 呈高信号，积血沉积于侧脑室后角，在 T_2WI 上可形成高 – 低信号的液 – 液平面（图 1-20）。

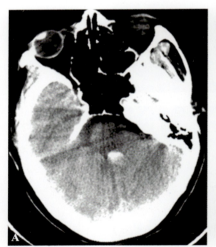
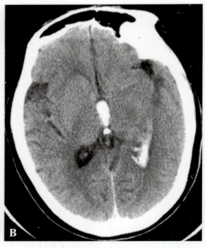
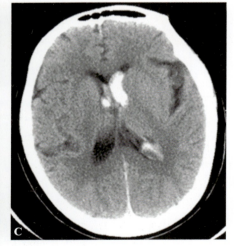

▲ 图 1-20　脑室内出血 CT 表现

（张志强）

第五节　高血压脑出血后病理生理变化

高血压脑出血发病凶险，病情恶化快，致死致残率高，超过 70% 的患者发生早期血肿扩大或累及脑室，3 个月内的死亡率为 20%～30%，我国目前脑出血的发病率为（12～15）/（10 万人·年），占所有卒中患者的 18.8%～47.6%。

一、原发性脑损伤

颅内血肿引起的脑损伤分为两个阶段。第一阶段为颅内出血后 0～4h 内，主要为血肿引起的机械性损伤。此阶段主要是血肿直接破坏脑组织，导致神经元死亡或神经纤维断裂，继而是血肿挤压周围的神经元、胶质细胞或神经纤维，诱发细胞钙超载和线粒体失活，导致细胞水肿及组织坏死。当病灶位于基底神经节区域，容易波及内囊神经纤维，从而导致内囊白质纤维或破坏，磁共振弥散张量成像可以发现内囊纤维显影明显减少（图 1-21）。

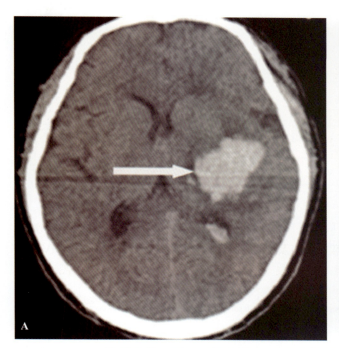
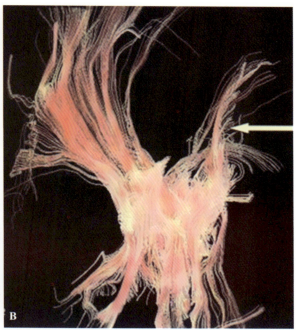

▲ 图 1-21　血肿波及左侧内囊，白质纤维束显影明显减少，客观提示运动功能受损明显

二、早期血肿扩大

脑出血后血肿扩大是脑出血患者神经功能恶化及死亡的独立预测因子，超早期血肿扩大预示急性脑出血患者预后不良。Dowlatshahi D 等研究表明，脑出血患者在入院后血肿扩大的发生率为 30%～40%。Christian Ovesen 等应用经颅 B 超每 30 分钟进行血肿监测，发现血肿扩大常发生在脑出血后的 7～8h，血肿与脑水肿共同的占位效应使脑组织移位，颅内压升高及脑疝形成。血肿扩大常发生在血肿周围的脑组织而非首发破裂血管的再出血，具体机制目前尚不清楚，可能与血肿周围血管压力过高或局部肾上腺素分泌增加等有关。

由于脑出血后血肿扩大对患者预后的重大影响，近年来很多研究集中在血肿扩大的预测因子上。Arima H 等研究表明急性幕上出血患者，收缩压在 180mmHg 以上对血肿扩大是独立的预测因子，早期快速降压治疗可以降低血肿扩大的发生率。有研究表明，脑白质高信号的严重性与血肿扩大相关。脑出血后体温与再出血及预后也有关系。其他诸如血肿密度不均一及形态不规则、长期酗酒、IL-6 水平、口服抗凝药治疗等，均为导致血肿扩大的因素。由于脑出血血肿扩大与预后密切相关，因此预防脑出血后血肿扩大成为目前研究的重点之一。

三、继发性脑组织损伤

脑出血发生后 4h 至 7d 内，主要为血肿引起的继发性脑损伤（图 1-22）。主要表现为血肿周围继发性脑水肿、血肿周围毛细血管受压从而导致脑组织缺血，神经毒性物质释放导致细胞死亡或细胞毒性水肿。

颅内血肿过程中，血红细胞渗入脑组织。血肿中的血红细胞裂解后释放大量的细胞毒性物质，包括凝血酶（thrombin）、亚铁离子（ferrous ion）、血红蛋白（hemoglobin）、氯化血红蛋白（haemin）、亚铁血红素（heme）和转铁蛋白（transferrin）。这些细胞毒性物质可直接产生氧自由基（oxygen free radicals）或通过激活小胶质细胞和巨噬细胞产生氧自由基。氧自由基引起氧化应激，诱导细胞损伤。大量自由基产生会导致 MMPs 的激活，从而引起 AQP4 在星型胶质细胞的表达，能够破坏血脑屏障的通透性，导致血管源性的脑水肿。

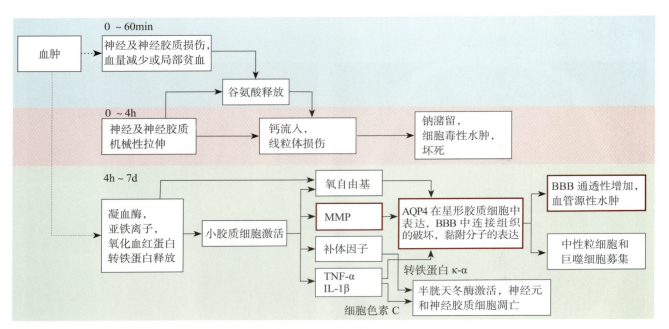

▲ 图 1-22　颅内血肿诱导的脑损伤

BBB. 血脑屏障（blood-brain barrier）；MMP. 基质金属蛋白酶（matrix metalloproteindase）；AQP4. 水通道蛋白 4（aquaporins，AQP-4）

脑出血后，脑组织正常结构被破坏，血肿产生占位效应，血肿周围继发性缺血，在血浆、血细胞及其裂解产物、激活的凝血酶等作用下，形成氧化应激、细胞兴奋性毒性、细胞凋亡及炎症反应，引起血肿周围脑组织的继发性损害。

脑出血后随着破入脑实质的红细胞裂解，血红蛋白释放，产生血脑屏障破坏、炎症反应、细胞凋亡、氧化应激等病理生理改变。脑出血后血脑屏障（BBB）的破坏，加重血肿周围脑组织的水肿及炎症细胞、凝血酶等神经毒性物质的浸润。有研究表明，向大鼠基底核区注入自体血造成脑出血模型后，紧密连接蛋白 occludin 表达下降，BBB 通透性增高。一系列研究表明，血红蛋白及其裂解产物是导致 BBB 通透性增高的重要因素之一。BBB 是维持神经系统内环境稳态的结构基础，内皮细胞的紧密连接是构成 BBB 的主要成分。研究表明，紧密连接是由相邻细胞通过跨膜蛋白、胞质附属蛋白聚合形成，claudin 是紧密连接蛋白分子元件的主要构成成分，对于维持紧密连接的选择通透性和细胞极化起重要作用。Butt O I 等在大鼠脑实质注入血红蛋白后 claudin 表达下降、BBB 通透性增高。另外，有研究表明，血红蛋白通过激活 caspase-8 和 caspase-9 引起体外培养的内皮细胞凋亡，Hb 还可抑制细胞 Na^+-K^--ATP 酶导致神经细胞凋亡。在动物实验及体外细胞培养中均发现 Hb 会增加超氧化物产生和氧化产物堆积，表明 Hb 在血肿周围脑组织氧化应激中的作用。

凝血酶（TM）在脑出血后血肿周围脑组织继发性损伤中的作用非常重要。脑出血后血肿在形成血凝块的过程中，凝血酶瀑布式释放。每毫升血液凝固可产生 260～360U 凝血酶。研究表明，凝血酶可导致血肿周围脑组织 BBB 通透性升高、炎症细胞浸润、诱导神经细胞凋亡。凝血酶受体（TBR）是 G 蛋白偶联受体，TM 与 TBR 结合后，激活膜上的磷脂酶 C（phospholipase C，PLC），PLC 将膜上的磷脂酰肌醇二磷酸（phosphatidyl inosital biphosphate，PIP_2）分解为三磷酸肌醇（inositol triphosphate，IP_3）和二酯酰甘油（diacylglycerol，DG），通过 IP_3 和 DG 信号传导途径，使胞内 Ca^{2+} 超载，促进神经细胞的凋亡。凝血酶尚可通过 N- 甲基 -Dv 天冬氨酸受体（N-methyl-D-aspartate receptor，NMDR 受体）诱导神经细胞凋亡，而应用 NMDA 受体抑制药地卓西平能降低细胞膜及 BBB 的通透性，减轻脑组织的炎症反应，起到神经细胞保护作用。

大量研究显示，脑出血后炎症反应在脑出血后继发性损伤中有重要作用，表现为病灶周围淋巴细胞浸润沿血管周围分布形成袖套现象，神经细胞肿胀甚至坏死、卫星现象或嗜神经细胞现象（图 1-23）。

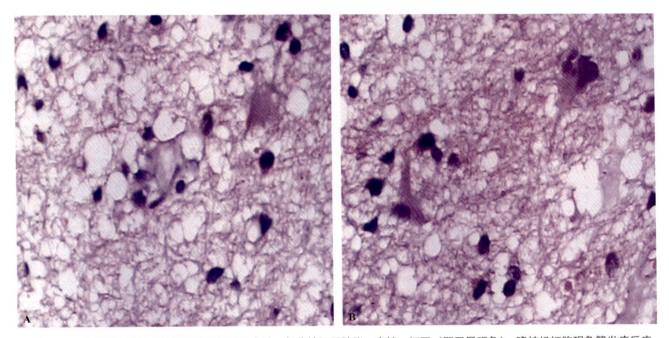

▲ 图 1-23 病理图片显示病灶周围脑组织明显水肿，部分神经元肿胀、变性、坏死（即卫星现象）、嗜神经细胞现象等炎症反应

脑出血后胶质细胞的激活、BBB 破坏导致外周血炎症细胞浸润、炎症因子的大量释放均导致继发性神经功能损伤加重。Toll 样受体（Toll-like receptor，TLR）是一类跨膜信号转导分子，属于白介素受体超家族成员，通过识别外源性配体（PAMP，病原体相关分子模式）和内源性配体（DAMP，损伤相关分子模式），导致下游的接头信号分子 MyD88 或 TRIF 活化，继而引起 NF-κB 的激活，产生大量的炎症因子，在天然免疫中具有重要作用。近期的研究发现 TLR4/NF-κB 信号系统介导的炎症反应在 ICH 后神经功能损害中发挥重要作用，脑出血后血红素与小胶质细胞 TLR4 结合，激活下游 MyD88 或 TRIF 信号途径，导致转录因子 NF-κB 激活，进而导致炎症因子大量转录表达，加重脑水肿和神经功能损害。

在各种因素综合作用下，病灶周围血脑屏障遭到破坏，逐渐出现脑组织水肿甚至威胁患者生命（图 1-24）。

脑出血的病理生理机制研究涉及不同损害因素的多种损害途径，目前很多机制研究尚处于研究探索阶段，需要我们不断探索，为治疗脑出血寻求有效的治疗手段。

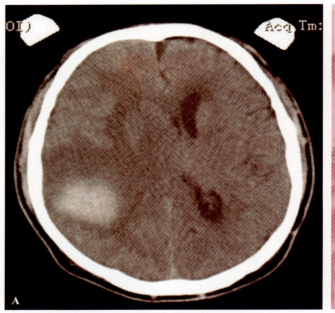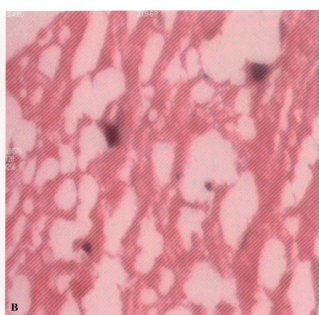

▲ **图 1-24** 头颅 CT 显示病灶周围脑组织严重水肿，中线结构移位

（任思颖　伍国锋）

参 考 文 献

[1] Dowlatshahi D, Demchuk A M, Flaherty M L, et al. VISTA Collaboration. Defining hematoma expansion in intracere-bral hemorrhage: relationship with patient outcome[J]. Neurology, 2011, 76:1238-1244.

[2] Christian Ovesen, BCS; Anders Fogh Christensenj, Phl; Derk W. Krieger, MD; Hame Christensen, DMSci. Time course of Early postadmission Hematoma Expansion in Spontaneous Intracerebral hemorrhage[J]. Stroke, 2014, 45:994-999.

[3] Delcourt C, Huang Y, Arima H, et al. Hematoma Growth and outcomes in intracerebral hemorrhage: the INTERACT study[J]. Neurology, 2012, 79(4):314-319.

[4] Arima H, Huang Y, Wang J G, et al. Earlier blood pressure-lowering and greater attenuation of hematoma growth in acute intracerebral hemorrhage: INTERACT pilot phase[J]. Stroke, 2012, 43(8):2236-2238.

[5] Lou M, Al-Hazzani A, Goddweall PPJr, Novak V, Selim M. Relationship between white-matter hyperintensities and hematoma volum and growth in patients with intracerebral hemorrhage[J]. Stroke, 2010, 41(1):34-40.

[6] Rincon F, lyden P, Mayer S A, et al. Relationship between lemperature, hemotoma growth and functional outcome after intracerebral hemorrhage[J]. Neurocitical Care, 2013, 18(1):45-53.

[7] Balami J S, Buchan A M. Complications of intracerebral haemorrhage[J]. Lancet Neurol, 2012, 11(1):101-118.

[8] Keep R F, Hua Y, Xi G, et al. Intracerebral haemorrhage: mechanisms of injury and therapeutic targets[J]. Lancet Neurol, 2012, 11(8): 720-731.

[9] Aronowski J, Zhao X. Molecular pathophysiology of cerebral hemorrhage: secondary brain injury[J]. Stroke, 2011, 42(6): 1781-1786.

[10] 李兵，陈讳招，蒋伟平，等. 脑出血后血脑屏障紧密连接蛋白 occludin 的表达变化[J]. 中华神经医学杂志，2012, 11(06): 575-580.

[11] Qiu L, Chen C, Ding G, et al. The effects of electromag- netic pulse on the protein levels of tight junction associated- proteins in the cerebral cortex, hippocampus, heart, lung, and testis of rats[J]. Biomed Environ Sei, 2011, 24(4):438-444.

[12] Butt O I, Buehler P W, D'hgnillo F, et al. Blood-brain barrier disruption and oxidativestress in guinea pig after systemic exposure to modified cell-free hemoglobin[J]. Am J Pathol, 201l, 178(3):1316-1328.

[13] Katsu M, Niizuma K, Yoshioka H, et al. Hemoglobin- induced oxidative stress contributes to matrix metallopro-teinase activation and blood-brain barrier dysfunction in vivo[J]. J Cereb Blood Flow Metab, 2010, 30(12):1939-1950.

[14] Wu H, Zhang Z, Li Y, et al. Time CORI'SC of up- regulation of inflammatory mediatom in the hemorrhagic brain in rats: correlation with brain edema[J]. Neurochcm Int, 2010, 57(3): 248-253.

[15] Sansing L H, Harris T H, Welsh F A, et al. Toll-like receptor 4 contributes to poor outcome after intracerebral hemorrhage[J]. Ann Neurol, 2011, 70(4):646-656.

[16] Teng W, Wang L, Xue W, et al. Activation of TLR4-mediated NFkappaB signaling in hemorrhagic brain in rats[J]. Mediators Inflamm, 2009, 2009(473276).

第2章 壳核区出血的外科治疗

第一节 显微手术

一、小骨窗直切口中侧裂入路壳核区血肿清除术

（一）病例资料

患者谭某，老年男性，67岁，主因突发意识障碍和肢体活动障碍3h入院。患者入院过程：既往高血压病史7年，未正规服药治疗。吸烟病史40年，每日1～2包，饮酒35年，每日100ml。查体：血压210/110mmHg，呼吸28 /min，心率110 /min，体温38.1℃。呼吸急促，患者呈浅昏迷状态，双瞳等大正圆，直径约3mm，对光反射灵敏。浅反射存在，左侧肢体偏瘫，右侧肢体活动可，左侧巴氏征（＋）。头颅CT示：右侧基底核区高密度影，考虑出血可能性大，出血量经多田公式计算量约为67ml，右侧侧脑室受压，中线向左侧移位。

入院诊断：右侧壳核区（外囊）脑出血；高血压3级，极高危组。

（二）手术流程

1. 麻醉　全身静脉复合麻醉。

2. 体位　头向对侧偏60°～70°，后仰20°，头位高于胸部水平（图2-1）。

3. 切口　翼点后方1cm，以侧裂为中心，行长6～7cm的略弧形切口（图2-2）。

4. 全层切开头皮，分离皮下组织和肌肉　自动或者乳突牵开器牵开皮下组织和肌肉，分离肌肉可用低功率电刀进行，减少出血，尽量避免损伤颞浅动脉及其分支。

5. 骨窗　骨窗后缘钻孔一枚，铣刀游离形成圆形骨窗，骨窗大小3cm×3cm（图2-3），如果术前影像学检查显示：侧裂形态复杂，可适当扩大骨窗。

6. 硬膜切开　如骨窗边缘有渗血，悬吊1～2针。硬膜表面通常都会有脑膜中动脉前支通过，轻微烧灼后十字切开硬膜，用丝线牵拉固定。

7. 分离侧裂池　分离侧裂的位置位于侧裂前升支后方（图2-4），沿额叶的岛盖部切开侧裂池表层蛛网膜，可见脑脊液流出，逐步扩大蛛网膜分离范围，显微剪刀配合显微镊分离深部蛛网膜，直到暴露岛叶表面大脑中动脉M2段，此时可见肿胀的岛叶组织（图2-4至图2-7）。

8. 岛叶切开及血肿清除　先穿刺岛叶，深度一般0.5～1cm即可见到血肿，沿穿刺道进入，岛叶切口一般0.5～1cm，不需要刻意扩大岛叶切口，暴露血肿腔即可，通过调整手术显微镜、患者体位和吸引器的方位，并配合脑压板的使用可以完全满足扩大手术操作空间和完全清除血肿的需要。血肿清除完毕后，可见血肿与正常脑组织交界区白色的水肿脑组织（图2-8至图2-10）。

9. 止血　沿着血肿－正常脑组织界面，按一定顺序沿血肿腔四壁探查并清除残留血肿，粘连紧密的血块通常血肿壁会伴有少量渗血，一般不需要电凝止血，可用棉片压迫止血（图2-11），观察无活动性出血后，

将血压缓慢升高到 120 ～ 140 mmHg，再观察 5min，如无活动性出血，血肿腔贴覆薄层明胶海绵或者 Surgical 防止血肿壁渗血（图 2-12）。一般术腔不需要放置引流管，如血肿破入脑室，术中开放脑室，可放置引流管引流脑脊液。如发现小动脉活动性出血，必须妥善止血后，方能关颅。

10. 缝合硬膜　如术中操作轻柔，对脑组织保护良好，术后可严密缝合硬膜，如硬膜张力较高，可取人工硬膜或者自体筋膜、肌肉修补（图 2-13）。

11. 复位骨瓣（图 2-14）

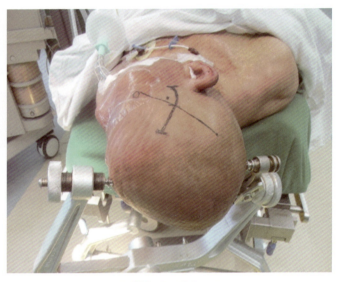

▲ 图 2-1　患者体位

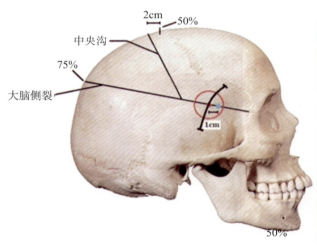

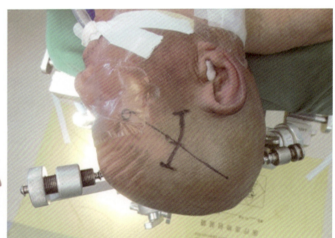

▲ 图 2-2　切口和骨窗设计 (A)；手术切口照片 (B)

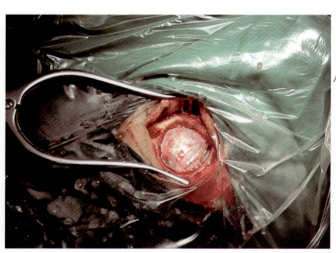

▲ 图 2-3　骨窗

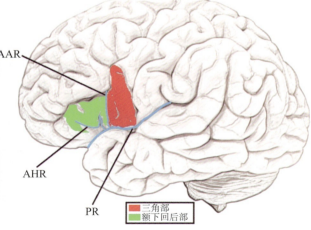

▲ 图 2-4　分离侧裂的起始点（从侧裂点后方开始）

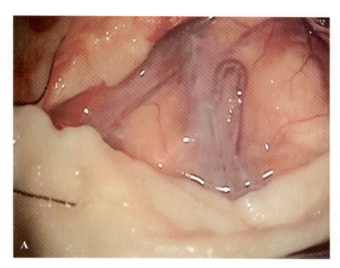
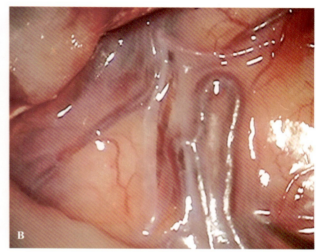

▲ 图 2-5　暴露侧裂中部 (A)，打开浅层蛛网膜 (B)

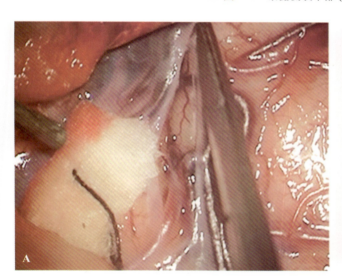
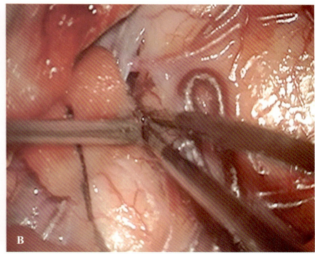

▲ 图 2-6　扩大浅层蛛网膜暴露范围 (A)，寻找额颞叶之间的潜在间隙 (B)

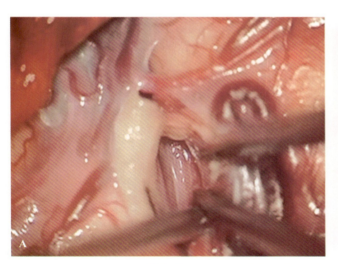
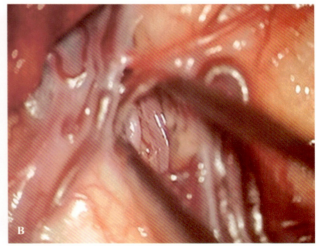

▲ 图 2-7　分离深层蛛网膜，暴露一侧大脑中动脉 (A)，暴露双侧大脑中动脉 (B)

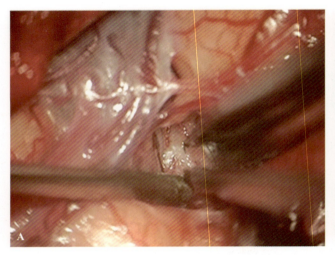
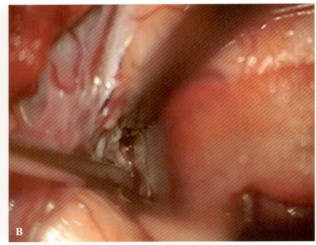

▲ 图 2-8　显露岛叶 (A)，分离岛叶 (B)

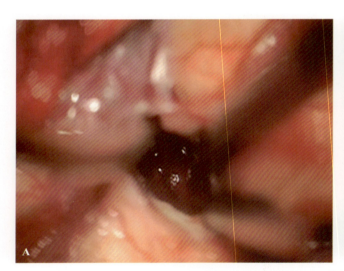
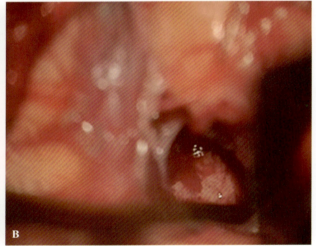

▲ 图 2-9　清除血肿 (A)，清除部分血肿后可见血肿腔 (B)

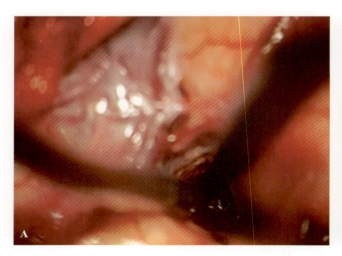
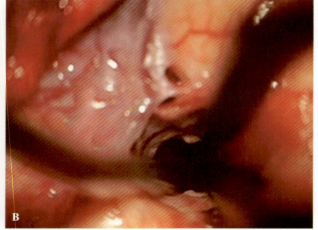

▲ 图 2-10　进一步清除血肿 (A)，清除部分血肿后可见白色的血肿壁 (B)

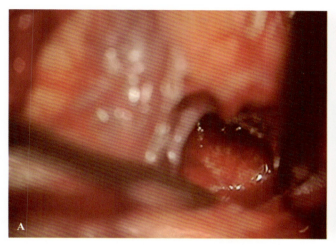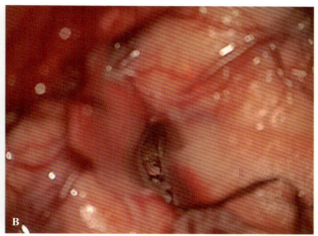

▲ 图 2-11　进一步探查彻底清除血肿 (A)；血肿腔棉片压迫止血 (B)

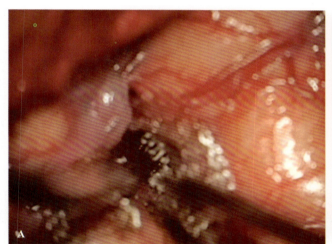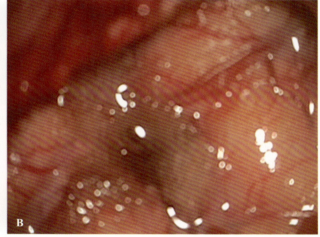

▲ 图 2-12　术腔贴覆止血纱 (A)，冲水检查 (B)

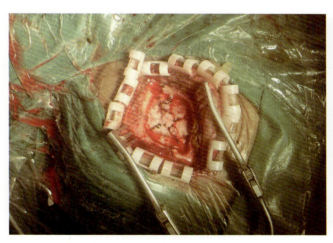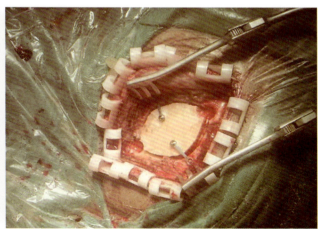

▲ 图 2-13　缝合硬膜　　　　　　　　　　▲ 图 2-14　复位骨瓣

12. 缝合肌肉、皮下组织和皮肤　肌肉严密缝合，分三层缝合。

13. 包扎、固定妥当

（三）手术前后头颅 CT 轴位扫描

见图 2-15。

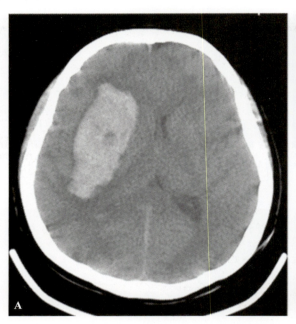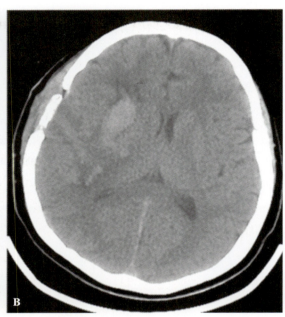

▲ **图 2-15** 术前 (A) 与术后 (B)

（四）手术要点

1. 开颅阶段

(1) 切开头皮时，如切口通过颞浅动脉或其分支，可将其游离后，牵向皮缘一侧，尽量避免损伤颞浅动脉。

(2) 使用电刀分离肌肉，可减少出血，同时可有效增加暴露范围，但功率应小，减少对肌肉的机械性损伤。

(3) 年龄大的患者通常都存在颅骨与硬膜粘连，钻孔后用神经剥离子充分剥离硬膜再用铣刀游离骨窗；翻开骨瓣时硬膜表面脑膜中动脉通常会一并被带起，切勿强行翻起，以免脑膜中动脉破裂造成出血量增加，烧灼剪断脑膜中动脉后，再完全翻开骨瓣。

(4) 侧裂静脉通常纵向通过骨窗中央，因此打开硬膜应从两侧向中央进行。

(5) 硬膜出血尽量减少烧灼以免硬膜收缩后关颅时缝合困难，可压迫止血；硬膜表面一定要贴覆脑棉，以防硬膜变干皱缩。

2. 侧裂池分离阶段

(1) 通过头颅 CT 观察对侧侧裂池的大小，这可用于初步判断血肿侧侧裂池打开的难易程度（图 2-16）。

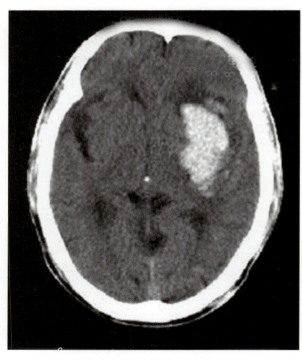

▲ **图 2-16** 观察对侧侧裂大小

（2）通过 CT 薄层扫描，了解侧裂池路径和形态（图 2-17）。侧裂池由浅入深分为四种情况，第一种，侧裂池宽敞，路线较直；第二种，侧裂池宽敞，额叶或者颞叶嵌入对侧；第三种，侧裂池狭窄，额叶或者颞叶嵌入对侧；第四种，侧裂池狭窄，额叶和颞叶同时相互嵌入。侧裂解剖难易程度依侧裂池的形态不同而逐渐递增。第三种和第四种情况骨窗应扩大，并扩大侧裂池暴露范围，在充分打开侧裂池的情况下解剖和分离侧裂血管，以免造成对脑组织的过度牵拉。

（3）观察侧裂血管形态，决定打开侧裂的位置，多数情况下额眶静脉额顶静脉和额前静脉引流到一支主干 Sylvian 静脉，从侧裂的额侧打开侧裂；一部分患者额眶静脉额顶静脉和额前静脉引流到两支 Sylvian 静脉，从两根静脉之间打开侧裂（图 2-18）。

（4）侧裂蛛网膜打开难易程度分级。Ⅰ级，蛛网膜薄而透明，与脑组织无明显粘连；Ⅱ级，蛛网膜薄而透明，与脑组织有所粘连；Ⅲ级，蛛网膜厚而坚韧，与脑组织无明显粘连；Ⅳ级，蛛网膜厚而坚韧，与脑组织和

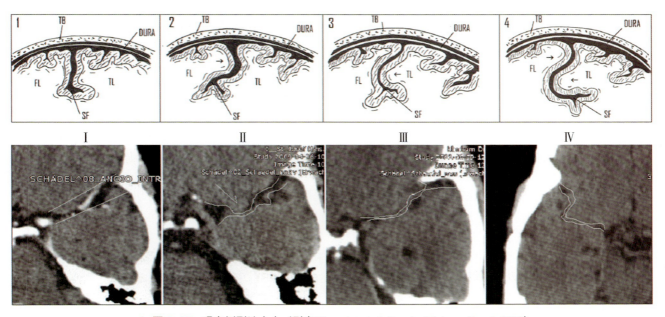

▲ 图 2-17　观察侧裂池大小（引自 Ngando, et al. Surgical International, 2013）

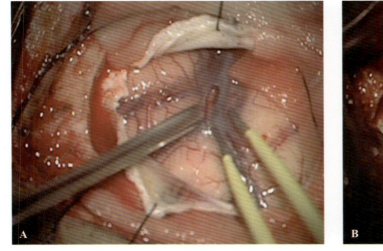
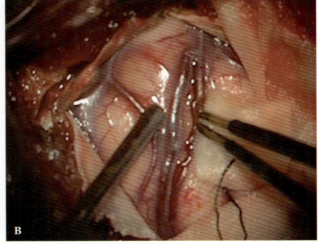

▲ 图 2-18　分离侧裂血管不同的方法

血管粘连紧密；随级别增加分离难易程度增加。Ⅳ级不适于侧裂入路，需考虑从皮质进入。有时可采用向蛛网膜下腔注入生理盐水的方法使粘连的蛛网膜飘起，便于分离。

(5) 分离蛛网膜的方法：分离侧裂池采用"由内到外"的分离技术，即先打开部分侧裂池表层蛛网膜，释放部分脑脊液待脑压下降后，进一步分离部分深部蛛网膜。通常，深部蛛网膜较为坚韧且存在于血管之间，可用显微镊或者双极电凝配合显微剪刀轻柔地分离深部蛛网膜；直到深入暴露大脑中动脉 M_2 或者 M_3 段后，此时可以更清楚地看到表层侧裂区动静脉的结构和形态，可进一步更为从容地扩大表层蛛网膜的暴露范围，然后再扩大深部蛛网膜分离的范围，如此交替进行，可以顺利打开蛛网膜。

(6) 外侧裂一定要沿蛛网膜间隙进行分离，在手术过程中经常会遇到一些横向的细小血管挡住去路，可沿着这些血管的走行继续分离一段，大部分情况下可获得侧裂的显露间隙。如果这个界面并非那么清晰，就可切断少部分横向走行的细小分支血管，便于分离。分离困难时可采用自动牵开器辅助。如果颅压较高，可在穿刺抽出部分血肿脑压下降后再进一步打开侧裂池。

(7) 侧裂血管的保护：分离侧裂池时，用棉片保护侧裂血管，使用脑压板牵开侧裂血管时，动作轻柔，脑压板无张力牵拉为主。如果侧裂静脉破裂出血，用明胶海绵加薄层明胶海绵压迫止血，分离动作轻柔，锐性分离为主，减少对血管的骚扰，防止术后血管痉挛，禁忌烧灼止血。

3. 清除血肿阶段

(1) 清除血肿的基本原则：从血肿块中央开始清除血肿，清除部分血肿待脑组织压力下降后，血肿会因为压力差挤到视野中央，再按顺时针或者逆时针沿血肿周边清除血肿。清除血肿过程中，让助手不断地在术腔中注入温盐水。

(2) 吸引器的使用：分离侧裂时采用小号吸引器，轻微吸力，以免吸破血管；在 12h 内的血肿，尚未完全凝固，清除血肿时用中号吸引器即可，中等吸力，缓慢清除血肿，切忌强力吸引，导致血肿 - 水肿脑组织界面破坏，导致新的出血；吸引器旋转式清除血肿为主，如血肿较硬，可用取瘤钳夹碎后分块取出部分血肿后，获得手术空间，然后沿血肿周边分离与血肿周围脑组织的边界，分块取出。有条件者，可用低功率超声吸引器打碎后吸出。

(3) 照明：在小切口情况之下，照明与血肿腔的显露和血肿清除程度直接相关。术中可随时调整患者体位和显微镜的位置，最大限度暴露血肿腔。有条件者，可在血肿清除完毕后，用神经内镜观察血肿腔是否有血肿残留。

(4) 止血：出血棉片压迫为主，注意棉片大小合适，切勿强行填塞以免造成脑组织新的挫伤，此外，棉片压迫止血要不留死角且力度合适。对于血肿壁已粘连很紧的小血块不宜勉强吸除，防止造成周围脑组织的更大损伤，有时追求彻底清除血肿常常是得不偿失。术中要注意保护水肿层白质，要在直视下只吸除血块而不要同时吸除血肿周围的白质，特别是对于发病距手术时间超过 24h 者；越过这一薄层水肿带时，将遇到极难控制的出血，而造成手术后的再出血。

4. 关颅阶段

(1) 硬膜可用肌肉或者人工硬膜修复，严密不透水缝合。

(2) 骨板尖锐部分要去除，防止脑组织复位后骨刺或者骨片插入脑组织中。

(3) 一般不需放置引流，减少患者颅内感染的概率。

(4) 肌肉严密缝合，可防止术后脑脊液漏。

（五）点评

1. 优点　①采用自然裂隙，对皮质牵拉小，避免破坏额颞叶正常皮质；②打开侧裂池释放脑脊液，可降低颅压，改善脑肿胀；③岛叶皮质损害小，可直接暴露岛叶，皮质切口小，出血部位易达到，显露术野好；④手术路径短；⑤对于动脉瘤引起的脑出血，此入路易于显露动脉瘤瘤颈，夹闭动脉瘤；⑥术后癫痫发生率低。

2. 缺点　①血肿靠后，如在内囊后肢显露有一定困难；②对于向顶叶方向延伸的血肿不易清除；③有损伤侧裂导致术后颞叶脑梗死和血管痉挛的可能；④手术技术要求较高，对器械和设备有一定要求。

（张洪钿　王润辉）

参 考 文 献

[1] Zhang H T, Chen L H, Xu R X. Distal transsylvian–traninsular approach for the putaminal hypertensive hemorrhages: surgical experience and technical note[J]. J Craniofac Surg, 2013, 24(6): 2073–6.

[2] Ngando HM, Maslehaty H, Schreiber L, et al. Anatomical configuration of the Sylvian fissure and its influence on outcome after pterional approach for microsurgical aneurysm clipping[J].Surg Neurol Int, 2013, 4: 129.

[3] Chen CH 1, Lee H C, Chuang H C, et al. Transsylvian–transinsular approach for the removal of basal ganglia hemorrhage under a Modified Intracerebral Hemorrhage score[J]. J Craniofac Surg, 2013, 24(4):1388–92.

[4] Wang X, Liang H, Xu M, et al. Comparison between transsylvian–transinsular and transcortical–transtemporal approach for evacuation of intracerebral hematoma[J]. Acta Cir Bras, 2013, 28(2):112–8.

二、小骨窗半弧形切口侧裂入路壳核区血肿清除术

（一）病例资料

患者朱某，老年男性，71 岁，主因突发头痛伴进行性意识障碍 1h 入院。既往高血压病史 10 年，不规则服用降压药物控制血压。查体：血压 185/110mmHg，呼吸 20 /min，心率 92 /min，体温 37.4℃。患者呈昏迷状态，GSC10 分，双瞳孔等大，直径左：右 = 3.0：3.0mm，对光反射消失。浅反射消失，深反射弱，右侧肢体偏瘫，左侧肢体刺痛肢屈，病理反射未引出。头颅 CT 示：右侧壳核区及侧脑室高密度影，考虑出血可能性大，出血量经多田公式计算量约为 52ml，中线向右侧移位，部分血肿破入脑室，右侧侧裂池有蛛网膜下腔出血。

（二）手术流程

1. 手术体位　仰卧位，患侧肩部垫高，头部向健侧旋转30°，头位略高于胸部水平。此体位操作简单，对患者手术中呼吸循环功能影响小，手术中通过改变视角可以窥见血肿腔内视野，一般情况下责任血管就位于视野的正下方，可以轻松电凝止血（图 2-19）。

2. 手术切口及骨窗　采用发际内小弧形切口（图 2-20），切口设计以外侧裂为中心，保护好颞浅动脉（一旦需要低流量架桥时，颞浅动脉将是供血血管），切开头皮后止血，切开颞肌筋膜和颞肌，向鼻侧翻起，

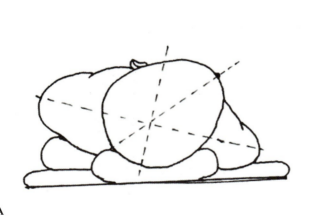
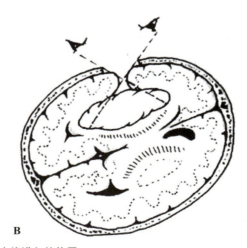

A　　　　　　　　　　　　　　　　　　B

▲ 图 2-19　手术体位 (A) 与显微镜光线进入的位置 (B)

骨窗直径大小约为 3.0cm，仍以外侧裂为中心，术中可以根据骨窗内颅骨有一由后上向前下走行的浅沟（外侧裂的骨表投影）来判断外侧裂的位置。其下方即为外侧裂。图 2-20 显示了骨窗暴露的范围（图 2-21，图 2-22）。

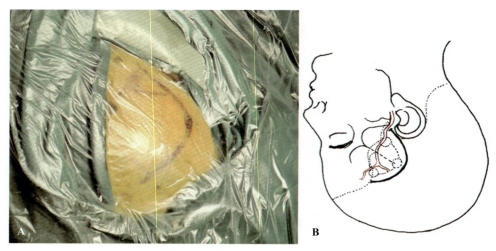

▲ 图 2-20　切口呈半弧形，绕过颞浅动脉

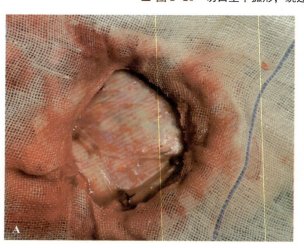
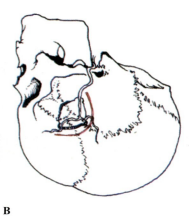

▲ 图 2-21　骨窗

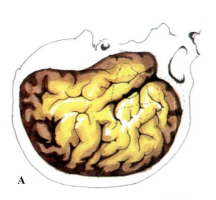
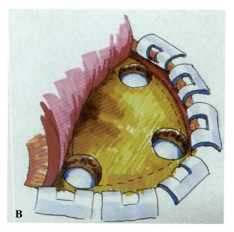

▲ 图 2-22　骨窗暴露的范围及钻孔位置

3. 硬膜切开　悬吊硬膜后，以蝶骨嵴为中心弧形剪开硬膜，然后平行于侧裂方向剪开后方硬膜。注意用棉片保护硬膜，防止变干。注意处理蝶骨嵴处的眶脑膜动脉和进入棘孔的大脑中动脉（图 2-23）。

4. 分离外侧裂池　先以脑棉保护好外侧裂以外区域，采用"水分离"技术开放外侧裂，首先以 1ml 注射器针头划开外侧裂表面蛛网膜，以留置针软管置入蛛网膜切口内，向外侧裂池内缓慢注入 3～5ml 生理盐水，然后以动脉瘤剥离子小心分离外侧裂蛛网膜，显微剪刀剪开，直至暴露岛叶，外侧裂打开宽度 2.0～3.0cm（图 2-24）。

5. 暴露岛叶及大脑中动脉 M_2 段　此过程中如有管径小的静脉影响暴露可以电凝后切断，但小动脉血管不可电凝处理，否则会造成相应位置的脑梗死。肉眼术中分辨管径小的动静脉血管要根据血管的颜色、张力、位置来判断，静脉血管颜色略深于动脉血管，血管张力小，容易压闭，静脉血管多走行于脑表面，而动脉血管则多由深到浅

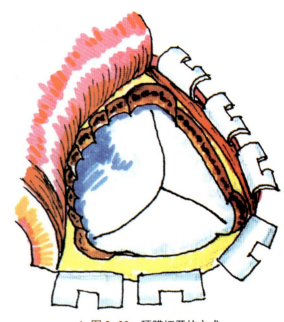

▲ 图 2-23　硬膜切开的方式

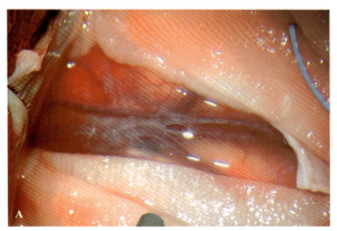

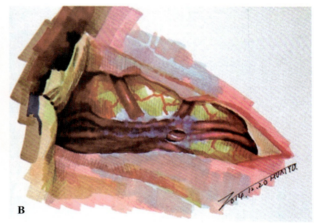

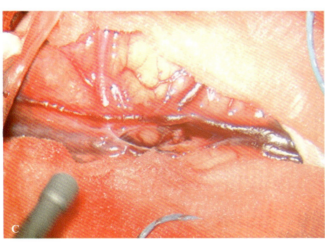

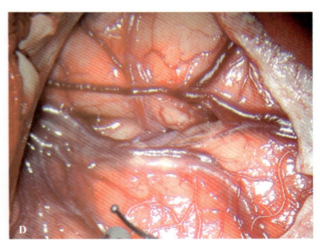

▲ 图 2-24　分离外侧裂池蛛网膜

纵行分布。管径大的动、静脉血管则位置相对固定，形态特征明显（图 2-25 至图 2-27）。

6. 清除血肿　切开岛叶皮质，在皮质下 0.5cm 进入血肿腔，吸除血肿，严格血肿内操作，避免损伤血肿壁组织，在血肿的内侧壁可以发现责任血管在活动出血，以电凝确切止血，此步骤是避免术后再出血的关键。

血肿清除后，温盐水冲洗血肿腔，仔细观察并确认无活动出血后，血肿壁覆盖湿明胶海绵后（图 2-28），结束镜下操作。

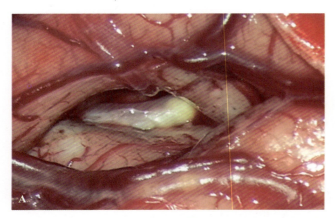 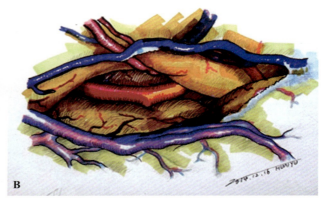

▲ **图 2-25**　外侧裂打开后，暴露大脑中静脉和大脑中动脉 M₂ 段

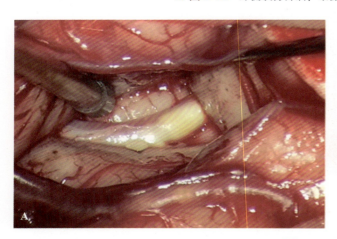 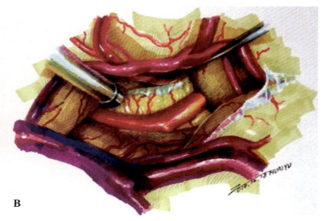

▲ **图 2-26**　暴露岛叶皮质

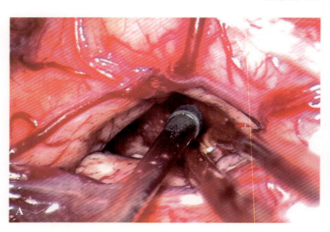 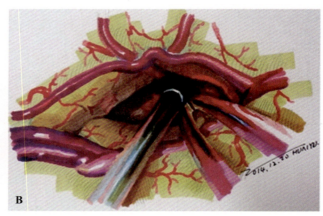

▲ **图 2-27**　切开岛叶皮质，进入血肿腔

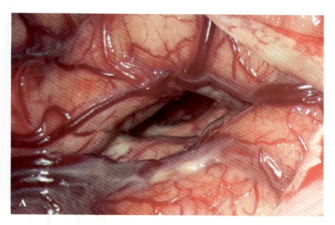
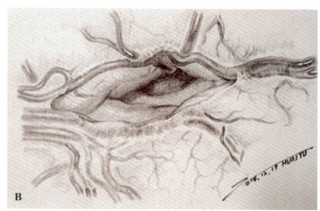

▲ **图 2-28**　清除血肿后，术腔贴覆止血纱

（三）手术前后头颅扫描

见图 2-29。

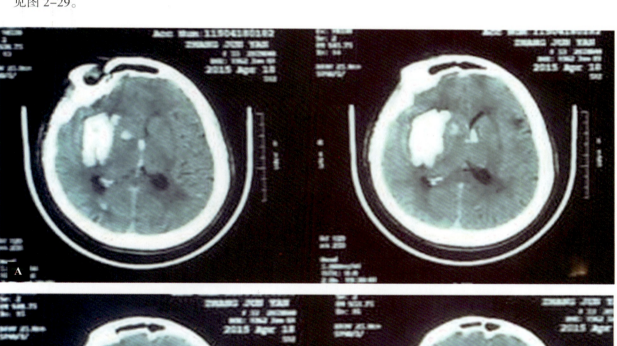

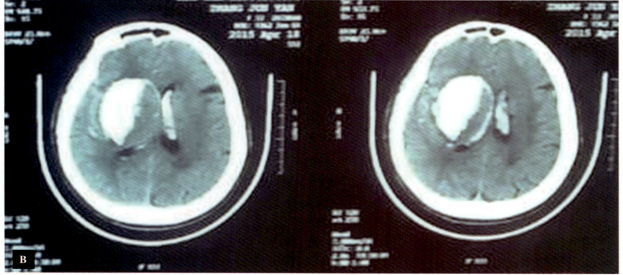

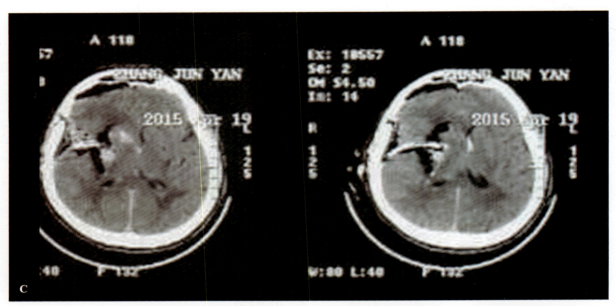

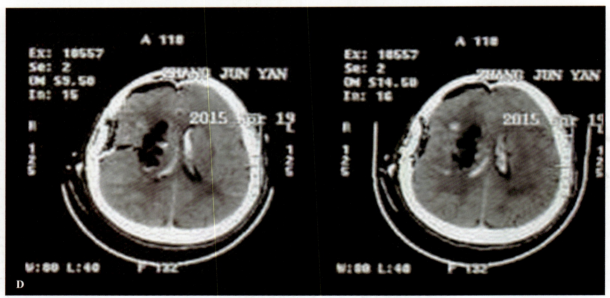

▲ 图 2-29　术前、术后头颅扫描

（四）手术要点

见"小骨窗直切口中侧裂入路壳核区血肿清除术"。

（孙怀宇）

三、小骨窗侧裂入路壳核区血肿清除术技巧与总结

翼点经侧裂入路是神经外科最常用的手术入路之一，外侧裂是到达 Willis 环、眶、眶上裂、内侧蝶骨嵴、海绵窦、蝶鞍、鞍旁、额下区、岛叶及沟回的自然通道，因此分离外侧裂成为神经外科最重要的手术技术之一。在基底核区脑出血病例中，分离外侧裂经该通道显露岛叶皮质，岛叶皮质下即为基底核区血肿，通过小骨窗经外侧裂经岛叶清除血肿是微创治疗基底核区脑出血的重要方法之一。该入路对于局部血管神经解剖、显微

操作和设备提出了较高要求，一般情况下，应采用手术显微镜进行该操作，但对于未配备手术显微镜的基层医院，在熟练显微训练的基础上，应用 2.5 倍手术放大镜配合手术头灯也可完成该手术。

（一）麻醉与体位

1. 麻醉　全身麻醉。

2. 体位　平仰卧位，上半身稍抬高使头部高于心脏水平，利于静脉回流。如有条件，可应用三钉头架（如 Mayfield 头架）将头部固定于手术床上。与经皮质造瘘手术不同，经侧裂入路头向对侧偏转 25°～30°（图 2-30），有利于视线沿血肿长轴投射，最小范围转动显微镜，最大限度显露血肿。

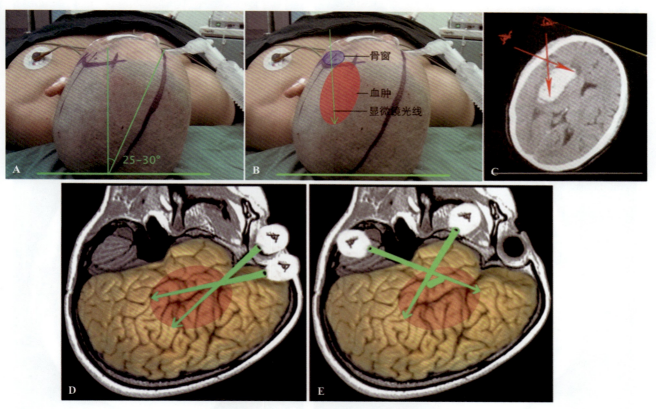

▲ 图 2-30　患者体位与显微镜角度的关系

（二）头皮切开技术

根据切口大小，沿切口线注射 1∶200 000 的肾上腺素盐水 10～20ml，可极大地减少头皮出血，减少电凝，达到快速、术野洁净的效果。但应用肾上腺素注射前需和麻醉医生沟通，在现代麻醉技术和药物的支持下，可减少肾上腺素升高血压的副作用。

（三）切口选择与侧裂进入部位的关系

经侧裂入路的切口设计原则是以外侧裂为中心充分暴露外侧裂，因此理论上只要不违反头部切口设计的基本原则且达到显露外侧裂的目的即可，没有固定的所谓标准切口，由于高血压脑出血再出血概率较高，切口的设计还要考虑到一旦术后再出血如何延长切口扩大开颅。常用的经外侧裂入路手术切口如下。

1. 额颞切口　根据患者病情是否术中同时去除颅骨骨瓣减压，选择翼点入路切口或标准去大骨瓣减压切口，可充分显露外侧裂大部分或全程。

2. 直切口　沿侧裂体表投影（图 2-31）做长 6cm 直切口，显露侧裂点后的侧裂外侧段，此处外侧裂分离较困难。

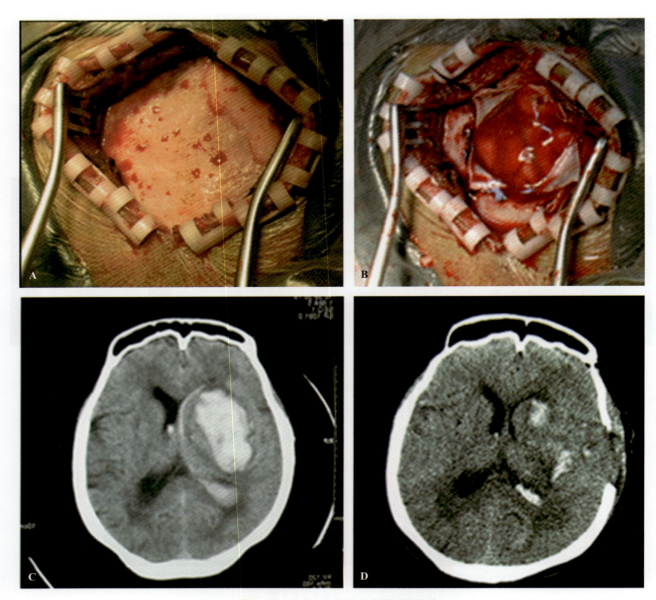

▲ 图 2-31 直切口骨窗及手术前后影像学

3. 改良翼点切口（小翼点切口） 耳前长 6 ～ 8cm 的小弧形切口，根据手术计划是"单纯清除血肿"还是"清除血肿 + 探查前循环血管 + 基底脑池开放"，切口位置可做前后或弧度大小的调整（图 2-32）。切口向前可移动至发际或增大弧度，显露额骨颧突，暴露邻近外侧裂的额叶底面，以利抬起额底开放基底脑池。切口向前移动至发际的缺点是血肿相对切口偏后，导致经岛叶皮质寻找和清除血肿难度增加。

以上切口可根据患者病情及术者的经验加以选择。针对小切口而言，切口位置的 2 ～ 3cm 差异，可造成显露范围和操作难度的些许变化。

（四）小骨窗骨瓣形成

颅骨显露后，常规电钻、铣刀开颅形成直径 2.5 ～ 3cm 游离骨片。电钻钻孔 1 枚，钻孔位置可位于切口缘侧，然后向两侧分别弧形铣开至蝶骨嵴处（钻孔位置 1），也可钻孔于蝶骨嵴上（钻孔位置 2），然后铣刀一次骨瓣成型。如仅清除血肿，蝶骨嵴无须特殊处理，如果手术计划探查颈内动脉、大脑中动脉或开放基底脑池，则骨窗额侧尽量平前颅底，并咬除蝶骨嵴至眶上裂（图 2-33）。

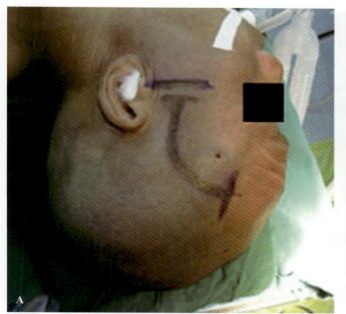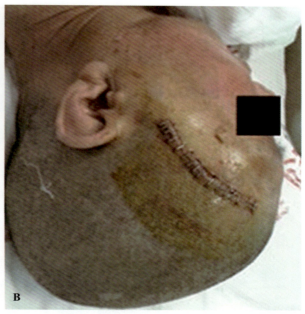

▲ 图 2-32　不同弧度的切口

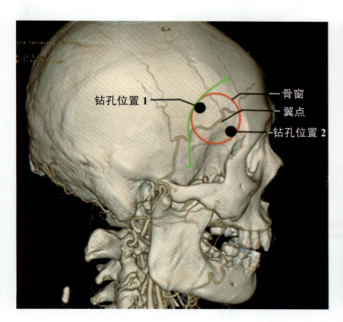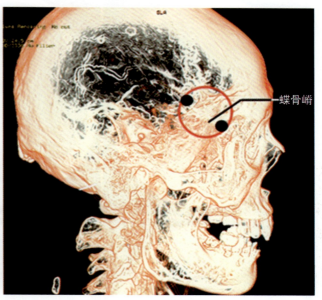

▲ 图 2-33　钻孔位置及骨窗范围

（五）外侧裂分离技术

目前并没有标准的外侧裂分离技术，外侧裂进入点的选择和分离的长度主要是由术者的经验决定。与处理颅底病变不同，针对基底核区脑出血外侧裂分离一般不需太靠近颅底侧。外侧裂表浅部分由一干三支组成，外侧裂主干至翼点对应处分为前水平支（AHR）、前升支（AAR）及后支，其中后支是主干的延续，三支汇合处即为"侧裂点"，该处外侧裂相对较宽，外侧裂初始分离的进入点以"侧裂点"为界可分为内、中、外三个部分，内侧部靠近颅底，由此处进入缺点是显露岛叶后血肿位于岛叶皮质下约 1cm，有时寻找血肿较困难；外侧部外侧裂狭窄，分离较困难。因此侧裂点处的中部是推荐的分离外侧裂的开始部位（图 2-34）。

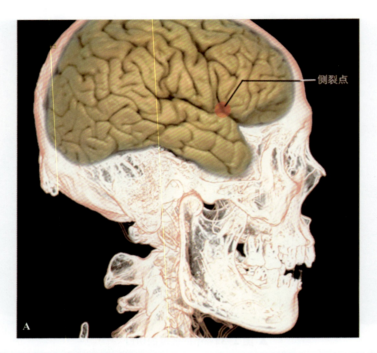

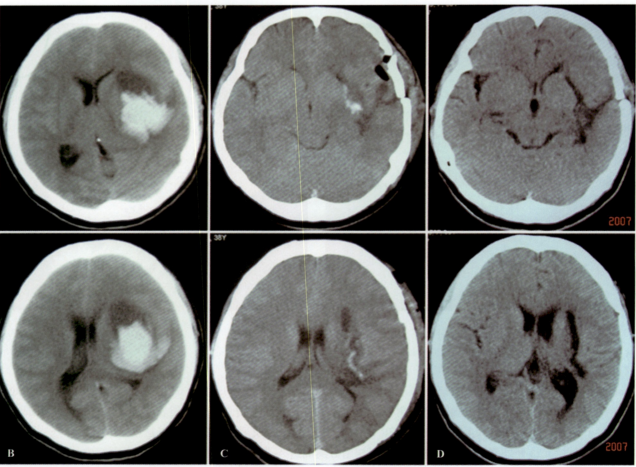

▲ 图 2-34 侧裂点及手术前后对比

A. 侧裂点分离开始的位置；B. 发病 3h；C. 术后第 2 天；D. 术后第 58 天

分离外侧裂的第一步是分离外侧裂表面的静脉，侧裂静脉的正常变异包括无侧裂静脉、单干型、双干型和复杂型（图 2-35）。一般是从静脉的额侧分离蛛网膜，然后将静脉推向颞侧，大多数情况下，可将一根粗大的静脉从额叶侧推开牵向颞叶，但有时对于双干型从成对的两根静脉间分离进入较为简单。外侧裂表面的蛛网膜可以用尖刀或注射器针头的侧刃切开，然后以镊子或显微剪刀进行钝性或锐性分离，脑出血患者年龄较大，脑萎缩较明显，外侧裂多数容易开放，以下情况可致外侧裂分离困难：①因脑压高挤压致外侧裂狭窄：可先用脑穿针穿刺抽吸部分血肿减压后多可从容开放外侧裂；②年轻患者或外侧裂扭曲：可采用 "inside out" 的分离技术。

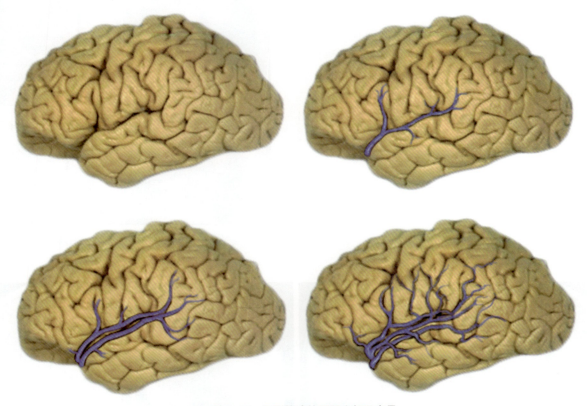

▲ 图 2-35　侧裂静脉的不同走行及变异

在分离外侧裂的过程中，有时会遇到来自额叶的皮质引流静脉，可予以电凝后切断。分开外侧裂后可见到 M_2 远段，将动脉周围蛛网膜松解后推开并以脑棉保护，即可见到膨隆的岛叶，外侧裂分离长度一般在 2cm 内。

（六）血肿清除及止血

应首先以吸引器清除较软部分，待显露范围逐渐扩大后，再以取瘤钳清除较硬的血凝块。然后按顺序清除血肿的外层部分，以免遗漏血肿。边清血肿边将明显的活动出血点电凝止血，而小的渗血可以脑棉压迫，多数情况下在血肿腔的内壁有一两处活动出血灶，此即为原发出血部位，需要电凝止血，而血肿腔的其他部分多不需电凝，压迫即可。血肿外层与脑相邻部颜色稍白，似有一层白膜覆于血肿块表面，易于辨认，这个特点用于当视野无法达到血肿边界时，判断是否还有血肿残余。如为血肿腔壁上的渗血，可不予以电凝，应用 Surgical 贴覆即可，反复检查无明显出血后，升高血压观察以确定止血牢靠（图 2-36）。

理论上不要强行清除血肿腔壁上的小血块，否则易使已停止的出血出现再出血，而徒增额外的电凝损伤。但有时在术中很难判断是否已经到达血肿边缘，尤其是血肿内侧原发出血灶附近，清除血块后可因动脉性活动出血被迫反复电凝，术后可出现梗死灶。

（七）血肿形状与手术的关系

如血肿形状较规则，术中清除会较彻底，术后不易再出血，如血肿形态非常不规则或呈多灶性，血肿清除较困难，术中不易止血，术后易再出血（图2-37，图2-38）。

（八）引流管

不建议放置血肿腔内引流管，因无确切引流血肿效果。虽然留置引流管有引起感染风险，但因术中已开放脑池，放置硬膜下引流管，可引流脑脊液，引流管通畅每日可引流100～200ml脑脊液，明显减轻颅内高压，因此建议可放置硬膜下引流管24～48h。

（九）术后再出血

由于高血压脑出血发病特点，无法杜绝术后再出血的可能。因此应尽可能从各个环节减少术后再出血，并做好应对术后再出血的准备。

1. 减少术后再出血的措施

(1) 术中直视下彻底止血，并升高血压观察止血效果。

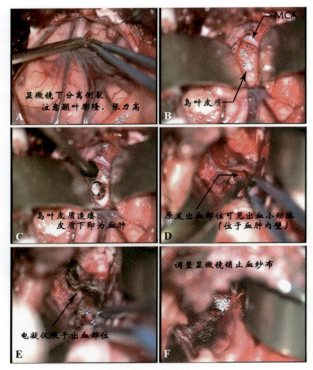

▲ 图 2-36　血肿清除的过程

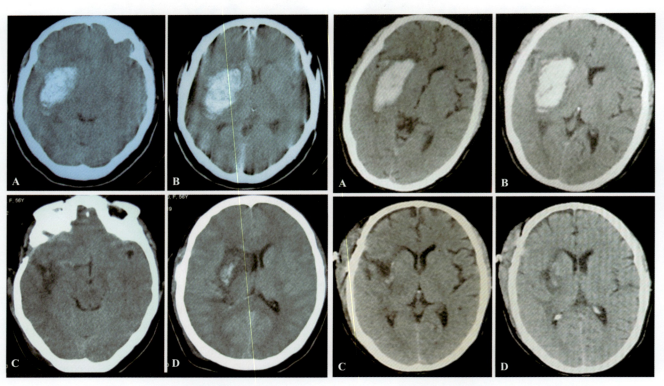

▲ 图 2-37　血肿清除后局部出现梗死　　　▲ 图 2-38　规则血肿较易达到完全清除

（2）术后麻醉过渡应平稳，控制血压，以避免呛咳或血压过高引起再出血。

（3）术后密切监测血压，如血压波动较大，尤其是术后数小时内血压即明显升高的，要高度怀疑再出血的可能。

2. 再出血处理　术后少量再出血治疗决策同初次出血，但因再次出血对于已脆弱的脑组织是二次打击，因此血肿量＞30ml 或有明显脑水肿的病例，如患者一般情况允许，建议积极再次手术，并且行颞肌下减压或去除骨瓣减压，手术切口设计见图 2-39。

在此强调：切口和骨窗的尺寸没有原则错误，小切口和小骨窗对于医院设备、术者的定位和显微操作技术提出了更高的要求，按照微创神经外科的基本理念，所谓微创是指对脑组织的侵袭骚扰小，而非过度追求和强调小切口和小骨窗，当然小切口和小骨窗可以明显缩短麻醉和手术时间，减少脑组织暴露范围，减少术后肌肉萎缩和头皮软组织术后并发症机会，有利于患者的恢复和术后术区美容效果。因此我们建议在从经皮质造瘘入路到经外侧裂入路的过渡阶段，采用骨瓣开颅，显露完整外侧裂，以熟悉外侧裂的形状、走行、局部解剖和分离操作的手法以及从外侧裂不同部位进入和血肿的对应关系。一旦熟练掌握外侧裂分离技术，可根据手术计划、术者的经验和个人喜好缩小骨窗和切口。

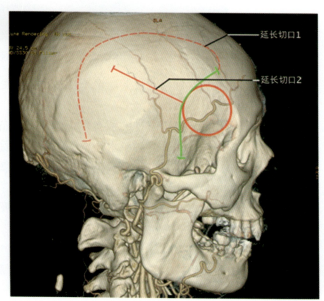

延长切口1

延长切口2

▲ 图 2-39　两种延长切口的方法

（郭　毅）

参 考 文 献

[1] 何伟文，伍健伟，王蒉，等. 小骨窗经侧裂入路显微手术治疗基底核高血压脑出血.中华神经医学杂志，2005,4(7)：695-697.

[2] Figueiredo E G, Deshmukh P, Zabramski J M, et al. The pterional-transsylvian approach: an analytical study[J]. Neurosurgery, 2008, 62(6 Suppl 3):1361-7.

[3] Türe U, Yasargil D C, Al-Mefty O, et al.Topographic anatomy of the insular region[J]. J Neurosurg, 1999, 90(4), 720-733.

[4] Yamahata H, Tokimura H, Hirahara K, et al, Entry point to the Sylvian fissure for the pterionaltranssylvian approach[J]. NeurolSurg A Cent EurNeurosurg, 2013, 74(4):228-233.

[5] Kaya R A, Türkmenoğlu O, Ziyal I M, et al. The effects on prognosis of surgical treatment of hypertensive putaminal hematomas through transsylviantransinsular approach[J]. Surg Neurol, 2003, 59(3): 176-183.

四、侧裂入路壳核区血肿清除去骨瓣减压术

（一）病例资料

患者王某，老年男性，67 岁，主因突发头痛伴进行性意识障碍 2h 入院。既往高血压病史 10 年，口服硝苯地平控制血压。吸烟病史 40 余年，每日 20 支左右，饮酒史 30 余年，平均每日 50ml 左右，无大量酗酒。查体：血压 195/105mmHg，呼吸 24 /min，心率 96 /min，体温 37.2℃。鼾声重，口腔有呕吐物，肺部有湿啰音。患者呈中度昏迷状态，双瞳孔不等大，直径左：右 = 4.0：2.5mm，对光反射消失（图 2-40）。浅反射消失，深反射弱，右侧肢体偏瘫，左侧肢体刺痛肢屈，病理反射未引出。头颅 CT 示：右侧基底核区及侧脑室高密度影，考虑出血可能性大，出血量经多田公式计算量约为 85ml，中线向右侧移位明显。

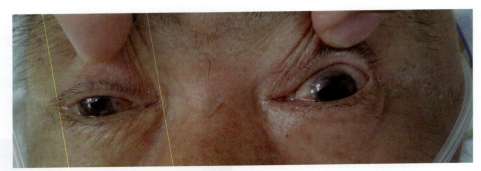

▲ 图 2-40 术前双瞳孔不等大，直径左：右 = 4.0：2.5mm，对光反射消失

入院诊断： 高血压脑出血破入脑室（基底核区，左侧）；脑疝；高血压 3 级（极高危）；吸入性肺炎。

（二）手术流程

1. 入院后处理　入院后迅速完成各项化验检查，备血 400ml，剃头备皮，青霉素皮试，阿托品 0.5mg 肌内注射，根据情况静脉应用甘露醇脱水。本例患者入院后在急诊科立即行脑室穿刺外引流术，缓解颅内高压和梗阻性脑积水，部分舌后坠或者呼吸状况不好的患者应急诊行气管插管术，保持呼吸道通畅非常重要，我们曾遇到谈话期间患者呼吸停止，抢救无效最终死亡的病例。此时要求争分夺秒，最好半小时完成各项准备工作，包括术前谈话。特重患者我们也曾在病房先给予电钻碎吸针钻入血肿腔抽吸出部分血肿，暂时缓解颅内压后再送往手术室，以争取开颅手术机会。

2. 麻醉　插管全身静脉复合麻醉。

3. 体位　头向对侧偏约 50°，肩部垫高，头位高于胸部水平。

4. 切口设计　额颞扩大翼点入路，平颧弓，耳屏前 1cm，大 "?" 或者反 "?" 切口，弧形向上后方，横跨过耳郭上，后缘在顶结节后，前至发际线（中线旁开约 1cm）。经验：面积要足够大，约 13cm×11cm，一般要超过人手的面积（图 2-41）。

5. 逐层切开头皮、皮下组织和肌肉　皮瓣和肌肉分层翻开，分离肌肉可用低功率电刀进行，减少出血，尽量避免损伤颞浅动脉及其分支。

6. 骨窗　钻孔四枚，关键孔附近 1 枚，额部 1 枚，顶结节后 1 枚，颞底 1 枚，铣刀游离形成类圆形骨窗，骨窗大小约 10cm×8cm。如无铣刀，骨孔相对要多打几个，以利线锯导板通过。以蝶骨嵴为中心，前方暴露额极部，侧方到颞极部，咬除颞骨至中颅底，颞部骨缘尽量低，平中颅凹最好，减压充分，咬除部分蝶骨嵴，无须像动脉瘤手术那样咬除彻底，出血用骨蜡涂抹骨缘，明胶海绵填塞骨窗边缘硬膜之间后悬吊硬膜，顶部 3 针，其余各边 2 针。有时颅压高硬膜被铣刀铣开，部分伤及脑组织，一般有活动性出血双极电凝轻轻电灼止血后覆以明胶海绵压迫，出血很快停止，此处一般不会形成血肿。铣开的硬膜由于靠近骨缘，缝合困难，待清除完颅内血肿后，脑组织塌陷，可以填入明胶海绵封住或应用耳脑胶。

7. 血肿穿刺　此类患者一般颅压极高，剪开硬膜前应先穿刺。一般在颞中回部位穿刺，选取无血管区电凝硬膜，尖刀划一小口，脑穿针深入 4cm 左右，注射器轻轻抽吸，可吸出部分血块。待颅内压降低后，再彻底剪开硬膜，防止剪开硬膜时脑膨出。

8. 硬膜切开　工形剪开硬膜（图 2-42）。

9. 分离侧裂　暴露侧裂表面，显微镜下由浅入深逐步分开侧裂蛛网膜间隙，粘连带用显微剪刀锐性分离，小的毛细血管电灼剪断，注意保护大脑中动脉分支。一般分开侧裂长度 1～2cm 即可，侧裂两侧覆以棉片保护（图 2-43）。

10. 岛叶切开及血肿清除　显微镜下分开侧裂后可见岛叶（图 2-44），取岛叶无血管处双极造瘘切开约 1cm，即可见到血肿。应用吸引器及双极电凝小心吸出血肿（图 2-45，图 2-46）。

　　术腔小的渗血压迫为主，有明显的活动性出血必须彻底电凝止血后，方可用棉片压迫止血，止血彻底后，术腔贴覆止血纱（图 2-47）。

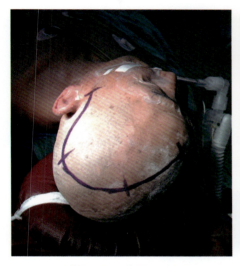

▲ 图 2-41　手术切口设计

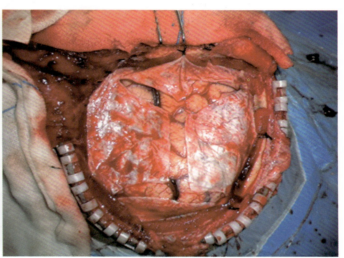

▲ 图 2-42　硬膜工形切开

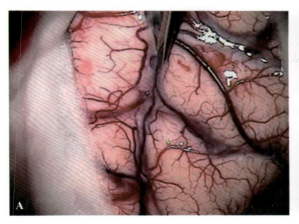

▲ 图 2-43　分离侧裂蛛网膜

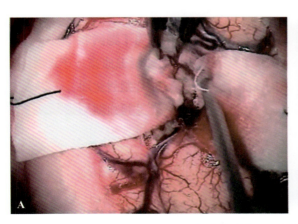
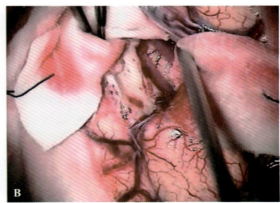

▲ 图 2-44　暴露大脑中动脉 **M2** 段及暴露岛叶

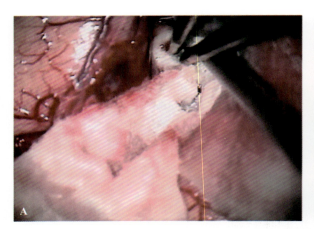
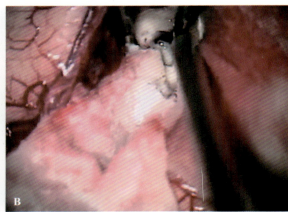

▲ 图 2-45 分离岛叶进入血肿腔

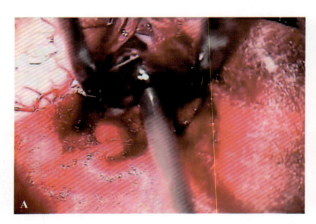
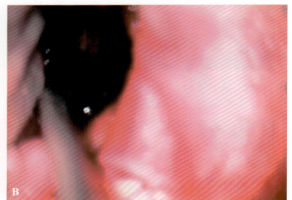

▲ 图 2-46 清除血肿

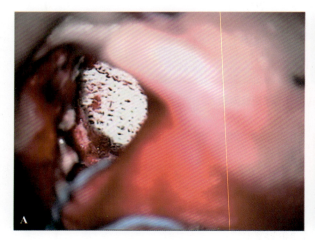
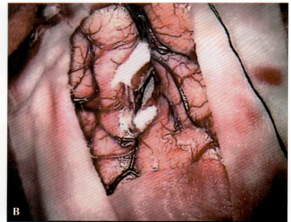

▲ 图 2-47 术腔贴覆止血纱

11. 缝合和修补硬膜 取人工硬膜或者自体筋膜修补扩大修补硬膜（图 2-48）。

12. 去除骨瓣，硬膜外放置引流，缝合肌肉、皮下组织和皮肤（图 2-49）

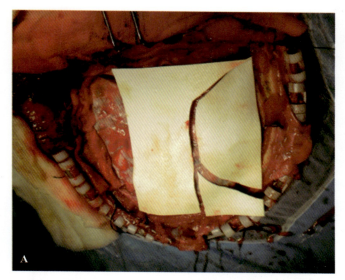

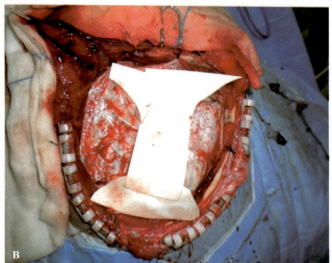

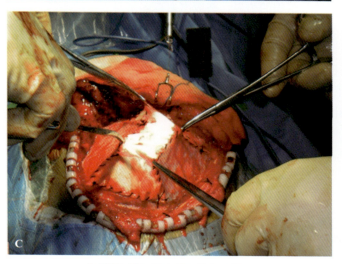

▲ 图 2-48　扩大减张修补硬膜

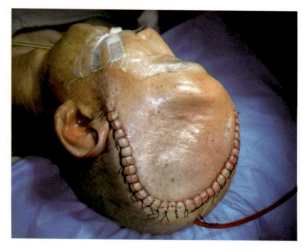

▲ 图 2-49　去除骨瓣，硬膜外放置引流

（三）手术前后头颅 CT 轴位扫描

见图 2-50。

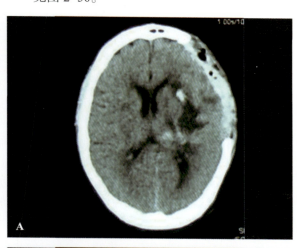

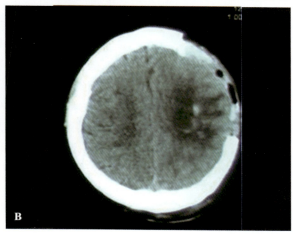

▲ 图 2-50　手术前后头颅 CT 扫描

（四）手术要点

1. 手术病例的选择　对高血压脑出血已发展合并脑疝形成者，我们主张采用大骨瓣开颅血肿清除兼去骨瓣减压术。在脑疝存在的情况下，直接去除额颞大骨瓣可能更有效地抢救患者生命。我们的经验是越是年轻患者，去骨瓣的指征越要放宽，因为年轻患者脑组织饱满，代偿空间小，易发生严重脑水肿。而老年人因脑萎缩的存在，代偿空间大，反而去骨瓣的机会要小。

2. 体位　清除血肿时额顶叶部分有时不易清除，原因在于显微镜工作角度有时难以调整，因此头位一定要向下倾斜，以利后续角度的调整。同时，如果血肿靠前，头要微收下颌，相反血肿靠后，头要抬下颌。我们一般不用头架，以便于节省时间和术中调整头部位置。

3. 分离皮下组织和肌肉　切口离耳屏越近越不易损伤颞浅动脉主干，额支尽量不要断，断后有时可引起皮缘坏死。颞浅筋膜可备用修补硬膜，好处在于颞浅筋膜在修补时富于延展性，相容性较好。切肌肉时电刀通常用电凝挡位，切开的同时，大部分的血也就止住了。

4. 骨窗形成　从切开头皮到打开骨瓣要求迅速，分秒必争，争取 30 ～ 40min 完成。此时小的出血可放在打开骨板后止血。皮缘出血迅速用头皮夹止血，不要求仔细止血，因是急诊，不像择期手术那样从容止血来保持创面的干净，而有可能是"浴血奋战"。打开骨窗后做到了颅内压力的部分释放缓解了病情，此时再止血，处理骨缘出血，悬吊硬膜。保证骨窗够大够低，既易使颞叶钩回疝自动复位，又可消除对外侧裂静脉及大脑凸面静脉的压迫，促进血流回流，减轻脑肿胀和脑膨出。大骨瓣开颅后，脑压得到充分缓解，手术暴露充分，对脑组织损伤小，甚至有时可切除颞极及部分非功能区脑组织做内减压，由于局部及整个脑压均有效降低，从而最大限度地保护了受累的脑组织。去除颅骨面积大于 12cm × 10cm。

硬膜切开："工"形剪开硬膜在关颅行硬膜修补时较为方便。当应用颞浅筋膜修补时，因其有延展性可任意方式剪开硬膜。颅压高时多呈放射状剪开。

5. 侧裂分离　分侧裂血管时可用 5ml 注射器针头在显微镜下划开侧裂血管区蛛网膜。如果大的静脉破裂出血，应用明胶海绵及棉片压迫止血。分开侧裂部位应根据出血部位选择，当血肿偏前时，在侧裂偏近端分，当血肿偏后时，在侧裂末端分。一般不用脑压板，而应用双极及吸引器来向两侧推脑组织。通过头颅 CT 观察血肿对侧侧裂池的大小来判断血肿侧侧裂的大小及打开的难易。

6. 岛叶切开及血肿清除　将血肿从中心向周边缓慢吸除，并注意控制吸引器的吸力，不过分强调彻底清除血肿，与脑组织粘连紧密的小血凝块往往为出血所在部位，不必强行清除。部分不易看到的血肿，调整显微镜视野，用脑压板适度牵拉来清除血肿。注意不要超过水肿脑组织的边界。一般出血点多来自于豆纹动脉，一般位于深面的颅底侧，很少位于顶侧，小心电凝止血。小的渗血可用棉片压迫一会可止住。血肿清除完毕，血肿壁一般覆以止血纱布。

7. 硬膜处理　扩大减张缝合。这样既达到了减压目的，又有效地建立脑生理屏障，可以防止脑膨出，并保证了脑灌注压，也防止术后硬膜外渗血进入蛛网膜下腔，恢复其生理及解剖结构，防止脑细胞损害，有效地保护了脑功能，同时大大降低了脑脊液漏、感染、脑嵌顿、大脑皮质与皮下组织的粘连及癫痫等并发症的发生率，并为后期颅骨修补创造条件，为促进患者的恢复打下坚实的基础，降低了病死率及神经功能废损率。

8. 关颅　缝合肌肉可防止肌肉萎缩影响颞部美观及影响咬肌功能。缝合帽状腱膜可减少手术切口并发症，如切口裂开，切口感染等。缝合帽状腱膜选择 3-0 可吸收缝线，减少术后线头的露出。

9. 术后处理　术后要求保持血压在正常范围内，过高的血压已经证实是有害的。密切观察生命体征及骨窗压力情况、瞳孔变化、神经系统情况。加强护理，尤其是呼吸道的管理，估计短时间难以清醒患者及肺部有严重并发症者尽早做气管切开。注意水电解质的平衡，血糖情况。适当应用脱水药。一般术后 24h 复查头 CT 了解颅内情况。

（五）点评

额颞大骨瓣减压术具有以下优点：①形成的骨窗大，直视下操作止血，减少了对正常脑组织不必要的损伤。②骨窗大，产生足够的颅内代偿空间，迅速减低颅内压；在术后脑水肿高峰期，大骨窗还可避免因脑膨出所造成的脑组织嵌顿、坏死，也可避免再出血致脑疝发生。③手术咬除蝶骨嵴返折部、额颞底侧骨板，下缘直达颅底，从颞叶底面解除了血肿对侧裂区的压迫，可明显改善侧裂区血管的供血、静脉回流障碍等。当然大骨瓣也有其自身缺点，后期脑组织的摆动不利脑组织的保护，不利于临床护理，同时后期患者对头部缺少骨瓣有心理恐惧感，二次修补增加患者的治疗费用等，因此从伦理上讲应慎重选择。

显微镜下经侧裂入路清除血肿，损伤脑组织及血管的机会最小。优势在于：①通过解剖外侧裂，充分利用脑组织的自然间隙到达病变部位；②不通过做皮质切口或颞叶切除来切除病变，缩短了切口与血肿腔的距离，缩小手术操作范围，减少对脑组织的损伤；③保护了脑穿支血管。避免术中常见的止血困难及术后引发的脑梗死。因此高血压脑出血已发展合并脑疝形成者，笔者主张采用大骨瓣开颅血肿清除兼去骨瓣减压术。

由于脑内血肿后继发的脑水肿迅速产生，仅仅血肿清除可能并不能解决所有的问题。在保留骨瓣的情况下就可能导致严重颅内高压。大骨瓣减压充分可缓解对脑干及视丘下部压迫，改善循环及呼吸紊乱，减少自主神经功能紊乱所导致的中枢性高热、应激性溃疡出血，改善脑脊液循环、脑干供血、供氧，减轻脑水肿。该方法避免了小骨窗开颅暴露及减压不充分的缺陷，穿刺碎吸术的盲目性、清除血肿不彻底及止血不可靠、无法减压的缺陷，该方法能彻底清除血肿并在直视下止血，同时去骨瓣可充分减压，能迅速及时地解除脑疝，使患者安全度过术后脑水肿期，骨窗也可随时观察颅内压，指导脱水药物的用量，及时发现二次出血及时再次手术。额颞大骨瓣减压手术清除血肿时也应注意强调微创，显微镜下精细操作，经侧裂入路，最大限度地保护了脑组织及血管，把手术的损伤降到最低限度。吸出血肿时不能过快，手术清除血肿时从中心向周边缓慢吸除，周围脑组织对血块有向吸引器处挤压的作用，并注意控制吸引器的吸力，不过分强调彻底清除血肿，与脑组织粘连紧密的小血凝块往往为出血所在部位，不必强行清除。另外患者一般只有单一的小动脉破裂出血，手术时绝大多数出血已经停止，所以术中尽可能少用或不用电凝，但如遇活动性出血时应使用电凝，其功率以刚能止血为宜。如果血肿腔及入路通道内有少量渗血，可用明胶海绵等压迫止血。

（宋朝彦　骆安林）

参 考 文 献

[1] 赵继宗，周定标，周良辅. 2464例高血压脑出血外科治疗多中心单盲研究[J]. 中华医学杂志，2005(32):2238-2242.

[2] 宋少军，章翔，费舟，等. 去骨瓣减压与保留骨瓣治疗高血压脑出血时颅内压变化的比较[J]. 中国危重病急救医学，2007, 19(6): 380-381.

[3] 林群，李明江，杨东辉，等. 高血压脑出血急性期几种不同手术治疗效果分析[J]. 中国误诊学杂志，2007, 7(5):968-969.

[4] 游潮，刘鸣，李浩. 高血压脑出血诊治中的若干问题[J]. 中国脑血管病杂志，2011(4):169-171.

[5] 高晓兰，胡长梅，杨卿. 高血压脑出血再发生的危险因素分析[J]. 中华神经外科杂志，1999, 15(3):154-155.

[6] 李浩，张帆，刘文科. 高血压脑出血手术适应证分析及疗效探讨[J]. 中华神经外科杂志，2011(3):240-243.

[7] 王忠诚. 王忠诚神经外科学[M]. 武汉：湖北科学技术出版社，2004: 867-874.

[8] Gregson B A, Mendelow A D. International variation of surgerical practice for spontaneous intracerebral hemorrhage[J]. Stroke, 2003(11):2593-2597.

五、壳核出血经皮质血肿清除去骨瓣减压＋颞叶切除术

（一）病例资料

患者盘某，男，59 岁，因突发神志障碍及恶心、呕吐 4h 余，于 2013 年 10 月 28 日入我院 ICU。患者既往有高血压病史 6 年，不规则服用卡托普利、尼群地平等药物，血压控制不佳。入院查体：血压 190/110mmHg，呼吸 26 /min，中度昏迷，GCS 评分 = E1V1M3=5 分，双瞳等大等圆，直径 5mm，对光反射消失，角膜反射存在，鼾式呼吸，双额纹、鼻唇沟对称，口角无偏斜，颈软，双肺啰音明显，四肢肌力无法查，四肢肌张力不

高，双侧巴宾斯基征阳性。检查资料：头颅 CT 示右侧基底核区大量脑出血并破入脑室，右侧脑室受压，中线结构向左侧移位 1.2cm，环池、四叠体池受压明显。出血量经多田公式计算量约 60ml。

入院诊断： 右侧基底核脑出血并脑疝形成；吸入性肺炎；高血压病 3 级，极高危组。

（二）手术流程

1. 麻醉　全身静脉复合麻醉。

2. 体位　患者取仰卧位，右侧肩背部垫一小软枕，头向对侧偏 60°～ 70°，头位略高于胸部水平，头顶部可稍下垂。

3. 切口　根据出血部位、年龄及出血量，脑组织肿胀及脑疝情况，选择额颞顶马蹄形或者倒问号形大骨瓣入路。如采用大骨瓣入路参照推荐的介绍美国标准外伤大骨瓣开颅术的标准开颅，即切口起自颧弓上耳屏前 1cm，向后跨过耳、顶结节至中线旁 1cm、向前止于前额发际内 1cm，颞部低于颧弓（颅中窝底）（图 2-51）。

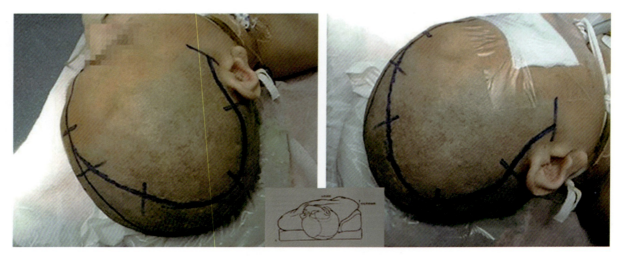

▲ **图 2-51**　头皮切口设计

4. 全层切开头皮，分离形成皮瓣及肌瓣　按照各组织间隙分离，减少出血，分离过程中注意保护面神经额支、颞浅动脉主干；颞肌充分止血并悬吊。在近眶上孔时可横行切开额骨骨膜，连同皮瓣一同翻向前下，保护眶上神经及血管。颞肌肌瓣下缘分离时要显露颧骨与额骨及颞骨的连接端各约 1cm，并牵向下方，且颞肌分离最低点的位置需足够低，达到颧弓平面以下，以利开骨窗时颅中窝底充分减压。

5. 形成骨瓣　采用游离骨瓣，钻骨孔 5 ～ 6 个，第一孔在额骨颧突后，可以保证额底及颞底充分减压，第二孔在额突眉弓下尽量靠近中线，使额底暴露清楚，第三孔于耳前尽量靠近颞底，其余 2 ～ 3 孔均在切口内，顶部骨瓣达正中线矢状窦旁开 2 ～ 3cm，颞底的骨窗尽量向颅中窝底扩大，咬除蝶骨嵴外 1/3。顶部颅骨钻孔应离中线 2 ～ 3cm 左右。额部距眶上 2cm，骨窗前至额极，下界于颧弓，后达乳突前方，蝶骨嵴向深部咬除，显露蝶骨平台及颞窝（图 2-52，图 2-53）。

6. 硬膜悬吊及切开　切开硬脑膜前，常规悬吊硬脑膜止血，特别是颅中窝底脑膜中动脉出血。放射状或马蹄形切开硬膜，视脑组织压力情况决定行硬膜切开范围，剪开时应避免损伤脑组织及速度过快导致急性脑膨出。剪开时同时要注意防止侧裂静脉受卡压，引起静脉回流障碍，加重脑组织肿胀（图 2-54）。

7. 显微镜下进入血肿腔，脑内血肿清除　根据 CT 定位和脑组织肿胀情况，选择经皮质造瘘或分离脑沟在脑沟沿间隙进入血肿腔（图 2-55）。

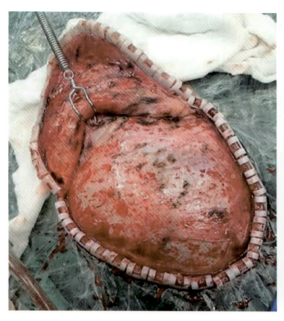
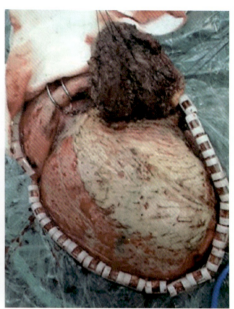

▲ 图 2-52 暴露骨窗范围

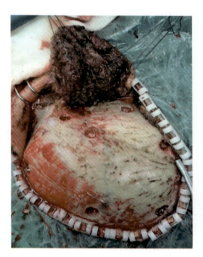

▲ 图 2-53 钻孔位置

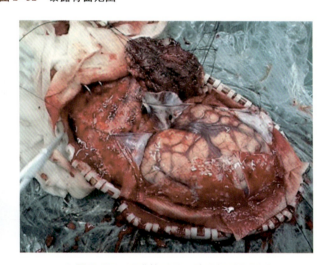

▲ 图 2-54 硬膜剪开后，脑组织肿胀明显

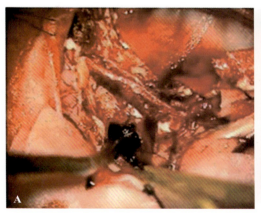
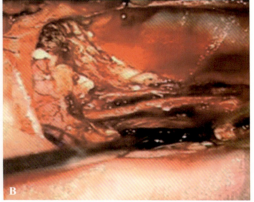

▲ 图 2-55 颞叶皮质造瘘

8.根据病情是否行内减压术　术中血肿清除后可用脑压板上抬颞叶以复位颞叶钩回疝（图 2-56）。若脑膨出明显，无法关颅，或术前脑疝形成，脑搏动差，或预计术后脑组织肿胀会加重，可行颞、额叶部分切除内减压术。先在需预计切除的颞叶表面行皮质切开（图 2-55，图 2-57）；向前分离并切除近侧裂下方颞叶处脑组织（图 2-58）；向后分离并切除颞叶近枕部处脑组织（图 2-59）；向深部分离并切除颞底处颞叶脑组织并取出（图 2-60）；调整显微镜角度，沿颞底分离并部分切除颞底脑组织，显露天幕及嵌入天幕下的脑组织，必要时可切开天幕缘，充分缓解脑干受压（图 2-61）。

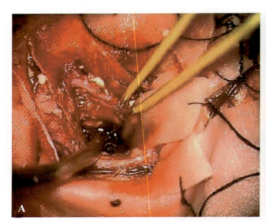
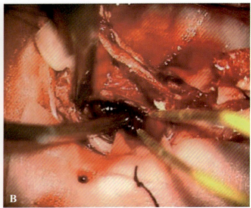

▲ 图 2-56　皮质造瘘后暴露血肿

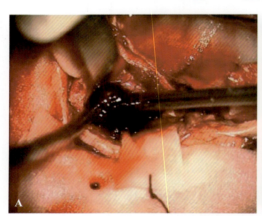
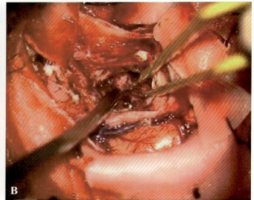

▲ 图 2-57　彻底清除血肿

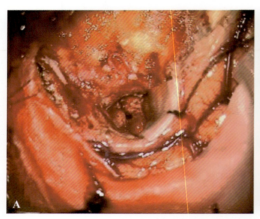
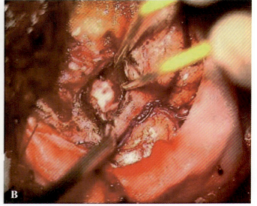

▲ 图 2-58　血肿腔贴覆止血材料，充分止血

9. 减张缝合硬脑膜　经血肿清除后或行内减压术后，脑组织张力多不高，术后使用人工脑膜或自体筋膜减张缝合硬脑膜。

10. 脑内血肿腔、硬膜下或硬膜外可放置引流管并引出体外，缝合肌肉、帽状腱膜及头皮

11. 包扎伤口、妥善固定，标记好各引流管，保持引流管通畅。如放置颅内压监测探头，注意固定妥当及无菌操作。

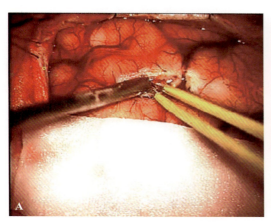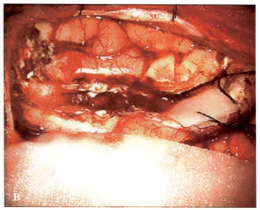

▲ 图 2-59　颞叶表面行皮质切开

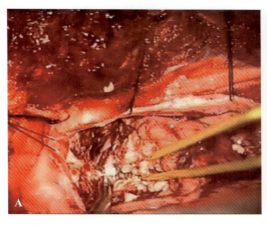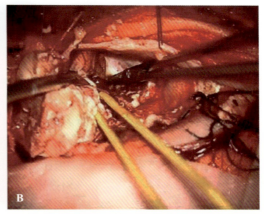

▲ 图 2-60　向前分离并切除近侧裂下方颞叶处脑组织 (A)；向后分离并切除颞叶近枕部处脑组织 (B)

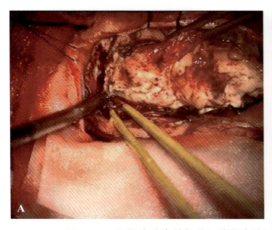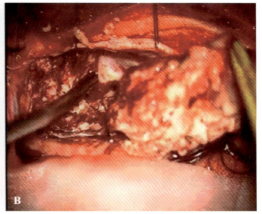

▲ 图 2-61　沿颞底分离并部分切除颞底脑组织，必要时切开天幕缘，充分缓解脑干受压

（三）手术后前后头颅 CT 轴位扫描

见图 2-62。

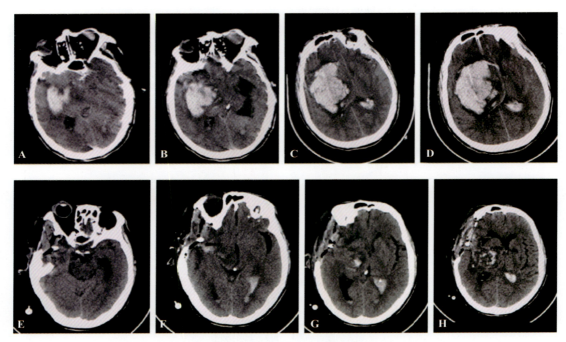

▲ **图 2-62** 手术前后头颅 CT 对比

（四）**手术要点**

标准大骨瓣入路或额颞顶倒马蹄形入路对神经外科医师来说是非常熟悉的手术入路，开颅血肿清除合并去骨瓣已经形成了固定的手术方式。对于高血压脑出血出血量较大的患者，不可否认，去骨瓣减压能更安全地帮助患者度过脑水肿高峰期。术前对于不能除外动脉瘤引起的脑出血，术前脑血管 CTA 检查是不可缺少的。

1. 手术指征的问题　尽管患者经积极手术治疗，患者术后死亡率仍高。影响高血压脑出血行血肿清除术加去骨瓣减压手术死亡率的重要因素包括：出血量、出血部位、出血速度、发病时间、年龄因素、并发症、术前脑出血 ICH 评分、术前瞳孔对光反射及对脱水药物治疗的反应等。发病后病情进行性加重，或至少保留一侧瞳孔对光反射的患者或双侧瞳孔散大经脱水治疗后回缩，尚未发生不可逆的严重脑组织损伤，有望通过血肿清除和外或内减压解除压迫，降低颅内压，从而降低死亡率；而对于术前双侧瞳孔散大，经脱水治疗无明显缩小，ICH 评分在 4 分以上的患者，由于脑干功能逐渐衰竭，包括手术在内的各种治疗方式都难以改变患者预后。多数学者研究认为对高血压脑出血患者合并有：① 术前 GCS 评分 > 5 分；② 出血量 > 50ml，且中线结构移位 > 1cm；③ 病情进展较快，术前有一侧瞳孔散大，或双侧瞳孔散大经脱水治疗后瞳孔缩小者；④ ICH 评分在 4 分以下，可考虑行血肿清除加去骨瓣减压手术。相关文献显示：双瞳孔散大持续 90min 是接近意识不可逆时限，持续 3 h 是接近呼吸功能不可逆时限。对于术前 GCS 评分 < 5 分，出血量大，中线结构移位明显，脑干受压，双侧瞳孔散大时间不长脱水治疗反应不明显的患者，是否积极手术治疗有待进一步研究。

2. 抓住"黄金 1 小时"　对于需行去骨瓣减压手术的高血压脑出血患者来说，往往病情危重，时间就是生命，尽量缩短术前准备时间是救治的关键，尽早解除颅高压对于患者预后改善有不可估量的作用，所以尽量缩短开颅手术时间，争取尽早到达血肿部位清除血肿。对于大量脑出血并脑疝形成患者，在手术准备过程中先行穿刺置管抽吸部分脑内血肿，降低颅内压缓解对脑干的压迫，都会改善患者预后。对于部分危重患者，术前配合微创穿刺血肿有不可忽视的作用。

3. "充分减压"是挽救脑疝的最有效方法　标准大骨瓣开颅减压术由美国加州大学洛杉矶分校院神经外科

主席 Becker 教授等在 1977 年首先应用并报道。大骨瓣减压及内减压可充分缓解对脑干及视丘下部压迫，改善循环及呼吸紊乱，减少自主神经功能紊乱所导致的中枢性高热和应激性溃疡出血的发生，改善脑脊液循环、脑干供血、供氧，减轻脑水肿。同时在手术中利用颞肌筋膜减张缝合硬脑膜，有效地建立脑生理屏障，可以防止脑膨出及硬膜下积液，恢复其生理及解剖结构，防止脑细胞损害，有效地保护了脑功能，为后期颅骨修补创造条件，并为促进患者的恢复打下了坚实的基础，降低了神经功能废损率及死亡率。

4. 对术中一些细节的处理

(1) 开颅阶段

①摆体位时，头偏向一侧，注意避免颈部静脉回流障碍，加重颅高压；切开头皮时，应尽量避免损伤颞浅动脉主干、面神经额支损伤。切口最下缘可达颧骨平面，以充分显露颅中窝底。

②由于皮瓣较大，在皮瓣翻开后，需在皮瓣外放置一块生理盐水纱垫，避免因皮瓣返折角度过大，影响动脉供血及静脉回流，造成皮瓣缺血及坏死。用适当功率电刀分离肌肉，减少出血，操作快速，争取手术时间；如病情进展迅速，生命体征恶化较快者可于头皮切开前或形成皮、肌瓣后在颞部血肿腔位置钻孔一个，先行脑内血肿腔置管引流抽吸部分脑内血肿，缓解颅内高压；颞肌止血充分，避免在进行颅内操作时，颞肌渗血流入颅内，影响颅内手术操作。

③骨窗形成：开骨窗前 20 ～ 30min 视患者病情、血压及术前脑组织肿胀情况适当使用甘露醇，以减轻开骨瓣后硬膜高张力情况，同时可避免因颅内压力高，铣刀切开损伤硬脑膜造成脑组织损伤；顶部骨瓣旁开正中线矢状窦 2 ～ 3cm，避免损伤静脉窦。骨窗大小是根据患者术前出血量、部位，脑组织肿胀情况、脑疝情况以及术者习惯而定的。大骨瓣开颅建议骨瓣大小≥ 12cm × 10cm。通过扩大颅腔容积而达到降低颅内压的目的，骨瓣需要尽量靠前，并咬除蝶骨嵴（处理蝶骨嵴时出血的止血方法需要说明），充分缓解侧裂区血管的压力，减轻脑的回流障碍，避免术后静脉回流障碍引起再出血和脑水肿。骨窗下缘尽量平中颅底，暴露颅中窝底，解除侧方脑组织对脑干的压迫。有学者认为，减压窗下缘距离颅底的距离比骨窗的大小更有意义。

④硬膜切开：如果使用甘露醇后硬脑膜张力仍高，术中可辅以适度的过度通气，二氧化碳分压控制在 25 ～ 30mmHg；为防止硬脑膜切开时脑组织损伤或脑组织膨出，可先在距血肿最近的脑表面处的硬脑膜切开一小口，以脑穿刺针垂直刺入脑内血肿腔，抽出陈旧性出血，待硬脑膜张力降低后切开。或先部分切开清除血肿的所需的脑皮质范围，血肿清除干净及脑组织压力降低时，逐渐扩大硬脑膜切开范围。

(2) 血肿清除阶段

①在脑出血量较大的情况下，选择经皮质造瘘进入血肿腔，先以脑穿刺针在颞上回或颞中回穿刺证实到达血肿腔，再沿针道在皮质上造口，皮质切口适当大小，约 2cm 大小，瘘口到达血肿腔。

②进入血肿腔，在显微镜直视下使用 3 ～ 4F 大小吸引器吸除血块，较硬的血凝块可用取瘤钳夹碎后吸除，也可用取瘤钳或刮匙将松动的血块取出或刮除。

③清除血肿可按由前向后顺序进行，应注意尽量在某一个方向血肿清除干净并填塞明胶海绵及棉片压迫止血后，再转向其他位置进行血肿清除。清除血肿过程中注意调整显微镜方向，以能够窥视血肿腔各个方向，减少对脑组织牵拉，避免术后血肿腔周围脑组织肿胀及出血。

④术中血肿吸引清除时，选择好适当的吸引管且控制好适当的吸引压力极为重要，理想的情况是吸走血肿却保留水肿脑组织，这需要拇指很好地控制吸引器的吸力和指挥巡回护士熟练调整吸引器吸力。

⑤血肿清除时遇到大的出血的血管可使用双极电凝止血，少量渗血可使用明胶海绵或棉片压迫止血。对于与血肿壁粘连很紧密的小血块不宜勉强吸除，以免出血或加重脑组织损伤，血肿清除后需仔细止血，对于小的渗血尤其是位于血肿内壁水肿脑组织的渗血，宜用明胶海绵压迫止血。

⑥术中注意使用灌洗器反复冲洗血肿腔，注意充入水量及吸引适量，可直视下发现出血点，并保持术野清晰。

⑦术中脑内操作时尽量避免电凝，需减少双极电凝功率，减少术中血管损伤及术后血管性痉挛引起脑组

织肿胀发生。高血压脑出血多数在发病后 2～3h 形成血肿，故术中吸除脑内血肿后无活动性出血，不必勉强寻找出血点以免造成不必要的损伤，尤其是血肿腔内侧壁邻近丘脑等重要结构，注意保护术区未出血的豆纹动脉。

⑧在清除血肿后由于脑组织复位，血肿腔变得狭小，四周充填明胶海绵及棉片。清除血肿后在血肿腔内可放置内径为 0.5cm 的硅胶引流管，术后视情况拔除。如术后复查 CT 引流管周围有血肿，必要时可通过血肿腔引流管行尿激酶冲洗；术中可视具体情况放置颅内压监测探头，术后行颅内压监测。关颅前要确认充分彻底止血，必要时可让麻醉医师提升患者收缩压到 100～120mmHg，或超过患者血压基础值的 20%，观察有无出血点。

⑨关于内减压。术中血肿清除后可用脑压板上抬颞叶以复位颞叶钩回疝。对于出血量大、脑组织肿胀明显及术前双侧瞳孔有散大的患者，或估计属脑组织肿胀较重的患者，术中可行颞叶及额叶部分脑组织切除内减压术。尽管患者血肿清除后可见出血脑组织张力降低，甚至脑组织塌陷，但嵌入的沟回不易复位，术后患者仍会因脑水肿加重或缺血再灌注损伤等因素，出现脑组织肿胀加重，或脑膨出，颅骨减压窗张力极高，预后极差。笔者根据所在医院近年来大宗病例研究，对于高血压脑出血术前有脑疝形成的患者，如果行血肿清除＋单纯去大骨瓣减压术后，术后瞳孔回缩，在术后 12～72h 内会因为脑肿胀加重再发脑疝形成出现瞳孔散大。而术中加行颞叶部分脑组织切除或加额叶部分脑组织切除内减压的患者，术后出现恶性脑膨出的病例数明显减少，预后有显著改善。笔者认为对于术前有严重脑疝患者，术中行颞叶部分切除或加额叶部分脑组织切除内减压是必要的，特别是疝入天幕下的颞叶脑组织，稍抬颞底脑组织，可显露幕切迹及环池，必要时可切开天幕缘，充分缓解脑干受压，对患者是有益的。由于靠近侧裂操作，注意对侧裂血管的保护，防止术后静脉性淤血，加重脑组织肿胀，严重时再发脑出血。

⑩对于脑出血破入脑室系统，或有梗阻性脑积水产生的患者，术中必要时可开放侧脑室颞角，释放脑脊液，减少术后脑血管痉挛，并缓解颅内压。由于脑室开放，或术后行侧侧脑室穿刺置管，并可放置颅内压监测探头，便于术后颅内压监测，指导脱水药物的治疗。

(3) 关颅阶段

①关于硬膜扩大修补，可用骨膜、筋膜或神经补片，减张严密缝合硬脑膜。缝合硬脑膜的理由：a. 防止术后硬膜外渗血进入蛛网膜下腔；b. 减少术后大脑皮质与头皮组织的粘连；c. 减少术后脑脊液漏及硬膜下积液；d. 减少术后硬膜下颅内感染；e. 防止脑组织从切口膨出，避免脑组织切口疝的形成；f. 减少术后外伤性癫痫发生率。

②缝合颞肌时再次观察有无颞肌渗血，并彻底止血，防止术后硬膜外血肿。如果颞肌肌筋膜对位缝合，会产生较高的张力，术后脑组织膨出受阻，影响减压效果，故建议只缝合颞肌肌肉组织而不缝合颞肌筋膜。

③间断缝合帽状腱膜及头皮下，防止伤口拆线后裂开；头皮缝合松紧适当，防止伤口切缘缺血坏死。

④缝合完毕后，注意保持引流管通畅，可向硬膜外引流管注入少许生理盐水，确保通畅，避免因硬膜外渗血引流不畅，并发硬膜外血肿。

⑤术毕包扎伤口时注意松紧适当，避免包扎过紧，限制脑膨出，影响减压效果。麻醉复苏时避免血压过大波动，引起再出血。术后根据脑组织张力或颅内压监测数值指导脱水药物运用。

⑥术后及时复查头颅 CT，并根据术中出血量及患者病情，及时监测凝血功能及相关检查，避免术后因凝血功能障碍，引起再发出血，必要时补充血浆、冷沉淀、凝血因子及血小板等。

（五）点评

1. 优点

(1) 显露范围广，骨窗位置低，直视下可对脑内血肿进行清除和术中止血，清除血肿彻底。

(2) 减压充分，由于骨窗范围前达额骨颧突，下缘达颧弓，颞鳞部和蝶骨嵴外 1/3 被咬除，消除了脑肿胀对侧裂血管、大脑凸面静脉的压迫，可促进血液回流，减轻脑膨出，达到充分外减压目的。

(3) 必要时切除额极、颞极充分内减压，使颅内组织有较大的代偿空间，有助于缓冲颅内压增高，顺利度过脑水肿高峰期。

(4) 避免因骨窗较小造成术后脑组织在骨窗处嵌顿、坏死。

2. 缺点

(1) 相对于钻孔手术，开颅术前准备时间较长，患者往往由于病情危重，再次发生变化，进一步加重，脑干功能衰竭，甚至丧失手术时机。

(2) 手术时间较长，手术创伤大。

(3) 术后并发症严重。

(4) 由于原发疾病严重，术后患者恢复期长，医疗费用高，术后致伤致残率高。

（张金灿　胡　丹　贺礼进）

参 考 文 献

[1] Ji Nan, Lu Jingjing, Zhao Yuanli, et al.Imaging and clinical prognostic indicators for early hematoma enlargement after spontaneous intracrebral hemorrhage[J]. Neurological Research, 2009, (31): 363–366.

[2] Rymer M M. Hemorrhagic stork: intracerebral hemorrhage[J]. Mo Med, 2011, 108(1):50–54.

[3] Park D Jr, Rhoney D H, Liu–DeRyke X. Management of spontaneous nontraumatic intracranial hemorrhage.[J]. Pharm Pract, 2010, 23(5): 398–407.

[4] 赵继宗. 血管神经外科学[M]. 北京：人民卫生出版社，2013: 1147–1165.

[5] Laligamn. Sekhar, Kichard G.Fessler, 神经外科手术技术图谱[M].詹仁雅主译. 济南：山东科学技术出版社，2011:941–964.

[6] 陈立华. 实用颅底显微外科[M]. 北京：中国科学技术出版社，2010: 388–397.

[7] Salcmam, M., Kernpe 神经外科手术图谱[M]. 陈谦学，译. 北京：中国医药科技出版社，2010: 1–18.

[8] 周良铺. 神经外科手术步骤点评[M]. 北京：科学技术文献出版社，2011: 403–405.

[9] 张庆林，王成伟，等. 神经外科手术规范及典型病例点评[M].济南：山东科学技术出版社，2004: 193–217.

[10] 王忠诚. 王忠诚神经外科学[M]. 武汉：湖北科学科技出版社，2005: 864–875.

[11] Chrisstopher M Loftus. 急诊神经外科学[M]. 庆琦，丁锋，辛涛主，译. 济南：山东科学技术出版社，2010: 65–75.

[12] 周进新. 神经外科重症监护与治疗[M]. 北京：人民卫生出版社，2013: 212–276.

[13] 王琦，荆友斌，张书仁. 标准大骨瓣开颅减压术97例临床疗效分析[M]. 潍坊医学院学报，2008, 30(5):549.

[14] 张永波，李建云，郎美玲. 高血压脑出血开颅手术后骨瓣复位与去骨瓣减压的对比[J].中国现代药物运用，2013,7(22):47–48.

六、术中 B 超引导下小骨窗脑内血肿清除术

（一）病例资料

患者，男，45 岁。突发意识不清 3h。既往高血压病史、具体用药不详，血压未监测。查体：体温 37.0℃，呼吸 20 /min，心率 98 /min，血压 146/97mmHg（乌拉地尔维持）。GCS7 分，左侧瞳孔 0.3cm，对光反射迟钝，右侧瞳孔 0.3cm，对光反射灵敏，颈软，肌力检查不合作，压眶见左侧肢体回缩，右侧过伸，巴氏征左（－）、右（＋）。两肺呼吸音清，未及干湿啰音，腹平软。头颅 CT：左侧基底核区血肿量约 80ml，中线右移约 1.0cm。本院头颅 CTA：未见明显动脉瘤、血管畸形（图 2-63）。

初步诊断： 自发性左基底核脑出血；高血压病。

（二）手术流程

1. 麻醉　全身静脉复合麻醉。

2. 体位　右侧卧位。

3. 定位血肿中心及切口　根据 CT，在电脑上选取血肿最大层面，测量 AO、BO 线的长度，以及 AD 线（骨窗中心至血肿中心的距离）。在患者头部确定血肿最大层面，再使用直角尺模拟 AO、BO 线，定位血肿中心在头皮的投影，并以此为中心，做一直切口 6cm（图 2-64，图 2-65）。

4. 全层切开头皮，分离皮下组织和肌肉　乳突牵开器牵开皮下组织和肌肉，分离肌肉可用低功率电刀进行，减少出血。

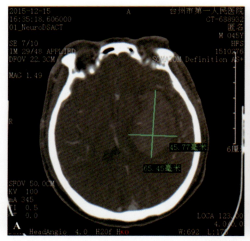
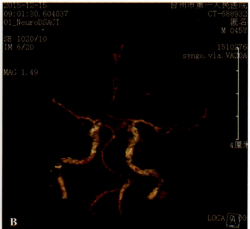

▲ 图 2-63 头颅 CTA

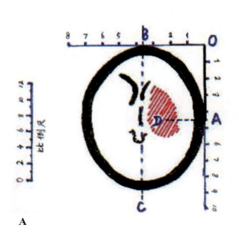
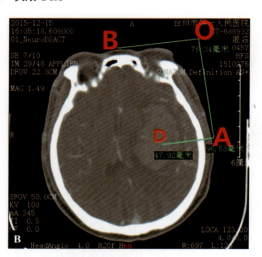

▲ 图 2-64 测量示意 (A) 与病例 CT 实际测量 (B)

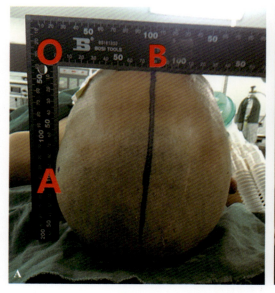
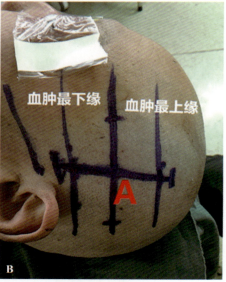

▲ 图 2-65 直角尺定位血肿中心投影 A 点与手术切口照片

5.骨窗　骨窗后缘钻孔一枚，铣刀游离形成椭圆形骨窗，骨窗大小 3cm×3cm，并使用超声进行定位确认血肿（图 2-66）。

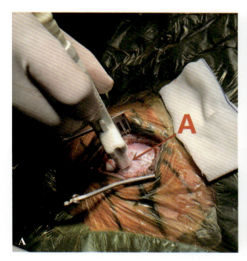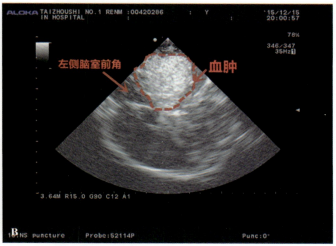

▲ **图 2-66**　B 超定位确认血肿

6.硬膜切开　骨窗边缘悬吊 2～3 针。硬膜表面轻微烧灼后十字切开硬膜，用丝线牵拉固定。

7.皮质切开　再次用 B 超定位中心投影，图中 A 为 B 超确认的血肿中心在皮质的投影。并选择血管最少处皮质切开约 1.5cm，一般平行于脑回切开（图 2-67）。

8.血肿清除　通过调整手术显微镜和吸引器的方位，并配合脑压板的使用可以获得足够的手术操作空间。在血肿清除过程中，一般能见到出血的责任动脉，用吸引器轻柔地吸住动脉残端，两段式电凝止血（图 2-68）。

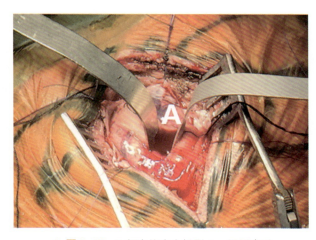

▲ **图 2-67**　B 超定位中心投影 A，切开皮质

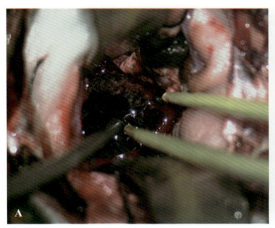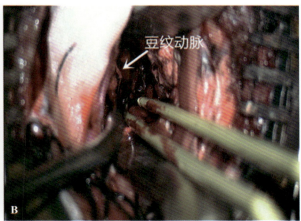

▲ **图 2-68**　显微镜下逐步吸出血肿 (A)；豆纹动脉电凝止血 (B)

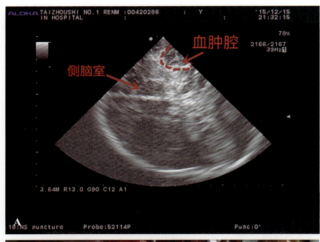

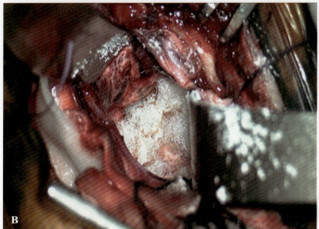

9. 清除血肿完毕后，再次使用 B 超进行探查，确认无明显血肿残留（图 2-69）血肿腔用混有血凝酶粉的强生止血纱覆盖。

10. 关颅 一般不放置引流管，如不能原位缝合硬膜，取人工脑膜修补，务必严密缝合。使用钛连接片回置固定骨瓣（图 2-70）。

11. 缝合肌肉、皮下组织和皮肤 肌肉严密缝合，分三层缝合，最后使用可吸收线作皮内缝合。敷贴妥善包扎，固定。

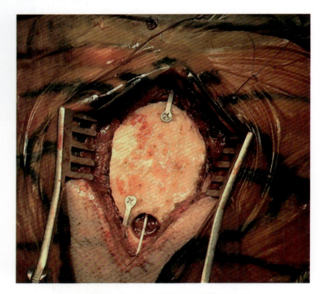

▲ 图 2-69 左：术中 B 超提示血肿清除彻底

▲ 图 2-70 钛连接片回置固定骨瓣

（三）手术前后头颅 CT 轴位扫描

见图 2-71。

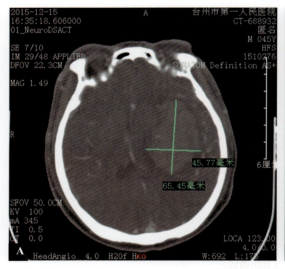

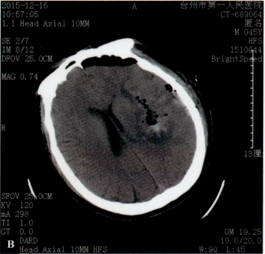

▲ 图 2-71 术前、术后头颅 CT

（四）手术要点

1. 术前仔细读片，消除 CT 扫描 OM 不当引起的偏差。选择血肿最大的层面，使用 eWORD 临床影像服务系统软件测量测量 AO、BO 及 AD 线。

2. 在患者头部，根据测量的 AO、BO 线，利用直角尺，定位出 A 点（血肿中心在头皮的投影），以此为中心作直切口线。骨窗形成后，骨缘下垫泰绫可吸收止血纱布止血（图 2-72）。

3. 开颅完成后，使用可移动 B 超进行定位确认血肿。神经外科探头主要有两种：①术中电子凸阵探头：长约 3cm，用于开骨瓣时血肿、肿瘤、畸形血管的探查定位，探测范围较大，分辨率稍差，但用于确认血肿与正常脑结构已经足够。②术中电子相控阵探头：用于开小骨窗时血肿的探查定位，探测范围相对较小，分辨率稍高，图像较为清晰，配有穿刺引导架，可在 B 超引导下可穿刺血肿（图 2-73）。

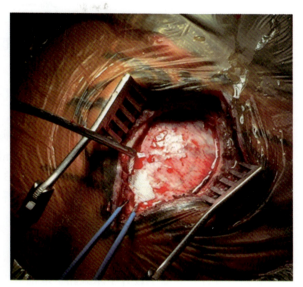

▲ 图 2-72 应用泰绫可吸收止血纱布止血

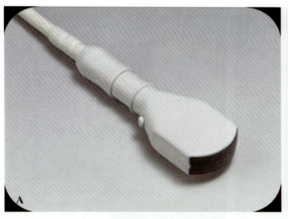 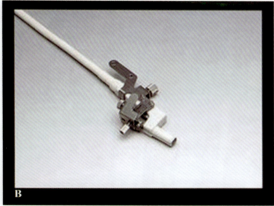

▲ 图 2-73 术中电子凸阵探头 (A) 与术中电子相控阵探头（带穿刺架，B）

（五）点评

1. 优点 ①手术路径短。术中 B 超可实时引导定位血肿，选择最合适的入路，减少皮质损伤。②术中 B 超可反复确认血肿有无残留，迟发。

2. 缺点 ①术者必须经过超声使用培训，掌握 B 超的基本操作和一定的超声诊断能力。②可能增加了一些术中污染的机会，需要术者防范。③术闭 B 超检查残留血肿容易受止血材料干扰，注意鉴别。

（吴　剑　牟朝晖）

参 考 文 献

[1] 王怡，黄峰平，王涌. 神经外科术中超声应用[M]. 上海：上海科学技术出版社，2007.

[2] 何程，林爱国，王俊伟，等. 术中B超辅助下经外侧裂–岛叶入路显微手术治疗基底核区脑出血[J]. 第三军医大学学报，2010，32(13):1468-1470.

第二节　神经内镜手术

一、导航引导前额锁孔入路内镜底节区血肿清除术

（一）病例资料

患者康某，男，56岁。主因突发失语、意识不清、右侧肢体无力4h急诊入院。查体：嗜睡，不能言语，查体欠配合。双侧瞳孔等大等圆，直径约2.5mm，对光反射灵敏。左侧上下肢肌力 V 级，肌张力正常；右侧上下肢肌力 I 级，肌张力低。双侧生理反射存在，病理反射未引出。既往高血压病史十余年，未规律服药。入院时头颅 CT 示左侧基底核区高密度影出血量约25ml。中线基本居中，但右侧脑室受压变形。

入院诊断： 左侧基底核区脑出血；高血压病3级，极高危组。

处理： 急诊术前准备；急诊全麻下行导航引导左额锁孔入路内镜脑内血肿清除术。

（二）手术流程

1. 麻醉：气管插管静脉复合麻醉。

2. 体位：患者取仰卧位，头稍前屈。

3. 切口设计：导航下设计手术入路。取前额发际内皮肤横切口长约5cm，切口中点位于眉弓上9cm，中线旁开4cm处（皮质进入点大约位于额中回的中前部）（图2-74）。

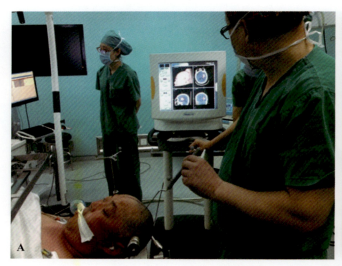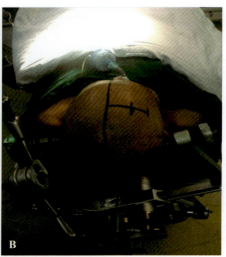

▲ 图 2-74　手术切口设计
A. 导航下设计手术切口；B. 手术切口划线

4. 血肿靶点确定：选择路径上血肿最远点退后5mm为靶点。

5. 头架固定头颅，标记上述头皮切口。常规碘酒酒精消毒，铺无菌巾单。

6. 全层切开头皮，电烧止血，乳突牵开器显露切口。电钻得骨孔，铣刀开骨瓣（直径约2.5cm），十字切开硬膜及皮质，电烧止血。

7. 导航（定向）引导下经该皮质切口穿刺靶点确认血肿腔，以直径6mm皮质扩张器扩张皮质通路，而后置入直径2mm的牵开器引导器至靶点（图2-75）。

8. 沿引导器送入带管芯的管状牵开器（长70mm，前端操作窗12mm×8mm）至靶点，助手手持固定牵开器。拔除管芯，多可见血块或血水由牵开器内腔缓慢涌出。维持收缩压在150～170mmHg（以利吸除血块过程中发现出血点可靠止血）（图2-76）。

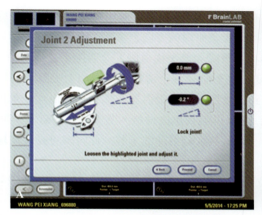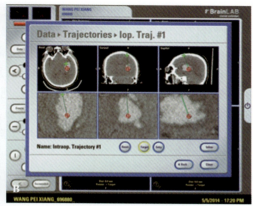

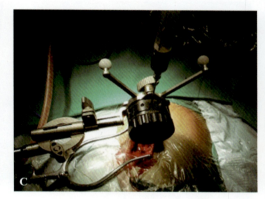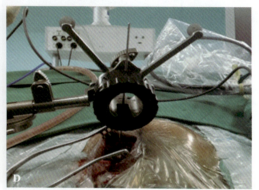

▲ 图 2-75　导航下确认靶点和穿刺路径

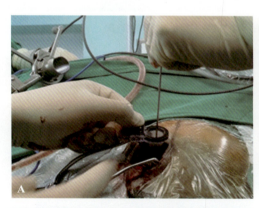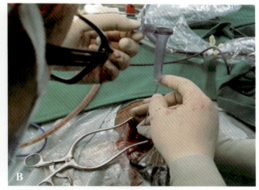

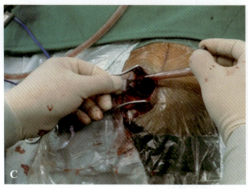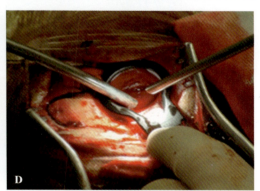

▲ 图 2-76　置入管状牵开器

9. 清除血肿：内镜下以直径 5mm 吸引器吸除血块（图 2-77）。随着中央血块吸除，原周围血块不断涌入视野中央，小心吸除之。因管壁透明，内镜下可很容易看清残余血块的方向、位置，有限范围内前后左右摆动牵开器头端，即可见残余血块被挤入术野，继续吸引器小心吸除。该平面血肿完全吸除后，退出牵开器 5mm，重复如上操作；再退 5mm，再重复上述操作，如此反复，直至血肿完全清除干净。如上吸除血肿操作过程中注意控制吸引器的吸力，特别注意不要吸除脑组织。遇到活动性出血，吸引器前端靠近出血点，单极电凝接触吸引器，实施电凝止血（功率 20W）。若仅为少量渗血，则以可吸收止血材料（艾微停、1961 等均可）压迫止血。血块完全吸除并确认可靠止血后，缓慢退出牵开器。无菌盐水轻柔冲洗术腔。此时多可见皮质塌陷，脑搏动恢复。

10. 生物膜补片修补硬膜，骨瓣用梅花片状钛板复位固定，分层缝合头皮，一般不放引流（图 2-78）。

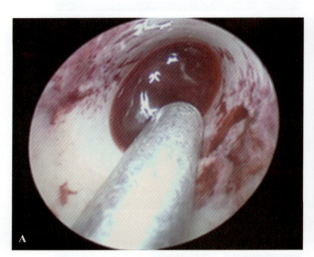
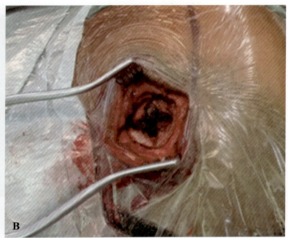

▲ 图 2-77　内镜下清除血肿 (A)；清除血肿完毕后皮质塌陷 (B)

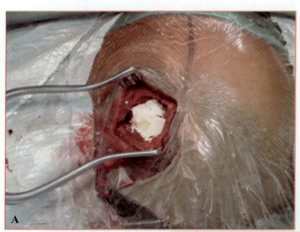
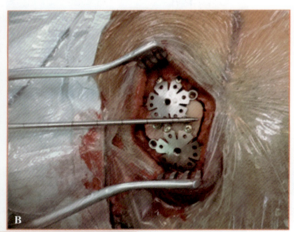
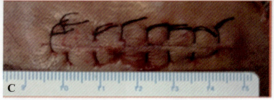

▲ 图 2-78　修补、固定，缝合切口

A. 生物膜片修补硬膜；B. 梅花片钛板固定颅骨；C. 缝合切口

（三）术前术后影像学

见图 2-79。

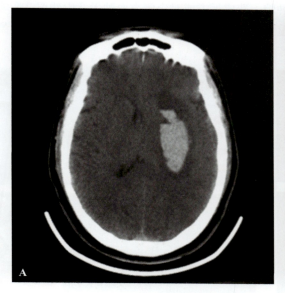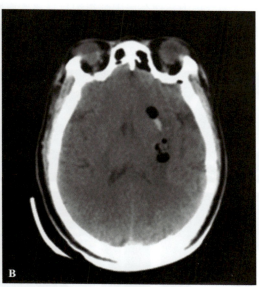

▲ **图 2-79**　手术前后头颅 CT 轴位扫描

（四）手术要点

1. 手术入路　前额发际内横行直切口（发际内尽量靠前，一般在眉弓上 9cm，切口中点位于中线旁 4cm），直径 2.0 ～ 2.5cm 锁孔开颅，由额中回中前部至底节区血肿的入路设计，兼顾了快捷、微创下吸除血肿与美容等多项需求。

首先，对于大多数底节区血肿来说，这样的入路方向近乎于血肿的长轴，有利于少创伤的前提下更多地吸除血肿；当然，更接近血肿长轴的入颅点多在额部更前方的发际外，但那样的设计术后的皮肤切口瘢痕会影响美容，此切口设计兼顾了两者（图 2-80）。

其次，按该入路设计，皮质造口多位于额中回的中前部，避开了皮质功能区和血管密集区（侧裂），同时该入路几乎沿白质纤维走向到达靶区，对脑组织功能影响的可能性降低到了最小。

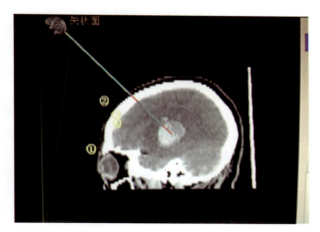

▲ **图 2-80**　导航下手术路径设计

还有，此处骨板厚薄较均匀，无肌肉覆盖，与侧方入路比较，获得锁孔更安全快捷。

直径约 2.5cm 的小骨窗锁孔设计，保证了将制式的管状牵开器能经此骨窗顺利地送入血肿腔内并保持一定活动度，同时对皮质的显露做到了尽可能地最小，更好地保护了脑组织。同时，铣刀铣取骨瓣，术后解剖复位固定，局部美观的同时，减少了术后局部积血的机会。

皮肤直切口设计，使手术速度加快，失血量减少。

2. 影像引导技术　采用影像引导（导航或立体定向）技术，保证了术中管状牵开器由前额按设定方向准确到达设定位置（入路上血肿最远端后退 5mm，不深不浅）。这一点非常重要（图 2-81）。

将管状牵开器准确送达设定靶点，保证了最大限度地吸除血肿，同时又能保护好血肿周围的脑组织。若牵开器送入过深（或侧方偏移过大离开血肿）插入脑组织，则即时造成新的脑组织损伤（而这些脑组织多为功能重要的白质或灰质，该部位脑组织损伤，多会增加新的功能障碍）；若牵开器插入深度不够，或方向侧偏，则可能在吸除血肿过程中，部分周围脑组织过早挤入血肿腔，造成远方或对应侧方血肿无意中残留，影响血肿清除效果。所以，在影像引导下置入管状牵开器，非常重要，仅凭经验徒手送入管状牵开器则不可靠，虽然有时放置的位置还能满足需要（图2-81）。

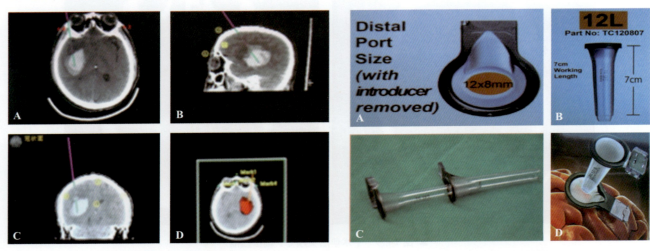

▲ 图2-81 影像引导技术 　　　　　　　　　　　　▲ 图2-82 管状牵开器的构造

3. 内镜下吸除血肿技术　既往开颅血肿清除，往往不强调完全清除血肿，而是为所谓安全起见，故意残留部分血肿，有的单位甚至仅仅移除少部分血肿，把去骨瓣减压和置管（经该引流管后续引流）作为手术的主要目的。而我们推出的该种内镜下血肿清除技术，是要把管状牵开器通路上内镜下看到的黑色血块完全吸除，并可靠止血。这一点非常重要，也是与经典开颅血肿清除手术策略的根本不同。为使内镜下吸除血肿的操作安全、可靠、快捷，以下细节尤应注意。

(1) 内镜的选择：推荐选择直径4.0mm、30°的硬质观察镜（鼻旁窦镜）。太细的内镜，如直径2.7mm，视野窄小，更重要的是容易损坏，增加损耗成本；0°内镜也可以，但30°内镜视野偏向一侧，更容易与牵开器头端的吸引器管配合操作（图2-83）。

(2) 吸引器管的选择：推荐选择直径5.0mm、带负压吸力控制侧孔的普通吸引器管。吸引器的侧孔近端略弯曲呈枪状，便于在管状牵开器内与内镜配合操作。太细的吸引器，在吸除硬质血块会遇到困难。即使用5mm的吸引器，在我们近200例的临床实践中，也有6例吸除血块遇到困难，必须以取瘤钳夹碎血凝块才能

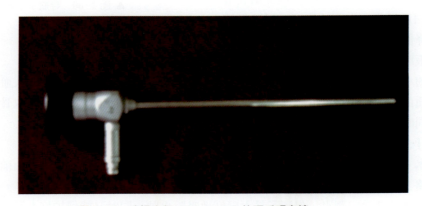

▲ 图2-83　选择直径4.0mm、30°的硬质观察镜

吸出。编者不相信由脑室镜的工作通道（直径 2.0mm 左右）能完成清除血肿的工作。而国内多篇文章是如此报道的。当然，若手术室备有长柄细头的超声吸引器，应能发挥特殊的处理硬质血凝块的作用。

(3) 特殊设计的管状牵开器（美国 Vycor 公司生产的 Viewsite 管状脑牵开器，TC120807，为一次性耗材），是完成该手术必须具备的器械。该牵开器管壁材质透明、截面为椭圆形、前窄后宽、所带管芯前端钝圆并有开口，这些特点都是内镜下微创清除血肿所需要的。有了该牵开器的特殊设计，影像引导下很安全地把该管状牵开器送至靶区，对脑组织的损伤极小（近 200 例操作中没看到皮质通道内活动性出血的情况）。牵开器截面为椭圆形，刚好适合内镜与器械配合操作（若牵开器截面设计为正圆形，则一部分推开脑组织获取的空间是多余的）；透明材质设计，使得在牵开器内，内镜照明下，很容易看清残留血肿的方位，以便移动牵开器，完全吸除血肿；选用工作长度 7cm，前端开口 12mm × 8mm 的 T120807 型号的牵开器，长度基本满足需求，横截面的大小又足以保证直径 5mm 的吸引器吸除血肿。

(4) 退着吸除血肿技术。

本文编者在国际上首次提出这一方法。即在影像引导下，（近乎）沿血肿长轴送入特制的管状牵开器，牵开器的前端要送至入路方向血肿远端（距血肿远端边缘 5mm 左右），拔出导芯后轻柔吸除视野内的血肿，小心注意不要吸到正前方的脑组织。待该位置血肿吸除干净，于内镜下在管状牵开器内，透过透明的牵开器管壁，清楚观察到该平面残留血肿的方位，以吸引器的前端轻轻推挤牵开器向残留血肿方向移动，此时又可见血肿涌入视野，随即吸除。沿残留血肿方位在有限范围内推动牵开器前端移动，直至该平面血肿完全吸除。随后牵开器后退 5mm，此时又可见血肿涌入视野，如上法处理该平面血肿。待该平面血肿吸除干净，再后退 5mm，重复上述操作，直至视野里血肿完全清除干净。由血肿长轴远端退着吸除血肿的方法，减少了血肿残留的机会，对于形状较规则的血肿，均可做到完全吸除。200 例患者实践，证明了这一点。

4. 内镜下止血技术　术中升高血压止血。患者麻醉后血压多下降，但在开始吸除血肿时，一定请麻醉师将患者血压（收缩压）维持在 150 ～ 170mmHg，直至血肿完全清除，止血工作完成。止血工作完成后，请麻醉师将患者的血压（收缩压）控制在 120 ～ 140mmHg，而且在术后 24h 内持续保持。24h 后根据患者的具体情况将血压（收缩压）维持在 140 ～ 160mmHg。

单极电凝止血技巧。该手术中约 60% 的患者无活动性出血，也就不需用电凝止血。若遇到活动性出血，则用吸引器头以较小的吸力吸着出血的血管或组织，助手握持单极电凝器，以较小的功率（20W）电凝吸引器管，镜下见电凝发生后，主刀缓慢转动，或前后拖动吸引器管，避免长时间电凝同一部位而粘连，同时通过移动吸引器管可以确认止血效果。出血停止应立即停止电凝，避免过度电凝而粘连（若发生粘连，则撤出吸引器管时会将粘连的组织带出，造成新的出血）。术中遇到活动性出血需电凝止血时，若为单个出血点（一处出血），该法止血多无困难；若为多灶出血，则可能遇到麻烦。因术中操作器械只有一把吸引器，很难做到先妥善压迫一处后，再用心在另一处止血。在近 200 例次手术中，只有两例患者因术中多处出血止血困难，术中即时扩大骨瓣改为显微镜下止血。其中 1 例显微镜下发现血管畸形，切除畸形血管后出血停止，术后恢复好，病理报告为动静脉畸形。

对于少量渗血，可局部以少量止血材料填塞压迫止血，如艾微停或 1961 等，效果良好。

还有，个别病例血肿清除后血肿腔置管引流，但不要向血肿腔内注水，应保持血肿腔渗血创面被压缩的状态。

若血肿破入脑室，清除血肿过程中尽量减少脑脊液的吸除量。因过多吸除脑脊液后，血肿腔闭合的力量减低，易再出血。

同时，还应处理好硬膜，必要时将硬膜缝合悬吊于骨膜，防止可能的硬膜外渗血。

（五）点评

1. 优点　①与侧方入路比较，前额入路避开了脑功能区和血管密集区，且顺白质纤维走行方向，重要脑结构受损的机会减至最少。②与显微镜下血肿清除手术比较，特殊管状牵开器的应用，内镜下清除血肿过程中对周围脑组织的牵拉损伤更小；血肿观察更清晰，清除更彻底。③影像引导下将管状牵开器准确无误地送至血肿远端，退着吸除血肿，在保证完全吸除血肿的同时，周围脑组织得到了最大限度的保护。

2. 缺点　①手术路径较长，若无影像引导条件（导航或定向仪），不容易掌握方向；若徒手置入管状牵开器，可能偏离正确轨道，造成脑损伤或血肿残留。②术中止血手段单一，单手操作，若遇到复杂出血，难保止血效果。好在术前选择患者已排除出血未止的患者，术中多处出血的患者所占比例很少（本组1%），需要电凝止血的病例也仅占40%左右。

（徐永革）

二、球囊扩张脑造通器辅助锁孔入路血肿清除术

（一）病例资料

患者黄某，老年男性，60岁，主因突发左侧肢体活动不灵伴意识不清2h入院。患者高血压病史10年，常年口服降压药物，具体药物不详。否认吸烟和饮酒病史。无心脏疾病史。查体：血压180/90mmHg，呼吸22 /min，体温38.4℃，脉搏90 /min，浅昏迷状态，呼吸平顺，口唇无发绀，双侧瞳孔等大正圆，直径2.5mm，对光反射存在。颈软，心肺听诊未见异常。左侧肢体少动，右侧肢体看见活动，浅反射存在，左侧下肢病理征阳性，右侧下肢病理征阴性。头颅CT提示右侧基底核高密度影，椭圆形，最大层面3.3cm×5.0cm，考虑脑出血，量约30ml。右侧脑室受压，中线轻度左侧移位。

入院诊断： 右侧基底核区脑出血；高血压3级，极高危险组。

（二）手术流程

1. 患者术前明确诊断基底核血肿，除外动脉瘤，血管畸形。
2. 患者气管插管全麻（有条件采用鼻插管）。
3. 仰卧位，向非患侧偏斜不超过30°。
4. 做侧裂线及外耳道上垂直线，手术范围为两线之间颞叶上中回。
5. 直切口，5cm，肌肉用单极电凝，松解肌肉深浅筋膜，乳突牵开器牵开肌肉层，显露骨窗（图2-84）。
6. 颅骨钻孔，咬成2.5±0.5cm骨孔。手术切口位于颞叶上回中部，根据血肿位置做前后调整，手术可以采用铣刀开颅也可以咬骨钳咬开骨孔。
7. 硬膜十字切开，4根缝线穿过四角并牵开，纹钳固定丝线末端，硬膜不必悬吊（图2-85）。
8. 于皮质无血管区用脑穿针穿刺，确认血肿腔位置、深度及方向（图2-86）。

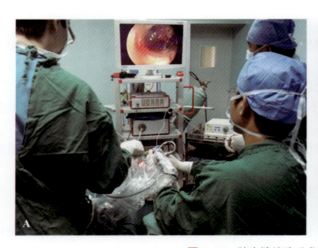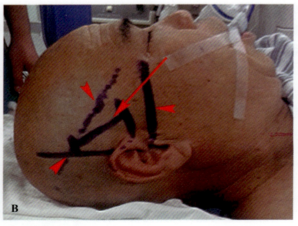

▲ 图2-84　脑内镜锁孔手术切口设计 (A)；骨瓣成形 (B)

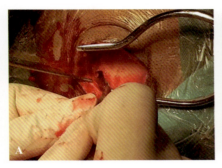
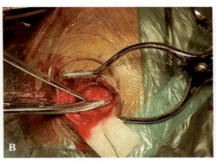
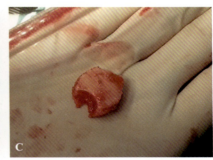

▲ 图 2-85 硬膜切开

9. 电凝皮质，撕开蛛网膜约 1cm，球囊反复缓慢扩张脑表组织，逐渐扩大创道，整个扩张周期为 15 ～ 30min，直到可以通过管状脑压板的直径大小。扩张过程中可见脑脊液不断流出。

10. 到最大扩张范围时，保持球囊充盈状态，保持不动约 10min，或者将球囊封堵管状脑压板外口成子弹头形状，置入通道内约 10min（图 2-87）。

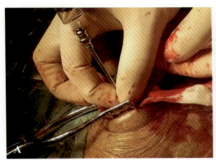
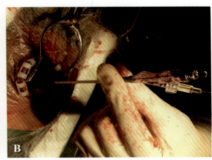
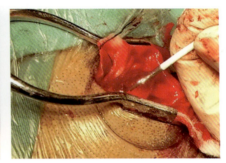

▲ 图 2-86 测量到达血肿腔的深度 (A)；穿刺血肿腔确定手术路径 (B)   ▲ 图 2-87 球囊扩张形成手术通道

11. 其间安装神经内镜设备及床旁牵开设备，同时托手架铺无菌单 4 层。撤出球囊，单脑压板牵开通道上壁。这时两侧及下壁脑组织不会回缩，维持通道在 1.5 ± 0.5cm 大小。

12. 内镜控制下，吸引器、双极镊子、棉片暴露血肿与脑组织边界，反复冲水。力量适中，通过水分离技术及脑组织随冲洗水压的扩张和回落，使血块娩出血肿腔。过程中确保流出道通畅，防止水积存血肿腔引起急性颅内高压。

13. 血块冲出后，内镜置入（冲洗管固定在内镜杆之上，做镜头冲洗用），开大冲洗管水流，潜水技术探查血肿残余，可以看到光滑的血肿壁，直到确认血肿腔无血肿残留及活动出血为止。

14. 残腔用等体积湿润明胶海绵填充，观察约 5min，然后取出，确认创面无出血后，薄层止血纱覆盖创面，确认创面无渗血（图 2-88）。

15. 硬膜四角合拢打结，线端穿过金属网板（3cm×4cm 椭圆形）上的小孔，颅骨缺失区用人工硬膜或明胶海绵覆盖，填补缺失部分硬膜，不需要缝合。

16. 金属网板用 3 ～ 5 枚螺钉固定，穿过网板的硬膜缝线打结，将硬膜悬吊于金属网板上（图 2-89）。

17. 肌肉及皮下分层缝合，血肿腔及皮下均不必放置引流管（图 2-90）。

（三）手术前后头颅 CT 轴位扫描

见图 2-91。

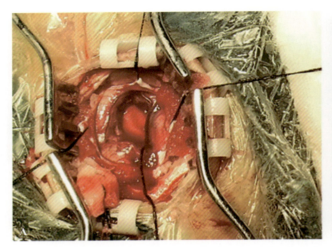
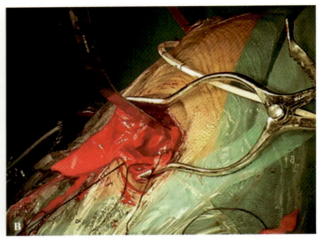

▲ 图 2-88　单脑压板抬起上方脑组织，维持手术通道 (A)；手术后见皮质血管保护良好，脑通道自动关闭 (B)

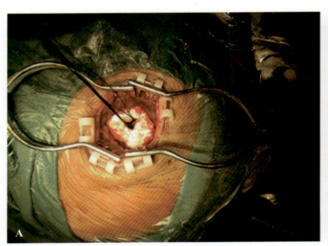
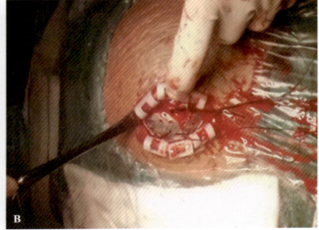

▲ 图 2-89　颅骨锁孔行网板一期修补 (A)；硬膜对拢不必缝合，覆盖人工硬脑膜 (B)

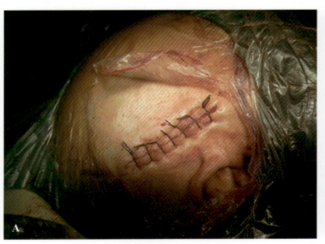
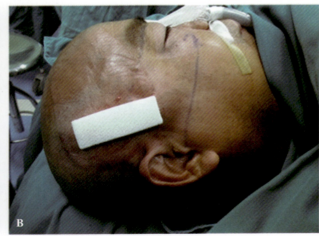

▲ 图 2-90　头皮缝合，不放引流管 (A)；明胶海绵覆盖创口，防止渗出 (B)

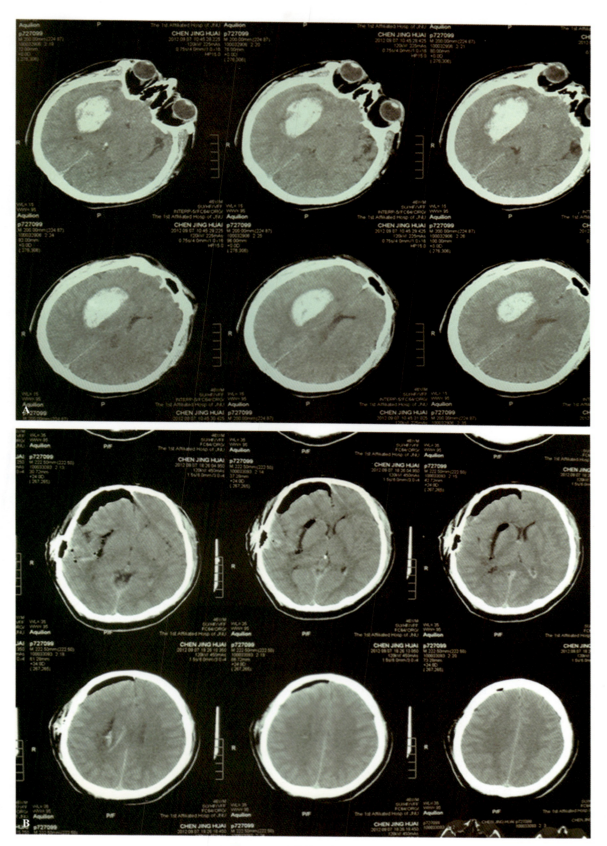

▲ 图 2-91　手术前后头颅 CT 扫描

（四）手术要点

1. 锁孔开颅阶段

（1）切口设计：切口定位在侧裂以下，外耳道之前的区域，根据血肿部位采用颞中回或颞上回入路，皮肤切口与侧裂夹角不超过45°，长约5cm，骨窗约2.0cm×3.0cm，这种锁孔开颅方式免除了传统手术中的无效开颅部分，大大减少了开颅手术创伤，缩短了开颅时间。

（2）手术体位：通过摆放仰卧位的手术体位，减少术前体位摆放的复杂性，术中可以充分引流额叶底部的脑脊液，充分降低脑压，最大限度减少术中脑牵拉伤，同时减少术后脱水药物使用。

（3）肌肉切开：肌肉切开采用单极电凝模式，骨缝或导静脉出血采用单极电凝止血，减少术中出血。手术从开始到结束一般不超过50ml。

（4）颅骨切开：采用电钻咬骨钳开颅，减少开颅骨手术时间，同时能够实现在有限的皮肤切口下颅骨最大范围的咬除，术后一期颅骨修补，避免颅骨缺损或二期颅骨修补。

（5）硬膜切开：由于手术切口小，传统硬膜悬吊费时费力。因此，我们采用十字切开，四角悬起而不悬吊的方法，减少手术操作时间。

2. 脑造通阶段　脑手术通道的创建是本手术的关键所在。先行脑穿针确定血肿位置和手术路径，通过球囊在该路径上的反复扩张，避免血管破裂出血，脑破裂伤降低到最低点，并且手术通道呈平行地面状态，血块容易冲洗娩出。这种牵开方式是以往文献没有的，按照现有脑压板类牵开设备是无法完成的，属于技术和工具上的原创。另外锁孔手术开颅范围小本身就限制了对脑组织的过度牵拉，配合脑造通技术，才可以实现锁孔开颅状态下的脑实质的牵开。

3. 清除血肿阶段　首先，采用水分离技术将血块用生理盐水冲洗出来，直到血肿腔血肿完全消失。由于新的牵开方式的应用，改变了以往上下方向手术的模式，而是变成侧方手术的模式，这使得单纯采用水冲洗技术，即可将血块清除，避免了吸引器吸除血块造成的人为脑组织副损伤和出血。其次，水环境下通过内镜探查血肿残腔，完成残留血块的搜寻和清除，实现血肿的完全彻底清除。最后，创面采用薄层止血材料覆盖，避免术后创面渗血及再出血。由于本手术方式的体位摆放，才能够实现手术过程中的脑脊液充分释放，额叶随之塌陷导致血肿腔缩小甚至闭塞，因此术后血肿腔不需要放置引流管。另外，经过我们30余例的实践，至今尚未发现由于脑脊液的过度释放而导致的额叶或远隔部位的血肿发生。

4. 关颅阶段　手术结束后硬脑膜采用四角合拢打结，线端悬吊在金属网板上即可，不强调水密缝合硬膜，降低了手术的劳动强度。但强调用金属网板骨性修补颅骨缺失区，用人工硬膜或明胶海绵填塞颅骨缺失区，防止脑积液通过硬膜缺失区进入硬膜或外皮下，导致积液发生。由于是锁孔切口，皮下完全无须放置引流管或引流条，完全不必担心皮下积液发生。

（五）点评

1. 球囊辅助的圆柱形牵开对创道产生最小损伤，由于牵开压力被广泛区域分散开，神经纤维和血管可以被分开和扩张，而非切断和剥离，脑组织副损伤比传统的电凝切割方式或脑压板牵开方式损伤小，并且脑牵开器移除后白质通道可以迅速关闭（图2-92）。

2. 由于手术的过程是经过骨窗牵开脑组织，按照以往的电凝切割和脑压板牵开方式会造成骨窗被动扩大，无效暴露增加，而通过球囊反复的方法可以减少骨窗面积以及相应的切口长度，总体减少无效暴露面积。3cm以内骨窗即可完成手术，而以往的方式往往在3cm以上，甚至是骨瓣开颅。

3. 有该脑造通器械不代表脑的随意进入，脑沟进入优于脑皮质进入，无血管区进入优于血管区进入。同时脑牵开之前囊内抽吸或切除减少容积是必需的。

4. 显微镜在处理深部病变时，光线不足，减少了可视范围，同时由于管状视野的限制即使最大光源也会有盲区。最关键的问题是，显微镜在本手术方式方法中无法发挥作用，因为，本手术方式为侧方手术模式，而显微镜的最大侧方角度为30°，无法实现近乎0°的手术通路。

5. 该手术方式提供一种去除人为因素导致错误操作的标准手术方法，过度牵拉、吸引器或双极电凝误伤在专家手中也难以避免，因此，通过本手术方式可以标准化完成手术，不必用吸引器吸除血块，同时也不必双极电凝血肿腔止血，使吸引器和双极电凝误伤事件减少，提高了手术的安全性，同时减少了脑组织副损伤，做到最大限度的脑保护。

6. 对不同病变大小及难易程度可以选择合适大小牵开球囊设备，采用适合病变的合适大小牵开范围，使手术更加精准。

7. 术中通过水分离技术冲洗出凝血块，不需要传统的吸引器吸出血块，避免了误伤正常脑组织，做到最大限度脑保护。

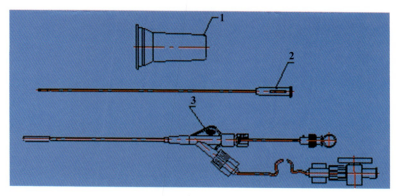

▲ 图 2-92 脑造通器示意

1. 透明工作鞘管；2. 皮质扩张球囊；3. 深部扩张球囊（专利号 ZL201020691219.8）

（王海东　彭兆龙）

参 考 文 献

[1] Andrews, Russell J, Bringas,et al. Review of Brain Retraction and Recommendations for Minimizing Intraoperative Brain Injury[J]. Neurosurgery, 1993 Dec, 33(6):1052-63；discussion 1063-4.

[2] Auer LM, Deinsberger W, Niederkorn K, et al.Endoscopic surgery versus medical treatment for spontaneous intracerebral hematoma:a randomized study[J]. J Neurosurg, 1989, 70(6):530-535.

[3] Zhang ZQ, Li XG, Liu YG, et al.Application of neuroendoscopy in the treatment of intraventricular hemorrhage[J]. Cerebrovasc Dis, 2007, 24:91-96.

[4] Longatti PL, Martiuzzi A, Fiorindi A, et, al. Neuroendoscopic manage-ment of intraventricular hemorrhage[J]. Stroke, 2004, 35(2):e35-e38.

[5] Fries G, Perneczky A. Endoscope-assisted brain surgery:part 2-analysis of 380 procedures[J]. Neurosurgery, 1998, 42(2):226-232.

[6] Chen CC, Chung HC, Liu CL, et al. A newly developed endoscopic sheath for the removal of large putaminal hematomas[J]. Surgical Neurology, 2011 Jul, 75(2):264-268.

[7] Nishibara T, Teraoka A, Morita-A, et al. A transparent sheath for endoscopic surgery and its application in surgical evacuation of hypertensive intracerebral hematomas. Technical note[J]. J Neurosurg, 2000, 92(6):1053-1055.

[8] Nakano T, Ohkuma H, Ebina K, et al. Neuroendoscopic surgery for intracerebral haemorrhage: comparison with traditional therapies[J]. Minim Invasive Neurosurg, 2003, 46 (5):278-283.

[9] Cho DY, Chen CC, Chang CS, et al. Endoscopic surgery for spontaneous basal ganglia hemorrhage:comparing endoscopic surgery, stereotactic aspiration, and craniotomy in noncomatose patients[J]. Surg Neurol, 2006, 65(6):547- 556.

[10] Chen CC, Cho DY, Chang CS, Chen JT, Lee WY, Lee HC: A stainless steel sheath for endoscopic surgery and its application in surgical evacuation of putaminal haemorrhage[J]. J Clin Neurosci 12:937-940, 2005.

[11] Nishihara T, Teraoka A, Morita A, et al. A tansparent sheath for endoscopic surgery and its application in surgical eracuation of apontaneous intracereoral hematomas: Technial note[J]. J Neurosurg, 2004, 9(32):1053-1056.

[12] 郭华，庞琦，栾立明，等. 改良神经内窥镜手术治疗高血压性脑出血[J].外科杂志，2007.2(7).

[13] Qiu Y, Lin Y, Tian X, et al. Hypertensive intracranial hematomas: endoscopic assisted keyhole evacuation and application of patent viewing dissector[J].Chin Med J, 2003, 116(2):195-199.

[14] Sugita K, Kobayashi S, Takemae T, et al. Direct retraction method in aneurysm surgery. Technical note[J]. J Neurosurg, 1980,53: 417-419.

[15] Andrews RJ, Bringas JR. A review of brain retraction and recommendations for minimizing intraoperative brain injury[J]. Neurosurgery, 1993,33:1052-1063；discussion 1063-1064.

[16] Kashimura H, Ogasawara K, Kubo Y, et al. Brain retraction technique using gelatin sponge in the subtemporal approach[J].

Neurol Med Chir (Tokyo),2008,48(3):143–146.

[17] Ichinose T, Goto T, Morisako H, et al. Microroll retractor for surgical resection of brainstem cavernomas[J]. World neurosurgery, 2010, 73: 520–522.

[18] Dagcinar A, Kaya AH, Senel A, et al. Sponge pieces as retractors in neurosurgical interventions[J]. Surg Neurol, 2007,67(5): 493–495.

[19] Gutiérrez Morales JC, Gutiérrez Morales SE, Ruiz Moya BE.Neural surfaces coverage with "collagen films and cigarettes": A revisited and modified method of protection and retraction during microsurgical approaches to craniospinal lesions[J]. Clin Neurol Neurosurg, 2010, 112(2): 144–148.

[20] Kutlay M, Sim ek H, Colak A, et al. Balloon compression technique in the management of persistent intraoperative intratumoral hemorrhage resulting from stereotactic biopsy: technical note[J]. Neurosurgery,2010,66(6 Suppl Operative): 334–335; discussion 335.

[21] Ogura K, Tachibana E, Aoshima C, et al. New microsurgical technique for intraparenchymal lesions of the brain: transcylinder approach[J]. Acta Neurochir (Wien), 2006,148:779–785; discussion 785.

[22] McLaughlin N, Prevedello DM, Engh J, et al. Endoneurosurgical resection of intraventricular and intraparenchymal lesions using the port technique[J]. World Neurosurg,2013,79(2 Suppl): S18.

三、三维可视化工作站引导的神经内镜手术

（一）病例资料

患者麦某，老年男性，66 岁，主因突发意识障碍和肢体活动障碍 8h 入院。患者既往高血压病史 9 年，未正规服药治疗。不嗜烟酒。查体：血压 220/100mmHg，呼吸 26 /min，心率 120 /min，体温 38.3℃。呼吸急促，患者呈浅昏迷状态，双瞳等大正圆，直径约 2.5mm，对光反射迟钝。浅反射存在，右侧肢体偏瘫，右侧巴氏征（＋）。头颅 CT 示：左侧基底核区高密度影，出血破入脑室，考虑高血压脑出血可能性大，出血量经多田公式计算量约为 60ml，左侧侧脑室脑室铸型，中线向右侧移位。

入院诊断：左侧基底核区、丘脑脑出血；高血压 3 级，极高危组。

影像学检查、图像重建及手术计划如下。

患者入院后行常规头颅 CT 平扫，扫描线平行于听眦线，扫描范围从颅底到颅顶，基本扫描条件：120kV，500mAs，原始层厚 5mm，间距 0.49mm。把该 CT 数据传至脑出血三维可视化工作站（神经外科影像与手术工作平台系统，软件著作权：软著登字第 0353695 号）上进行三维重建 [表面重建（surface shaded display，SSD）与容积重建（volume rendering，VR）]（图 2-93）。

患者经 CT 扫描及脑出血三维重建工作站三维重建后，根据血肿三维形态和血肿中心距颅骨内板最近处作为颅骨钻孔的位置。设计骨孔的同时，尽量避开皮质的重要功能区；同时，对于较大血肿，尽量采用沿血肿三维长轴的手术入路（图 2-94，图 2-95）。

设计好颅骨钻孔位置及内镜手术入路后，脑出血三维重建工作站准确计算该钻孔部位与颅表各解剖标志（如外耳道等）的三维空间距离，通过该距离参数，能快速准确帮助术者在患者颅表定位内镜手术钻孔部位。同时，工作站显示该手术入路上血肿与颅表空间等距离参数信息，便于术者了解手术深度及进行内镜手术。

（二）手术流程

1. 麻醉 全身静脉复合麻醉。

2. 体位 仰卧位，头向对侧偏 70°～80°，头位高于胸部水平。

3. 切口 钻孔部位及内镜手术入路在脑

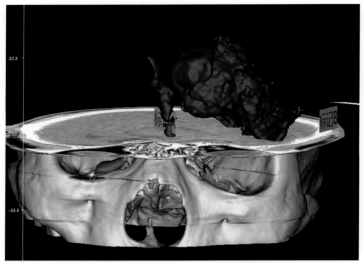

▲ 图 2-93 脑出血患者 CT 图像经脑出血三维重建工作站三维重建后直观显示血肿三维形态。标记 A（内侧红十字点）与标记 B（外侧红十字点）分别为工作站标记的血肿长轴两端（图像左侧标尺单位：cm）。

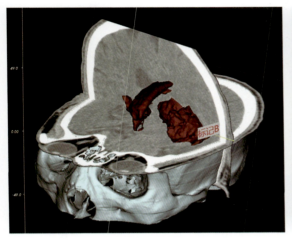

▲ 图 2-94　脑出血三维重建工作站直观显示血肿与各解剖结构的三维空间关系，设计、优化内镜个体化手术入路

图中经过标记点 B 细黄线为工作站上根据血肿长轴计划的内镜手术入路

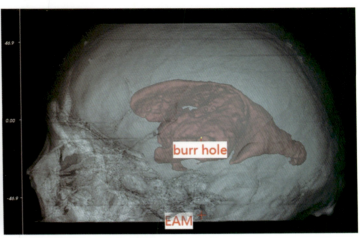

▲ 图 2-95　脑出血三维重建工作站显示与计算血肿与重要体表解剖标志的空间三维距离关系辅助快速准确判断颅骨钻孔部位的精确位置

burr hole 示设计内镜手术入路的钻孔部位；EAM 示外耳道；由颅表到血肿入路深度距离（2.23cm）、钻孔部位距外耳道距离（4.71cm）等参数显示于图片右上角信息栏内

出血三维重建工作站虚拟三维模型中确定后，以骨孔为中心，做一 3 ～ 4cm 长直切口。

4. 全层切开头皮　分离皮下组织和肌肉，撑开器撑开头皮及皮下组织和肌肉。

5. 骨窗　颅骨钻孔，做一直径 1 ～ 1.5cm 骨孔，咬骨钳轻微扩大骨孔。

6. 硬膜切开　用尖刀放射状切开硬膜后，采用双极电凝，避开皮质血管、电凝局部皮质脑组织数毫米并稍做切开（图 2-96）。

7. 血肿穿刺　选取 6 ～ 8mm 直径的微创脑手术套管，手术套管的性状，根据脑出血三维可视化工作站提示的血肿中心穿刺深度，沿工作站设计入路显示穿刺方向，在内镜直视引导下进行穿刺。当微创脑手术套管进入血肿后，多数情况下，可有明显突破感，同时内镜下显示进入血肿腔。予以拔除穿刺套管内芯并留置薄壁透明外套管，立即可见外套管腔内充填有暗红色血液。这时，留置的薄壁外套管即可作为下一步完全内镜手术操作的微创手术通道。

8. 血肿清除　建立内镜手术通道后，术者持内镜及内镜电凝吸引器，通过留置的脑穿刺外套管进入血肿腔，在内镜直视下予以清除。对于液态及较软的血凝块，可用吸引器予以直接吸除；对于质地较硬、难以吸除的血凝块，可用枪状取瘤钳予以清除。血肿清除完毕后，可见血肿与正常脑组织交界区水肿脑组织（图 2-97）。

9. 止血　在内镜直视下确定各角度血肿大部清除后，对局部活动性出血点可采用单极电凝或内镜专用双极电凝予以止血。在内镜下确认各角度血肿腔壁止血彻底后，可通过微创脑手术套管在内镜直视下于血肿腔壁覆盖止血纱。术毕，在内镜直视下，通过该套管留置血肿腔外引流管。最后，退出外套管，骨孔填明胶海绵。如血肿破入脑室，可留置脑室外引流管引流脑脊液。对于少数发病到手术时间较长、脑水肿明显、血肿清除后脑肿胀仍明显患者，可在内镜血肿清除后，予以延长切口扩大局部骨窗，行去骨瓣减压。在整个手术过程中无须持续内镜冲洗（图 2-98）。

10. 缝合硬膜　如术中操作轻柔，对脑组织保护良好，术后可严密缝合硬膜，如硬膜张力较高，可取人工硬膜或者自体筋膜、肌肉修补。

11. 缝合肌肉、皮下组织和皮肤

12. 包扎、固定妥当

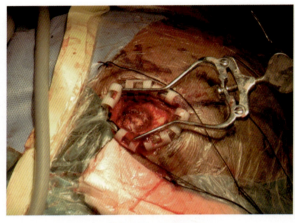

▲ 图 2-96　硬膜切开　　　　　　　　　　▲ 图 2-98　术腔放置引流

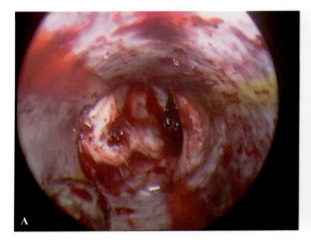

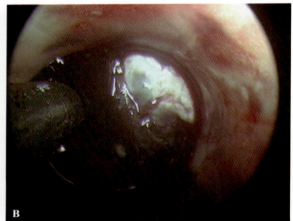

▲ 图 2-97　止血

A. 手术开始阶段，可见局部脑内深部血肿；B. 血肿清除完毕后血肿残腔。血肿残腔深部 2—3 点钟位置可见表面覆盖的止血纱

（三）手术前后头颅 CT 扫描

见图 2-99。

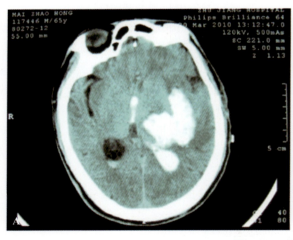

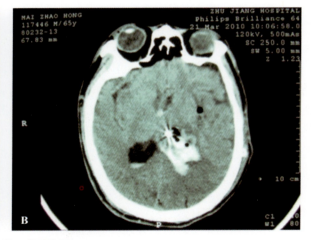

▲ 图 2-99　术前、术后头颅 CT

A. 术前 CT 示患者左丘脑、基底核区脑出血破入脑室；B. 采用脑出血三维重建工作站定位设计内镜手术入路后，神经内镜下血肿清除术后第 1 天 CT 示丘脑及岛叶血肿已基本清除。丘脑内可见术腔中留置的引流管尖端

（四）手术要点

1. 开颅阶段

(1) 切开头皮时，按三维可视化工作站提示，在计算机工作站上做好手术计划，并计算好颅骨钻孔部位与各重要解剖标志的三维空间量化关系。按工作站提示，做头皮直切口；若对于少数发病到手术时间较长、脑出血后影像学检查已显示脑水肿明显、估计血肿清除后脑肿胀不能立刻缓解的患者，切口设计需兼顾去骨瓣减压皮肤切口。

(2) 硬膜做放射状切开直至骨孔边缘，以获得最充分的脑表面暴露。

(3) 若切开硬膜后，发现脑表面有动脉或静脉通过骨孔中央，则应尽量避开这些血管选择皮质切开与穿刺点。

2. 清除血肿阶段

(1) 内镜清除血肿的基本原则：从血肿块中央开始清除血肿，清除中央部分血肿待脑组织压力下降后，血肿会因为压力差挤到视野中央，再逐步向血肿周边扩展直至清除血肿。

(2) 吸引器的使用：建立内镜手术通道后，术者持内镜及内镜电凝吸引器，通过留置的脑穿刺外套管进入血肿腔，在内镜直视下予以清除。对于液态及较软的血凝块，可用吸引器予以直接吸除；对于质地较硬、难以吸除的血凝块，可用枪状取瘤钳予以清除。

(3) 止血：在内镜直视下确定各角度血肿大部清除后，对局部活动性出血点可采用单极电凝或内镜专用双极电凝予以止血。同时，也可采用棉片轻轻压迫。在内镜下确认各角度血肿腔壁止血彻底后，可通过微创脑手术套管在内镜直视下于血肿腔壁覆盖止血纱。

3. 关颅阶段

(1) 术毕，在内镜直视下，可酌情通过该套管留置血肿腔外引流管。

(2) 骨孔填明胶海绵，硬膜缺损也可用人工硬膜覆盖修复。

（五）点评

1. 优点　由于不同脑出血患者彼此间脑内血肿的部位、形状、大小及深度等均各不相同，因此，对每一名患者的脑内血肿进行精确定位并设计个体化内镜手术方案是影响神经内镜脑出血手术成败的关键因素之一。在传统脑出血手术中，外科医师主要是根据脑出血普通 CT 扫描结果，凭借医师解剖学基础和经验来确定脑内血肿的大概位置及其与周围结构的关系。在实际手术中，为了避免定位的偏差，常常需要做一个较大的头皮切口和骨窗。同时，传统 CT 扫描图片为二维平面图像，难以直观显示血肿的三维形态及其与重要解剖结构的三维量化空间关系，直接影响到内镜手术入路的设计。通过三维可视化工作站，可以直观显示血肿三维形态及其与各解剖结构的三维空间位置量化关系。同时，通过在工作站上对患者三维图像各个角度的分析，可以全面直观了解血肿的三维形态及其与脑组织、颅骨的三维解剖关系，通过对血肿三维形态、血肿长轴、血肿距颅表最近点等的综合分析，可以帮助术者快速设计最佳个体化内镜手术入路，并根据该入路与颅表的交点及其与重要体表解剖标志的空间三维距离关系准确判断颅骨钻孔部位的精确位置。术前，根据工作站获取的三维重建图像及距离参数，可以帮助神经外科医师在患者体表快速、精确确定内镜手术的颅骨钻孔位置。由于采用脑出血三维重建工作站软件，操作简便，无须额外使用立体定向系统及导航系统，且无须术前安装定位头架或定位框，手术准备和麻醉时间更短，费用更低，手术操作更加灵活、高效，既可节约医院、科室成本，又可降低患者的医疗费用、减轻患者的经济负担。

在手术、麻醉时间上，采用脑出血三维重建工作站辅助高血压脑出血内镜手术，可大幅缩短手术与准备时间，患者入院后采用第一次急诊 CT 数据即可完成三维重建并直观显示患者脑内血肿的三维形态，同时显示其与各重要解剖及体表标志的三维空间量化距离参数，进而快速进行内镜手术，迅速清除血肿、降低颅内压、改善患者神经功能。

2. 缺点　定位精度误差仍较导航与立体定向技术大，不适合深部小脑内血肿；需克服学习曲线，手术技术要求较高，对器械和设备有一定要求。

（陈祎招）

四、自制可固定透明鞘下辅助联合双吸引技术的神经内镜血肿清除手术

（一）病例资料

患者章某，男性，56 岁，因突发神志不清伴右侧肢体偏瘫 5h 入院。患者既往有高血压病史 6 年余，未正规药物治疗，间断性测血压 180/110mmHg 左右。有糖尿病病史 2 年余，一直饮食控制，间断监测血糖尚可。无烟酒不良嗜好。查体：体温 36.9℃，心率 87 /min，呼吸 20 /min，血压 220/120mmHg。患者 GCS8 分，呈浅昏迷状态。双侧瞳孔等大等圆，直径 2.5mm，左侧直接及间接对光反射迟钝，右侧直接及间接对光反射灵敏，两眼向左侧凝视。左侧肢体刺激有定位，肌张力正常，右侧肢体偏瘫，肌张力增高。右侧 Babinski 征、Oppenheim 征、Gordon 征阳性。头颅 CT 示左侧基底核脑出血，出血量约 60ml，血肿部分破入脑室，中线右移 15mm。

入院诊断：左侧基底核脑出血破入脑室；高血压 3 级，极高危组。

（二）手术流程

1. 麻醉　气管插管全身麻醉。

2. 体位　取仰卧位，头部抬高 15°，偏向健侧 60°。

3. 切口　据术前头颅 CT 图像定位，采用经颞入路（图 2-100）。在头颅表面标出血肿、中央沟和外侧裂的体表投影，沿侧裂走向，在其下方做长约 3 ~ 4cm 直切口。

4. 全层切开头皮，电刀分层切开皮下组织和肌肉，乳突牵开器牵开肌肉，暴露颅骨

5. 骨窗　颅骨钻孔并扩大成直径 1.5 ~ 2.0cm 的骨窗（图 2-101），骨蜡止血。

6. 硬膜切开　硬膜表面血管烧灼后十字切开硬膜，用丝线悬吊 3 ~ 4 针固定。

7. 脑针穿刺血肿定位和减压　根据血肿位置、深度，避开脑皮质表面的血管，电灼皮质后缓慢置入脑针，探及血肿并释放部分血性液体减压后拔出脑针。

8. 置入神经内镜透明鞘及固定　根据血肿位置深度选择不同的自制透明内镜鞘（长度为 6cm、9cm，直径 8mm、10mm）（图 2-102），电灼扩大皮质造瘘约 1cm²，沿穿刺通道缓慢置入神经内镜鞘至血肿腔，将鞘芯取出，再将固定装置的弧形持夹器夹住透明鞘管的固定套头，通过螺纹连接蛇形牵开器并锁紧弧形持夹器，即可固定透明鞘管（图 2-103）。

9. 双吸引技术血肿清除　对于大部分质软血肿，尤其是脑室内血肿，应用长径为 9cm，内径为 8mm 的透明管鞘，将单根 2mm 吸引管通过神经内镜固有工作通道即可有效清除血肿。对质韧血肿双器械协同操作可达

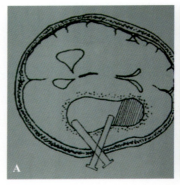
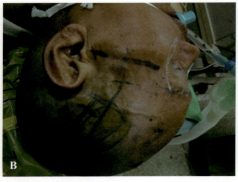

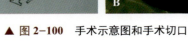
▲ 图 2-100　手术示意图和手术切口

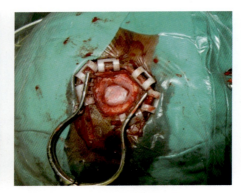
▲ 图 2-101　骨窗范围

到类似显微手术效果，在内镜下采用两支 2mm 吸引管，一支通过神经内镜固有工作通道，另一支通过透明鞘和内镜间隙，对血肿进行粉碎吸引，即双吸引技术：一支吸引管强吸引以吸出血肿为主，另一支弱吸引以分离牵引为主，即能有效进行血肿的清除。缓慢调整神经内镜的角度和方向，彻底清除各个死角的血肿。

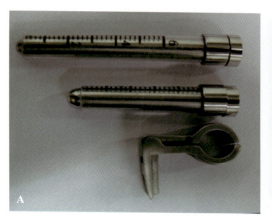
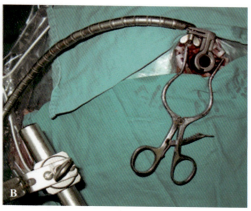

▲ 图 2-102　自制神经内镜透明鞘

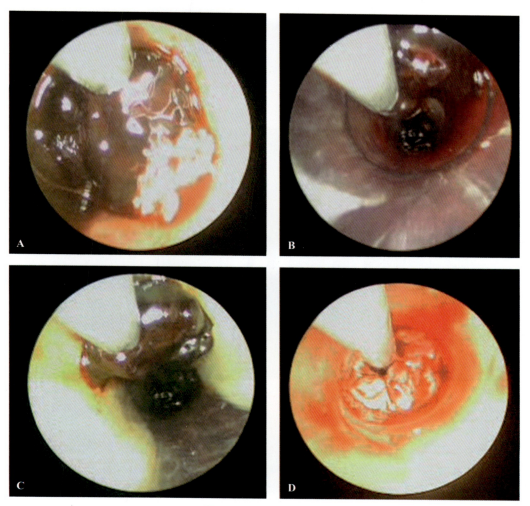

▲ 图 2-103　内镜下清除血肿

10. 止血　对活动性出血采用弱吸力的吸引管吸住出血点，将单极电凝以低电流接触远端吸引管电凝止血，多数能有效止血，必要时可置入内镜专用电凝止血。止血彻底后予速即纱血肿腔内及通道内覆盖（图 2-104）。

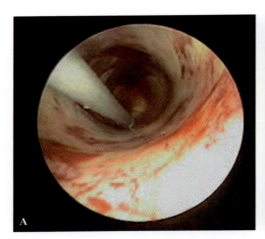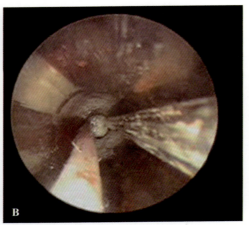

▲ 图 2-104　内镜下止血

11. 硬膜缝合　取人工硬膜或者自体筋膜、肌肉修补硬膜；一般术腔和硬膜外不放置引流管；若脑室血肿手术，常规脑室外引流 3 ～ 7d。

12. 分层缝合肌肉、皮下组织和皮肤

13. 包扎、固定妥当

（三）手术前后头颅 CT 轴位扫描

见图 2-105。

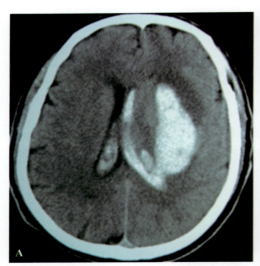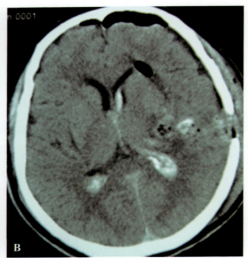

▲ 图 2-105　手术前后头颅 CT

（四）手术要点

1. 开颅阶段　根据术前头颅 CT 图像定位，术者对基底核区血肿常规采用经颞手术入路，选择血肿距离皮质较近处做 3 ～ 4cm 头皮直切口。对脑室血肿采用经额手术入路，以一侧脑室铸型者采用患侧脑室额角穿刺入路，钻孔点为冠状缝前 2cm，中线旁 3cm；双侧脑室铸型者采用非优势半球额角外侧穿刺入路，钻孔点偏外侧 2cm，以期通过透明隔清除对侧脑室血肿。

2. 内镜透明鞘及固定阶段

(1) 根据血肿位置、深度，避开脑皮质表面的血管，电灼皮质后缓慢置入脑针，探及血肿并释放部分血性液体减压后拔出脑针。

(2) 根据血肿位置深度选择不同的自制透明内镜鞘（长度为 6cm、9cm，直径 8mm、10mm），电灼扩大皮质造瘘约 1cm²，沿穿刺通道缓慢置入神经内镜鞘至血肿腔，将鞘芯取出，再将固定装置的弧形持夹器夹住透明鞘管的固定套头，通过螺纹连接蛇形牵开器并锁紧弧形持夹器，固定透明鞘管。

3. 清除血肿阶段

(1) 清除血肿的基本原则：利用透明神经内镜鞘的空气环境，吸出部分液态血肿后建立手术操作空间。神经内镜具有鱼眼效应，术者应及时调整内镜和脑内血肿接触的合适距离，调整透明鞘的深度和角度，最大限度暴露血肿腔，必要时使用 30° 内镜。在血肿中央缓慢吸引，利用挤压效应逐步吸除挤入术野的血肿，确定血肿与周围脑组织的边界，防止医源性损伤。禁忌在非直视下操作，血肿清除后周围脑组织的回缩使视野发生改变，一旦出血，止血非常困难。

(2) 透明神经内镜工作鞘的使用：透明神经内镜工作鞘为神经内镜手术提供良好的空气环境，管鞘采用透明的硬质塑料制成，可清晰判断工作鞘周围正常脑组织和血肿关系及皮质造瘘通道的情况，极大改善术野和工作通道的视野。手术结束后仔细检查无活动性出血，缓慢退出工作鞘并及时发现和处理穿刺道上的出血。

(3) 双吸引技术清除脑内血肿：对于大部分质软血肿，尤其是脑室内血肿，应用长径为 9cm，内径为 8mm 的透明管鞘，将单根 2mm 吸引管通过神经内镜固有工作通道即可有效清除血肿。基底核区血凝块有时质韧，特别是血肿形成时间较长者，不易吸出，如强力吸引可破坏血肿 – 水肿脑组织界面，导致新的出血；对质韧血肿双器械协同操作可达到类似显微手术效果，在内镜下采用两支 2mm 吸引管，一支通过神经内镜固有工作通道，另一支通过透明鞘和内镜间隙，对血肿进行粉碎吸引，即双吸引技术：一支吸引管强吸引以吸出血肿为主，另一支弱吸引以分离牵引为主，即能有效进行血肿的清除；在血肿清除过程中，应始终保持内镜视野在血肿中央，一旦偏移即调整透明鞘位置；同时血肿清除需缓慢，探查血肿腔壁渗血情况，缓慢调整神经内镜的角度和方向，彻底清除各个死角的血肿。

(4) 止血：内镜手术以预防出血为主，术中应注意操作轻柔，保护血肿 – 水肿脑组织界面，对质硬、与脑组织粘连紧密切勿强行清除，以免造成更大损伤。如遇活动性出血时，采用弱吸力的吸引管吸住出血点，将单极电凝以低电流接触远端吸引管电凝止血，多数能有效止血，必要时可置入内镜专用电凝止血。神经内镜下血肿清除不能过快过急，由于血肿快速清除后血肿腔迅速塌陷，如有出血但来源不明时，必须及时中止内镜手术，转为开颅止血。

4. 关颅阶段

(1) 术后生理盐水冲洗术野至清洁，必要时适度加压冲洗明确止血效果。缓慢退出内镜及透明内镜鞘，及时发现和处理穿刺道上的出血，穿刺道予速即沙填塞。

(2) 常规硬膜修补。

(3) 基底核血肿一般不需放置引流。

(4) 脑室血肿术后，常规脑室外引流 3 ～ 7d。

（五）点评

1. 优点　①透明神经内镜鞘为神经内镜手术提供了一个良好的空气环境，防止了因血肿污染内镜引起视野的模糊，极大地改善了术野和工作通道的视野，扩大了手术空间，使术野清晰，便于直视下清除血肿；②透明内镜鞘通过固定装置与蛇形牵开器固定，缩短了透明鞘的长度，使内镜在鞘内有最大限度的活动，同时使术者一人即可完成手术操作；③透明鞘神经内镜鞘可有效分辨脑组织和血肿边界，其厘米单位刻度可帮助了解鞘在脑内的深度，并提供内镜手术的方向坐标；④术毕缓慢退出透明鞘神经内镜鞘的同时可观察造瘘通道出血情况；⑤双吸引技术显著加快手术进程，减少医源性损伤，缩短手术时间；⑥可固定透明神经内镜鞘下双吸引技术清除高血压脑出血具有微创、直视、省时、有效止血等优点。

2. 缺点　①对暴发性出血、可疑有活动性出血者不如开颅手术止血明确便捷；②手术技术要求较高，对器械和设备有一定要求。

（陆　华）

五、自制简易工作套筒经内镜下额中回锁孔入路壳核区脑出血血肿清除术

（一）病例资料

患者赵某，男性，93 岁。主因突发意识不清伴右侧肢体无力 4h 急诊入院。既往：高血压、糖尿病、甲状腺功能低下。查体：Glasgow 昏迷评分 6 分，双侧瞳孔等大等圆，直径约 2.5mm，对光反射迟钝。右侧肢体肌力 Ⅱ 级，肌张力低。病理征阳性。双侧生理反射存在，病理反射未引出。辅助检查：CT：左侧基底核区出血，量 80ml。中线右偏 5mm，同侧脑室受压变形，环池受压。

入院诊断： 左侧基底核区外侧型脑出血；高血压病 3 级，极高危组；糖尿病；甲状腺功能减退症。

处理： 急诊全麻内镜下行左额中回锁孔入路脑内血肿清除术。

（二）手术流程

1. 麻醉　气管插管静脉复合麻醉。

2. 体位　患者取仰卧位，上半身抬高 30°，头托固定头颅。

3. 切口设计　取左额中回入路，发际内，冠状缝前 3.5cm，中线旁开 4cm 马蹄形切口长约 5cm（皮质进入点大约位于额中回的前部）（图 2-106）。

4. 暴露皮质　常规消毒，铺巾。分层切开头皮、帽状腱膜和骨膜。缝线牵拉皮瓣显露切口。钻骨孔一枚直径约 1.5cm，十字切开硬膜，暴露皮质，电凝止血（图 2-107）。

5. 工作套筒置入　首先用脑穿针穿刺血肿，方向为垂直皮质，对准双耳连线，进针 5～7cm，回抽见陈旧性血肿。然后用 1ml 注射器第一次扩张穿刺隧道，并抽吸出陈旧性血肿，之后应用 5ml 注射器去除头端及活塞，小儿尿管冲水囊固定于注射器头端进行二次扩张，最后去除尿管，工作通道留置血肿内（图 2-108）。

6. 内镜下清除血肿　术者左手持 5mm 直径 0° 蝶窦镜或脑室镜暴露术野，右手持 3～5mm 细头吸引器操作，注意血肿内操作要点，避免吸引器触碰血肿壁。操作轻柔，遇到血肿机化可用吸引器切割血肿。适当摆动透明工作套筒寻找并使血肿挤入术野以利清除。遇到活动性出血，吸引器吸住出血点，单极电凝接触吸引器，电凝止血，注意适度并轻撤吸引器，确认电凝可靠。如渗血可用棉片压迫并以止血纱布覆盖，可止血。血肿清除满意后，缓慢退出工作套筒。以凝胶海绵卷封闭窦道。庆大霉素生理盐水冲洗术野。可见皮质塌陷，脑搏动恢复（图 2-109）。

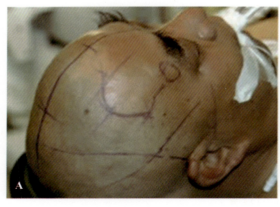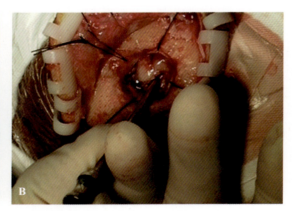

▲ 图 2-106　手术切口设计

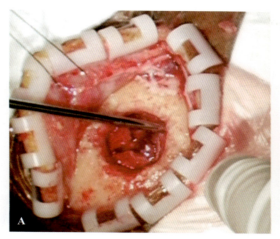
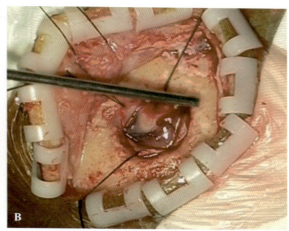

▲ 图 2-107　手术切口 (A)；硬膜切开及悬吊 (B)

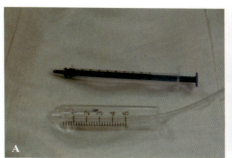
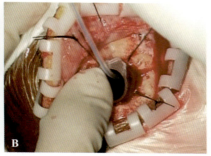
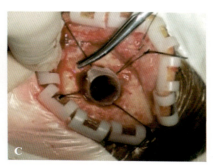

▲ 图 2-108　简易工作套筒及置入

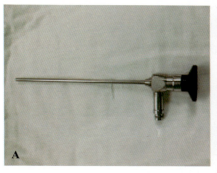
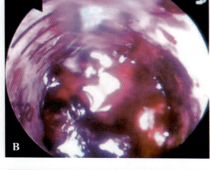
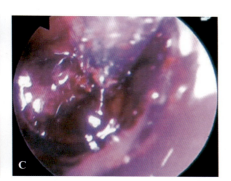
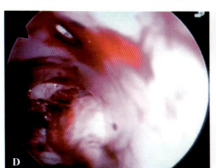
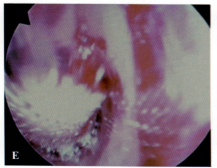
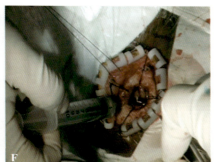

▲ 图 2-109　内镜下清除血肿

7.关颅　骨膜覆盖骨孔，分层缝合头皮，留置引流管1枚。

（三）术前术后影像学

见图2-110。

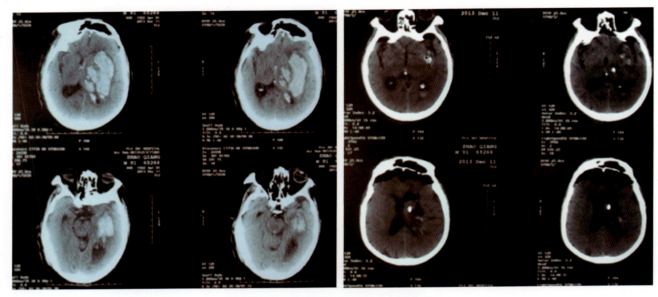

▲ **图 2-110**　手术前后头颅 CT 轴位扫描

（四）手术要点

1.微创理念和手术技巧

(1) 微创治疗理念：最大限度处理病损，同时预防或减少手术对脑组织医源性损伤，最大限度保留脑功能。

内镜下额中回锁孔入路清除壳核区脑出血，手术时间短，1h之内完成。出血量少，50～100ml。该术式切口小，5cm，微创马蹄形切口覆盖骨孔，避免脑脊液漏。手术切口位于发际内兼顾美容。术中工作套筒置入血肿腔内，于内镜下术野暴露良好，通过调整套筒方向可完全清除血肿，减压彻底。额中回血管较侧裂少，且工作套筒直径1.5cm，置入后对脑组织损伤小，脑组织医源性损伤最小。额中回为相对脑功能亚区，手术过程中尽可能避免损伤血肿壁及电凝血管，从而最大限度保护脑功能。

(2) 操作轻柔：要做到血肿内操作，避免吸引器触碰血肿壁，要有蚂蚁啃骨头的精神，血肿多为几十毫升，只要耐心吸除，完全清除不难，切忌烦躁。

(3) 暴露术野：适度摆动工作套筒。通过适度摆动工作套筒可获得满意的术野暴露，以致血肿完全清除。过度摆动工作套筒会增加医源性脑损害。

(4) 止血：单极电凝止血。基底核区供血动脉直径多为300～800μm，出血后多可通过压迫止血。该术式中工作套筒狭窄，加之术者一手内镜，一手吸引器。如遇明显出血点，可采用吸引器吸住出血点，最好有1mm左右距离。应用单极电极电凝吸引器，可获得满意止血。棉片及止血纱布序贯止血。先用棉片压迫止血，然后铺止血纱布，再用止血纱布压迫，可达到满意止血效果。注意止血纱布尽量少用。

2.围术期管理　严格控制血压6h。要求收缩压控制在110～130mmHg之间。可通过镇静、镇痛、降压药物等方法。患者最好在ICU内接受治疗。

(1) 影像学复查：术后6h行头CT检查。血肿清除率为手术是否成功的标准。一般认为血肿清除率90%以上优良，可以促醒拔管，病程顺利；70%～90%为良；70%以下为不及格，可能需要艰难的ICU治疗或二次手术。

(2) 围术期的神经重症支持治疗：脑出血后继发脑损伤包括脑水肿，脑缺血缺氧，脑积水，脑肿胀，癫痫，能量代谢异常，全身炎症反应综合征等。需要神经重症支持治疗，包括颅内压监测和管理、呼吸循环管理、营养支持、预防感染、维持酸碱平衡和内环境稳定等。

（五）点评

其优点包括：①符合神经外科发展方向——微创理念，最大限度处理病损，同时预防或减少手术对脑组织医源性损伤，最大限度保留脑功能；②手术时间短，出血量少，患者恢复快，大多数患者手术次日清醒拔管，围术期并发症少；③可取代经典开颅手术。

（刘　磊）

六、自发性脑出血神经内镜清除术

（一）手术指征及排除标准

患者存在意识障碍和下面所述中任意 1 条：①基底核区血肿＞ 30ml；②皮质下血肿＞ 30ml，有明显的占位效应（中线偏移超过 5mm）。

（二）排除标准

肿瘤、创伤、其他血管病或者其他颅内病变。

注：终末期肾病或者 Child C 级肝硬化患者不是手术的禁忌证，但是神经外科医生需要在术前纠正凝血功能状态，根据基本的凝血功能测试，血小板计数低的患者进行血小板输注，对于国际标准化比值低的患者，给予新鲜冰冻血浆和维生素 K。即使患者有正常的血小板计数、凝血酶原时间、活化部分凝血活酶时间，如果患者有服用抗凝药物的病史（阿司匹林或氯吡格雷），血小板输注是必要的。如果患者的凝血功能障碍不能纠正，我们向患者解释手术的风险，对患者采取保守治疗。

（三）内镜入路点的选择

血肿的位置决定了内镜入路点的选择，大多与脑室穿刺外引流的入颅切口一致，不同的是进入皮质的隧道有差别，分别通过额角（Koch 点）进入治疗壳核区出血，三角区（Keen 点）进入治疗向颞叶延伸的丘脑出血，枕角（Frazier 点）进入治疗枕叶出血（图 2–111）。所有的患者均经过对侧行脑室穿刺术检测颅内压。常用的内镜及其配套工具见图 2–112。我们一些病例放置头架后进行了导航，但是血肿较为表浅或者巨大的血肿没有必要进行此步骤。

（四）手术流程

1. 麻醉　全身静脉复合麻醉。

2. 体位　仰卧或侧俯卧位。

3. 切口　5cm 线性切口。

4. 骨窗　2.5 ～ 3cm 大小。

5. 硬膜　硬膜 U 形切开。

6. 皮质切口　1cm 长，导管头端用手套包裹并用丝线密闭，导管置入到血肿腔后，缓慢充气后扩张，然后取出导管，置入透明塑料鞘（View Site Brain Access System，Vycor Medical Inc.，Bohemia，NY，USA），建立手术通道。然后放入内镜，血肿会随着压力挤入透明鞘内，37mm 0°（18cm，KARL STORZ GmbH & Co.KG–Tuttlingen，Germany）内镜吸取剩余血肿。

（五）手术要点

1. 使用 30° 和 45° 内镜工作镜吸除血肿。

2. 5mm、7mm 或 10mm 直径的向前或者向后成角的吸引器。

3. 在血肿腔内旋转控制透明工作鞘，透明的工作鞘提供了最佳的视野：最深部的血肿应该最先吸除，然后边退边旋转，便于把周边的血肿退挤入透明工作鞘内，同时操作者用另一只手使用圆头吸引器清除进入鞘中的

A Koch 点
54 岁男性
左侧壳核 ICH
GCS 评分：E3V4M5

B Keen 点
85 岁男性
右侧皮质下 ICH
GCS 评分：E3V4M5

C Frazier 点
65 岁女性
右侧枕叶 ICH
GCS 评分：E1V1M4

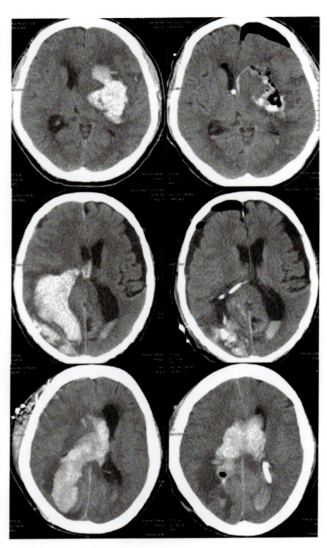

▲ 图 2-111 内镜入颅点

A 不同角度内镜

C 不同角度吸引器

B 可充气放气的导管

D 透明工作鞘

E 吸力控制器

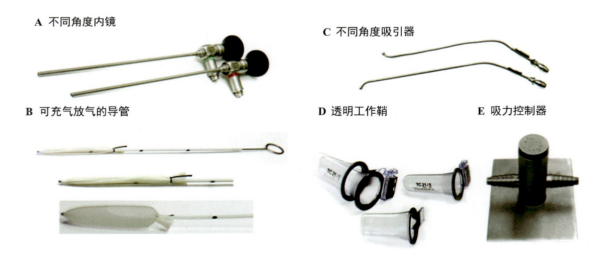

▲ 图 2-112 内镜及其配套工具

血肿（图 2-113）。可使用吸力控制器来调节吸力大小。如果术腔只有渗血而没有活动性出血，使用止血材料填充术腔；如果有活动性出血，必须使用双极电凝可靠止血。据我们的经验，大多数典型的高血压脑出血患者用止血材料压迫止血均能奏效。过多的电凝没有必要而且可能损伤神经功能。

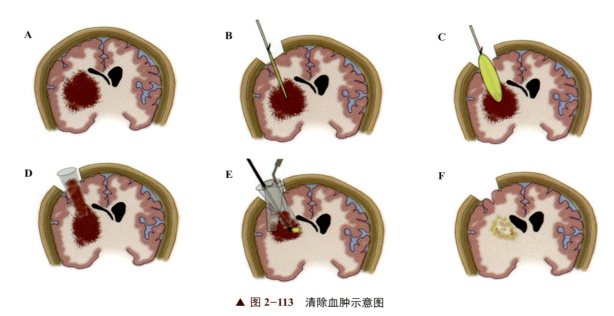

▲ **图 2-113**　清除血肿示意图

（六）技术要点

1. 在内镜手术中，有一个良好的工作通道是非常重要的。许多透明工作鞘或者手工制作的工作鞘均已有所报道。但是如何简单安全和快速地创建手术通道鲜见报道。采用手工制作的气囊导管对周围组织创伤能降低到最小，术后 CT 可见脑组织损伤几乎看不到。尽管在手套球囊扩张的时候颅压增高，但是因为对侧放了脑室外引流，抵消了这种压力的升高。此外，气囊膨胀的时间是在脑组织缺血的极限阈值内（通常 4min）完成的，对脑组织造成损伤的概率很低。

2. 止血：这也是内镜神经外科的重要一环。器械的限制和对单手操作不熟悉使得内镜下比传统显微外科止血更加困难。虽然一些多功能设备克服了这些限制，然而这些设备价格不菲。快速减压比完整清除血肿更为重要，另外血肿壁周围保留薄层血肿十分必要。根据血肿质地选择适合的吸力大小。

3. 再出血：本组中再出血率为 9.5%（2/21），但是再出血不是手术后立即出现的，而是 3d 以后，这和血压控制不佳有关系。因此，严格控制血压和妥善止血是防止高血压脑出血术后再出血的关键。

（Hsin-Hung Chen）

七、眶上锁孔入路脑室镜下壳核区血肿清除术

（一）手术流程

1. 麻醉方式　静脉复合麻醉。

2. 体位　患者仰卧位，头固定在 Mayfield 头架上。先将头部升高约 15°，并使头部高于胸部水平，以利于静脉回流。然后后仰头部，其可以依靠重力牵拉额叶；并且，后仰的角度也取决于血肿的位置，一般后仰 10°～15°（图 2-114）。

3. 注册　术前行薄层 CT 扫描，注册头颅体表标志，以便于使用无框架立体定向导航系统。这一过程用于规划进入血肿腔的入路点和手术路径（图 2-115）。本手术常用的入颅点在眶上骨，正好位于额窦的外侧。

4. **切口** 皮肤切口起始自外侧眶上切迹（supraorbital incisura），走行于眉弓内，主要位于眉弓的外侧缘，长约 3.5cm（图 2-116）。

5. **分离皮下组织和肌肉** 切开皮肤后，从前方仔细分离皮下组织。然后用缝线牵拉皮瓣，暴露枕额肌额腹、眼轮匝肌和颞肌。将皮瓣向眼眶方向轻轻向上牵拉，以获得最充分暴露。用单极电刀平行于眶缘切开额部肌肉，使用较强的缝线向上牵拉额部肌肉，轻轻推开颞肌，暴露关键孔。

6. **关键孔** 关键孔正好位于额窦的外侧，形成大小为 16～18mm 的骨孔。

7. **硬膜切开** 双极电凝烧灼后，十字形切开硬膜。

8. **内镜置入** 在无框架立体定向导航下，将 8mm Frazee 脑室镜（KARL STORZ Endoscopy-America, Inc.）放置到血肿腔长轴 2/3 的位置。用 Mitaka 机器人手臂（Mitaka Optical Co., Ltd）安全地固定内镜外套管（图 2-117，图 2-118）。

9. **清除血肿** 取出内芯，放入吸引器，从最小调节吸力，逐渐增加到刚好可以吸动血肿。根据我们的经验，8mm 内径的脑室镜和 100～200Torr 的吸力是合适的。用吸引器吸出血肿直到没有血肿可以较为容易地吸出。然后将吸引器退到血肿腔长轴 1/3 的位置，继续吸除血肿。所有的血肿都收集起来计算血肿的量。一旦 75%～85% 的血肿被清除，吸除过程结束。吸除过程完成后，注入生理盐水，此时打开内镜显示器，用内镜观察术腔，排除是否存在出血或者渗血。吸除血肿操作完成之前都不用脑室镜观察术腔，因为没有空气或者水环境观察（图 2-119，图 2-120）。

10. **止血** 少量渗血反复冲洗后可以止血。如果有活动性出血，静脉使用去氨加压素（0.3mg/kg）来止血。脑室镜下电凝止血很少用到。手术结束，取出脑室镜后，卷一个明胶海绵在皮质的隧道里。

11. **关颅** 完整修补硬膜，骨孔覆盖用雪花状钛片，皮肤进行皮内缝合，不需放置引流。

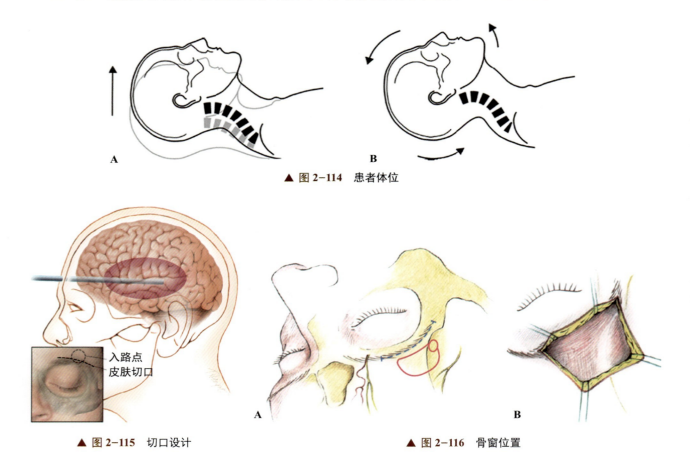

▲ 图 2-114 患者体位

▲ 图 2-115 切口设计

入路点
皮肤切口

▲ 图 2-116 骨窗位置

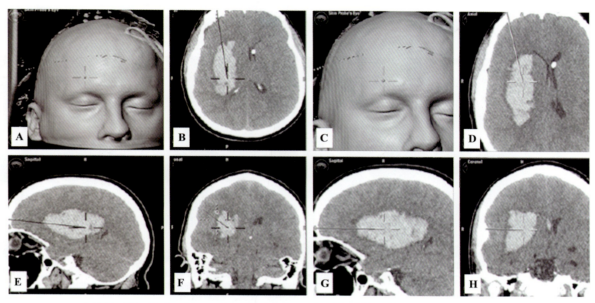

▲ 图 2-117　在无框架立体定向导航下，脑室镜分别放置到血肿腔长轴 1/3 ～ 2/3 的位置

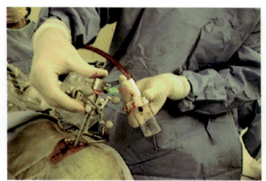

◀ 图 2-118　用 **Mitaka** 机器人手臂固定内镜外套管。术者可用拇指按在脑室镜末端来控制吸出血肿的量和速度

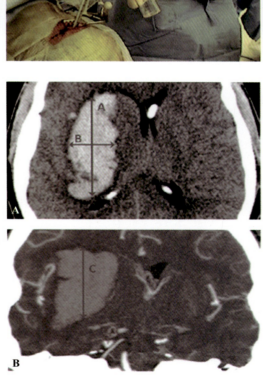

▲ 图 2-119　计算血肿量的公式：血肿量 =A×B×C/2

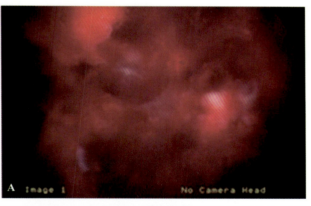

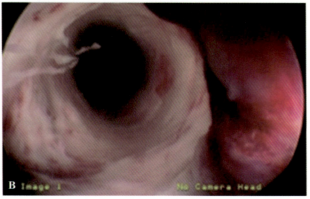

▲ 图 2-120　内镜下观察血肿腔和手术通道

（二）术前术后头颅 CT

见图 2-121。

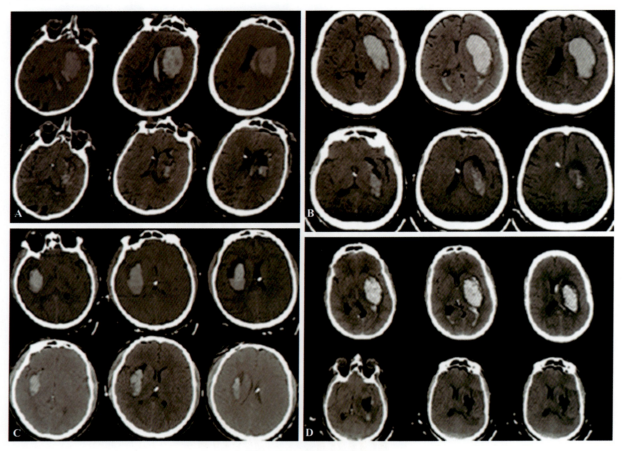

▲ **图 2-121** 术前术后头颅 CT

（三）手术要点

1. 术前要准确定位颅骨的重要解剖标志，并用无菌笔进行标记，以确定合适的头皮切口（图 2-122），包括眉间、额窦、眶缘、眶上孔、颞线、额底、外侧裂和颧弓。必须特别注意额颞区浅表神经血管的走行，如眶上神经和动脉、面神经的额支。皮肤切口一般在眉弓内眶上神经外侧（图 2-115）。无须剃除眉毛；为了获得较好的美容效果，切口线必须在眉毛区域内。如果眉毛稀疏，皮肤切口应在眶上区的皱纹或瘢痕内。使用非致敏胶带保护眼睑，使用酒精消毒皮肤和眉弓。

2. 仔细解剖和最小力量牵拉眶上皮下肌肉是非常必要的，可以避免术后眶周血肿。

3. 吸除血肿的吸力要控制好，不要超出血肿壁，不追求完全清除血肿，切忌强力吸引，只吸出能吸动的血块。

4. 硬膜内手术完成后，缝合硬脑膜，应采用间断或连续缝合，并保证水密封状态。如果硬膜张力较大存在裂缝，不能完全对合，则可以使用一块肌肉修补缝合硬脑膜。

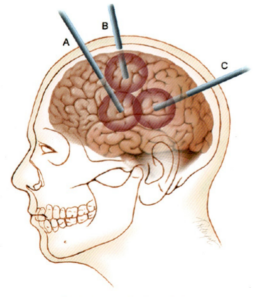

▲ **图 2-122** 入路切口的确定
A. 额中回入路；B. 表浅脑叶入路；C. 顶枕沟入路

5. 如果额窦被穿通，则在关颅时要格外小心。使用骨蜡、帽状腱膜或腹部脂肪组织封闭打开的额窦。这种技术同样适用于其他部位的出血。

（四）点评

1. 优点　①创伤极小，兼顾美容效果，操作时间短，正对血肿长轴操作；②吸出血肿量和速度术中可以控制；③术后并发症少，缩短住院时间。

2. 缺点　①对手术设备要求较高，不容易广泛开展；②血肿量＜ 30ml，无法使用该方法，因为有可能超过血肿边界。

（Neil A. Martin）

八、陀螺仪引导下的内镜血肿清除术

（一）病例资料

患者男性，59 岁，因突发意识障碍和左侧肢体活动障碍 4d 由外院转入。患者既往高血压病史 8 年，不规则服药治疗。入院时查体：血压 180/100mmHg，呼吸 28 /min，心率 110 /min，体温 38.1℃，呼吸急促。呈浅昏迷状态，双瞳等大正圆，直径约 3mm，对光反射灵敏。浅反射存在，左侧肢体偏瘫，右侧肢体活动可，左侧巴氏征（＋）。头颅 CT 示：右侧基底核区高密度影，脑内血肿（图 2-123），出血量经专用软件（3D Slicer，SPL 实验室，哈佛大学，美国）在 CT 各层面描记后，计算血肿量为 54.9ml（图 2-124），右侧侧脑室受压，中线向左侧移位（图 2-124）。

入院诊断：右侧基底核区脑出血；高血压 3 级，极高危组。

（二）术前准备流程

1. 术前定位 CT 扫描　患者头部粘贴 CT 用简易标记物（心电图电极片），然后行头颅 CT 检查。标记物至少要粘贴四处，部位包括鼻根部、双侧外耳孔、右额手术进入点（冠状缝前 2cm，中线旁开 3cm）（图 2-127）。CT 扫描层厚 3mm。

2. 立体空间内参考坐标系标记　CT 扫描完毕，获得 CT DICOM 数据，并导入至软件 3D Slicer（http://download.slicer.org）后，标记五个参考点，分别为鼻根（A 点）、右侧外耳孔（B 点）、左侧外耳孔（C 点）、中线上沿大脑镰任意两点（D 和 E 点），然后确定三维空间内参考坐标系。其组成分别为 A 平面（由 A、B、C 三点决定的基准平面）、B 平面（垂直于 A 平面，且同时通过 D、E 两点的平面）及 C 平面（同时垂直于 A 平面和 B 平面的平面）。

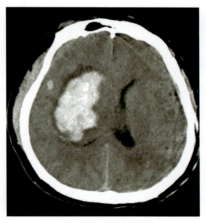

▲ 图 2-123　患者头颅 CT

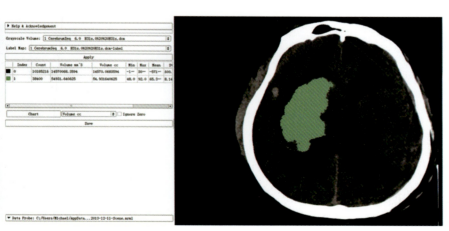

▲ 图 2-124　CT 立体空间站

3. 手术入路标记 在软件 3D Slicer 中，分别标记收入进入点（Entry）及目标点（Target）。目标点选取在血肿底部偏后的位置。标记完毕后可以计算出手术入路的长度为 80mm（图 2-125）。

4. 计算手术路径与参考坐标系的角度 打开软件 3D Slicer 的 GyroScope 模块，分别导入参考坐标系(A ～ E 点)和手术路径（Entry–Target），按"Calculate Angles"（计算角度）按钮，即可计算出最佳手术路径和参考坐标系各参考平面的夹角。如本例中，手术入路与 A 平面夹角为 46.7°，与 B 平面夹角为 6.8°（图 2-126）。

（三）手术流程

1. 麻醉 气管内全麻。

2. 头位及固定 头部以三钉 Mayfield 头架固定，头部呈中立位，纵轴与地面垂直，颈稍屈（图 2-127）。

3. 测量并计算参考平面 A 与地平面夹角 以手机 iPhone 4S 的软件 VirLaser Level，使用 iPhone 的摄像头拍摄患者头部，将白线连接决定 A 平面的电极金属触点（鼻根及外耳孔处），此时可以测量出 A 平面与地平面夹角为 76.3°（图 2-128）。用同样方法调整患者头部的侧向旋转角度，直至头部纵轴与地平面夹角为 90°。

4. 经过计算，手术入路与垂直方向夹角应为 46.7+76.3-90=33° 至此，手术准备工作完毕，熟练操作者仅需 5min 左右即可完成上述准备工作。

5. 内镜导引器 这是内镜血肿清除术中最重要的器械之一。我们使用的是专用内镜导引器（图 2-129，欣创通，北京格威德医疗器械有限公司，中国，国家发明专利，专利号 ZL201210066281.1），其特点为：①分两步将脑组织扩张至工作直径（1.6cm）；②最内导芯配有标准注射器接口，在穿刺完毕后，可以通过注射器抽吸，来确认是否穿刺至血肿；③中层导芯到位后，可将外层工作套筒沿中层导芯推动到位，可避免切割损伤脑组织；④外层工作套筒壁薄而透明，便于在套筒内操作时观察导引器外的组织情况及血肿 – 脑组织界面；⑤导引器配有固定翼，可以使用标准蛇形拉钩夹持固定翼来固定导引器（图 2-129）。

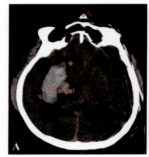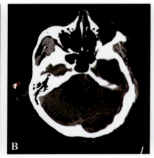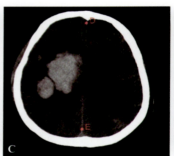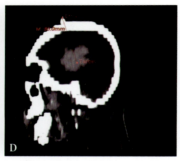

▲ 图 2-125　患者手术入路标记

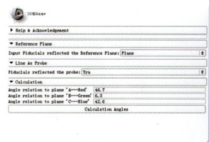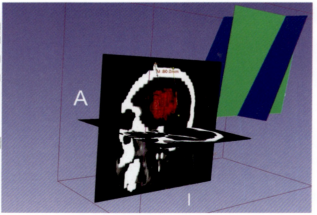

▲ 图 2-126　手术入路角度计算

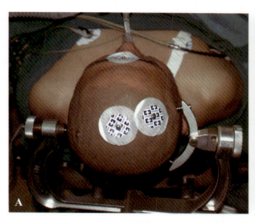
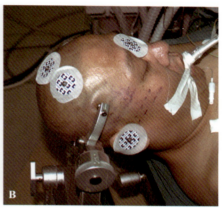

▲ 图 2-127　头部标记物的粘贴和患者手术头位

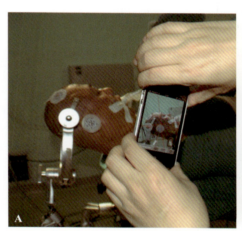
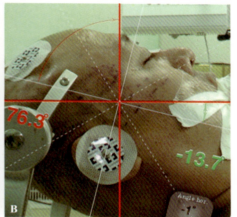

▲ 图 2-128　术前使用 iPhone 陀螺仪测定 A 平面与地平面夹角

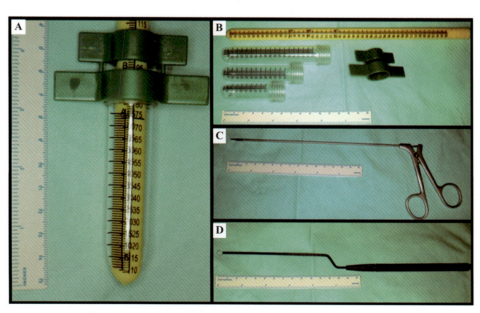

▲ 图 2-129　专用内镜导引器（欣创通，北京格威德医疗器械公司）

6. 手术切口及骨窗　取右额纵行直切口，长约 4cm，中心点与术前粘贴标记物的手术进入点相同。小骨瓣开颅，直径 2cm（图 2-130）。切开硬膜后，烧灼局部皮质后切开软膜，皮质切口约 1cm。

7. 陀螺仪引导下穿刺血肿　以无菌塑料袋包裹 iPod，并固定于导引器中层穿刺导芯上，使 iPod 的纵轴与导引器中层导芯平行。使用导引器中层导芯进行穿刺，前后调整导芯的俯仰角度，直至 iPod 上显示的陀螺仪提示穿刺导芯与垂直面夹角为 33°。同法调整导芯的左右角度，直至 iPod 陀螺仪提示与纵轴平面的夹角为 6.8°。随后穿刺血肿，直至穿刺深度为 80mm（由穿刺导芯上的刻度来提示）（图 2-131）。穿刺到位后，取出内层导芯，接上注射器进行抽吸。抽出陈旧性血液，证明穿刺到位，随后沿中层导芯外置入工作套筒，直至工作套筒末端与中层导芯相应刻度平齐。取出中层导芯，去除套筒上的限位环，以蛇形拉钩固定导引器上的蝶形固定翼，固定工作套筒（图 2-132）。

8. 内镜下血肿清除　使用 0° 观察镜，进入工作套筒，见套筒头端位于血肿内，确认穿刺位置准确。随后在内镜监视下将血肿清除。当需要变换视野时，可将蛇形拉钩松开，调整工作套筒后再固定即可。血肿清除完毕后，可见血肿与正常脑组织交界区白色的水肿脑组织。

9. 止血　沿着血肿 - 正常脑组织界面，按一定顺序沿血肿腔四壁探查并清除残留血肿，粘连紧密的血块通

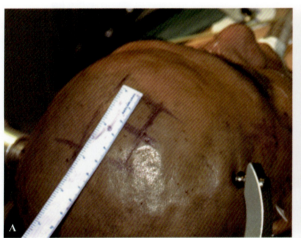
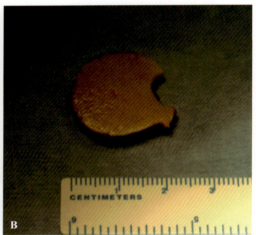

▲ 图 2-130　手术切口和小骨瓣

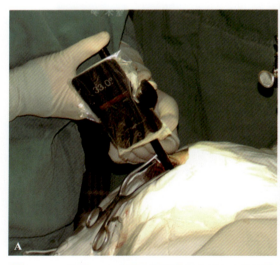
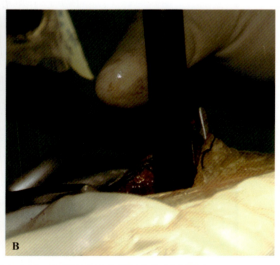

▲ 图 2-131　使用 iPod 内置陀螺仪显示穿刺角度并引导术中穿刺，穿刺深度由穿刺杆上的刻度显示

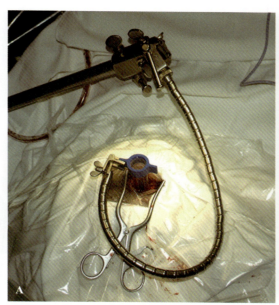
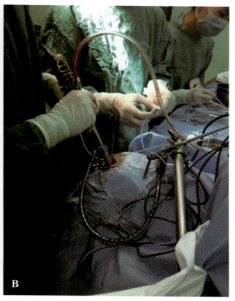

▲ 图 2-132　导引器工作套筒到位后，以蛇形拉钩固定导引器，并进行内镜下血肿清除

常血肿壁会伴有少量渗血，一般不需要电凝止血，可用棉片压迫止血，观察无活动性出血后，将血压缓慢升高到 120 ～ 140mmHg，再观察 5min，如无活动性出血，血肿残腔内沿壁贴覆薄层速即纱防止血肿壁渗血。止血困难时，可将观察镜固定于内镜支架上，以便于能使用双手操作，同时使用吸引器和双极电凝进行止血。一般术腔不需要放置引流管。如止血困难，估计术后残留血肿可能性较大，则可于血肿腔留置引流管。撤出内镜及导引器工作套筒，水密缝合硬膜。小骨瓣复位固定，逐层缝合头皮，手术结束。

（四）手术前后头颅 CT 扫描

　　患者术后 6h 清醒，术后第 1 天复查头颅 CT 提示血肿清除满意，仅前下方有少量血肿残留（图 2-133）。经过 3D Slicer 软件三维重建术后血肿后计算血肿体积，提示为 5.5ml（图 2-134），因此血肿清除率为（1-5.5/55）%=90%。

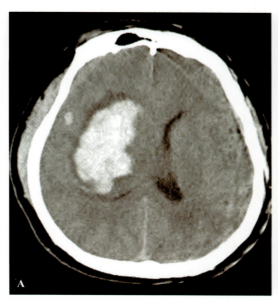
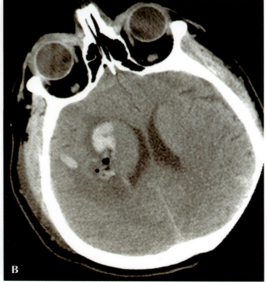

▲ 图 2-133　术前 (A)；术后 (B)

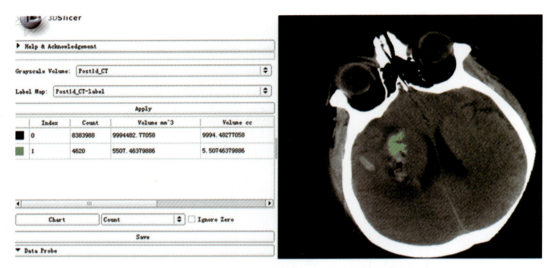

▲ 图 2-134　术后 CT 经过 Slicer 软件计算，得出残留血肿体积为 5.5ml

（五）手术要点

1. 手术切口使用纵行直切口，以便于在需要进行去骨瓣减压时，可以将切口向后向下延伸成扩大翼点入路的常规问号形切口。

2. 钻骨孔 1 个，铣刀成小骨瓣，直径 2cm。如有直径 2cm 左右的环钻，则更为便捷。

3. 血肿清除时，动作要轻柔。遇到机化较重，血肿较硬，较难吸除时，可以用吸引器吸住并转动血块，在转动过程中，吸除血块周边液化血肿或挫伤的脑组织，以松解血块，至血块转动近一圈后，以取瘤钳将血块取出。

4. 多数高血压脑出血病例，在内镜血肿清除术中，创面仅有少数几处出血点，止血不太困难，仅用速即纱配合脑棉轻轻压迫创面即可止血。但遇到术中止血困难的情况时，可以用支架固定内镜镜身，或是由助手持镜，以便主刀医生可以双手操作，以吸引器和双极电凝配合止血。血肿清除完毕后，视具体情况决定是否留置引流管。如血肿清除满意，则可考虑不放引流管。如血肿清除不满意，或考虑患者有凝血功能障碍，需留置引流管，以便术后可以经管道注入尿激酶。

5. 撤出内镜后，硬膜必须严密缝合，缺损处可取周边的骨膜进行修补。小骨瓣复位，以连接片和钛钉固定。

（六）点评

1. **优点**　①使用普通 PC 电脑和开源免费软件，计算穿刺角度快捷准确，成本低；②使用带有透明工作鞘的专用内镜导引器，穿刺时，对脑组织损伤小，手术操作时，便于透过透明鞘壁观察周边组织情况；③内镜导引器配有专用固定翼，可以使用标准神经外科蛇形自动拉钩链条固定工作鞘；④导引器呈环形均匀撑开手术路径上的脑组织，避免造成脑组织挫伤，而在手术过程中，管壁对手术通道周边脑组织均匀压迫，有一定的止血作用；⑤工作鞘头端斜形开口，在增大了有效工作面积的同时，还可在侧壁出血时，将工作鞘斜面旋转向出血部位，以便进行止血操作；⑥因开颅过程很快（通常 15 ～ 20min 即可完成），因此，很快即可开始清除血肿，对脑组织进行减压。

2. **缺点**　①因骨瓣很小，因此无法做到去骨瓣减压，对术后脑水肿严重，颅压高的病例，需要再次手术，进行去骨瓣减压。②当浅部血肿早期清除后，周边的脑组织常常会因颅内高压而突入导引器内，阻碍手术通道，因此，建议内镜导引器穿刺血肿时，以血肿后、下部为目标。穿刺到位后，自深部开始清除血肿，并逐渐向浅部移动。③清除血肿时，通常需单手持镜，单器械操作，做复杂操作较困难。

（陈晓雷）

第三节　穿刺置管引流术

一、方体定位脑内血肿置软管吸引清除术原理与基本操作方法

（一）高血压脑出血的手术适应证、禁忌证及穿刺时机

1. 适应证

(1) 脑叶和基底核区出血量≥ 30ml。

(2) 小脑出血量≥ 10ml。

(3) 血肿量占位效应较大，中线移位较明显。

(4) 高龄不能耐受外科手术者。

(5) 原发及继发性脑室出血，引起阻塞性脑积水、铸型性脑室积血者。

2. 禁忌证

(1) 颅脑出血并发脑疝晚期。

(2) 合并有严重的心、肺、肝、肾等重要器官功能衰竭。

(3) 由凝血机制障碍、动脉瘤、脑血管畸形，肿瘤或外伤等所致的出血。

(4) 脑死亡者。

3. 手术时机

(1) 排除禁忌证的脑内血肿患者，在病情稳定后可行方体定向置软管脑内血肿吸引清除术。

(2) 全脑室出血铸型或出现侧脑室扩大颅内高压者，可立即行定向侧脑室穿刺外引流减压术缓解颅内压或引流脑室内积血。

(3) 部分经保守治疗后生命体征基本平稳的患者，如果仍存在神经功能严重障碍，复查 CT 示血肿有占位效应，中线结构移位者，可行本微创手术治疗。

（二）术前准备

1. 手术地址的确立　联系 CT 室或手术室，有条件时行 CT 下监测操作，紧急情况下行床旁操作。

2. 获得患者术前与血肿相关的定位数据　准确测量 CT 片三维定位数据，计算血肿量大小，测量颅脑半径、额距、颞距、高距等定位参考数据。

3. 手术器械用具的准备　无菌手术器械、一次性颅脑引流袋、一次性医用引流管或脑室引流管、无菌敷料包、缝合包、无菌手术衣、无菌手套、帽子、口罩；消毒盘、生理盐水 500ml、一次性 5ml 注射器和输液器、氧气面罩；颅脑立体定位尺、甲紫、消毒棉签；备皮器具、心电监护仪。

4. 患者术前治疗　保持镇静、避免躁动；确保呼吸道通畅、控制血压；对症支持治疗等。

5. 术前医嘱

(1) "预……时间在基础＋局麻下行经……部位"方体定向置软管脑内血肿吸引清除术。手术前签字。

(2) 查血常规、血型、出凝血时间、生化、尿常规、感染系列、床旁心电图等。

(3) 术前备皮、留置尿管、胃肠减压、深静脉穿刺、术前禁食水、通畅气道吸氧。

(4) 备血凝酶 1KU 数支，尿激酶 2 支。

(5) 冬眠Ⅰ号（哌替啶、氯丙嗪、异丙嗪各 1 支）或冬眠Ⅱ号半量术前 30 ～ 60min 肌内注射，生命体征不平稳者或老年人慎用。

(6) 必要时地西泮术前 10mg 静脉注射，2% 利多卡因 5ml×2 支，手术时局麻用，丙泊酚备用。

(7) 20% 甘露醇 250ml 备用。

(8) 苯巴比妥钠 0.1g、阿托品 0.5mg 或东莨菪碱 0.3mg，术前 30min 肌注。

(9) 必要的抢救设备。

（三）手术基本操作器械介绍

1. 颅脑立体定位尺（图 2-135）

（1）产品性能：立体定位器是定向钻颅微创手术术前进行脑干血肿定位的器械，分为长板、短板及中间板，其原理是根据病人颅脑 CT 片，通过立体画线，在极短的时间内准确地确定血肿中心靶点及入颅路径。

（2）适用范围：适用于脑外科手术过程中，实施微创定向置管引流手术划线。

2. 定向颅钻（图 2-136）

（1）产品性能：定向颅钻是定向钻透枕骨成孔的微创手术器械，该器械简便实用、定向准确，可根据钻孔深度进行预限位。

（2）适用范围：主要供给临床医生在治疗或救治患者手术中实施微创定向钻颅使用，适用于脑外科手术中实施定向颅骨钻孔。

3. 颅骨凹颅钻（图 2-137）

（1）产品性能：颅骨凹颅钻用于微创定向钻颅后，圆整颅骨孔，清除颅骨骨屑，防止其进入颅内，保证颅骨锁孔器顺利微创嵌入。

（2）适用范围：主要供给临床医生在治疗或救治患者手术中实施定向钻颅使用，适用于脑外科手术中实施微创定向置管引流。

4. 颅骨锁孔器（图 2-138）

（1）产品性能：在颅骨定向钻孔后，使用颅骨锁孔器准确导向，建立通向颅内的通道，方便实施微创定向置管手术。

（2）适用范围：主要供给临床医生在治疗或救治患者手术中实施定向钻颅使用，适用于脑外科手术中实施微创定向置管引流。

5. 颅骨探棒尺（图 2-139）

（1）产品性能：颅骨探棒尺用于测量引流管进入颅内深度，建立通向血肿腔的预通道，方便颅内定向置管。

（2）适用范围：适用于脑外科手术中实施微创定向置管引流。

6. 颅脑导引杆

（1）产品性能：用于引导和支撑医用引流管，方便引流管沿预通道顺利进入血肿中心。

（2）适用范围：适用于脑外科手术过程中实施微创定向置管引流。

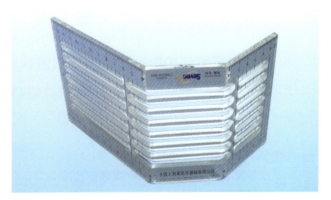

▲ 图 2-135　立体定位尺

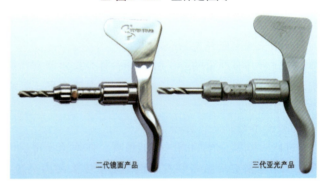

▲ 图 2-136　定向颅钻

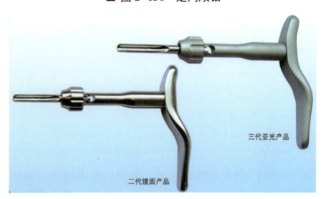

▲ 图 2-137　颅骨凹颅钻

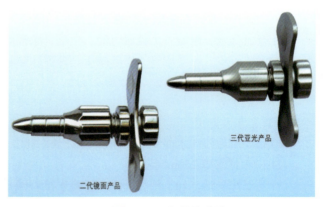

▲ 图 2-138　颅骨锁孔器

7. 一次性使用颅脑引流袋（图 2-140）

(1) 产品性能：一次性使用颅脑引流袋采用全密封、防反流设计，与脑干血肿吸引管配套使用，清除微创手术术后残余积血或血性脑脊液。

(2) 适用范围：适用于临床对颅脑手术患者引流液体。

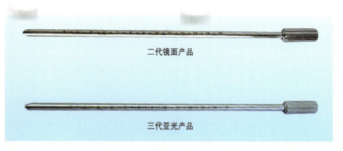

▲ 图 2-139　颅骨探棒尺

（四）定位原理

根据立体几何原理，即空间任意一点的位置都可以由三维定向坐标系统所确定。将该原理与颅脑解剖相结合，把"类圆形"的头颅"框"在一个方体空间内，根据方体内三个相互垂直的平面相交形成三线一点的原理，可分别作出通过该点的水平面、冠状面和矢状面，形成以该点为原点的三维定向坐标系统。方体定向置软管脑内血肿吸引清除术利用这个原理设计出三平面定位工具，称为立体定位尺。利用该定位尺，结合 CT 扫描所提供的立体定位参数，就可以确定颅内所设定的靶点。

临床上，方体定向置软管脑内血肿吸引清除

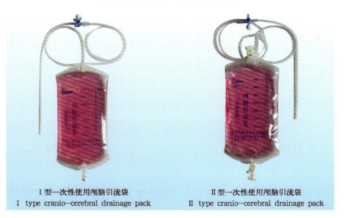

I 型一次性使用颅脑引流袋　　II 型一次性使用颅脑引流袋
I type cranio-cerebral drainage pack　II type cranio-cerebral drainage pack

▲ 图 2-140　一次性使用颅脑引流袋

术的定位原理是将 CT 扫描的层面作为水平面，以垂直水平面的头部前后平面为矢状面，用立体定位尺来确定既垂直于水平面又垂直于矢状面的头部冠状面，以上三个平面作为定位的基础标准面，利用上述原理来确定脑内的靶点，从而脑内任意一点都可以通过与上述三个基准面相平行的三面交点来确定其位置。因此脑内血肿的中心靶点可由相互垂直的三个平面来确定，并可将脑内血肿穿刺靶点投影在头的前额部、颞部、顶部及枕部。三个相互垂直的任意二个平面相交所形成的直线皆可作为穿刺入颅的路径，而另一平面所在的位置则作为入颅深度的标志，这样就可以准确无误地到达所要进入的血肿靶点。

（五）定位方法及步骤——头部立体画线定位法

1. 阅片及数据测量

(1) 阅读 CT 片，首先以 OM 线所在平面为基准面，确定 CT 片上每层颅脑的正常解剖结构，以 1cm 层间距为标准，根据每层 CT 影像平面上的解剖结构特点，将其归纳为如下口诀：零耳孔（双耳道、枕骨大孔）；一四眼（第四脑室、眼球）；二鸡鞍（鸡冠、蝶鞍）；三环裂（环池、外侧裂）；四叠突（四叠体、枕内隆突）；五镰二（大脑镰、侧脑室前后角和第三脑室所形成的二个小字）；六二八（侧脑室前后角形成二个八字）；七顶侧（可见侧脑室顶部）；八额顶（可见额叶和顶叶）；九顶全（全部为顶叶）。

(2) 根据 CT 片上的比例尺，计算出血肿量及血肿中心穿刺靶点的位置及其三维数据。具体方法如下。

测血肿量：先确定血肿平面的最下一层和最上一层，计算两层间的距离（cm）为高，然后测量血肿最大层面的长（cm）和宽（cm）。依据多田公式计算血肿量 = 长 × 宽 × 高 / 2。

血肿穿刺靶点位置的选择：①通常血肿单靶点选取血肿最大层面的中心位置为中心靶点；②多中心靶点或两个以上的血肿靶点，按血肿分区域内的最大层面的中心位置为各自的靶点；③脑室内的出血穿刺点，多选择侧脑室前角。

(3) 血肿中心靶点三维数据的测量：三维数据主要为"一个半径，三个距离"。半径是指颅脑半径，它为测出 CT 扫描血肿最大层面的左右横径的一半距离（包括头皮的厚度）；三个距离是指血肿中心靶点到同侧的颞部和额部最高点及 OM 线的距离，分别称为颞距、额距和高距。

2. 常用体表标志线

(1) 正中矢状线：从两眉间中点向后至枕外隆突的连线。为上矢状窦的投影线。

(2) OM 线：从目外眦到外耳门上缘的连线。为颅部 CT 的起始层。

(3) 下横线：自眶下缘至外耳门上缘的连线。为大脑的最低层面。

(4) 上横线：经过眶上缘与下横线平行的一条横线。

(5) 前垂直线：经颧弓中点作一条与上下横线呈直角的线，该线向上也与正中矢状线呈垂直关系。

(6) 中垂直线：经下颌骨髁中点向上平行于前垂直线的线。

(7) 后垂直线：经乳突根部后缘作一条与前、中垂直线平行的线。

3. 重要的解剖部位及血管区　在方体定向微创钻颅时应避开重要的血管与组织，降低手术风险，减少术后并发症的产生。

(1) 颅内血管及血管窦、骨窦在头皮投影

①脑膜中动脉：主干位于下横线与前垂直线的相交处。前支经过上横线与前垂直线相交点，继而向上弯曲走向颅顶。后支经过上横线与中垂直线相交点斜向上后走向顶枕点。

②大脑中央沟：在前垂直线和上横线的交点与后垂直线和正中矢状线交点的连线上。相当于后垂直线与中垂直线之间一段。此段的下端在颞下颌关节的上方 5 ～ 5.5cm 处。标出该线以利于避开重要的组织和血管区。

③大脑外侧裂的投影：相当于平分上横线与大脑中央沟投影所成夹角的斜线。大脑中动脉在此沟内行走。

④上矢状窦：在正中矢状线下，宽度在 1.5cm 之内。

⑤乙状窦：投影位于两侧乳突根部上下位置。

⑥横窦：位于枕外隆凸到星点的连线上。

⑦额窦：位于眉弓的深面，多位于 OM 线上 2 ～ 3cm 范围内。

⑧星点：是枕、顶、颞三骨在乳突根后上方的交汇点。相当于外耳门上缘与枕外隆凸连线上方 1.5cm，外耳道中心点后约 3.5cm 处。星点是横窦转折为乙窦状处。

(2) 大脑皮质部分中枢在头皮的定位

①运动中枢：中央前后回的投影位于中央沟投影线的前后各 1.5cm 宽范围内，运动中枢在中央前回。

②感觉中枢：在中央后回。

③视觉语言中枢：从顶骨结节引一平行于正中矢状线的线。从该结节后下 2cm 开始，向下取 3cm 长的直线为此中枢。

④听觉语言中枢：从耳尖直上 1.5cm，向后引 4cm 长的水平线即是。

⑤运用中枢：从顶骨结节分别引一垂直线，和该线成 40° 夹角的前后两线，其长均为 3cm，此两线即是。

⑥大脑枕叶和小脑分别位于后水平线之上下方。后水平线是区别幕上幕下的标志线。

（六）手术实施操作过程

1. 定位方法

(1) 单向通道：适用于血肿位于脑出血好发的基底核区，且血肿形状规则，量小于 50ml。步骤如下。

①画出基础定位线：患者备皮后，安静状态下仰卧位，以眉间中点作为起始点，将颅脑立体定位尺短板、中间板、长板分别紧贴前额、顶部，选正中间条孔通过起始点，用甲紫棉签顺中央条孔画出正中矢状线后延续至枕外隆突。然后，将患侧肩部垫起，头部侧卧位，血肿侧置于上，立体定位尺的一侧长板边缘对准外眦和外耳道的连线，用蘸取甲紫的棉签画出 OM 线。同样方法画出自眶下缘向后到外耳门上缘的连线为下横线；以平行于下横线画出通过眶上缘的线为上横线；用立体定位尺作一通过颧弓中点画出垂直下横线、上横线和正中矢

状线，为前垂直线；在耳屏后触摸到一突出骨性标志，即乳突，通过乳突根部后缘画出与前垂直线平行的线，为后垂直线。从前垂直线与上横线的交点向后上方作一弧形线，凹口向上，止于后垂直线与正中矢状线的交点，画出的此线为大脑中央沟体表投影。

②标记出血肿定位平面及靶点：将颅脑立体定位尺的下缘紧贴 OM 线，短板紧贴额前部，根据颅脑半径在短板上的显示距离数据，确定短板颅脑半径距离线与矢状线重叠，保持长板与正中矢状面的平行位置，寻找血肿最大层面所对应的条孔，确定后用甲紫棉签在该立体定位尺条孔上，画出相对应的血肿最大层面的水平面投影线，该线前交于矢状线，后达同侧枕部。然后向顶部移动立体定位尺，保持短板的颅脑半径不变，立体定位尺下缘在血肿最大水平面的投影线上，根据血肿额距的距离，在立体定位尺下缘上刻度标出额距的长度对应的位置，该点做一标记，即为颞部血肿入颅的穿刺点。移动短板至顶部紧贴头皮，使短板与长板上的条孔分别于正中矢状线和水平面投影线垂直，通过穿刺点的条孔，画出相交于水平线和矢状线的一条线，该线即为血肿中心靶点所在的冠状面体表投影线。

血肿的矢状线的画法为：先确定血肿靶点在水平面额部和冠状面顶部的头皮表面投影点，然后移动立体定位尺长板在顶部，短板在额部，通过该两点的同一平面条孔，画出与正中矢状线平行的一条线即为血肿的矢状线。

③适当调整入颅平面：如果所选的入颅点不易钻颅穿刺或恰好位于大脑的功能区或颅内大血管及各窦在头皮表面的投影区上，这时需要调整入颅点及方向，以避开功能区和大血管及血窦、骨窦等部位。此时入颅方向，是在确定脑内血肿中心靶点的三面垂直关系上，以任意两面相交线为轴线，旋转其中一个平面，使其与对应平面形成非垂直夹角（切记此两面仍与第三平面垂直），旋转平面与第三平面的相交线即为新的穿刺方向，而血肿中心靶点的位置不变，由于旋转角度很小，故穿刺深度变化仅 1mm 左右，可以忽略不计。下面以壳核出血额侧入路为例，通常需要内移入颅点，临床操作时，根据立体解析几何原理，将立体定位尺调整条孔与矢状面重合的方体位，保持高距不变，以血肿靶点的矢状面和冠状面交线为轴，向内旋转立体定位尺，一般 1cm，确定一个额部新的入颅穿刺点。然后用甲紫棉签将新的额部穿刺点和血肿靶点顶部投影点之间在定位尺条孔上画连线形成一平面线。这样就可以标出一个新的入颅平面与水平面的相交线即为新的入颅径路。如在颞部和顶部入颅，变动方法同此，兹不赘述。

(2) 双向通道：以基底核区出血为例，血肿形状多不规则，或量大于 50ml。

①步骤：除颞部外还增加了其他部位入颅穿刺点，定位方法同单向通道。

②优点：双引流管可以加快引流速度，且引流较单向通道彻底。

③注意：穿刺时应先做额侧，后做颞侧，由于额侧硬脑膜移动性好，若后做额侧，会有可能出现额侧硬脑膜撕脱，造成硬膜外血肿，从而增加手术危险。操作步骤参考单向通道。

(3) 多向通道：适用于血肿内混杂脑组织、血块较黏稠、不易引流的脑出血。也可用于脑出血量很大，症状较重，或术后复查 CT 发现血肿引流效果不好的患者。特点：入颅穿刺点不固定，可根据患者病情选择。但由于通道较多，有增加感染机会，术中无菌操作和术后监护显得尤为重要。操作步骤参考单向通道。

(4) 脑室内定向置软管：一般为急诊手术选择，多用于脑室出血、脑出血破入脑室、小脑及脑干出血而造成梗阻性脑积水、脑疝等患者；在病危抢救时，可行床边紧急行脑室内置管术，快速降低颅内压，挽救生命。

侧脑室引流入颅点有三个部位。

①额入法：侧脑室前角引流术，入颅部位在矢状线自眉间向上 9cm，旁开 2 ~ 2.5cm 处，入路方向与矢状面平行，与两处外耳道连线相垂直，深度一般不超过 6cm 即到侧脑室前角。

②枕入法：入颅钻孔部位在矢状线枕外隆突上方 6cm，旁开 3 ~ 3.5cm 处，入路方向与矢状线平行，对准同侧瞳孔，进入深度一般不超过 5.5cm 即到达侧脑室枕角。

③侧入法：侧脑室三角区引流术，入颅点通常在同侧耳郭最高点的上方和后方各 3cm 处钻颅骨，垂直进入深度为 4 ~ 5cm 即到达侧脑室三角区。

(5) 小脑出血定向置软管

①手术指征：小脑出血，易形成脑疝，出血量≥10ml，或合并脑积水，应尽快手术治疗。

②首先结合 CT 显示小脑出血的位置，先画出 OM 线，标出窦汇、横窦、乙状窦位置，以免误伤，后颅空间狭小，入颅点位置一般相对固定。患者向健侧侧卧位，作血肿侧 OM 线下 1cm 水平线，再作经过同侧乳突根部与枕外隆突连线中点的垂直线，两线交点为枕部皮肤钻孔点，或选枕骨枕外隆突下 2.0～2.5cm，中线旁开 2.5～3.0cm 为颅骨固定穿刺点。测量血肿中心至颅骨表面距离，计算置管深度，进针方向指向血肿中心。

穿刺时应遵循以下原则：注意穿刺深度，过深有损伤脑干风险；治疗关键是解决脑脊液通畅的问题；如有侧脑室引流，拔引流管时遵循先拔小脑引流管，后拔侧脑室引流管的原则。

2. 手术要点及注意事项

(1) 手术实施操作步骤

①将患者推入微创手术室或 CT 手术室（抢救危重患者也可在床旁进行），安置患者于适宜体位，连接好吸氧管、心电监护，建立静脉通道，观察并记录瞳孔大小及生命体征，并注意术中不断观察其变化情况。

②头部常规消毒。

③由助手打开手术包第一层，戴无菌手套。由助手向手术器械盒中加入生理盐水 500ml。

④钻颅点局部用 5% 利多卡因 5ml 麻醉。用手术刀切开钻颅处头皮第一层约 0.5cm，将定向颅钻插入其中，先在颅骨表面轻钻一凹槽，防止钻颅过程中钻头滑脱，定向板校准方向后开始钻颅，注意不要用力牵扯移动头皮，尽量保持头皮原位不变，防止画线偏移和术后头皮因复位而导致引流管移位，影响引流效果。术中用无菌纱布清洁钻颅时创口流出的血液及附着的骨屑，每次颅钻旋转角度不小于 180°，同时不断校准方向。穿透颅骨后用凹颅钻扩张钻孔并清除残余骨屑。用脑膜针轻轻刺破脑膜，然后用一定型号的探棒尺轻轻旋转扩张脑膜切口，最后用脑室针向血肿中心靶点刺入，注意深度。当深度到达中心靶点时，试拔出脑室针芯抽吸少量血液，滴于纱布上观察其颜色，如确定为陈旧血，说明定位准确，方可置入引流管，以确保引流管进入血肿腔内。

⑤将相应型号的引流管套在颅脑导引杆上缓慢插入脑内，确认进管深度达血肿中心靶点后退出该导引杆，看是否有陈旧性血液自管内流出，若血液黏稠可用 5ml 一次性注射器轻轻试抽看是否通畅。若抽吸顺利无阻力，即可抽出血肿腔内的血液，并观察抽出的血有无脑组织及血液新鲜程度。若抽吸时阻力较大，则停止抽吸。调整引流管在血肿腔内的深浅距离和侧孔方向，然后再做试抽吸或用少量生理盐水置换，若阻力仍较大，并抽出脑组织时停止抽吸，检查侧孔是否被血块阻塞。操作时应注意观察瞳孔、生命指征的变化是否达到了减压的目的。

⑥抽吸过程中或抽吸后有出血倾向时，可用血凝酶 500～1000U 加生理盐水 2～3ml 溶解后注入腔内，夹闭引流管 1～2h 止血，管末端接无菌颅脑外引流器。若见新鲜血液流出，勿要闭管，观察至无新鲜出血流出，及时复查颅脑 CT 并寻找出血原因对因治疗。若患者出现脑疝或颅内压过高时，可应先行侧脑室穿刺引流以降低颅内压，缓解脑疝挽救生命。

⑦全层缝合头皮固定引流管，敷料包扎。引流管末端接无菌颅脑引流袋。如为单纯血肿腔引流管，引流袋放床头即可；若为脑室或已与脑室相通的血肿腔引流管，引流管末端高度应高出侧脑室前脚 10～15cm，以防止颅内压过高或过低。

⑧向患者家属交代手术情况。

(2) 手术注意事项

①定位画线时，一定要坚持方体定位原理，确保各个交点均为 90°。

②确定额距，短板颅脑半径距离线要与矢状线重叠，再根据 CT 数据，确定血肿投影点。

③开始钻颅时先垂直颅骨表面，在颅骨表面轻钻一凹槽，然后根据穿刺钻颅的平面方向，调整定向颅钻的

方向。

④根据颅骨的厚薄，调整钻头长度，以防止钻头刺入过深损伤硬脑膜。

⑤置管深度为血肿中心靶点到头皮表面距离，即软管侧孔中心点到头皮表面距离，而不是软管头到头皮表面距离。

⑥术中抽吸过程强调缓慢、间断、非阻力化、只排血，不损伤脑组织。

⑦术中血肿排空量一般不超过 40%～60%，不求一次性彻底清除血肿。

⑧术后排空的血肿腔可用少量生理盐水充填，防止血肿残腔压力过低引起新的血管破裂出血。

⑨有效控制好术前、术中、术后的血压。

⑩穿刺禁区：翼点为中心直径 3cm 范围内（防止穿破脑膜中动脉引起硬膜外血肿）；额部 OM 线上 4cm 以下的范围内（防止穿透额窦造成颅内感染）；矢状窦、横窦等静脉窦体表投影线旁开 1.5cm 范围内（防止损伤静脉窦及桥静脉引起大出血）。如多靶点穿刺，要先穿额部，再穿顶枕部，最后穿颞部，避免因颅内压降低出现硬膜外血肿；经额顶部穿刺，易损伤侧脑室；由于使用脱水、利尿药，注意及时复查电解质；预防或控制呼吸、泌尿系、压疮的感染；急性胃黏膜病变的预防；血压不可降至过低，谨防脑血灌注不足所致脑梗死发生；血压一般控制在 140～150/80～90mmHg 即可。

(3) 术前及术中用药问题

①镇静药的应用，术中根据病情酌情使用冬眠 Ⅰ 号或冬眠 Ⅱ 号以达到基础麻醉稳定患者的目的，通常肌内注射，术前 30～60min，也可据情术中适量静滴。术中患者躁动要查找原因，无其他诱因时适当临时给地西泮 10mg 或苯巴比妥 50～100mg 等镇静药。术后视情况仍可给予地西泮等镇静药。如患者有抽搐，可每间隔 6h 用地西泮、苯巴比妥交替肌内注射。必要时可用地西泮维持静滴。

②止血药的应用：手术开始时用 5%～10% 葡萄糖 500ml 加止血敏 2.0g、止血芳酸 0.4g，静脉滴注，也可用立止血 1KU 静脉注射或静脉滴注。

③尿激酶的应用：一般在手术后 6～12h 左右向血肿腔内注入 6000～20 000U（用 2～3ml 生理盐水溶化）然后关闭引流管阀门，3h 后放开引流阀（如关闭期间出现颅内压增高时，应立即放开引流阀降脑压）。以后每日 1～2 次给药，直至 CT 检查出血被清除 90% 以上后方可停用。

④关于预防并发症如胃肠道出血、肺部感染、心衰竭、肾衰竭、脑梗死等并发症可参照本资料其他部分或有关内科图书所介绍的治疗方法，此处不再赘述。

（七）术后治疗

1. 一般治疗

(1) 减轻脑水肿、降低颅内压：术后使用脱水药，20% 甘露醇减轻脑水肿，降低颅内压，肾功能不全的患者可应用甘油果糖、白蛋白、呋塞米，代替甘露醇或小剂量甘露醇交替使用，同时适当控制液体量。

(2) 术后血压控制：术后是否出现再出血是手术治疗高血压脑出血近期疗效的重要指标，其发生的主要原因是血压得不到有效控制，因此高血压脑出血术后血压控制非常重要。术后有效控制血压与患者术后平稳过渡有着密切联系，要尽量减少血压大幅度波动。稳定血压的同时，要避免血压过低，否则会因脑灌注压低，脑血流减少，造成严重的脑组织缺血、缺氧、水肿，同样会带来严重后果。但术后控制血压往往有一定的难度，且血压波动大，可采用 24h 血压监测，并联合降压，应用尼莫地平、硝酸甘油静脉注射。可口服者逐渐改用口服降压药，血压稳定者，病情恢复好。

(3) 高血糖的控制：高血压脑出血患者常发生血糖升高，且部分患者既往有糖尿病史，故有效控制高血糖对患者预后起到主要作用，高血糖可因提高组织内糖浓度，加重乳酸酸中毒，抑制缺血脑组织 ATP 的恢复，减少局部脑血流量等原因，加重脑损害，影响预后。胰岛素的合理应用对术后缺血脑组织有良好的保护作用。

(4) 早期肠内营养：本组术后第 2～3 天，开始鼻饲流食，常用果汤、果汁等或其他营养液，开始为 500ml/d 逐渐增至 1500～2000ml/d，早期肠内营养，能使患者获得较多的热量和蛋白质，改善负氮平衡促进脑功能的恢复。保持水电解质平衡，同时可预防胃肠黏膜萎缩，促进胃肠功能恢复。

2. 特殊治疗　主要是拔引流管相关事宜。

(1) 经过血肿腔内或脑室引流及药物治疗后，当患者病情趋于稳定，引流液变清且脑压不高时，可尝试间断关闭引流管。之后 24h 内若无颅内压升高，且 CT 复查确认血肿已清除 90% 以上，即可尝试拔除引流管。拔脑室引流管前先做腰穿以观察脑脊液循环是否通畅。腰穿引流脑脊液后可见脑室引流管液面下降；或向脊椎蛛网膜下腔内注入无菌生理盐水后见脑室引流管液面上升，即可确认脑脊液循环通畅，这时可以拔出脑室引流管。脑室引流管一般情况保持 5 ～ 8d。

(2) 拔管前先拆除敷料，并常规皮肤消毒，拔管后用无菌纱布清理伤口，或用剪除钻口周围坏死的皮肤，以利于伤口愈合。并用 4 ～ 7 号手术线做全层缝合，覆盖酒精纱布，用两块无菌敷料覆盖，然后用胶布固定。缝合头皮时应注意头皮全层的严密性，一般 1 ～ 2 针即可，缝合后用干纱布擦蘸切口周围，观察有无水性液体渗出，若有液体需在渗出处再缝合一针。一般 7d 后即可拆除缝线。

（孙树杰　湛浩强　吴世强）

二、壳核区出血方体定位软管穿刺置管引流术实际病例分析与手术技巧

（一）病例资料及手术流程

病例 1

患者宋某，男性，75 岁，突发意识不清 9h，于 2014 年 4 月 15 日 12 时 17 分入院。入院时患者呈浅昏迷状态，GCS 评分 8 分。头部 CT 见右侧基底核区大量脑出血，右侧侧脑室受压消失，中线向左侧移位。家属不同意行开颅手术，要求行微创治疗。考虑到患者为老年人，且从 CT 影像上见脑萎缩较明显，这在一定程度上代偿颅内压的增高，在发病后第二天采用上海七颗星医疗器械有限公司生产的已取得专利颅脑立体定向微创手术器械，行微创软管穿刺置管引流术，术中于右颞部体表定位点向对侧体表定位点连线方向穿刺，术中抽出陈旧性血液约 15ml，血肿腔留置一引流管（美敦力公司脑室外引流管，编号 26020）。术后辅以尿激酶液化血肿（尿激酶 3 万 U 溶于 0.9% 生理盐水 3ml 内自引流管注入，夹闭 3h 后放开）。出院时患者神志清晰（图 2-141 至图 2-145）。

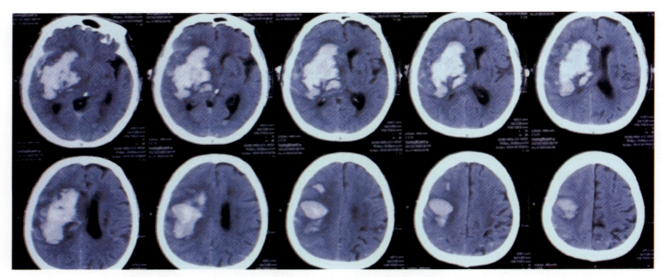

▲ 图 2-141　选择血肿最大层面的中心点为靶点，确定其在头皮的体表投影，用电极片予以标识，并且在血肿的对侧相对点也要用电极片定位，以确定穿刺方向

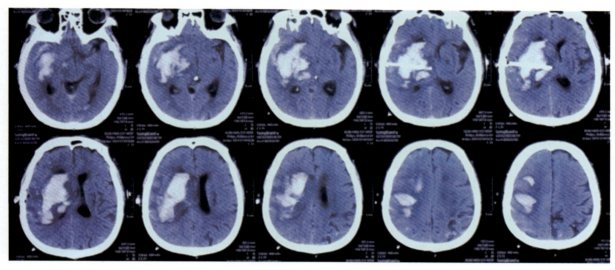

▲ 图 2-142　术后 30min 复查头部 CT 见引流管位于血肿腔中下 1/3

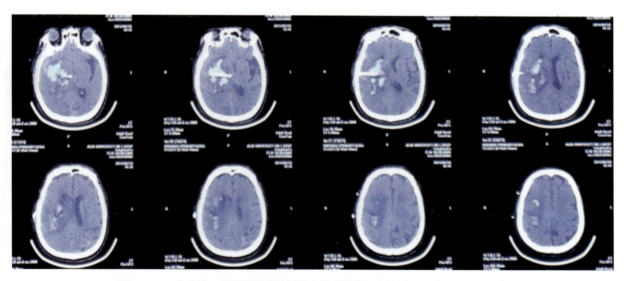

▲ 图 2-143　术后第一天辅以尿激酶液化血肿并于第二天复查 CT（2014-04-18）

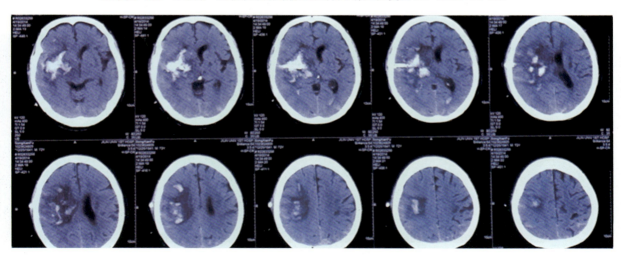

▲ 图 2-144　给予尿激酶后术后第三天复查头部 CT 见血肿逐渐减少（2014-04-19）

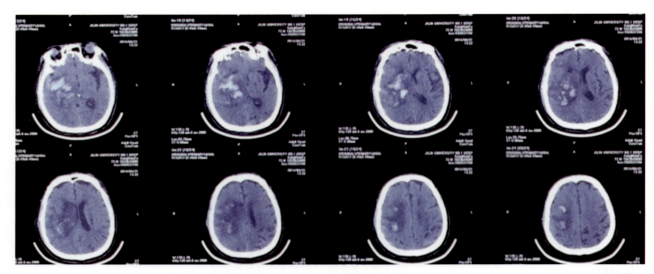

▲ 图 2-145　拔管后复查头部 CT 见血肿腔残留少许血肿（2014-04-21）

病例 2

　　患者：吕某，男，85 岁，因意识不清 4d 于 2014 年 4 月 19 日 1 时 15 分入院。既往有高血压病史 16 年左右，规律口服降压药。入院查体：血压 195/59mmHg，中度昏迷状态，GCS 评分 5 分，双侧瞳孔不等大，右侧直径约 2.0mm，左侧直径约 3.0mm，对光反射消失。头部 CT 见左侧颞顶叶及基底核区大量脑出血。考虑到患者为高龄，家属积极要求手术治疗，开颅手术对患者打击较大，另外从 CT 上看虽然血肿量较大，但血肿液化的非常好，微创术中即可抽出大部分液化血肿减压，于是行微创软管穿刺置管引流术。出院时患者无意识自主睁眼（如图 2-146 至图 2-151）。

病例 3

　　患者黄某，男性，44 岁，因突发言语不清伴右侧肢体活动不灵 4h，意识不清 1h 于 2014 年 8 月 22 日 21 时急诊入院。既往有高血压病史 3 年。入院查体：浅昏迷状态。考虑到患者术前昏迷程度不深，出血量中等，因此发病后第二天行微创软管穿刺置管引流术；同时血肿形态呈长条型，因此穿刺方向选择经左额入路，这样可以保证引流管的侧孔大部分在血肿腔内，使充分引流，术中以发际内 2.0cm，左侧旁开 2.5cm 为穿刺点，沿两侧颞部电极片连线方向穿刺血肿，术中抽出陈旧性血液约 10ml，血肿腔内留置引流管。出院时患者蒙眬状态，呼唤睁眼，刺痛定位（如图 2-152 至图 2-155）。

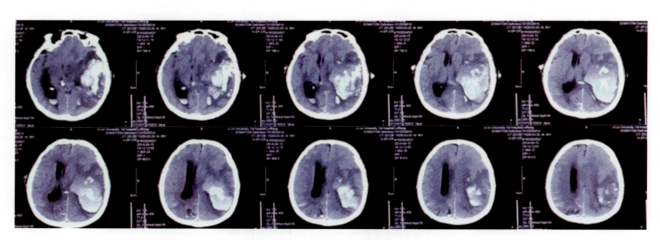

▲ 图 2-146　术前头部 CT：左侧颞顶叶及基底核区脑出血（2014-04-19）

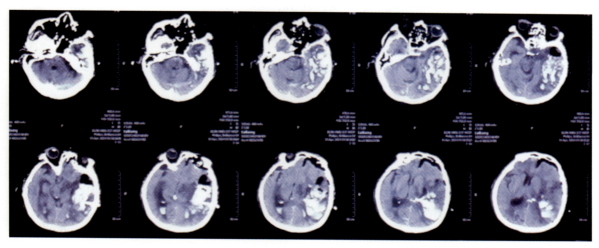

▲ 图 2-147 术后下台复查头部 CT 见无颅内再出血，引流管位于血肿腔下 1/3

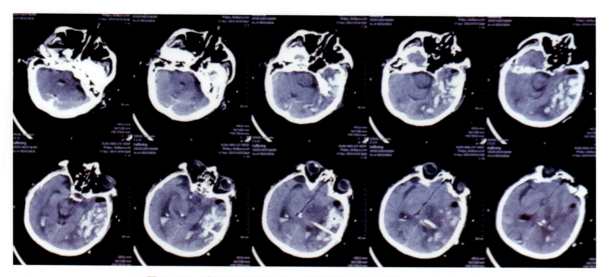

▲ 图 2-148 给予尿激酶后 1 次，术后第二天复查头部 CT（2014-04-21）

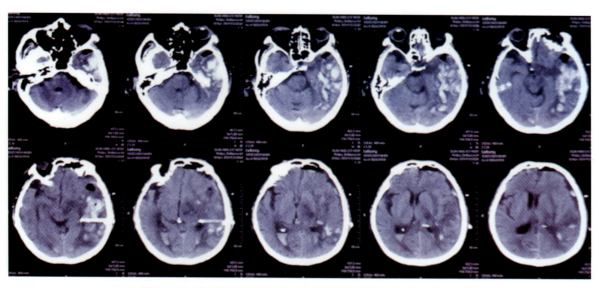

▲ 图 2-149 给予尿激酶后 2 次，术后第三天复查头部 CT（2014-04-22）

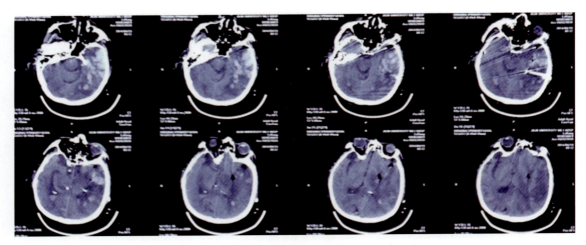

▲ 图 2-150 术后第五天复查头部 CT（2014-04-24）

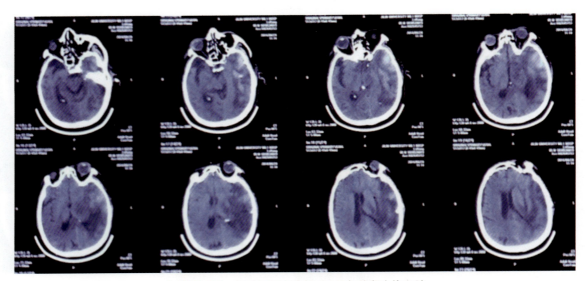

▲ 图 2-151 拔管后复查头部 CT 见仅残留少许血肿

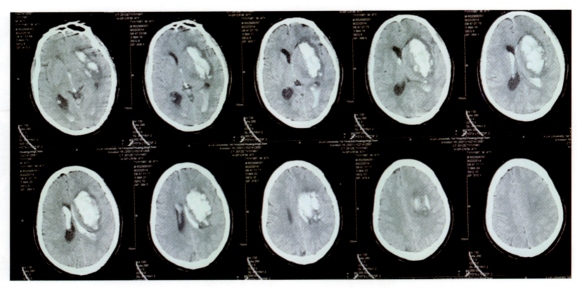

▲ 图 2-152 术前头部 CT（2014-08-22）

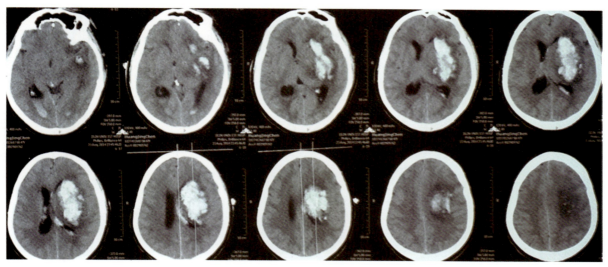

▲ 图 2-153 血肿最大层面在头皮的体表投影，用心电金属电极片予以标识（2014-08-23）

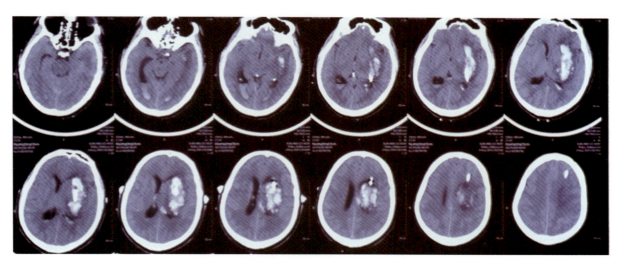

▲ 图 2-154 术后下台复查头部 CT（2014-08-24）

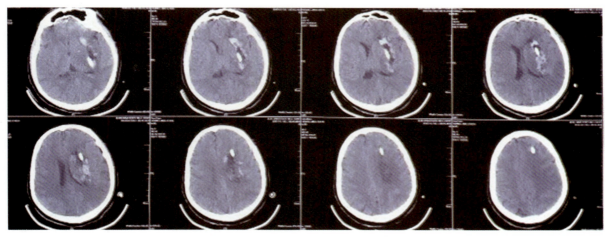

▲ 图 2-155 给予尿激酶 1 次，术后第二天复查头部 CT 见血肿已基本消失（2014-08-25）

病例 4

患者张某，女性，48 岁。因突发头痛、头晕伴左侧肢体活动不灵 3h，于 2014 年 6 月 6 日 12 时 51 分急诊入院。既往高血压病史不详。入院查体：血压 160/105mmHg，嗜睡状态。头部 CT 见左侧基底核区大量脑出血破入脑室系统，占位效应明显，需开颅手术治疗，但家属不同意开颅手术，要求做微创手术。考虑到患者术前虽然意识状态尚可，但血肿量较大，因此发病后第二天采用双管微创穿刺置管引流技术，一根引流管经额入路，另外一根引流管经颞入路穿刺血肿，以保证快速、充分引流血肿。出院时患者呈嗜睡状态（图 2-156 至图 2-160）。

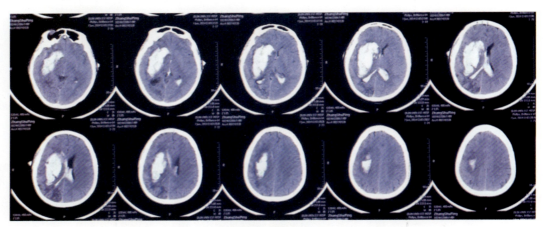

▲ 图 2-156　前头部 CT 定位：右侧基底核区脑出血（2014-06-07）

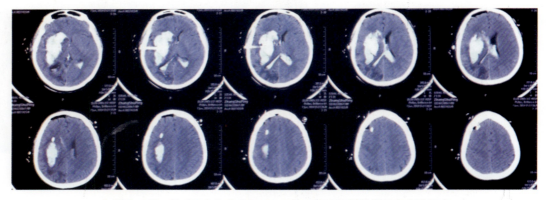

▲ 图 2-157　术后下台复查头部 CT 见额部及颞部引流管均在血肿腔内

病例 5

患者周某，男性，52 岁，因头痛 1 周，加重 1 天，于 2014 年 8 月 28 日由外院转入我院。入院查体：嗜睡状态，GCS 13 分。2014 年 8 月 21 日头部 CT 见右侧基底核区小量出血（图 2-161），给予保守治疗过程中出血量逐渐增多，血肿周围脑水肿较重（图 2-161 至图 2-166），且出现意识障碍，考虑到患者出血时间较长，血肿深在，且血肿已部分液化，采用了微创穿刺引流的方法，术中抽出液化血肿约 30ml，术后下台复查头部 CT 见血肿明显减少，血肿占位效应减轻，未给予尿激酶液化血肿，术后第二天即拔管。

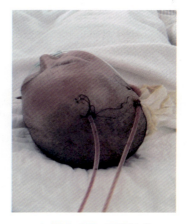

▲ 图 2-158　双管技术

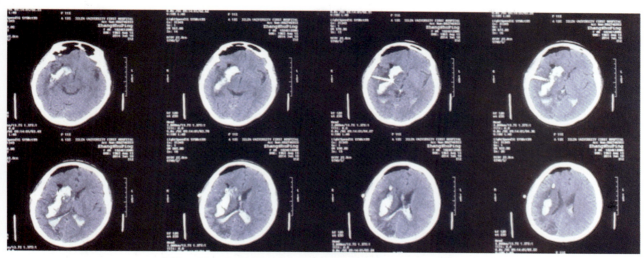

▲ 图 2-159　尿激酶液化引流术后 3 天后复查头部 CT（2014-06-10）

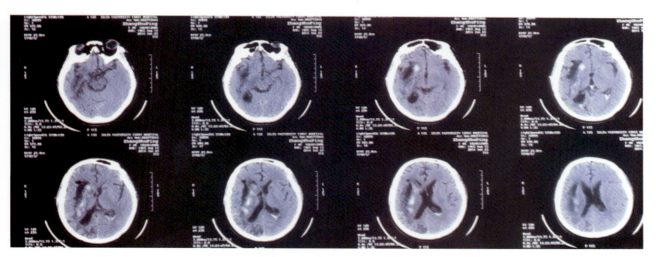

▲ 图 2-160　穿刺引流术后 16 天（2014-06-23）

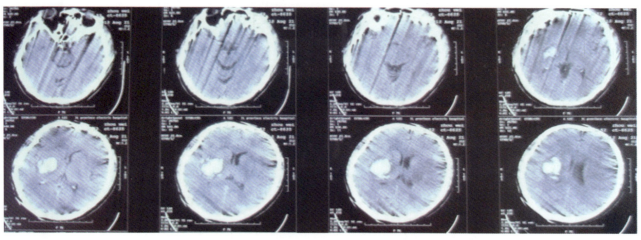

▲ 图 2-161　发病第一天的头部 CT（2014-08-21）

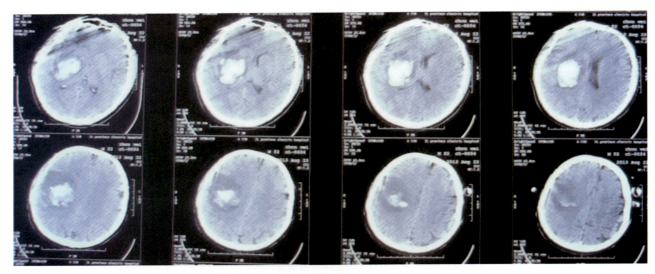

▲ 图 2-162　发病第二天的头部 CT（2014-08-22）

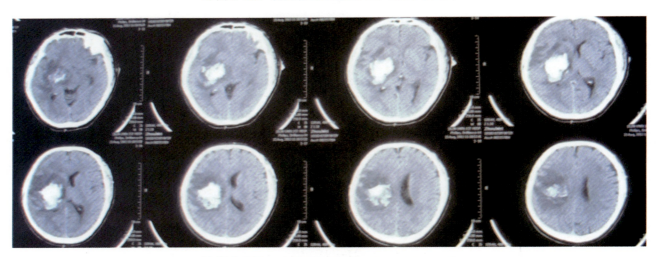

▲ 图 2-163　发病第三天的头部 CT（2014-08-23）

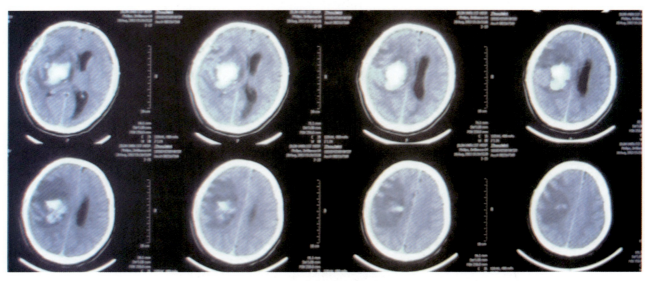

▲ 图 2-164　发病第六天头部 CT（2014-08-26）

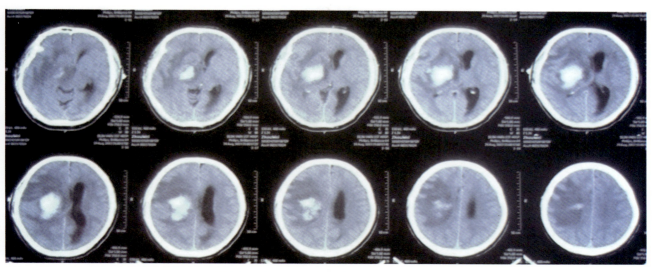

▲ 图 2-165　发病第九天头部 CT（2014-08-29）

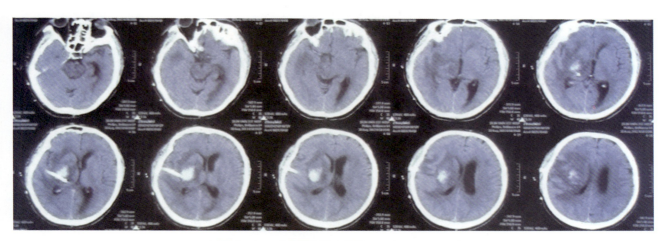

▲ 图 2-166　术后下台复查头部 CT（2014-08-30）

病例 6

患者关某，男性，55 岁。因突发言语不清伴右侧肢体活动不灵 3h 于 2013 年 9 月 8 日 8 时 30 分急诊入院。既往有高血压病史 15 年，最高达 180/120mmHg，未服药。入院查体：血压 192/120mmHg，呈嗜睡状态。头部 CT 见左侧基底核区大量脑出血。因出血量较大，需行开颅治疗，但家属不同意行开颅手术，要求做微创引流术，考虑到患者术前意识状态好，且从 CT 上看患者有一定的脑萎缩，这在一定程度上可以缓解颅内压的增高，于是行方体定位软管穿刺置管引流术。出院时患者神志清醒（图 2-167 至图 2-173）。

（二）手术要点

见"方体定位脑内血肿置软管吸引清除术原理与基本操作方法"。

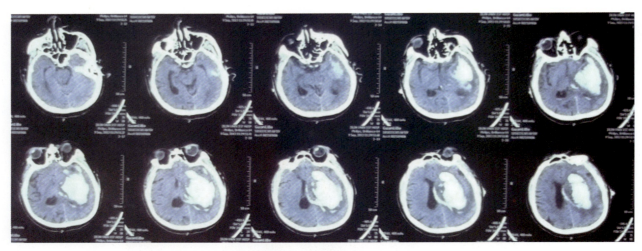

▲ 图 2-167　术前头部 CT：左侧基底核区大量脑出血（2013-09-09）

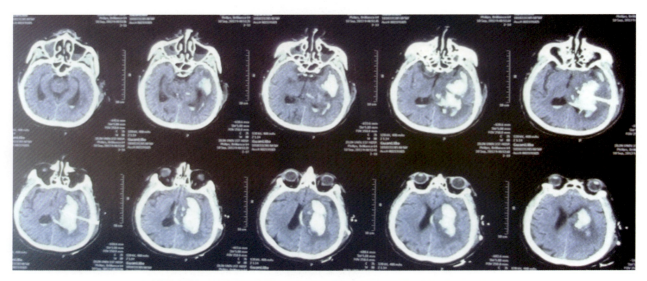

▲ 图 2-168　术后下台复查头部 CT 见引流管在血肿腔中部（2013-09-10）

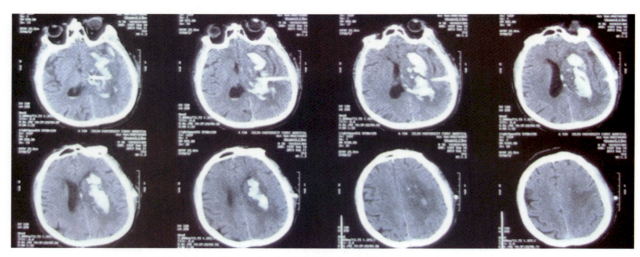

▲ 图 2-169　术后第一天行尿激酶液化血肿后复查头部 CT（2013-09-11）

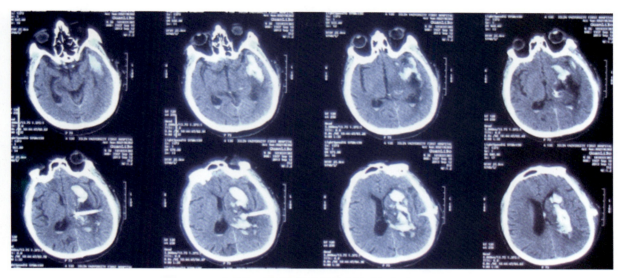

▲ 图 2-170　术后第二天行尿激酶液化血肿后复查（2013-09-12）

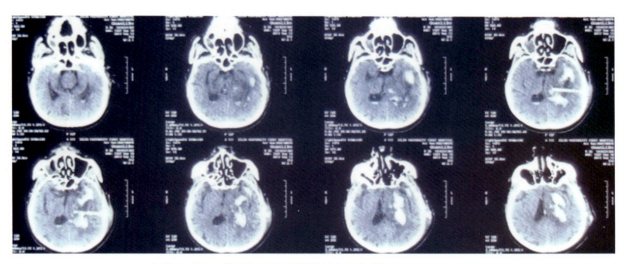

▲ 图 2-171　术后第三天行尿激酶液化血肿后复查（2013-09-13）

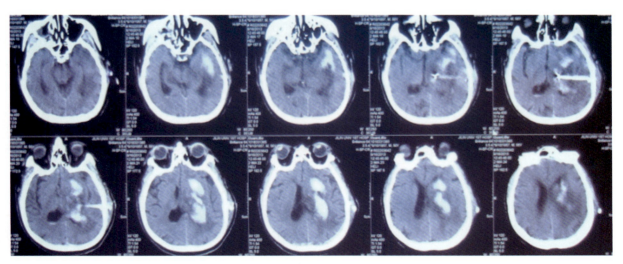

▲ 图 2-172　术后第三天行尿激酶液化血肿后复查（2013-09-13）

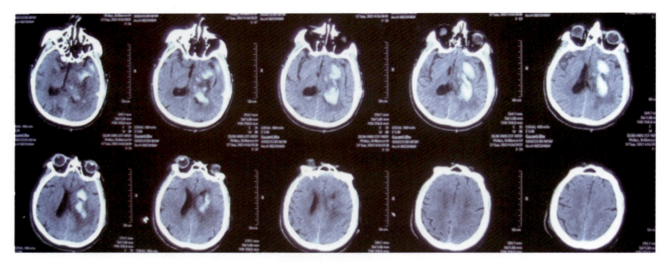

▲ 图 2-173　拔管后复查头部 CT（2013-09-17）

（綦　斌）

三、经额穿刺软通道基底核区血肿引流术

（一）病例资料

患者魏某，男性，64 岁，早晨洗漱时感左足麻木向大腿根部上行，继之头晕，失语口角流水意识障碍 1h 入院。以往高血压病史不明确。2009 年查出胃良性肿瘤，行胃大部切除术。此后身体恢复良好。有抽烟史，每日 2 包，戒烟 5 年。饮酒史，每日半斤，戒酒 5 年。查体：血压 180/100mmHg，呼吸 26 /min，心率 90 /min，体温 37.5℃。呼吸急促，患者呈浅昏迷状态，双瞳等大正圆，直径约 3mm，对光反射灵敏。浅反射存在，左侧肢体偏瘫，右侧肢体活动可，左侧巴氏征（＋）。头颅 CT 示：右侧基底核区高密度影，诊断基底核区脑出血，出血量经多田公式计算量约为 55ml，右侧侧脑室受压，中线向左侧移位。

入院诊断：右侧基底核区（外囊）脑出血，高血压 3 级，极高危组。

（二）手术流程

1. 麻醉　全身静脉复合麻醉。

2. 体位　仰卧，头部垫枕，颈部屈曲，屈曲度数以额部穿刺点到预定血肿腔穿刺点的连线垂直于地面为准（图 2-174）。

3. 确定血肿腔穿刺点和额部穿刺点　血肿腔预定穿刺点选择：以 CT 扫描片上的血肿腔最中间层面或者血肿面积最大层面为穿刺层面，在该层面血肿后缘前 1cm 处作为靶点。然后以外耳孔为基点，计算穿刺层面在外耳孔上方的距离，根据计算的结果，在头颅体表上，标出靶点在头皮上的投影。额部的穿刺点的选择：一般是距离中线 2.5 ～ 3cm，眉弓上 2cm。划出额部穿刺点和血肿腔穿刺靶点的投影之间的连线，此连线作为穿刺路径在体表投影（图 2-175）。

4. 消毒铺巾　建议使用塑料贴膜，以便能够直视到整个头的位置和穿刺路径。在贴膜外，头围周边铺无菌巾（图 2-176）。

5. 切口　沿额纹做切口，长 3cm，切开皮肤额肌，乳突牵开器牵开切口，颅骨钻孔 1 枚（图 2-177）。

6. 硬膜切开　电灼并切开硬膜，再次观察并确定头位是否居中，穿刺路径是否处于垂直位。

7. 在 CT 片上测出穿刺部位的额骨外板到血肿腔靶点距离，以此距离作为置管的深度　穿刺血肿，将穿刺管缓缓推进血肿腔，达到预定穿刺深度时停止推进，此时有血性液体自引流管流出，表示穿刺管位于血肿腔内（图 2-178）。

8.抽吸并冲洗血肿腔　注射器抽吸血肿，抽吸过程中可以左右转动引流管，不易抽吸时，可以用生理盐水反复冲洗（图 2-179）。

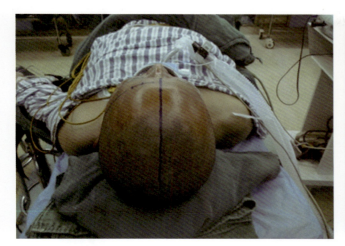

▲ 图 2-174　体位

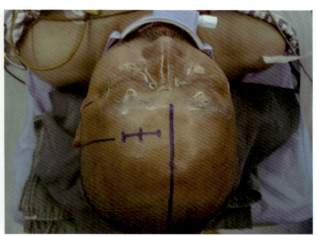

▲ 图 2-175　手术切口

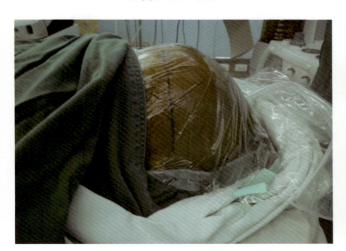

▲ 图 2-176　贴膜

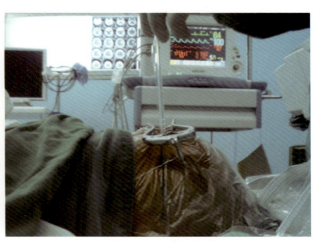

▲ 图 2-177　颅骨钻孔并放入引流管

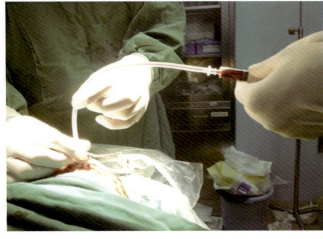

▲ 图 2-178　抽吸血肿

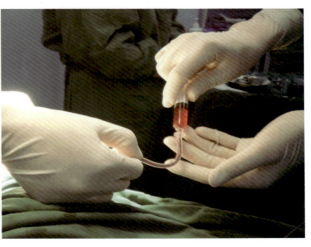

▲ 图 2-179　生理盐水冲洗

9. 固定引流管　缝合切口，固定引流管。术后即刻复查 CT，了解引流管的位置和血肿的情况。

（三）手术前后头颅 CT 扫描

见图 2-180。

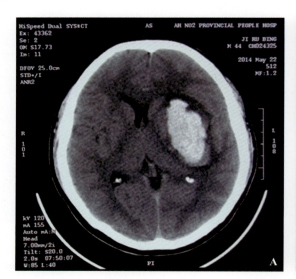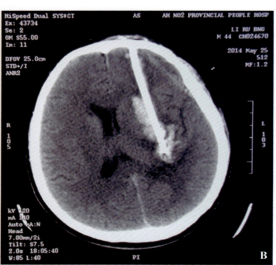

▲ 图 2-180　手术前后头颅 CT 轴位扫描

（四）手术要点

1. 准备阶段　观察头颅 CT，确定血肿腔的穿刺平面，一般选择血肿腔居中的 CT 扫描层面；其次确定穿刺深度，一般是在选定的穿刺层面血肿内距离血肿后缘 1cm 为穿刺靶点。最后在该穿刺平面，测量距离中线 2.5cm 的额骨前缘外板到穿刺靶点的长度，该长度即是穿刺深度，一般是 8～11cm。

2. 头位　头位保持中立位，是防止穿刺管穿入血肿腔后尖端偏向一侧的重要条件。此外颈部前屈，其前屈程度以额部穿刺点到血肿腔的靶点的连线垂直于地面为准，否则，穿刺管的尖端可能会在血肿腔内过高或过低。

3. 穿刺置管阶段　电灼硬膜时，双极电凝的功率要小，否则硬膜有可能灼穿，导致出血。硬膜切开时，要左右切开；穿刺点皮质不可过度烧灼，同样双极电凝功率要小，以防皮质上的小动脉灼破引起出血，其结果不得不中转手术。我们遇到 1 例皮质血管灼破后导致急性硬膜下血肿，转为开颅手术，清除血肿。

4. 抽吸血肿阶段　穿刺管送到预定目标后即可抽吸血肿，首次抽吸不要过多过快，以免血肿腔压力急剧降低引发再次出血。抽吸之初，抽出的内容物是血肿的液体部分，当不易抽吸时，原因可能是血凝块堵塞引流管侧孔，此时旋转引流管即可。或者是液体部分完全抽出，残留均是血凝块，此时不可负压过大，否则有可能抽出脑组织或者引发出血。

5. 固定引流管　引流管从切口的一端引出，避免从切口中央直接引出，以减少拔管后脑脊液漏和感染的概率。固定引流管的线结避免留置过长，否则有可发生引流管在脑内移动引发皮质血管出血造成脑内血肿。我们遇到一例术后第 5 天皮质下脑内血肿逐渐增大，产生占位效应，最终开颅清除血肿。分析原因可能是引流管在脑内移动导致皮质下出血。

6. 尿激酶冲洗　术后用尿激酶 2 万～4 万 U 溶于生理盐水 2～5ml，经三通阀注入血肿腔行血凝块纤容液化，关闭 2h 开放引流，每日 2 次。行 CT 检查动态观察血肿的变化情况，至残余血引出 90% 以上考虑拔除引流管。

（五）点评

1. 优点　①基底核区血肿多是卵圆形，血肿长轴前后走向，故经额穿刺置管与血肿腔长轴一致，便于引流血肿；②额部置管，穿刺点部位血管稀少，出血概率较低；③穿刺点位于非功能区，不易造成功能障碍；④易于标出穿刺点和靶点在头皮上的投影，通过头位的调整，确定穿刺路径，穿刺成功率高。

2. 缺点 ①穿刺路径长，引流管头端的位置不易把握，易偏离靶点；②穿刺道血肿易形成血肿，尤其是较粗的引流管，应引起重视。

（郭西良 马 奎）

四、改良定向软通道经额（发际外）壳核血肿置管引流术

（一）病例资料

患者周某，中年女性，48 岁。因突发左侧肢体活动失灵 12h，在外院行脑 CT 示右侧基底核出血，转来本院。入神经重症医学科监护室（NICU）住院。患者银行职员，既往高血压病史 3 年，不规律服用降压药，无烟酒嗜好。查体：血压 165/100mmHg，呼吸 27 /min，心率 81 /min，体温 36.9℃。浅昏迷，GCS 6 分，双目右侧凝视，双瞳等大、正圆，直径约 3.5mm，对光反应存在。左侧肢体呈弛缓性麻痹，颈部抵抗感不明显，双侧巴氏征（+）。复读外院脑 CT，出血量大有手术指征，经与家属沟通，予以备皮，行血肿手术前定位，复查脑 CT 显示：右侧壳核血肿，局部占位效应明显。壳核部位的出血量经多田公式计算量约为 49.5ml。

入院诊断：高血压脑出血；右侧壳核出血；高血压 3 级，极高危组。

（二）手术流程

1. 麻醉 局部浸润麻醉；

2. 体位 身体水平、仰卧位，头部垫硬质枕头或头垫，高度适中，即要求眼裂与外耳孔的连线与手术床面垂直。

3. 定位穿刺点 一般为内眦上方 5.5cm，正中旁开患侧 1.5 ～ 2cm 处。依据术前 CT 定位点，进行微调、校对，使之能够尽量沿着血肿的长轴入路（定位点见图 2-181A）。

4. 刺破头皮 应用凹槽手锥钝性刺破穿刺点的头皮（操作工具见图 2-181B）。

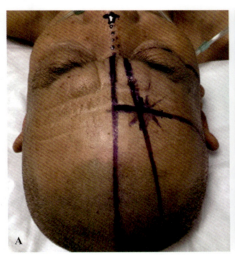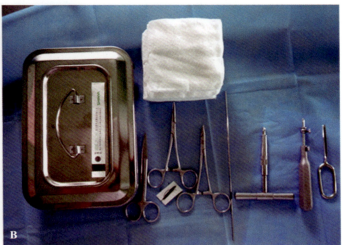

▲ **图 2-181** 头皮定位和所使用的器械

5. 骨孔的建立 在头皮松弛状态下，使用三棱颅骨手锥（确定限位器的位置 – 多为 1.5cm，并固定）锥透颅骨的外板，换 T 型手钻（确定限位器的位置并固定）钻透颅骨的内板，再用凹槽手锥打磨颅骨孔，使之光滑。

6. 刺破硬脑膜 先用导引钢针放入骨孔内探查硬脑膜的张力及深度，将三棱颅骨手锥（确定限位器的位置固定在离远端 3.5cm 处并固定），快速刺入颅内。

7. 置管　器械护士打开"一次性使用颅脑外引流器"，撤除外包装，打开内包装；操作者将导引钢针置入引流导管内，引流导管在导引钢针的支撑下经穿刺点头皮、颅骨孔、硬脑膜孔进入颅内，要求沿血肿的长轴入路置管（引流导管的置入方向，既与术前确定的手术路径的侧位头皮投影线重合，又要与术前确定的手术路径的正位头皮投影线重合，图 2-186），达血肿的远端，离血肿远端 0～5mm，置管深度多为 9～11.5cm（以具体的患者脑 CT 血肿所测数值为准）。

8. 抽吸　抽出导引钢针，接 5ml 空针缓慢抽出陈旧血，抽吸时可轻轻转动针管，使引流导管在血肿腔内转动，有利于抽吸，共抽吸出液态、半固态的陈旧血 15ml。

9. 固定、包扎、连接引流器　缝合头皮将引流导管固定于头皮上，敷料包扎，将引流导管的近端与三通阀连接，再连接颅脑外引流器，并将引流导管的体外段固定于敷料上（固定三通阀的前臂和后臂于敷料上），悬挂引流器的滴壶于合适的高度（滴壶内滴管的末端距离同侧外耳孔的高度一般在 0～10cm 之间），悬挂储液袋于床体或床腿，返回病房。

10. 液化、引流术　于手术操作后 4h，首次实施液化术，应用 5ml 空针取生理盐水 3ml+ 尿激酶 10 万 U，经三通阀的侧臂肝素帽缓慢注入血肿腔内，关闭三通阀 2h，开放；术后第二日 10 时再次行液化引流术（应用生理盐水 3ml 配尿激酶 5 万 U），同日 14 时第三次行液化引流术（应用生理盐水 3ml 配尿激酶 5 万 U）。

11. 复查脑 CT，动态观察血肿的变化　术后第三日上午复查脑 CT，显示血肿基本被清除（下图：术前 CT、术后 CT）。

12. 拔管　撤除敷料，剪开固定缝合线，抽出引流导管，穿刺点头皮缝合 1 针，消毒头皮，辅料包扎。

（三）手术前后头颅 CT 扫描

见图 2-182。

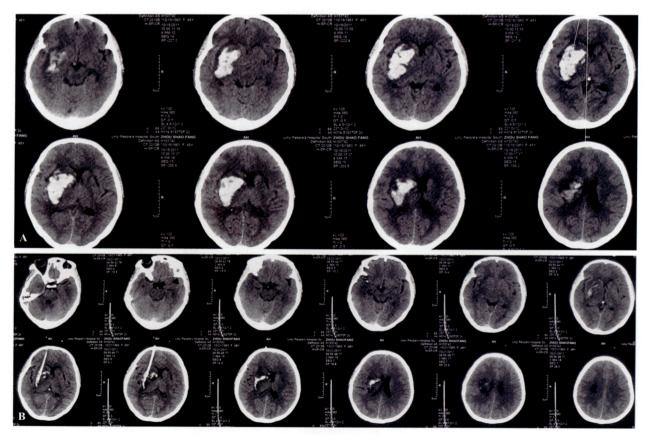

▲ **图 2-182** 手术前后头颅 CT 扫描

（四）手术要点

1. 适应证

(1) 手术时间的选择：自发病算起，6h 之内，尽量不做［对于生命体征不稳定、脑疝（GCS < 5 分），不得不做］；7 ～ 12h 内，可以做；24h 后，应该做。

(2) 手术适应证：肢体肌力≤Ⅲ级或伴有意识障碍，壳核出血≥ 20ml，排除了凝血功能障碍。

2. 脑 CT 的处理及定位

(1) 通过脑的 CT 解剖，发现幕上脑出血，尤其壳核之血肿的最大层面基本与颅底层面平行，依据头颅解剖标志及脑 CT 影像导向的"改良立体定向软通道颅内血肿微创清除术"，向颅内血肿置入引流导管时，在避开额窦及上矢状窦的前提下，尽可能沿着最大血肿层面的长轴线入路。要求术前头颅 CT 要做的标准，即双侧晶状体与双侧外耳孔对称性地在同一个颅底层面上（图 2-183，断层 A）。

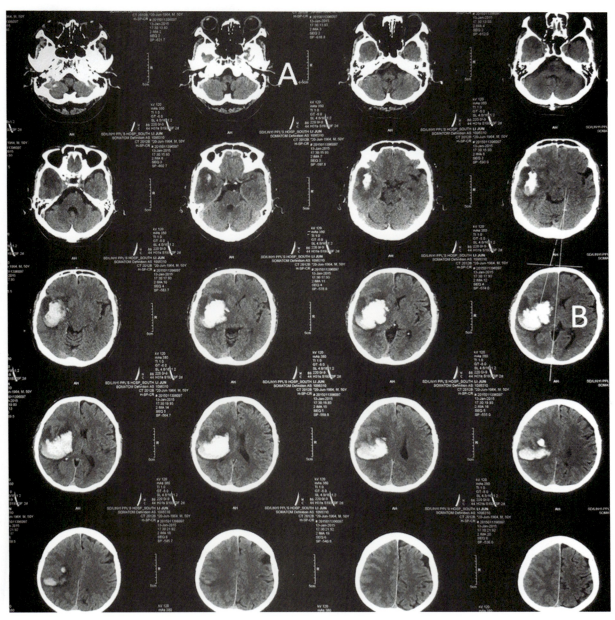

▲ 图 2-183　对头颅 CT 扫描的要求

(2) 壳核出血穿刺治疗的"四线三点定位法"

①脑 CT 的处理首先找到壳核血肿的最大断层（图 2-183，断层 B）在该脑 CT 上据 OM 线的层间距的距离为 5.5cm，在该断层划出脑 CT 正中矢状线，即 a 线，该线与头皮的交点即为 O 点；确定目的地，引流导管远端的位置，如右图箭头所指；确定出发点，即穿刺点 C，为患侧正中旁开 1.5cm，距 O 点 1.5cm；划出目的地（预设引流导管远端的位置）箭头所指与出发点（穿刺点）的连接，即为 b 线，与 a 线交于 D 点；测量 C 点与箭头所指点的距离，为置管的深度，多为 9～11.5cm；测量 O 与 D 点的距离，假设 8.5cm（用分规测量再在 CT 片的比例尺上读出数值）（图 2-184）。

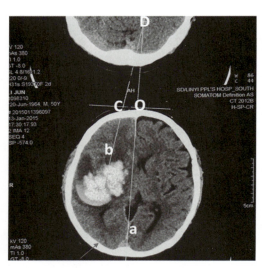

▲ **图 2-184** 四线三点定位法

②"四线三点定位法"的头皮标识：患者体位正确摆放后，将以上脑 CT 的信息，对应于患者的头颅上标、划出来。

a. 在侧位，先标出 m 线：即内眦与外耳孔中央的连线。

b. 标出 a 线：在正位，经鼻尖与眉心的后延长线，为左右大脑半球的分界，亦即上矢状窦的头皮投影线。

c. 标出 b₁ 线：脑 CT 的 b 线在侧位标出（距 m 线 5.5cm），为血肿最大断层，亦为手术路径的侧位头皮投影线。

d. 标出 O 点：在正位，为 a 线与 b₁ 线的交点。

e. 标出 C 点：在正位，为 O 点在 b₁ 线上旁开 1.5cm。

f. 标出 D 点：在正位，自 D 点向鼻尖量出 8.5cm（已在脑 CT 上测出 O 点与 D 点距离 8.5cm）。

g. 标出 b₂ 线：在正位，连接 D 点与 C 点，向头顶划出延长线，即 b₂ 线，为手术路径的正位头皮投影线（图 2-185）。

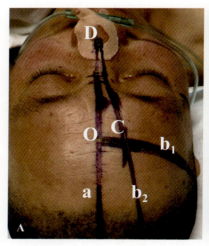
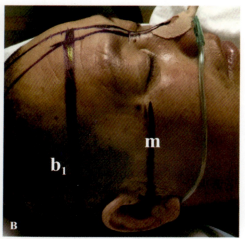

▲ **图 2-185** 划线方法

3. 穿刺通道的建立

(1) 麻醉：局部浸润麻醉，必要时加静脉强化（丙泊酚 500mg+ 芬太尼 1～2mg 静脉泵入）。

(2) 操作工具的介绍：简易锥钻颅手术盒 1 个，盒内配备 10 样物品：凹槽手锥、三棱颅骨手锥、T 型手钻、导管导引钢针、持针器、止血钳、线剪、皮针、缝合线各 1 件及纱布块 6～10 块，备 1～2 套一次性使用颅脑外引流器（山东大正医疗器械股份有限公司生产，原发研制产品）（图 2-181）。

（3）应用凹槽手锥钝性刺破头皮后，三棱颅骨手锥经穿刺点锥颅骨时，要在头皮松弛状态下接触颅骨，防止头皮滑动而失真，为的是保持操作的准确性，凹槽手锥、三棱颅骨手锥和 T 型手钻三样物品配合使用，建立一个良好的通路。

（4）刺破硬脑膜是个技术活，要求有一个良好的颅内压作支撑（术前尽量不用或少用脱水降颅压的药物），应用三棱颅骨手锥刺破硬膜时要干净、利落，要有一定的速度和力量，限位器要固定在适宜的高度，一般在 3.5 ～ 4.5cm 处。

（5）应用该套手工操作工具，建立一个直径 4 ～ 4.5mm 的手术通路，配套应用 12F 引流导管。

4. 置管

（1）头位的摆放对精准的置管很重要，要求身体呈水平仰卧位，头部垫硬质枕头或头垫，要求 m 线与手术床面垂直。

（2）先用碘伏小纱布块或棉球擦拭导管导引钢针，有很好的润滑作用，再将导引钢针插入 12F 引流导管内。

（3）置管时右手的拇、示、中指拿捏住引流导管的预置深度处（导管有数字刻度），插入穿刺点皮肤、颅骨孔、硬脑膜孔，先保持引流导管在穿刺层面即 CT 血肿的最大断层内（即要求引流导管与 b_1 线重合），再确保引流导管沿血肿的长轴入路（即要求引流导管与 b_2 线重合），边进管边微调，直至到预定深度（图 2-186）。

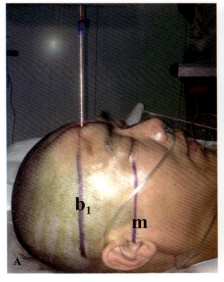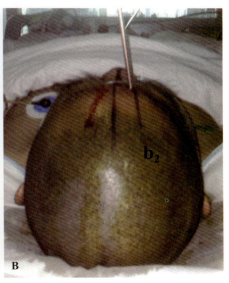

▲ 图 2-186　置管要求

（4）撤出导引钢针时要防止引流导管移动或滑动，左手拇、示、中指轻拿捏住引流导管于头皮交界处，右手拇、示指捏住导引钢针末端，轻轻提拉、边旋转边拔除导引钢针。

5. 抽吸阶段

（1）选用 5ml 空针，抽出术前估算出血量的 10% ～ 30%，达到初步减压即可；脑疝的患者，以散大的一侧或双侧瞳孔回复至大致正常范围，且观察 20 ～ 30min 不再扩大为准。

（2）抽吸时，不可图快、图多，抽吸要缓慢，并转动空针针体使之带动引流导管缓慢转动，达到血肿的清除与脑的复位、回位基本同步，尽量避免脑的局部负压、脑塌陷或积气。

6. 液化剂与液化引流术

（1）临床常用的液化血凝块的药物是尿激酶，偶用阿替普酶（rt-PA）。曾经有研究，做实验企图明确出血量与液化剂的用量对应关系，量化液化剂的用量，未有成功者，这与出血（血肿）的时间、凝固程度、血块的内容物、个体差异等差别一一相关。发病 6 ～ 7h 内尽量不用，每天液化 1 ～ 2 次，尿激酶的用量每次 2 万～ 10

万 U，配制 2 ～ 4ml 生理盐水溶液，每次灌药后夹闭 1 ～ 2h 后开放引流。

(2) 引流时的滴壶（即滴壶内滴管末端）的高度离外耳孔的垂直高度在 0 ～ 100mm 之间即可，若血肿与脑室形成了穿通，滴壶/滴管的高度应离外耳孔的垂直高度在 80 ～ 180mm，维持正压引流。

7. 拔管阶段 复查脑 CT，动态观察颅内血肿的变化。对于壳核出血而言，当血肿基本清除，残余血肿≤ 20%，且脑室系统积血也被清除或基本液化、脑室液/脑脊液循环通畅，无脑积水，在关闭引流系统 8 ～ 24h，症状、体征无加重或复查脑 CT 脑室系统无扩张，可以予以拔管（图 2-187）。

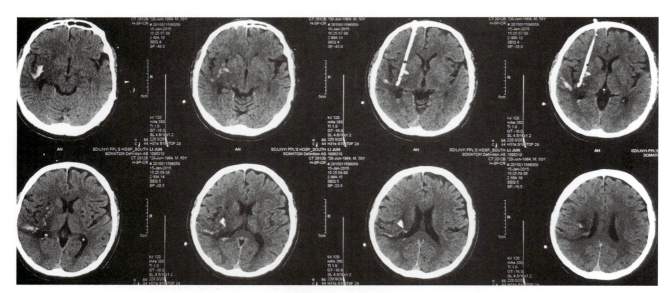

▲ 图 2-187 拔管时机

（五）点评

1. 优点

(1) 由于壳核出血部位相对固定，在标准脑 CT 的最大断层上多为肾形、橄榄体形或泪滴状，反复研究壳核血肿的 CT 影像解剖学发现：壳核血肿的最大层面与颅底基本平行，沿血肿的长轴入路置管，灌注尿激酶生理盐水后有利于血肿的充分液化，且利用骨性解剖标志，易定位与操作，穿刺点相对固定，做到了在血肿里面清除血肿（图 2-188，图 2-189）。

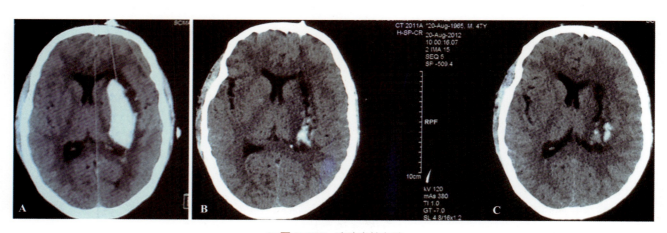

▲ 图 2-188 清除壳核血肿
A. 术前 CT；B、C. 术后 CT

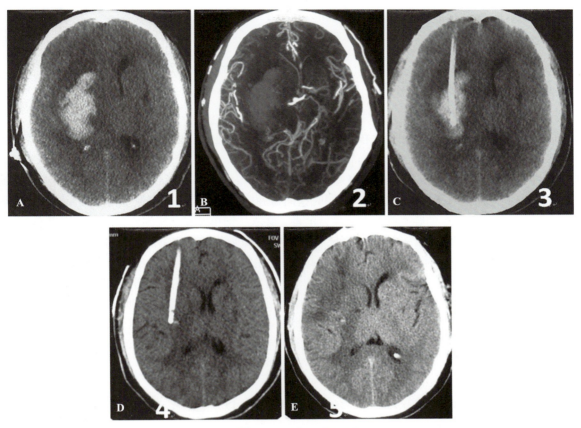

▲ 图 2-189　手术病例影像

A. 术前定位 CT；B. CTA 显示血肿与脑动脉的关系；C. 术中 CT——在血肿的最大断层沿其长轴线置入引流导管；D. 行抽吸液化引流术后 CT；E. 病后 3 周 CT

(2) 通过脑血管造影（CTA、MRA、DSA）发现壳核出血之血肿及其最大长轴位于大脑中动脉与大脑前动脉供血区之间，存在着这样一个潜在的脑供血动脉稀疏地带。就要求引流导管经额入路行走在这个相对安全的区域。

"立体定向"体现的是过一点能做无数条直线。"改良立体定向软通道颅内血肿微创清除术"就是要求从这无数条经过血肿的直线中，选择最优秀（安全、疗效、经济）的直线 / 线段作为置入引流导管的路径，取得临床最佳的疗效。

(3) "一次性使用颅脑外引流器"所配备的特制引流导管，前端为带侧孔的表面光滑的球罐型盲端，进管时对脑组织及神经纤维起分离作用，常规使用 12F 引流导管，外径仅 4mm，对脑的损伤性更小。

(4) 引流导管为优质硅胶材料制成且带有刻度，CT 检查时无伪影，能在 CT 导引下完成操作，脑内置管的准确性更大，清除出血更彻底。

(5) 能调整或改变引流导管的方向。

(6) 经三通阀侧臂的肝素帽直接注入液化剂（尿激酶、阿替普酶）更方便、更安全，液化血肿更彻底；经由三通阀收集引流液、脑室液等标本，送检更方便、可靠（图 2-190）。

(7) 防反流设置能最大限度地预防颅内感染。

(8) 引流时能够监测颅内压、调节颅内压的高低，尤其血肿与脑室穿通时。

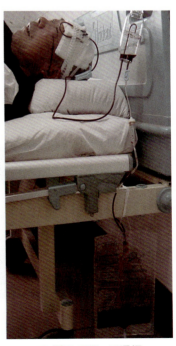

▲ 图 2-190　三通阀

2. 缺点　相较硬通道操作技术要求高，需要相对好的外科基础。

（刘振川）

五、改良软通道经额（发际内）壳核穿刺置管引流术

（一）手术指征
脑内血肿量超过 30ml 的大部分的基底核区的脑出血或额叶脑出血且未发生脑疝者适合经额进行穿刺引流术。

（二）手术流程
选择血肿侧距眉间 7 ～ 9cm 的额部为穿刺点，其旁开中线的距离为血肿中心至中线的距离，范围多在 3.5 ～ 4.5cm，穿刺方向为既平行于矢状面，又同时指向血肿中心点与其在同侧颞部体表投影的假想连线，通过 CT 计算血肿中心至穿刺点的距离为穿刺深度，消毒、穿衣、铺单并局部浸润麻醉后头皮切口 0.5cm，电钻（4mm 钻头）穿透颅骨和硬膜，以一次性颅脑外引流器中 12F 硅胶引流管穿刺血肿腔，进入血肿腔后有轻微突破感，见有暗红色血性液溢出时停止带导芯推进，以 10ml 注射器进行无阻力抽吸同时缓慢推进引流管至已计算的穿刺深度；缝合固定后接三通管（侧通处以肝素帽封堵）以配套的专用颅脑外引流器引流。对血肿破入脑室系统者同时行单侧或双侧脑室外引流。术后立即复查头颅 CT 了解置管位置、抽吸的血肿量及有无迟发出血。置管 2 ～ 6h 后以尿激酶 5 万 U+3ml 生理盐水稀释量经三通管肝素帽穿刺缓慢注入血肿腔，闭管 2h 后引流瓶平脑室水平持续引流，每 8 小时重复该操作。无大量暗红色陈旧性血液引出时复查颅脑 CT，准备拔管。

（三）手术要点
1. 穿刺点的判断　见图 2-191。

2. 定位方法　由于人体在额部区域"天然的"类球体结构，以及基底核区血肿多为球囊状，只要 CT 以近乎标准的听眦线（OM 线）扫描，测量以血肿最大层面的血肿中心距其同层面额部的距离，与经过三维图像重建后测量的经穿刺点至血肿中心的距离近乎相当。笔者对本组 30 例进行上述两种方法测量发现两者距离相差不超过 1cm，这对于超过 30ml（血肿直径超过 2cm）的血肿穿刺影响不大。此经验对于无三维图像重建能力的基层医院判断穿刺深度有重要意义。图 2-191 为通过穿刺点与血肿中心重建出的图像示意图，图 2-192 红线 OK 代表经标记的穿刺点穿刺血肿中心的实际方向、深度，蓝线 OM 代表平行眦听线 CT 实际扫描层面血肿中心至同层面额部距离，可以看出二者距离相当，即 OM ≈ OK。图 2-193 示在血肿最大层面 CT 片上测量血肿中心距额部距离（线段 OM）即可作为实际穿刺深度的判断。

3. 穿刺方向的判断　穿刺方向为平行矢状面指向血肿中心和其在颞部体表投影（即 O 点）的假想连线，由于基底核区血肿区域多数和脑室额角在同一轴位扫描平面上，因此实际穿刺方向多指向双侧外耳道的连线即可（图 2-194 至图 2-195）。

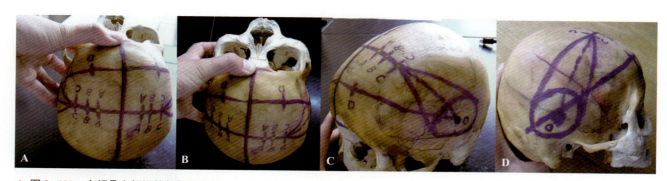

▲ 图 2-191　在颅骨上标记的额部距眉间 7 ～ 9cm 旁开中线 2.5cm、3.5cm、4.5cm 的 A、B、C 三点，A 点为脑室外引流穿刺点，B 点和 C 点之间为基底核血肿穿刺点。O 点为血肿中心在颞部的体表投影，穿刺方向为平行矢状面指向血肿中心和其在颞部体表投影（即 O 点）的假想连线

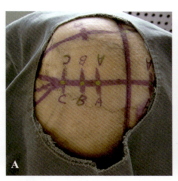
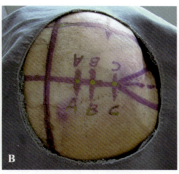
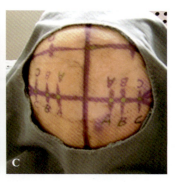

▲ 图 2-192　表示术区消毒并铺手术洞巾后，在术野显露所标记的穿刺点和穿刺方向线，利于术者把握穿刺方向。中间图为行双侧壳核血肿腔、双侧侧脑室穿刺点和术野示意图

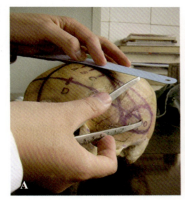
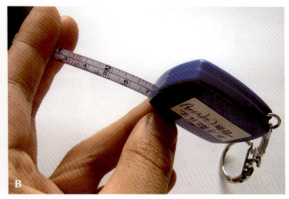

▲ 图 2-193　测量血肿中心平面与穿刺点平面的距离为穿刺深度 (A)；自备的专用神经外科测量尺 (B)

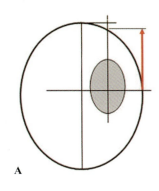
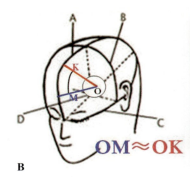
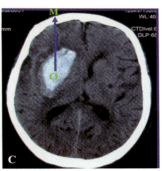

▲ 图 2-194　定位方法

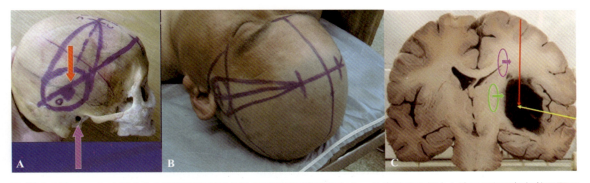

▲ 图 2-195　A、B. 血肿中心在颞部体表投影多数在双侧外耳道连线之上；C. 在脑出血标本上演示经额平行矢状面即可

（四）手术案例

病例 1

66 岁，男性，以"右侧基底核区脑出血"急症收入院（图 2-196 至图 2-198）。

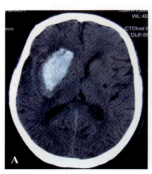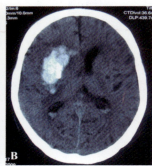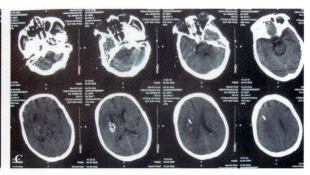

▲ 图 2-196　66 岁男性患者，右侧基底核区脑出血（一）

A. 术前 CT 示右侧基底核区脑出血；B. 置入引流管后复查，可见引流管居血肿腔较低点，液态血肿明显减少；C. 引流 3d 后可见颅内血肿明显减少

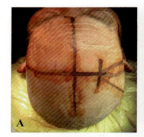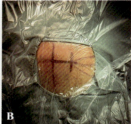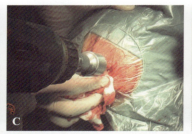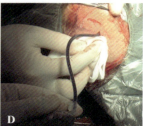

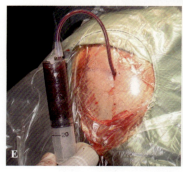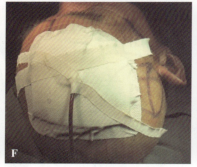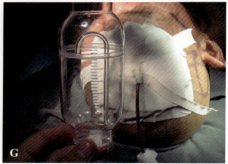

▲ 图 2-197　66 岁男性患者，右侧基底核区脑出血（二）

A. 标记的穿刺点；B. 消毒铺单＋切口保护膜后状态；C. 4mm 电钻钻颅状态；D. 置入引流管后抽吸液态血肿；E. 抽吸胶冻状血肿，首次最大抽吸量不应超过全部血肿量的 1/3；F. 辅料包扎状态；G. 接引流瓶状态

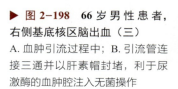

▶ 图 2-198　66 岁男性患者，右侧基底核区脑出血（三）

A. 血肿引流过程中；B. 引流管连接三通并以肝素帽封堵，利于尿激酶的血肿腔注入无菌操作

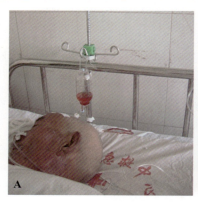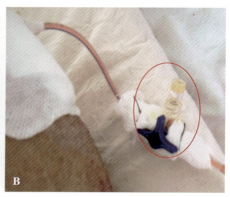

病例 2

55 岁，女性，以"左侧脑出血"收入院（图 2-199，图 2-200）。

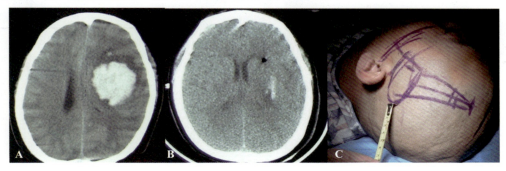

▲ 图 2-199　55 岁女性患者，左侧脑出血（一）

A. 左侧基底核区脑出血；B. 术后 48h 见血肿已全部清除，并见纵行引流管影；C. 术前于左额部定位穿刺方向和深度

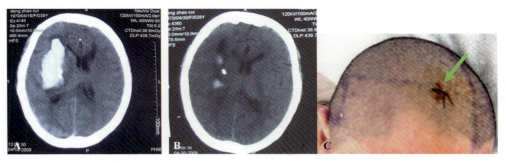

▲ 图 2-200　　55 岁女性患者，左侧脑出血（二）

A. 右侧基底核区脑出血微创术后，可见引流管末端位于血肿腔较低点；B. 术后 48h 见血肿已大部分清除；C. 示拔管后可见右额部发际内仅有缝合一针的手术创口

病例 3

66 岁，男性，以"左侧壳核区脑出血急症"入院（图 2-201 至图 2-204）。

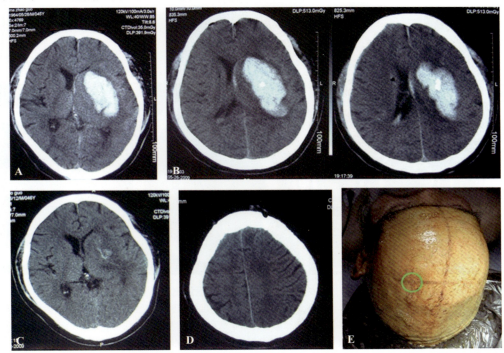

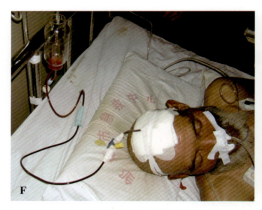
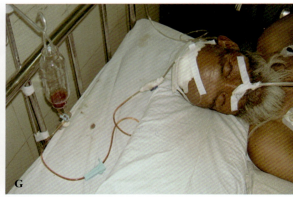

▲ 图 2-201　66 岁男性患者，左侧壳核区脑出血急症（一）

A. 术前左侧基底核区血肿造成左侧脑室受压明显；B. 以软通道引流管穿刺置入颅内血肿中心位置，引流 4d 后血肿被清除；C. 拔管后复查 CT；D. 在额部显示的穿刺点的位置，穿刺道无迟发血肿；E. 在手术室中为患者标记左额部穿刺点（圈点所示），消毒后局麻下实施穿刺引流术；F. 引流过程中患者状态；G. 引流液变清晰后拔管前状态

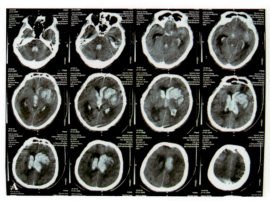
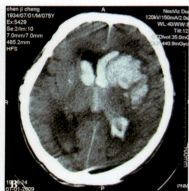
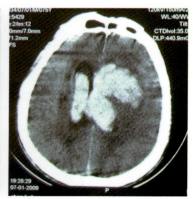

▲ 图 2-202　66 岁男性患者，左侧壳核区脑出血急症（二）

入院 CT 示左侧基底核区脑出血并破入全脑室系统，左侧基底核区血肿占位明显，双侧脑室及三第四脑室内、导水管积血明显，适宜行双侧脑室外引流术 + 左侧脑内血肿腔（经额）置管引流术

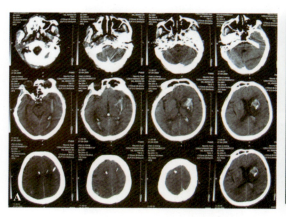
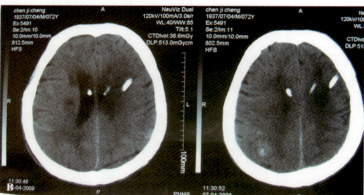

▲ 图 2-203　66 岁男性患者，左侧壳核区脑出血急症（三）

A. 双侧侧脑室、左侧血肿腔分别置入 12F、8F、14F 共 3 个引流管，目的是加快血肿引流速度，引流术后 3d 大部分血肿已被清除；B. 可以清晰地看到置入双侧脑室体部、左侧血肿腔的引流管影。因侧脑室室间孔阻塞明显，我们的经验是选择穿刺双侧脑室的体部以利于血肿的快速液化引流。穿刺方向为距眉间 10cm 旁开中线 2.5cm 指向双耳垂的假想连线（而非双侧外耳道的假想连线）

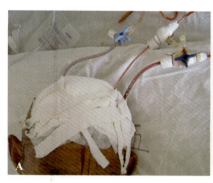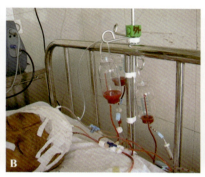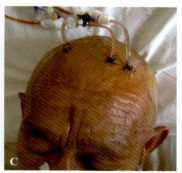

▲ 图 2-204　66 岁男性患者，左侧壳核区脑出血急症（四）

A、B. 术区敷料包扎 3 个引流管引流过程中状态；C. 引流管在额部的位置

（五）高血压脑出血脑内血肿腔置管引流术的拔管指征

复查 CT 颅内血肿大部分被引流排出、占位效应基本解除时，即可拔管，一般是 3～5d 时间。当注入尿激酶 2h 后开放引流时若无明显黑褐色血性液引出时，即是需要复查颅脑 CT 的时机。

（六）选择经额穿刺的优点

选择经额（发际内）穿刺引流软通道技术与 YL–1 硬通道穿刺技术相比较，软通道引流管顺应性好，经额在穿刺通道上对脑组织和血管损伤小，可以随着因血肿的清除而渐复位的脑组织移动，不阻碍受压脑组织的复位，且不会偏离出血肿腔。因此应用软通道硅胶引流管只要进入血肿腔即可，并不强调其末端处在血肿中心位置，降低了微创手术的风险。而硬通道的颅骨自锁功能，使穿刺针处于固定位置，即使借助辅助定位器确保穿刺针末端置于血肿的中心位置，但随着颅内血肿的清除，受压移位的脑组织必然要逐渐复位，这会使穿刺针末端自行偏离出血肿中心的位置；若经颞穿刺，其较锐利的末端容易损伤复位后进入穿刺针区域的正常脑组织和血管；若经额穿刺，则在血肿清除后，穿刺针体将"阻碍"受压脑组织的复位，并在穿刺通道上"切割"已复位的正常脑组织和血管，易引起穿刺道和血肿区的迟发出血。颅骨自锁功能恰恰是硬通道技术自身无法回避的缺点和风险（图 2-205）。

（七）点评

由于置管引流术对清除血肿及降低颅内压是一个缓慢的过程，因此颅内大血肿造成脑疝危象时，尤其针对较年轻的患者，建议行开颅血肿清除术利于脑疝的快速缓解从而改善患者预后。当然高龄体质较弱的、脏器功能较差的不能耐受全麻开颅手术的患者，或者家属拒绝接受开颅术的患者，即使处于脑疝状态时，微创置管引流术仍然具有较肯定的减压作用和治疗效果。

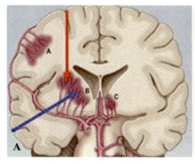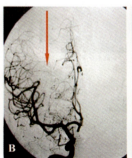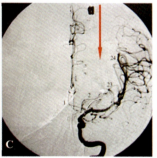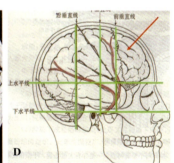

▲ 图 2-205

A. 解剖示意图显示经额穿刺（红线）引流管 - 分离 - 豆纹动脉减少对豆纹动脉的损伤，经颞穿刺（蓝线）引流管 - 切割 - 豆纹动脉易损伤血管引起再出血；B、C. 在脑血管造影正位片上可以看出经额穿刺通路大血管分布少，可以降低穿刺道出血发生率；D. 穿刺点在额中回中部为功能哑区

为防止或减少穿刺道血肿的发生，置管过程中必须保持"脑的穿刺过程的缓慢"，穿刺前术者要掌握穿刺深度及穿刺方向，尽量确保一次穿刺成功减少穿刺次数。

由于脑组织及脑室内较差的抗感染能力，且引流管多需要保留的时间相对较长，且一旦颅内感染所造成的后果极其严重，因此微创穿刺引流术和开颅术一样，同样需要在术前、术中、术后的各个环节注意避免颅内感染的发生。术前措施包括严格的备皮及术前30min抗生素的应用。我们的经验是术中要严格按照开颅术的无菌要求进行洗手、消毒、铺无菌巾单及切口保护膜等措施。头皮创口引流管周围以酒精敷料包裹，外以无菌敷料包扎固定引流管。血肿腔或脑室内尿激酶等药物注入时，同样要严格无菌操作，通过穿刺三通阀控制下的肝素帽不仅方便操作，且更利于避免注药过程中颅内积气的发生，从而降低颅内感染的发生率。

（王子敬　邸运涛）

参考文献

[1] 王子敬，王冲，于怀松. 经额软通道微创穿刺引流术治疗高血压性基底核区脑出血76例临床分析[J]. 中华神经医学杂志，2009，8(3)：302-305.

六、无框架移动CT导航引导下壳核区血肿软通道穿刺置管引流术

（一）病例资料及术前处理

患者季某，男性，65岁，主因"突发右侧肢体无力2h"入院。既往高血压病史3年，血压最高达200/100mmHg，未规律服药及监测。查体：血压150/90mmHg，呼吸20/min，心率100/min，体温37.0℃。神志清楚、躁动，混合性失语。双侧瞳孔等大正圆，直径约2.5mm，对光反射灵敏，右侧额纹、鼻唇沟变浅，示齿口角左偏，右侧上肢肌力0级，右侧下肢肌力Ⅰ级，左侧上下肢肌力Ⅴ级，右侧巴氏征阳性。急诊头颅CT提示：左侧基底核区可见椭圆形异常高密度影，周边低密度带，中线结构无明显移位。考虑为出血，以多田公式计算量约25ml。

入院诊断： 左侧基底核区脑出血；高血压3级，极高危组。

术前处理： ①头颅CT扫描：使用CereTom移动式床旁CT仪（图2-206）对患者头颅进行扫描，以明确诊断。CT层厚为0.125cm或0.25cm，用于导航数据处理。与传统CT仪相比，移动式头颅CT仪的优势为其可移动性及便携性，可进行床旁扫描，方便危重患者检查，显著降低患者转运及检查过程中的工作负荷及并发症的发生率。对于高血压脑出血患者，可在急诊室迅速明确诊断，为选择手术方式提供帮助，并可在术中、术后即刻进行检查，及时了解颅内情况，增加手术安全性，改善患者预后。此外，移动CT系统便于快速完成术前计划，节省手术时间。②导航数据处理：将CT扫描数据传输至计算机系统，使用iPlan cranial 3.0做导航计划，进行全脑三维重建，标记出血肿位置及其附近的重要血管及神经结构，精确计算血肿量，并将数据传至Brainlab（GE公司，Signa HDX）手术导航系统。

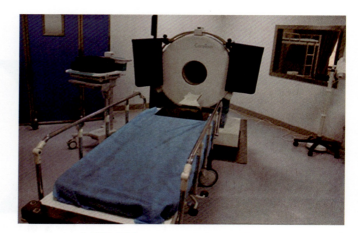

▲ 图2-206　CereTom移动式床旁CT仪

（二）手术流程

1. 麻醉　全身静脉复合麻醉。

2. 体位　仰卧位，头抬高 20°，上半身略抬高，头位高于心脏水平。

3. 切口　拟采用经额穿刺，切口位置为发际内中线旁开 2cm 以外，具体皮肤切口位置根据血肿位置而定。

4. 钻孔　选择较大直径钻头，钻孔 1 枚，骨蜡止血。

5. 硬膜　十字切开并电凝扩大。

6. 设计血肿腔内穿刺靶点和穿刺路径　靶点设计于血肿腔中心稍偏下，穿刺路径避开锥体束、内囊等重要神经血管结构及功能区（图 2-207）。

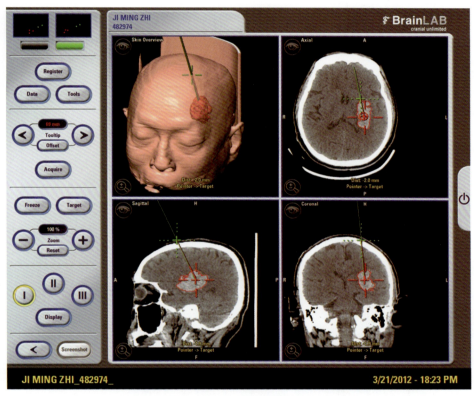

▲ 图 2-207　设计靶点及穿刺路径

7. 调节导航臂各个关节　启动 VarioGuide 系统软件，按照软件向导的指示，调整立体定向手臂，使其方向和位置大致对准穿刺点和穿刺方向，然后依次调整关节 1、2、3 至指定角度或长度，每个关节的调整误差均达到 0，每个关节均旋紧固定，以保证最终穿刺的精确性（图 2-208）。

8. 穿刺血肿　所有关节调节完毕后，使用导航穿刺活检针外套硅胶引流管（外径 4mm，12F）通过穿刺道缓慢进行穿刺，穿刺过程会实时显示在导航屏幕上。当引流管尖端到达预设位置后，拔除活检针，以注射器缓慢无阻力抽吸出陈旧血性液体，有阻力感时缓慢转动引流管继续抽吸，各个方向均有阻力后停止抽吸，留置引流管，关闭切口。一般情况下引流管保留时间不会太长，因此直接经切口引出，方便术后调整（图 2-209）。

9. 术后处理　使用移动 CT，术后可方便地获取颅内信息，可第一时间了解残余血肿量以及引流管位置，并可调整引流管深度。如仍有较多血肿残留，于血肿腔注入尿激酶，每次 2 万 U，每日 2～3 次，闭管 1h 后开放，定期复查头颅 CT，待血肿基本引流干净或引流效果差时拔除引流管。同时控制血压平稳，予预防感染、防治并发症、对症支持等治疗。

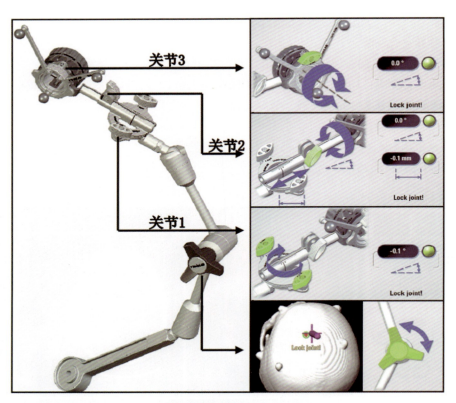

▲ 图 2-208 导航臂关节调整

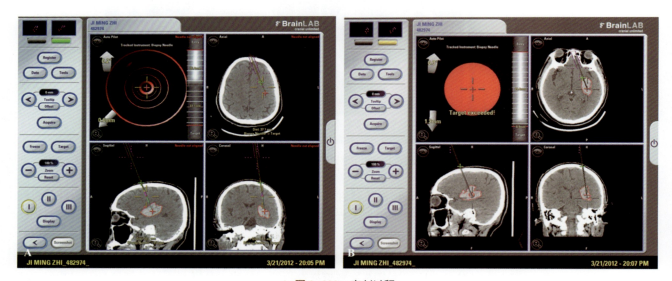

▲ 图 2-209 穿刺过程

A. 开始穿刺，穿刺针缓慢进入，其尖端与靶点的距离实时显示；B. 穿刺针尖端到达靶点，导航以滴声提示，并在屏幕上显示为红色圆形，中心有十字

（三）手术前后头颅 CT 扫描

见图 2-210。

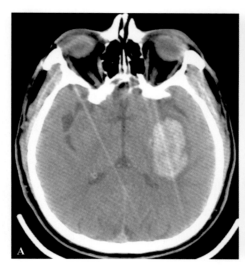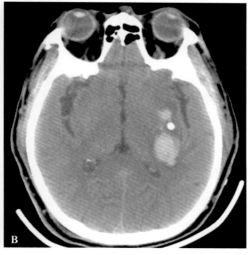

▲ 图 2-210　术前及术后第一天头颅 CT 对比

（四）手术要点

1. 无框架导航下基底核区血肿穿刺引流术适应证：血肿量大于 30ml，且未发生脑疝或脑疝前期征象的病例。对于血肿量小于 30ml 的病例，如患者已有锥体束受损症状，也可进行手术，意义在于减少血肿体积及其毒性反应和周围脑水肿，从而减轻继发性脑损害，有利于患者的神经功能恢复，提高患者生存质量，改善预后。

2. 无框架 CT 导航引导下基底核区血肿穿刺术的成功关键是保证导航的准确性，为此需注意以下几点。

(1) 一般采用头颅 CT 薄层（层厚 0.125cm 或 0.25cm）扫描作为导航数据，范围需包括头顶至鼻尖水平以下，扫描时保持患者头部固定，避免有物体遮盖头面部。

(2) 利用软件做导航计划时，精确描记血肿范围。

(3) 安装头架时，头钉远离穿刺点，头架、参考架各个关节旋紧、固定确实。安装头架时，应尽量减少皮肤移动，以免影响导航精确性。

(4) 注册导航时保证精确性，一般采用激光扫描面部或头皮标志点注册，条件允许下可使用两种方法相互验证。

(5) 调整导航臂时，保证每个关节的精确性。

(6) 切开硬膜后，尽快行穿刺操作，以免脑脊液丢失过多导致脑组织移位，影响导航准确性。

3. 对于基底核区血肿，手术入路可经额、经颞或经枕，笔者更倾向于经额，认为经额优点如下：①手术体位简单易行，仰卧位，头略抬高即可。②避开重要血管及功能区。经额入路的缺点为穿刺路径较长，但有精确的导航保证下，这个缺点的影响并不明显。

（五）点评

1. 优点

(1) 定位精确：导航基于影像学及头面部解剖特征进行数据处理，每一步骤的进行均达到标准化，因此具有可靠的客观性，从而保证定位精确性，对于深部血肿优势明显，此外可以安全地注入尿激酶至血肿腔而不用担心引流管位置偏斜而需要反复调整位置。

(2) 可选择性：在导航指引下，可根据需要选择不同的穿刺点、穿刺路径和穿刺深度，可避开重要功能区、神经传导束等，术中可以得到实时影像反馈，通过电脑屏幕实时观察穿刺路径及穿刺针尖端位置的变化情况，保证穿刺成功率及安全性。

(3) 操作简便：无框架导航系统安装简单，核心部件导航臂的调整为标准化流程，手术时间较短。特别是我院采用移动 CT 导航，可在术前、术中和术后实时监控，保证了手术的精确性、安全性和手术计划的可持续性。

2. 缺点

(1) 导航设备价格昂贵，对于基层医疗机构难以普及。

(2) 收费较高，增加患者经济负担。

（李文德　李运军）

七、立体定向引导下基底核区血肿穿刺置管引流术

（一）病例资料及术前处理

患者赖某，男性，60 岁，主因酒后突发意识障碍和右侧肢体活动障碍 2h 入院。患者既往有高血压病史 4 年，有间断口服降压药治疗，血压控制尚可。嗜烟 30 余年，每日平均抽烟 20 支 /d，饮酒 20 余年。查体：血压 202/110mmHg，呼吸 26 /min，心率 120 /min，体温 37.6℃。神志模糊，GCS 评分 8 分，双瞳孔等圆等大，直径约 2mm，对光反射迟钝，颈稍抵抗。浅反射存在，肌力检查不合作，肌张力基本正常，右侧肢体偏瘫，左侧肢体活动尚可，右侧巴氏征（+）。头颅 CT 示：左侧基底核区高密度影，考虑为新鲜脑出血，出血量约为 25ml，左侧侧脑室受压，以前角明显，脑中线向右侧移位约 0.5cm。

入院诊断： 自发性脑出血（右侧基底核）；高血压病 3 级（极高危组）。

术前处理： ①心监、吸氧、导尿、胃肠减压；②保守治疗：脱水、利尿、护胃、营养神经、控制血压平稳、平喘及对症支持治疗；③有误吸史，予头孢菌素预防肺部感染，加强拍背、吸痰及呼吸道管理，完善相关生化及病原学、影像学检查；④入院后第 3 日行立体定向微创脑内血肿穿刺抽吸术（以国产安科 ASA-602S 立体定向仪为例）。

（二）手术流程及要点

1. 局部麻醉：于前额和枕部双侧上立体定向头架的颅骨钉位做头皮局麻。

2. 体位：于病床上取半坐卧位。

3. 将立体定向头架对称平衡地框于颅周，以 4 根头架碳素固定钉钉在颅骨外板，将头架牢固固定在颅骨上（图 2-211）。

4. 固定头架后将患者送到 CT 室行头颅 CT 扫描（图 2-212）。

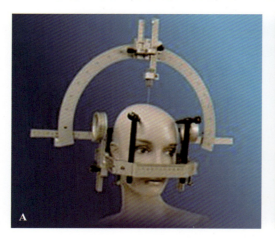
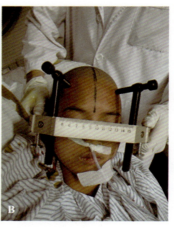

◀ **图 2-211** 安装头架模式图及示意图

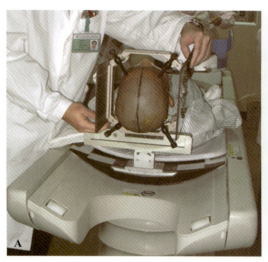
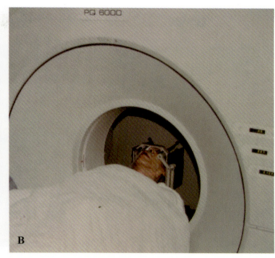

▲ 图 2–212　头颅 CT 扫描

5. 确定血肿穿刺靶点并描记量度靶点的三维坐标（图 2–213）。

在 CT 工作站上首先选取所扫描图像中可清晰地看到立体定向仪侧板标记铜线的窗宽窗位，然后在该窗位 CT 图像中选取血肿最大径线层面的轴位片，将光标描记在血肿中拟定穿刺针尖所需要到达的靶点，形态较圆类球形较集中的脑内血肿靶点一般定在"球心"处。靶点垂直连线与基线相交点之间的长度加上 40cm（框架校正值）即为 Y 值（图 2–213 红线），原点与相交点之间的长度即为 X 值（图 2–213 蓝线），侧板标记铜线显示点垂直连线与基线相交点之间的长度分别为 Z_1（图 2–213 黄线）和 Z_2（图 2–213 绿线），头架平衡安装一般 Z_1 和 Z_2 二者长度相等或接近，Z_1 和 Z_2 的算术平均值加上 40cm（框架校正值）即为 Z 值，所测量和计算出来的 X、Y、Z 值即是立体定向仪最终穿刺针点到达靶点 A 的三维坐标。对于椭圆形或狭长形的血肿可以选取两个（靶点 A、B）甚至以上的靶点作坐标取值，靶点 B 的坐标描记测量与靶点 A 同理。

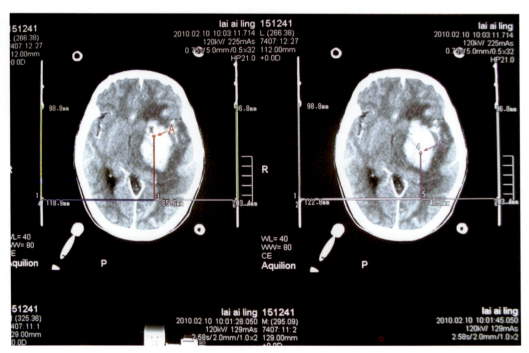

▲ 图 2–213　确定穿刺靶点

6. CT 扫描取值后患者转送手术室行立体定向穿刺抽吸术（图 2–214）。

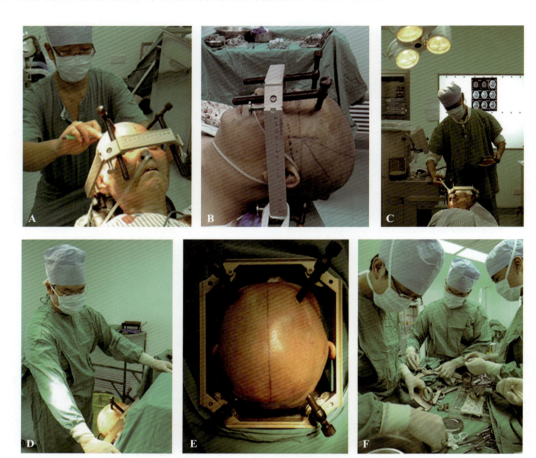

▲ 图 2–214 消毒、铺巾

　　(1) 患者在手术床上取平卧头略抬高头位，油笔画出体表标志线，如翼点、脑中线、中央沟投影线、外侧裂投影线等。

　　(2) 可以采取气管插管全麻或者局麻加基础麻的麻醉方式，固定头颅后的立体定向头架可以安放在头托上或者通过连接臂将头架刚性固定在脑科头架上，如果采用局麻建议刚性固定头架，以增加术中头颅位置的稳定性。

　　(3) 常规用碘伏消毒全头和立体定向头架，铺无菌手术巾。

　　(4) 穿刺前在无菌手术台组装消毒包内的立体定向仪弓形架套件。

　　7. 立体定向仪引导微侵袭穿刺血肿抽吸引流术步骤

　　(1) 根据 CT 扫描确定的穿刺靶点的三维坐标组装设置好立体定向仪，至少两位手术医生复核过三维坐标的刻度定位是否准确。

　　(2) 根据头皮体表画线，避开功能皮质投影区域和诸如外侧裂的多血管区来选取穿刺点，以穿刺点为中心短直切口全层切开头皮，以乳突牵开器撑开切口，用快速电钻或手摇钻于穿刺点钻一骨孔直径约 0.8cm。

　　(3) 骨蜡封堵骨孔板障渗血，双极电凝硬脑膜表面血管后尖刀十字挑开硬膜，硬膜缘电凝止血，暴露察见蛛网膜下脑皮质及其脑沟内走行血管（图 2–215）。

　　(4) 调整弓形架至合适投射角度，在立体定向仪引导下将带针芯的穿刺针（直径 2mm）穿过骨孔，缓慢旋转突破脑组织深入到靶点中心，退出针芯，针尾接 20ml 容量的注射器，内含 5ml 生理盐水，手控以稳定逐渐

八、CT 监视下 YN-1 型硬通道微创穿刺置管引流术

（一）术前准备

头皮备皮仅剃除穿刺点周围（多大范围）头发即可。手术前 30min 静脉注射可覆盖革兰阳性球菌的抗生素，如二代头孢菌素。患者若躁动不配合术前给予镇静药（什么镇静药，剂量如何）（如果给予镇静药后患者仍躁动如何处理）因为本术式全程在 CT 床上进行，患者务必保持不能移动，否则影响成像效果，所以相关经验要说明一下。另注意考虑患者是否应该监测生命体征。

（二）手术流程

1. 手术全程在 CT 检查床上操作（图 2-217）。患者仰卧位，头放在 CT 床的扫描框上，根据血肿位置，在患侧头皮贴 2～3 个金属标志点，查头颅 CT。

2. 通过标志点与血肿的位置关系，选择距离血肿中心最近点作为头皮穿刺点（图 2-218）。

3. 用 CT 软件测量头皮穿刺点到血肿最大层面中心的距离，测量方向由穿刺点垂直于中线（图 2-219）。根据测量值选择合适长度的硬通道穿刺针。基底核区血肿一般应用 55mm 穿刺针，脑叶血肿应用 30mm 或 40mm 穿刺针，小脑血肿一般用 30mm 穿刺针，脑室外引流用 55mm 或 60mm 穿刺针。

4. 组装穿刺针管、针芯和零件（图 2-220）。

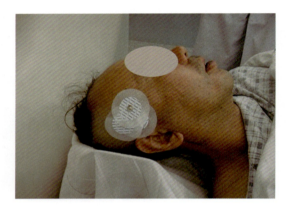

▲ 图 2-217 患者体位

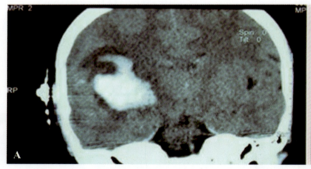
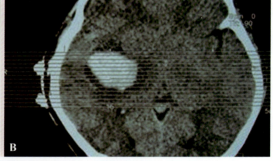

▲ 图 2-218 确定头皮穿刺点

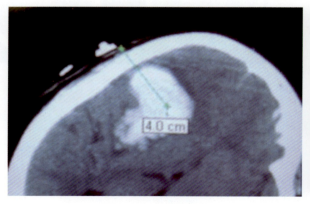

▲ 图 2-219 确定穿刺深度

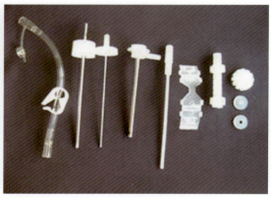

▲ 图 2-220 组装穿刺针管、针芯和零件

5. 穿刺点周围头皮消毒、铺孔巾、利多卡因局部浸润麻醉。无菌穿刺针连接手动钻，从穿刺点钻入血肿腔，拔出针芯，连接管帽和侧管（图 2-221）。

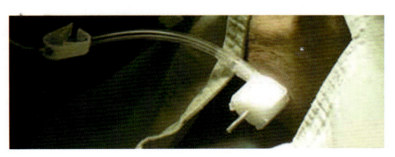

▲ 图 2-221　穿刺进入血肿腔

6. 复查 CT 确认穿刺针尖位于血肿腔内。侧管连接 20ml 注射器，缓慢抽吸血肿，直到阻力增大无法抽动，侧管连接引流袋。再次复查 CT 评价剩余血肿量，若剩余血量较大可重复上述步骤穿刺第二针。无菌纱布包扎，返回病房。上述注射器抽吸血肿的过程我们称之为"物理抽吸"。

（三）典型病例

病例 1

患者朱某，男性，78 岁，以"突发头晕伴肢体活动不灵 2h"入院。既往多年高血压病史。查体：体温 36.8℃，脉搏 80 /min，呼吸 20 /min，血压 220/110mmHg。神志不清，GCS 9 分，瞳孔等大正圆，直径 3.0mm，右侧肢体瘫痪。

术前头颅 CT 示左侧尾状核头出血，约 35ml，从额角破入脑室（图 2-222A）。应用 55mm 穿刺针手术，穿刺时调整靶点使针尖靠近血肿破入脑室的位置。图 2-222B 为穿刺后首次"物理抽吸"后的图像。发病 6h 后常规应用尿激酶"化学抽吸"，术后第 3 天引出含脑脊液的淡红色液 200ml，立即复查 CT（图 2-222C）示大部分血肿消失，拔针后复查 CT 效果满意（图 2-222D）。患者出院时 GCS 13 分，右侧肢体肌力 Ⅲ 级。

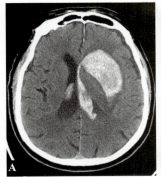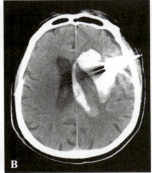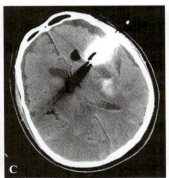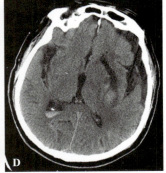

▲ 图 2-222　术前术后影像学

对于全麻耐受能力差的高龄患者，微创穿刺术是一个好的选择。关于穿刺靶点的选择，以往报道大多以血肿最大层面的中心点为靶点。我们的经验是：对于破入脑室的血肿，把穿刺靶点调整到脑室破口附近，会有利于脑脊液引出，大幅提升"化学抽吸"效果。这是由于尿激酶溶解和外力抽吸使针尖和脑室壁破口之间的血肿清除掉，脑脊液从脑室流入血肿腔，稀释血肿，加速血肿液化，从穿刺针引出。

病例 2

患者贾某，男性，78 岁。以"突发意识不清 3h"入院。查体：体温 38.1℃，呼吸 136 /min，心率 20 /min，

5. 穿刺点周围头皮消毒、铺孔巾、利多卡因局部浸润麻醉。无菌穿刺针连接手动钻，从穿刺点钻入血肿

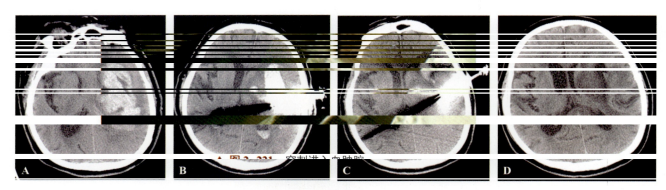

▲ 图 2-221　穿刺进入血肿腔

6. 复查 CT 确认穿刺针尖位于血肿腔内。侧管连接 20ml 注射器，缓慢抽吸血肿，直到阻力增大无法抽动，

级，右侧 I 级。家属要求积极抢救。

36.8℃，脉搏 80 /min，呼吸 20 /min，血压 220/110mmHg。神志不清，GCS 9 分，瞳孔等大正圆，直径 3.0mm，右侧肢体瘫痪。

生命体征平稳，GCS 7 分。

体会：微创穿刺术使深昏迷的危重患者、不适合全麻直视手术的患者也有得到手术抢救的机会。此例与病例 1 原理相同：脑脊液的引出提高了血肿清除效率。

病例 3

患者李某，男性，45 岁。以"突发言语不清伴右侧肢体活动不灵 7h"入院。查体：体温 36.6℃，脉搏 86 /min，呼吸 20 /min，血压 158/100mmHg，SpO_2　99%。言语功能障碍。GCS 13 分。肌力左侧 V 级，右上肢 I 级，右下肢 III 级。

CT 示左侧壳核血肿约 20ml（图 2-224A），55mm 穿刺针手术。术后尿激酶溶解，第 3 天引出含脑脊液的淡红色液 400ml，复查 CT（图 2-224B）示大部分血肿消失。图 2-224C 为拔针后复查 CT，注意健侧外侧裂池

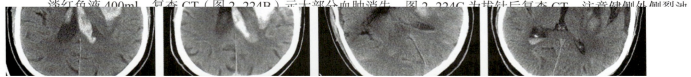

血，内囊仅是受压，而没有破坏。加上年纪尚轻，若是在脑水肿高峰期来临之前清除血肿，神经功能有望恢

▲ 图 2-222　术前术后影像学

对于全麻耐受能力差的高龄患者，微创穿刺术是一个好的选择。关于穿刺靶点的选择，以往报道大多以血肿最大层面的中心点为靶点。我们的经验是：对于破入脑室的血肿，把穿刺靶点调整到脑室破口附近，会有利于脑脊液引出，大幅提升"化学抽吸"效果。这是由于尿激酶溶解和外力抽吸使针尖和脑室壁破口之间的血肿清除掉，脑脊液从脑室流入血肿腔，稀释血肿，加速血肿液化，从穿刺针引出。

病例 2

患者贾某，男性，78 岁。以"突发意识不清 3h"入院。查体：体温 38.1℃，呼吸 136 /min，心率 20 /min，

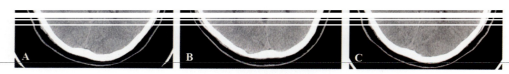

▲ 图 2-224　术前术后影像学

病例 4

患者王某，男性，31 岁。以"突发右侧肢体活动不灵 1d"入院。查体：神志恍惚，刺痛能睁眼，失语，左侧肢体刺痛可定位。右肢体瘫痪。双瞳孔等大正圆，直径 3.0mm，对光反射灵敏。术前 3D-CTA 示左基底核区血肿，排除动脉瘤、血管畸形、烟雾病等血管病。

图 2-226A 示血肿约 60ml，密度混杂。应用 55mm 穿刺针手术，靶点为血肿密度较低处，首次抽吸清除大部分血肿（图 2-226B）。CT 软件勾画血肿轮廓可得到血肿的平均 CT 值及最大截面的面积，可用来计算血肿清除率（图 2-226C，D）。此患者在"化学抽吸"过程中历经再出血，反复抽吸拔针后剩余血肿自行吸收。出院时神经功能与入院时一致。

体会：年轻患者脑出血需要查 3D-CTA 或 DSA 排除血管病。血肿的平均 CT 值代表血肿的黏滞度，CT 值越低越稀薄，越有利于抽吸。因此把靶点定为 CT 值低的部分，可以提高"物理抽吸"的血肿清除率。CT 软件可勾画并得出测量值。以此患者为例：血肿平均 CT 值为 56HU，血肿面积为 1614mm^2（图 2-226C）。术后血肿面积为 302mm^2（图 2-266D）。因此，首次抽吸的血肿清除率为（1614-302）/1614 = 81.3%。但是低 CT 值代表新鲜出血，混杂密度是再出血的高危因素。因此，中 CT 值（64～80HU）的血肿最适合微创穿刺。高 CT 值（＞80HU）血肿太黏稠，不易抽出。低 CT 值（＜64HU）血肿不稳定，应以直视手术为主，微创穿刺可以迅速减轻血肿负荷，为准备直视手术赢得时间。

由此病例可看出：血肿 CT 值影响"物理抽吸"的清除率，有无脑脊液引出影响"化学抽吸"的清除率。

病例 5

患者代某，男性，56 岁。以"突发头痛呕吐 6h"入院。查体：体温 37.6℃，脉搏 90 /min，呼吸 20 /min，血压 160/100mmHg，SpO$_2$ 100%。GCS 15 分。瞳孔等大，四肢肌力正常。

术前 CT 示额叶血肿约 25ml（图 2-227A，B）。应用 40mm 穿刺针手术，常规抽吸，第 4 天复查 CT 示血肿清除满意（图 2-227C，D）。图 2-227E、F 为拔针后 CT。此患者出院无任何神经功能缺失。

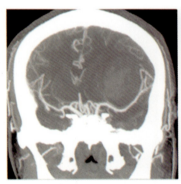
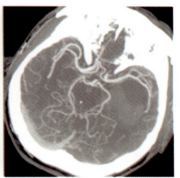

▲ 图 2-225　术前 CTA 检查

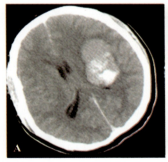
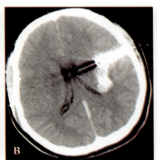
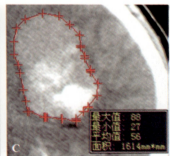
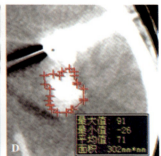

▲ 图 2-226　CT 软件计算血肿清除率

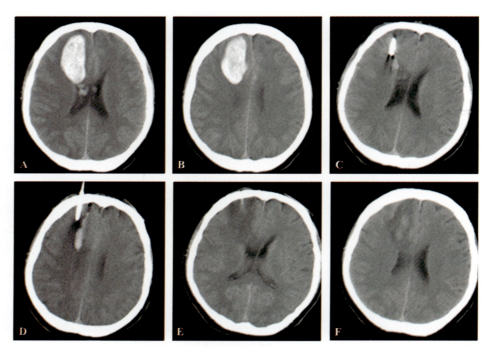

▲ **图 2-227** CT 前术后头颅 CT 检查

体会：额叶穿刺需避开额窦，以防颅内感染。微创穿刺对脑叶出血效果较好。

（四）术后处理

常规监测生命体征，维持内环境稳态，抗脑水肿治疗。发病 6h 后开始由侧管注入尿激酶溶解剩余血肿，我们用 40 000U 尿激酶溶入 2ml 生理盐水，注入血肿腔，关闭引流管 2h 后再打开。每天操作 2～3 次，每次操作前先用注射器抽吸剩余血肿，然后再注入尿激酶，保证无菌操作。上述由尿激酶溶解后抽吸或引出剩余血肿的过程，我们称之为"化学抽吸"。详细记载计算每次抽吸量，当总抽吸量接近术前血肿量与尿激酶总注入量之合时，复查头 CT。CT 满意可拔出穿刺针，若无脑脊液漏出可以不缝合，有脑脊液漏出则缝合一针。CT 不满意则继续"化学抽吸"，一般带穿刺针不超过 5d。带针期间要全程应用静脉抗生素预防感染（图 2-228）。

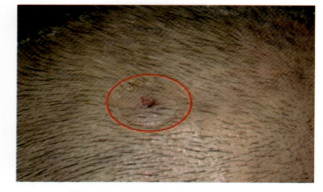

▲ **图 2-228** 拔出穿刺针后，伤口愈合良好

（五）手术要点

1. 选择穿刺点时要避免损伤重要血管和结构。如穿刺基底核区血肿时要避开外侧裂血管，穿刺额叶血肿时要避开额窦，穿刺小脑血肿时要避开枕窦等。

2. 穿刺针刺透头皮后可平移几毫米，再钻透颅骨。这样拔针后骨孔和皮孔不重合，可以避免脑脊液漏。但必须保证穿刺靶点的准确性。

3. 有时铺孔巾后覆盖了头面的解剖标志，会使穿刺针的方向出现偏差。为避免此情况，可以掀开孔巾的一半，暴露鼻眼等结构。

4. 助手要保证穿刺过程中患者头部固定不动，钻透头皮后二次确认穿刺方向，再钻透颅骨，以保证穿刺方向准确。

（六）CT 监视下微创穿刺术的未来设想

该术式操作相对容易、快速，对设备要求不高，医疗费用低，非常适合基层广泛应用。下列因素的改进将提高该术式治疗脑出血的效果。

1. 无菌条件更好的 CT 室，或者手术室中有术中 CT 设备。

2. 穿刺针工艺的提高，使其在 CT 上的伪影更小。

3. 设计连接牛顿计的注射器，使"物理抽吸"的力恒定，并有利于定量研究。

4. 实验并应用新的溶血剂，使"化学抽吸"更安全有效。

5. 大样本实验研究血肿 CT 值与黏滞度的关系，使术前根据 CT 值就能预测该术式的效果。

（赵宪林　王庭忠）

参 考 文 献

[1] 赵宪林，焦德生，高飞，等. CT监测下硬通道技术治疗基底核脑出血[J]. 中华神经外科杂志，2009，25(8): 708-710.

[2] 王庭忠，王亮，杜敬华，等. 脑脊液引出在基底核脑出血微创穿刺术中的意义[J]. 中国微侵袭神经外科杂志，2013，18(9): 412-413.

[3] 赵宪林，姜宏舟，杜敬华，等. 颅脑穿刺术治疗高血压脑出血术后再出血危险因素分析[J]. 中华神经外科疾病研究杂志，2011，10(6): 537-539.

[4] 王庭忠，刘永军，于剑，等. 脑出血微创穿刺术血肿清除率与血肿CT值的关系研究 [J]. 中国微侵袭神经外科杂志，2014，19(6): 249-251.

[5] 赵宪林，姜宏舟，刘国军，等. CT监视下YL-1型一次性颅内血肿粉碎穿刺针穿刺治疗高血压脑叶出血患者的临床疗效[J]. 中国老年学杂志，2011，31(22): 4308-4309.

[6] 于剑，王庭忠，高飞，等. 微创穿刺脑室外引流联合早期腰大池引流治疗脑室出血的疗效分析[J]. 中国现代神经疾病杂志，2014，14(5): 437-440.

九、激光辅助脑出血钻孔引流术

（一）脑出血钻孔引流术相关问题

1. **手术时间**　脑出血基本稳定（一般发病后 12 ～ 24h，时间太早易再出血，时间太晚因血肿压迫、脑水肿等造成脑缺血等继发性脑损害，影响功能的恢复），破入脑室伴急性梗阻性脑积水的可以先做脑室外引流术或内镜下血肿清除。

2. **血肿量**　主要看出血对患者的影响，比如出血量相当的患者中，50 岁以下的患者临床症状往往很重，基底核出血 20ml、丘脑出血 10ml 以上可能需要手术干预，年龄较大因脑萎缩等因素出血量 30 ～ 40ml 也不一定需要手术，具体而应因人而异。

3. **禁忌证**　除外动脉瘤、脑动静脉畸形、血液病、凝血障碍、肝硬化晚期等严重的器质性疾病。

4. **精准的定位（头皮钻孔位置）**　有导航或立体定向当然首选，基层医院主要根据 CT 进行测量，或者用放疗科 CT 进行定位粘贴标记点。同时要尽量避开皮质功能区和颅内重要结构、血管密集区（如侧裂）等。

5. **引流管的指向**　以往引流管的方向往往依靠术者和助手用眼睛去"吊线"，有时候难免出现偏差。用激光辅助可以减少这方面的误差，不失为解决这个问题的可参考方法之一。（需要自购激光定位仪，费用不到 50 元。）

（二）激光定位仪使用方法

根据 CT 进行测量画出引流管指向的体表投影线，术中辅以激光指引方向，先使激光线与体表投影线重合，通过调整引流管的角度使激光线投射在引流管上并与之重合，同理再调整另外一个角度即可，因激光仪所限，无法同时调整好两个角度，多条激光线时一次只利用其中的一条激光线。

（三）病例介绍

病例 1

68 岁，女性，既往高血压病史多年。

诊断：右侧丘脑出血破入脑室，高血压病 3 级，极高危组。发病 20h 后行钻孔引流手术（图 2-229）。

手术流程：

①麻醉、体位：静脉复合麻醉，左侧卧位。②手术前后头颅 CT：术前 CT、术后第 2 天 CT。③根据 CT 测算后并标记头皮穿刺点和指引方向体表投影线（图 2-230）。④术中通过激光仪辅助分别调整引流管角度使之投影与 AB 线和 AC 线重合（图 2-231）。⑤抽出暗红色陈旧血凝块 5ml，引流管外接无菌引流袋（图 2-232）。⑥术后 2d 共注入尿激酶 5 次，每次 2.5 万 U，夹闭 2h 左右打开引流管，术后第 2 天拔除引流管（图 2-233）。

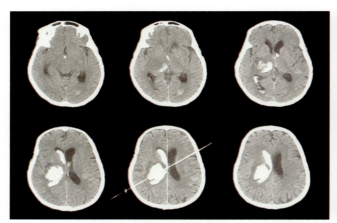

▲ 图 2-229　68 岁女性患者

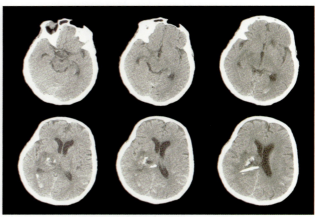

▲ 图 2-230　手术流程（一）

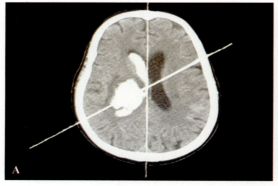

▲ 图 2-231　手术流程（二）

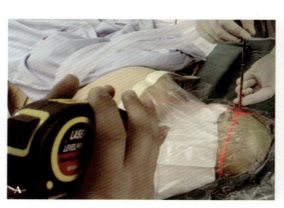

▲ 图 2-232　手术流程（三）

病例 2

62 岁，男性，既往高血压病史多年。诊断：左侧基底核脑出血破入脑室，高血压病 3 级，极高危组。发病 25h 行钻孔引流手术。

手术流程：①麻醉、体位：静脉复合麻醉，仰卧位。②手术前后头颅 CT：术前 CT 及术后第 3 天 CT 见图 2-234。③定位方法如下（图 2-235）。a. 头颅 CT 测算：选取血肿最大的轴位层面进行标记测算，D 为血肿中心点（拟穿刺靶点），BC 为中线，B 为中线与额部的交点，AC 为经过血肿中心点 D 与中线的垂直线，A 为血肿中心在颞侧头皮的投射点，G 为血肿中心在额侧头皮的投射点，CD 为靶点中线旁开的距离，ABC 组成一个直角三角形。需要计算 AB、CD 两条线段的直线距离并按照比例尺算出实际长度。b. 画出参照线（基线）：标准头颅 CT 应为 OM 线，基线则为眼球外眦与耳屏的连线。如果不标准的话需要进行校准，一般选取经过同侧眼球晶状体的轴位层面作为参照层面，并画出相应的体表投影线。c. 画出血肿最大层面头皮投影线：先依据 CT 的层距和层数计算出血肿最大层面与基线层面的距离，然后画出距基线相同距离的平行线 AB。d. 标记 A 点：如果选择经颞钻孔引流，那么 A 点就是穿刺点，如果选择经额钻孔，那么 A 点就是需要指向的标记点。A 点位于血肿最大层面的

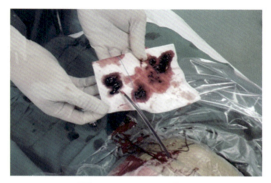

▲ 图 2-233　手术流程（四）

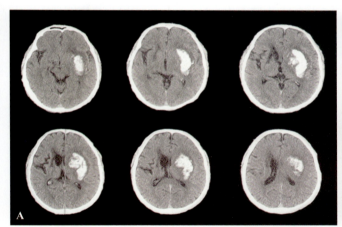
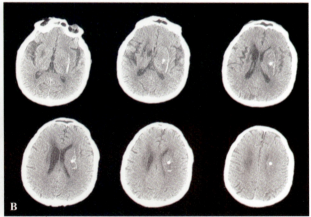

▲ 图 2-234　62 岁男性患者

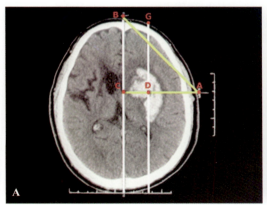
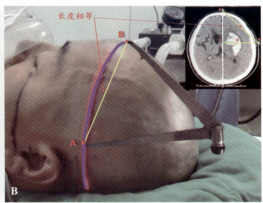

▲ 图 2-235　定位方法（一）

体表投影线 AB 弧线上，把叩诊锤张开并将张开距离设定为 CT 片上 AB 线的长度，叩诊锤与皮肤接触的一点位于中线 B 点，由此标记出头皮 A 点。标记时 AB 为 A 点与 B 点间的直线距离而非头皮的弧形距离，直线距离便于实际测量，而弧形在 CT 片上难以测量。e. 标记 E 点：头皮穿刺点为 E 点（如图所示，如果血肿呈类圆形，可以在如图黄线范围内选择 E 点，如果血肿呈长条形，可以选择经血肿最大层面长轴的体表投影点为 E 点，前提是要避开额窦）。为了避开矢状窦引流静脉，一般情况下选择在冠状缝前 2.5 ～ 4.0cm 处或发际内 2.0 ～ 3.0cm 处（发际高的患者要做调整），中线旁开距离就是 CT 片上 CD 的距离（EF=CD）。再利用激光辅助在头皮上标出 AE，并画出经过 E 点平行于中线的 GE 弧线（图 2-236）。④穿刺置管方向：穿刺方向实际上就是头皮 E 点指向血肿中心 D 点的直线，引流管需沿 ED 线置入，也就是平行于矢状面并指向头皮 A 点。⑤置入引流管的深度（ED）：根据 CT 片算出 AD 数值，头皮量出 AE 的直线距离，ADE 是一个直角三角形，根据勾股定理计算 $AE_2=AD_2+DE_2$。⑥激光辅助调整引流管方向：先使激光线与 AE 重合（激光仪发出两条激光线，使用时只利用其中一条），通过前后调整引流管的角度使激光线投射在引流管上，同理激光线与 GE 重合，左右方向调整引流管使激光线投射在引流管上，此时引流管不能前后移动，以免对好的位置再次偏移。⑦术中抽出暗红色陈旧血性液 5ml，术后 3 天内共注入尿激酶 7 次，每次 2.5 万 U，术后第 3 天拔除引流管（图 2-237）。

（四）手术注意事项

1. 本组病例均选择软通道治疗（仅个人习惯，不代表其他）。

2. 术中常规用 2ml 或 5ml 注射器抽出 3 ～ 5ml 陈旧血性液，如果出血量大或出血时间较长，可以适当多抽一些，个人经验一般不超过 10ml，因为不是在 CT 下定位，不主张术中多抽，以免引流管位置偏斜而引起副损伤。

3. 术后 2h 开始注入尿激酶引流血肿，每次注入 2.5 万 U，引流管夹闭 1.5 ～ 2h 后打开，第三、第四脑室铸型的患者可以适当延长夹闭时间，靠压力促使其通畅，打开引流管后适当捏挤引流管（不要太大负压），根据引流量每日注入尿激酶 2 ～ 4 次，如有破碎脑组织引出，及时复查头部 CT。

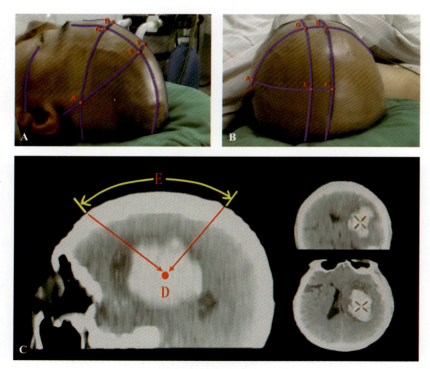

▲ 图 2-236　定位方法（二）

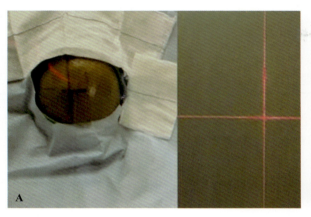
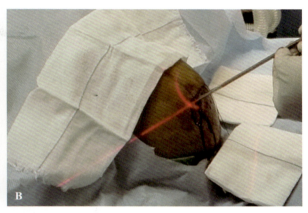

▲ 图 2-237　抽血性液，拔除引流管

4.引流管位置不佳：软通道置管即使引流管偏斜，只要位于血肿边缘，多数情况下也能引出 30% 以上血肿从而达到减压目的。如果有红色血性液引出，提示有副损伤情况下，注入尿激酶要慎重，往往要及时复查头部 CT，必要时重新置管。

5.额部钻孔引流时，引流管易偏向中线方向而导致手术效果不佳，分析原因主要因颅骨有斜面导致钻孔时骨孔不是平行于中线，而是略偏向中线方向，CT 测量的钻孔位置多为中线旁开 2.5cm，建议实际钻孔位置外移 0.5cm 设定为 3.0cm，或通过扩大骨孔解决此类问题。

（曹玉福）

十、手术机器人引导下壳核区血肿穿刺置管引流术

（一）病例资料

患者巫某，男，48 岁。因"突发左侧肢体乏力 1h"入院。既往：高血压病史 3 年，未正规服用降压药物。查体：血压 212/110mmhg，余生命体征平稳，意识清楚，双侧瞳孔等大等圆，直径约 3mm，对光反射灵敏，左侧肢体 0 ~ Ⅰ级，肌张力正常；右侧肢体肌力 Ⅳ ~ Ⅴ级，肌张力正常，左侧病理征阳性，右侧阴性。辅助检查，头颅 CT 提示，颅内右侧基底节区脑出血约 5ml。病人术前明确诊断基底节血肿，除外动脉瘤，血管畸形。

入院诊断：右侧基底节区脑出血；高血压 3 级，极高危险组。

（二）手术流程

采用国产无框架立体定向手术机器人辅助手术计划系统，由定位无框架立体定向手术。患者入院时考虑出血时即可在诊断的患侧颅部贴置 4 个标志点（Mark 点），Mark 点的位置根据实际情况来定，要求 4 点形成立体四边形，可以包容血肿，行 CT 扫描定位，扫描图像直接传入立体定向手术计划系统，进行手术规划。患者在塑型枕固定下，采用局麻，机器人辅助，进行钻孔，置管，抽吸引流术。

1.术前准备

(1) 手术患者首先要粘贴四个 Mark 点，带着 Mark 点一起进行 CT/MRI 扫描。所得的 CT/MRI 胶片，每个片层上的 Mark 点数要求 ≤ 3。4 个 Mark 点不能出现在 CT/MRI 胶片同一片层上。在实施手术前，规划手术定位时，4 个 Mark 标志物应保留在患者头部且不能移动。

(2) 患者头部与机械臂的相对位置要保持不变，整个手术过程中，仪器与手术床的相对位置确保不出现任何偏移，一旦发生偏移，须重新定位（图 2-238）。

2. 手术路径规划及设计

(1) 将患者脑部影像信息（带着 Mark 点一起进行 CT/MRI 扫描的影像资料）导入计算系统软件（无框架架立体定向机器人 CAS-R-2，图 2-239）；根据系统提示完善患者基本资料。

(2) 病灶诊断：确认影像信息添加完成后，对患者进行手术规划。单击工作区上的"手术规划"按钮，进入病灶诊断视窗（图 2-240）。

(3) 勾画病灶轮廓：在各个影像图层上根据病灶情况勾画出病灶区的轮廓线。①从图层状态栏中选择含有病灶信息的片层号，该片层即可显示在视图区。②选择菜单"病灶诊断"下的"勾画病灶轮廓"，或点击工具

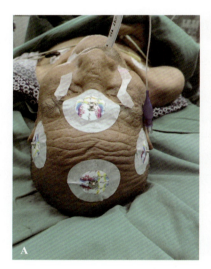
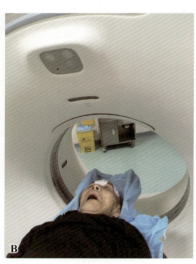

▲ 图 2-238　术前 Mark 点定位及 CT 扫描

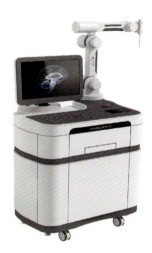

▲ 图 2-239　CAS-R-2 型无框架脑立体定向仪（专利号 01229822.0）

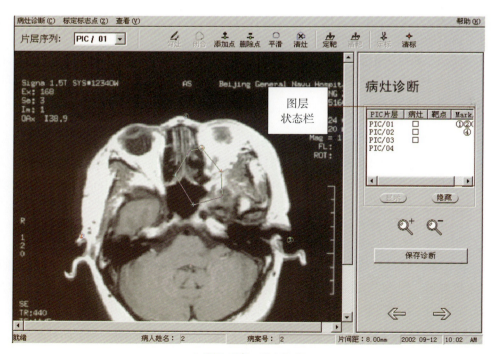

▲ 图 2-240　诊断视窗

栏中的"勾灶"按钮。③在视图区里，用鼠标左键点取病灶区域轮廓的重要点，各点之间将自动形成连线。闭合后，图层状态栏的该片层中置入标记，表示该层已勾画完毕。

(4) 确定病灶靶点：标定病灶靶点的位置。选择病灶信息适当的片层。定靶。选择"病灶诊断"菜单下的"确定病灶靶点"，或点工具栏上"定靶"按钮，视图区出现十字光标，在视图区中选定靶点位置后按下鼠标左键，视图将在该处标志一浅蓝色点，即是病灶靶点位置，并在图层状态栏中对该图层置入标记"⊙"，表示该图层有靶点。

(5) 标定标志点：通过标定患者头部的 4 个 Mark 点，来构造一个与颅骨固连的参考坐标系，用于实现计算机图像空间到手术空间的匹配映射。①选择"标定标志点"菜单下的"定 Mark 点"选项，或单击工具栏上的"定标"按钮，视图区出现十字光标，用户就可以进行 Mark 点标定操作。②选择 Mark 点最清晰的图层。③在视图区内将光标中心指向 Mark 点尖点并按下鼠标左键，在该点处视图将显示 Mark 点序号，并在图层状态栏里相应层里置入 MARK 点序号。④重复②③步骤操作，直到 4 个 Mark 点全部标定完成，记住标定顺序。

(6) 规划手术路径：单击"保存诊断"按钮，将诊断保存后，再单击 ➡ 按钮，进入手术引导及导航窗口；需要时单击 ⬅ 按钮，或用快捷键 Alt + ← 可返回病历管理窗口。路径规划及导航窗口，可进行下一步手术操作——手术路径的规划。

(7) 三维观察：在三维空间多角度查看患者病灶（图 2-241）。①单击滑动条上方的"视角"按钮，可以看到调节 X、Y、Z 轴转角的滑动条。②拖动滑块，或在文本框内输入确定的转角数值，可以看到病灶体模型的三维显示随着视角的转动而变化，这样就可以方便医生多角度地查看患者的病灶，有助于医生对手术实施规划。

(8) 调整手术路径：调整 X、Y、Z 三轴的转角，转动红线以达到最满意的穿刺手术路径。

(9) 初始化机械臂：进行手术导航之前，应对机械臂进行初始化即清零工作。点击"手术引导"菜单下的"零

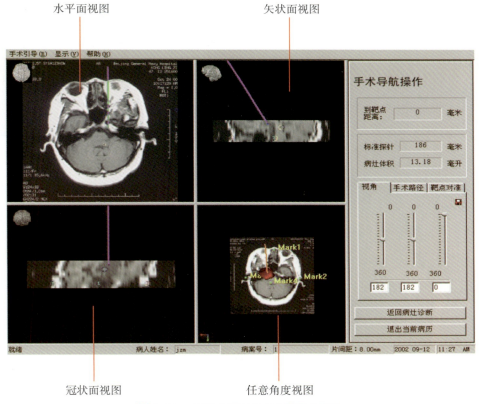

▲ 图 2-241　三维空间多角度查看患者病灶

位姿标定",或敲快捷键 F4,便弹出"零位姿标定"窗口（图 2-242），进行机械臂清零。初始化步骤如下。

(10) Mark 点对准：建立计算机图像空间与患者空间（Mark 点空间）的映射关系。①将标准探针插到机械臂的导向器上，导向器的滑动支架锁定在"0"刻度。②选择"手术引导"菜单下的"Mark 点对准"。③屏幕右下角任意角度视图中的"Mark1"标记由绿变红，表示"Mark1"处于等待对准状态；Mark 点对准（图 2-243）。用该探针的末端对准病人头部的 Mark1 点，敲回车键（Enter），Mark1 点由红变绿，即完成标志点 1 的对准工作。随即"Mark2"标记由绿变红，再重复上述操作即可完成 Mark 点 2、3、4 的对准。必须要用仪器配备的标准探针进行 Mark 点对准，确保定位准确。

屏幕出现一窗口（图 2-244）。显示探针到各 Mark 点的距离，该数值是对准的精度，应＜1。若数值＞1，表明标定有误或病人位置有移动，此时应紧固病人头部，并重新标定［重复 (2) ～ (4) 操作］。

(11) 机械臂术前定位：通过机械臂精确定位手术路径，为手术的顺利实施提供操作平台。①点击"靶点对准"按钮使靶点对准页激活，该页所显示内容为表格形式。其中参考角度列为根据事先设定好的手术路径而计算出来的机械臂各关节点角度的理论值，跟踪角度列为机械臂实时角度值。②先锁紧机械臂控制面板上"1 ～ 5 关节"按钮，再松开机械臂控制面板上"1 关节"按钮，调节机械臂关节 1 角度值，使关节 1 的跟踪角度值和其参考角度值基本一致，锁紧"1 关节"按钮；依次松开 2、3、4、5 关节按钮并分别调整各关节角度值，调节至与第 1 关节相同，待所有关节调整好锁定机械臂。此时图像上黄色线段与红色线段基本重合。③观察"到靶点距离"数值，必须＜1，需要时可调节到 0.3 以下。满足后，要保持该位姿不变。检查所有关节是否全部锁紧，按钮灯灭。则机械臂的定位工作就已全部完成（图 2-245）。

3. 手术实施过程

(1) 如患者能完全配合，可局部麻醉，如不能配合，可辅助静脉复合麻醉。

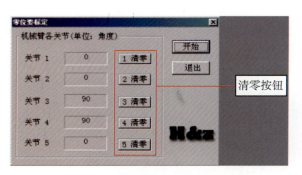

▲ 图 2-242 清零

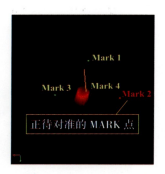

▲ 图 2-243 Mark 点对准

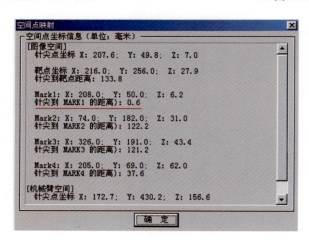

▲ 图 2-244 空间坐标

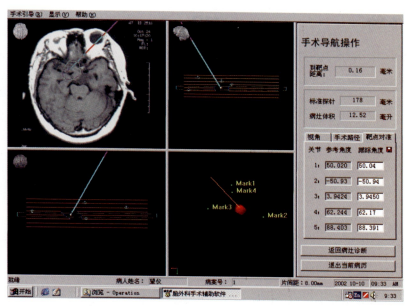

▲ **图 2-245** 机械臂手术定位引导

(2) 仰卧位，塑形枕头固定，向非患侧偏斜（图 2-246）。

(3) 根据立体定向机器人导航定位穿刺点，进行皮肤消毒及立体定向机器人消毒（图 2-247）。

(4) 局部麻醉后，尖刀片切开约 0.5cm 皮肤，电钻进行钻孔，钻透颅骨，破膜针穿破硬脑膜（图 2-248）。

(5) 应用穿刺引流导管进行血肿腔隙穿刺，穿刺深度以术前定位确定穿刺深度，抽吸血肿。

(6) 缝合皮肤及固定引流管（图 2-249）。

（三）手术前后头颅 CT 轴位扫描

见图 2-250。

（四）手术要点

1. 整个手术过程中，仪器与手术床的相对位置确保不出现任何偏移，一旦发生偏移，须重新定位。

2. 一般采用局麻，躁动不配合的病人加用基础麻醉。术中注意呼吸、血压、意识、瞳孔变化。

3. 手术钻孔点：基底节区出血在同侧额部发际内，冠状缝前 2 ～ 3cm，中线旁 3cm。

4. 选择血肿体积最大的层面作为靶点定位片，选择血肿中心偏内为靶点。

5. 根据血肿液化的程度尽量缓慢抽吸血肿，最多可抽出血肿量的 30% ～ 50%。有新鲜出血时，应观察 10 ～ 15min，若无好转，先用生理盐水反复冲洗，注入凝血酶 500 ～ 1000U，置引流管，复查。

6. 对于血肿破入脑室的，除抽吸血肿外，常规放置侧脑室引流。

7. 术后经引流管注入尿激酶，2 万～ 5 万 U/d，每日 2 次，直至血肿基本清除。对血肿破入脑室者，在行血肿排空的同时采用无框架立体定向手术机器人定向侧脑室前角穿刺置管引流。

8. 全麻手术，因为采用塑型枕固定头部，患者躁动可能产生移位。

这与以下问题有关：①穿刺方向和置管位置尽量与血肿长轴平行；②靶点选在血肿最大层面中点后 1.5 ～ 2cm 处；③抽吸时应均匀用力，缓慢抽吸，防止血肿腔压力骤降而发生再出血；④抽吸时应为血肿量的 50% 以下，保证减积效应不明显；⑤术中术后控制好血压；⑥术后注意引流情况，必要时调整引流管。

（五）点评

1. 无框架立体定向手术机器人辅助手术较立体定向手术具有以下优点：①简化了手术前的准备时间；②减轻了患者的术前上框架的痛苦；③手术设计更加简单，可在计算机模拟立体图像中选择最佳手术入路和穿刺点，使手术更加完美；④采用塑形枕固定头部，避免患者上头架的痛苦；⑤手术操作简单，容易掌握。

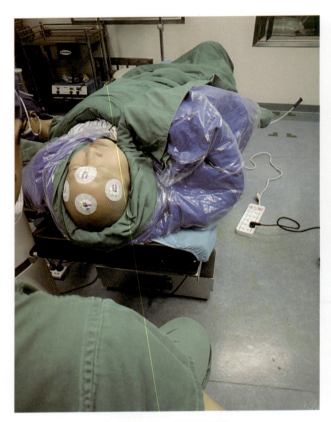

▲ 图 2-246 塑形枕固定

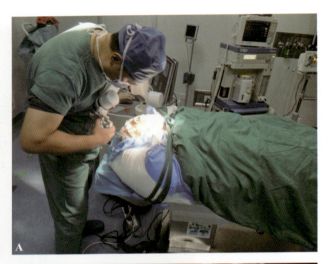

A

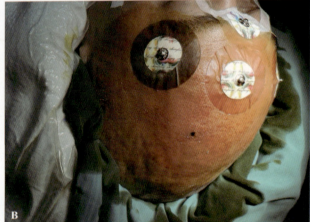

B

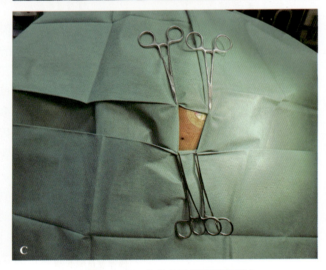

C

▲ 图 2-247 定位点及常规消毒铺巾

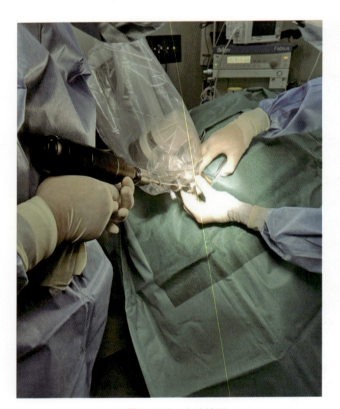

▲ 图 2-248 电钻钻颅

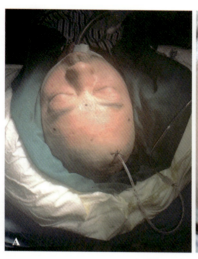
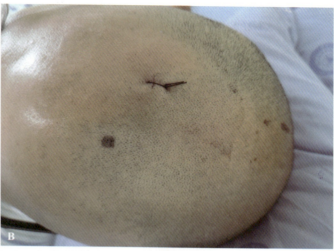

▲ 图 2-249　头皮缝合，放引流管（A）；拔管后（B）

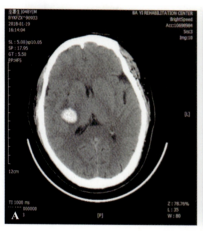
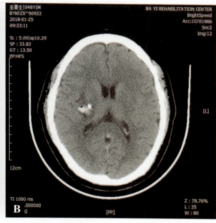
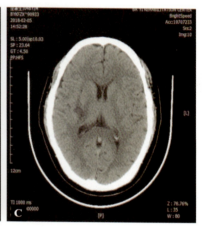

▲ 图 2-250　手术前后头颅 CT 扫描
A. 术前；B. 术后；C. 拔管后

2. 对于不宜上框架的患者，扩大了脑出血的手术范围。但如患者躁动，由于无框架立体定向手术机器人辅助手术具有高精确性和小创伤性，对于血肿＜ 30ml 者，为改善预后，提高生存质量也可选择该手术，我们认为尽早手术有利于神经功能的恢复，但需术后严密监护患者。病情分级是决定能否采用立体定向手术的重要因素，对于轻中型伴有神经功能障碍血肿的病人，根据实际健康状况，年龄不受严格限制，排除重要脏器功能有明显障碍者，均可施行该手术。

（马献昆　张洪钿　蒲九君）

十一、3D 软件虚拟引导下的壳核区血肿穿刺置管引流术

（一）病例资料

牛某，男，83 岁，以"左侧肢体活动障碍、意识恍惚、恶心 3h"于 2018 年 12 月 27 日入院，患者劳作后发病，血压 160/100mmhg，左侧上肢肌力 0 级，左侧下肢肌力Ⅱ级，右侧上下肢Ⅴ级，左侧下肢病理征阳性，右侧下肢病理征阴性。颅脑 CT 示。右侧基底节脑出血、左侧脑梗死。

入院诊断：右侧基底节脑出血；左侧腔隙性脑梗死。

入院后，于 2018 年 12 月 27 日行 CT 检查，CT 层厚为 10mm/ 层（图 2-251A）。

经保守治疗 2 天，患者意识逐渐加重至浅昏迷 – 蒙眬状，2018 年 12 月 29 日复查 CT（图 2–251B），CT 层厚为 10mm/ 层，出血量约 20ml，血肿周围出血水肿带，准备微创穿刺治疗。

（二）三维术前规划、打印穿刺导板

1. 拷贝患者原始 CT 数据，导入三维软件，重建血肿及头颅的三维构象，并透视化显示血肿在颅内的位置，计算机三维自动计算出血肿量约 20ml（不包括周围水肿及液体渗出，图 2–252）。

2. 三维模拟后可见右侧侧脑室（绿色）受压明显，中线向左侧偏移（图 2–253）。

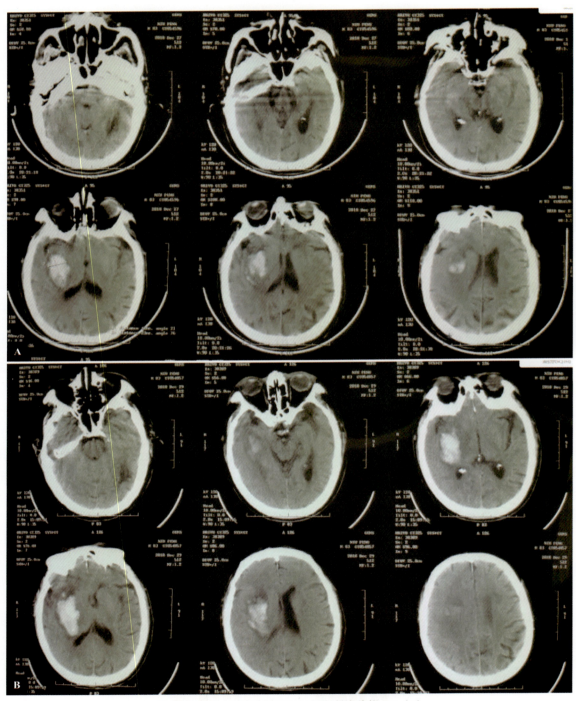

▲ 图 2–251　术前头颅 CT（A）和复查头颅 CT（B）

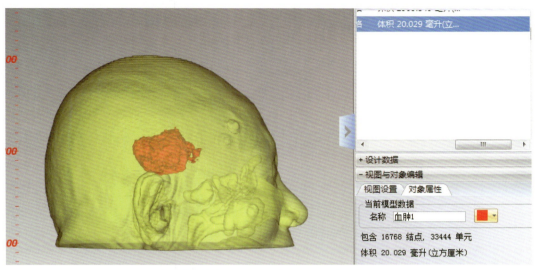

▲ 图 2-252　三维模拟显示血肿位置和形态

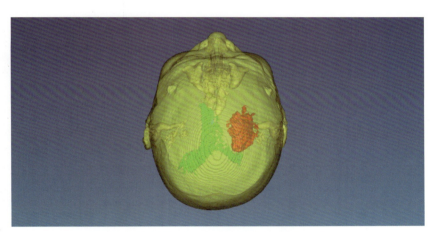

▲ 图 2-253　三维模拟显示血肿位置和形态

3. 可 登 录 网 址 http://www.e3d-med.com/app/model.html?id=_90bfd612d1b44d0284e8c68d4bfc8f03_2019_09_15_16_22_46 或扫描下方二维码，用于放大、移动、旋转血肿、侧脑室及头颅三维形态。

4. 三维下逆向设计引流管穿刺血肿中心位置（图 2-254）。

5. 依据引流管位置虚拟化设计 3D 穿刺导板（图 2-255）。

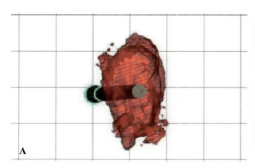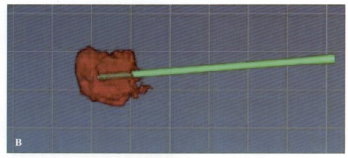

▲ 图 2-254　逆向设计引流管穿刺血肿中心位置

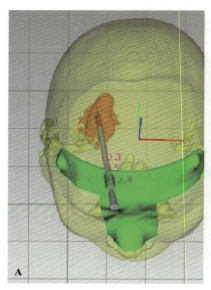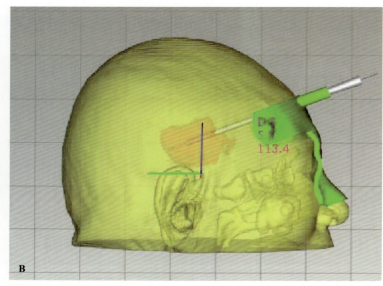

▲ 图 2-255　虚拟化设计 3D 穿刺导板

6. 可登录网址 http://www.e3d-med.com/app/model.html?id=_17f3c88c37cf442a881939e36d95d63c_2019_09_15_18_13_13ak 或扫描下方二维码，了解术前引流管、3D 导板、血肿等术前规划。

7. 上机待打印的 3D 导板与打印出来准备消毒应用的 3D 导板（图 2-256）。

（三）手术流程

1. 病人术前明确诊断为右侧基底节脑出血，除外动脉瘤、血管畸形。

2. 病人在重症监护室监护下床边采用局部浸润麻醉＋基础麻醉，丙泊酚针（10ml：100mg），静脉推注 3ml。

3. 仰卧位，注意舌根后坠、心率、呼吸等情况。

4. 额部拟穿刺点周围头皮常规消毒铺巾，取 3D 导板贴敷面部定穿刺点，右侧额部穿刺点局部麻醉，以尖刀片刺破头皮约 0.5cm，应用手锥至颅骨建立穿刺通道，再以丁字形手钻扩大颅骨骨孔，手锥破硬脑膜，12 号顺 3D 打印导板穿刺通道植入，植入深度为术前设计深度，5ml 注射器缓慢抽吸，共抽吸血肿约 13ml（图 2-257）。

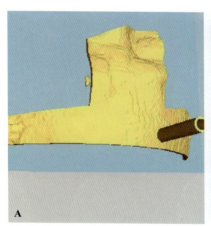
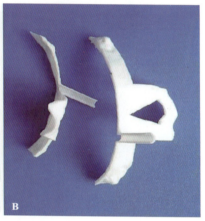

▲ 图 2-256 模拟并打印 3D 导板

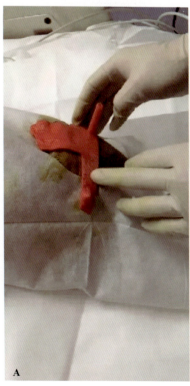
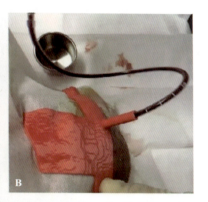
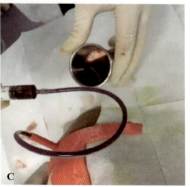

▲ 图 2-257 穿刺过程

5. 留置引流管，头皮缝合一针，固定引流管。

6. 术后 14h 复查颅脑 CT（CT 层厚为 5mm/ 层），复查 CT 后血肿腔内应用尿激酶 4 万 U+ 生理盐水 3ml，引流管夹闭 4h 后开放（图 2-258）。

7. 术后 38h（图 2-259）复查颅脑 CT（CT 层厚为 5mm/ 层），拔除头部引流管。

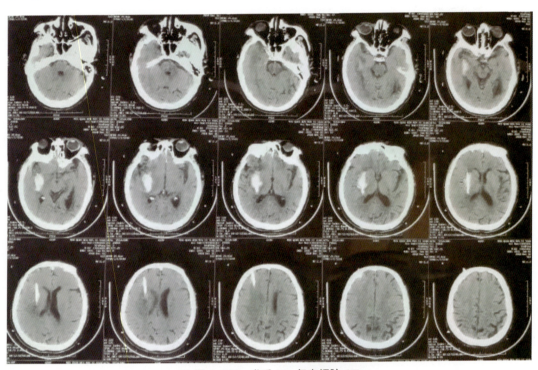

▲ 图 2-258　术后 14h 复查颅脑 CT

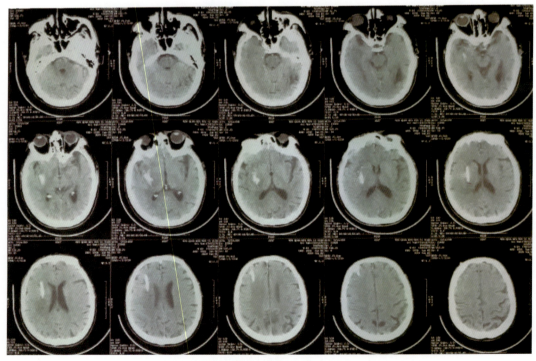

▲ 图 2-259　术后 38h 复查颅脑

（四）术前 3D 穿刺导板设计及手术要点

1. 术前三维重建　要求拷贝患者术前最近时间一次的颅脑 CT 原始数据，数据形式以 DICOM 格式导入三维软件重建，手术医师最好参与三维手术方案规划设计，以便手术时具有可操控性。

2. 穿刺通路的选择　①基底节血肿一般纵轴较长，呈肾型，引流管顺血肿长轴进行，有利于引流血肿。②病人术后头部一般选择仰卧位，引流管设计植入为血肿的中后 1/3 处，血肿由于重力作用下沉，有利于引流，对于血肿下沉不明显者，引流管也可根据术后复查 CT 情况边退管边引流，引流管前端始终位于血肿中心，减少对周围脑组织及血肿的副损伤（图 2-260）。③设计好穿刺通路后可三维动态观察，使穿刺通路避开额窦、上矢状窦等重要结构（图 2-261）。

3. 穿刺点的选择　顺血肿长轴设计好后的引流管一般在额部出颅，出颅处即为穿刺点，术前三维设计时可略调整穿刺点，使所选择穿刺点位于额纹处，术后切口愈合瘢痕隐藏在额纹处，影响面容不明显。

4. 3D 导板穿刺通道内径的设置　3D 导板穿刺通道内径的设置一定要与选择的引流管外径相吻合，避免 3D 导板穿刺通道内径过小，引流管顺 3D 导板穿刺通道植入困难，也要避免 3D 导板穿刺通道过大，影响穿刺的精准性。

5. 3D 穿刺导板的消毒问题　根据 3D 打印骨科手术导板技术标准专家共识（2019 年 4 月）导板消毒灭菌要求，为了有效杜绝污染与感染，导板使用前必须进行消毒。为防止消毒导致导板变形失真，建议根据临床需求确定消毒方式并依据导板不同的制备材料进行分类消毒、灭菌。①金属类，对于耐高温、耐湿度的 3D 打印金属导板，强烈推荐压力蒸气灭菌。②非金属类，对于 ABS、PLA、尼龙和光敏树脂等不耐高温、不耐湿热的 3D 打印非金属类导板。强烈推荐使用低温等离子和环氧乙烷消毒法对 3D 打印导板进行消毒灭菌。

6. 其他

(1) 术中 3D 导板与面部体表标志贴敷后（如面部体表标志不明显，也可外加体表标志），在穿刺点头皮局部浸润麻醉后切口约 0.5cm，手锥在切口处顺 3D 导板穿刺通道定颅骨穿刺点，再以 5 号丁字形手钻颅骨钻孔，尖手锥顺穿刺通道刺破硬脑膜，12 号顺 3D 导板穿刺通道植入，植入血肿前端后，先抽吸血肿上端血肿析出液约 5ml，继续植入引流管到预定位置，5ml 注射器缓慢抽吸，抽吸血肿量约 8ml，共计 13ml，为术前计算的 1/2 左右。

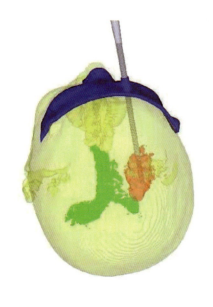

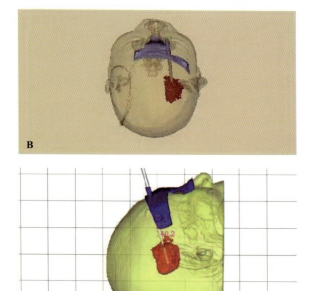

▲ 图 2-260　术前 3D 穿刺导板设计及手术要点

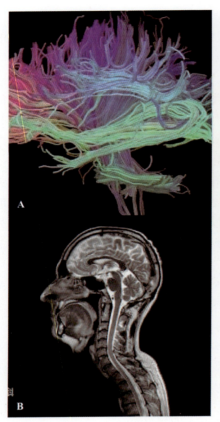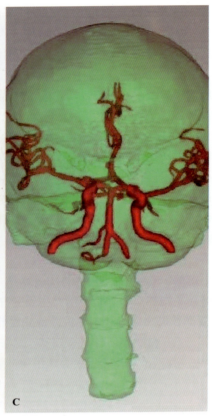

▲ 图 2-261　设计穿刺通路要点

(2) 穿刺手术中，手锥应用相当于 12 号引流管的手锥尖头，丁字形手钻用 5 号的手钻，脑室引流管用 12 号的脑室引流管，其三种型号相互吻合，对于硬脑膜、脑组织穿刺通道中小的渗血具有填充作用。

(3) 用手锥刺破硬脑膜要迅速，手锥尖端不能太钝，避免硬脑膜剥离，形成硬膜外血肿。

(4) 术中抽吸负压不能太大，以免造成新的损伤，一般应用 5ml 注射器缓慢抽吸，抽吸过程中边抽吸边旋转引流管，以便使引流管前端侧孔与血肿充分接触，有利于血肿抽吸，抽吸量约为血肿的 1/2，术后根据 CT 复查，决定尿激酶应用与否。

(5) 留置引流管，头皮缝合可采用"荷包"缝合法，固定引流管，血肿引流到达预期目的后，拔除引流管，收紧"荷包"线即可，避免拔除引流管后再次缝合。

〔五〕点评

1. 高血压性脑出血是神经外科常见的急危重症之一。而基底节区脑出血是 HICH 最常见的类型，占 70%～80%，虽然有部分少量脑出血没有引起患者明显的意识障碍，经过非手术药物的治疗也能恢复到一定的程度，但大都引起相应的临床症状，如：头痛、头晕、面瘫、肢体感觉障碍、运动障碍等，其住院时间长，肢体功能、运动、感觉等恢复慢，如何在精准治疗的情况下使颅内血肿减少而又不明显加重其创伤，达到缩短其住院时间，减少并发症的产生，促进神经功能的恢复，使患者治疗的受益率大于创伤率？随着精准医学理念的发展及数字化手术辅助定位系统于手术中，术前在计算机上精确设计并模拟手术方案，术中辅助指导将设计方案完整、准确地实现，3D 导板定位下微创血肿穿刺引流术因其简单、安全、快速、损伤小的优势应用越来越多。

2. 随着国民生活水平的提高，我国人口平均寿命逐年提高，但是由于老年人随着年龄的增长，各脏器及其功能会逐渐出现老化和减退，整体体力和抗病能力日趋下降，再加病前心、肝、肾、肺等主要脏器的伴发病多，病发后各类并发症多，一旦发生脑出血病情多较危重和复杂，因此在重视全局下如何突出个体化的救治就显得更为重要，稍有不慎就会影响疗效甚至病人的生命安全。由于病人年龄大，出血量虽然只有 20ml 左右，但出血后病人症状逐渐加重至浅昏迷，传统的内科治疗尚不能有效地消除脑出血的急性占位效应和继发颅内压增高所导致的脑疝威胁，也不能促进血肿周边受压而未被破坏的神经组织的功能恢复，因而只能作为脑出血的基础治疗。开颅血肿清除术虽可彻底清除血肿、直视下止血和内外减压，确是一种彻底的治措施疗。但由于此类患者年老体弱、病情危重，且病前多伴发疾病、病后易出现并发症，故难以耐受开颅手术的创伤。再加术后并发症多等因素而受到一定的限制，部分家属反复考虑行脑出血微创治疗，但又担心穿刺方向、距离等出现偏移，导致穿刺失败。随着 3D 数字化技术的应用，医学三维模拟向家属沟通病情及 3D 打印穿刺导板手术操作过程通过计算机数字化虚拟展示，家属更易接受微创穿刺置管引流术。

3. 脑出血 3D 导板下微创穿刺引流术具有精准性，简便易行，无须全麻、输血和特殊器械，适合颅内不同部位、类型和大多数病期的脑出血老年患者，且能及时清除、引流血肿和缓解脑疝，手术创伤小和术后并发症少等优点，现已广泛应用于临床并获得了明显疗效。

（吴　阳）

十二、多模式监测下方体定向软通道钻颅置管引流术的临床研究

（一）CT 引导下的方体定向软通道穿刺置管引流术

目的：观察 CT 引导下方体定向软通道穿刺置管引流操作的可行性与安全性。

方法：回顾性分析近 4 年来采用"CT 引导下方体定向软通道穿刺置管引流"操作的 33 例脑出血病例治疗后 3d、7d、1 个月即 3 个月影像学资料，比较非 CT 引导操作病例，分析血肿、脑水肿和脑组织复张的规律曲线（图 2-262）。

结果：在 CT 监测下操作病例 3d 内血肿清除率平均达 93.2%，血肿周围脑水肿发生率明显降低，远期预后改善明显。

结论：较盲目穿刺术后再次复查调整管路位置的传统方法，CT 监测下方体定向软通道穿刺置管引流具有更高的安全性。

讨论：方体定向软通道穿刺置管引流装置在 CT 下不产生伪影，操作中可多次 CT 扫描所获得的动态影像资料，为手术中及时调整穿刺位置、深度和方向提供了可能，大大缩短了操作时间，提高了穿刺的精确性和穿刺抽吸引流效果，减少脑水肿及脑疝的发生概率，能明显改善患者预后。

病例 1

女性，90 岁，突发神志不清 1d 入院。

对血肿密度不均、对分块血肿，CT 监测有助于预判血肿的性态，对有分隔、固态、液态混合的血肿，CT 监测一方面可判定最佳抽吸位置，为尿激酶治疗设计最佳置管位置，另可协助判定是否需要置入多条管路，自不同方向抽吸血肿（图 2-262 至图 2-265）。

（二）脑出血定向置管治疗中吸引管与颅脑相关血管构筑关系的初步探讨

目的：初步探讨应用简化式（方体）定向置软管吸引术救治脑出血中吸引管与颅脑相关血管构筑的关系，以了解所有类似手术方法的科学性、安全性。

方法：对 63 例高血压脑出血患者行方体定向置软管吸引术治疗，术后病情稳定或血肿引流干净后，拔管前行 CT 脑血管造影重建（CTA、CTV），了解吸引管血肿穿刺路径、吸引管与颅脑相关血管构筑的关系（图 2-266 至图 2-267）。

结果：对所有高血压脑出血患者在定向置管术后 CTA、CTV 分析发现，吸引管在穿刺血肿靶点路径中均可安全滑过相关颅脑动脉及静脉，吸引管位置准确，引流效果好，术后恢复快，未见置管及引流过程中引流管明显损伤重要相关颅脑血管。

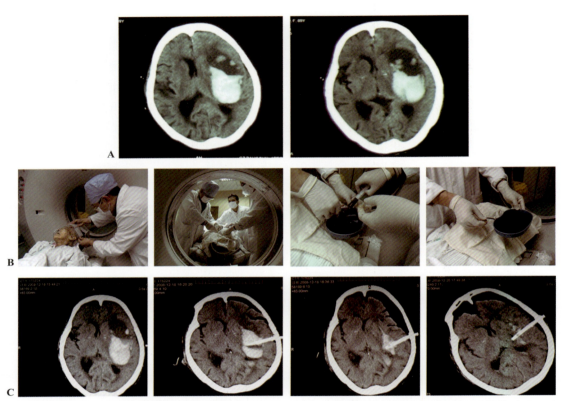

▲ 图 2-262　CT 提示左侧基底核区大量脑出血（**A**）。予 CT 引导下定向软通道穿刺置管引流操作（**B**），手术时间 18min，基底核区血肿完全排空（**C**，左上角示操作时间过程）

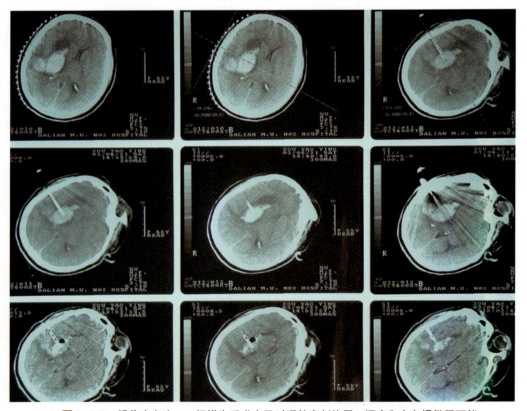

▲ 图 2-263　操作中多次 CT 扫描为手术中及时调整穿刺位置、深度和方向提供了可能

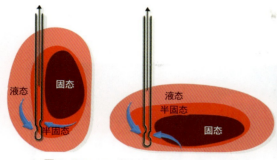

▲ 图 2-264　CT 监测有助于预判血肿的性态

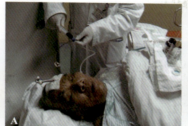
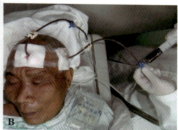

▲ 图 2-265　CT 监测可协助判定是否需要置入多条管路，自不同方向抽吸血肿

结论：方体定向置软管血肿吸引术中所选用的一次性软性引流管设计科学、合理，该手术是定向准确、微创、安全有效、廉价简便的救治高血压脑出血的一种方法。

病例 2

女性，60 岁，突发神志不清 2h 入院（图 2-266）。

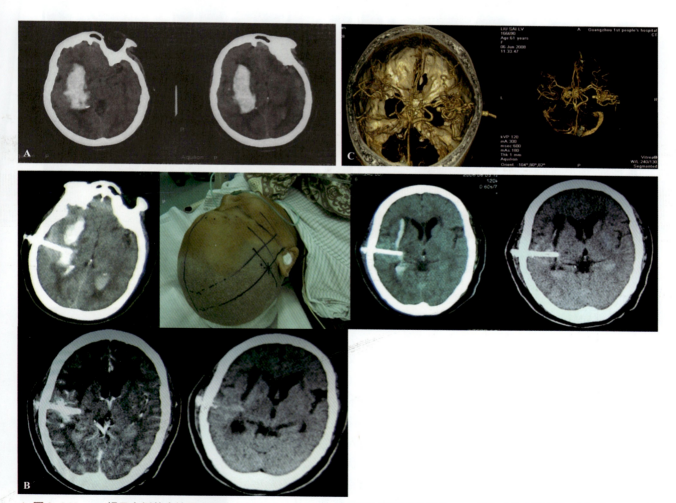

▲ 图 2-266　CT 提示有侧基底核区大量脑出血（A）。予定向软通道穿刺置管引流操作，3d 后血肿基本排空后拔管（B），术后第 3 天 CTA 提示软管穿过 AVM 异常血管团，未引起新鲜出血（C）

病例 3

男性，71 岁，突发意识障碍 1.5h 入院（图 2-267）。

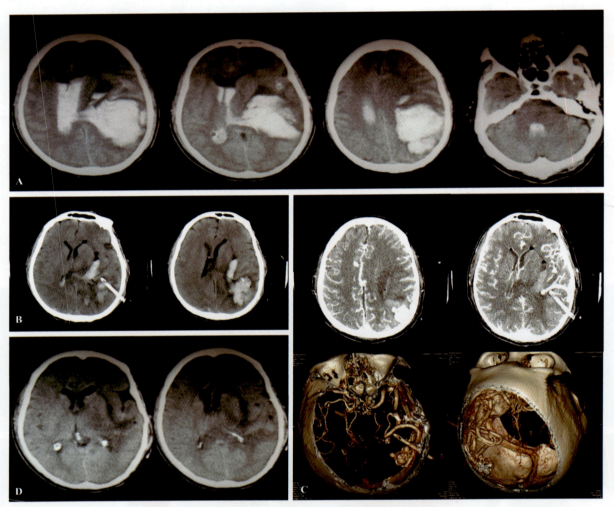

▲ 图 2-267　CT 提示左侧枕叶脑出血破入脑室（**A**）。予定向软通道穿刺置管引流操作（**B**），行 CTA 检查明确血管检查（**C**），提示左侧动枕叶动静脉畸形，CTA 提示软管穿过 AVM 异常血管团，未引起新鲜出血。拔管后康复，患者症状好转（**D**）

讨论：颅内动静脉血管交织，错综复杂。

方体定向软通道穿刺置管引流术较硬通道置管的材质区别，突出表现在软管的柔韧性与可塑性，组织相容性佳。该引流管为软性、圆钝头、带有特殊设计的管径及多个侧孔，易引流而又不易折断，表面光滑并有标识，能在 CT 下显示管的位置和管口方向（图 2-268）。

通过使用头皮血管、颅内动脉、静脉重建等技术，证明在方体定向软通道穿刺置管引流术中，软管的缓慢置入可推移并安全地滑过颅脑相关血管，与之相邻近相接触而无损伤。软管置入颅内可随周围温度升高变得更加柔软随脑组织搏动摆动，尤其在形状不规则、位置分散的血肿穿刺操作时，软通道能最大限度避免对经行血管的牵拉损伤。当脑疝解除，脑组织回位过程时，软通道可随脑组织移动，从而保持与周围神经血管的相对固定位置，避免进一步损伤脑组织（图 2-269）。

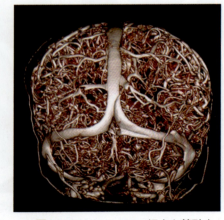

▲ 图 2-268　CTA+CTV 颅内血管融合

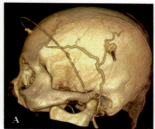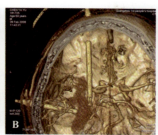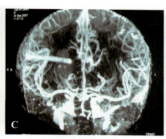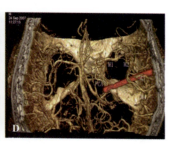

▲ 图 2-269　软管的缓慢置入可推移并安全地滑过颅脑相关血管，与之相接触而无损伤

（三）颅内压监测对方体定向软通道穿刺置管引流术术中及术后颅内压改变的综合评估

目的：探讨方体定向软通道穿刺置管引流术对高血压脑出血所致颅内压的影响。

方法：回顾分析 2010—2014 年，广州市第一人民医院接受方体定向软通道穿刺置管引流术 + 有创颅内压监测共计 86 例患者的治疗效果，脱水药物使用及预后。监测方式根据血肿位置，可放置于对侧脑室内（Camino颅内压监测仪）或血肿腔硬膜下（强生颅内压监测仪）（图 2-270）。

结果：方体定向软通道穿刺置管引流术术后患者 ICP 值较术前改善明显，术后根据 ICP 结果确定是否使用甘露醇，患者术后水肿高峰期明显缩短。患者颅内压术后突发增高应考虑再出血可能。

结论：对于血肿巨大，有脑疝可能的患者，软通道穿刺置管引流术配合对侧脑室外引流术，提供了可以观察、可供调控的颅内压控制方法，不但可以减少甘露醇的使用，也可以有效将颅内压控制在正常范围内，及时发现和避免脑疝发生。

病例 4

男，61 岁，突发头痛呕吐后意识不清 2.5h。

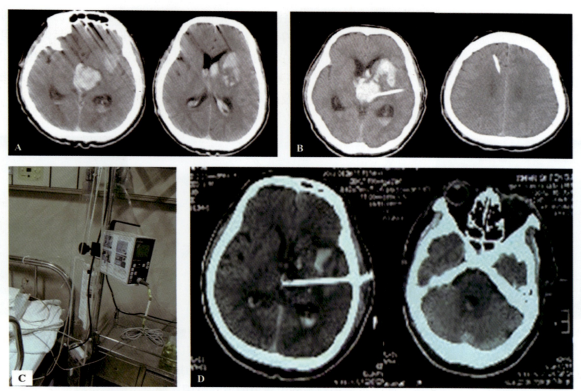

▲ 图 2-270　CT 提示左侧基底核区脑出血破入脑室，予床边方体定向软通道穿刺置管引流术 + 脑室外引流术 + ICP 探头植入术，术后持续监测颅内压并调整脱水药，术后恢复良好

讨论：在临床实践中，新鲜血肿常质地坚韧，软通道穿刺置管引流术中不能立即完全引出，常需在术后管内注入尿激酶将血肿溶解排空。软通道置管合并尿激酶溶解作用平缓安全，但能否做到及时降低颅压，避免术中及术后脑疝形成，ICP 的持续监测提供了可靠的依据。

(1) 颅内压与压力容积曲线（图 2-271）。Langfitt 等（1965）经动物实验表明颅内容物体积与颅内压力的数量增加呈指数关系变化。简而言之，当颅内容物容积超过临界点时，会导致颅内压力急剧升高，诱发脑疝。反之，在脑出血微创治疗中，首次穿刺引出少量已经液化血液，即为颅内压降低至临界点提供了可能。壳核高血压脑出血常将患侧脑室挤压变形，术中穿刺动侧脑室，缓慢释放部分脑脊液，同时积极穿刺血肿腔，纠正中线移位，可避免双侧脑组织受压，维持颅内压力正常。

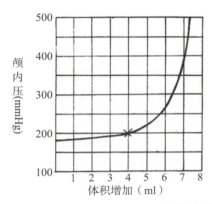
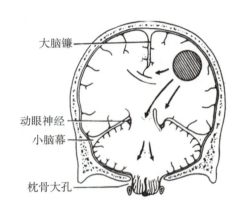

▲ 图 2-271 脑疝与颅内压临界点

(2) 颅内压持续监测与术后颅内压调整：颅内压监测的绝对指征是维持颅内压力的正常范围，相对指征是对颅内再出血等诱发颅内压骤升的实时监测。软通道穿刺置管引流术提供了颅内压监测和术后调整的可能：对于可能引起脑疝的巨大血肿，穿刺对侧侧脑室后，可在颅内压监测下通过调整脑室引流缓解颅内压力，避免了长期使用脱水药物造成的不良后果。同时，软通道穿刺置管引流术操作过程持续监测颅内压，如遇颅内压骤升，应考虑颅内再出血可能，为及时发现病情变化和及时处理提供依据（图 2-272）。

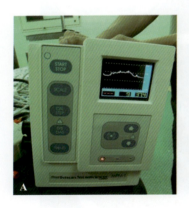
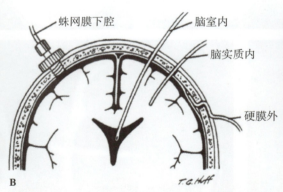
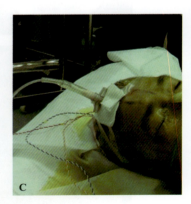

▲ 图 2-272 颅内压监测仪及其放置位置

(3) 术中简易颅内压测量：对暂时不具备 ICP 监测条件的医院，术中脑室穿刺后根据脑脊液流速、垂直放置脑室外引流管测量液平面差等方法，可初步判断颅内压力的波动范围，此时可缓慢释放脑脊液以降低颅压，但需特别注意避免引流过度导致颅内压过低而出现再出血，或者导致颅内压力差过大引起的脑疝加剧。

（四）方体定向软通道穿刺置管引流术对神经纤维的影响

目的：讨论软通道穿刺置管引流术对神经纤维完整性的影响。

方法：弥散张量成像（DTI）技术是研究复杂脑组织结构的一种无创的有力工具。它在显示神经解剖、纤维连接是否受损方面有独特的优势，2009 年以来，我院已经有十余例患者在术前与术后行 DTI 检查。贵阳医学院伍国峰教授近两年也做了脑出血微创手术 DTI 评价（图 2–273）。

结果：在血肿出现后，壳核区域神经纤维完整性受到挤压和破坏两种直接损伤，内囊去白质纤维连续性受损，在软通道穿刺置管引流术术后未拔管时再次复查 DTI，提示无新增神经纤维损伤，随着血肿逐渐吸收，神经纤维逐渐归位。在软管穿刺过程中早期无明显胶质增生带，无穿刺路径周围神经纤维紊乱表现。

（五）方体定向软通道穿刺置管引流术后穿刺通道脑水肿 MRI 综合评价

目的：了解软通道穿刺置管引流术术后，手术通道是否存在脑水肿。

方法：对 17 例高血压脑出血患者行方体定向置软管吸引术治疗，术后病情稳定或血肿引流干净后，拔管前行使用 MRI T_2 压水像查看术后 3d 内手术范围水肿面积。对比保守治疗及传统开颅血肿清除术（排除去骨板减压术）原血肿周围脑水肿面积（图 2–274）。

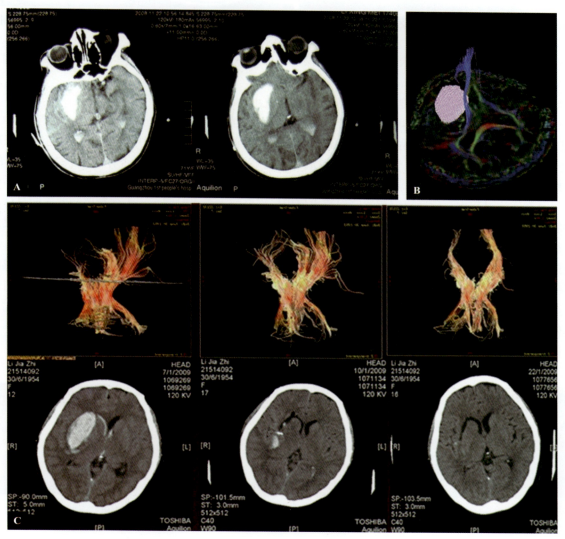

▲ 图 2–273　DTI 显示血肿对纤维束的影响

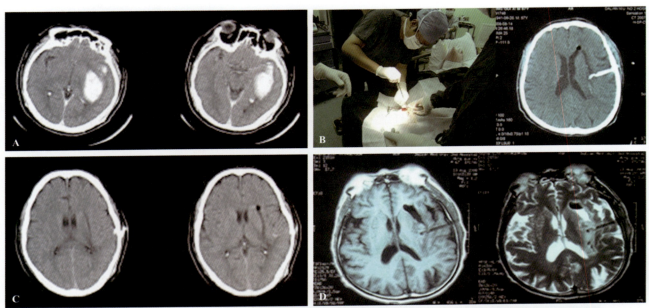

▲ 图 2-274　CT 提示左侧基底核区脑出血，予方体定向软通道穿刺置管引流术，术后拔管前复查 MRI，几乎无水肿带

结果：软通道穿刺置管引流术后水肿范围较保守治疗及传统开颅手术明显减少，甚至有部分病例手术及时，术后几乎无脑水肿发生过程。

（六）神经电生理监测在方体定向软通道穿刺置管引流术中的应用

方法：2012 年，我院在国内国外率先开展软通道穿刺置管引流术术中电生理监测，采用美国 Cadwell 电生理监测系统，观察经皮定向钻颅、扩大硬膜切口到血肿腔穿刺抽吸过程中有无皮质功能区甚至胸神经的电生理监测变化，从而推断软管穿刺排血引流手术过程中，对神经组织是否存在干扰甚至损伤的情况（图 2-275）。

结果：在实施过程中，软通道穿刺置管引流术使用局部麻醉，手术时间短，大多数监测并无明显体感及运动甚至脑神经的诱发电位异常，但我们发现对肢体肌力 Ⅱ 级以下的患者，因为难以获得监测基线，结果亦难于准确获得。

结论：目前，结合 DTI 重建技术和电生理技术的研究仍需继续深入研究和积累，通过目前非常敏感的电生理监测手段，我们发现软通道脑血肿穿刺置管引流术几乎不会引起新的神经功能损伤，对脑血肿穿刺引流具有极高安全性。

病例 5

男性，52 岁，突发头痛呕吐后意识不清 2.5h。

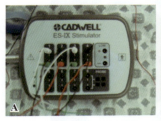
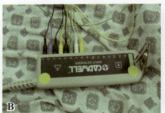
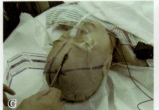
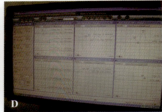

▲ 图 2-275　神经电生理监测在方体定向软通道穿刺置管引流术中的应用

（骆锦标）

参 考 文 献

[1] 骆锦标，等. 长方体定位排空术救治高血压脑出血（附206例分析）[J]. 中国微侵袭神经外科杂志，2009, 14(5): 213-215.

[2] 骆锦标，等. 定向置管吸引术与内科保守治疗基底核区少量出血的疗效分析[J]. 南方医科大学学报，2008, 28: 1352-1353.

[3] 骆锦标，等. 方体定向置软管血肿排空术与开颅术救治重型高血压脑出血的比较分析[J].大连医科大学学报，2009,31(4):299-302.

[4] 骆锦标，等. 脑出血定向置管治疗中吸引管与颅脑相关血管构筑关系的初步探讨[J]. 中华神经医学杂志，2008, 7(10): 1054-1056.

[5] Wu G, Wang L, Hong Z, et al. Effects of minimally invasive techniques for evacuation of hematoma in basal ganglia on cortical spinal tract from patients with spontaneous hemorrhage: observed by diffusion tensor imaging[J]. Neurological Research, 2010, 32(10): 1103-1109.

第3章 丘脑出血的外科治疗

第一节 显微手术

一、丘脑出血的分型及手术原则

丘脑出血占脑出血的 15%，是自发性脑出血的常见类型之一，原发性出血原因包括高血压、淀粉样变性，继发性出血原因包括血管畸形、肿瘤、血管炎、酗酒等。由于丘脑功能为交换和传递感觉和运动信号，调节意识、睡眠和清醒度，因此丘脑出血导致丘脑不同部位损毁后可导致严重的意识、肢体运动、感觉、眼球运动等异常。

（一）丘脑出血的分型

有关丘脑出血分型的研究不多，并且用于研究的样本数量较少，Chung 等回顾性分析了 175 例丘脑出血病例，根据丘脑的供血区域将丘脑出血分为前部型、后内侧型、后外侧型、背侧型及全丘脑型等五种类型（图 3-1），其中后外侧型是最常见类型，后内侧型和全丘脑型死亡率和致残率高。

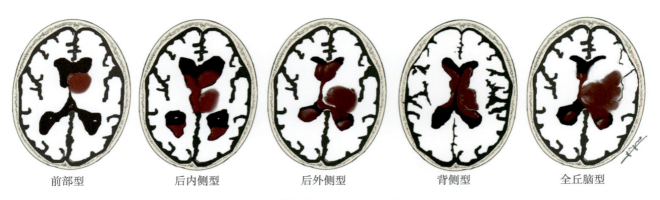

| 前部型 | 后内侧型 | 后外侧型 | 背侧型 | 全丘脑型 |

▲ 图 3-1 丘脑出血的分型

（二）丘脑出血相关指南

2010 年自发性脑内出血处理指南并不推荐积极手术清除丘脑和脑桥血肿，但临床实践中部分患者经积极手术处理后恢复颇为理想；对于手术方式，指南指出微创手术（立体定向或内镜）抽吸血肿或辅以溶栓药的有效性仍未明了，需进一步研究。对于手术时机，指南指出尽管超早期手术清除幕上血肿理论上很诱人，但目前尚无明确证据支持超早期手术可改善功能预后和减少死亡率，反而因再出血风险高可能有害。因此，虽然指南提供了一些临床指导，但因未知因素太多，无法有效指导临床治疗。

（三）手术目的和方法

1. 缓解脑积水 出血破入脑室系统导致的急性梗阻性脑积水需紧急行单侧或双侧侧脑室穿刺外引流（EVD）解除，减轻颅内高压并利于廓清脑室内血肿。

2. 清除血肿（包括脑室内及脑实质内） 血肿可对丘脑造成不可逆的破坏，而动态增大的血肿可使破坏范围扩大，如血肿持续存在，会导致局部机械性压迫、水肿、缺血、血细胞分解毒性产物及炎性反应等继发性损害，因此对于血肿量＞15ml 的血肿应尽快采取手术方法清除，尽量缩小血肿破坏范围和减轻继发性损害程度。

3. 清除血肿的方法

(1) 内镜：经侧脑室或皮质置入专用外套管或消毒片，直视下清除血肿。

(2) 经胼胝体入路：其优点为可直视下清除双侧侧脑室内血肿，并经侧脑室清除丘脑内血肿。其缺点为创伤大，对解剖和显微操作要求高。

(3) 小骨窗经皮质：发病 6h 内动态 CT 提示血肿进行性增大的病例可采用该术式。其优点为直视下清除血肿并止血。其缺点为位置深在，寻找和显露血肿困难，止血难度较大，对显微操作要求高，破坏内囊后肢，预后差。

(4) 小骨窗经侧裂：发病 6h 内动态 CT 提示血肿进行性增大的病例可采用该术式。其优点为直视下经自然组织间隙清除血肿并止血，不会破坏内囊结构，癫痫发生率低，神经功能废损概率较皮质入路明显减少。其缺点为显微技术要求高，需要较为丰富的手术经验，位置深在。

(5) 穿刺置管抽吸：适用于发病 6h 以上，血肿稳定无明显进行性增大的病例。对定位和穿刺方向要求较高，可应用无框架立体定向或体表贴覆 Mark 后 CT 定位。

4. 溶栓药的使用 应用溶栓剂目的是溶解血块、加速血肿的清除，常用的溶栓药包括尿激酶、重组组织型纤溶酶原激活物（rt-PA）等，脑室内注入 rt-PA 的临床试验（CLEAR-IVH）结果已于 2008 年发表，虽然该项治疗并发症很少，但其有效性和安全性仍不明晰，另一项应用微创手术方法 +rt-PA 清除脑内血肿的多中心临床试验（MISTIE-Ⅲ）已于今年启动，预计招募 500 名患者。目前国内应用最多的溶栓药是尿激酶，但应用指征、剂量、间隔时间没有统一标准，效果和并发症发生率也没有规范化研究结论。

（四）手术实例说明

病例 1

患者男性，60 岁，突发头痛伴呕吐 3h 入院，入院时 CT 见图 3-2A，入院 GCS=12，入院 8h 后 GCS 下降至 9，复查头颅 CT 提示明显梗阻性脑积水（图 3-2B），行右侧 EVD，术后第一天复查头颅 CT（图 3-2C），引流 4d 后拔管，出院时 GCS=15。

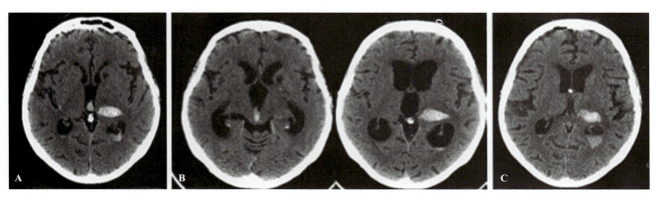

▲ 图 3-2 病例 1

病例 2

患者男性，64 岁，主因突发意识不清 3h 入院，入院 GCS=3，头颅 CT 提示右侧丘脑出血，为全丘脑型，血肿破入脑室系统，右侧侧脑室及第三、第四脑室铸型。急诊行双侧 EVD，予以持续引流并辅以间断尿激酶侧脑室内注入，术后第 11 天 CT 提示脑室内积血已基本廓清，EVD 引流 18d，因试闭管后患者不能耐受，明显颅压增高，故继续行腰大池引流 10d，患者处于持续昏迷状态，术后 3 个月 GCS=5，mRS=5。术后 3 个月复查头颅 CT 提示右侧丘脑完全破坏（红箭），并有明显脑积水存在，家属拒绝进一步治疗（图 3-3）。

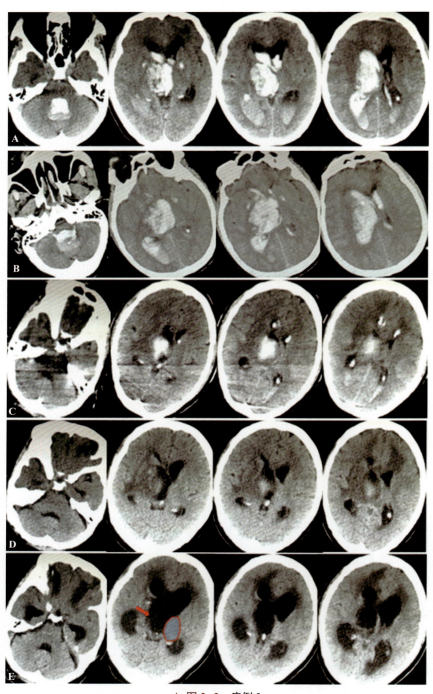

▲ **图 3-3 病例 2**
A. 术前；B. 术后 1d；C. 术后 11d；D. 术后 20d；E. 术后 3 个月

病例 3

患者女性，63 岁，主因突发意识不清 4h 入院，入院 GCS=3，瞳孔左 3.5mm，右 2mm，头颅 CT 提示左侧丘脑出血，为全丘脑型，并波及中脑，血肿破入脑室系统，并致脑室铸型和梗阻性脑积水，入院后急诊行双侧 EVD，并未针对丘脑内血肿进行处理，术后 1d 复查头颅 CT 提示右侧丘脑血肿量明显增大，波及中脑，且可见中脑和脑桥的 Duret 出血（红箭），对侧丘脑区亦有散在出血灶。患者出现自主呼吸停止，双侧瞳孔散大，左 4.5mm，右 4mm。予以呼吸机机控呼吸，患者家属放弃治疗，自动出院（图 3-4）。

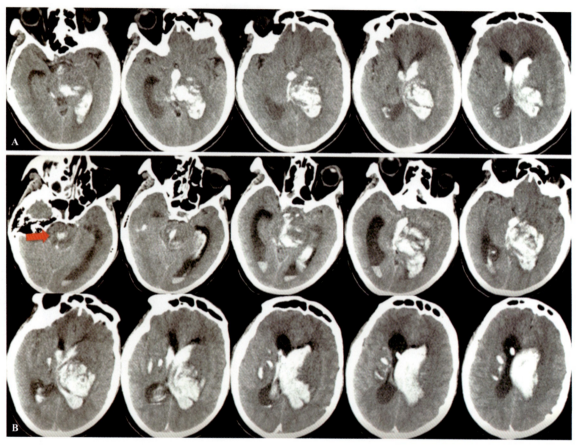

▲ 图 3-4　病例 3
A. 术前；B. 术后 1d

病例 4

患者男性，47 岁，转来我院前 8d 因突发头痛伴意识不清到当地医院就诊，头颅 CT 提示右侧丘脑出血，在当地医院行右侧 EVD，持续引流 7d 后拔除脑室引流管，于来我院前 9h 病情加重，当地头颅 CT 提示双侧丘脑出血，遂行双侧 EVD 后转来我院，入院 GCS=3，瞳孔左 3.5mm，右 5.5mm，家属强烈要求手术治疗，遂行经胼胝体穹隆间入路清除双侧侧脑室内积血。术后病情无缓解，术后 4d GCS=3，瞳孔左 3.5mm，右 4mm，家属放弃治疗，自动出院（图 3-5）。

病例 5

患者男性，40 岁，主因突发意识不清 5h 就诊，入院 GCS=5，头颅 CT 提示左侧丘脑出血破入脑室，急诊在全麻下行右侧 EVD 及小骨窗经皮质入路左侧丘脑血肿清除术，术中同时将右侧侧脑室内血肿清除。术后患者病情明显改善，出院时 GCS=15，术后 6 个月复查，患者 GCS=15，mRS=2（图 3-6）。

全丘脑型，但术后脑水肿消退后复查头颅 CT（术后 23d）提示为后外侧型，内侧丘脑完整无明显破坏，

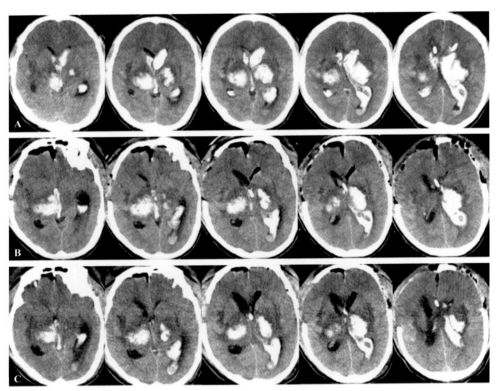

▲ 图 3-5　病例 4

A. 入院术前；B. 术后第 1 天；C. 术后第 2 天

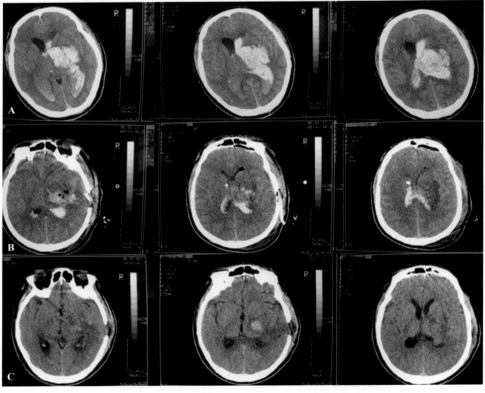

▲ 图 3-6　病例 5 患者入院的头颅 CT 影像

A. 术前；B. 术后 1d；C. 术后 23d

这可能也是患者恢复较好的原因之一。

　　该患者第一次出血 2 年后，对侧外囊再次出血入院治疗，入院时 GCS=3，给予保守治疗 1 个月，出院时 GCS=7。头颅 CT 可见第一次丘脑出血造成的左侧丘脑和中脑大脑脚萎缩（红箭）（图 3-7）。

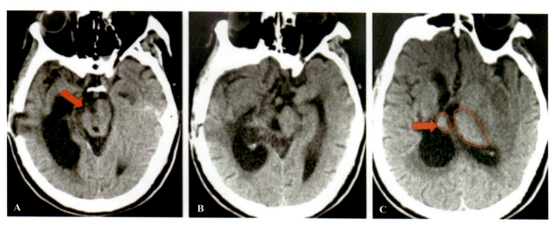

▲ 图 3-7　病例 5 术后 2 年再次出血

病例 6

　　患者男性，70 岁，主因突发意识不清 2h 入院，入院 GCS=5，头颅 CT 提示右侧丘脑出血破入脑室，为全丘脑型，血肿量约 43ml，入院后行 EVD，术后第 1 天复查 CT 提示丘脑血肿量增加至 60ml，遂行右侧丘脑血肿锥颅穿刺置管，辅以间断尿激酶血肿腔内注入。血肿腔引流管引流 4d，脑室引流管引流 7d，出院时 GCS=8（图 3-8）。

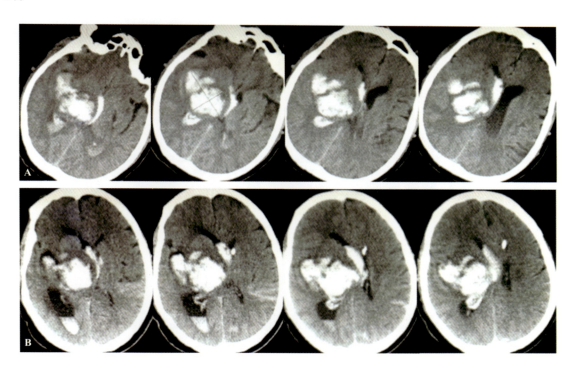

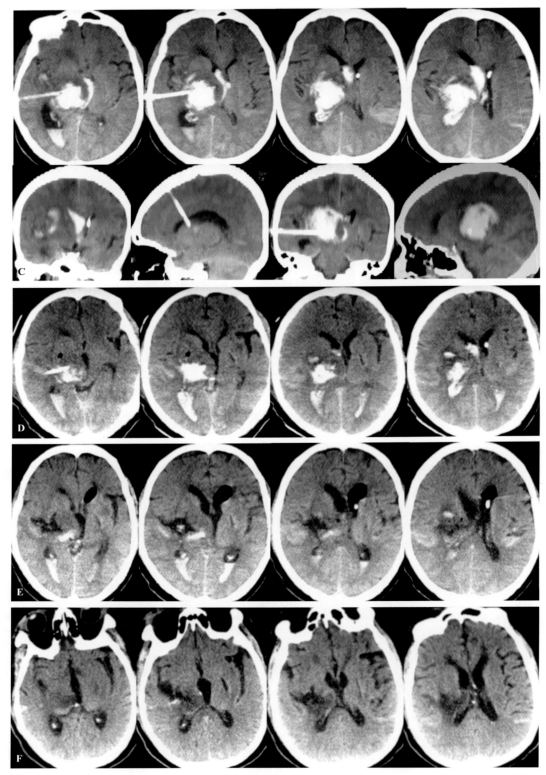

▲ 图 3-8　病例 6

A. 术前；B. EVD 后第 1 天；C. 血肿穿刺后；D. 术后第 3 天；E. 术后第 7 天；F. 术后 1 个月

综上，丘脑出血临床常见，但需手术干预的多数预后不良，治疗结果令人沮丧，需手术者首先行 EVD 缓解颅内高压，并排出脑室内积血，早期手术清除丘脑区脑内血肿，可能增加存活概率，功能预后主要与血肿破坏的部位有关。因血肿位置深在，手术难度和创伤大，值得进一步深入研究。

（郭　毅）

参 考 文 献

[1] Kawahara N, Sato K, Muraki M, et al.CT classification of small thalamic hemorrhages and their clinical implications[J]. Neurology, 1986, 36(2):165–172.

[2] Chung CS, Caplan LR，Han W, et al.Thalamic haemorrhage[J]. Brain, 1996, 119 (Pt 6):1873–1886.

[3] Hsieh PC. Endoscopic removal of thalamic hematoma: a technical note[J]. Minim Invasive Neurosurg, 2003, 46(6):369–371.

[4] Morgenstern LB，Hemphill JC, Anderson C, et al. American Heart Association Stroke Council and Council on Cardiovascular Nursing. Guidelines for the management of spontaneous intracerebral hemorrhage: a guideline for healthcare professionals from the American Heart Association/American Stroke Association[J]. Stroke, 2010, 41(9):2108–29.

二、小骨窗侧裂入路丘脑外侧型血肿清除术

（一）手术分型

依据丘脑外侧血肿延伸方向不同，可把血肿分为前外侧型和后外侧型，我们分别采用中侧裂和后侧裂入路来清除血肿。如图所示，中侧裂手术采用头偏 30°～ 45°，后侧裂手术采用头偏 75°～ 90°。中侧裂手术切口位于翼点后方 1cm，以侧裂体表投影为中心，长 5 ～ 6cm。后侧裂入路手术切口位于顶结节前 2cm，切口垂直于颧弓，以侧裂体表投影为中心，呈略 S 形切口，切口长 6.5 ～ 7.0cm（图 3–9）。

（二）手术流程

1. 中侧裂入路　丘脑血肿向前外侧方向延伸，通常考虑采用经中侧裂入路清除血肿。

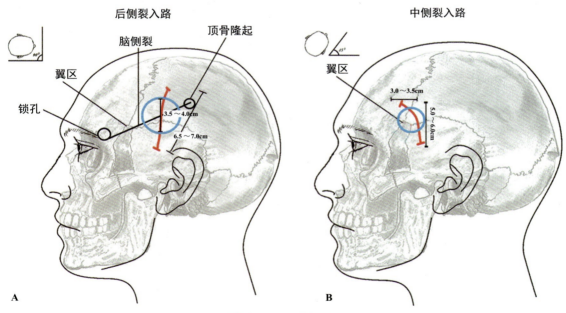

▲ 图 3–9　手术分型及入路

(1) 病例资料：患者王某，男，73 岁，因突发神志障碍伴小便失禁 4h。患者既往有高血压病史 9 年，未按医嘱不定时服用"卡托普利"、"硝苯地平控释片"等药物，血压控制不佳。入院查体：血压 180/110mmHg，呼吸 26 /min，中度昏迷，GCS 评分 E2V2M3=7 分，双瞳等大等圆，直径 3mm，对光反射迟钝，角膜反射存在，鼾式呼吸，颈软，双肺啰音明显，四肢肌力无法查，四肢肌张力不高，右侧巴宾斯基征阳性。检查资料：头颅 CT 示左侧丘脑出血并破入脑室，左侧脑室受压，中线结构向右侧移位，环池受压明显。出血量经多田公式计算量约 106ml。

入院诊断：①左侧丘脑出血并脑疝形成；②吸入性肺炎；③高血压病 3 级，极高危组；④糖尿病。

(2) 手术过程：本例患者出血量巨大，但因脑萎缩明显，术前并未出现脑疝，故选用经前侧裂小骨窗手术入路（图 3–10）。

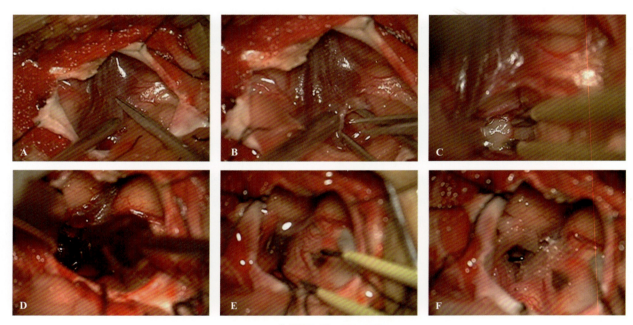

▲ 图 3–10　手术过程

(3) 手术前后影像学资料（图 3–11）。

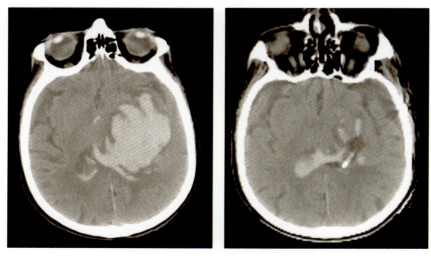

▲ 图 3–11　手术前后影像学

（4）手术要点：同"壳核区侧裂入路血肿清除术"。

2. 后侧裂入路　丘脑血肿向前外侧方向延伸，通常考虑采用经前侧裂入路清除血肿。

（1）病例资料：患者宋某，男性，65 岁，主因突发意识障碍 4h。患者于入院前 4h 前无明显诱因出现意识障碍，被家人发现时呼唤不应，呕吐不止，呕吐物为胃内容物半部分咖啡色液体。鼻子，额部碰伤，呼吸急促，无肢体抽搐发作，伴小便失禁。既往史：高血压病 10 年。查体：血压 210/120mmHg，深昏迷状态，刺痛肢体回缩，GCS 评分：5 分。左侧瞳孔直径约 3mm。右侧 4mm。对光反射消失。双肺呼吸音粗，左下肺可及湿啰音。右侧肢体肌张力低，肌力无法测试。左侧巴氏征阳性。

辅助检查： CT 示右侧丘脑出血破入脑室。

诊断： ①高血压脑出血并破入脑室；②脑室铸型；③高血压病 3 级，极高危组。

（2）手术流程（图 3-12）。

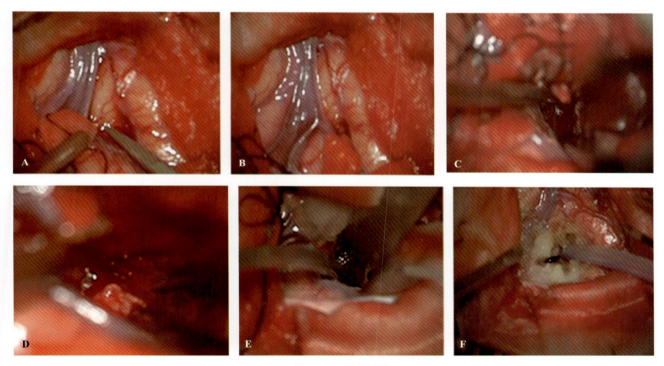

▲ 图 3-12　手术过程

①麻醉：全身静脉复合麻醉。

②体位：头偏对侧 75°～ 80°，后仰 20°，头位高于胸部水平，患者肩膀下垫肩垫（图 3-13）。

③切口：耳屏前 1.5cm，以侧裂为中心，行长 6 ～ 7cm 的略弧形切口，位于顶结节前方 1cm（图 3-14）。如果患者伴有脑疝或者中线移位超过 1cm，应实施去骨瓣减压术。

④全层切开头皮，分离皮下组织和肌肉：自动或者乳突牵开器牵开皮下组织和肌肉，分离肌肉可用低功率电刀进行，减少出血，尽量避免损伤颞浅动脉及其分支，此处颞肌较薄，可根据肌纤维走行，向前翻起；骨膜用骨膜剥离器完整剥离。

⑤骨窗：骨窗后缘钻孔 1 枚，铣刀游离形成圆形骨窗，骨窗大小 3.5cm×4cm（因后侧裂位置较深，因此需要依图 3-14 方法切口），如果术前影像学检查显示：侧裂形态复杂，可适当扩大骨窗（图 3-15）。

⑥硬膜切开：如骨窗边缘有渗血，悬吊 1 ～ 2 针。硬膜一般不用烧灼止血，如有明显出血轻微烧灼，防止硬膜皱缩。十字法切开硬膜，用丝线牵拉固定。

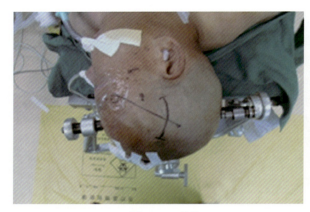

▲ 图 3-13　体位

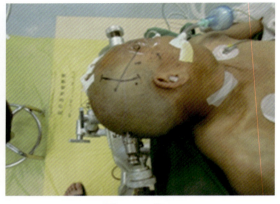

▲ 图 3-14　切口

⑦分离后侧裂：后侧裂点位于缘上回的前方，侧裂的后 1/3，侧裂后方空间狭小，分离时注意保护侧裂静脉，且脑组织表面至血肿位置较深，分离时应有耐心，小心操作，避免过度牵拉脑组织。

⑧清除血肿方法和关颅同中侧裂入路血肿清除术。

(3) 手术技巧

①一般手术技巧同壳核区血肿清除术。

②特别注意：丘脑出血通常波及内囊后肢，但

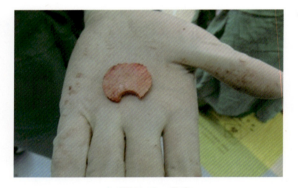

▲ 图 3-15　骨窗

以血肿压迫为主，切忌人为造成内囊后肢破坏从而导致神经功能废损，清除血肿要更加小心，严格在血肿腔的界限进行，不要超出边界。后外侧型血肿常常破入脑室，术中均可见到侧脑室三角区的脉络丛，注意尽量减少对脉络丛的烧灼，注意保护丘纹静脉，切忌过度牵拉血肿导致丘纹静脉破裂出血。如果术前出现梗阻性脑积水，应该术前即刻行脑室外引流术。

(4) 手术前后影像学资料（图 3-16）。

(5) 侧裂入路的优缺点：关于侧裂入路优缺点此处不再赘述，对于丘脑出血后外侧裂入路最大的好处在于手术入路避开内囊后肢，可大大减少术后的神经功能废损（图 3-17）。

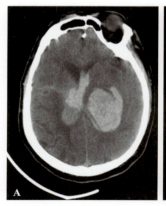
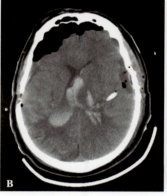
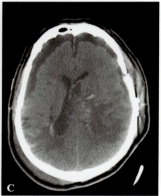

▲ 图 3-16　手术前后头颅 CT 扫描

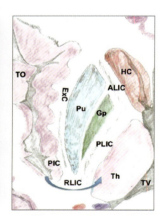

▲ 图 3-17　丘脑解剖示意

（张洪钿）

三、小骨窗经纵裂 – 胼胝体入路清除丘脑内侧型血肿

（一）病例资料

患者梁某某，中年男性，65 岁。因突发意识障碍 3h 来院急诊。行脑 CT 检查示：左侧丘脑出血继发脑室出血，侧脑室铸型，梗阻性脑积水。患者既往高血压病史 8 年，糖尿病病史 3 年，不规律服用降压药和降糖药，无烟酒嗜好。查体：血压 188/96mmHg，呼吸 19 /min，心率 113 /min，体温 38.1℃。深昏迷，GCS 5 分，双目固定于中间位，双瞳不等大，右侧直径约 3.5mm、左侧 2.0mm，对光反射消失。四肢呈弛缓性麻痹，颈部抵抗感不明显，双侧巴氏征（+）。丘脑部位的出血量经多田公式计算量约为 35ml（不包括破入脑室的血肿）。在病房行脑室穿刺置管引流后，将患者送往手术室拟急诊行手术治疗。

入院诊断： 高血压丘脑出血侧脑室铸型形成；急性梗阻性脑积水；高血压 3 级，极高危组；2 型糖尿病。

（二）手术流程

1. 麻醉　全身静脉复合麻醉。

2. 体位　患者取仰卧位，头部抬高 20°，前屈 15°～ 30°，向先行丘脑出血对侧侧脑室脑室外引流，用以降低颅内压和术后早期引流。然后头部向对侧旋转 30°。

3. 切口　首先以鼻根后 13cm 处确定冠状缝中点，出血侧钩形皮瓣切口，切口后缘至矢状线上冠状缝中点后 2.5cm，前缘达冠状缝前 4.5cm，外侧至颞上线（图 3-18）。

4. 分离皮下组织和骨膜　全层切开皮肤和骨膜，翻开固定妥当，并在骨瓣表面确定矢状缝和冠状缝的位置（图 3-19）。

5. 骨窗　钻孔 3 枚，后方骨孔位于冠状缝与矢状缝交界处，不跨中线游离骨瓣，大小 6cm×4cm，三孔骨瓣成形，骨瓣内缘尽量靠近中线，必要时咬除部分颅骨，显露矢状窦外侧缘（图 3-20）。

6. 硬膜切开　弧形瓣切开硬膜，翻向中线，四周棉片保护脑组织。通常情况下冠状缝前 4cm，冠状缝后 2cm，共 6cm 区域内桥静脉分布较少，可在此区域剪开硬膜，如果桥静脉与硬膜粘连紧密，必要时可电凝处理 1 ～ 2 支桥静脉剪开硬膜（尽量避免）（图 3-21）。

7. 分离纵裂和切开胼胝体　以冠状缝中点至同侧外耳孔假想连线牵开同侧额叶内侧缘，分离沿大脑镰深入，分开扣带回，见白色的胼胝体，暴露双侧的胼缘动脉，在两支动脉之间略靠血肿侧切开 1.5 ～ 2cm 胼胝体（图 3-22）。

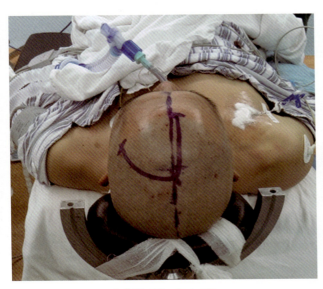

▲ 图 3-18　手术切口

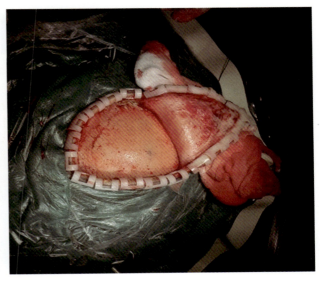

▲ 图 3-19　皮瓣

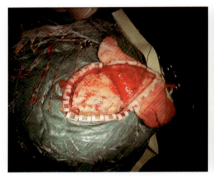

▲ 图 3-20   骨窗

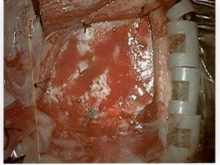
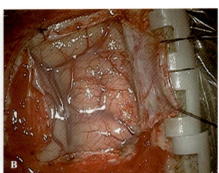

▲ 图 3-21   硬膜切开

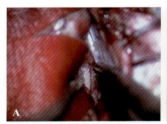
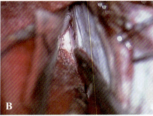
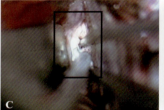
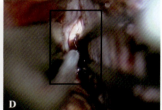

▲ 图 3-22   胼胝体切开

8. 清除脑室和丘脑血肿   打开透明隔，进入同侧侧脑室，探查同侧侧脑室内血肿、室间孔方位、丘脑出血破入脑室的部位。如果术前 CT 扫描对侧侧脑室内有血，切开透明隔，探查对侧脑室。首先清除同侧侧脑室内积血，显露室间孔，然后沿丘脑出血破溃处清除丘脑内血肿。若第三脑室有积血，沿室间孔清除第三脑室积血，尽量打通脑脊液循环通路。最后通过透明隔清除对侧脑室内的积血（图 3-23）。

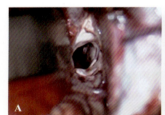
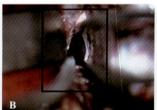
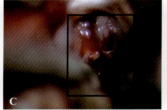
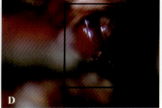

▲ 图 3-23   血肿清除

9. 妥善止血后   根据创面渗血情况，可留置血肿侧引流管（图 3-24）。

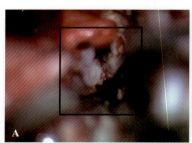
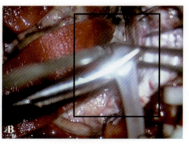

▲ 图 3-24   止血和放置引流

（三）手术前后头颅 CT 扫描

见图 3-25。

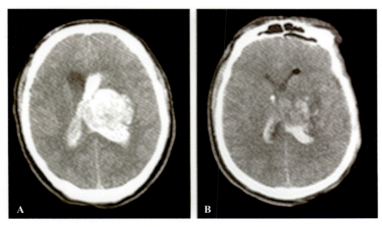

▲ 图 3-25　手术前后头颅 CT 扫描

（四）手术要点

1. 因为骨窗需要暴露上矢状窦，因此钻孔时要小心，直接在上矢状窦钻孔较为安全，因为可以暴露整个窦的宽度。钻孔完成后，使用细小的 Kerrison 咬骨钳将钻孔适当扩大，可以更为充分地分离窦。注意铣刀使用时应从中线向外侧游离，动作轻柔而缓慢，边游离边用铣刀头轻轻推开窦，一般都较为安全地打开上矢状窦。

2. 翻开硬膜时，皮质表面引流静脉经常会有粘连，应小心分离后翻开，尽量保护引流静脉；偶尔有上矢状窦的损伤，不能用双极电凝止血，因为电凝后硬脑膜组织收缩导致开孔扩大。用速即纱或者明胶海绵压迫止血即可。

3. 用脑压板牵开额叶之前，应仔细从蛛网膜粘连处将表浅的桥静脉解剖出来，使额上回获得充分的移动度。应通过调整体位和充分利用重力作用获得最佳的暴露空间。

4. 术中操作应轻柔，止血彻底，反复冲洗，尽量棉片压迫止血，不使用明胶海绵，以免遗留在脑室内。

5. 保护好脑室壁、丘纹静脉、丘脑下部或大脑内静脉等重要结构，脉络丛出血可电凝止血。复位骨瓣。

6. 如果第三脑室残存部分积血，术后经脑室外引流管注入尿激酶 2 万～ 3 万 U+ 生理盐水 5ml 夹管 1 ～ 2h 后，开放引流，同时再次 CT 扫描，给予止血药物。

7. 行胼胝体入路丘脑出血破入脑室，术后处理十分重要，除注意术后出血、脑疝发生、颅内感染外，仍需注意水电解质酸碱平衡、应激性溃疡出血、尿崩、高热、加强营养和脑水肿的治疗。

（五）点评

1. 优点

(1) 与目前普遍采用的脑室穿刺外引流术相比，该入路能一次性清除侧脑室、第三脑室和第四脑室内积血，迅速缓解梗阻性脑积水和避免第四脑室血肿对脑干的压迫及血肿有毒物质诱发脑干产生水肿，效果立竿见影，也避免了穿刺可能发生的堵管、引流不畅和颅内压不易控制等问题。

(2) 与额叶造瘘清除血肿的手术相比，经过大脑自然间隙操作，对脑组织损伤轻微，术后恢复效果明显（图 3-26）。

2. 缺点

(1) 对显微手术操作要求较高，术野深。

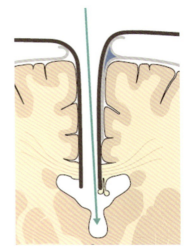

▲ 图 3-26　通过大脑自然间隙操作

(2) 有损伤大动脉和静脉的机会。

(3) 胼胝体切开掌握不当，术后可能出现并发症。

（张洪钿　廖　鑫　梁敬心）

第二节　神经内镜手术

一、顶结节锁孔入路内镜下丘脑血肿清除术

（一）病例资料

患者康某，女性，54 岁。主因突发意识不清伴右侧肢体活动障碍 5h 急诊入院。查体：血压 138/90mmHg，浅昏迷，无言语。双侧瞳孔等大等圆，直径 2.5mm，对光反射灵敏。右侧鼻唇沟浅。右侧上肢肌力 Ⅱ 级，右下肢 Ⅲ 级，肌张力略高，腱反射亢进，巴氏征阳性。左侧肢体肌力、肌张力正常，生理反射存在，病理反射未引出。既往高血压病史十余年，未规律服药。发病后 3h 当地医院头 CT 示左丘脑区高密度影，大小约 4.5cm×3.3cm×3cm，中线略右偏，左侧侧脑室后角受压变形，右侧脑室略扩张，左侧侧脑室及第四脑室内可见高密度影；入院时本院头 CT 示左丘脑高密度区面积无明显增大，体积约 25ml，但其周围低密度区范围略大，脑室系统改变如前。

诊断：左丘脑区脑出血并破入脑室；高血压病 3 级，极高危组；高脂血症；左肾结石；尿路感染。

处理：急诊术前准备；急诊全麻下行无框立体定向引导内镜脑内血肿清除术。

（二）手术流程

1. 麻醉　气管插管静脉复合麻醉。

2. 体位　患者取仰卧位，同侧肩下垫枕，头略偏向对侧。或选侧卧位，患侧在上。

3. 切口设计　导航或无框立体定向仪引导下设计手术入路。入颅锁孔中心点位于同侧顶结节，过该点取前后方向直切口长 5～6cm（皮质进入点约位于顶间沟）（图 3-27）。

4. 血肿靶点确定　选择路径上血肿最远点退后 5mm 为靶点。

5. 头架固定头颅，标记上述头皮切口　常规碘酒酒精消毒，铺无菌巾单。余下操作类同"前额锁孔入路内镜底节区血肿清除术"。

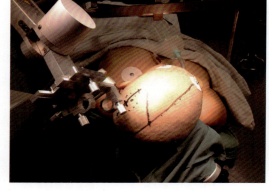

▲ 图 3-27　手术切口

6. 若血肿破入脑室，则于血肿腔置放引流管，一般选择 12# 引流管经骨孔另皮肤戳孔引出。

（三）手术前后头颅 CT 扫描

见图 3-28。

（四）手术要点

1. 手术入路：选顶结节锁孔入路，避开功能区皮质及白质纤维，顺白质纤维走行方向分开白质纤维至丘脑区。

2. 影像引导技术，内镜下吸除血肿技术，内镜下止血技术的要点同"内镜底节区血肿清除"手术。

（五）点评

1. 优点

(1) 选顶结节锁孔入路，避开功能区皮质及白质纤维，也避开了侧方侧裂区附近的血管，顺白质纤维走行

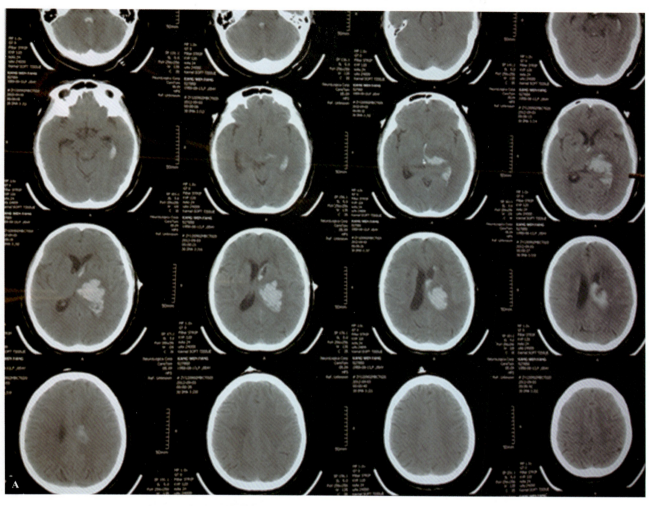

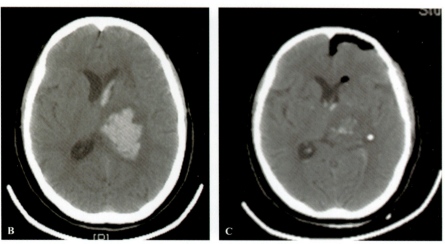

▲ 图 3-28　手术前后头颅 CT 扫描

方向分开白质纤维至丘脑区，对脑实质的损伤和可能的术后功能影响降到了最低。

　　(2) 与显微镜下血肿清除手术比较，特殊管状牵开器的应用，内镜下清除血肿过程中对周围脑组织的牵拉损伤更小；血肿观察更清晰，清除更彻底。

（3）影像引导下将管状牵开器准确无误地送至血肿远端，退着吸除血肿，在保证完全吸除血肿的同时，周围脑组织得到了最大限度的保护。

2. 缺点

（1）手术路径较长，若无影像引导条件（导航或定向仪），不容易掌握方向；若徒手置入管状牵开器，可能偏离正确轨道，造成脑损伤或血肿残留。

（2）术中止血手段单一，单手操作，若遇到复杂出血，难保止血效果。好在术前选择患者已排除出血未止的患者，术中多处出血的患者所占比例很少（本组 1%），需要电凝止血的病例也仅占 40% 左右。

（徐永革）

二、神经内镜经侧脑室血肿清除术

（一）病例资料

患者兰某，58 岁。因"突发头痛伴右侧肢体无力 1.5h，加重伴意识不清 0.5h"急诊入院。入院查体：浅昏迷，刺痛不睁眼，不发音，左侧肢体定位，右侧肢体刺痛无反应。GCS：7 分，ICH 临床严重性评分：3 分，脑出血临床分级：Ⅲ级，APACHE Ⅱ评分：20 分。瞳孔不等大，左∶右 =3mm∶2mm，左侧瞳孔不规则，对光反射消失，右侧瞳孔对光反射迟钝，双侧眼球各方向运动不合作，示齿、伸舌不合作，颈强（－），双侧肢体肌张力正常，肌力检查不合作，左侧巴氏征（－），右侧巴氏征（＋）。头颅 CT 提示丘脑出血破入脑室系统，脑室铸型。患者既往高血压病史 10 年，口服拜新同，30mg，每日 1 次。血压控制尚可。外伤史：左眼外伤术后 40 年，遗留视力下降，瞳孔不规则。左侧锁骨骨折术后 3 年。

入院诊断：出血性脑血管病；左侧丘脑出血破入脑室系统；脑室铸型；高血压病 3 级，极高危组；吸入性肺炎；应激性溃疡；左眼外伤；左侧锁骨骨折术后。

处理：急诊术前准备；急诊全麻内镜辅助下侧脑室血肿清除术＋侧脑室穿刺外引流术。

（二）手术流程

1. 麻醉　气管插管静脉复合麻醉。

2. 体位　患者取仰卧位。

3. 切口设计　首先确定右侧脑室外引流穿刺点（眉间上 9cm，中线旁开 3cm），标记。然后确定左额皮肤切口（以眉间上 9cm，中线旁开 3cm 为中心，以中线发际为起点做一斜线，通过穿刺点，长约 6cm），标记。

4. 常规碘酒酒精消毒，铺无菌巾单

5. 右侧脑室穿刺外引流术　标记点锥颅，用带导丝脑室外引流管向两外耳道假想连线方向穿入脑组织，深入 6.5cm，拔除导丝，见有血性脑脊液流出，关闭并固定引流管（图 3-29）。

6. 左侧脑室血肿清除术　沿标记线切开头皮全层，双极电凝止血，乳突牵开器切口处显露颅骨。切口最低点颅骨钻孔，铣刀游离骨瓣（直径约 3cm），"十"字切开硬膜，脑皮质无血管区"一"字电凝并切开蛛网膜，用带导丝脑室外引流管向两外耳道假想连线方向穿入脑组织，深入 6.5cm，拔除导丝，见有血性脑脊液流出，拔除引流管，将 Viewsite 管状脑牵开器（图 3-30）在神经内镜监视下（将神经内镜置入牵开器内腔）沿脑室外穿刺道缓慢送入侧脑室，可见暗红色血肿块从牵开器腔内涌出，遂退出内镜，去除牵开器内芯，助手手持固定牵开器，将内镜重新置入牵开器内上部靠近 12 点方向，由助手扶持内镜或用气动支臂固定内镜。随后右手双极电凝，左手吸引器配合内镜直视下清除侧脑室血肿。

7. 清除第三脑室血肿　清除左侧脑室血肿后，如果透明隔膨隆，向左侧突出，可行透明隔造瘘，清除右侧脑室血肿。如果透明隔膨隆不明显或者对侧脑室血肿不多，占位效应不明显，可不行透明隔造瘘。在内镜指引下将 8F 吸引器管置于室间孔处（图 3-31），清除第三脑室血肿，如果室间孔较小，或者血肿较坚硬难以清除

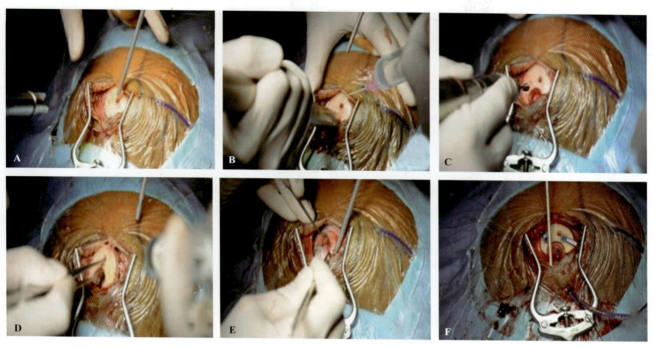

▲ 图 3-29 皮肤切口（A），颅骨钻孔位置（B），铣刀游离骨瓣（C, D），硬膜切口（E），骨瓣复位固定（F）

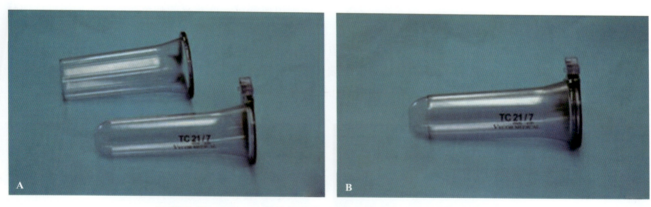

▲ 图 3-30 **Viewsite** 管状牵开器，内芯外鞘分离（A），穿刺状态（B）

时，切开室间孔前上缘的穹隆柱扩大室间孔，吸引器逐步深入清除第三脑室血肿，可将内镜深入第三脑室观察血肿清除程度，如血肿大部分清除，颅内压明显下降，可打开对侧脑室外引流管所接的生理盐水低压冲洗术腔，可将对侧脑室残留血肿经室间孔冲到第三脑室而清除。

8. 探查丘脑出血部位　如丘脑出血部位在侧脑室，则将内镜置于侧脑室丘脑背侧探查并直视下双极电凝止血。如丘脑出血部位在第三脑室，通过室间孔可以看到，则直视下止血，如果通过室间孔看不到出血部位，则沿穹隆带切开脉络裂进入第三脑室观察丘脑内侧面并进行止血。脑室系统尽量避免使用止血材料，以免术后脑室系统粘连形成脑积水，或者引起无菌性脑膜炎而发热。

9. 缝合硬膜　骨瓣钛板复位固定，皮下内翻缝合，皮肤生物胶粘合。保留对侧脑室外引流管进行测压及引流脑脊液。

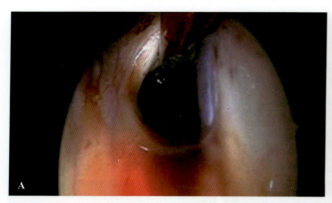
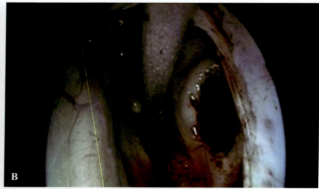

▲ 图 3-31　内镜监视下将吸引器头置于室间孔处（A），透明隔造瘘（B）

（三）术前术后影像学

见图 3-32。

（四）手术要点

1. 手术入路　丘脑出血破入脑室系统手术入路较多，有前方入路、后方入路和下方入路。经过反复比较发现前方入路（经皮质入路）几乎可以处理所有类型的丘脑出血破入脑室系统。故该章仅介绍前额经皮质入路的手术要点。

手术切口如前文所述比较固定，根据丘脑出血的侧别、侧脑室血肿量等因素选择入路。如右侧丘脑出血，右侧脑室血肿量明显多于左侧则选择右侧入路，如果不能明确出血部位，或者双侧脑室血肿量几乎相等选择右侧入路（非功能侧）。对侧行侧脑室穿刺外引流术。

常规选择斜线皮肤切口，最大限度解决切口中心点固定、骨板大小及美容方面的矛盾。切口中心点稍远离中线有利于室间隔造瘘。颅骨钻孔选择皮肤切口最后端（术中最低点）有利于术中引流和术后放置引流管。根据侧脑室穿刺伤道将管状牵开器准确送达侧脑室室间孔处，有利于最大限度地清除血肿，减轻损伤。

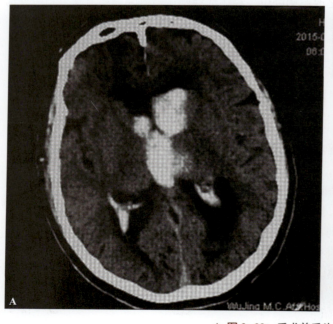
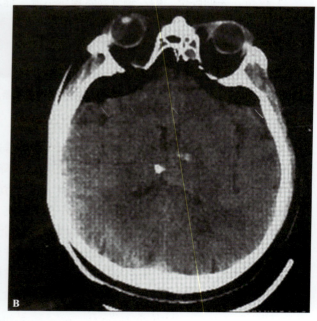

▲ 图 3-32　手术前后头颅 CT 轴位扫描

2. 内镜下清除血肿技术

(1) 内镜的选择：推荐选择直径 4.0mm、0° 的硬质观察镜。

(2) 吸引器头的选择：推荐选择直径 8F、10F 和 12F 一次性负压吸力控制侧孔的吸引器头。吸引器头可以根据血肿部位需要而塑形。一般清除侧脑室血肿用 12F 吸引器头，清除第三脑室血肿用 8F 吸引器头，根据需要调整吸力大小。

3. 内镜下止血技术 在管状透明牵开器支撑下的内镜手术均为镜外操作（牵开器有 5cm 和 7cm 两大类，并有直径 12mm 到 21mm 多种规格），操作空间足够大。建议采用一次性滴水双极电凝，小冲水，小功率，同时配合对侧脑室低压冲洗，电凝准确，效果非常好。另外，脑室系统出血不建议使用止血材料。

（梁海乾　王润辉）

第三节　穿刺置管引流术

一、丘脑出血软通道血肿穿刺置管引流术

（一）病例资料

患者刘某，男性，56 岁，上午上班中突发意识障碍，呕吐大小便失禁半小时入院。以往高血压病史 5 年，不规则服药，血压控制不理想。有抽烟史，每日 1 包，但戒烟一年。少量饮酒。查体：血压 200/110mmHg，呼吸 31 /min，心率 80 /min，体温 38.5℃。呼吸急促，意识浅昏迷，双瞳等大正圆，直径约 3mm，对光反射迟钝。左侧上下肢刺痛屈曲，右上下肢偏瘫，双侧侧巴氏征（＋）。头颅 CT 示：左侧丘脑出血破入脑室，左侧脑室、中脑导水管和第四脑室铸型。中线结构向右侧偏移。出血量经多田公式计算量约为 60ml。

入院诊断： 左侧丘脑出血破入脑室；高血压 3 级，极高危组。

（二）手术流程

1. 麻醉：全身静脉复合麻醉。

2. 体位：先仰卧位，做左侧侧脑室穿刺引流；继之改右侧卧位，经颞部穿刺丘脑血肿。划出侧裂和中央沟位置。

3. 确定左侧额部脑室穿刺点和左侧丘脑血肿穿刺点。

(1) 左侧脑室额角穿刺点：眉间后 11cm，中线向左旁开 2.5cm。切开头皮，颅骨钻孔，切开硬膜。对准两侧外耳孔假想连线，平行于矢状面，将带导针的引流管缓缓送入侧脑室额角，见血性脑脊液流出，再进 1cm，穿刺深度一般不超过 6cm，固定引流管。

(2) 头向右偏，血肿腔预定穿刺点选择：以 CT 扫描片上的血肿的最中间层面或者血肿面积最大层面为穿刺层面，以该层面血肿中心作靶点。然后以外耳孔为基点，计算穿刺层面在外耳孔上方的距离，根据计算的结果，在头颅体表上，标出穿刺点。如果病情允许，在头皮表面做标志后再行头颅 CT 扫描，根据扫描的标志物的位置，更准确地定位穿刺靶点的穿刺点。然后测出靶点到穿刺点的距离，作为穿刺深度（图 3-33）。

4. 消毒铺巾，建议使用塑料贴膜，能够直视到整个头位和穿刺假想的路径。在贴膜外，头围周边铺无菌巾。

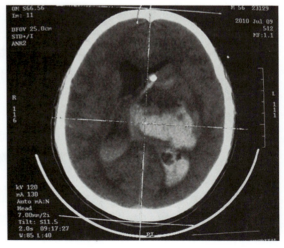

▲ 图 3-33　术前定位

5. 切口：以穿刺点为中心，做长 3cm 的切口，乳突牵开器牵开切口，颅骨钻孔。

6. 硬膜切开：电灼后切开硬膜，再次观察并确定头位，穿刺路径垂直于颅骨。

7. 穿刺血肿：将穿刺管缓缓推进血肿腔，达到预定穿刺深度时停止推进，此时有血性液体自引流管流出，表示穿刺管头端抵达血肿腔。

8. 抽吸并冲洗血肿腔：注射器抽吸血肿，不易抽吸时，可以用生理盐水反复冲洗。

9. 固定引流管：缝合切口，固定引流管。术后即刻复查 CT，了解引流管的位置和血肿的情况。

（三）手术前后头颅 CT 扫描

见图 3-34。

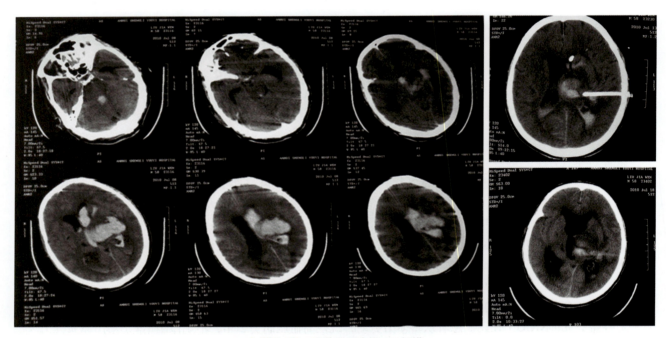

▲ 图 3-34 术前术后头颅 CT 扫描

（四）手术要点

1. 准备阶段

(1) 观察头颅 CT，确定血肿腔的穿刺平面，一般选择血肿腔居中的 CT 扫描层面；其次确定穿刺点。丘脑出血，血肿形状一般为球形或者不规则形状，按照路径最近原则，穿刺点一般选在颞部，但要避开血管分布密集之侧裂。最后确定穿刺深度。在 CT 片上测出穿刺点距靶点即血肿中心的距离作为穿刺深度。病情允许，在预穿刺点上贴标志物行 CT 扫描，以辅助定位。

(2) 头位：侧卧位即可，头向健侧偏斜。

2. 穿刺置管阶段　骨孔形成后，电灼硬膜时，双极电凝的功率要小，否则硬膜有可能烧穿，导致出血。硬膜切开时，如遇皮质静脉出血，明胶海绵压迫数分钟即可止血，不必电灼止血；但是皮质动脉出血，要双极电凝止血，但是功率要小。

3. 抽吸血肿阶段　穿刺管送到预定靶点后即可抽吸血肿，首次抽吸不要过多过快，以免血肿腔急剧减压引发再出血。抽吸之初，抽出的内容物是血肿的液体部分，当不易抽吸时，原因可能是血凝块堵塞引流管侧孔，此时旋转引流管即可。或者是液体部分完全抽出，残留均是血凝块，此时不可负压过大，否则有可能抽出脑组织或者引发出血。有学者建议初次抽吸血肿不要超过血肿量的 50%。

4. 固定引流管　引流管从切口的一端引出，避免从切口中央直接引出，以减少拔管后脑脊液漏和感染的概率。固定引流管的线结避免留置过长，否则有可能发生引流管在脑内移动引发皮质血管出血造成脑内血肿。我们遇到一例术后第五天开始皮质下脑内形成血肿并逐渐增大，产生占位效应，最终开颅清除血肿。分析出血原因可能是引流管在脑内移动导致皮质下出血。

尿激酶冲洗：术后用尿激酶 2 万～ 4 万 U 溶于生理盐水 2 ～ 5ml，经三通阀注入血肿腔行血凝块纤容液化，关闭 2h 开放引流，每天 2 次。行 CT 检查动态观察血肿的变化情况，至残余血引出 90% 以上考虑拔除引流管。

（五）点评

1. 优点

(1) 颞部穿刺血肿，穿刺点距离血肿腔靶点最近，穿刺路径短，置管方向易于把握。

(2) 不需开颅，创伤小。尤其适于高龄患者或者不能耐受手术的患者。

(3) 方法简单，易学易于掌握和普及。

2. 缺点

(1) 此术式无法止血，不适于穿刺时仍有活动性出血的患者。

(2) 对于血肿量大的或者有脑疝形成的患者，不能有效地迅速减压，不适于上述患者。

(3) 反复冲洗血肿腔，增加颅内感染的机会。

（唐　杰　姜学高）

二、改良立体定向软通道颅内血肿微创清除术治疗丘脑出血

本节讲述应用该技术从两条路径对丘脑出血进行微侵袭治疗的方法学。

◆ 颞部入路治疗丘脑出血

（一）病例资料

患者李某，中年男性，49 岁。因突发头痛伴左侧肢体活动失灵 1h，夜间来院急诊。行脑 CT 检查示，右侧丘脑出血继发脑室出血。急诊留院观察，并予以输液治疗。留观 10h 后，患者病情加重，昏迷。遂入神经重症医学科监护室（NICU）住院。患者从事体力劳动，既往高血压病史 5 年，不规律服用降压药，无烟酒嗜好。查体：血压 195/105mmHg，呼吸 24 /min，心率 101 /min，体温 37.3℃。深昏迷，GCS 评分 5 分，双目固定于中间位，双瞳不等大，右侧直径约 3.5mm、左侧 2.0mm，对光反射消失。四肢呈弛缓性麻痹，颈部抵抗感不明显，双侧巴氏征（＋）。考虑颅内血肿再扩大，可能有手术指征，经与家属沟通，予以备皮，行血肿定位，复查脑 CT 显示：右侧丘脑血肿，继发脑室出血伴有急性梗阻性脑积水。丘脑部位的出血量经多田公式计算量约为 37.5ml。

入院诊断： 高血压脑出血；右侧丘脑出血；脑室出血；急性梗阻性脑积水；高血压 3 级，极高危组。

（二）手术流程

1. 麻醉　局部浸润麻醉。

2. 体位　健侧侧卧位，头部垫枕头，要求头颅最大矢状面保持水平状。

3. 定位穿刺点　依据术前 CT 定位点，进行微调、校对，使之能够沿着血肿的长轴入路。右侧颞部穿刺点（术前标志物）要向额部移动 5mm（图 3–35）。

4. 刺破头皮　应用凹槽手锥钝性刺破穿刺点的头皮。

5. 骨孔的建立　在头皮松弛状态下，使用三棱颅骨手锥（确定限位器的位置并固定）锥透颅骨的外板，换 T 型手钻（确定限位器的位置并固定）钻透颅骨的内板，再用凹槽手锥打磨颅骨孔使之光滑。

6. 刺破硬脑膜　先用导引钢针放入骨孔内探查硬脑膜的张力及深度，将三棱颅骨手锥（确定限位器的位置固定在离远端 3.5cm 处并固定），快速刺入颅内。

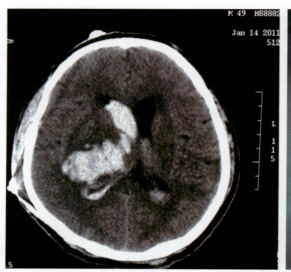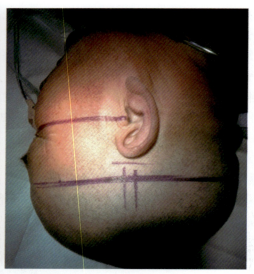

▲ 图 3-35 血肿位置及穿刺位点

7. 置管　将导引钢针置入引流导管内，引流导管在导引钢针的支撑下经穿刺点头皮、颅骨孔、硬脑膜孔进入颅内，要求沿血肿的长轴入路（多数情况下，引流导管是在穿刺平面内与头颅最大矢状面保持垂直），达血肿的远端，离血肿远端 0～5mm，置管深度 7cm（以具体的患者脑 CT 所测数值为准）。

8. 抽吸　抽出导引钢针，接 5ml 空针缓慢抽出陈旧血，并观察瞳孔的变化，直至右侧瞳孔回缩，并与左侧瞳孔大体相当，抽吸时可轻轻转动针管，使引流导管在血肿腔内转动，有利于抽吸，共抽吸出液态、半固态的陈旧血 10ml（图 3-36）。

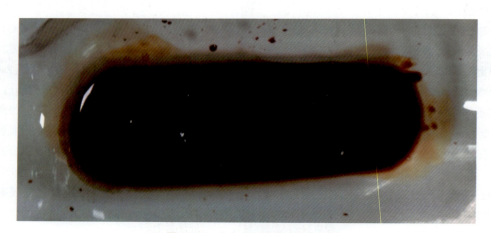

▲ 图 3-36　术中穿刺出的半液态血肿

9. 固定、包扎、连接引流器　缝合头皮将引流导管固定于头皮上，辅料包扎，将引流导管的近端与三通阀连接，再连接颅脑外引流器，并将引流导管的体外段固定于辅料上（固定三通阀的前臂和后臂于辅料上），悬挂引流器的滴壶于合适的高度，悬挂储液袋于床体或床腿，返回病房。

10. 液化、引流术　于手术操作后 4h，首次实施液化术，应用 5ml 空针抽生理盐水 3ml+ 尿激酶 5 万 U，经三通阀的侧臂肝素帽缓慢注入血肿腔内，并嘱患者左侧侧卧位，关闭三通阀 2h，开放；术后第二日晨 7 时再次行液化引流术（应用生理盐水 3ml 配尿激酶 5 万 U），18 时第三次行液化引流术（应用生理盐水 3ml 配尿激酶 5 万 U）。

11. 复查脑 CT，动态观察血肿的变化　术后第三日上午复查脑 CT，显示血肿大部分被清除。

12. 继续液化、引流术　第四次行液化引流术（应用尿激酶 2 万 U 配生理盐水 3ml），嘱患者右侧侧卧位，关闭三通阀 2h 后开放引流。

13. 再次复查脑 CT　血肿清除较彻底，脑室系统继发出血亦被清除，脑脊液循环通畅，脑中线结构无移位，脑水肿不明显。

14. 拔管　撤除辅料，剪开固定缝合线，抽出引流导管，穿刺点头皮缝合 1 针，消毒头皮，辅料包扎。

（三）手术前后头颅 CT 轴位扫描

见图 3-37。

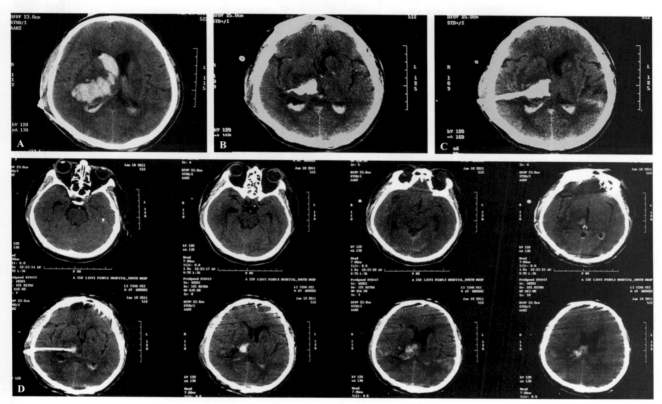

▲ 图 3-37　A. 术前定位 CT；B、C. 液化引流 - 治疗中 CT，血肿大部分被清除；D. 拔管前 CT，丘脑、脑室出血基本清除，脑脊液循环通畅，见右侧丘脑血肿引流导管

（四）手术要点

1. 头颅 CT 的处理

(1) 脑的 CT 解剖，发现幕上脑出血，如壳核、丘脑出血之血肿的最大层面基本与颅底层面平行，依据头颅解剖标志及脑 CT 影像导向的"改良立体定向软通道颅内血肿微创清除术"，向颅内血肿置入引流导管时是沿着最大血肿的长轴线入路的。要求术前脑 CT 要做得标准，即双侧晶状体与双侧外耳孔对称性地在同一个颅底层面上（图 3-38）。

(2) 脑 CT 穿刺点的确立：丘脑出血所形成的血肿多为球形或类球形、橄榄形，选取血肿的最大层面，经该层血肿 - 圆心 - 做最大正中矢状线的垂线，其与同侧头皮的交点即为穿刺点，该垂线即为穿刺方向和入颅路径。且该垂线与前额的切线平行，有利于术中把握方向，准确置入引流管。

(3) 参数的测量：确定穿刺层面，即血肿的最大层面。该层距离颅底 OM 线的高度一般为 4.5 ~ 5.5cm，置管深度一般为 6 ~ 7.5cm（用分规测量再在 CT 片的比例尺上读出数值）（图 3-39）。

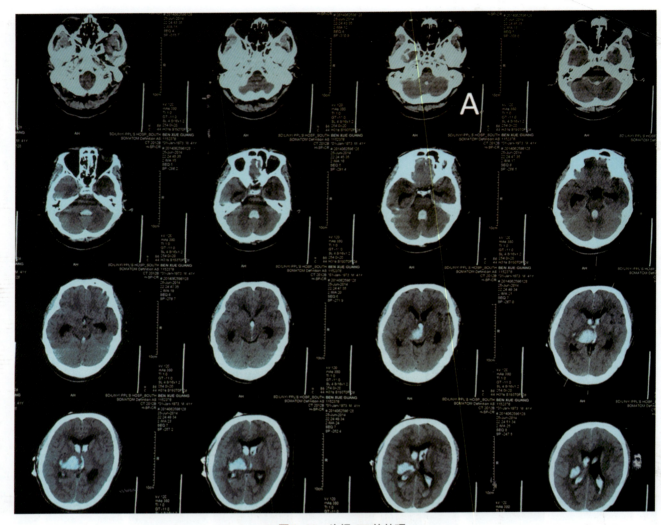

▲ 图 3-38　头颅 CT 的处理

2. 定位

(1) 在患侧标出颅底 OM 线——经内眦与外耳孔中点的连线，划出穿刺平面——CT 血肿最大断层在患者头皮的投影再现。

(2) 穿刺点的确立：研究发现 CT 穿刺点，大致对应在同侧耳郭前折后的耳尖上方 1.5～2cm 处，在此处标识，并贴电极片做标志，必要时可复查脑 CT，以证实之或据此微调，指导操作（图 3-39）。

3. 穿刺通道的建立

(1) 麻醉：局部浸润麻醉，必要时加静脉强化（丙泊酚 50mg+ 芬太尼 1～2mg 静脉泵入）。

(2) 操作工具的介绍：简易锥钻颅手术盒 1 个，盒内配备 10 样物品：凹槽手锥、三棱颅骨手锥、T 型手钻、导管导引钢针、持针器、止血钳、线剪、皮针、缝合线各 1 件及纱布块 6～10 块，备 1～2 套一次性使用颅脑外引流器（山东大正医疗器械股份有限公司生产，原发研制产品）。

(3) 应用凹槽手锥钝性刺破头皮后，三棱颅骨手锥经穿刺点锥颅骨时，要在头皮松弛状态下接触颅骨，防止头皮滑动而失真，为的是保持操作的准确性，凹槽手锥、三棱颅骨手锥、T 型手钻三样物品配合使用建立一个良好的通路。

(4) 刺破硬脑膜是个技术活，要求有一个良好的颅内压作支撑（术前尽量不用或少用脱水降颅压的药物），

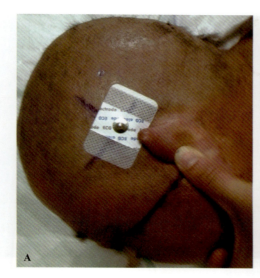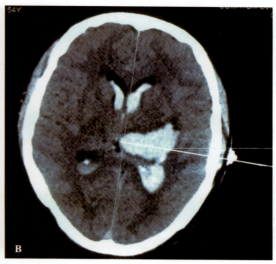

▲ 图 3-39　血肿定位

应用三棱颅骨手锥刺破硬膜时要干净、利落，要一定的速度和力量，限位器要固定在适宜的高度，一般在 3.5 ～ 4.5cm 处。

（5）应用该套手工操作工具，建立一个直径 4 ～ 4.5mm 的手术通路，配套应用 12F 引流导管。

4. 置管

（1）头位的摆放对精准的置管很重要，要求健侧侧卧位，头部垫硬枕头，要求头颅最大矢状面保持水平状。

（2）先用碘伏棉球擦拭导管导引钢针，有很好的润滑作用，再将导引钢针插入 12F 引流导管内。

（3）置管时右手的拇、示、中指拿捏住引流导管的预置深度处（导管有数字刻度），首先保持引流导管在穿刺层面即 CT 血肿的最大断层内，再确定沿血肿的长轴入路即经穿刺点作头颅最大矢状面的垂直线，边进管边微调，直至到预定深度。

（4）撤出导引钢针时要防止引流导管移动或滑动，左手拇、示、中指拿捏住引流导管与头皮交界处，右手拇、示指捏住导引钢针末端，轻轻边旋转便拔除。

5. 抽吸阶段

（1）选用 5ml 空针，抽出术前估算出血量的 10% ～ 30%，达到初步减压即可；脑疝的患者，以散大的一侧或双侧瞳孔回复至大致正常范围，且观察 20 ～ 30min 不再扩大为准。

（2）抽吸时，不可贪快、贪多，抽吸要缓慢，并转动空针针体使之带动引流导管缓慢转动，达到血肿的清除与脑的复位、回位基本同步，尽量避免局部负压、脑塌陷。

6. 液化剂与液化引流术

（1）临床常用的液化血凝块的药物是尿激酶，偶用阿替普酶（rt-PA）。曾经有人做实验希望明确出血量与液化剂的对应关系，量化液化剂的用量，未有成功者，这与出血（血肿）的时间、凝固程度、血块的内容物、个体差异等差别不一相关。一般认为，发病 6 ～ 7h 内尽量不用，每天液化 1 ～ 2 次，尿激酶的用量每次 2 万～ 10 万 U，配制 2 ～ 4ml 生理盐水溶液，每次灌药后夹闭 1 ～ 2h 后开放引流。

（2）引流时的滴壶 / 滴管的高度离外耳孔的垂直高度在 0 ～ 50mm 之间即可，若血肿与脑室形成了穿通，滴壶 / 滴管的高度应离外耳孔的垂直高度在 80 ～ 180mm 之间。

7. 拔管阶段　复查脑 CT，动态观察颅内血肿的变化。对于丘脑出血而言，当血肿基本清除，残余血肿 ≤ 20%，且脑室系统积血也被清除或基本液化、脑室液 / 脑脊液循环通畅，无脑积水，在关闭引流系统 24h，症状、体征无加重或复查脑 CT 脑室系统无进一步扩张（图 3-40）。

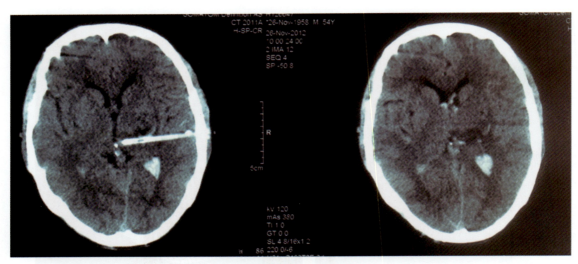

▲ **图 3-40** 拔管时机

（五）软通道颞部入路的优缺点

1. 优点 ①由于丘脑出血部位相对固定，在标准脑 CT 的最大断层上多为球形、类球形或橄榄形，沿长轴入路的穿刺点相对固定，利用解剖标志，易定位与操作；②"一次性使用颅脑外引流器"所配备的特制引流导管，前端为带侧孔的表面光滑的球罐型盲端，进管时对脑组织及神经纤维起分离作用，外径仅 4mm，对脑的损伤性更小；③引流导管为优质硅胶材料制成且带有刻度，CT 检查时无伪影，能在 CT 导引下完成操作，脑内置管的准确性更大，清除出血更彻底；④能调整或改变引流导管的方向；⑤经三通阀侧臂的肝素帽注入液化剂（尿激酶、rt-PA）更方便，更安全，液化血肿更彻底；经由三通阀收集引流液、脑室液等标本，送检更方便、可靠；⑥防反流设置能最大限度地预防颅内感染；⑦引流时能够监测颅内压、相对地调节颅内压的高低，尤其血肿与脑室穿通时。

2. 缺点 ①相较硬通道操作技术要求略高；②颞部入路要经过内囊组织。

◆ **额部入路治疗丘脑出血**

（一）病例资料

患者贲某，中年男性，41 岁。因突发左侧肢体活动失灵 3h，加重伴意识不清 1h 晚间来院急诊。脑 CT 检查示：右侧丘脑出血继发脑室出血、第四脑室出血铸型扩张。收入神经重症医学科监护室（NICU）住院。患者行政工作，发现高血压 2 年，相对规律服用降压药，嗜烟酒睡（具体不详）。查体：血压 203/111mmHg，呼吸 31 /min，心率 108 /min，体温 38.1℃。昏迷，GCS 9 分，双目右侧凝视，双瞳等大，左右侧直径均约 3.0mm，对光反射迟钝，左侧上下肢肌张力低、肌力 0 级，颈部抵抗感，双侧巴氏征（＋）。

入院诊断：高血压脑出血；右侧丘脑出血；脑室出血；急性梗阻性脑积水；高血压 3 级，极高危组。

入院后 3h，查看患者发现昏迷程度进一步加深，查体：深昏迷，呈去大脑强直状态，双目固定于中间位，双瞳不等大，右侧直径约 3.0mm、左侧 2.0mm，对光反射消失。考虑颅内血肿再扩大和（或）急性脑积水加重，可能有手术指征，经与家属沟通，予以备皮，行术前血肿定位，复查脑 CT 显示：右侧丘脑血肿有所扩大，继发脑室出血、伴有急性梗阻性脑积水。丘脑部位的出血量经多田公式计算量约为 17.5ml。

（二）手术流程

1. 麻醉 局部浸润麻醉，加静脉强化（丙泊酚 50mg 静脉泵入）。

2. 体位 仰卧位，头部垫硬枕头，要求眼裂与外耳孔的连线与水平面垂直。

3. 定位穿刺点 依据术前 CT 定位，确定穿刺平面 / 断层；在该层面内，以正中旁开 3cm 的对侧为穿刺点（图 3-41）。

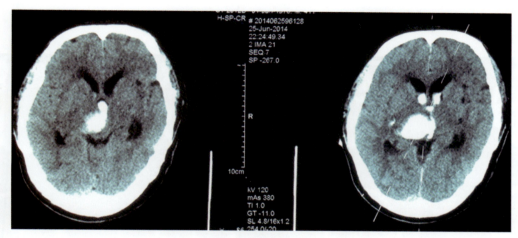

▲ 图 3-41　定位方法

4. 刺破头皮　应用凹槽手锥钝性刺破穿刺点的头皮。

5. 骨孔的建立　使用三棱颅骨手锥锥透颅骨的外板，换 T 型手钻钻透颅骨的内板，再用凹槽手锥打磨颅骨孔使之光滑，锥钻骨孔的方向与脑 CT 模拟置管方向一致。

6. 刺破硬脑膜

7. 置管　引流导管在导引钢针的支撑下经穿刺点头皮、颅骨孔、硬脑膜孔进入颅内，要求沿血肿的长轴入路，引流导管经血肿的中央达血肿远端，离血肿远端 0 ～ 5mm，置管深度 10.5cm（以具体的患者脑 CT 所测数值为准）（图 3-42）。

8. 抽吸　抽出导引钢针，接 5ml 空针缓慢抽出陈旧血，并观察瞳孔，抽吸时可轻轻转动针管，使之引流导管在血肿腔内转动，有利于抽吸，共抽吸出液态、半固态的陈旧血 5ml（图 3-43）。

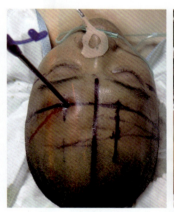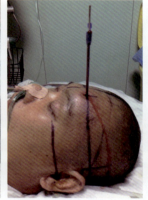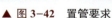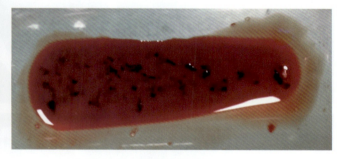

▲ 图 3-42　置管要求　　　　　　　　　▲ 图 3-43　穿刺出来的血肿

9. 固定引流导管、辅料包扎、连接、悬挂引流器，返病房

10. 液化、引流术　于手术操作后 6h，首次实施液化术，应用 5ml 空针配置尿激酶（5 万 U）生理盐水 3ml，经三通阀的侧臂肝素帽缓慢注入血肿腔内，并嘱患者仰卧位，关闭三通阀 2h，开放；术后第二日下午再次行液化引流术（应用尿激酶 3 万 U 配生理盐水 3ml）。

11 复查脑 CT，动态观察血肿的变化　术后第三日晨间复查脑 CT，显示血肿基本被清除，脑脊液循环通畅，脑中线结构无移位，脑水肿不明显。

12. 拔管

（三）手术前后头颅 CT 轴位扫描

见图 3-44。

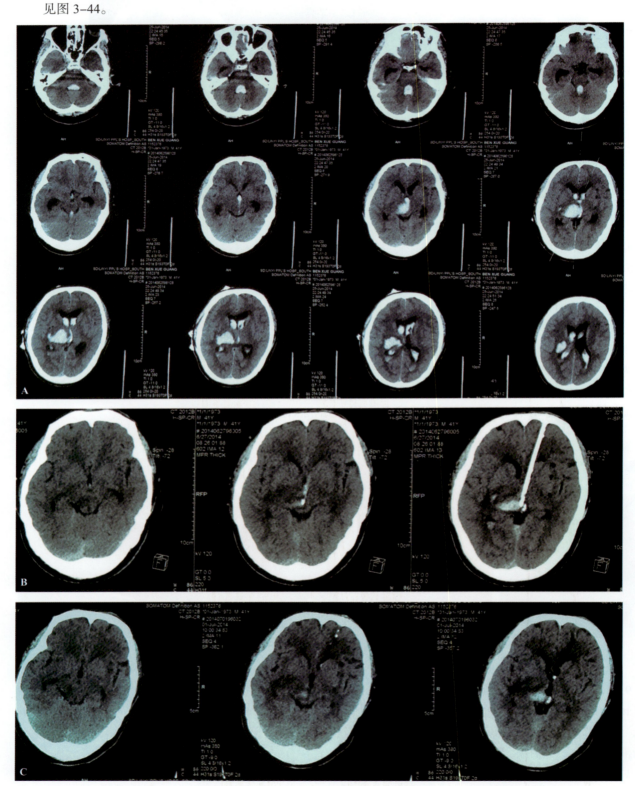

▲ **图 3-44** 术前脑 CT **(A)**；治疗中，术后 **33h** CT，血肿基本被清除，脑脊液循环通畅，见右侧丘脑血肿、第三脑室内引流导管 **(B)**；术后 **4d** CT **(C)**

（四）手术要点

1. 适应证　适用于靠近中线的丘脑出血，且破入第三脑室，形成丘脑血肿与第三脑室穿通者。

2. 脑 CT 的处理

(1) 确定穿刺平面 / 断层，多为颅底内眦与外耳孔的连线上方 4.5 ～ 5cm 的层面。

(2) 脑 CT 穿刺点的确立：为穿刺层面的健侧正中旁开 3cm。

(3) 参数的测量：穿刺点与靶点（预计引流导管末端置入点）的距离，置管深度一般为 10 ～ 10.5cm（用分规测量、再在 CT 片的比例尺上读出数值）（图 3-45）。

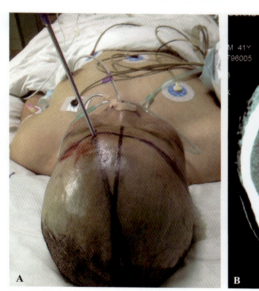
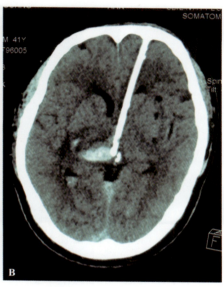

▲ 图 3-45　置管头位摆放要求

3. 定位

(1) 确定手术通路的侧位投影线：分别在患侧、健侧标出颅底 OM 线：经内眦与外耳孔中点的连线，画出穿刺平面——CT 血肿最大断层在患者头皮的投影再现，即手术通路的侧位投影线。

(2) 穿刺点的确立：穿刺层面正中旁开 3cm 的对侧（即健侧）为穿刺点。

(3) 确立手术通路的正位投影线。

4. 置管　头位的摆放对精准的置管很重要，要求仰卧位，头部垫硬枕头，要求眼裂与外耳孔的连线与水平面垂直。

（五）软通道额部入路的优点

其优点在于丘脑出血部位相对固定，经此手术通路，不经过内囊，创伤性更小（图 3-46）。

（刘振川）

三、丘脑出血硬通道穿刺置管引流术

（一）病例资料

患者董某，中年男性，47 岁。因突发左侧肢体活动障碍 3h，加重伴意识不清 3h 时晚间来院急诊。脑 CT 检查示：右侧丘脑出血。收入神经外科住院治疗。患者既往高血压病史 2 年，不规律服用降压药。查体：血压 180/105mmHg，呼吸 26 /min，心率 108 /min，体温 38.3℃。嗜睡，GCS 10 分，双目右侧凝视，双

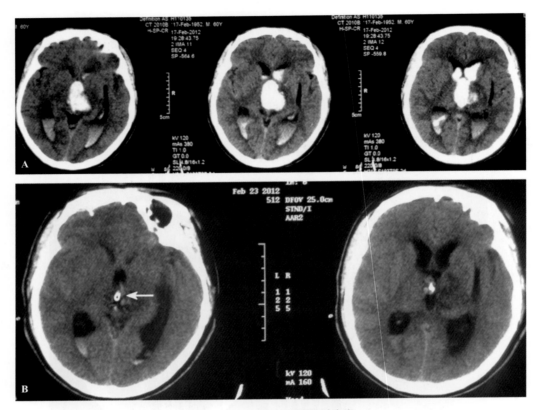

▲ 图 3-46　穿刺路径不经过内囊

瞳等大，左右侧直径均约 2.5mm，对光反射迟钝，左侧上下肢肌张力低、肌力 0 级，颈部抵抗感，双侧巴氏征（＋）。

　　入院诊断： 高血压脑出血；右侧丘脑出血；高血压 3 级，极高危组。

　　入院后经与家属沟通，予以备皮，行术前血肿定位，复查脑 CT 显示：右侧丘脑血肿有所扩大，继发脑室出血、伴有急性梗阻性脑积水。丘脑部位的出血量经多田公式计算量约为 18ml。

　　（二）手术流程

　　1. 通过标志点与血肿的位置关系，选择距离血肿中心最近点作为头皮穿刺点。

　　2. 用 CT 软件测量头皮穿刺点到血肿最大层面中心的距离，测量方向由穿刺点垂直于中线。根据测量值选择合适长度的硬通道穿刺针。丘脑血肿一般应用 55mm 穿刺针。

　　3. 组装穿刺针管、针芯和零件。

　　4. 穿刺点周围头皮消毒、铺孔巾、利多卡因局部浸润麻醉。无菌穿刺针连接手动钻，从穿刺点钻入血肿腔，拔出针芯，连接管帽和侧管。

　　5. 侧管连接 5ml 注射器，缓慢抽吸血肿，直到阻力增大无法抽动，侧管连接引流袋。

　　6. 发病 6h 后开始由侧管注入尿激酶溶解剩余血肿，我们用 30 000 ～ 50 000U 尿激酶溶入 2ml 生理盐水，注入血肿腔，关闭引流管 2h 后再打开。每天操作 2 ～ 3 次，每次操作前先用注射器抽吸剩余血肿，然后再注入尿激酶，保证无菌操作。详细记载计算每次抽吸量，当总抽吸量接近术前血肿量与尿激酶总注入量之和时，复查头 CT。根据 CT 情况决定尿激酶是否继续使用。

　　（三）手术指征

　　1. 少量丘脑出血 10ml 以下，没有明显神经系统阳性体征或者症状轻微，不需手术治疗。

　　2. 凡进展性或者全丘脑性出血，引起脑积水、颅内高压或者丘脑血肿较大（＞ 10ml）伴有视丘下部损伤者，都应在第一时间积极采取手术治疗。

3. 如果丘脑血肿较小，但伴有梗阻性脑积水，可只行脑室外引流术；如果丘脑血肿较大，并且伴有梗阻性脑积水，在穿刺丘脑血肿同时行脑室外引流术。

（四）手术前后头颅 CT

见图 3-47。

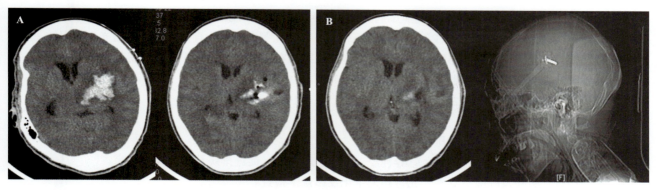

▲ **图 3-47**　手术前后头颅 CT 扫描

（五）注意事项

1. 手术操作应该尽量减少对丘脑的刺激，丘脑为低级感觉中枢，对各种刺激非常敏感，不适当的手术操作可能引起不良的脑与内脏反应。在冲洗时应选用温盐水进行冲洗，血肿液化液仅限于尿激酶，30 000 ～ 50 000U，在抽吸过程中要保持颅内压平稳下降，严防引起新的脑减压性损害。

2. 应根据血肿的形状和位置来调整穿刺的角度和深度，总的原则是，穿刺路径尽量避免内囊纤维的损伤。

3. 当引流的液体为血性脑脊液时，应将引流管管口位置适当抬高，以维持颅内压平稳过渡，严防过度引流导致低颅压综合征。

4. 穿刺针刺透头皮后可平移几毫米，再钻透颅骨。这样拔针后骨孔和皮孔不重合，可以避免脑脊液漏，但必须保证穿刺靶点的准确性。

5. 助手要保证穿刺过程中患者头部固定不动，钻透头皮后二次确认穿刺方向，再钻透颅骨，以保证穿刺方向准确。

6. 对于铸型严重的丘脑出血，可采用双侧或者单侧脑室穿刺引流，此外还采用对口冲洗方法，加快血肿的液化清除。

7. 丘脑血肿穿刺最好在 CT 引导下进行，没有条件的也可以采用标记物两点定位法进行，务必准确无误。

8. 丘脑血肿的抽吸只能用 5ml 注射器，每次用 0.5 ～ 1ml 的负压，缓慢抽吸，切忌使用暴力，冲洗时，每次抽取 2 ～ 3ml 温盐水，缓慢冲洗，最大限度减少对脑组织深部结构的破坏。

9. 在穿刺过程及整个围术期中，特别注意维护内环境及颅内压稳定，使患者平稳过渡。

（李东升）

参 考 文 献

[1] 胡长林，吕涌涛，李志超. 颅内血肿微创穿刺清除技术规范（2014版）[M]. 北京：人民卫生出版社：2014.

四、立体定向置管穿刺引流治疗丘脑出血

（一）病例资料

患者张某，男性，72岁，主因突发意识障碍2h入院。患者于入院前2h进食时突发不省人事，呼之不应，伴小便失禁，无呕吐，无肢体抽搐，无大汗淋漓，无面色苍白，家属即呼120送本院急诊就诊，即行头颅CT平扫检查提示：左侧丘脑放射冠区脑血肿，并破入左侧侧脑室，出血量约20ml。为进一步治疗，拟诊"脑出血"收入神经外科。患者既往有高血压病史，2003年曾有过脑出血病史。

入院体查：BP 210/110mmHg，浅昏迷，体查不合作，双瞳孔等圆等大，直径2.5mm，对光反射迟钝（±），右侧肢体偏瘫，肌张力增高，肢体肌力检查不合作，浅反射存在，右侧巴氏征（＋），脑膜刺激征（－）。

辅助检查：血常规、生化、肝肾功能等未见明显异常。

入院诊断：自发性脑出血（左丘脑）；高血压病3级，极高危组。

（二）手术流程

1. 心监、吸氧、导尿、胃肠减压。

2. 保守治疗：脱水、利尿、护胃、营养神经、控制血压平稳、促进排痰及对症支持治疗。

3. 加强拍背、吸痰及呼吸道管理，完善相关生化及影像学检查。

4. 入院后第2天予患者局麻下审慎行腰椎穿刺＋腰大池置管引流术，行脊液置换治疗，逐步排出血性脑脊液减少脑性刺激和损害，术后患者生命体征稳定，神志未有明显好转。

5. 入院后第4日患者送手术室在基础麻＋局麻下行立体定向引导左侧丘脑血肿穿刺抽吸＋左脑室穿刺引流术，术程顺利，术中穿刺血肿顺利抽出暗红色血凝块，量约12ml，成功穿刺左侧侧脑室，置脑室外引流管一条，脑脊液搏动良好，手术结束复苏后患者神志逐渐转清，能会意和遵嘱动作。

术后第3天拔除血肿腔引流管后复查头颅CT提示：左侧丘脑出血术后改变，出血量明显减少，局部仅余少量残血痕迹，术区有少量积气，两侧侧脑室后角内积血变淡。体查：昏睡，GCS评分10分，右侧肢体偏瘫，左侧肢体活动尚可，右侧巴氏征（＋）。

（三）手术前后头颅CT轴位扫描

见图3-48。

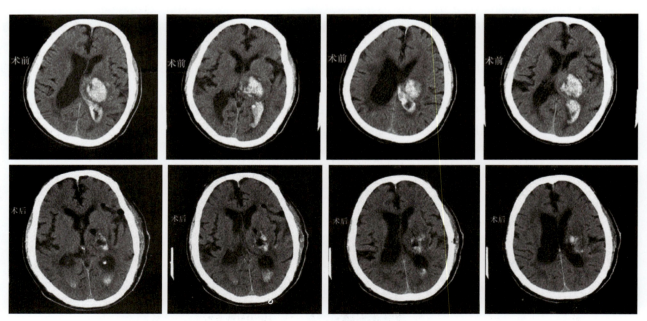

▲ 图3-48 术前、术后头颅CT

（四）手术要点

鉴于丘脑出血和基底核区脑出血在部位、血肿量多少及继发损害程度的差异，临床表现有很大的不同，将二者微侵袭手术治疗的主要差异点归纳如下。

1. **手术时机**　丘脑区血肿对比基底核白质区血肿位置更深在，相对而言血肿质地往往较韧实，血肿质地变软开始液化的时间会略长，行立体定向穿刺抽吸引流术的时间可稍微推迟，一般适合在出血后第 3 ~ 5 天进行，更利于保障手术中血肿的高排空率。

2. **抽吸负压的掌握**　由于丘脑区血肿周边往往是更为韧实的灰质核团结构，应该尤其注意在穿刺抽吸过程中合理掌握注射器的负压，并且穿刺针尖应该严格限制在血肿边界内操作，从而确保本微侵袭治疗术式带来额外不必要的副损伤。

3. **引流管置放**　由于丘脑区血肿一般来说位置深在，紧邻侧脑室壁，会有更高的破入侧脑室的发生概率，导致病情更趋复杂，因此血肿抽吸术后可以在术腔或者脑室内置放外引流管，起到尽快排清残血和置换脑室内血性脑脊液从而减少脑室刺激性症状。

（钱东翔）

五、丘脑血肿合并脑室出血软管穿刺置管引流术

（一）手术纳入及排除标准

1. **手术适应证**　①经头颅 CT 证实为丘脑出血合并脑室出血，出现梗阻性脑积水；②出现意识障碍，呈浅或中度昏迷；③家属同意手术。

2. **手术禁忌证**　①深昏迷；②双侧瞳孔散大；③肝肾功能障碍患者；④凝血功能障碍；⑤脑肿瘤卒中；⑥血液病等所致脑出血。

（二）手术流程

1. 手术器械：采用大连七颗星医疗器械有限公司生产的颅脑立体定向微创手术器械。

2. 术前 30min 应用二代头孢抗生素预防感染。

3. 麻醉：选择全麻或局麻。

4. 穿刺点：患者取平卧位，用定位尺确定额部中线旁 2.5cm，发际后 2.0cm 或冠状缝前 1 ~ 2cm 为穿刺点，常规消毒、铺无菌术巾。

5. 平行中线纵行切开刺点头皮约 1.5cm，取定向颅钻钻颅，指向双侧外耳道假想连线，与矢状面略平行，有明显钻头穿破骨质突破感后，拔除定向颅钻，用凹颅钻清理骨孔内骨屑，然后置入锁孔器。用硬膜穿刺针刺开硬膜，取脑穿针沿锁孔器方向行侧脑室额角穿刺，进针深度 5 ~ 6cm，血性脑脊液流出后，拔除穿刺针，用不同型号的导引钢针缓慢沿锁孔器方向建立预通道后，脑室外引流管（美敦力公司生产的脑室外引流管，编号 26020）缓慢沿穿刺通道置入脑室，置入深度 5 ~ 6cm，见脑脊液流出后拔除针芯。引流管皮下移行约 1.5cm，固定引流管，全层缝合头皮。根据头颅 CT 及引流量的情况逐渐调整高于外耳道平面 15 ~ 20cm。

6. 下台复查头部 CT 以确定引流管的位置及有无颅内再出血的发生。

7. 术后辅以尿激酶液化引流脑室内血肿：将尿激酶 3 万 ~ 5 万 U 溶于 3 ~ 5ml 生理盐水中，每天 1 ~ 2 次注入脑室内，夹闭引流管 2 ~ 3h 后开放引流。

8. 拔管指征：脑室内血肿基本消失；脑脊液颜色变清；夹闭引流管 24h 后无梗阻性脑积水的发生。

（三）病例资料

病例 1

患者李某，女性，59 岁，因突发言语不清伴右侧肢体活动不灵 7h，意识不清 2h 于 2014 年 9 月 5 日 1

时 10 分入院。患者既往有高血压病史 1 年，最高血压 180/120mmHg，未规律药物治疗。入院查体：血压 180/100mmHg，中度昏迷状态，GCS 5 分，双侧瞳孔等大同圆，直径约 3.0mm，直、间接对光反射迟钝。颅脑多排 CT 平扫见左侧丘脑、放射冠团片状高密度影，最大层面大小约为 3.7cm × 3.6cm，病灶周围见少许低密度影环绕。双侧侧脑室、第三脑室及第四脑室内见高密度影，左侧侧脑室受压变窄，余脑室系统扩张（图 3-49）。诊断为左侧丘脑出血破入脑室、高血压病 3 级（极高危险组）。急诊局麻下行微创立体定向丘脑血肿穿刺引流术、左侧脑室外引流术，术前先确定丘脑在头皮的体表投影并放置金属标记物（图 3-50），为同时引流脑实质及脑室内血肿，我们术中先于左颞部行血肿腔穿刺，抽出暗红色黏稠血液约 5ml 并置管引流。然后取左额部发际内 2.0cm，中线旁开 2.5cm 穿刺点，穿刺左侧侧脑室额角，缓慢抽出暗红色黏稠血液约 10ml 后置管引流。第二天常规应用尿激酶 5 万 U 溶于 0.9% 生理盐水 5ml 内自血肿腔引流管液化引流血肿，术后控制脑室外引流管引流出血性脑脊液 200 ～ 300ml，并多次复查头部 CT 以了解血肿引流情况（图 3-51，图 3-52）。1 周后复查头部 CT（图 3-53）见血肿基本消失，给予拔管（图 3-53）。出院时患者呈嗜睡状态，GCS 13 分，右侧肢体活动不灵，左侧肢体刺激可自主活动，双侧巴氏征阴性。

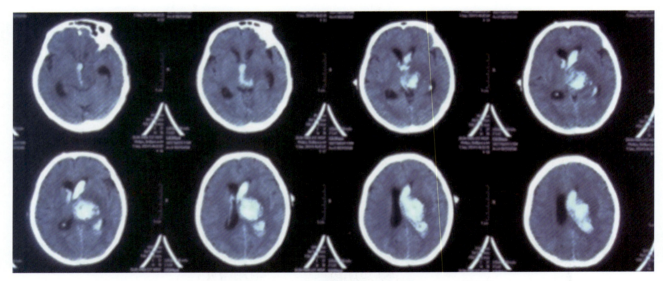

▲ 图 3-49　术前头部 CT 见左侧丘脑出血破入脑室并行术前定位

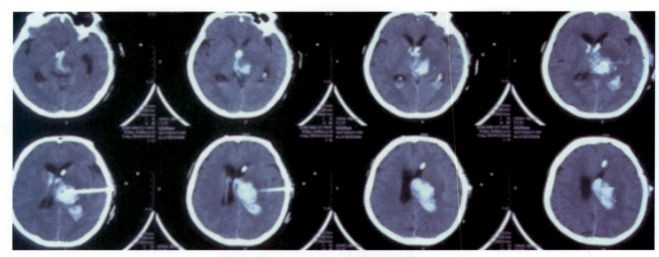

▲ 图 3-50　术后立即复查头部 CT 确定引流管位置

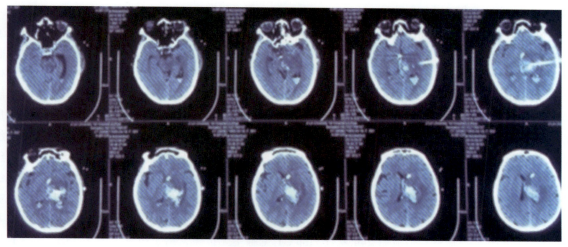

▲ 图 3-51　经尿激酶液化血肿后第 3 天复查头部 CT

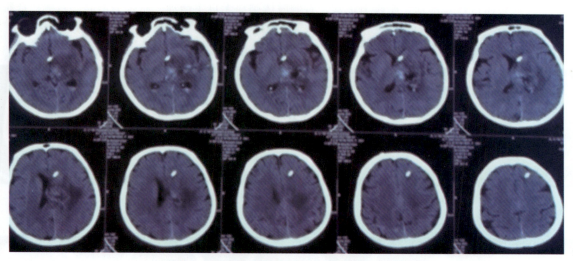

▲ 图 3-52　经尿激酶液化血肿后 4d 复查头部 CT

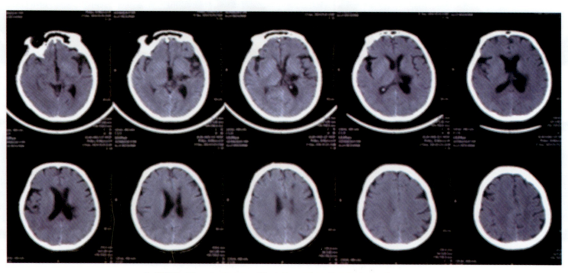

▲ 图 3-53　术后 7d 拔管复查头部 CT 所见血肿基本消失

病例 2

患者李某，男性，58 岁。因突发意识不清 4h 而于 2014 年 12 月 25 日 4 时许入院。既往高血压病史 1 年，最高达 220/130mmHg，未规律服药治疗。入院查体：血压 226/122mmHg，呈浅昏迷状态，双侧瞳孔等大同圆，直径约 2.0mm，直、间接对光反射消失，左侧肢体刺痛可自主活动，肌张力正常，右侧肢体刺痛无自主活动，肌张力增高，右侧腹壁反射减弱，右侧膝腱反射亢进，右侧巴氏征阳性，无项强。颅脑多排 CT 平扫影像见左侧丘脑、基底核区、放射冠团片状高密度影，边缘模糊，最大层面 4.2cm×3.3cm，周边见水肿密度影。双侧脑室稍大，左侧脑室体部受压变窄，双侧脑室及第三脑室内见高密度影充盈。中线结构无移位。诊断为左侧丘脑、基底核区、放射冠出血破入脑室，由于脑室内血肿较少，仅仅做了左侧经颞血肿穿刺引流术（图 3-54）。术后下台复查 CT 见引流管位置良好（图 3-55），因脑内血肿与脑室已相通，经引流管可见血性脑脊液波动良好，每天引出血性脑脊液的量控制在 200～300ml，术后第二天开始经右侧血肿腔引流管注入尿激酶 3 万 U 液化引流血肿，血肿逐渐减少（图 3-56），第七天复查头部 CT 见血肿基本消失（图 3-57），夹闭左侧脑室外引流后 24h 复查头部 CT 见脑室无扩张，给予拔管（图 3-58）。出院查体：血压 142/85mmHg，呈蒙眬状态；躁动，给予镇静。双侧瞳孔等大同圆，直径约 2.0mm，直、间接对光反射消失，左侧肢体刺痛可自主活动，肌张力正常，右侧肢体刺痛无自主活动，肌张力增高，右侧巴氏征阳性，项软。

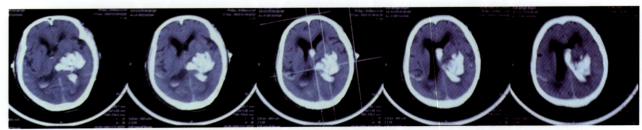

▲ 图 3-54　术前头部 CT 见左侧丘脑、基底核区、放射冠区脑出血破入脑室

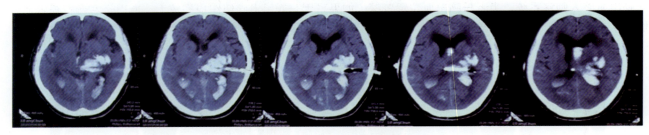

▲ 图 3-55　术后下台复查头部 CT

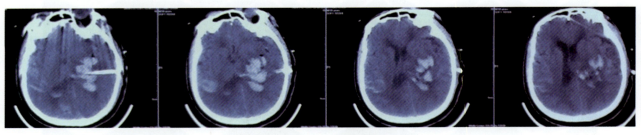

▲ 图 3-56　术后第二天复查头部 CT

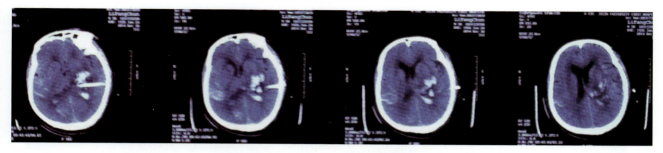

▲ 图 3-57　术后第 4 天复查头部 CT

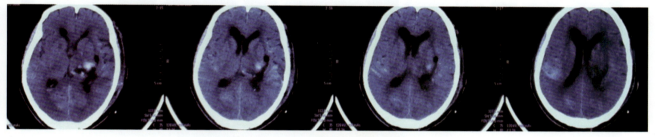

▲ 图 3-58　术后第 7 天复查头部 CT

病例 3

患者董某，女性，64 岁，因突发头晕、头痛伴左侧肢体活动不灵 1 天，于 2013 年 9 月 14 日 10 时 26 分入院。患者既往有高血压病史 10 年，最高 180/120mmHg，规律服降压药。入院查体：患者血压 227/143mmHg，呈浅昏迷状态，双侧瞳孔不等大，左侧瞳孔直径约 3.0mm，右侧瞳孔直径约 2.0mm，直、间接对光反射消失；双侧病理征阳性，项强 3 横指。颅脑多排 CT 平扫影像见右侧基底核区、放射冠团片状略不规则形高密度影，边缘尚清晰，最大层面大小为 4.39cm × 3.04cm，其周边可见低密度区环绕，右侧脑室、第三脑室受压，脑室系统扩张，其内可见同样高密度影，小脑幕、大脑纵裂密度增高，中线结构局部向左侧移位（图 3-59）。诊断为右侧丘脑出血破入脑室系统。患者丘脑出血位置较深，如果采用开瓣手术脑组织损伤较大，所以经右颞行丘脑血肿穿刺引流术，并经右侧侧额角引流血性脑脊液，术后下台复查 CT 见引流管位置良好（图 3-60）。每天引出血性脑脊液的量控制在 200 ～ 300ml，术后第 2 天开始经右侧血肿腔引流管注入尿激酶 3 万 U 液化引流脑实质内血肿，并且每日复查头部 CT 以了解血肿残留情况（图 3-61），第 8 天复查头部 CT 见血肿基本消失（图 3-62），夹闭左侧脑室外引流后 24h 复查头部 CT 见脑室无扩张，给予拔管。出院查体：患者血压 137/76mmHg，体温 36.3℃，呈嗜睡状态，双侧瞳孔不等大，双侧瞳孔直径约 2.0mm，直、间接对光反射灵敏。双侧巴氏征阴性，无项强。

病例 4

患者崔某，男性，40 岁。突发左侧肢体活动不灵伴言语不清 4h，于 2014 年 10 月 15 日 01 时 18 分入院。患者既往高血压病史 5 年，未曾服药治疗。入院查体：血压 179/113mmHg，浅昏迷状态，GCS 7 分，双侧瞳孔等大同圆，直径约 3.0mm，直、间接对光反射迟钝，刺痛后右侧上肢可定位，左侧肢体无自主活动，左侧膝腱反射亢进，左侧巴氏征阳性。颅脑多排 CT 平扫见左侧丘脑、放射冠团片状高密度影，最大层面大小约为 3.7cm × 3.6cm，病灶周围见少许低密度影环绕。双侧侧脑室、第三脑室及第四脑室内见高密度影，左侧侧脑室受压变窄，余脑室系统扩张（图 3-63）。急诊全麻下行微创立体定向右侧侧脑室、丘脑血肿穿刺引流术及左侧脑室外引流术。术后常规每日应用尿激酶 3 万 U 经右侧引流管注入液化引流丘脑及脑室内血肿（图 3-64 至图 3-66），术后每天平均引出含脑脊液的淡红色液 200 ～ 300ml，复查头部 CT 示血肿基本消失，给予拔管（图 3-67）。出院查体：神志清晰，言语不清。右侧肢体肌力 V 级，左侧肢体肌力 0 级。

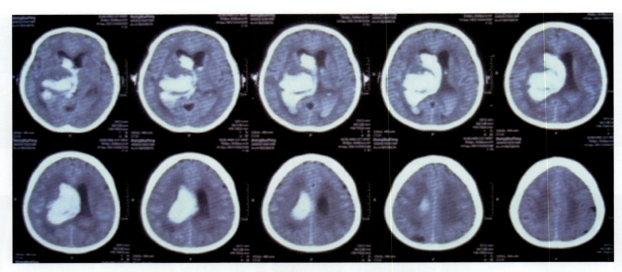

▲ 图 3-59　左侧丘脑出血破入脑室系统进行穿刺靶点术前定位

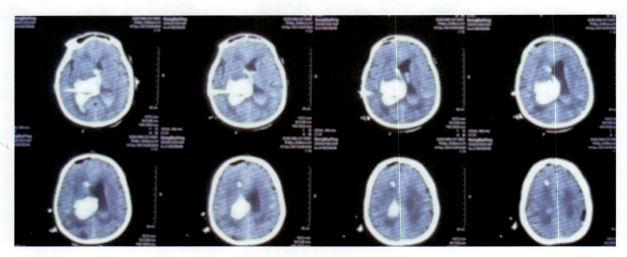

▲ 图 3-60　术后下台复查头部 CT

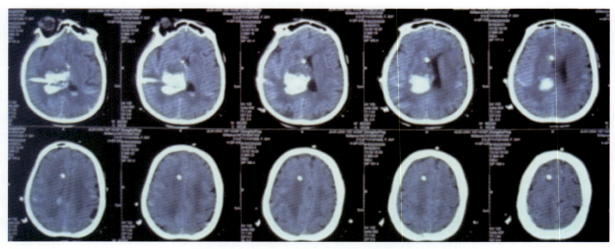

▲ 图 3-61　术后第 4 天复查头部 CT

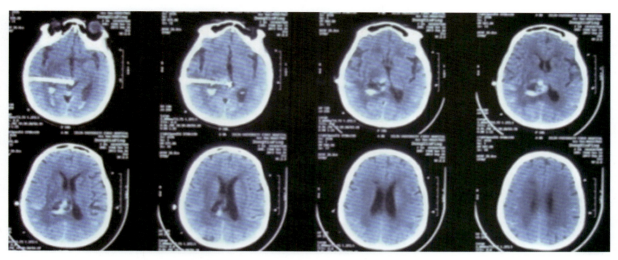

▲ 图 3-62　术后第 8 天拔管前复查头部 CT

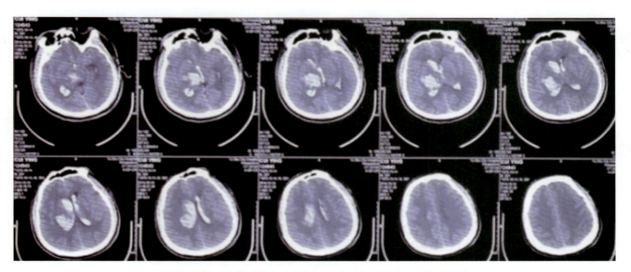

▲ 图 3-63　术前头部 CT 见左侧丘脑、放射冠区出血破入脑室

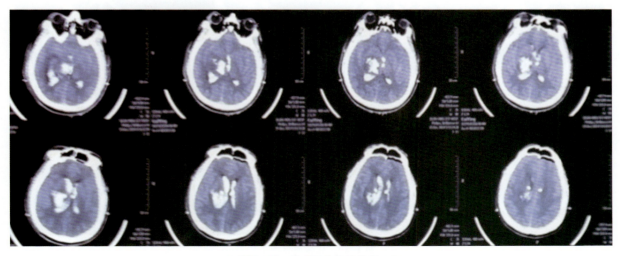

▲ 图 3-64　术后下台复查头部 CT

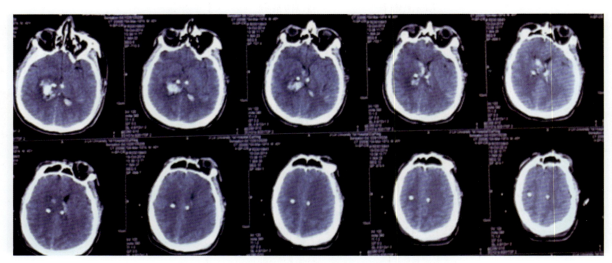

▲ 图 3-65　术后第 2 天复查头部 CT

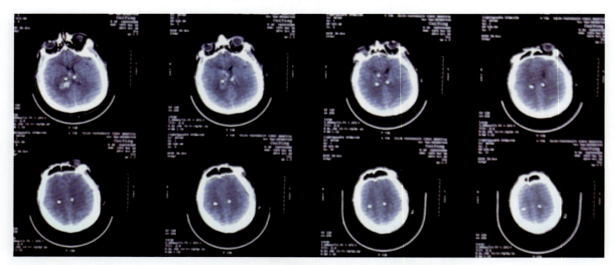

▲ 图 3-66　术后第 6 天复查头部 CT

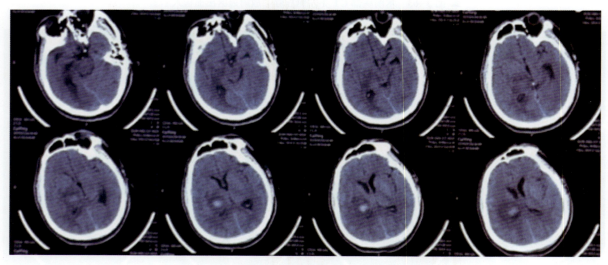

▲ 图 3-67　拔管后复查头部 CT

（綦　斌　白　刚）

第4章　小脑出血的外科治疗

第一节　显微手术

一、小脑血肿清除加去骨瓣减压术

◆ 病例1

（一）病例资料

患者，男性，57岁，突发头痛5h，意识障碍1h入院。既往高血压病史8年，间断服用降压药物。吸烟史20余年，每日10余支，饮酒20余年，无规律。

查体：血压190/110mmHg，呼吸17/min，心率105/min，体温37.1℃。浅昏迷状态，GCS评分8分。双瞳等大正圆，直径约2mm，对光反射迟钝。双侧肢体刺激后有不自主动作，双侧锥体束征（±）。

头颅CT扫描显示：小脑蚓部高密度团块影，考虑为脑内血肿，最大直径4.5cm，第四脑室受压，第三脑室、第四脑室内积血影像，双侧脑室扩张不明显。

入院诊断： 自发性小脑出血破入脑室；高血压病3级。

（二）手术流程

1. 麻醉：全身静脉复合麻醉。

2. 体位：侧卧位，头部向左侧旋转30°，向前屈曲20°，收下颌，突出手术操作部位，头位高于胸部水平（图4-1）。

3. 手术过程：全麻成功后，仰卧位行一侧额角脑室置管外引流置管，见有脑脊液流出后保持关闭状态，避免幕下压力高，幕上外引流脑脊液后形成小脑幕切迹上疝，之后侧卧位，头部向对侧旋转30°，屈曲20°，收起下颌，将枕颈部尽量充分展开，以利手术中暴露枕骨大孔区。头位高于胸部水平，有利于静脉回流和颅内压力的降低。

4. 术野常规消毒铺巾，取枕后正中纵行直切口，切口上缘位于枕外隆突水平，下端达枕骨大孔水平，长度约7.0cm（图4-2）。切开头皮后游离暴露深筋膜，沿后正中白线纵行切开颈后肌层，后正中白线是位于双侧颈肌之间自上而下、由浅至深的直线形白色结缔组织（图4-3），是重要的解剖标志，沿此线分离出血很少，如果白线不清楚，开颅时可先沿中线找到枕外嵴，然后再向枕骨大孔方向分离。近枕外隆突处肌肉筋膜做Y形切开，更容易暴露枕鳞部，颈肌在枕骨附着处留0.5cm宽肌筋膜组织（肌袖），术毕颈肌与此缝合恢复解剖层次，可减少术后皮下积液发生的机会。

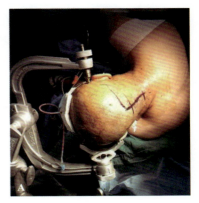

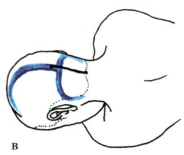

▲ 图4-1　手术体位与切口

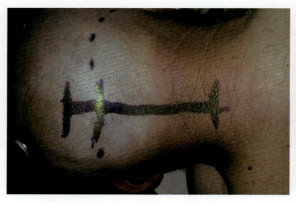

▲ 图 4-2 切口设计

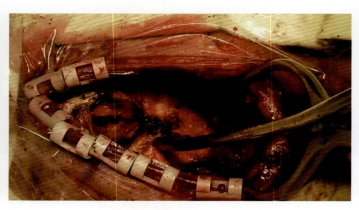

▲ 图 4-3 分离皮下组织和肌肉

5. 在枕外隆突和枕骨大孔之间枕骨后正中线钻上下相邻两骨孔，之后以咬骨钳向两侧咬开枕鳞部骨质，开枕鳞正中直径 3cm 骨窗，也可用铣刀游离骨瓣（图 4-4）。小脑幕下方正中矢状位有一新月形硬脑膜皱褶，延伸入两侧小脑半球之间，上端附着于枕外粗隆，后缘附着于枕外嵴，内含枕窦，向下至枕骨大孔缘处缘窦，在剪开小脑镰时先将小脑镰两侧硬膜纵行切开 1.0cm，以湿润的明胶海绵置入以保护压力很高的小脑组织，然后以蚊式血管钳钳夹小脑镰及枕窦，切断小脑镰及枕窦，之后电凝枕窦残端可有效止血，之后硬膜 Y 形剪开并悬吊（图 4-5）。

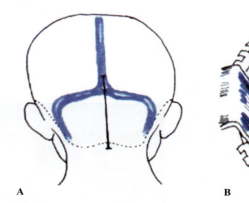
A

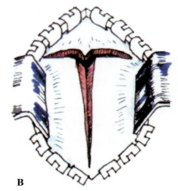
B

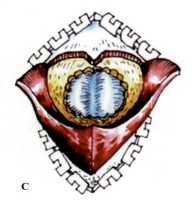
C

▲ 图 4-4 切口、皮下组织切口和骨窗示意

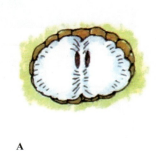
A

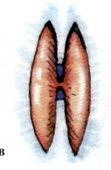
B

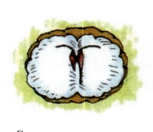
C

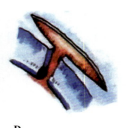
D

▲ 图 4-5 硬膜剪开方式及枕窦的处理

6. 根据头颅 CT 定位，选择血肿最浅处小脑蚓部右侧皮质纵行切开 1.5cm，尽量不在蚓部切开，保护好位于小脑底部齿状核，齿状核位于小脑扁桃体的顶部（头端），减少小脑运动缄默症发生机会，皮质下 1.0cm 到达血肿腔，缓慢吸除血肿，避免快速清除血肿颅后窝内压力降低过快引发远隔部位减压性出血（图 4-7）。吸引血肿时避免触碰血肿壁周围的脑组织，随着血肿的清除，颅后窝内压力逐渐下降，血肿腔内空间逐渐增大，如果在血肿壁找到责任血管（一般可见到活动性出血）并彻底止血，显露第四脑室底，清除脑室内积血，可见中脑水管开口有脑脊液流出。温生理盐水冲洗血肿腔，并以湿润的明胶海绵覆盖血肿壁，血肿腔内留置引流管，硬膜严密缝合，骨瓣未还纳，肌肉层枕骨面和浅部筋膜层分别严密缝合，枕肌枕外隆突止点严密缝合，术毕。

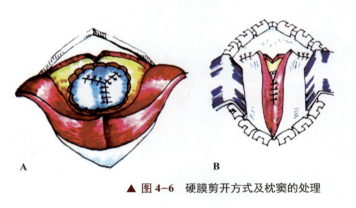

A　　　　　　　　　　　　　　B　　　　　　　　　　　　　　C

▲ 图 4-6　硬膜剪开方式及枕窦的处理

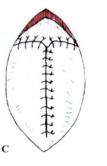

▲ 图 4-7　术中清除血肿，清理第四脑室内积血，显示第四脑室底结构

（三）手术前后 CT 轴位扫描

见图 4-8，图 4-9。

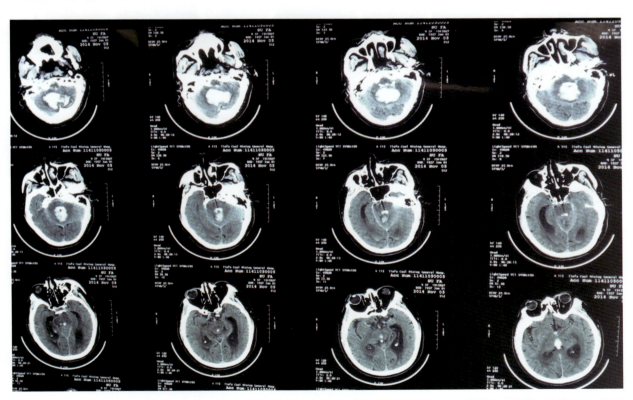

▲ 图 4-8　术前 CT 扫描影像显示小脑蚓部高密度团块影，为脑内血肿，最大直径 4.5cm，第四脑室受压，第三脑室、第四脑室内积血影像

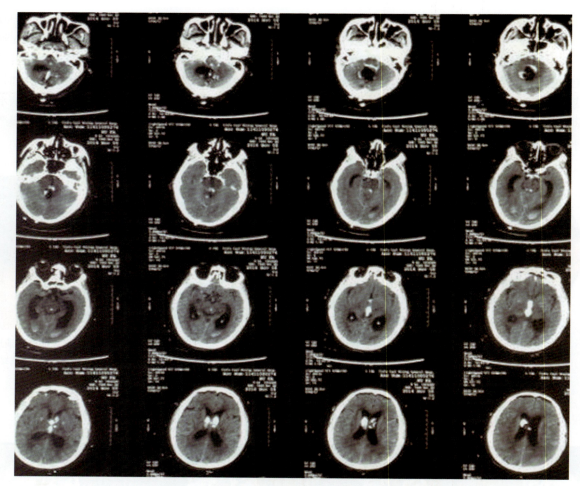

▲ **图 4-9** 术后 CT 扫描影像显示脑内血肿清除，第四脑室形态恢复正常，第三脑室及双侧脑室内有积血影像

◆ **病例 2**

（一）病例资料

患者，女性，63 岁，突发头痛 2h，意识障碍半小时入院。既往高血压病史 11 年，口服降压药物治疗。

查体：血压 200/120mmHg，呼吸 6 ～ 8 /min，心率 92 /min，体温 37.4 ℃。中度昏迷状态，GCS 评分 7 分。双瞳等大正圆，直径约 2.5mm，对光反射迟钝。双侧肢体刺激后有屈曲动作，双侧锥体束征（＋）。

头颅 CT 扫描显示：小脑蚓部及左侧半球内高密度团块影，考虑为脑内血肿，最大直径 5.5cm，第四脑室受压，双侧脑室及第三、第四脑室内积血影像，双侧脑室扩张不明显。

入院诊断：①自发性小脑出血破入脑室；②高血压病 3 级。

（二）手术流程

1. 麻醉　全身静脉复合麻醉。

2. 体位　侧卧位，头部向右侧旋转 30°，屈曲 20°，头位高于胸部水平。

3. 手术过程　全麻成功后，平卧位行一侧脑室外引流置管，并保持关闭状态（避免形成小脑幕上疝）。之后侧卧位，头部向对侧旋转 30°，屈曲 20°，头位高于胸部水平。术野常规消毒铺巾，取枕后正中纵行切口，分层做头皮及肌肉切口，切口上端在枕外隆突水平，并向左侧延伸，下端达 C$_1$ 后弓水平，长度约 10.0cm。近枕外隆突处肌肉筋膜和颈后白线做 Y 形切开，容易暴露枕鳞部。开枕鳞正中 6cm×4cm 骨窗，咬开枕骨大孔后缘 1.5cm 宽充分减压，硬膜 Y 形剪开并吊。血肿清除及关颅过程同病例 1（图 4-10）。

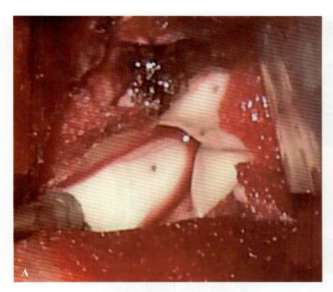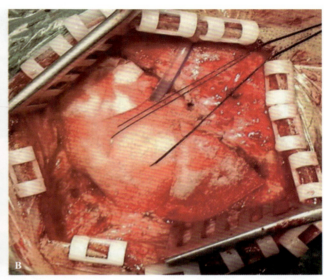

▲ **图 4-10**　术中清除脑内血肿及第四脑室内积血，显露第四脑室底结构及中脑水管开口，可见血性脑脊液流出。因术前脑干症状明显，手术给予枕部颅骨充分减压，硬膜减张缝合

（三）手术前后 CT 轴位扫描

见图 4-11，图 4-12。

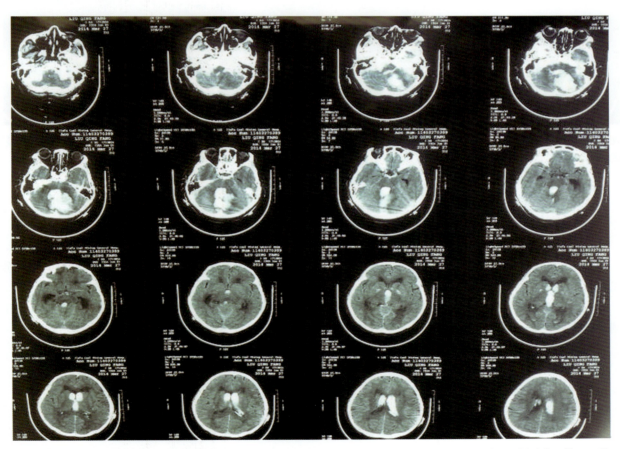

▲ **图 4-11**　术前 **CT** 扫描显示小脑蚓部及左侧半球内脑内血肿，最大直径 **5.5cm**，第四脑室铸型形成，双侧脑室及第三、第四脑室内积血影像，双侧脑室扩张不明显

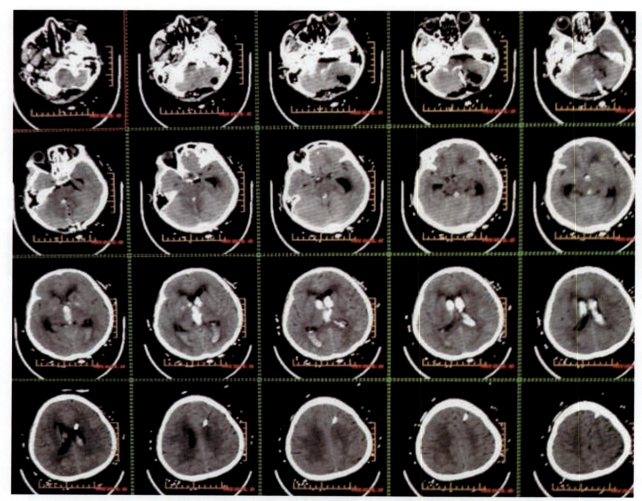

▲ 图 4-12 术后 CT 扫描显示小脑内血肿清除满意，第四脑室形态正常，双侧脑室及第三、第四脑室内积血影像，血肿腔内及左侧脑室内见外引流管

◆ 病例 3

（一）病例资料

患者，女性，64 岁，突发头痛 3h，意识障碍 2h 入院。既往高血压病史 10 年，口服降压药物治疗。

查体：血压 190/110mmHg，呼吸 12 ～ 16 /min，心率 90 /min，体温 37.7℃。中度昏迷状态，GCS 评分 7 分。双瞳等大正圆，直径约 2.5mm，对光反射迟钝。双侧侧肢体刺激后有屈曲动作，双侧锥体束征（＋）。

头颅 CT 扫描显示：小脑右侧半球内高密度团块影，考虑为脑内血肿，最大直径 5.0cm，第四脑室受压，双侧脑室及第三、第四脑室内积血影像，双侧脑室扩张不明显（图 4-13）。

入院诊断：①自发性右侧半球小脑出血破入脑室；②高血压病 3 级。

（二）手术流程

1. 麻醉　全身静脉复合麻醉。

2. 体位　侧卧位，头部向左侧旋转 30°，屈曲 20°，头位高于胸部水平。

3. 手术过程　全麻成功后，平卧位行一侧脑室外引流置管，并保持关闭状态（避免形成小脑幕上疝）。之后侧卧位，头部向左侧旋转 30°，屈曲 20°，头位高于胸部水平。术野常规消毒铺巾，取枕后正中纵行倒 L 形切口，分层做头皮及肌肉切口，切口上端在枕外隆突水平，并向左侧延伸，下端达 C_1 后弓水平，长度约 15.0cm。近枕外隆突处肌肉筋膜和颈后白线做倒 L 形切开，容易暴露枕鳞部（图 4-14）。开枕鳞正中 5cm×4cm 骨窗，硬膜 Y 形剪开并悬吊。选择血肿最浅处小脑蚓部右侧皮质纵行切开 1.5cm，皮质下 0.5cm 到达血肿腔，缓慢吸除血肿，避免颅后窝内压力降低过快引发远隔部位发生减压性出血，同时避免吸引血肿壁组织，找到责任血管并彻底止血，显露第四脑室底，清除脑室内积血，可见中脑水管开口有脑脊液流出。温生理盐水冲洗血肿腔，并以湿润的明胶海绵覆盖血肿壁，血肿腔内留置引流管，硬膜减张严密缝合，骨瓣未还纳，肌肉层枕骨面和浅部筋膜层分别严密缝合，枕肌枕外隆突止点严密缝合，术毕。

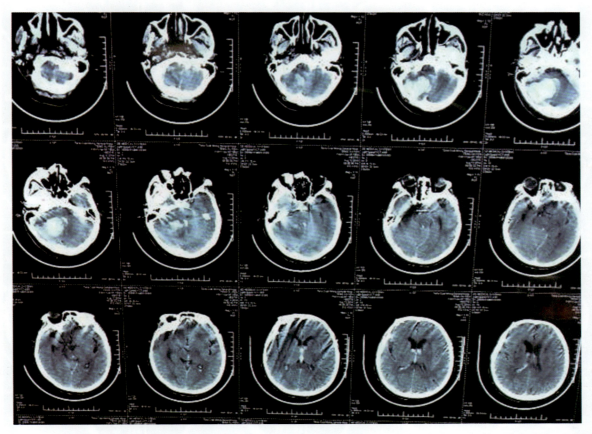

▲ **图 4-13**　术前 **CT** 扫描显示：小脑右侧半球内高密度团块影，考虑为脑内血肿，最大直径 **5.0cm**，第四脑室受压，双侧脑室及第三、第四脑室内积血影像，双侧脑室扩张不明显

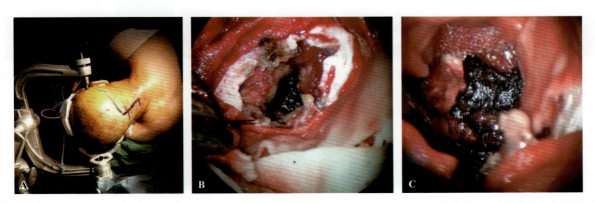

▲ **图 4-14**　A. 手术体位为侧卧位，头部向左侧旋转 **30°**，屈曲 **20°**，头位高于胸部水平；B. 手术中切开小脑蚓部左侧皮质纵行切开 **1.5cm**，皮质下 **0.5cm** 到达血肿腔；C. 血肿清除后找到责任血管，给予低电流反复电凝，止血可靠

（三）手术前后 CT 轴位扫描

见图 4-15。

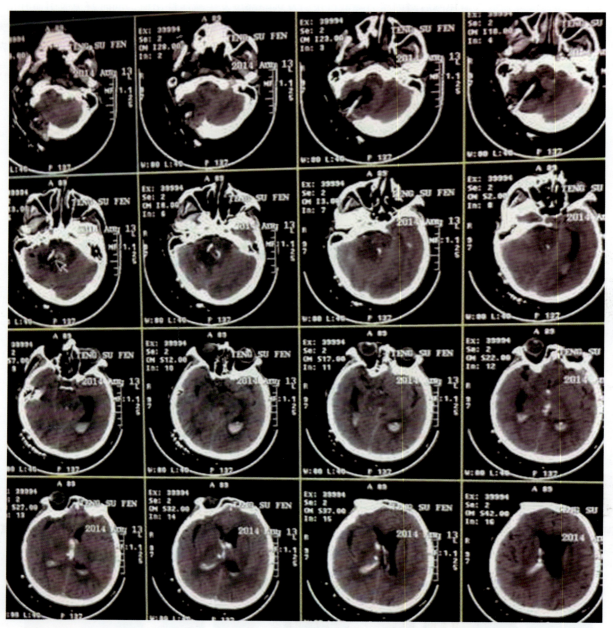

▲ 图 4-15　术后 CT 扫描显示小脑右侧半球内脑内血肿清除，第四脑室受压解除，双侧脑室、第三脑室内积血影像，血肿腔内及右侧脑室内有引流管影

（四）手术要点

1. 前幕上置脑室外引流一根，避免梗阻性脑积水。

2. 体位要便于手术野显露和操作，并有利于颅内压力增高的控制。

3. 切开小脑皮质时选择血肿表面最薄处，减少医源性损伤，尽量避免损伤齿状核和小脑下蚓部，减少术后小脑运动性缄默症的出现。

4. 严格血肿内操作，避免吸引血肿壁。

5. 找到责任血管，并确切电凝止血，电凝流量选择低流量操作，避免热传导加重邻近组织损伤。

6. 术前 GCS 大于 9 分者可考虑不做颅后窝颅骨减压及硬膜减张缝合处理，GCS 小于 9 分者做颅后窝颅骨减压及硬膜减张缝合处理。

7. 术终硬膜需仔细缝合，肌肉层枕骨面和浅部筋膜层分别以可吸收线严密缝合，枕肌枕外隆突止点严密缝合。硬膜不以贴敷式或粘合式修补，以及多层次严密的缝合有效地防止皮下积液和感染的发生。

8. 留置血肿腔引流管目的：观察和处理可能发生的再出血，同时引流脑脊液，减少了颅后窝手术后皮下积液和脑脊液漏的发生，术后 3d 复查 CT 后拔除。

9. 不应因小脑出血患者呼吸节律和次数改变而列入手术禁忌证，紧急手术后呼吸功能往往很快恢复。

（孙怀宇　唐　杰　姜学高）

二、旁正中入路血肿清除术

（一）病例资料

患者张某，中老年女性，58 岁，主因：突发头痛伴恶心呕吐 13h 入院。患者入院过程既往高血压病史 5 年，未正规服药治疗。无吸烟饮酒病史。查体：血压 165/100mmHg，呼吸 24 /min，心率 110 /min，体温 37.7℃。患者呈蒙眬状态，双瞳等大正圆，直径约 3mm，对光反射灵敏。深浅反射存在，四肢活动可，双侧巴氏征（±）。头颅 CT 示：右侧小脑半球高密度影，考虑出血可能性大，出血量经多田公式计算量约为 23ml，第四脑室受压，幕上脑室轻度扩大。

入院诊断：右侧小脑半球脑出血；高血压 3 级，极高危组。

（二）手术流程

1. 麻醉　气管插管全身麻醉。

2. 体位　侧卧位（出血侧在上）头部略屈曲。

3. 切口　枕下部旁正中垂直切口，枕外粗隆上 2cm，下至颈五棘突，长约 10cm（图 4-16）。

4. 正中切开皮肤和皮下组织，电凝或结扎出血点　枕外粗隆以上从正中切开骨膜，枕外粗隆下严格沿中线项韧带切开，直达枕骨和寰椎后结节及枢椎棘突。用骨膜剥离器向两侧将附着于枕骨的肌肉及肌腱剥离推开。寰椎后结节上组织切开分离后，两侧沿后弓表面横行切开骨膜，以剥离子剥开。枢椎棘突及两侧椎板上肌肉向外剥开。用自动牵开器将切口撑开。

5. 颅骨开窗　枕鳞部钻孔，用咬骨钳扩大做一侧或两侧枕下部骨窗，枕大孔后缘及寰椎后弓咬除 1.5～2.0cm 宽。

6. 硬膜切开　硬脑膜紧张时可先行侧脑室穿刺放出脑脊液，星状或 Y 形剪开硬脑膜，打开枕大池放出脑脊液。

7. 小脑切开清除血肿　在血肿邻近的小脑表面做长 1cm 的横或竖切口。分开小脑切口 2～3cm 深即可进入血肿腔，用吸引器在直视下或显微镜下清除凝血块。

8. 止血　沿着血肿 - 正常脑组织界面按一定顺序沿血肿腔四壁探查并清除残留血肿，粘连紧密的血块通常血肿壁会伴有少量渗血，一般不需要电凝止血，可用棉片压迫止血，观察无活动性出血后，将血压缓慢升高到 120～140mmHg，再观察 5min，如无活动性出血，血肿腔贴覆薄层明胶海绵或者 Surgical 防止血肿壁渗血。如发现小动脉活动性出血，必须妥善止血后，用等渗温盐水反复冲洗，如清除血肿后，已无出血，就不必探查或寻找出血的血管，亦不需引流。一般术腔不需要放置引流管，如血肿破入脑室，术中开放第四脑室，可放置引流管引流脑脊液。

9. 缝合硬膜　小脑血肿清除后，小脑半球多呈现肿胀，需充分行颅后窝减压，硬脑膜不予缝合或取筋膜、人工硬脑膜扩大修补（图 4-17）。

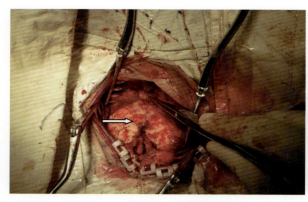
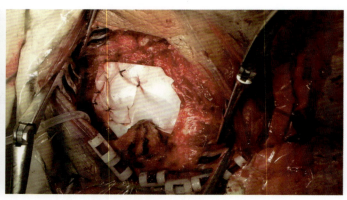

▲ 图 4-16 暴露骨窗　　　　　　　▲ 图 4-17 修补硬膜

10. 缝合肌肉、皮下组织和皮肤　肌肉彻底止血后，分层严密缝合肌肉，分四层缝合。

11. 包扎、固定妥当

（三）手术前后头颅 CT 扫描

见图 4-18。

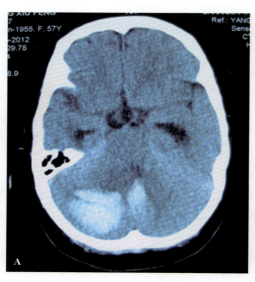
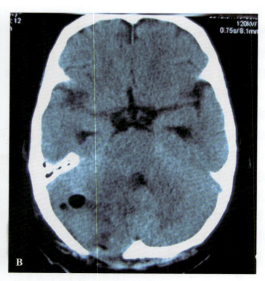

▲ 图 4-18 手术前后头颅 CT 扫描

（四）手术要点

1. 开颅阶段

(1) 切开骨膜时在枕外粗隆处由其两侧绕过，留下粗隆处小块菱形筋膜，以便手术结束时对位缝合。剥离过程中，电凝肌肉止血，粗隆下中线两旁有导血管，以骨蜡止血。

(2) 颅后窝开颅多为骨窗开颅。先在一侧枕骨鳞部钻一孔，枕骨钻孔时，因位置倾斜，钻头不能与颅骨表面垂直，故下方需用骨撬挡好，以免向下滑脱；钻穿颅骨后，改用咬骨钳将枕骨逐步咬除。枕骨开窗面积应视手术暴露要求而定。向上可咬至枕外粗隆及横窦下缘，两侧可咬至乳突后缘，向下咬开枕骨大孔后缘，必要时可将寰椎后弓咬去。但枕骨大孔后缘和寰椎后弓咬除宽度应限于每侧距中线 1～1.5cm，以防止损伤椎动脉，导致不良后果。

(3) 年龄大的患者通常都存在颅骨与硬膜粘连，钻孔后用神经剥离子充分剥离硬膜再用咬骨钳咬除骨质；咬除枕骨大孔后缘及寰椎后弓时，动作轻柔，避免撬扳，避免钳咬周围软组织并撕扯，宽度不宜超过 2cm。

(4) 硬脑膜切口视手术需要而定。一般均做瓣状切开，向横窦方向翻开，下方附加正中切开。但颅内压高时，行放射状切开。颅后窝硬脑膜中线处有小脑镰，内含枕窦，沿枕骨大孔缘有环窦。枕窦和环窦的发育程度因人而异，发育良好者切开时可能出血较多，需以电凝或缝合止血，或用银夹夹闭；脑肿胀时对枕大孔与寰椎部硬膜要剪开，以缓解小脑扁桃体下疝的压迫。

(5) 硬膜出血尽量减少烧灼以免硬膜收缩后关颅时缝合困难，可压迫止血；硬膜表面一定要贴覆脑棉，以防硬膜变干皱缩。

2. 清除血肿和止血阶段

(1) 勿用脑针行血肿穿刺探查，以免造成脑干损伤；清除血肿的基本原则：从血肿块中央开始清除血肿，清除部分血肿待脑组织压力下降后，血肿会因为压力差挤到视野中央，再按顺时针或者逆时针沿血肿周边清除血肿。清除血肿过程中，让助手不断地在术腔中注入温盐水。

(2) 清除血肿和止血过程如前述。

(3) 枕大池内积血要清除干净，手术操作要轻柔，要保护小脑下后动脉及其分支。

3. 关颅阶段

(1) 如脑组织肿胀不明显，硬膜可用肌肉或者人工硬膜修复，严密不透水缝合。

(2) 骨板尖锐部分要去除，防止脑组织复位后骨刺或者骨片插入脑组织中。

(3) 硬脑膜外可放置引流或另切小口引出，术后 24 ～ 48h 拔除。

(4) 用粗丝线间断严密缝合枕下肌肉，缝线必须贯穿肌肉全层或分层相互重叠缝合，不可留有空隙，以免形成脑脊液漏或假性囊肿。枕外粗隆处为肌肉与筋膜交汇点，最易发生漏口，必须严密缝合。项筋膜、皮下组织及皮肤分层间断缝合。

（五）点评

1. 优点 ①可同时清除左右半球小脑血肿；②减压充分、彻底；③可同时清除第四脑室内积血，打通脑脊液循环通路。

2. 缺点 ①创伤大，开颅时间略长；②术中有损伤椎动脉风险；③对手术技术要求较高，对器械及照明有一定的要求。

（刘晓斌）

参 考 文 献

[1] 王忠诚. 王忠诚神经外科学[M]. 武汉：湖北科学技术出版社，2004: 870–871.

[2] Dahdaleh NS, Dlouhy BJ, Viljoen SV, et al. Clinical and radiographic predictors of neurological outcome following posterior fossa decompression for spontaneous cerebellar hemorrhage[J]. J Clin Neurosci, 2012, 19(9):1236–1241.

[3] Uno M. Surgical treatment for spontaneous cerebellar hemorrhage [J]. Nihon Rinsho, 2006, 64 (Suppl 8):485–491.

[4] Segal R, Furmanov A, Umansky F. Spontaneous intracerebral hemorrhage: to operate or not to operate，that's the question[J]. Isr Med Assoc J, 2006, 8(11):815–818.

[5] Morioka J, Fujii M, Kato S, et al.Surgery for spontaneous intracerebral hemorrhage has greater remedial value than conservative therapy[J]. Surg Neurol, 2006, 65(1):67–73.

[6] Yanaka K, Matsumaru Y, Nose T. Management of spontaneous cerebellar hematomas: a prospective treatment protocol[J]. Neurosurgery, 2002, 51(2):524–525.

三、小骨窗锁孔入路小脑血肿清除术

（一）病例资料

患者苏某，男性，80 岁，以突发头痛伴恶心呕吐 8h 入院。查体：体温 36.6℃，脉搏 76 /min，呼吸 16 /min，血压 174/96mmHg。既往高血压病史 9 年。神清，语言笨拙。瞳孔等大正圆，直径约 3.0mm，四肢肌力正常，左肢体共济失调，指鼻试验阳性。浅反射存在，病理反射未引出。入院头颅 CT 提示：右侧小脑半球外侧高密度团块影，考虑为脑内血肿，最大直径 2cm，第四脑室轻度受压，双侧脑室扩张不明显。入院后给予保守治疗，入院后 7h，患者突然出现意识障碍程度加深，由清醒变为嗜睡，再次复查 CT 发现血肿增大，并破入第四脑室形成铸型，脑室系统扩大。立即在床旁锥颅行脑室外引流术后，推往手术室行手术治疗。

入院诊断：自发性小脑出血破入脑室；梗阻性脑积水；高血压病 3 级，极高危组。

（二）手术过程

1. 麻醉：全身静脉复合麻醉。

2. 体位：俯卧位或者侧俯卧位，体位同前。

3. 切口：根据血肿的位置和破入第四脑室的入口设计骨窗的位置，尽量能同时清除小脑和第四脑室内的血肿。一般为直切口或者 S 形切口，长度 5～7cm（图 4-19）。

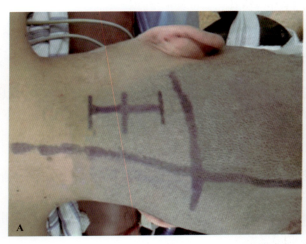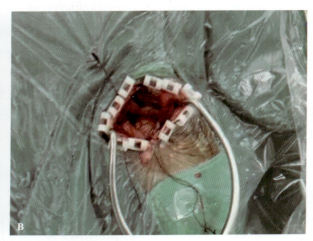

▲ 图 4-19 手术切口设计

4. 分离皮下组织和肌肉：侧方入路肌肉较厚，在分离肌肉时一定要注意枕动脉的位置，在设计切口时尽量避免损伤。

5. 骨窗：骨窗大小约为 3cm，枕骨鳞部较薄，磨钻打孔后，直接骨窗成形或者咬骨钳咬除骨片。

6. 如果血肿距离皮质较近，可见硬膜下发蓝。星状打开硬膜，不需要悬吊。

7. 皮质烧灼后，穿刺针穿刺到血肿后，沿隧道直接进入血肿腔，清除血肿。

8. 沿血肿腔进入第四脑室后，即可见血性脑脊液涌出，血肿清除彻底后可见白色的第四脑室底（菱形窝）。如看见出血小动脉烧灼止血，如果未发现明显活动性出血，压迫止血即可。

9. 术腔贴覆止血纱，严密缝合硬膜。还纳骨瓣，用颅骨锁或者连接片固定骨瓣，分层缝合肌肉、皮下和皮肤。

（三）手术前后头颅 CT 扫描

见图 4-20。

（四）手术要点

1. 一般原则：参考幕上显微镜下清除血肿。

2. 特别注意：顺着血肿腔进入第四脑室时，不要碰到第四脑室底和血肿壁。

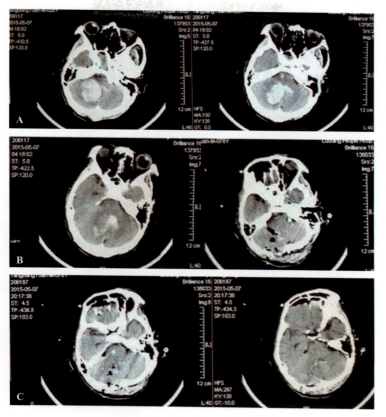

▲ 图 4-20　手术前后头颅 CT 扫描

（五）点评

以往认为小脑出血超过 10ml 或者第四脑室完全受压，即应该行血肿清除＋寰椎减压术，这种术式的好处在于减压充分，但手术时间长，由于颅后窝较深术后发生感染和皮下积液的患者比例较高。在我们的实践中发现大部分小脑出血患者昏迷的早期原因主要是血肿破入第四脑室造成梗阻性脑积水，而并非枕骨大孔疝形成。因此，只要在及时清除小脑血肿同时解除第四脑室血肿对脑干的压迫，大部分病例不需要去骨瓣减压，且术后恢复效果非常好。值得注意的是术前及时地放置脑室外引流是非常必要的步骤。但是，一旦患者出现脑疝征象，则建议直接行血肿清除＋寰椎减压术。

（张洪钿　丁　方）

第二节　神经内镜手术

（一）病例资料

患者周某，男性，65 岁，突发头痛 3h，意识障碍 1h 入院。既往高血压病史 5 年，未正规服用药物治疗。吸烟史 10 余年，每日 20 余支。

查体：血压 180/100mmHg，呼吸 15 /min，心率 114 /min，体温 36.2℃。浅昏迷状态，GCS 评分 8 分。双瞳等大正圆，直径约 3mm，对光反射迟钝。双侧肢体刺激后有回缩，双侧锥体束征（±）。

头颅 CT 扫描显示：小脑蚓部高密度团块影，考虑为脑内血肿，最大直径 4.5cm，第四脑室受压，第三、第四脑室内积血影像，双侧脑室扩张不明显。

入院诊断： 自发性小脑出血破入脑室，高血压病 3 级。

（二）手术流程

1. 对高血压性小脑出血破入第四脑室伴脑室铸型、脑积水患者，在神经内镜血肿清除手术前，先留置侧脑室外引流管。

2. 麻醉：全身静脉复合麻醉。

3. 体位：侧俯卧位，头部向左侧旋转 30°，向前屈曲 20°，收下颌，突出手术操作部位，头位高于胸部水平。

4. 设备：采用德国齐柏林公司（Zeppelin）与 STORZ 公司 0° 和 30° 硬质神经内镜（不带工作通道及冲洗通道）及专用电视监视、录像系统，常规内镜专用手术器械及深部显微手术器械。

5. 定位和开颅：患者经 CT 扫描后，以血肿量最多的 CT 层面和血肿中心距枕骨鳞部内板最近处作为颅骨钻孔部位。设计骨孔的同时，尽量避开横窦、乙状窦等重要区域。确定颅骨钻孔位置后，以骨孔为中心，做一长 3～4cm 直切口，然后行直径 1～1.5cm 常规颅骨钻孔（图 4-21）。

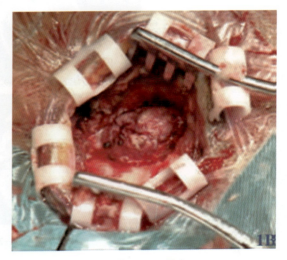

▲ 图 4-21　骨窗

6. 创建手术通道进入血肿腔：切开硬脑膜后，采用双极电凝，避开皮质血管，电凝局部皮质脑组织数毫米并稍做切开选取直径 6～8mm 的一次性微创脑手术套管（专利号：200920060611.X），该套管表面光滑、薄壁透明，套管内芯尖端圆钝、透明，可向术区直接穿刺，拔除内芯后，留置的薄壁外套管即可作为下一步内镜手术操作的微创手术通道，对脑组织损伤极小。

7. 清除血肿：建立微创内镜手术通道后，术者持神经内镜及显微吸引器，通过留置的外套管进入血肿腔，内镜直视下清除血肿（清除方法如前述）。

8. 止血和留置引流：在内镜各角度下确认血肿腔壁止血彻底后，通过微创脑手术套管在血肿腔壁覆盖止血纱。术毕，在神经内镜直视下留置血肿腔外引流管，退出外套管，骨孔填充明胶海绵，缝合皮肤。血肿腔引流管留置 3～7d 后予以拔除。术后局部不注射尿激酶。在整个手术过程中无须持续内镜冲洗。

（三）手术前后 CT 扫描

见图 4-22。

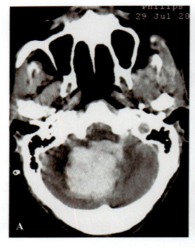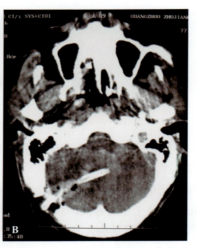

▲ 图 4-22　手术前后头颅 CT

（四）手术要点

1. 定位准确，顺着血肿长轴设计手术路径；手术路径尽量避开齿状核。

2. 硬膜做放射状切开直至骨孔边缘，以获得最充分的脑表面暴露。

3. 若切开硬膜后，发现脑表面有动脉或静脉通过骨孔中央，则应尽量避开这些血管选择皮质切开与穿刺点。

4. 清除血肿过程轻柔，见到脑脊液大量流出或者白色的第四脑室底部时，要非常小心，用小吸力把血肿轻轻拽出即可。

（五）点评

1. 神经内镜手术，皮肤切口仅 3 ～ 4cm，于枕骨鳞部常规颅骨钻孔后，采用一次性微创脑手术套管，可迅速建立内镜手术操作的微创手术通道。通过该人工微创手术通道进行手术操作，无须反复穿刺脑组织以导入内镜及其他手术器械。同时，留置的薄壁外套管还可起到在手术过程中保护周边小脑组织及血管的作用，无须脑压板牵拉，进一步降低手术创伤。采用 30° 内镜，还可获得深部血肿腔及第四脑室侧面的良好照明与暴露，减少观察死角，便于在直视下对血肿腔各个角度进行手术操作，进一步提高手术效率。

2. 目前，国内脑出血内镜手术多利用神经内镜、脑室镜固有工作通道进行深部内镜操作，为保持内镜术野清晰，绝大多数均需要利用内镜冲洗通道进行持续冲洗。该方法的缺点是：①通过工作通道操作，每次清除的血肿量少，手术效率低。②由于需要内镜术野持续冲洗，一旦有出血，术野极易模糊，使手术难以继续进行，增加操作风险。③由于内镜本身结构限制、不透明，无法观察内镜鞘外通道周边的血肿与脑组织情况，不利于对这些区域进行手术操作。④专用脑室镜器械昂贵、成本高，不利于基层医疗机构推广。

3. 手术过程中使用外套管，无须内镜持续冲洗，使手术操作更加简单、灵活、高效。术毕，通过该手术通道还可在深部术区贴覆止血纱，使手术止血更加彻底，大大降低再出血的发生率。研究显示：神经内镜微创手术治疗小脑出血可明显改善患者生存质量及预后，是快速、安全、有效的小脑出血手术方法。

4. 与传统脑出血手术相比，其病例数目前仍相对较少，未来仍需从围术期颅内压变化等多方面与常规手术、保守治疗的结果进行对比研究，进一步探讨小脑出血神经内镜微创手术的优势和不足。

（陈祎招）

第三节　穿刺置管引流术

一、小脑出血改良立体定向软通道穿刺置管引流术

◆ 病例 1

（一）病例资料

患者高某，老年男性，72 岁。因突发呕吐、昏迷半小时，急诊入院，收入神经监护室住院。患者系退休公务员，既往高血压病史 21 年，比较规律服用降压药，无特殊嗜好。查体：血压 205/123mmHg，呼吸 12 /min，心率 65 /min，体温 36.1℃，深昏迷，GCS 评分 4 分，去大脑强直状态，呼吸不规则，双目固定于中间位，双侧瞳孔不等大，右侧直径 4.5cm、左侧直径约 2.0mm，对光反射消失，双侧巴氏征（＋）。急诊脑 CT 显示：右侧小脑半球巨大血肿并破入脑室系统，脑干受压、环池消失，继发急性梗阻性脑积水。

入院诊断：右侧小脑出血破入脑室；急性梗阻性脑积水；高血压 3 级，极高危组；中枢性呼吸衰竭。

予以气管插管、呼吸机辅助呼吸，考虑患者病情危重，随时有生命危险，需急症手术治疗，经与家属沟通，予以备皮，行血肿定位，复查脑 CT 显示：右侧小脑半球出血、继发脑室出血、伴有急性梗阻性脑积水。小脑出血量经多田公式计算量约为 49.5ml。

（二）手术流程

1. 麻醉　局部浸润麻醉。

2. 体位　健侧（左侧）侧卧位于手术台上，头部垫枕头，要求头颅最大矢状面保持水平状（图4-23）。

3. 定位穿刺点　依据术前CT定位点，进行微调、校对，使之能够沿着血肿的长轴入路（见图4-23）。

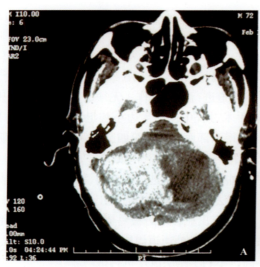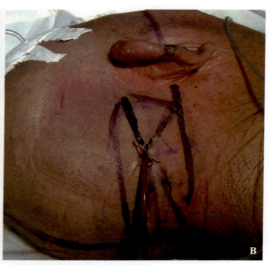

▲ 图4-23　手术定位

4. 刺破头皮　应用凹槽手锥钝性刺破穿刺点的头皮。

5. 骨孔的建立　在头皮自然松弛状态下，右手握住三棱颅骨手锥，沿着预计的手术通路，指向对侧外耳孔前上缘，一次性地锥透颅骨的外板、内板，并穿透刺破硬脑膜。

6. 置管　将导引钢针置入引流导管内，引流导管在导引钢针的支撑下经穿刺点头皮、颅骨孔、硬脑膜孔进入颅内，要求沿血肿的长轴入路，达血肿的远端，离血肿远端0～5mm，置管深度7cm（以具体的患者脑CT所测数值为准）。

7. 抽吸　抽出导引钢针，接5ml空针缓慢抽出陈旧血，并观察瞳孔，直至右侧瞳孔回缩，并与左侧瞳孔大致相当，抽吸时可轻轻转动针管，使引流导管在血肿腔内转动，有利于抽吸，共抽吸出液态、半固态的陈旧血14ml。

8. 固定、包扎、连接引流器　缝合头皮将引流导管固定于头皮上，辅料包扎，将引流导管的近端与三通阀连接，再连接颅脑外引流器，并将引流导管的体外段固定于辅料上（固定三通阀的前臂和后臂于辅料上），悬挂引流器的滴壶于合适的高度，悬挂储液袋于床体或床腿，返回病房。

9. 液化、引流术　于手术操作后4h，首次实施液化术，应用5ml空针配制尿激酶（5万U）生理盐水溶液3ml，经三通阀的侧臂肝素帽缓慢注入血肿腔内，并嘱患者左侧侧卧位，关闭三通阀2h，开放；术后第二日上午再次行液化引流术（应用尿激酶5万U配生理盐水3ml），间隔12h行第三次行液化引流术（应用尿激酶3万U配生理盐水3ml）。

10. 复查脑CT，动态观察血肿的变化　术后第三日上午复查脑CT，显示血肿大部分被清除（图4-24）。

11. 继续液化、引流术　第四次行液化引流术（应用尿激酶3万U配生理盐水3ml），嘱患者左侧侧卧位，关闭三通阀2h后开放引流。

12. 再次复查脑CT　血肿清除较彻底，脑室系统继发出血亦被清除，脑脊液循环通畅，脑水肿不明显。

13. 拔管

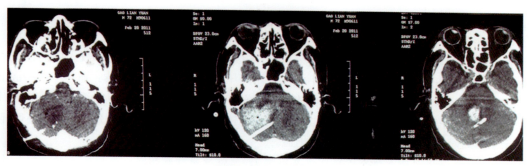

▲ 图 4-24　术后复查

（三）手术前后头颅 CT 轴位扫描

见图 4-25。

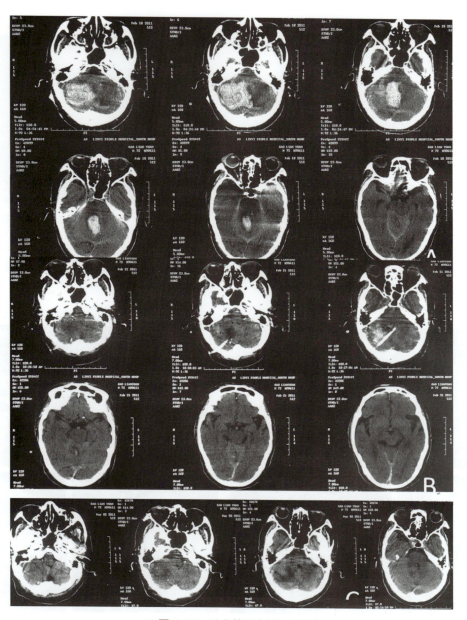

▲ 图 4-25　手术前后头颅 CT 扫描

◆ 病例2（CT 导引下操作）

（一）病例资料

患者侯某，老年男性，68 岁。因头痛 3d、昏迷 2d，由某区医院转来本院，急诊收入住院。农民工，早年从事建筑行业工作，既往高血压病史 13 年，不规律服用降压药，嗜好烟酒。查体：血压 165/97mmHg，呼吸 31 /min，心率 111 /min，体温 38.6℃，昏迷，GCS 评分 6 分，呼吸急促、双肺布满干湿啰音，双目固定于中间位，双瞳缩小、等大，左右侧直径均约 1.5mm，对光反射迟钝；四肢肌张力偏低，颈部抵抗感不明显，双侧巴氏征（+），当地医院脑 CT 显示：右侧小脑半球出血。

入院诊断：右侧小脑出血破入脑室（第四脑室铸型）；急性梗阻性脑积水；高血压 3 级，极高危组；吸入性肺炎。

考虑患者病情重，有生命危险，有手术指征，经与家属沟通，予以复查脑 CT 显示：右侧小脑半球出血、小脑蚓部出血、继发脑室出血、伴有急性梗阻性脑积水。小脑出血量经多田公式计算量约为 50.4ml。

（二）手术流程

1. 术前 CT 扫描 定位确定小脑出血 / 血肿的最大断层面。

2. 麻醉 局部浸润麻醉。

3. 体位 左侧（健侧）侧卧位于 CT 检查台上，头部垫枕头，要求头颅最大矢状面保持水平状。

4. 定位穿刺点 依据术前 CT 定位点，进行微调、校对，使之能够沿着血肿的长轴入路（图 4-26）。

5. 刺破头皮 应用凹槽手锥钝性刺破穿刺点的头皮。

6. 骨孔的建立 在头皮自然松弛状态下，右手握住三棱颅骨手锥，沿着预计的手术通路，指向对侧外耳孔上缘，一次性地锥透颅骨的外板、内板，并穿透刺破硬脑膜。

7. 置管，深度 6.5cm

8. 抽吸 缓慢、多次抽吸陈旧血，共抽吸出液态、半固态的陈旧血 25ml，术中行 CT 扫描，动态观察引流导管与血肿的位置关系及血肿的变化（图 4-27）。

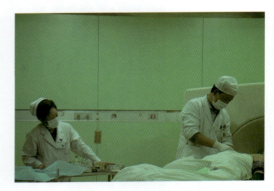

▲ 图 4-26 CT 引导下定位

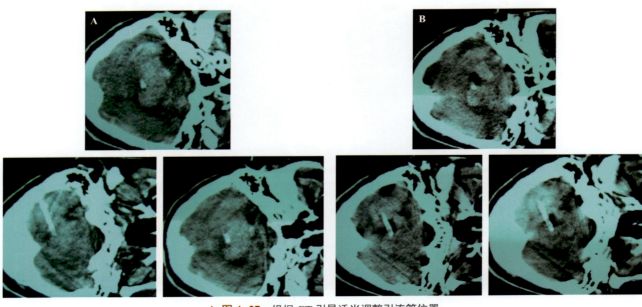

▲ 图 4-27 根据 CT 引导适当调整引流管位置

9. 固定、包扎、连接引流器

10. 液化、引流术　于手术操作后 4h，首次实施液化术，应用 5ml 空针配制尿激酶（5 万 U）生理盐水溶液 3ml，经三通阀的侧臂肝素帽缓慢注入血肿腔内，并嘱患者左侧侧卧位，关闭三通阀 2h，开放；术后第二日晨间再次行液化引流术（应用尿激酶 3 万 U 配生理盐水 3ml）。

11. 复查脑 CT，动态观察血肿的变化　术后第二日上午复查脑 CT，血肿清除较彻底，脑室系统继发出血亦被清除，脑脊液循环通畅，小脑中线结构无移位，脑水肿不明显。

12. 拔管（图 4-28）。

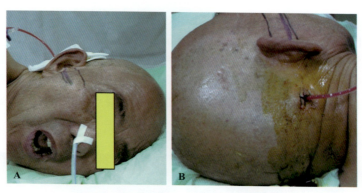

▲ 图 4-28　术中 CT 扫描观察引流管位置

（三）手术前后头颅 CT 扫描

见图 4-29。

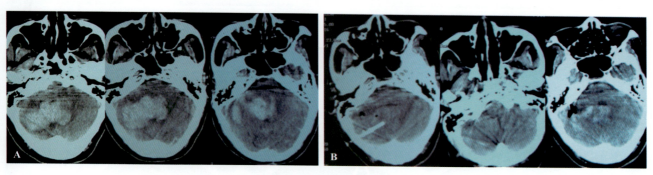

▲ 图 4-29　手术前后头颅 CT 扫描

（四）手术要点

1. 定位

(1) 利用头颅的解剖标志进行术前定位，由于小脑出血位于颅后窝，空间狭小且靠近脑干，技术要求更高，对小脑血肿的穿刺更要本着安全、疗效、方便、经济的原则进行。

(2) 画出颅后窝四边形：备皮后，患者取健侧侧卧位、头向胸骨略屈曲，暴露患侧，用甲紫棉棒标出枕外隆突（凸），经该点向患侧耳后的乳突尖部划出一线段（经该点作水平线的垂线），即标出了患侧横窦沟的颅外体表投影，再经该点标出后正中线，标出患侧乳突根部及乳突尖部的头皮投影线，最后标出患侧的颅底线段（多为后发际线内侧），这四条线段构成一四边形，也就是患侧颅后窝的颅外体表投影（图 4-30）。

(3) 穿刺点的选择：穿刺点的选择相对固定，画出颅后窝四边形的对角线，其交点或其附近区域即为理论上的穿刺点，做出标识（图 4-30），予以复查脑 CT。

（4）术前脑 CT 复查：要在备皮、皮肤划线、定位后进行检查，要做得标准——双侧晶状体与双侧外耳孔对称性地处于同一个颅底层面上（图 4-31 断层）。

（5）参数的测量：依据术前脑 CT，确定穿刺点（对预定的穿刺点进行微调、避开局部皮下血管等），确定置管深度（多为 5.5 ～ 7.0cm）、穿刺方向、目标靶点。

2. 穿刺通道的建立　手术操作时，要避开颅内静脉窦，尤其要避开横窦。引流导管在钝圆形钢针的导引下沿预定的入路，沿血肿的长轴到达血肿的远端（离血肿壁 0.5 ～ 1cm）。一般来说，引流导管远端（盲端）指向对侧眉弓外侧至外耳孔上方的区域。对于具体的患者，要按照术前的 CT 图像确定。

（1）麻醉：局部浸润麻醉，必要时加静脉强化（丙泊酚 50mg+ 芬太尼 1 ～ 2mg 静脉泵入）。

（2）操作工具：简易锥钻颅手术盒 1 个，1 ～ 2 套一次性使用颅脑外引流器。

（3）应用该套手工操作工具，建立一个直径 4 ～ 4.5mm 的手术通路，配套应用 12F 引流导管。

（4）应用凹槽手锥于穿刺点钝性刺破头皮，在头皮自然松弛状态下，右手掌心顶住手柄五指扰握住三棱手锥，沿着预定的手术入路，指向对侧眉弓外侧缘至外耳孔上方的区域（具体病例要根据脑 CT 血肿的形态确定），一次性地锥透颅骨的外板、内板，并穿透刺破硬脑膜（技术要点：要保持头皮切口、颅骨孔、硬脑膜破口在同一路径上）。

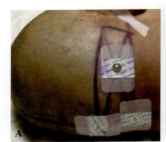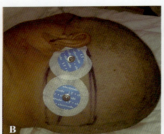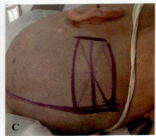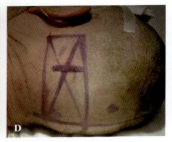

▲ 图 4-30　术中定位的要点

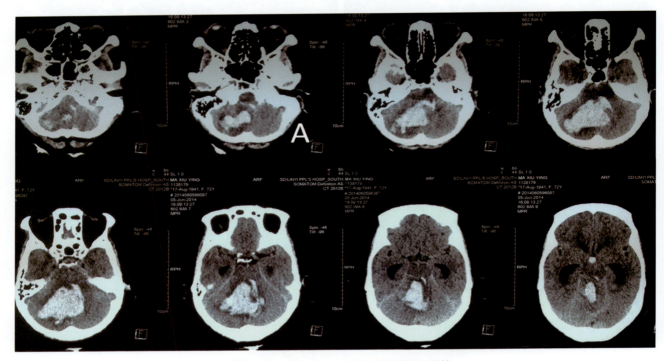

▲ 图 4-31　术前 CT 扫描最好要从眶耳线开始

3. 置管

(1) 头位的摆放对精准的置管很重要，要求健侧侧卧位，头部垫硬枕头，要求头颅最大矢状面保持水平状。

(2) 先用碘伏棉球擦拭导管导引钢针（有很好的润滑作用），再将导引钢针插入 12F 引流导管内。

(3) 置管时右手的拇、示、中指拿捏住引流导管的预置深度处（导管有数字刻度），经头皮切口、颅骨孔、硬脑膜破口进入颅内，尽可能沿血肿的长轴入路，确定引流导管指向对侧眉弓外侧缘至外耳孔上方的区域的某点（具体病例要根据脑 CT 血肿的形态确定），边进管边微调，直至到达预定深度（一般不超过 7.0cm）。

(4) 撤出导引钢针时要防止引流导管移位或滑动，左手拇、示、中指拿捏住引流导管与头皮交界处，右手拇、示指捏住导引钢针末端，轻轻边旋转边拔除（图 4-32）。

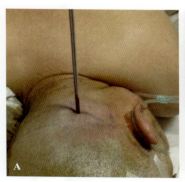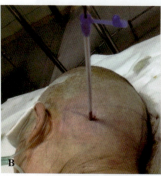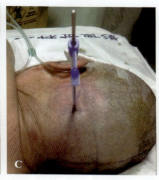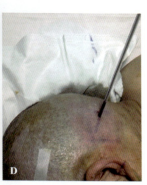

▲ 图 4-32　置管穿刺操作要点

4. 抽吸阶段

(1) 选用 5ml 空针，抽出术前估算出血量的 10% ～ 30%，达到初步减压即可；脑疝的患者，以散大的一侧或双侧瞳孔回复至大致正常范围，且观察 20 ～ 30min 不再扩大为准。

(2) 抽吸时，不可贪快、贪多，抽吸要缓慢并转动空针针体使之带动引流导管缓慢转动，达到血肿的清除与脑的复位、回位基本同步，尽量避免局部负压、脑塌陷。

5. 液化剂与液化引流术

(1) 临床常用的液化血凝块的药物是尿激酶，偶用阿替普酶（rt-PA），一般认为，发病 6 ～ 7h 内尽量不用，每天液化 1 ～ 2 次，尿激酶的用量每次 2 万～ 10 万 U，配制 2 ～ 4ml 生理盐水溶液，每次灌药后夹闭 1 ～ 2h 后开放引流。

(2) 引流时的滴壶 / 滴管的高度离外耳孔的垂直高度在 0 ～ 50mm 即可，若血肿与脑室形成了穿通，滴壶 / 滴管的高度应离外耳孔的垂直高度在 80 ～ 180mm。

6. 拔管阶段　复查脑 CT，动态观察小脑血肿的变化。对于小脑出血而言，当血肿基本清除，脑室系统积血也被清除，中脑导水管、第四脑室、环池、四叠体池清晰可见，脑脊液循环通畅，无脑积水，可拔除引流导管（图 4-33）。

注意： 对于重度的小脑出血，多伴有脑脊液循环梗阻，常常在处理小脑血肿之前，先行侧脑室外引流术。

（五）点评

1. 优点　①利用解剖标志，易定位与操作，对于急危重症（脑疝、深昏迷，甚至呼吸停止）的小脑出血患者能在监护室床旁完成操作，争取了时间；②"一次性使用颅脑外引流器"所配备的特制引流导管，前端为带侧孔的表面光滑的球罐型盲端，进管时对脑组织及神经纤维起分离作用，外径仅 4mm，就是说技术加配套产品，对脑的损伤性更小，预后更好；③引流导管为优质硅胶材料制成且带有刻度，CT 检查时无伪影，能在 CT 导引下完成操作，脑内置管的准确性更大，清除出血更彻底；④能调整或改变引流导管的方向；⑤经三通阀侧臂的肝素帽注入液化剂（尿激酶、rt-PA）更方便，更安全，液化血肿更彻底；经由三通阀收集引流液、脑室

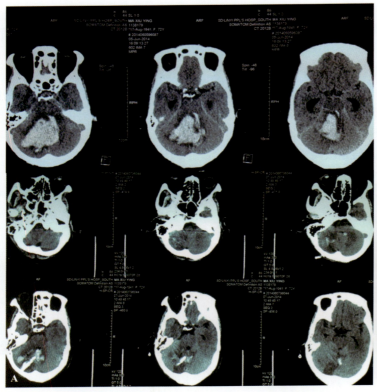
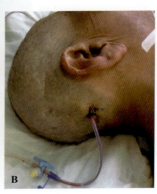

▲ 图 4-33　拔管的指征

液等标本，送检更方便、可靠；⑥防反流设置能最大限度地预防颅内感染；⑦引流时能够监测颅内压、相对地调节颅内压的高低，尤其血肿与脑室穿通时。

2. 缺点　①对术者要求需要储备更好的颅脑解剖知识及三维立体空间思维能力；②初学者对定位、穿刺方向可能把握不精准。

（刘振川）

二、方体定位小脑血肿穿刺置管引流术

（一）病例资料

患者段某，老年女性，62 岁。因头痛 8h 急诊收入住院。既往高血压病史 13 年，不规律服用降压药，嗜好烟酒。查体：血压 175/100mmHg，呼吸 26 /min，心率 124 次 / 分，体温 37.8℃，昏迷，GCS 评分 6 分，呼吸稍促，双瞳等大，左右侧直径均约 2mm，对光反射迟钝；四肢肌张力偏低，颈部抵抗感不明显，双侧巴氏征（＋），当地医院头颅 CT 显示：小脑蚓部出血。

入院诊断： 小脑出血；高血压 3 级，极高危组。

处理： 方体定位定向软通道穿刺置管。

（二）定位及手术过程

见"方体定位脑内血肿置软管吸引清除术"（图 4-34）。

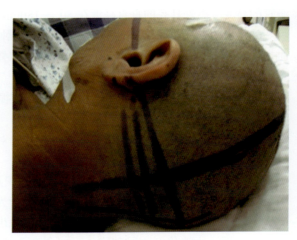

▲ 图 4-34　定位画线

（三）手术前后 CT 扫描

见图 4-35。

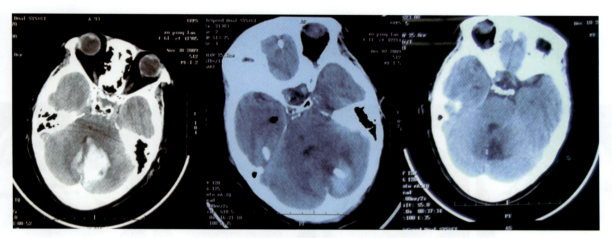

▲ 图 4-35　经方体定向软通道穿刺置管术前术后影像学

（四）手术要点

见"方体定位脑内血肿置软管吸引清除术"。

（五）手术注意事项

见"方体定位脑内血肿置软管吸引清除术"。

（杨建雄　邓寿喜）

三、小脑血肿硬通道穿刺置管引流术

（一）病例资料

患者李某，男，80 岁，以突发头痛伴恶心呕吐 8h 入院。查体：体温 36.2℃，脉搏 88 /min，呼吸 20 /min，血压 168/90mmHg。既往高血压病史 5 年。入院查体：神清，语言笨拙。瞳孔等大正圆，直径约 3.0mm，四肢肌力正常，左肢体共济失调，指鼻试验阳性。浅反射存在，病理反射未引出。入院头颅 CT 提示：右侧小脑半球外侧高密度团块影，考虑为脑内血肿，最大直径 3.5cm，第四脑室轻度受压，双侧脑室扩张不明显。

入院诊断： 自发性小脑出血，高血压病 3 级。

（二）手术过程

1. 体位　侧卧位，颈部前屈，患侧向上。

2. 定位　尽量在 CT 下定位进行，首先体表标记出窦汇、横窦、枕窦和乙状窦的体表投影，以免术中损伤上述结构。此外，特别要标记出上项线，为枕外粗隆至乳突基底部向上凸出的弧形骨嵴部位的连线，为横窦的体表投影，此线标记横窦的上缘，此线以下 1.5cm 易损伤横窦。穿刺范围在 2cm（上下：上项线和枕骨大孔缘之间）×4cm（左右：中线到乳突基底部）的狭小范围内。如果患者病情危重或者不宜搬动搬动的情况下，穿刺点选择正中矢状线旁开 2.5cm 与横窦线下 2cm 的交点。

3. 穿刺针选择　50 ～ 70mm。

4. 进针方向　小脑半球出血进针方向与水平面和矢状面两个面的交界点进入，小脑蚓部出血需向中线有一定角度进针，一般在 15°～ 20° 之间。

5. 操作前准备　先经侧脑室额角放脑室外引流，解除脑脊液循环障碍，缓解颅内压，防止发生脑疝。

6. 拔针　由于穿刺针位于枕部，患者不能平卧，易引起烦躁，应根据复查 CT 的情况及时拔针，并不要求血肿全部清除，只要血肿对第四脑室和脑干的压迫基本解除，占位效应不明显，即可拔除血肿穿刺针，但要注意保留脑室引流，待脑室内出血基本清除，特别是第三、第四脑室通畅后，再考虑拔除脑室引流针，必要时进行腰穿，促进脑室通畅。

具体手术操作方法和过程可参考"颅内血肿微创穿刺清除技术规范（2014 版）"。

（三）手术前后头颅 CT 扫描

见图 4-36。

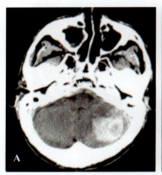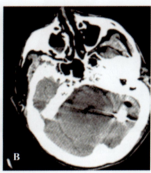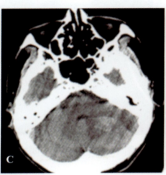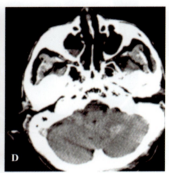

▲ 图 4-36　图 A 示小脑血肿约 12ml。应用 30mm 穿刺针手术，抽吸血肿满意（B）。图 C，D 为术后 4d 拔针后复查 CT。患者出院时生命体征平稳，无颅内压增高

（四）手术适应证和禁忌证

1. 适应证　出血量＞ 10ml 或血肿直径＞ 3cm，病情逐渐加重者；或出血量虽＜ 10ml，但破入第四脑室，形成铸型，出现急性颅内压增高、脑干体征明显者。

2. 禁忌证　血肿量＜ 10ml，临床症状轻微者。

（五）手术要点

1. 对于有手术适应证的患者，应告知患者和家属病情的严重性，先备皮，随时准备手术。

2. 根据患者枕颈关系结合 CT 定位点来决定枕部的最佳穿刺点和穿刺方向。

3. 硬通道针不能变形，考虑到枕部部位的特殊性，设计穿刺点应考虑患者穿刺后体位可能会对针的挤压等影响，以免意外损伤。

4. 枕鳞部骨表面不平，枕部向颈部的倾角大，徒手穿刺易于滑针，应在穿刺时先于设计穿刺点处垂直骨面磨出一小凹，再按设计方向穿刺，穿刺时让钻头紧紧顶住枕鳞部，应避免穿刺针滑向枕骨大孔。

5. 准确测定穿刺点到血肿靶点的位置，微创针穿刺小脑深度不超过 3.5cm，确保不会穿刺过深而可能伤及脑干。

6. 术中应注意保持颅内压稳定，手法要轻柔，杜绝暴力冲洗，抽出部分液态陈旧血液后等量置换为主，应避免颅压降得太低，引起再出血或者其他部位出血。

7. 拔除血肿穿刺针的指征：由于穿刺针位于枕部，患者不能平卧，易引起烦躁，应根据 CT 的情况及时拔针，不要求血肿全部清除，只要血肿对第四脑室和脑干的压迫基本解除，占位效应不明显，即可拔除血肿穿刺针。

8. 由于硬通道治疗时，密闭性较好，利用负压抽吸时没有塌陷，对血肿的抽吸能力强。由于穿刺针的特殊构造，对固体或者半固体的血肿都有较好的切割作用，清除此类血肿效果较好。应用硬通道治疗，一次可以清除血肿量的一半以上，降低颅内压的效果非常明显。严格无菌操作，颅后窝一旦发生感染非常棘手，穿刺针要保证绝对无菌，每日消毒护理，如果血肿引流干净，尽早拔出。

（六）点评

1. 硬通道穿刺小脑血肿定位准确，操作简便快速，适宜快速抢救脑疝患者。

2. 由于穿刺管道较硬，可能会刺破皮质造成出血。如果有活动性出血，无法止血。

3. 清除血肿需要一个过程，因为不能在第一时间缓解血肿对第四脑室的压迫，尽管能完全引流血肿，可能会影响患者神经功能恢复。

（赵宪林　王庭忠）

四、立体定向穿刺技术治疗颅后窝血肿

（一）手术指征

1. 小脑出血量＞10ml 或血肿直径＞3cm，病情逐渐加重者。

2. 小脑出血量虽＜10ml，但出血破入第四脑室，形成铸型，出现急性颅内压增高、脑干体征明显者。

3. 小脑出血量虽然不大，但第四脑室受压明显者。

4. 脑桥出血量＞5ml 或血肿直径＞2cm。

（二）手术禁忌证

无论是小脑出血或脑干出血，如患者已经出现脑干功能衰竭现象如呼吸节律不稳定、心血管功能抑制、中枢性高热，或严重消化道出血等，均提示预后不良，为手术禁忌。小脑出血或脑干出血均为严重威胁生命的疾病，手术时机宜早不宜迟。

（三）手术过程及要点

1. 佩戴基环及扫描框　患者仰卧位，头皮局部麻醉下安装立体定向仪基环，根据血肿位置调节基环立柱高低，然后佩戴扫描框，尽量使基环安装平行于两眉弓连线（图 4-37）。

2. 影像扫描　送患者进入 CT 室进行定位扫描，扫描基线与基环基线要保持平行，选择合适的扫描序列，扫描范围要包括整个病灶，根据病灶大小选择最大层面或中心层面作为定位片，根据扫描结果计算出血肿坐标。

3. 安装立体定向仪导向装置　患者术前头皮备皮，根据靶点 X 轴、Y 轴及 Z 轴坐标，安装好立体定向仪侧支架，继而安装弧形导向框架备用（图 4-38）。

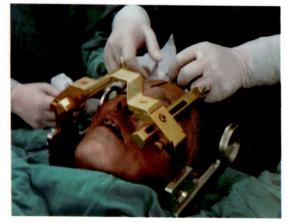

▲ **图 4-37**　安装立体定向基环及弧形导向装置，确保穿刺针准确达到病灶部位

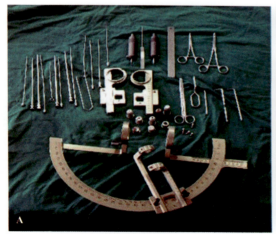
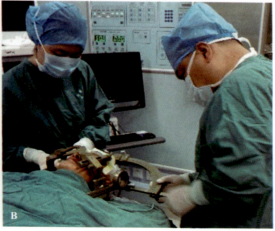

▲ **图 4-38**　器械准备：安装立体定向仪弧形框架，确保引导穿刺针准确到达病灶部位

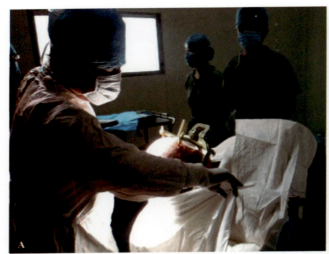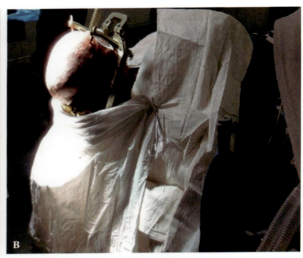

▲ **图 4-39** 患者体位摆放，头部与身体长轴形成 30°～45° 夹角便于术者操作

4. 入路选择　由于小脑及脑干均位于颅后窝，被窦汇、横窦、乙状窦、环窦和枕窦围绕在一个狭小的范围内，穿刺范围在 2cm（上下）×4cm（左右）内。血肿穿刺针进入病灶的路径选择非常重要，穿刺时注意进针方向，常规体位很难保证手术操作顺利进行，因此患者体位摆放非常重要，患者头部与身体长轴应成 30°～45°（图 4-39），从而保证后枕部充分暴露便于术者操作；穿刺时注意进针方向，小脑半球出血者进针方向需与正中矢状面形成 30°～60°。部分学者采用俯卧位进行小脑病变的立体定向手术，但因小脑出血风险较高，且容易发生窒息，俯卧位不便观察病情变化，我们常规采用半卧位（需要配备折叠式手术床）。小脑半球出血者进针方向需与矢状面和水平面的两个平面的交界线进针，小脑蚓部出血者需要向中线有一定的角度进针，一般在 15°～20° 之间；脑桥血肿可选择从枕颞方向进行穿刺，根据立体定向坐标选取最短的路径。无论是穿刺小脑血肿还是脑桥血肿，均要避开重要功能区及血管区域，以下标志非常重要，术者要牢记。

（1）乳突：在乳突后部的内面为乙状窦沟延续至枕骨大孔的后外侧，容纳乙状窦。

（2）枕外隆凸：是位于枕骨外面中部的一个隆起，其内面为窦汇（由上矢状窦与直窦汇合而成）。

（3）上项线：为乳突根部与枕外隆凸的连线，内面为横窦，宽约 1cm。右侧宽而深，左侧窄而浅，为颅内最大的硬脑膜静脉窦。颅内的静脉血绝大部分都集中到横窦，而右侧横窦向下经颈内静脉回心途径较短，因此，血流量多于左侧。如果是蚓部出血，尽量选择从左侧进针穿刺。

5. 手术步骤　固定好立体定向仪，调整三维坐标，术前颅脑 CT 或者 MRI 薄层扫描（1mm）。Leksell 立体有框头架 4 钉固定。坐标系旋转方向：左侧病变向右旋转，右侧病变向左旋转。固定螺丝应用手动旋紧以避免压裂颅骨，尤其是小儿患者。确定从皮肤到穿刺针顶端血肿靶点位置的距离，选取头顶骨或枕骨作为穿刺进入点，选择相应长度的血肿穿刺针；在穿刺点对患者施行局部麻醉，在立体定向仪的指引下，用颅骨电钻驱动穿刺针穿破颅骨，继而用导引针刺破小脑幕，然后将穿刺针缓慢插入血肿区，退除针芯，用 10ml 空针与穿刺针引流导管相连并抽吸液态血肿，抽吸量为总出血量的 1/3；用无菌生理盐水经高压喷射清洗装置冲洗血肿腔 2～3 次，待冲洗液变清亮后用 50 000U 尿激酶注入血肿腔溶解凝固的血肿，闭管 30min 后开管让血液自动流出。取下定位框架和立体定向仪后患者转入 ICU 病房。术后 3～5d 用 50 000U 尿激酶注入血肿腔，闭管 30min 后开管，每 8 小时注入 1 次，待复查头颅 CT 显示血肿完全或接近完全清除干净则拔出穿刺针，术前后均肌注青霉素预防感染。

（四）手术前后 CT 扫描

见图 4-40。

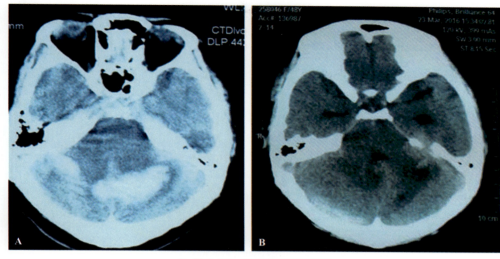

▲ 图 4-40　手术前后 CT 扫描

（五）点评

1. 手术是否成功的关键是要注意穿刺方向的准确，进针时让钻头尖紧紧顶住枕鳞部，应避免穿刺针滑向枕大孔，由于枕骨鳞部比较薄，穿刺方向正确时，一般容易快速进入，如果穿刺时难以进入，需及时调整方向，此时应注意力度，避免穿刺过深，损伤脑组织。微创针进入小脑深度一般不宜超过 3.5cm，以防伤及脑干。

2. 术中应注意颅内压的稳定，手法一定要轻柔，杜绝暴力冲洗，抽出部分液态陈旧血液后应以等量置换为主，应避免颅压降得太低，引起再出血或其他部位出血。小脑血肿开始往往不能抽出多量血肿，一般经 2～3 次向血肿内注入血肿液化剂开放引流后，多能将血肿清除。

3. 拔出脑室穿刺针指征：先提高脑室引流袋高度，继之关闭引流 12h 以上，观察患者病情无恶化，即可拔除穿刺针，穿刺部位加压包扎，抬高头位防止发生脑脊液漏。

4. 由于脑干是生命中枢所在，小脑距离脑干很近，手术过程中要非常小心，进针深度切不可超出靶点范围，特别是穿刺脑干血肿更是要特别警惕，否则后果不堪设想，因此限位器具要松紧合适，确保操作顺利。

（王丽琨　伍国锋）

五、手术机器人引导下的穿刺置管引流术

（一）病例资料

患者李某，男性，83 岁，突发意识障碍 2h 入院，既往有高血压病史 10 年，未正规服用降压药物。查体：血压 198/110mmhg，余生命体征平稳，意识浅昏迷，双侧瞳孔等大等圆，直径约 4mm，对光反射迟钝，疼痛刺激侧肢体Ⅲ级，肌张力正常，病理征可疑阳性。辅助检查，头颅 CT，小脑出血约 9ml。

入院诊断： 小脑脑出血；高血压 3 级，极高危险组。

（二）手术流程

采用国产无框架立体定向手术机器人辅助手术计划系统，由定位无框架立体定向手术。入院时颅部贴置 4 个标志点（Mark 点，一般选取枕外隆突、乳突、顶结节、耳缘上方），行 CT 扫描时尽量按手术体位摆放扫描，扫描图像直接传入立体定向手术计划系统，进行手术规划。患者在塑形枕固定下，采用局麻，机器人辅助，进行钻孔，置管，抽吸引流术。

1. **术前准备**　具体方法同"立体定向机器人辅助下基底节区脑出血"。手术患者首先要粘贴四个 Mark 点，带着 Mark 点一起进行 CT/MRI，扫描 Mark 点，一般选取枕外隆突、乳突、顶结节、耳缘上方（图 4-41）。

2. 手术路径规划及设计　具体方法同"手术机器人引导下壳核区血肿穿刺置管引流术"，（图 4-42）操作中注意避开静脉窦，防止穿刺出血。

3. 穿刺过程

(1) 如患者能完全配合，可局部麻醉，如不能配合，可辅助静脉复合麻醉。

(2) 侧卧位，塑形枕头固定。

(3) 根据立体定向机器人导航定位穿刺点。方法同前。

(4) 局部麻醉后，尖刀片切开约 0.5cm 皮肤，电钻进行钻孔，钻透颅骨，破膜针穿破硬脑膜。

(5) 应用穿刺引流导管进行血肿腔隙穿刺，穿刺深度以术前定位确定穿刺深度，抽吸血肿。

(6) 缝合皮肤及固定引流管（图 4-43）。

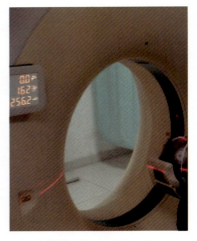

▲ 图 4-41　术前 CT 扫描

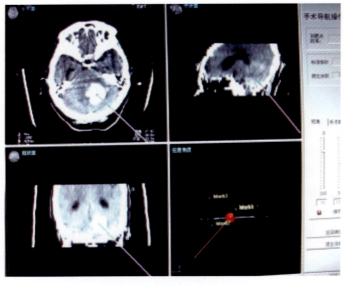

▲ 图 4-42　手术路径规划及设计（患侧颅骨，尽量避开横窦）

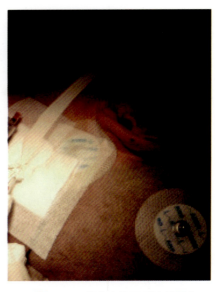

▲ 图 4-43　缝合皮肤及引流管固定

（三）术前后头颅 CT 轴位扫描与置管及血肿抽吸

见图 4-44。

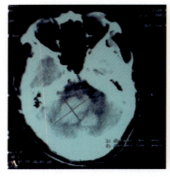
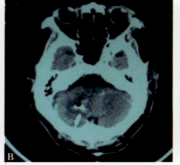
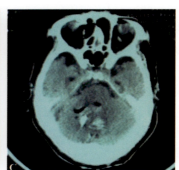

▲ 图 4-44　置管及血肿抽吸

A. 术前；B. 术后；C. 拔管后

（四）手术要点

具体方法与"立体定向机器人引导下基底核区血肿穿刺置管引流术"基本相同。

仅有以下几点有所不同。

1. 术前定位点患侧颅部贴置 4 个标志点（Mark 点，一般选取枕外隆突、乳突、顶结节、耳缘上方），行 CT 扫描时尽量按手术体位摆放扫描。

2. 手术体位一般为侧俯卧位置。

3. 手术钻孔点：患侧颅骨，尽量避开横窦。

（五）点评

无框架立体定向手术机器人辅助手术较立体定向手术具有以下优点：①简化了手术前的准备时间；减轻了病人的术前上框架的痛苦；②手术设计更加简单，可在计算机模拟立体图像中选择最佳手术入路和穿刺点，使手术更加完美；采用塑形枕固定头部，避免患者上头架的痛苦；③手术操作简单，容易掌握；④对于颅后窝小脑出血患者，手术效果显著。患者创伤小，手术时间短，显著改善患者预后，提高生存质量。

我们认为尽早手术有利于神经功能恢复，但需术后严密监护患者。年龄不受严格限制，排除重要脏器功能有明显障碍者，均可施行该手术。

（蒲九君　马献昆　张洪钿）

第5章 脑干出血的外科治疗

第一节 显微手术

一、高血压脑干出血的显微手术治疗原则与基础

脑干出血占所有脑出血的 8% ～ 10%，脑桥出血占脑干出血的 85% ～ 90% 以上。原发性高血压脑干出血起病急骤，死亡率极高，存活者多遗留有严重后遗症。由于脑干的神经解剖及功能的特殊性以及传统治疗方法的局限性，使原发性高血压脑干出血的致残率、病死率居高不下。因此，既往普遍对原发性高血压脑干出血的治疗采取消极态度，将其列为手术禁忌。有关脑干出血预后的研究也大多以内科治疗为主。随着现代微创神经外科技术的进步，大大提高了原发性高血压脑干出血的治愈率和降低了致死率，脑干出血不再是令人闻之色变的不治之症，相当一部分脑干出血患者不仅能够生存下来，而且还有不少患者还有相对良好的预后。

高血压脑干出血对脑干实质的撕裂、血肿急性膨胀增大挤压脑干的轴向扭曲和纵向移位等，这些原发性脑干损伤，是由于出血本身造成的，很大程度上影响疾病转归。脑干出血后血肿直接压迫，导致病情恶化；血肿分解代谢产物的毒性物质引起脑干水肿和缺血或因血肿压迫阻塞脑脊液循环通路，出现颅内压增高，甚至脑疝。脑干出血后这些继发性损害，亦会加重原发性脑干损害。高血压脑干出血由于其解剖部位的特殊性，其死亡率极高，手术难度和手术风险极大，成功率低，至今仍然认为高血压脑干出血的手术治疗价值很有限，采用内科保守治疗为主。但保守治疗只能适用于出血量较少患者，其无法解决原发因素；对于重症脑干出血，单纯内科保守治疗的疗效极差。Takeuchi 等回顾性分析 1996—2007 年收治的 212 例脑干出血患者的预后，结果表明恢复良好率仅 6.7%，死亡率高达 57.5%，植物生存者占 10.8%。Murata 等报道的 80 例经内科治疗的患者中，死亡 38 人（47.5%），存活者中，14 人（17.5%）为植物存活或者严重功能障碍，28 人（35%）有轻度神经障碍或良好恢复。血肿的存在是诸多环节的起始因素，随着神经影像技术和微创显微手术技术的不断进步，使我们能详细地了解病变的部位、特征，以微创或近乎无创地清除血肿。早期通过现代微创神经外科技术，清除血肿是阻断一系列继发性病理损害和向康复方向逆转的最直接和最重要的环节和步骤。最大限度减轻了血肿对脑干组织的损伤等，有效降低了病死率和残疾率，提高了患者的生存率和生存质量，达到了保守治疗难以达到的效果。

立体定向手术治疗脑干出血已有报道，李建国报道 20 例，死亡率也高达 25%。立体定向血肿置管外引流术治疗高血压重型脑干出血，定位精确、创伤较小，易被患者家属接受，是一种积极稳妥、行之有效的治疗方法。马国弘等报道 29 例重症脑干出血术中采用神经导航定位血肿穿刺术，尽管均准确进行血肿定位，但其总血肿清除量为术前血肿总量的 54.8% ～ 99.5%（平均 74.3%），术后存活 17 例，死亡 12 例，存活率 58.6%。但该技术需要有特殊的条件和设备，存在非直视下穿刺、抽吸血肿时易损伤脑干、小脑、血管等重要结构、清除血肿不彻底及无法止血等诸多缺陷问题。且血肿还需较长的时间才能引流完毕，因此不能起到及时减压、充分减压的效果。开颅显微手术血肿清除术也不失为一种有效的治疗手段，尤其是对大量出血（血肿横径＞

20mm）导致脑干受压移位明显者，及时进行血肿清除术，解除脑干受压，可防止脑疝形成。李浩等（2010）报道 21 例高血压脑干出血显微手术治疗，术中采用了神经电生理监测，脑干血肿亦均于显微镜下清除，术后 11 例神经功能障碍得到改善，术后 3 个月患者存活率达到 76.2%。但目前脑干出血显微手术治疗病例数报道较少，且多为回顾性研究，无法对其效果做出准确判断。

（一）治疗原则和目的

高血压脑干出血造成损伤的主要原因是血肿压迫脑干组织，因此尽早将血肿清除解除压迫，可有效避免脑干进一步损伤，有利于脑干功能的快速恢复。手术治疗应遵循微创神经外科技术的原则，即以最小的创伤达到最佳的手术减压效果。高血压性脑干出血的原发性损伤已无力改变，唯一能做的就是避免或减轻继发性脑损伤的发生。因此，治疗的原则是控制血压，防止血肿进一步扩大；微创清除血肿，减轻脑干出血后造成的继发性脑损伤；防治脑干出血后其他脏器出现的并发症，如应激性溃疡、神经源性肺水肿、肺部感染等。

手术的目的是清除大部分血肿，解决血肿的占位效应，消除或减轻脑干周围组织受压，阻断脑干出血后脑干功能继发性损害所致的恶性循环。使可逆的脑干损害不进一步演变成不可逆的脑干功能衰竭，从而提高生存率，改善预后。

（二）手术时机

原发性高血压脑干出血起病急剧，从病理生理变化方面看，脑出血后 6h 左右，血肿周围开始出现脑组织水肿及坏死，而且随时间延长而加重。早期手术清除血肿并解除占位效应对患者神经功能恢复非常有利。因此，早期清除血肿，及时消除或减轻对脑组织的压迫，能阻断脑干出血后诱发的一系列继发性恶性循环。Niizuma 和 Suzuki 认为，高血压脑出血最初数小时内血肿呈急性膨大状态，血肿内压力增高，压迫周围正常脑组织，产生急性脑水肿。因此，越早实施血肿清除术效果越好，但 6h 内实施手术再出血率较高。尽早地解除一系列病理环节的始因，病程发展可能出现逆转。但部分患者由于出血所致脑干功能严重受损，即使手术清除血肿也无力挽救生命，极少数患者已在 6h 内已经死亡，因此，笔者建议显微手术治疗时机应在 6 ～ 24h 以内。

（三）手术指征

掌握正确的手术指征对手术成功非常重要。目前对于高血压性脑干出血的手术指征没有统一的标准，因为至今还缺乏令人信服的大宗数据说明外科治疗和内科治疗孰优孰劣。手术指征的选择应遵循微创理念，采用微创技术，选择最佳的手术入路，以最小的创伤获得最佳的手术疗效。具体手术指征如下。

1. 诊断为原发性高血压，发病或入院时收缩压 ≥ 160mmHg 和（或）舒张压 ≥ 95mmHg。

2. 经颅脑 CT 检查证实为脑干出血，排除出血性疾病、抗凝治疗、外伤、肿瘤等疾病引起的继发性脑干出血。

3. 患者有自主呼吸或发病后及时就诊无自主呼吸时间小于 1h 者。

4. 家属对治疗积极，对手术治疗目的的理解，要求手术清除血肿的态度坚决，了解疾病预后、手术风险（治疗费用高、恢复时间长）。

5. 无其他外科手术禁忌证。

6. 符合重型脑干出血的诊断标准

(1) 出血量 > 3 ～ 5ml。

(2) 血肿横径 ≥ 2cm，或血肿最大层面直径超过脑干直径的 50%，或脑干最大出血层面的面积超过脑干平面面积的 1/3 以上，且占位效应明显；对于出血量小（出血最大层面面积占该层面脑干面积 ≤ 50%）、意识状态较好的患者首选保守治疗，但治疗中应密切监测血肿变化及脑积水情况，血肿扩大或血肿破入脑室形成脑积水应积极手术治疗。

(3) 意识障碍，GCS ≤ 8 分；或意识障碍为嗜睡至神经蒙眬，经保守治疗效果不佳，神经障碍逐渐恶化。

(4) 经治疗后脑干功能障碍仍进行性加重（呼吸心率变化、神志障碍加深、中枢性高热）。

(5) 出血破入脑室，形成梗阻性脑积水。

7.高血压脑干出血患者术前血肿的大小和类型、GCS 评分是影响患者预后的关键因素。原则上，下列情况不考虑手术：

(1)脑干出血量≤ 3ml，无明显脑室系统梗阻。

(2)患者意识等一般情况较好者，给予保守治疗；发病 12h 内病危的病例（瞳孔散大、呼吸循环衰竭）不建议手术；血量较大（> 15ml）、意识障碍为深昏迷，瞳孔散大、无自主呼吸者不建议手术；Haines 等认为，对于进展恶化的脑干血肿手术治疗或许有益，而那些发病之始就意识丧失并且神经症状体征严重的患者，多不能存活。

(3)高龄（> 70 岁）、伴有严重的糖尿病、重型阻塞性肺病、长期服用双药联合抗血小板治疗的患者原则上不建议手术。

(4)脑干受压时间较长（> 72h），继发损伤已出现，多不建议手术治疗。

（四）脑干出血的分型

依据脑干出血的解剖部位及血肿大小的扩展方向，分为以下类型：延脑型、脑桥型、中脑型。脑桥型又分为单纯脑桥型、脑桥小脑型、脑桥第四脑室型。中脑型分为单纯中脑型、中脑丘脑型、中脑丘脑基底核型以及混合型。

（五）手术入路选择原则

手术入路的选择是决定手术成功的关键，根据血肿类型选择不同的手术入路，其原则是：

1.手术路径最短。

2.避开脑干重要传导束和核团，脑干损伤最小。

3.与血肿最大直径相吻合，容易彻底清除脑干内血肿。

4.容易清除脑干及其他部位（小脑、第四脑室）的血肿。

5.能同时兼顾解除脑积水及颅内高压。依据上述原则，编者将手术入路分为Ⅰ级入路和Ⅱ级入路。Ⅰ级入路参照 Brown 二点法则，根据血肿不同部位确定最佳手术入路。即在血肿中心和血肿离脑干表面最表浅点之间的两点连线，向外延伸的方向就是最佳的手术入路（见后详述）。脑桥和延髓背侧脑干出血者，术中开放枕大孔，咬开寰椎后弓给予充分减压。经小脑延髓裂入路者，避免过多切除小脑蚓部或损伤小脑球状核、齿状核引起的术后缄默症。Ⅱ级入路即选择进入脑干的切口，须根据影像学特点和术中观察所见，在神经导航的辅助下选择最佳的脑干切口。

（六）手术方法

手术的基本原则是最大限度地减少手术对脑干的侵扰，神经导航和神经电生理监测可有效地帮助实现脑干血肿手术微创化。

1.术前准备　术前均经头颅 CT 和（或）MRI 明确诊断，进行血肿定量和明确血肿的类型。CT 表现为脑干内大小不等、边界不规则、形态各异的均匀高密度影，脑干形态呈现局部性膨大或整体性膨大。进行 CT、MRI 三维重建确定血肿体积、部位及形态，出血破入脑室的情况；同时直观地显示血肿层面与脑干毗邻结构的关系，为选择手术入路提供指导。MRI 检查明确血肿扩散方向，指导选择最佳手术入路。术中实时导航引导入路设计和血肿清除。按照多田公式计算血肿的体积（体积 = π/6× 长 × 宽 × 层面数 × 层厚）。采用导航手术的病例血肿体积根据导航计算机的图像分割功能，对血肿逐层标识后自动进行计算，得出血肿容积（体积 = ∑各层血肿面积 × 层厚）。血肿容积按术前一次 CT 计算。不计算出血破入小脑、第四脑室或脑干周围脑池内的血肿量。

2.脑室穿刺外引流　对脑干出血致急性脑脊液循环障碍所致的脑积水，颅内压急剧增高者，术前行侧脑室置管引流是必不可少的。侧脑室置管引流术通过引流脑脊液或血性脑脊液后，直接解除脑脊液循环障碍，减轻脑室的急剧膨胀，直接降低幕上颅内压，同时也可降低脑干血肿、水肿所形成的颅内高压，使脑干血肿的压力不致向下传递形成枕骨大孔疝，为有效地实施定向手术赢得宝贵的时间。

3. 神经导航定位　将扫描所得数据（CT、MRI）输入导航和显微镜内进行手术计划，包括三维重建、靶点设计。连接显微镜与示踪器，使能进行镜下导航。神经导航帮助手术入路选择和脑干切开的部位。

4. 神经电生理监测　引导血肿清除，避免医源性损伤血肿壁正常的脑干。使术中清除血肿安全有效和微创。

5. 脑干血肿定位　即 Ⅱ 级入路。原发性高血压脑干出血，出血部位常表现为局部外形隆起或色泽的改变，根据这些特征性表现，从该部位切开清除血肿。部分脑干出血，血肿已破入第四脑室或脑干毗邻的脑池，则从破口进入血肿腔，清除血肿。这些特征不明显时，可根据三维 CT 的提示，显微镜下仔细辨认血肿与脑干之间的界面，从脑干血肿最接近脑干软膜部位，在神经电生理监测下清除血肿。采用神经导航的病例，导航可动态直视下引导切开脑干进入血肿腔。不论采用何种手术入路和定位方法，脑干表面的切口要尽量小（3 ～ 5mm），避免手术加重脑干损伤。

6. 血肿清除方法　高倍显微镜下辨认、确定脑干出血部位。脑干侧壁的切开范围应局限在 3 ～ 5mm 之内，用 1 ～ 1.5mm 直径的吸引器，低、中等强度负压缓慢吸出血块，严格在血肿腔内清除血肿。避免钳夹大块血凝块通过切口。较硬血块可用细长尖颞直视下破碎后吸出。脑干出血破入第四脑室或脑池者，清除脑室或脑池内血块后，沿脑干内出血的破口进入血肿腔，而不要再在脑干表面做新的切口。为了选择进入血肿腔的合适角度，可扩大显露小脑延髓裂，而避免另行切开或过分牵拉脑干。清除部分血肿后，脑干组织逐渐松弛，通过变换手术显微镜角度，并用吸引器或尖镊各方向轻轻牵开切口边缘，直视下彻底或绝大部位吸出血块。血肿腔内尽量不填塞止血压迫物，以免影响血肿腔的闭合。原发性高血压脑干出血数小时后出血点已闭，一般没有活动性出血，只要不损伤血肿壁，多数情况下血肿壁不会出现活动性出血点，术中也就不需要用电凝止血。若遇有血肿创面渗血，以弱电流电凝后再用小块蘸湿的止血纱布或明胶海绵轻轻压迫片刻止血，待出血停止后，可以将明胶海绵取出，尽量避免过度电凝。

（七）术中注意事项

1. 采用熟练的显微手术技巧。脑干切口应以纵行切开，应以显微吸引器吸出血肿，应尽可能在血肿创腔内进行，不要超过血肿腔边缘而损伤周围组织，结合用水冲洗使其血块松动，又达到完全清除血肿的目的，充分清除血肿才能同时达到解除梗阻性脑积水。使用 1 ～ 1.5mm 小号吸引器缓慢吸除血肿，吸力不能过大，以免误伤脑干；手法要轻柔，避免牵拉对脑干功能造成损伤。在显微镜下严格血肿腔内操作，切忌突破边界，无需牵拉，压迫止血，尽可能保护血肿腔周围水肿脑组织。因此，术者需要具备精湛的显微神经外科技能。

2. 正确选择脑干血肿切开部位。根据头颅 CT 检查显示的血肿位置寻找最佳手术路径。术中应尽可能减少手术对脑干的创伤，能通过血肿已达到进入脑干的创道为首选。由明显隆起、色泽改变处进入。如果血肿破入脑室或脑干周围，选择从破口进入，通过血肿通道扩大破口，进入脑干内血肿腔清除血肿，减少对传导束的损伤。如果血肿距离脑干表面很近，在血肿距脑干表面最近处大多可见脑干背侧或偏侧部分呈暗红色，为血肿位置。对未突破脑干表面的血肿，可根据神经导航引导在神经电生理监测下，精确选择脑干表面无供血动脉和引流静脉部位切开，避开意识、运动重要神经核部位切开进入。如选择后正中切开，尽可能保护引流静脉，以免术后脑干水肿加重神经功能损伤。切口应做纵行切开血肿表面脑干组织 3 ～ 5mm，应以显微吸引器吸出血肿，应尽可能在血肿创腔内进行，不要超过血肿腔边缘而损伤周围组织，结合用水冲洗使其血块松动，又达到完全清除血肿的目的，充分清除血肿才能同时达到解除梗阻性脑积水。

3. 术中止血要彻底。一方面尽可能在血肿腔内进行操作，避免损伤脑干组织引起出血。血肿清除后，若创腔内无出血，腔内附壁小血块无须彻底清除，手术不要超出血肿周围水肿带。如遇血肿壁明显渗血，一般用棉片轻压或用止血纱布即可，尽量不用双极电凝止血，除非遇到活动性出血才考虑使用低电流双极电凝。对压迫止血无效的出血点，可在高倍镜下吸引出血管，夹住血管后用双极电凝快速、精确止血，同时冲水降温，减少热效应损伤脑干。双极电凝用最小功率，避免电极热传导，并避开脑干组织。

4. 术中尽量减少对脑干的损伤。清除血肿术中，诱发电位的变化对脑干功能活动提供准确敏感的电生理指标，客观反映脑干的功能活动情况，避免血肿壁周围脑干损伤。清除血肿时，要有效地控制好吸引器吸力小心吸除，完全清除血肿。吸引器只吸除血肿，避免吸引器损伤脑干组织。清除血肿过程中严密监护心率、血压变化。

5. 建立通畅的脑脊液循环通道：术中血肿清除要彻底，解除血肿对脑脊液通道的梗阻，突入第四脑室或脑池的血肿，术中要打通导水管下口、侧孔、正中孔，清除这些部位的血凝块，并避免在此处填塞明胶海绵等。

6. 有效的术后管理也非常关键。脑干出血患者多伴有意识障碍，切开气管不仅降低气道阻力，保护呼吸道通畅，降低了患者的能量消耗，而且有利于痰液的排出，有利于控制呼吸道感染。

附：两点定位法的使用

Brown 两点法则，根据血肿不同部位确定最佳手术入路。即在血肿中心和血肿离脑干表面最表浅点之间的两点连线，向外延伸的方向就是最佳的手术入路。

患者高某，男性，44 岁。原发性脑桥出血，出血波及整个脑桥，出血量约 17ml，GCS=5 分。双侧瞳孔 1.5mm，血压 178/110mmHg。出血后 24 ～ 48h 手术。采用两点定位法，血肿的中心位于脑桥正中，血肿距离脑干皮质最近的一点位于第四脑室底，因此选择经枕下后正中 - 小脑延髓裂入路，手术顺利，术后骨瓣复位，术后第 7 天清醒，现可自行独立生活（图 5-1 至图 5-4）。

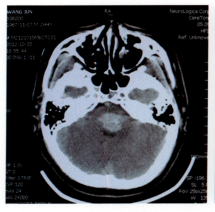

▲ 图 5-1　CT 示脑桥背侧局灶性高密度灶

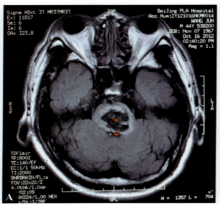

▲ 图 5-2　A. MRI T₁WI 示脑桥背侧异常信号灶，毗邻第四脑室底，两点法选择手术入路；B. MRI T₁WI 提示脑桥内急性出血灶，使脑桥局部膨大，并突向第四脑室

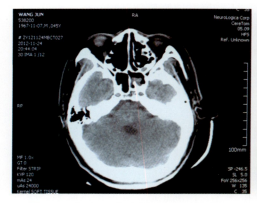

▲ 图 5-3　术后 CT 复查提示血肿已清除

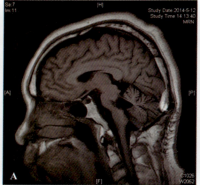
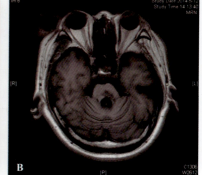

▲ 图 5-4　术后一年半 MRI 复查，提示脑干形态基本正常。A. 矢状位；B. 轴位

（陈立华）

参 考 文 献

[1] Eisner W, Schmid UD, Reulen HJ, et al. The mapping and continuous monitoring of the intrinsic motor nuclei during brain stem surgery[J]. Neurosurgery, 1995, 37:255–265.

[2] Steinberg GK, Chang SD, Gewirtz RJ, et al. Microsurgical resection of brainstem, thalamic, and basal ganglia angiographically occult vascular malformations[J]. Neurosurgery, 2000, 46:260–271.

[3] Brown AP, Thompson BG, Spetzler RF. The two–point method evaluating brainstem lesions[J]. BNI Quarterly, 1996, 12(1): 20–24.

[4] Sutherland GR, Auer RN. Primary intracerebral hemorrhage[J]. J Clin Neurosci, 2006, 13(5):511–517.

[5] Murata Y, Yamaguchi S, Kajikawa H, et al. Relationship between the clinical manifestations, computed tomographic findings and the outcome in 80 patients with primary pontine hemorrhage[J]. J Neurol Sci, 1999, 167(2): 107–111.

[6] Fewel ME, Thompson BG Jr, Hoff JT. Spontaneous intracerebral hemorrhage: a review[J]. Neurosurg Focus, 2003, 15; 15(4):E1.

[7] 马国弘, 常金生, 许红旗, 等. 神经导航在脑干出血手术中的应用[J]. 中华外科杂志, 2007, 45(22):1574–1575.

[8] 李国平, 李浩, 游潮, 等. 高血压脑干出血显微手术治疗[J]. 华西医学, 2010, 25(1):107–109.

[9] 李建国, 王鹏, 陈宝友, 等. 高血压脑干出血的立体定向手术治疗[J]. 中华神经外科杂志, 2009, 25(10): 919–321.

[10] 郝进敏, 薛振生. 枕下乙状窦后入路手术治疗重症高血压脑干出血初步探讨[J]. 中国医师进修杂志, 2011, 34(35):46–48.

[11] 李浩, 刘文科, 林森, 等. 高血压相关性脑干出血的治疗探讨[J]. 中华神经外科杂志, 2013, 29(4):339–341.

[12] Wessels T, Moller–Hartmann W, Noth J, et al. CT findings and clinical feature as markers for patient outcome in primary pontine hemorrhage[J]. Am J Neuroradiol, 2004, 25(2):257–260.

[13] Komiyama M, Yasui T, Yagura H, et al. Computed tomographic evaluation of bleeding sites in primary pontine hemorrhages[J]. Stroke, 1991, 22(10):1309–1311.

[14] Takeuchi S, Suzuki G, Takasato Y, et al.Prognostic fators in patients with primary brainstem hemorrhage[J]. Clin Neurol Neurosurg, 2013, 115(6):732–735.

[15] Haines SJ, Mollman HD. Primary pontine hemorrhagic events. Hemorrhage or hematoma? Surgical or conservative management?[J] Neurosurg Clin N Am, 1993, 4(3):481–495.

[16] Niizuma H, Suzuki J. Stereotactic aspiration of putaminal hemorrhage using a double track spiration technique[J]. Neurosurgery, 1988, 22(2):432–436.

二、后正中入路脑干血肿清除术

（一）病例资料

患者，男性，61 岁，突发意识障碍 4h 入院。既往高血压病史 10 年，糖尿病病史 6 年，脑梗死病史 2 年，服用降压药物、降糖药及抗血小板治疗药物。吸烟史 30 年，每日 1 包，饮酒少量。查体：血压 205/120mmHg，呼吸 15 /min，心率 110 /min，体温 37.6℃。中度昏迷状态，GCS 评分 7 分。双瞳等大正圆，直径约 2mm，对光反射迟钝。双侧侧肢体刺激后有屈曲动作，双侧锥体束征（＋）。头颅 CT 示：脑桥背侧高密度团块影，考虑为脑内血肿，最大直径 2.5cm，第四脑室受压，双侧脑室轻度扩张。

入院诊断： 自发性脑干（脑桥背侧）出血；高血压病 3 级，极高危组；2 型糖尿病；陈旧性脑梗死。

（二）手术流程

1. 麻醉　全身静脉复合麻醉。

2. 体位　侧卧位，头部向对侧旋转 30°，屈曲 20°，头位高于胸部水平（图 5-5）。

3. 脑室外引流　全麻成功后，平卧位行一侧脑室外引流置管，引流瓶液面高度保持在外耳门上 20cm，之后侧卧位，头部向对侧旋转 30°，屈曲 20°，头位高于胸部水平。

4. 切口　术野常规消毒铺巾，取枕后正中纵行直切口，分层做头皮及肌肉切口，切口上端在枕外隆突水平，切口下端达 C$_2$ 棘突水平，长度约 10cm（图 5-6）。

5. 分离皮下组织和肌肉　切开头皮后游离暴露深筋膜，沿后正中白线纵行切开颈后肌层，后正中白线是位于双侧颈肌之间自上而下、由浅至深的直线形白色结缔组织，是重要的解剖标志，此切口出血少，近枕外隆突处肌肉筋膜做 Y 形切开，更容易暴露枕鳞部，颈肌在枕骨附着处留 0.5cm 宽肌筋膜组织（肌袖），术毕颈肌与此缝合恢复解剖层次，减少术后皮下积液发生机会。分离时枕外嵴附近以及乙状窦经常会有导血管引起出血，应该使用骨蜡严密止血。

6. 骨窗　在枕外隆突和枕骨大孔之间枕骨后正中线钻上下相邻两骨孔，之后以咬骨钳向两侧咬开枕鳞部骨质，开枕鳞正中直径 5cm 骨窗，也可用铣刀直接骨瓣成形。咬开枕骨大孔后缘 1.5 ～ 2.0cm，开枕骨大孔时可

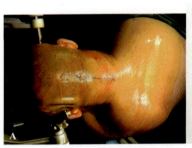
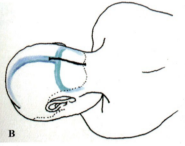

▲ 图 5-5　手术体位

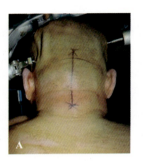
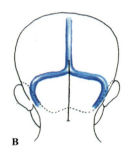

▲ 图 5-6　手术切口

选用磨钻或小型椎板钳，先将结缔组织筋膜剥离推开，确认中线，向两侧磨除骨质，双侧椎动脉经 C_1 椎体椎动脉切迹上方由外向内走行，在枕骨大孔外 3 点和 9 点处进入硬膜下入颅，所以枕骨大孔后缘宽度不超过中线旁开 1.0cm 是安全的（图 5-7）。

7. 硬膜切开　枕后正中脑膜由上而下有一纵行向内反折的条形结构，称作小脑镰，在小脑镰游离缘内有静脉血管一根叫枕窦，上连窦汇，下达枕骨大孔处环窦，在剪开小脑镰时先将小脑镰两侧硬膜纵行切开 1.0cm，以湿润的明胶海绵置入以保护小脑组织，然后以蚊式血管钳钳夹小脑镰及枕窦，切断小脑镰及枕窦，之后电凝枕窦残端可有效止血，之后硬膜 Y 形剪开并悬吊，枕骨大孔处硬膜剪开时会切断环窦，电凝止血即可（图 5-8）。

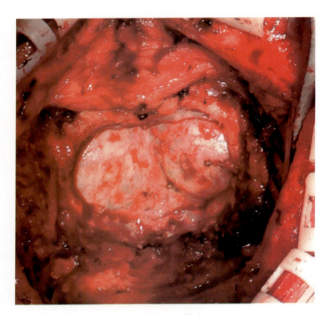

▲ 图 5-7　骨窗

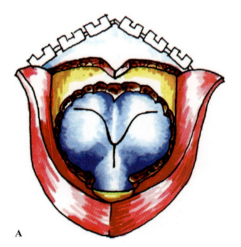
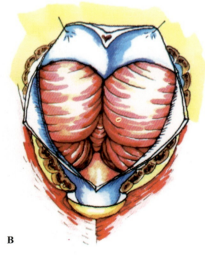

A　　　　　　　　　　　B

▲ 图 5-8　硬膜切口

8. 暴露血肿　打开枕大池蛛网膜，放出脑脊液降低颅内压力，以利颅后窝结构暴露，延髓表面以脑棉覆盖保护，解剖小脑延髓裂，保护好小脑后下动脉，轻微电凝小脑扁桃体使之体积缩小，抬起小脑扁桃体和小脑下蚓部，可见到下髓帆和蛛网膜，并可以看到第四脑室中央孔，打开脉络膜和下髓帆，显露仍有限者在小脑下蚓部和齿状核之间切开 0.5 ～ 1.0cm，显露第四脑室底。观察第四脑室底结构，在第四脑室底蓝染的部位纵行切开脑组织，如有血肿已经破入第四脑室内，则吸除脑室内积血，直接在破裂处进入血肿腔，用最细的吸引器头吸除血肿，严格血肿内操作，避免吸引血肿壁，温生理盐水冲洗血肿腔，并以湿润的明胶海绵压迫止血，血肿腔内不留引流管，留置枕大池引流管，硬膜严密缝合，骨瓣未还纳，肌肉层枕骨面和浅部筋膜层分别严密缝合，枕肌枕外隆突止点严密缝合，术毕（图 5-9 至图 5-12）。

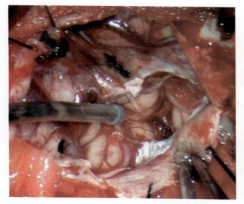

▲ 图 5-9　剪开枕大池蛛网膜

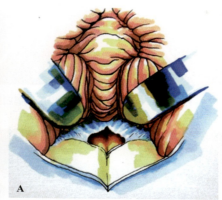

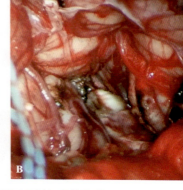

▲ 图 5-10　显示小脑延髓裂及下髓帆和蛛网膜

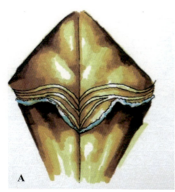

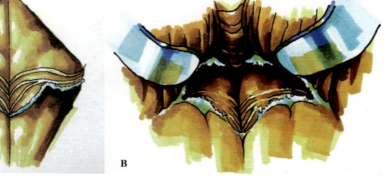

▲ 图 5-11　打开小脑延髓裂、下髓帆和蛛网膜

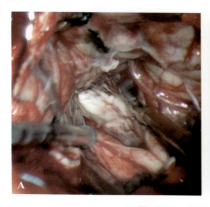

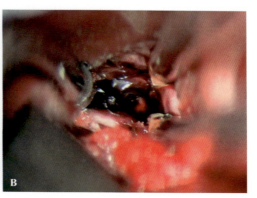

▲ 图 5-12　显示第四脑室底和脑桥内血肿腔

（三）手术前后 CT 轴位扫描

见图 5-13 至图 5-14。

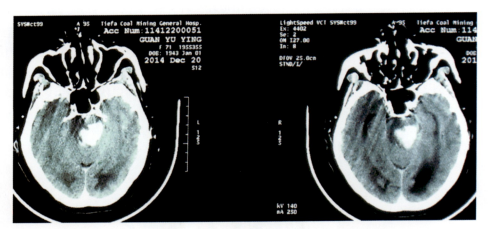

▲ **图 5-13** 术前 CT 显示脑桥背侧出血，第四脑室受压变形

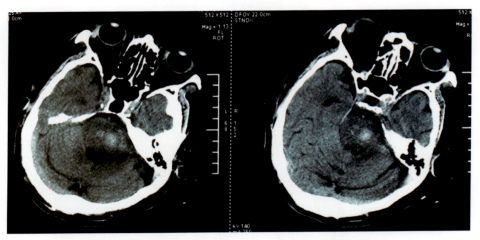

▲ **图 5-14** 术后 CT 显示血肿大部清除，第四脑室形态正常

（四）手术要点

1. 术前幕上置脑室外引流一根，解决梗阻性脑积水。

2. 解剖小脑延髓裂，抬起小脑扁桃体时，要保护好小脑后下动脉及穿支动脉，否则可导致脑干及小脑下部梗死。

3. 切开脑干时选择血肿表面最薄处，减少医源性损伤。

4. 严格血肿内操作，避免吸引和电凝血肿壁。

5. 止血方式以压迫止血为主。

6. 此入路适合脑桥背侧和延髓出血的清除。

7. 术终硬膜需仔细缝合，肌肉层枕骨面和浅部筋膜层分别以可吸收线严密缝合，枕肌枕外隆突止点严密缝合。硬膜不以贴敷式或粘合式修补，以及多层次严密的缝合有效地防止皮下积液和感染的发生。

8. 留置枕大池引流管目的：观察和处理可能发生的再出血，同时引流脑脊液，减少了颅后窝手术后皮下积液和脑脊液漏的发生，术后 3d 复查 CT 后拔除。

（孙怀宇　王　勇）

三、颞下入路脑干血肿清除术

（一）适应证

适合于处理脑桥中上部以及部分中脑出血，且血肿偏于一侧的病例。

（二）病例资料

患者谢某，男性，48 岁，突发意识障碍 2h 入院。既往高血压病史 10 年，糖尿病病史 6 年，脑梗死病史 2 年，服用降压药物、降糖药及抗血小板治疗药物。吸烟史 30 年，每日 1 包，饮酒少量。

查体：血压 230/110mmHg，呼吸 21 /min，心率 122 /min，体温 38.4℃。中度昏迷状态，GCS 评分 7 分。双瞳变小等大，形圆，直径约 1mm，对光反射迟钝，有上下眼震。双侧肢体刺激后有屈曲动作，双侧锥体束征（+）。头颅 CT 示：脑桥背外侧高密度团块影，考虑为脑干血肿，最大直径 3.5cm，第四脑室受压，双侧脑室轻度扩张。

入院诊断： 自发性脑干（脑桥上部背外侧）出血（出血量约为 12ml）；高血压病 3 级（极高危组）；糖尿病，陈旧性脑梗死。

（三）手术流程

1. 麻醉　全身静脉复合麻醉。

2. 术前导航　有条件者可行术前和术中镜下导航，便于准确定位，减少创伤（图 5-15）。

3. 体位　患者取仰卧位，同侧肩下垫一垫利于头偏向一侧（图 5-16）。三钉的 Mayfield 头架固定头部，其中一钉位于额部，便于术中操作。首先，将头抬起高于胸部，便于静脉回流，并减轻颈部和气道的压力；然后将头旋转 60°～100° 至对侧。旋转的角度依病变位置而定。对位于上脑桥前方区域的血肿，颧弓应该处于几乎水平位置，旋转约 90°；位于上脑桥小脑角的血肿，头应旋转约 75°。之后头部应侧屈 15°～20°，这个步骤能够补偿中颅窝的内侧部陡峭的上升角从而为术者提供高效的工作位置。此外，侧屈可使颞叶在重力作用下回缩，这可避免在机械作用下回缩颞叶而造成颞底挫伤。最后，头应向后弯曲约 10°，以避免压迫气道、喉及主要的颈部血管。

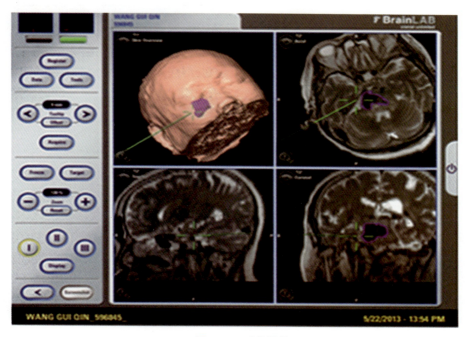

▲ 图 5-15　术前导航

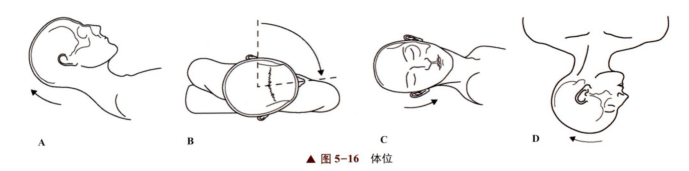

▲ 图 5-16 体位

4. 手术步骤

(1) 切口：常规切口为以外耳道为中心行马蹄形切口，切口前缘位于颧弓根部，后缘位于乳突上嵴，切口下缘位于侧颅底，耳郭上缘折向外耳道并固定。改良锁孔切口以外耳道正上方发际内 0.5cm 为切口中点切开 4～6cm 直切口，指向颧弓中点（图 5-17）。

(2) 分离皮下组织和肌肉：全层切开头皮，行锁孔手术入路时可不上头皮夹。颞肌筋膜 Y 字形切开，用骨膜剥离器从乳突上嵴和颞上线剥离颞肌，翻向外耳道方向，并用拉钩固定（图 5-18）。

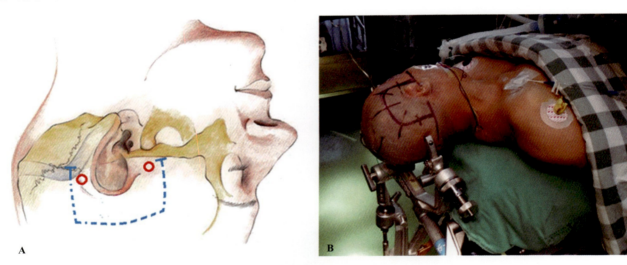

▲ 图 5-17 切口

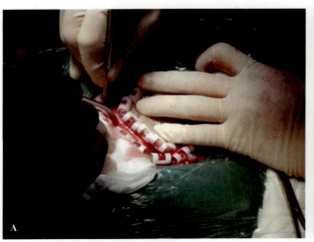

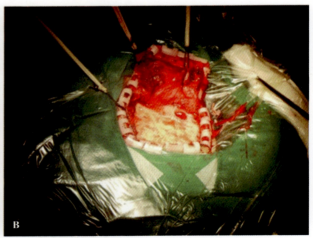

▲ 图 5-18 分离皮下组织和肌肉

(3) 骨窗：骨窗大小约为 4cm×6cm，前方暴露颧弓根部，后方可见顶乳缝、乳突上嵴、后缘刚好位于顶乳缝和鳞状缝交点，即横窦和乙状窦移行处的前方。钻孔两枚，一枚位于颧弓根部上方，一枚位于顶乳缝和鳞状缝交点前方 0.5cm（图 5-19）。

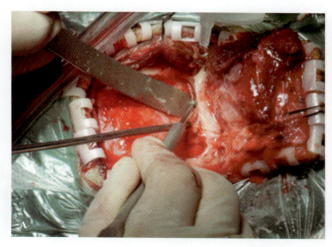
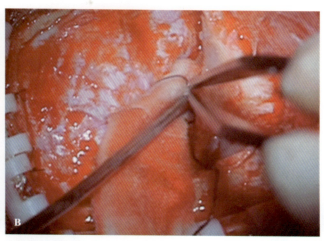

▲ 图 5-19　磨除骨窗的内侧缘

(4) 硬膜切开：骨窗四周悬吊硬膜。按半月形打开硬膜，将打开的硬膜翻向颧弓一侧并用两条缝线将硬膜固定（图 5-20）。

(5) 暴露小脑幕：显微镜下使用 0.5cm 脑压板缓慢抬起颞叶底部，边释放脑脊液边不断深入，逐步暴露岩上窦，沿岩上窦后方找到小脑幕缘（图 5-21）。

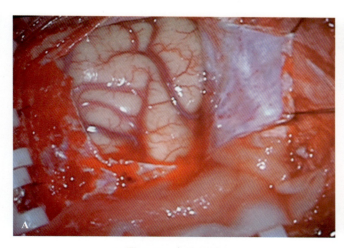
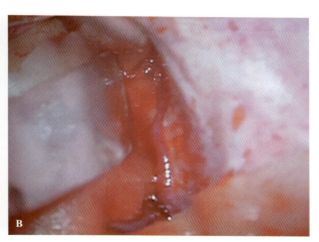

▲ 图 5-20　打开硬膜　　　　　　　　▲ 图 5-21　抬起颞叶，释放脑脊液

(6) 小脑幕切开：平行于岩上窦后缘切开小脑幕即可达到脑桥中上部侧方。

(7) 暴露脑干：打开环池蛛网膜进一步释放脑脊液，扩大暴露范围，并充分暴露脑干的侧方，用 0.5ml 针头穿刺脑干，确定血肿位置（图 5-22）。

(8) 清除血肿：一只手用尖头双极电凝辅助暴露血肿腔，另一只手用显微吸引器以适当的吸力在血肿腔内清除血肿，如果血块较硬，可用取瘤钳夹碎后吸除，清除完毕后，术腔可用少许止血纱止血（图 5-23 至图 5-25）。

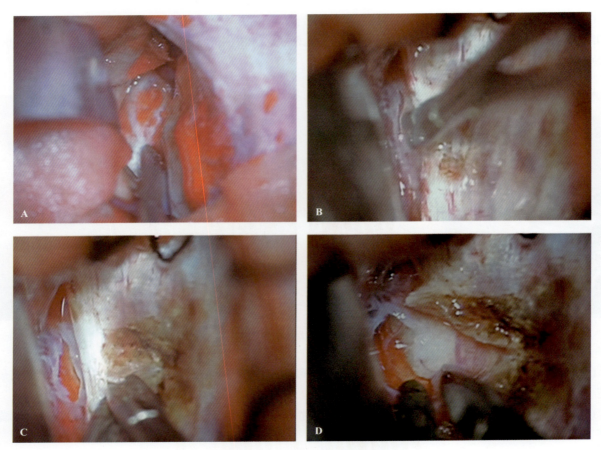

▲ 图 5-22　打开天幕，暴露脑干的过程

(9) 缝合硬膜：完成颅内操作后，使用温盐水填充硬膜下空间。硬膜切口不透水缝合。如果硬膜平面张力高，可能需要植入小片颞肌或人工材料。

(10) 关颅：于硬膜外置入明胶海绵，使用钛片固定颅骨。最终止血后，间断缝合肌层和皮下组织，皮下放置引流。

（四）手术前后 CT 扫描

见图 5-26。

（五）手术要点

1. 开颅阶段

(1) 切开时应特别注意耳前颞区的浅表神经血管，如颞浅动脉、耳颞神经、面神经颞支。

(2) 切忌创伤性分离和拉开颞肌造成术后咀嚼问题和颞肌萎缩。

(3) 铣刀游离骨瓣，注意避免损伤骨窗后缘的乙状窦和横窦。骨瓣成形后，注意用骨蜡密封颞骨岩部气房。

(4) 乳突移除骨瓣后打磨骨缘内侧对于硬膜内的观察和操作非常重要，打磨时助手应用脑压板垫在硬膜上方，防止磨钻打滑造成脑组织损伤。

2. 颅内操作阶段

(1) 硬膜外止血彻底，以免渗血流入颅内。

(2) 一定要充分引流脑脊液后，缓慢用脑压板逐步抬起颞叶，这可避免造成颞叶的挫伤；此外，适当的体位，最小的硬脑膜切口和仔细的手术分离也是避免颞叶挫伤的重要因素。

(3) 切开小脑幕时注意保护滑车神经。

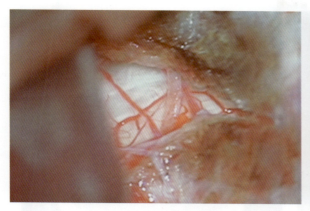

▲ 图 5-23　切开天幕，暴露脑桥上部和滑车神经

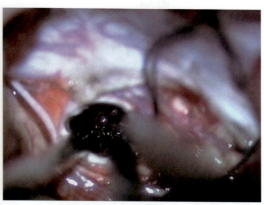

▲ 图 5-25　清除血肿

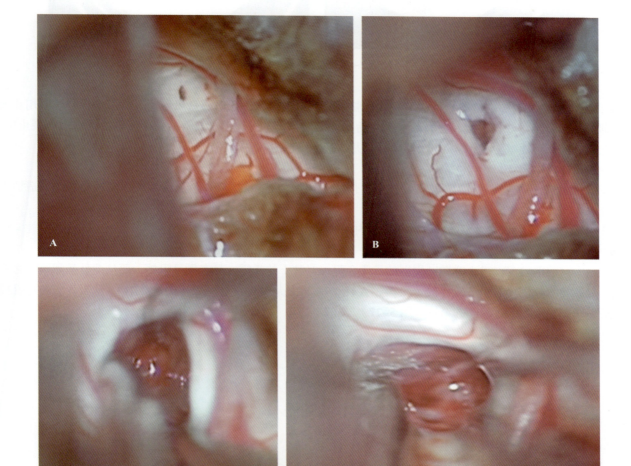

▲ 图 5-24　穿刺确定血肿腔并扩大血肿腔

3. 血肿清除阶段

(1) 选择血肿破出脑干或者脑干下方发蓝的位置作为进入点；如果血肿位于脑干内，应选择对意识、运动重要的神经核团损伤最少的部位切开组织，切开应以纵行切开，应以小号吸引器吸出血肿，应尽可能在血肿腔内进行，不要超过血肿腔边缘而损伤周围组织，结合用水冲洗使其血块松动。

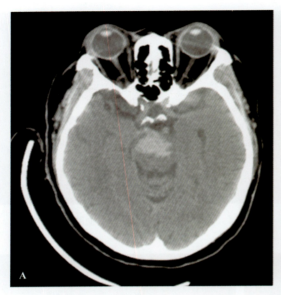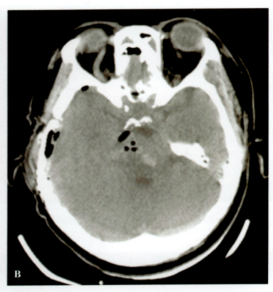

▲ **图 5-26** 手术前后 CT 扫描

(2) 尽可能在血肿腔内进行操作，避免损伤脑干组织引起出血，如遇明显出血，一般用棉片轻压或用止血纱布即可，尽量不用双极电凝止血，除非遇到活动性出血，可考虑吸引出血管后夹住血管后用双极电凝止血。双极电凝一般调至功率为 5，避免电极热传导，并避开脑干组织。

4. 关颅阶段

(1) 硬膜关闭要严密，特别是如果术中打开了乳突小房，可能造成脑脊液鼻漏。可以使用颞肌或人造植入材料进行水密性缝合硬脑膜。

(2) 不充分的软组织止血可能导致致术后颅内或软组织血肿。

〔六〕点评

1. 颅中窝前部较深，进入时鞍区周围的骨质会阻挡对脑干的暴露，且有颧弓阻挡，要从此处暴露脑干必然要加大对颞叶的牵拉，易于造成挫伤（图 5-27A）；本术式是从颞叶中部进入（图 5-27B），从岩骨上崤可直接暴露脑干，明显减少了对颞叶的牵拉（图 5-27）。

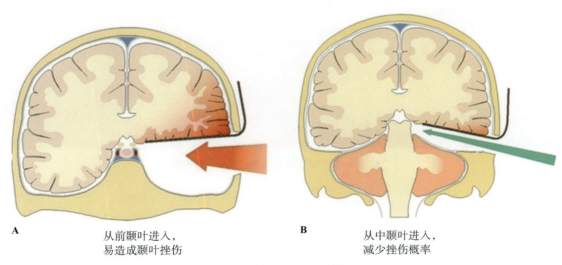

| A | 从前颞叶进入，
易造成颞叶挫伤 | B | 从中颞叶进入，
减少挫伤概率 |

▲ **图 5-27** 颞叶牵拉位置的影响

2. 颞下入路只适合于处理脑桥中上部以及部分中脑出血且血肿偏于一侧的病例，对脑干暴露有限，但可处理脑干腹前侧和位置较高的血肿。

3. 术中天幕下有众多的血管神经，需要熟悉显微解剖结构和娴熟的显微解剖技巧，否则可能造成损伤，特别注意保护滑车神经。

（李婧莲　王　合　张洪钿）

四、枕下乙状窦后锁孔入路脑干血肿清除术

（一）手术适应证

适合于处理脑桥中下部以及脑桥为主部分累及延髓且血肿偏于一侧的病例。

（二）病例资料

患者谢某，男性，48 岁，突发意识障碍 2h 入院。既往高血压病史 10 年，糖尿病病史 6 年，脑梗死病史 2 年，服用降压药物、降糖药及抗血小板治疗药物。吸烟史 30 年，每日 1 包，饮酒少量。

查体：血压 230/110mmHg，呼吸 21 /min，心率 122 /min，体温 38.4 ℃。中度昏迷状态，GCS 评分 7 分。双瞳变小等大，形圆，直径约 1mm，对光反射迟钝，有上下眼震。双侧肢体刺激后有屈曲动作，双侧锥体束征（＋）。头颅 CT 示：脑桥背外侧高密度团块影，考虑为脑干血肿，最大直径 3.5cm，第四脑室受压，双侧脑室轻度扩张。

入院诊断：自发性脑干（脑桥上部背外侧）出血（出血量约为 12ml）；高血压病 3 级，极高危组；糖尿病；陈旧性脑梗死。

（三）解剖标记和定位

为了术前定位，必须明确颞枕骨外侧的解剖标志如：颧弓、外耳道，乳突上嵴、乳突、乳突切迹、顶乳缝、枕乳缝、星点和枕外隆凸的确切定义。必须特别注意横窦和乙状窦转角。对横窦和乙状窦交界区精确定位的技巧是精确开颅的关键。我们强调根据颧弓、乳突上嵴、乳突、星点和枕外隆突等解剖标志开颅。此外，导静脉的出现、硬脑膜平面和质地的变化将有助于准确定位窦的位置。另外术前 MRV 有助于判断静脉窦的位置和变化（图 5-28）。

1. 体位　仰卧头偏一侧或者侧俯卧位（图 5-29）。

步骤 1：头部高于胸部水平，可增加脑静脉引流，减少对喉、通气管和颈部主要血管的压迫。

步骤 2：将头部小心地向对侧旋转 75°，同时垫高同侧肩膀。确切的旋转程度取决于病灶的精确定位。对于脑干，旋转 75° 是足够的。

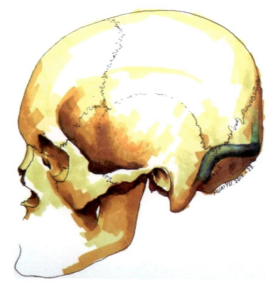

▲ 图 5-28　头颅体表标志

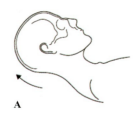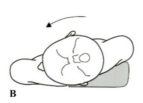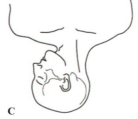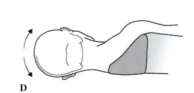

A　　　　B　　　　C　　　　D

▲ 图 5-29　体位

步骤 3：头部前屈约 10°，外科医生可无同侧肩干扰，获得一个高效的工作位置。但是，特别应注意不要压迫通气管和喉。

步骤 4：侧屈的程度取决于确切的手术目标。暴露脑桥干结构时，头部应固定在水平面上无侧屈。当暴露小脑幕下表面和桥小脑角的上神经血管结构时，通过开颅时上部的变化，头要轻微地下压，在手术过程中可获得最佳视觉效果。

2. 切口设计　脑干血肿清除术一般以桥小脑角中央部分为靶区，开颅点应位于横窦下乙状窦内侧，开颅的直径的范围可以从 10～20mm 不等（图 5-30）。

3. 分离皮肤和皮下组织　皮肤和皮下组织向两侧撑开后，纵向直行切开胸锁乳突肌筋膜。然后分离胸锁乳突肌，暴露乳突后区。如果肌肉层过厚或者为了开颅的尾部延伸，头夹肌、头长肌和上斜肌应从颅骨附着处分离（图 5-31）。

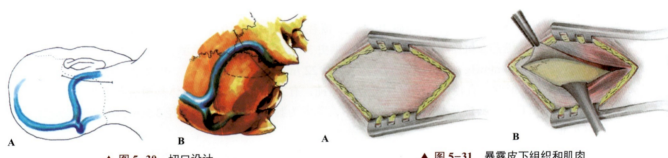

▲ 图 5-30　切口设计　　　　　　　　　　　▲ 图 5-31　暴露皮下组织和肌肉

4. 颅骨成形术　颅骨暴露后，在星点处前方 0.5cm 通常可看见一条小槽，其通常位于横窦下缘后从横窦过渡到乙状窦处。其他骨性结构如枕乳、颞骨鳞部、人字缝和乳突切迹也有助于确定乙状窦。确认以上重要骨性标志识别后，在星点处前方 0.5cm 进行颅骨钻孔。在明显的窦状结构附近，推荐使用高速磨钻磨开颅骨，暴露乙状窦的边缘，然后用椎板咬骨钳扩大骨窗直到窦缘（图 5-32 至图 5-33）。

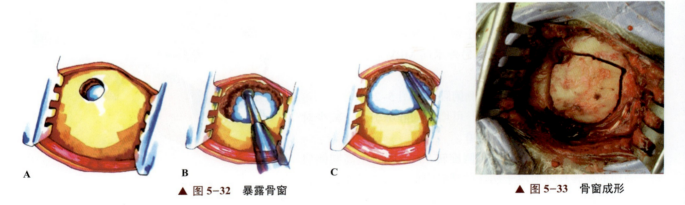

▲ 图 5-32　暴露骨窗　　　　　　　　　　　▲ 图 5-33　骨窗成形

5. 硬膜切开　暴露硬膜后，骨缘用骨蜡止血，硬膜呈 T 字形切开，先向窦交汇处切开硬膜，然后在这条切线中央垂直剪向对侧。剪开硬膜后用丝线悬吊好硬膜（图 5-34）。

6. 释放脑脊液　用棉片保护小脑，用吸引器顺着棉片轻轻牵开小脑（通常小脑张力较高），通常出血量大的脑干出血患者都存在不同程度的脑积水，牵开小脑后撕破蛛网膜会有大量脑脊液流出（图 5-35）。

7. 暴露血肿　进一步分离蛛网膜，并逐步暴露岩静脉、面听神经、小脑后上动脉和绒球等结构，冲洗蛛网膜下腔，清除蛛网膜下腔出血。可见脑干肿胀明显，面听神经下方脑干表面有血肿破溃出表面，顺着血肿通道用双极电凝暴露血肿腔（图 5-36）。

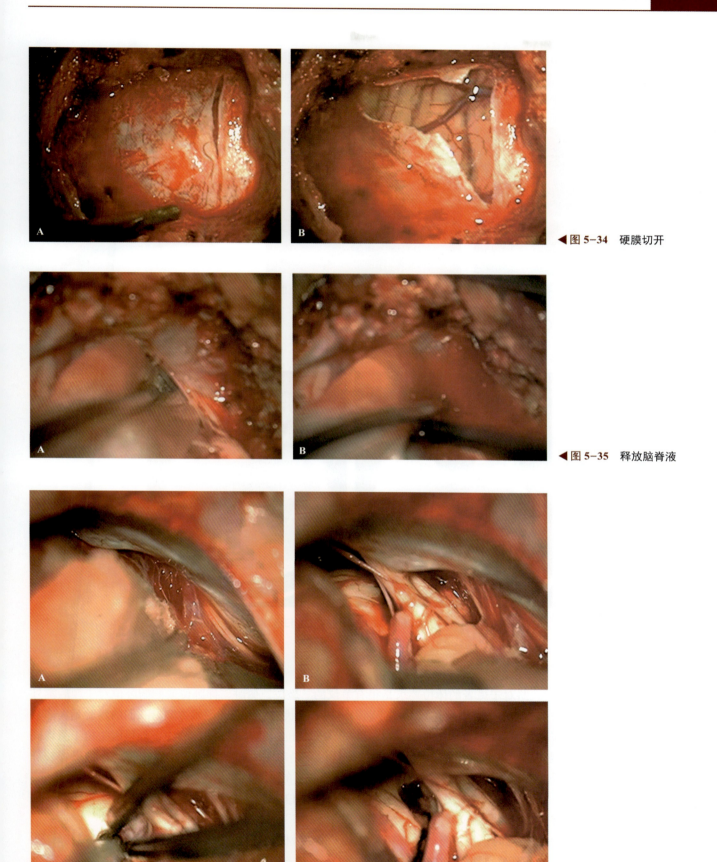

◀图 5-34 硬膜切开

◀图 5-35 释放脑脊液

◀图 5-36 暴露血肿

8.清除血肿　清除血肿全程均在血肿腔内进行，不要触碰血肿壁。吸引器吸力要适中，可用显微神经剥离子分离血肿后吸除。注意清除血肿过程中心率、血压变化，并和麻醉医生紧密配合。清除血肿后，脑干波动恢复，压力降低，用小棉片以适度的压力压迫止血，术腔可贴覆少许止血纱（图 5-37）。

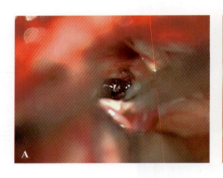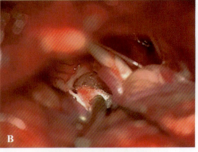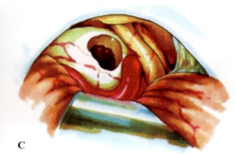

▲ 图 5-37　清除血肿并止血

（四）术前术后 CT 扫描

见图 5-38。

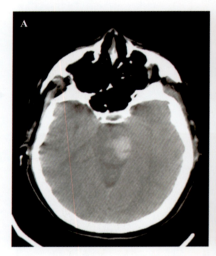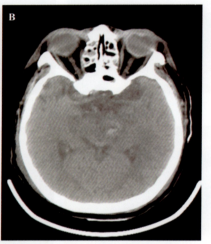

▲ 图 5-38　手术前后 CT 扫描

（五）手术要点

1. 开颅阶段

(1) 枕下乙状窦后入路对于患者的体位要求是很有争议的。坐位，俯卧、仰卧位或侧俯卧位对于颅后窝外侧的暴露各有其优缺点。然而，患者的体位并不特别影响枕下乙状窦后入路的手术方案。我们的经验是大多数脑干血肿清除术所需时间并不长，绝大多数患者采用简单的仰卧位即可。在手术过程中，外科医生位于患者同侧肩侧，这为手术提供一个有效的工作位置。这种体位的优点是对医生和护士的技术要求简单，且患者较舒适。与俯卧或侧俯卧相比，静脉充血和脑脊液的阻塞也是最小得的。释放脑脊液后，小脑通常随之自动塌陷，无须切除小脑半球。但是，对于脖子短比较肥胖的患者，这种体位有其局限性，过度的颈部扭曲，可能会导致颈部的主要血管扭结，此时侧俯卧位就显得十分必要。

(2) 在进行肌肉组织分离时，在乳突前区应轻柔分离，而在后枕部则强力分离，以便开颅后获得最佳暴露。当枕动脉从枕骨动脉沟出现时，要特别注意观察。

(3) 导静脉通常也暴露在乳突区，当导静脉出现时，表明已接近乙状窦及横窦。此外，星点的位置也有助于判断窦的位置，最好用磨钻磨除与窦相邻的骨质，剩余部分用铣刀开颅。

2. 镜下操作阶段

(1) 硬膜剪开时尽量靠近窦缘，这样可便于术中暴露，硬膜用丝线悬吊好也可适当增加显露范围；

(2) 脑脊液释放要充分，以免脑压板挫伤小脑半球的邻近部分；

(3) 显微手术过程中，注意保护岩静脉，特别注意保护颅后窝小脑与脑干之间大量敏感的神经和血管；

(4) 寻找血肿的方法和脑干开口位置不再重复叙述，清除血肿技巧见第二节中"3D 软件虚拟引导下的脑干血肿穿刺置管引流术"。

3. 关颅阶段

(1) 术腔止血要彻底，以免术后手术部位再出血。

(2) 硬脑膜彻底缝合，防止术后脑脊液瘘。在大多数情况下，脑脊液耳漏常常是由于乳突气房开放。

(3) 不彻底的硬膜外止血以致术后软组织血肿。

（六）点评

1. 乙状窦后入路适合于处理血肿主体位于脑桥且偏于脑干一侧的病例，对脑干损伤较小，术后效果较好。

2. 缺点是乙状窦后入路空间较小，有众多的血管和神经遮挡视野，对显微手术技巧要求较高，在血管和神经之间进入脑干。此外，由于从侧方暴露，靠中央的血肿暴露困难。

（李光春　张洪钿　陈立华）

第二节　穿刺手术改良定向软通道穿刺置管引流术

一、改良定向软通道穿刺技术

（一）病例资料

患者陆某，中年男性，45 岁。因突发昏迷 3h，急诊入院，收入神经监护室住院。患者系出租车司机，既往无重要病史，每日吸烟 2 包。查体：血压 185/105mmHg，呼吸 11 /min，心率 95 /min，体温 36.8℃，昏迷，GCS 4 分，去大脑强直状态，呼吸不规则，双目固定于中间位，双侧瞳孔针尖样缩小，对光反射消失，双侧巴氏征（＋）。急诊脑 CT 显示：脑干出血（以脑桥为主）。

入院诊断：高血压脑出血；脑干出血；高血压 3 级，极高危组；中枢性呼吸衰竭。

予以气管插管，患者病情危重，随时有生命危险，家属执意要求行微创手术治疗，经与家属沟通，予以备皮，行血肿定位，复查脑 CT 显示：脑干出血（以脑桥为主），出血量经多田公式计算量约为 14.0ml。

（二）手术流程

1. 麻醉　局部浸润麻醉。

2. 体位　健侧（右侧）侧卧位于手术台上，头部垫枕头，要求头颅最大矢状面保持水平状。

3. 定位穿刺点　依据术前 CT 定位点，进行微调、校对，使之能够尽可能地沿着血肿的长轴入路（图 5-39）。

4. 刺破头皮　应用凹槽手锥钝性刺破穿刺点的头皮。

5. 骨孔的建立　见前述。

6. 置管　参见"改良定向软通道经额（发际外）壳核血肿置管引流术"，置管深度 7.5cm。

7. 抽吸　参见"改良定向软通道经额（发际外）壳核血肿置管引流术"，边轻轻旋转空针针体，边缓慢回抽出陈旧血，约 4ml（图 5-40）。

8. 固定、包扎、连接引流器，返回病房　见前述。

9. 液化、引流术　于手术操作后 6h，首次实施液化术，应用 5ml 空针配制尿激酶（2 万 U）生理盐水溶液 2.5ml，经三通阀的侧臂肝素帽缓慢注入血肿腔内，并嘱患者仰卧位，关闭三通阀 1h，开放；术后第二日上午再次行液化引流术（应用尿激酶 2 万 U 配生理盐水 2.5ml 溶液）。

10. 复查脑 CT，动态观察血肿的变化　术后第 2 日下午复查脑 CT，显示血肿部分被清除，引流导管的远端位置适宜（图 5-41）。

11. 继续行液化、引流术　第三日再次行液化引流术（应用尿激酶 2 万 U 配制生理盐水溶液 2.5ml），关闭三通阀 2h 后开放引流。

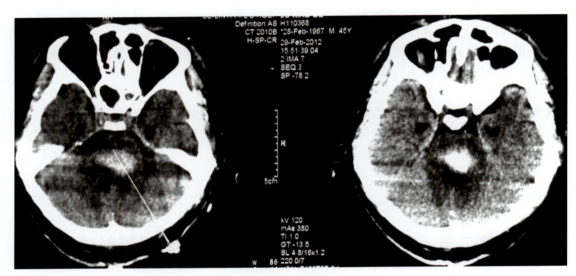

▲ 图 5-39　定位穿刺点

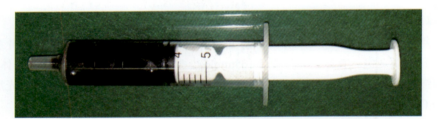

▲ 图 5-40　穿刺出来的血肿

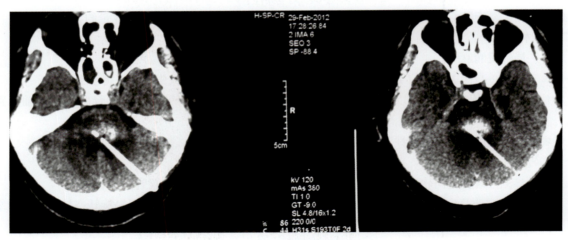

▲ 图 5-41　术后第 2 日复查 CT

12. 再次复查脑 CT　血肿清除较彻底，脑脊液循环通畅，无脑积水，脑水肿不明显。

13. 拔管（图 5-42）。

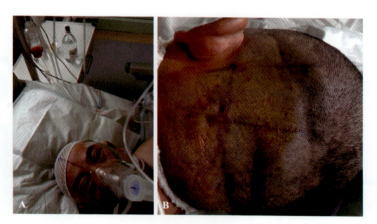

▲ 图 5-42　拔管

（三）手术前后头颅 CT 扫描

见图 5-43。

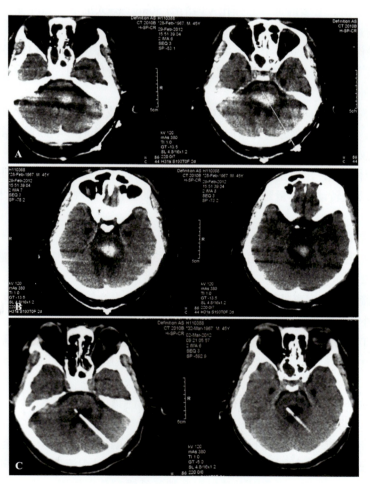

▲ 图 5-43　手术前后头颅 CT 扫描

（四）手术要点

1. 定位

(1) 见前述，穿刺点的定位与小脑出血的定位相同。

(2) 确定置管深度（多为 7.0 ～ 7.5cm）、穿刺方向指向对侧眉弓外侧缘（图 5-44）。

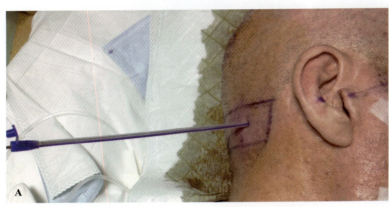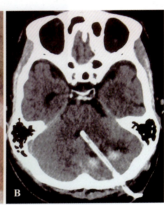

▲ 图 5-44　穿刺示意图

2. 穿刺通道的建立

(1) 麻醉：局部浸润麻醉，必要时加静脉强化（丙泊酚 50mg+ 芬太尼 1 ～ 2mg 静脉泵入）。

(2) 操作工具，见前述。

(3) 应用该套手工操作工具，建立一个直径 4 ～ 4.5mm 的手术通路，配套应用 12F 引流导管 / 颅脑外引流器。

(4) 参见第 2 章第五节，骨孔及穿刺通道的建立与小脑出血的定位相同，只是穿刺点更加固定，锥颅骨时骨锥的指向为对侧眉弓外侧缘。

3. 置管　关键点是深度和方向，依据术前脑 CT（从穿刺点的皮肤距离预计置入的引流导管末端 / 盲端的长度）确定置管的深度，理论上穿刺方向为指向对侧眉弓外侧缘，操作时影响因素较多，如头位的摆放、局部皮下脂肪的厚度等，建议在 CT 导引下操作。

4. 抽吸　由于脑干体积小，出血量多在 20ml 以下，抽吸时，不可贪快、贪多，抽吸要缓慢，并转动空针针体使之带动引流导管缓慢转动，尽量避免造成局部脑组织的损伤，出现空抽即停止操作，可复查脑 CT，了解引流导管的具体位置。

5. 液化剂与液化引流术

(1) 要采取小剂量液化剂（尿激酶的用量每次 1 万～ 3 万 U）配制生理盐水溶液 2 ～ 2.5ml，闭管时间 1 ～ 2h，每天液化 1 ～ 2 次；

(2) 引流时的滴壶 / 滴管的高度离外耳孔的垂直高度在 0 ～ 50mm 之间即可，若血肿与第四脑室形成了穿通，滴壶 / 滴管的高度应离外耳孔的垂直高度在 80 ～ 150mm 之间。

6. 拔管　复查脑 CT，动态观察脑干血肿及脑室系统脑脊液循环的情况。对于脑干出血而言，脑桥血肿基本清除，第四脑室、中脑导水管、环池、四叠体池清晰可见，脑脊液循环通畅，无脑积水，可拔除引流导管。

注意： 对于脑干出血，只要有脑脊液循环梗阻，需要常规行侧脑室外引流术。

（五）软通道颅后窝入路的优缺点

1. 优点　①利用解剖标志，易定位与操作，对于急危重症（脑疝、深昏迷，甚至呼吸停止）的小脑干出血患者能在监护室床旁完成操作，争取了时间；②"一次性使用颅脑外引流器"所配备的特制引流导管，前端为带侧孔的表面光滑的球罐型盲端，进管时对脑组织及神经纤维起分离作用，外径仅 4mm，就是说技术加配套产品，对脑的损伤性更小，预后更好；③引流导管为优质硅胶材料制成且带有刻度，CT 检查时无伪影，能在 CT 导引下完成操作，脑内置管的准确性更大，清除出血更彻底；④能调整或改变引流导管的方向；⑤经三通阀侧臂的肝素帽注入液化剂（尿激酶、rt-PA）更方便，更安全，液化血肿更彻底；经由三通阀收集引流液、脑室液等标本，送检更方便、可靠；⑥防反流设置能最大限度地预防颅内感染；⑦引流时能够监测颅内压、相对地调节颅内压的高低，尤其血肿与脑室穿通时。

2. 缺点　①对术者要求需要储备更好的颅脑解剖知识及三维立体空间思维能力；②初学者对定位、穿刺方向可能把握不精准，需要在 CT 导引下操作。

二、3D 软件虚拟引导下的脑干血肿穿刺置管引流术

（一）病例资料

王某，男性，54 岁，主因头痛、呕吐、意识不清 2h 入院。患者高血压病史 7 年，间断口服降压药物，具体药物不详。劳累后发病。查体：血压 260/120mmhg，浅昏迷状态，GCS 评分 8 分，无言语反应，刺痛时肢体屈曲，不能定位，颈强，四肢肌力Ⅳ级，肌张力高，右侧下肢病理征阴性，左侧下肢病理征阳性。头颅 CT 示，脑桥出血破入脑室。

入院诊断：脑桥出血破入脑室；高血压 3 级，极高危险组。

入院后病情急转恶化，鼾声呼吸，意识由浅昏迷转深昏迷，急诊床边行侧脑室穿刺置管引流，脑室内压力极高，脑脊液冲射而出，置管后患者意识一度好转至蒙眬状 - 嗜睡，左侧周围性面瘫，考虑左侧桥延沟处（面神经出颅处）出血引起的面瘫，复查 CT 见图 5-45。

26h 后患者意识加重至深昏迷，鼾声呼吸，针尖样瞳孔、SpO_2 80%、收缩压 80mmHg，给予气管插管呼吸机、数字化 3D 模拟，准备脑桥、四脑室血肿穿刺置管（图 5-46）。

（二）三维数字化重建颅内血肿

1. CT 室拷贝刻录病人原始头颅 CT 数据，DICOM 格式，可应用三维数字化医学软件，如免费开源软件 3D-Slicer（哈佛大学、麻省工学院联合开发的免费图像处理处理软件）、Mimics（Materialise 公司的交互式的医学影像控制系统软件）和中南大学 E3D 医学软件等重建血肿及头部软组织，透视化显示血肿在颅内的位置（图 5-47）。

2. 在标准侧位三维图中，以外耳道前软组织凸起点为原点，OM 线为基准 X 线，经原点建立垂直于 X 轴的 Y 轴，应用"坐标定位法"定位血肿在头部侧位投影点，坐标定位点（-1.1cm，-2.8cm）（图 5-48）。

3. 自动计算血肿体积，在阈值设置为 50～100HU 时，血肿体积约 8.16ml（图 5-49）。

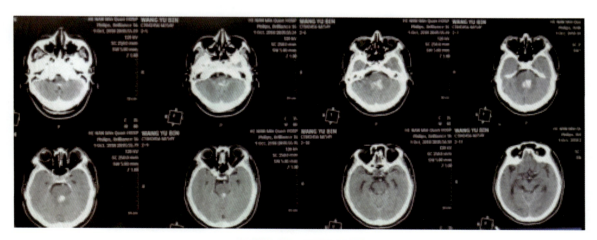

▲ **图 5-45**　术前头颅 CT

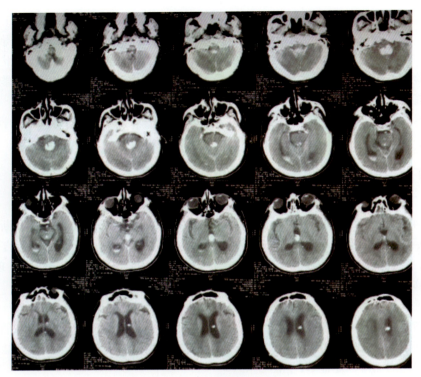

▲ 图 5-46　26h 后复查头颅 CT

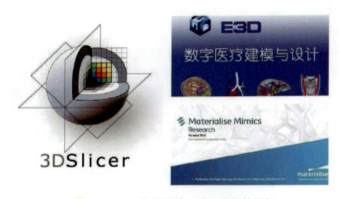

▲ 图 5-47　3D 软件重建血肿及头部软组织

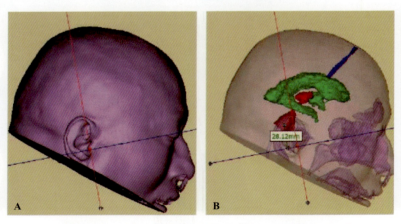

▲ 图 5-48　应用"坐标定位法"定位血肿在头部侧位投影点

4. 不同位置三维观察血肿、脑室及脑室引流管在颅内的位置（图 5-50）。

5. 以"小脑定位两平面法"定位后颅凹中点为穿刺点，避开乙状窦、横窦、枕窦、枕骨大孔等（图 5-51）。

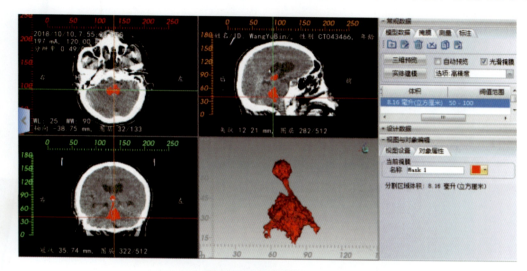

▲ 图 5-49　自动计算血肿体积

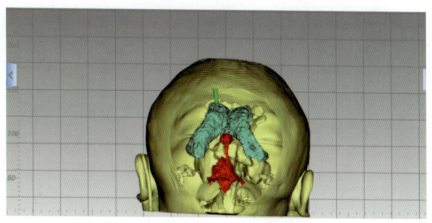

▲ 图 5-50　不同位置三维观察血肿在颅内的位置

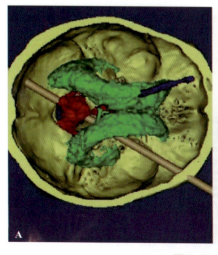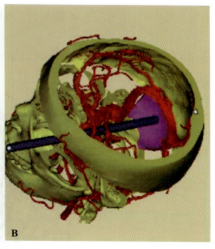

▲ 图 5-51　定位穿刺点

6. 穿刺方向指向血肿中心点，顺穿刺方向延长，在体表找出穿刺出点，两点确定一条穿刺直线（图 5-52）。

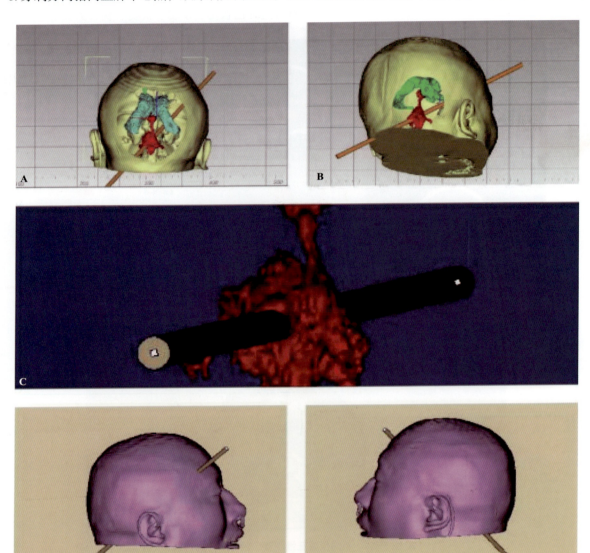

▲ 图 5-52　在体表找出穿刺位点

7. 登录网址 http://www.e3d-med.com/app/model.html?id=_4811d0c44b4e4c54a861a81c363e6393_2019_09_15_10_22_21 或扫描下方二维码了解术前规划。

（三）手术流程

1. 患者术前明确诊断为脑桥出血破入脑室，除外动脉瘤，血管畸形。

2. 患者在重症监护室监护下床边采用局部浸润麻醉＋基础麻醉，丙泊酚针（10ml：100mg）静脉推注 5ml。

3. 侧俯卧位，头部前屈，注意呼吸情况。

4. 取右侧后颅凹中心点为穿刺点，局部麻醉，以尖刀片刺破头皮约 0.5cm，应用手锥至颅骨建立穿刺通道，再以丁字形手钻扩大颅骨骨孔，手锥刺破硬脑膜，12 号引流管顺穿刺通道植入，指向血肿中心位置（坐标位置）或模拟穿刺出点。成功后，5ml 注射器缓慢抽吸，抽吸血肿量约为 7ml（图 5-53）。

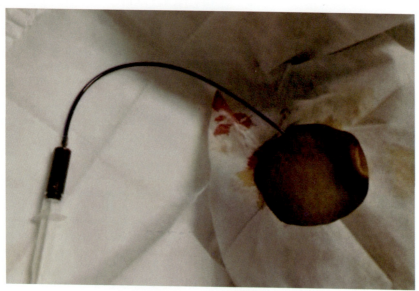

▲ 图 5-53　实施穿刺

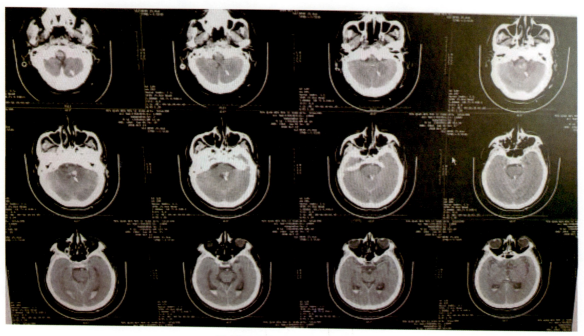

▲ 图 5-54　术后头颅 CT 扫描

5.留置引流管，头皮缝合一针，固定引流管。

6.复查颅脑 CT（图 5-54），视血肿及引流管位置应用尿激酶（本例病人没有应用尿激酶）。

7.术后 CT 重建并透视化显示脑组织、血肿、引流管及脑室，计算残余血肿约 1.1ml，可见引流管避开横窦（图 5-55）。

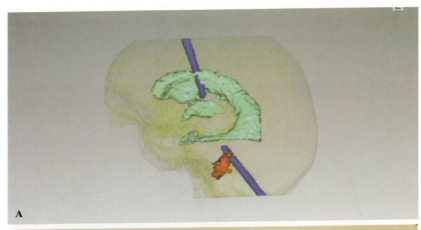

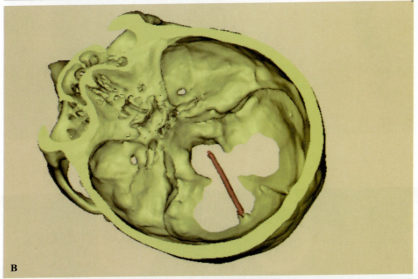

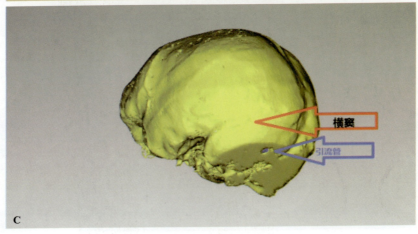

▲ **图 5-55** 术后头颅 CT 三维重建

8. 可登录网址 http://www.e3d−med.com/app/model.html?id=_29d5e9a281494090991c7d620c44b964_2019_09_15_10_14_53 或扫描下方二维码了解术后血肿清除情况。

（四）手术要点

1. 术前三维重建：病人行颅脑 CT 检查后，即可从 CT 室刻录光盘或从科室电脑导入患者原始数据，数据形式为 DICOM 格式，手术医师最好参与三维手术方案规划设计，以便手术时更具有针对性与精准操作性。

2. 穿刺入点一般选择颅后窝中点（约为中线旁开 2.5cm，横窦下 1.5cm）处，穿刺方向指向血肿中心，可顺穿刺方向延长至对侧额颞侧，标记穿刺出点，在出点及入点经头皮标线，顺标记方向穿刺即可（图 5−56）。

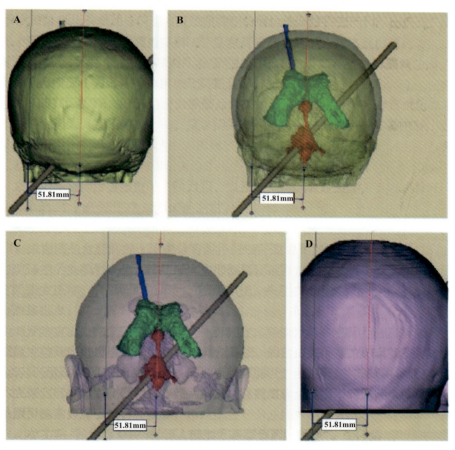

▲ 图 5−56　手术要点

3. 在穿刺入点头皮切口约 0.5cm，手锥自切口顺模拟穿刺方向至颅骨建立穿刺通道，颅骨用锥颅形成穿刺定位点，同时以左手拇指、示指顺穿刺手锥按压头皮，避免拔除穿刺手锥后通道移位，再以 5 号丁字形手钻顺手锥建立的穿刺通道扩大颅骨钻孔，尖手锥顺穿刺通道刺破硬脑膜，12 号引流管顺穿刺通道植入，指向血肿中心位置，预定深度后，5ml 注射器缓慢抽吸，抽吸血肿量为术前计算的 1/2 左右。

4. 穿刺手术中，手锥应用相当于 12 号引流管的手锥尖头，丁字形手钻用 5 号的手钻，脑室引流管用 12 号的脑室引流管，其三种型号相互吻合，对于硬脑膜、脑组织穿刺通道中小的渗血具有填充作用。

5. 用手锥刺破硬脑膜要迅速，手锥尖端不能太钝，避免硬脑膜剥离，形成硬膜外血肿。

6. 术中抽吸负压不能太大，以免造成新的抽吸，一般应用 5ml 注射器缓慢抽吸，抽吸过程中边抽吸边旋转引流管，以便使引流管前端侧孔与血肿充分接触，有利于血肿抽吸。抽吸量约为血肿的 1/2，术后根据 CT 复查，决定尿激酶应用与否。

7. 留置引流管，头皮缝合可采用"荷包"缝合法，固定引流管，血肿引流到达预期目的后，拔除引流管，收紧"荷包"线即可，避免拔除引流管后再次缝合。

（五）点评

数字神经外科学是计算机科学与神经外科学相结合的一门新兴交叉学科。数字神经外科技术可以精确地显示正常或病变组织复杂的三维结构，并可进行任意旋转、剖切等观察和操作；可以对重建的三维结构进行测量，获得长度、面积、体积和角度等大量精确的解剖参数；可以用于临床辅助诊断、辅助手术设计和手术模拟等方面。它的发展让神经外科手术更为精确，有力地提升了神经外科技术水平，已逐步在神经外科临床应用和拓展。在神经外科首先被应用于术前模拟脑出血钻孔引流和侧脑室钻孔引流的定位，大大节省了术中的时间，提高手术精确度，从而实现手术的精确和微创。

脑干出血是由于脑干小血管破裂，或脑出血灶延伸至脑干引起。常见病因有高血压合并小动脉硬化、微动脉瘤或微血管瘤，以及脑血管畸形、脑膜动静脉畸形、淀粉样脑血管病、血管炎、瘤卒中等。脑干出血是神经系统的急重症，死亡率极高。脑干，即人生命中枢所在，是维持呼吸、心跳、意识等人体基本生命活动的中枢。即使在医学快速进步的今天，显微神经外科医生也视脑干为相对手术禁区。脑干出血，往往只需要几毫升就足以让人丧命，即使幸存也遗留严重的神经功能缺损，是植物生存状态的常见原因。

1. 脑干出血治疗需注意以下几点。

(1) 考虑疾病的危重性及预期效果极差，部分医师与家属沟通大都采取维持治疗延长生命或放弃治疗。

(2) 部分医师因有丰富的临床手术经验，选择显微手术血肿清除术，术后部分效果理想，如北京八一脑科医院张洪钿教授，开封市中心医院张万宏教授。

(3) 少部分经验丰富的医师选择创伤小而又相对积极的手术治疗方法如微创穿刺脑干血肿清除术或内镜手术治疗。

(4) 微创手术的治疗方法大都选择经颅后窝（如经小脑穿刺路径）的微创治疗方法，徒手穿刺治疗的教授如上海孙树杰教授、广州杨进华教授、山东刘振川教授等等。

(5) 搜集文献报道极少医师选择经颞微创穿刺治疗，如北京总医院附属八一脑科医院张洪钿教授。

(6) 另有个别教授从多年经验积累另辟小径研究出经枕幕上脑干穿刺治疗，如上海孙树杰教授。

(7) 硬件好资金足的医院应用导航或立体定向设备行脑干穿刺治疗。非有经验的医师不敢涉足，没有立体定向设备或昂贵的神经导航仪器，能在约 1250ml 的脑组织里准确、精准定位地找到位于深部徒手穿刺中 5ml 左右的血肿，并中靶心确非易事。枕颈部由于软组织较多、厚度较大及皮肤的松弛性、颅脑 CT 扫描时的仰卧位以及枕颈部皮肤的皱褶，手术时体位变化为颈部前屈位，数字化 3D 打印利用导板穿刺难度较大，不易定位，即使外加体表标记，也因为术前及术后体位的变化，达不到精准穿刺的目的。多数医生仍然是看着二维的黑白胶片，在患者三维头颅上手术操作，难免造成穿刺的偏差等等。

数字化神经外科的发展使可以三维重建血肿及模拟定位、穿刺能帮助年轻医师缩短成长曲线，使手术医师在术前模拟操作，在穿刺前定位穿刺入点及出点，较二维 CT 阅片更好地在颅内建立三维结构，减少穿刺偏差。脑干出血微创软通道穿刺对于穿刺通道产生最小损伤，相对于经枕、经颞开颅的技术、设备、医师的培养成本要求明显偏低，对于急诊术前准备时间明显缩短，这对于基层患者来说是最大的受益者。

2. 对比经颞、经枕幕上、经颅后窝的微创穿刺治疗，经颞脑干出血穿刺治疗需注意以下几点。

(1) 穿刺路径短，穿刺路径经过肌肉软组织少。

(2) 体位较颅后窝更易摆放，更适合术者操作，更加适合危重病人的穿刺治疗。

(3) 因经脑干外侧走行和发出的神经较多穿刺造成的副损伤也较多。

(4) 大脑后动脉在此穿刺路径中脑干周围发出分支较多，穿刺损伤概率相对大。

(5) 适合脑干中脑、脑桥上部的出血，尤其偏向一侧者。

(6) 颞部头部软组织移位少，3D 打印导板穿刺操作更方便。

3. 经枕幕上穿刺脑干出血穿刺治疗需注意以下几点。

(1) 穿刺体位优于于小脑穿刺体位、次于经颞穿刺。

(2) 穿刺路径易受侧脑室后角影响。

(3) 适合脑干、中脑、脑桥上部的出血。

(4) 穿刺路径短，穿刺路径经过肌肉软组织少。

(5) 体位较颅后窝易摆放，适合术者操作，有利于危重病人的抢救。

(6) 也可以 3D 打印导板穿刺，打印导板移位不明显。

4. 脑干出血经颅后窝穿刺治疗需注意以下几点。

(1) 经颅后窝穿刺空间狭小，但位置固定。

(2) 穿刺路径长，枕下软组织较厚，穿刺不易操作，软组织易遮挡穿刺通路。

(3) 其穿刺能达到脑干出血任何部位。

(4) 经颅后窝穿刺一般是穿刺脑干背侧面（中线略偏左、右侧），路径所经血管神经偏少。

(5) 要避开横窦、乙状窦、枕窦，向下不可越过枕骨大孔，有经验的医师借助简单的工具穿刺即可达到穿刺目标。

(6) 3D 打印导板利用效果较差，软组织移位明显，术前、术后导板贴附位置差异大。

脑干出血的预后主要看部位及出血的量及速度，能够存活下来的主要出血部位在脑桥及附近，出血在延髓附近的很快就会死亡，尤其是没有破入脑室者，呼吸心搏停止很快。早期死亡原因是出血量大引起的急性期压迫。亚急性期引起的后果是血肿及水肿压迫及引起的颅高压。如果出血破入脑室，临床症状比没有破入脑室内要轻一些。如果破入脑室应首先做个脑室外引流，没有破入脑室的桥脑出血患者，出血量约 5ml 者，GCS 评分＞9 分者，可密切观察，但是如果有颅内压增高表现者（脑室扩大，环池受压不清），建议行脑室外引流并颅内压监测，如果引流不能解决颅内压增高问题，则行开颅去骨瓣减压，脑干血肿处切开，脑干减压手术，如果血肿量小，血肿不易清除，没有必要强行清除血肿，在保证不造成负损伤的基础上尽量清除血肿。如果 GCS＜8 分，或者意识障碍进行性加重者，手术是必要的。首先是行脑室外引流，同时行脑干血肿清除。积极的外科干预与预后有明显的相关性，可降低死亡率，但致残率仍很高。随着计算机技术的发展，数字化手术辅助系统被越来越多地应用于手术，脑干出血的救治水平将会进一步提高。

（吴　阳　钟德泉）

第6章　脑室出血的外科治疗

第一节　小骨窗纵裂 – 胼胝体入路侧脑室血肿清除术

（一）病例资料

患者朱某，中年男性，57 岁。因突发意识障碍 3h 来院急诊。行脑 CT 检查示：脑室铸型，梗阻性脑积水。患者既往高血压病史 8 年，糖尿病病史 3 年，不规律服用降压药和降糖药，无烟酒嗜好。查体：血压 188/96mmHg，呼吸 26 /min，心率 113 /min，体温 38.1℃。深昏迷，GCS 评分 5 分，双目固定于中间位，双瞳不等大，右侧直径约 3.5mm、左侧 2.0mm，对光反射消失。四肢呈弛缓性麻痹，颈部抵抗感不明显，双侧巴氏征（＋）。丘脑部位的出血量经多田公式计算量约为 35ml（不包括破入脑室的血肿）。在病房行脑室穿刺置管引流后，将患者送往手术室拟急诊行手术治疗。

入院诊断： 高血压脑室出血脑室铸型形成；急性梗阻性脑积水；高血压 3 级，极高危组。

（二）手术流程

1. 麻醉：全身静脉复合麻醉。

2. 体位：患者取仰卧位，头部抬高 20°，前屈 15°～ 30°，向先行丘脑出血对侧侧脑室脑室外引流，用以降低颅内压和术后早期引流。然后头部向对侧旋转 30°。

3. 切口：首先以鼻根后 13cm 处确定冠状缝中点，出血侧钩形皮瓣切口，切口后缘至矢状线上冠状缝中点后 2.5cm，前缘达冠状缝前 4.5cm，外侧至颞上线（手术切口同前）。

4. 分离皮下组织和骨膜：全层切开皮肤和骨膜，翻开固定妥当，并在骨瓣表面确定矢状缝和冠状缝的位置。

5. 骨窗：钻孔 3 枚，后方骨孔位于冠状缝与矢状缝交界处，不跨中线游离骨瓣，大小 6cm×4cm，三孔骨瓣成形，骨瓣内缘尽量靠近中线，必要时咬除部分颅骨，显露矢状窦外侧缘。

6. 硬膜切开：弧形瓣切开硬膜，翻向中线，四周棉片保护脑组织。通常情况下冠状缝前 4cm，冠状缝后 2cm，共 6cm 区域内桥静脉分布较少，可在此区域剪开硬膜，如果桥静脉与硬膜粘连紧密，必要时可电凝处理 1 ～ 2 支桥静脉剪开硬膜（尽量避免）。

7. 分离纵裂和切开胼胝体：以冠状缝中点至同侧外耳孔假想连线牵开同侧额叶内侧缘，分离沿大脑镰深入，分开扣带回，见白色的胼胝体，暴露双侧的胼缘动脉，在两支动脉之间略靠血肿侧切开 1.5 ～ 2cm 胼胝体（图 6–1）。

8. 清除脑室和丘脑血肿：打开透明隔，进入同侧侧脑室，探查同侧侧脑室内血肿、室间孔方位、丘脑出血破入脑室的部位。如果术前 CT 扫描对侧侧脑室内有血，切开透明隔，探查对侧脑室。首先清除同侧侧脑室内积血，显露室间孔，然后沿丘脑出血破溃处清除丘脑内血肿。若第三脑室有积血，沿室间孔清除第三脑室积血，尽量打通脑脊液循环通路。最后通过透明隔清除对侧脑室内的积血（图 6–2）。

9. 妥善止血后，根据创面渗血情况，可留置血肿侧引流管。

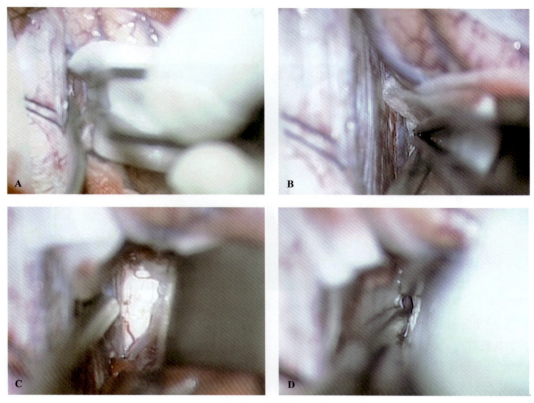

▲ 图 6-1　胼胝体切开

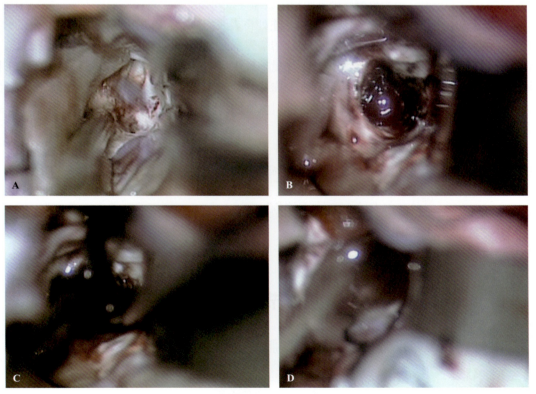

▲ 图 6-2　血肿清除

（三）手术前后头颅 CT 扫描

见图 6-3。

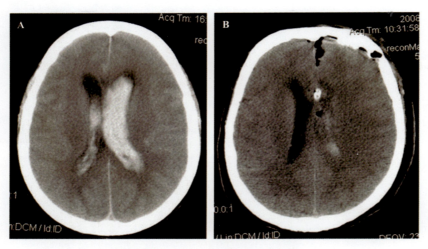

▲ **图 6-3** 手术前后头颅 CT 扫描

（四）手术要点

1. 因为骨窗需要暴露上矢状窦，因此钻孔时要小心，直接在上矢状窦钻孔较为安全，因为可以暴露整个窦的宽度。钻孔完成后，使用细小的 Kerrison 咬骨钳将钻孔适当扩大，可以更为充分地分离窦。注意铣刀使用时应从中线向外侧游离，动作轻柔而缓慢，边游离边用铣刀头轻轻推开窦，一般都较为安全地打开上矢状窦。

2. 翻开硬膜时，皮质表面引流静脉经常会有粘连，应小心分离后翻开，尽量保护引流静脉；偶尔有上矢状窦的损伤，不能用双极电凝止血，因为电凝后硬脑膜组织收缩导致开孔扩大。用速即纱或者明胶海绵压迫止血即可。

3. 用脑压板牵开额叶之前，应仔细从蛛网膜粘连处将表浅的桥静脉解剖出来，使额上回获得的充分的移动度。应通过调整体位和充分利用重力作用获得最佳的暴露空间。

4. 术中操作应轻柔，止血彻底，反复冲洗，尽量棉片压迫止血，不使用明胶海绵，以免遗留在脑室内。

5. 保护好脑室壁、丘纹静脉、丘脑下部或大脑内静脉等重要结构，脉络丛出血可电凝止血。复位骨瓣。

6. 如果第三脑室残存部分积血，术后经脑室外引流管注入尿激酶 2 万～ 3 万 U + 生理盐水 5ml 夹管 1 ～ 2h 后，开放引流，同时再次 CT 扫描，给予止血药物。

7. 行胼胝体入路丘脑出血破入脑室，术后处理十分重要，除注意术后出血、脑疝发生、颅内感染外，仍需注意水电解质酸碱平衡、应激性溃疡出血、尿崩、高热、加强营养和脑水肿的治疗。

（五）点评

见"小骨窗经纵裂 - 胼胝体入路清除丘脑内侧型血肿"。

（张洪钿　罗永春　文宗权）

第二节　内镜手术

一、自制神经内镜辅助器械经纵裂 - 胼胝体入路侧脑室血肿清除术

（一）病例资料

患者章某，老年男性，男 74 岁，主因突发神志不清伴大小便失禁 2h 入院。患者既往有高血压病史 5 年余，

未正规药物治疗，间断性测血压 160/120mmHg 左右。无烟酒不良嗜好。查体：体温 37.9℃，心率 96 /min，呼吸 17 /min，血压 250/110mmHg。患者呈浅昏迷状态。双侧瞳孔等大等圆，直径 2.0mm，直接及间接对光反射灵敏，两眼向左侧凝视。四肢肌力无法检查，肌张力正常。左侧 Babinski 征、Oppenheim 征、Gordon 征可疑阳性。右侧 Babinski 征、Oppenheim 征、Gordon 征阳性。头颅 CT 示两侧脑室出血、第三脑室伴第四脑室铸型。

入院诊断：两侧脑室出血伴铸型；高血压 3 级，极高危组。

（二）手术流程

1. 麻醉　气管插管全身麻醉。

2. 体位　取仰卧位，头部抬高 15 度。

3. 切口　冠状缝后方 1cm，跨中线额皮瓣，行长 8 ～ 12cm 的略弧形切口（图 6-4）。

4. 全层切开头皮　分离皮下组织和肌肉，将皮瓣翻向前额部，分离肌肉可用低功率电刀进行，减少出血。

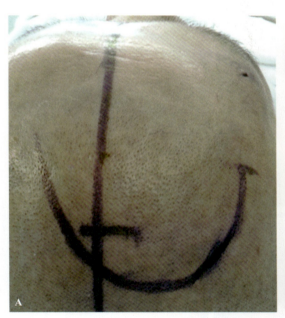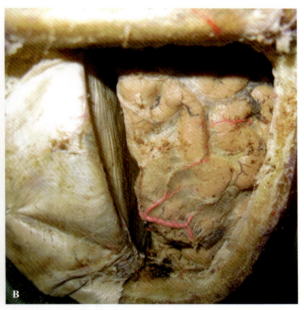

▲ 图 6-4　手术切口设计及骨瓣打开后显示的解剖结构

5. 骨窗　骨窗后缘钻孔一枚，铣刀游离形成圆形骨窗，骨窗大小 4cm×5cm。

6. 硬膜切开　如骨窗边缘有渗血，骨蜡止血，上矢状窦渗血可予明胶海绵压迫止血。将硬脑膜瓣翻向中线并用丝线牵拉固定。

7. 分离　神经内镜下仔细分开额叶内侧面与大脑镰之间的粘连，显露双侧胼周动脉（图 6-5A），胼周动脉间吻合支可电凝切断。显露出白色的胼胝体。于胼胝体前 1/3 正中纵行切开（图 6-5B）。

8. 神经内镜下血肿清除　于胼胝体前 1/3 正中纵行切开 1.5 ～ 2.0cm；见血性脑脊液及血凝块涌出，置入自制带刻度的透明导管鞘，自制固定装置固定。推进内镜，吸引器清除侧脑室前角（图 6-6A）及室间孔区部血凝块（图 6-6B），调整透明管鞘位置，推进内镜，清除侧脑室体部（图 6-6C）及三角区（图 6-6D），清除三角区血肿，操作轻柔，注意保护脉络膜裂穹隆带（图 6-6E）、脉络丛球（图 6-6F）。在一侧脑室血肿清除后，在已分开的胼胝体下方直接进入，再将对侧脑室内及室间孔处血块清除。同时改变透明导管的角度，予人工脑脊液适当冲洗，清除第三脑室前部血凝块，清除中脑导水管上方第三脑室内的血凝块。

9. 止血　术中活动性渗血予脑棉或明胶海绵压迫无效后行单极电凝吸引器止血。

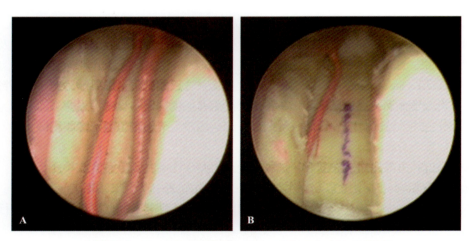

▲ 图 6-5 尸头解剖显示双侧大脑前动脉和切开胼胝体的部位

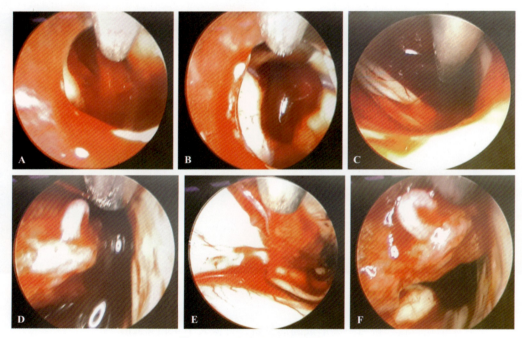

▲ 图 6-6 清除脑室内血肿过程

（三）手术前后头颅 CT 扫描

见图 6-7。

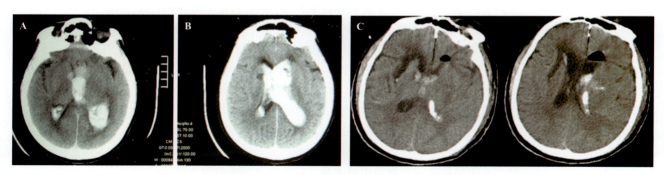

▲ 图 6-7 手术切口设计及骨瓣打开后显示的解剖结构

（四）手术要点

1. 开颅阶段

(1) 切开头皮时，可将其游离后，牵向皮缘额侧。

(2) 使用电刀分离肌肉，可减少出血，能有效增加暴露范围，但功率应小，减少对肌肉的损伤。

(3) 钻孔后予神经剥离子分离硬膜后再用铣刀游离骨窗；注意先铣外侧，最后铣开上矢状窦侧，翻开骨瓣时硬膜表面出血，尽量避免电凝，予明胶海绵或止血纱布压迫。

2. 经纵裂 - 胼胝体入路分离阶段

(1) 通过头颅 CT 检查，诊断原发性脑室出血或继发性脑室出血，初步判断采用经纵裂胼胝体前部侧脑室入路的难易程度；继发性脑室出血脑实质内血肿的占位效应，同侧经纵裂胼胝体前部侧脑室入路暴露胼胝体存在明显困难难避免该手术入路，可采用同侧脑室前角入路。

(2) 轻柔分离额叶内侧面与大脑镰之间粘连，冠状缝前 5cm 内引流静脉很少，冠状缝前引流静脉细小并影响入路时可电凝切断。显露双侧胼周动脉，胼周动脉间吻合支可电凝切断，两侧胼周动脉间近远端分别予标记棉片分离。如出现引流静脉靠前且粗大，影响对大脑半球的牵开和手术野的显露，此时应将切口作相应调整，必要时采取对侧骨窗进行手术操作，以避开重要引流静脉的阻挡，或放弃该手术入路，采用同侧脑室前角入路神经内镜下手术。

(3) 显露出白色的胼胝体后严格沿中线切开 1.5 ～ 2.0cm，若切开后未见血性脑脊液流出，应考虑进入透明隔间腔（第五脑室）的可能。

3. 清除血肿阶段

(1) 清除血肿的基本原则：侧脑室铸型时手术空间狭小，手术开始时难以建立良好的水环境，应采用空气环境，吸出部分液态血肿后再在水环境下清除血肿。

(2) 沿胼胝体切口置入自制带刻度的透明导管鞘（长度为 6cm，直径 10mm）（图 6-8A），自制固定装置固定（外面固定模拟图）（图 6-8B）。透明导管鞘上的厘米单位刻度可帮助了解鞘进入脑室内的深度，并提供内镜手术的方向坐标，自制固定装置与内镜导管鞘紧密连接，术者一人即可完成操作。传统内镜手术清除血肿极易污染镜头，通过内镜透明导管鞘，内镜位于导管鞘内，吸引器在前方吸引，利用侧脑室自然腔隙较易清除血肿。在内镜操作过程中，可利用导管鞘作为支撑进行精细化操作，避免意外损伤。残余血肿会因为脑脊液或注入人工脑脊液变得更易吸除。进入脑室需要逐步推进内镜，妥善保护好脑室内重要结构。

(3) 神经内镜清除血肿：神经内镜镜头为广角视野，具有鱼眼效应，视野中物体的形态、大小及清晰程度与物体和镜头之间的距离有关。术者应及时调整内镜和脑室内血肿接触的合适距离，镜下血肿为紫黑色，脑脊液为浅红色。推进内镜，清除侧脑室额角及体部血凝块，此过程中注意血肿可能与脉络丛血管粘连，较坚韧的血凝块不必勉强清除，避免损伤室间孔区由脉络丛、隔静脉和丘纹静脉构成的 Y 字形结构（图 6-9A）。清除部分脑室血肿后，予人工脑脊液边冲洗边吸出血肿，显示室间孔，轻柔地将室间孔处血肿吸出。术中

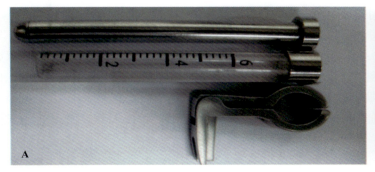
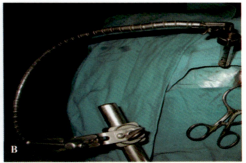

▲ 图 6-8　手术切口设计及骨瓣打开后显示的解剖结构

对侧脑室在已分开的胼胝体下方直接进入，通过解剖入路研究可清楚进入对侧脑室（图 6-9B），清除对侧脑室内血块。及时引流冲洗液，防止过快冲洗对脑室周围重要结构的刺激，引流不畅会升高颅内压。术中对左右侧脑室判断，主要通过丘纹静脉在脉络丛的位置，右侧为右侧脑室（图 6-9C），反之在左侧为左侧脑室（图 6-9D）。

(4) 吸引器的使用：脑室内血凝块较松软，自制直径 2mm 吸引器，轻微吸力，缓慢清除血肿。对于血凝块与静脉、脉络丛或脉络丛球粘连时，予人工脑脊液反复冲洗，避免对脑室壁或重要解剖结构的直接吸引。

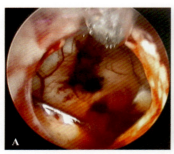 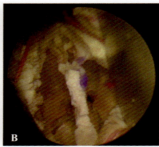 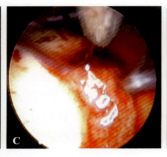 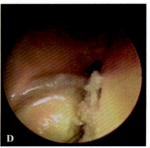

▲ 图 6-9　脑室内重要结构术中及解剖照片

(5) 照明：自制的透明内镜导管有着自动牵开器和内镜工作通道的双重作用，扩大的手术空间，使术野清晰，便于直视下清除血肿；同时防止了血肿污染内镜头部引起视野的模糊。术中完全直视下操作，随时调整的位置。

(6) 止血：渗血予明胶海绵压迫为主，注意操作轻柔，切勿强行填塞以免造成脑组织新的挫伤。对于与脑室壁及脉络丛球粘连的小血块不宜勉强吸除，防止造成周围脑组织的更大损伤，过分追求彻底清除血肿常常是得不偿失。

4. 关颅阶段

(1) 硬膜可用人工硬膜修复，严密不透水缝合。

(2) 注意引流静脉的保护。

(3) 一般不需放置引流，减少患者颅内感染的概率。

（五）手术点评

1. 优点　①采用自然裂隙，无须切开皮质，避免了脑损伤及癫痫灶的产生；②解剖标志清楚，不受脑室大小影响；③手术路径短；④同时处理两侧脑室出血，部分清除第三脑室出血，及时解除急性脑积水，降低颅内压，有利于脑脊液廓清。

2. 缺点　①冠状缝前引流静脉数目及粗细是影响经胼胝体前部侧脑室入路手术的一个因素；②胼胝体前部侧脑室入路操作空间相对狭小，胼周动脉出现交通支时操作费时；③室间孔及中间块大小明显影响内镜在第三脑室内的操作范围；④手术技术要求较高，对器械和设备有一定要求。

自制神经内镜辅助器械及手术环境的改进优点

传统神经内镜鞘手术中血肿极易污染镜头，自制的透明内镜导管鞘有着自动牵开器和内镜工作通道的双重作用扩大的手术空间，使术野清晰，便于直视下清除血肿；同时防止了血肿污染内镜头部引起视野的模糊。自制固定装置与内镜导管紧密连接，术者一人即可完成操作。单极电凝吸引器兼有电凝止血及吸引作用，侧脑室体部及第三脑室内血肿清除时可同时进行止血。应采用多角度镜明确出血点，给予彻底止血，避免遗漏造成再次出血。

（吴春富）

二、经额造瘘神经内镜下脑室内血肿清除术

（一）病例资料

患者王某某，男性，52 岁。主因突发意识不清 1h 急诊入院。既往史：高血压病史 30 年，平时血压约 180/100mmHg 左右，未系统用药治疗，脑梗死病史 2 年。查体：体温 37.5℃，脉搏 92 /min，呼吸 32 /min，血压 222/133mmHg。深昏迷状态，Glasgow 昏迷评分 4 分，双瞳等大同圆，直径约 2.5mm，对光反射消失。刺痛去脑强直发作，双侧巴宾斯基征阳性。头颅 CT 示：右侧尾状核出血破入脑室，全脑室铸型（图 6-10）。

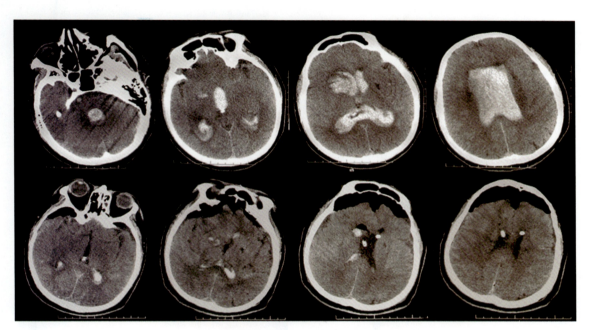

▲ 图 6-10　术前 CT 及术后 6h CT

入院诊断： 右侧尾状核出血破入脑室，全脑室铸型；高血压病 3 级，极高危组。

处理： 急诊全麻内镜下行右额入路脑室及尾状核血肿清除术。

（二）手术器械的准备

1. 神经内镜（硬镜）　常用的有 30° 和 0° 两种规格，此病例应用的是 STORZE 0° 的内镜。如果医院没有购买神经内镜，用骨外科的关节镜或耳鼻喉科的鼻窦镜都可以做此类手术，镜体长度和粗细均合适（仅限于内镜外操作）。

2. 单极电凝　手术采用的方法是镜外操作，术中需要配合单极电凝进行止血。

3. 吸引器　耳鼻。因喉科有一种专用的吸引器，可以连接单极电凝进行烧灼止血，术中由术者踩踏板开关自行控制。应备有直头和 45° 弯头吸引器两种，粗细以 2.5mm 和 3.0mm 常用，吸引器要求较软可以弯曲调整角度。

4. 工作通道　又叫管状牵开器、内镜鞘组，进口的价位偏高，目前国产的也需要 2000 多元，如因经济原因所限，可以应用注射器、胶片等自制。

5. 手术显微镜　用于不可控出血时备用。

（三）手术流程

1. 麻醉　气管插管全麻。

2. 体位　患者取仰卧位，上半身抬高约 25°，调整患者头部高度使术者视线与工作通道的纵轴方向一致。

3. 开颅

(1) 头皮标记中心点：不宜以发际为依据，一般为冠状缝（可以触摸到）前 2.5cm 或者眉心连线中点沿矢状线向后 11.0cm（根据头围大小微调 0.5cm 左右），中线旁开 3.0cm 处。左侧脑室额角钻孔引流中心点为中线旁开 2.5cm（图 6-11）。

(2) 局部麻醉：配制局麻液为 0.9% 生理盐水 30ml+ 罗哌卡因 75mg+ 肾上腺素 0.5mg，取适量头皮切口皮下注射，主要用于术中止血和术后镇痛。

(3) 右侧皮瓣开颅：以中线处冠状缝前 0.5cm 向右侧做弧形切口，中线处向前做直切口长约 5.0cm，形成翻向额部的皮瓣。如果有铣刀建议做以标记点为中心平行矢状线的纵切口，可以铣下一个小圆骨瓣，切口也可以做得很小，不过骨瓣复位后，需要用颅骨锁或钛连接片固定骨瓣。优点是术中原发灶一旦出血难以控制，可以延长头皮切口大骨瓣开颅，显微镜下清除颅内血肿并止血，颅内压力高时还可以去除骨瓣。距离中线 1.0cm 处前后各钻一孔，外侧额部钻一孔，线锯锯下扇形骨瓣（图 6-12）。

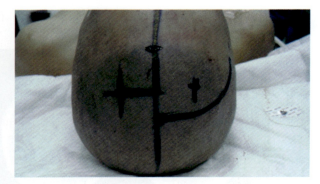

▲ 图 6-11　头皮标记手术切口

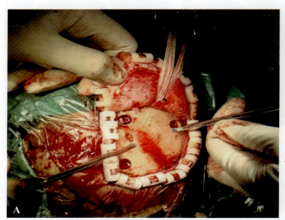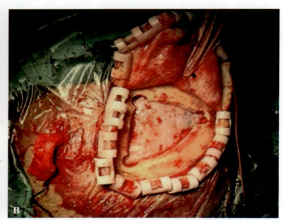

▲ 图 6-12　颅骨钻 3 孔、锯下骨瓣

4. 皮质切口　切开硬膜后于头皮标记的中心点对应的皮质处，避开引流静脉，电凝皮质并切开 1.5cm。先用脑针穿刺脑室，指向双侧外耳道假想连线并偏向中线约 20 度，深度为距离皮质 4.5～5.0cm，有突破感后抽出血凝块证实位于脑室内后，拔出脑针。

5. 扩张穿刺通道　沿脑针穿刺通道及方向插入 10F 小儿硅胶气囊导尿管，回抽再次确认进入脑室后，注入生理盐水充气囊来扩张穿刺通道，扩张前需先体外实验，看注入多少毫升生理盐水才能使气囊达到与通道外径粗细大小相当，使用的时候由内向外分段扩张，扩张下一段时需要先抽出生理盐水使球囊泄压，每次后退约为 1.0cm 再次扩张直至扩张开皮质切口。此方法为钝性扩张，非吸除脑组织造瘘，损伤较小，且不易损伤血管，数十例手术已经证实此方法比较可靠（图 6-13）。

6. 工作通道置入脑室　将厂家定制的内镜鞘组（透明内镜鞘组规格为内径 12mm，长度 7.0cm，内芯前端为子弹头形状）沿扩张好的通道置入，观察镜插入透明的工作通道内芯里，边置入边观察见到暗红色血肿后停止。如没有内镜鞘组也可以用 5ml 注射器代替（脑室内操作偏短，基底核血肿清除时可用），外面套上无菌手套指头部分，插入的时候将 10F 尿管前端气囊注水后卡在注射器前端，再置入扩张好的通道内，球囊尿管泄压后取出。北京胡志强等教授用 X 线胶片消毒后外套手套指头代替内镜鞘组也不错（图 6-14）。

7. 内镜下清除血肿 术者左手持 0° 电子内镜，右手持吸引器，助手固定鞘组并微调方向，负责单极电凝接触吸引器止血及鞘组内冲水（图 6-15）。

(1) 脑室壁造瘘后进入侧脑室。

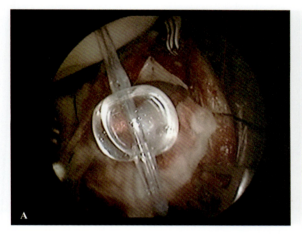
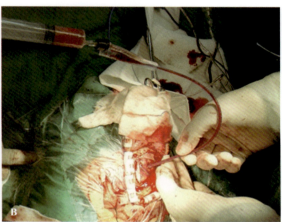

▲ 图 6-13 用 F10 气囊尿管扩张穿刺通道

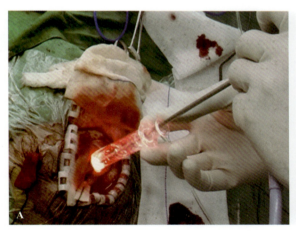
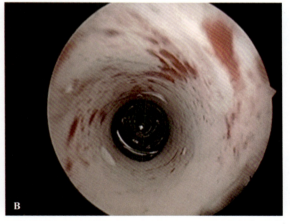

▲ 图 6-14 内镜直视下置入工作通道

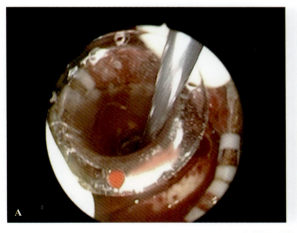
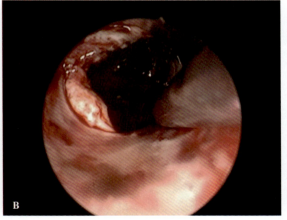

▲ 图 6-15 造瘘过程

(2) 靠近脑室壁血肿破入处有活动性出血，先用棉片压迫，不用先急于止血（图 6-16）。

(3) 吸除血肿过程中，注意吸引器负压要适中，不要吸破静脉（丘纹状静脉、隔静脉、大脑内静脉尤其重要）（图 6-17）。

(4) 注意脉络丛的保护，一旦吸住后不要牵拉，而要松开吸引器孔或暂时关闭负压（图 6-18）。

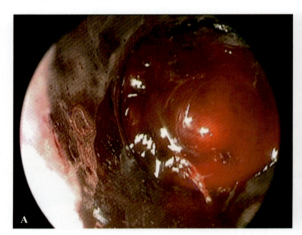
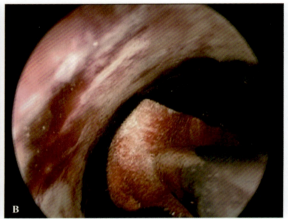

▲ 图 6-16　棉片压迫止血

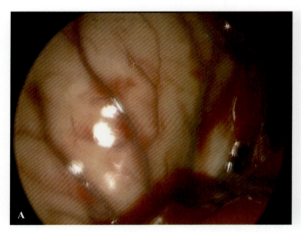
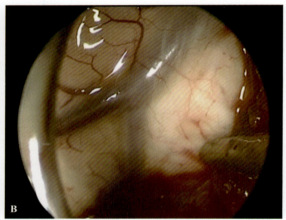

▲ 图 6-17　脑室内静脉保护

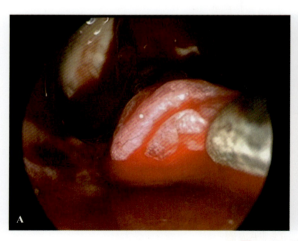
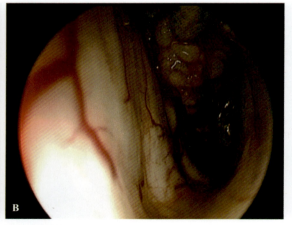

▲ 图 6-18　脑室后角脉络丛显露

(5) 吸除脑室内积血可见脑室后角脉络丛。

(6) 最后吸除第三脑室内血凝块（图 6-19）。

(7) 吸除尾状核血肿并用速即纱止血（图 6-20）。

(8) 探查无活动性出血后取出工作通道并置入引流管，明胶海绵封堵脑室壁破口（图 6-21）。

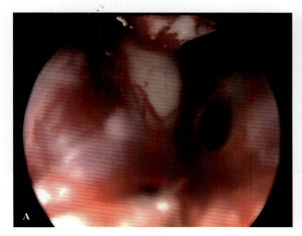
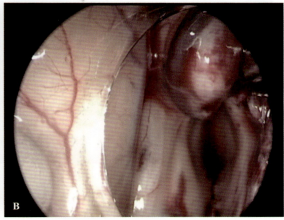

▲ 图 6-19　吸除第三脑室内血块

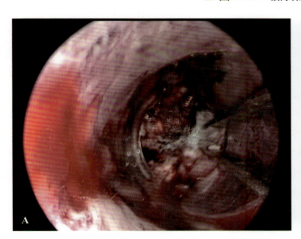
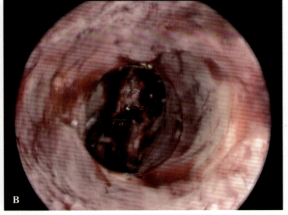

▲ 图 6-20　速即纱止血

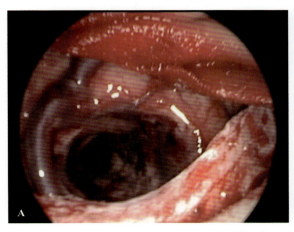
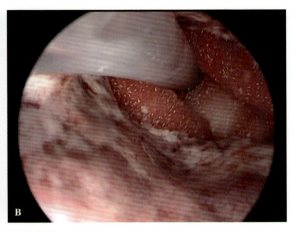

▲ 图 6-21　取出工作通道

(9) 可见脑组织塌陷，引流管内缓慢注入生理盐水，促进脑组织复张（图 6-22）。

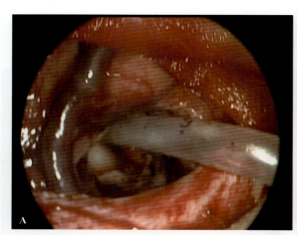 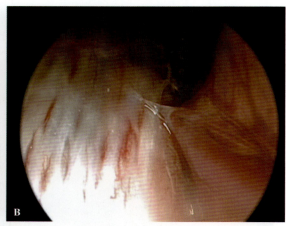

▲ 图 6-22　旋转引流

8. 关颅　骨瓣中心钻孔，引流管从骨孔穿出后潜行于皮下引出，骨缘周边打孔丝线固定，有条件用颅骨锁或钛连接片固定颅骨。

（四）手术要点

术中尽可能清除侧脑室、第三脑室内血肿，术后通过引流管注入尿激酶尽快打通第四脑室从而开放循环通路，条件许可情况下清除脑实质内血肿，也可以只吸出少量血肿，通过侧脑室破入口置管于脑内血肿腔，术后注入尿激酶引流残留血肿，以免术中不可控出血造成止血困难。

传统的脑室钻孔引流手术因铸型脑室内积血短期内无法引出，患者出现脑干受压症状，很快病情恶化。尤其第三脑室旁丘脑出血患者，由于血肿的挤压，钻孔引流打通循环通路直至第四脑室通畅往往时间偏长，有时甚至超过 1 周，患者由于颅高压、颅内感染、肺炎等并发症预后不佳。神经外科医师因有显微外科基础，内镜镜外操作学习曲线短，可有效清除脑内直至第三脑室内血肿，手术创伤小，出血量少，对患者脑功能的恢复非常有利。如因经验少术中一旦出血不可控，还可以更换显微镜配合双极电凝进行止血操作。

手术技巧　术中出血应用单极电凝碰触吸引器止血，单极电凝调整为弱电流 16mA 左右即可，电流太大容易烧断血管或粘吸引器。吸引血肿过程中可以间断性冲水促使血肿松动，吸引器选用 2.5mm 或 3.0mm 粗细，吸力适中并根据术中情况随时调整负压，助手要随时调整工作通道的角度和冲水操作。对于经验不多的初学者可以先做基底核脑出血（使用的工作通道短粗一些，便于操作），能够熟练使用内镜后，即可做脑室出血。

（五）点评

其优点在于内镜镜外操作学习曲线短，对患者的创伤小，一次性解决脑室和实质内血肿，有利于患者的预后。

（曹玉福　杨彦龙）

三、软质内镜下脑室内血肿清除术

（一）病例资料

患者白某，女性，43 岁。主因突发意识不清伴呕吐 6h 救护车急诊转入院。既往：高血压病史 5 年，未进行正规药物治疗。查体：体温 38.6℃，脉搏 56 /min，呼吸 24 /min，血压 200/130mmHg。深昏迷状态，Glasgow 昏迷评分 4 分，双瞳等大正圆，直径约 2mm，对光反射迟钝。双侧生理反射存在，病理反射未引出。

头颅 CT 示：脑室内出血，脑室铸型（图 6-23）。

入院诊断：脑室出血，铸型性脑室内血肿；高血压病 3 级，极高危组。

处理：急诊全麻内镜下行双额入路脑室内血肿清除术。

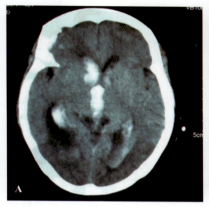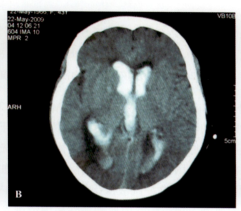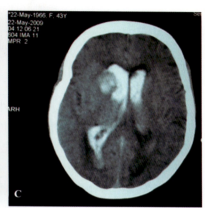

▲ 图 6-23 术前影像学检查

（二）手术流程

1. 麻醉　气管插管静脉复合麻醉。

2. 体位　患者取仰卧位，上半身抬高 20°，头托固定头颅。

3. 切口设计　取双额冠状缝前 1cm，中线旁 3cm 常规侧脑室穿刺点为中心，纵行直切口长约 4cm（图 6-24）。

4. 暴露皮质　常规消毒，铺巾。分层切开头皮、帽状腱膜和骨膜。乳突牵开器牵开皮瓣显露颅骨。钻骨孔一枚直径约 1.2cm，十字切开硬膜，暴露皮质，电凝止血（图 6-25）。

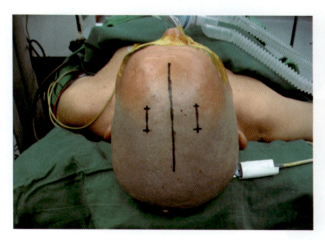

▲ 图 6-24 手术切口

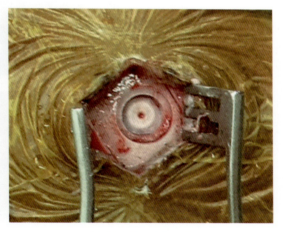

▲ 图 6-25 颅骨钻孔

5. 内镜鞘穿刺脑室　带芯透明内镜鞘，内径 6mm，方向为垂直皮质，对准双耳连线中点，根据头颅 CT 冠状位或矢状位片测量颅骨至脑室距离指导穿刺深度，一般穿刺 4～5cm，拔出鞘芯，可见陈旧血肿进入鞘内，血肿量大压力高者部分血肿可自鞘管涌出（图 6-26）。

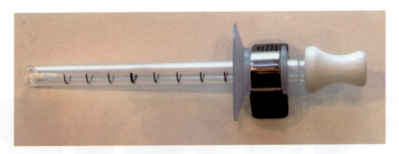

▲ 图 6-26　带芯透明内镜鞘，内径 6mm，长度 10cm

6. 内镜下清除血肿　术者持外径 3.8mm 电子内镜，连接 1000ml 预热 37℃生理盐水持续冲洗，避免血肿部分清除后血肿腔过早塌陷，血肿随着冲洗液可自内镜与镜鞘间隙溢出，开始时内镜鞘内血肿较多，可直接用吸引器吸除，内镜进入脑室后首先寻找血肿与脑室壁界面，沿界面通过冲洗分离血肿，直至侧脑室枕角，必要时用镜头轻轻捣碎血肿利于吸除，额角血肿因重力作用易于清除，枕角内血肿靠冲洗吸引清除。操作一侧脑室时，注意观察对侧内镜鞘内，对侧内镜鞘内血性冲洗液溢出提示第三脑室内已有空隙，沿脉络丛寻找室间孔，于室间孔处交替冲洗吸引第三脑室内血肿，第三脑室内血肿清除后内镜进入第三脑室向后转，在导水管开口交替冲洗吸引第四脑室内血肿，脑室铸型时导水管一般扩张不明显，内镜通过导水管进入第四脑室相对困难，通常情况下第四脑室内血肿会随着压力进入第三脑室，进而冲洗吸除。上述操作两侧脑室交替进行。注意要点是确保内镜鞘在脑室血肿内，进行血肿内操作，操作轻柔，通过"水分离"技术清除血肿，对于冲洗分离困难的血肿可适当残留，不宜强行吸引造成新的出血，血肿清除满意后，酌情双侧或单侧脑室外引流，必要时直接第三脑室和（或）第四脑室外引流（图 6-27）。

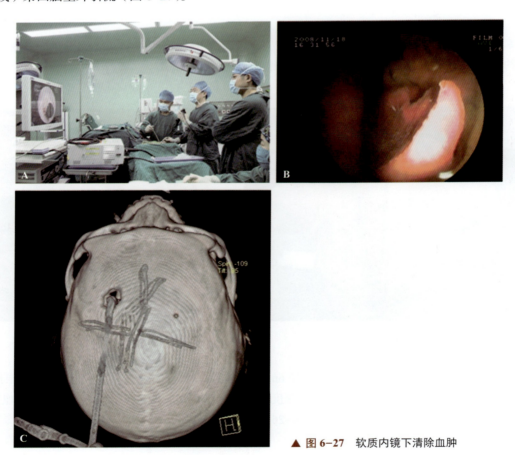

▲ 图 6-27　软质内镜下清除血肿

7. 关颅　骨膜覆盖骨孔，分层缝合头皮，留置引流管 1 ～ 2 枚接引流袋。

（三）术前术后 CT 扫描

见图 6-28。

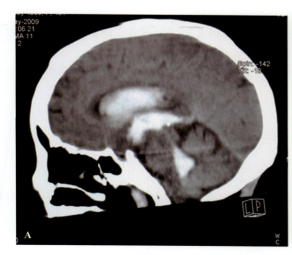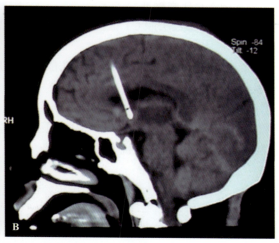

▲ 图 6-28　手术前后头颅 CT 矢状位位扫描：A. 术前，B. 术后 4h

（四）手术要点

1. 微创下尽早清除第三、第四脑室内血肿，恢复脑脊液循环，挽救生命　铸型性脑室内血肿常因脑脊液循环受阻危及生命，单纯脑室外引流难以及时有效恢复脑脊液循环，本组病例中有多例双侧脑室外引流术后已 8d，侧脑室已呈裂隙样，但第三、第四脑室内血肿仍呈高密度铸型，脑干水肿明显，患者生命体征紊乱。电子内镜柔软纤细，光滑灵活，可有效清除脑内直至第三、第四脑室内血肿，手术时间短，手术创伤小，通过仅单侧或双侧颅骨钻孔即可在 2h 之内完成。出血量少 10 ～ 20ml。术中内镜鞘置入血肿腔内，内镜鞘内径仅 6mm，置入后对脑组织损伤极其轻微，最大限度地保护了脑功能，尽早恢复脑脊液循环，挽救患者生命。

2. 手术技巧　双侧脑室同时穿刺，交替操作：为避免一侧脑室内血肿清除后中线移位导致对侧脑室穿刺困难，采用双侧脑室同时穿刺。手术操作两侧交替进行，脑室内维持一定的张力，有助于彻底清除脑室内血肿。

(1) 水分离技术：内镜下采用水分离技术分离血肿，减少手术副损伤，交替冲洗吸引清除血肿，避免血肿腔过早塌陷。

(2) 引流：根据脑室内血肿清除情况，酌情行第三或第四脑室外引流，保证脑脊液循环通畅。术后外引流压力不宜过低，维持脑室内张力，防止裂隙脑室形成导致孤立第四脑室，一般术后外引流 3 ～ 4d 根据引流液性状即可拔除外引流。

（五）点评

软性内镜柔软、纤细、光滑，操作灵活，能够在最小创伤下有效清除颅内各部位包括第三、第四脑室内血肿，有效恢复脑脊液循环，减轻继发性脑损伤，最大限度保留神经功能。

（肖　庆）

第三节 穿刺置管引流术

一、脑室出血软管穿刺置管引流术实际病例分析与手术技巧

（一）手术纳入及排除标准

1.手术适应证 ①经头颅 CT 证实为脑室出血，出现梗阻性脑积水；②出现意识障碍，呈浅或中度昏迷；③家属同意手术。

2.手术禁忌证 ①深昏迷；②双侧瞳孔散大；③肝肾功能障碍患者；④凝血功能障碍；⑤脑肿瘤卒中；⑥血液病等所致脑出血。

（二）手术流程

1.手术器械：采用大连七颗星医疗器械有限公司生产的颅脑立体定向微创手术器械。

2.术前 30min 应用二代头孢抗生素预防感染。

3.麻醉：选择全麻或局麻。

4.穿刺点：患者取平卧位，用定位尺确定额部中线旁 2.5cm，发际后 2.0cm 或冠状缝前 1～2cm 为穿刺点，常规消毒、铺无菌术巾。

5.平行中线纵行切开头皮约 1.5cm，取定向颅钻钻颅，指向双侧外耳道假想连线，与矢状面略平行，有明显钻头穿破骨质突破感后，拔除定向颅钻，用凹颅钻清理骨孔内骨屑，然后置入锁孔器。用硬膜穿刺针刺开硬膜，取脑穿针沿锁孔器方向行侧脑室额角穿刺，进针深度 5～6cm，血性脑脊液流出后，拔除穿刺针，用不同型号的导引钢针缓慢沿锁孔器方向建立预通道后，脑室外引流管（美敦力公司生产的脑室外引流管，编号 26020）缓慢沿穿刺通道置入脑室，置入深度 5～6cm，见脑脊液流出后拔除针芯。引流管皮下移行约 1.5cm，固定引流管，全层缝合头皮。根据头颅 CT 及引流量的情况逐渐调整高于外耳道平面 15～20cm。

6.下台复查头部 CT 以确定引流管的位置及有无颅内再出血的发生。

7.术后辅以尿激酶液化引流脑室内血肿：将尿激酶 3 万～5 万 U 溶于 3～5ml 生理盐水中，每天 1～2 次注入脑室内，夹闭引流管 2～3h 后开放引流。

8.拔管指征：脑室内血肿基本消失；脑脊液颜色变清；夹闭引流管 24h 后无梗阻性脑积水的发生。

（三）病例资料

病例 1

患者周某，男性，49 岁，因突发肢体活动不灵 7h，于 2014 年 10 月 27 日 17 时 28 分入院。家属否认患者既往有高血压及糖尿病病史。入院查体：血压 163/82mmHg，中度偏深昏迷状态，GCS 评分 4 分，双侧瞳孔等大同圆，直径约 2.0mm，直、间接对光反射消失，双侧肢体刺痛少动，双侧肢体肌张力增高，双侧腹壁反射未引出，双侧膝腱反射亢进，双侧巴氏征阳性，项强 3 横指。颅脑多排 CT 平扫影像见第三、第四脑室、双侧脑室内高密度影。脑实质内未见异常密度影。各脑沟、脑裂、脑池未见异常，中线结构居中（图 6-29）。诊断为脑室出血，考虑到脑室内出血较多，已呈脑室铸型，所以行双侧脑室外引流术，术中抽出陈旧性血肿约 20ml。术后复查 CT 见引流管位置良好（图 6-30）。第 2 天开始经左侧脑室引流管注入尿激酶 3 万 U 液化引流脑室内血肿，并且每日复查头部 CT 以了解血肿残留情况（图 6-31 至图 6-34），第 7 天复查头部 CT 见脑室内积血大部分消失（图 6-35），夹闭 24h 复查头部 CT 见脑室无扩张，给予拔管。拔管后复查（图 6-36）。出院查体：浅昏迷状态，双侧瞳孔等大同圆，直径约 3.0mm，直、间接对光反射消失，双侧肢体刺痛可活动，双侧肢体肌张力增高，双侧巴氏征阳性，项强 3 横指。

病例 2（不同部位出血的综合处理）

患者刘某，男，52 岁。因突发头痛 4h，意识不清 2h 于 2014 年 11 月 17 日 2 时左右入院。入院查体：血压 160/110mmHg，呈中度昏迷状态，双侧瞳孔等大，不规则圆，直径约 3.0mm，直、间接对光反射迟钝，双

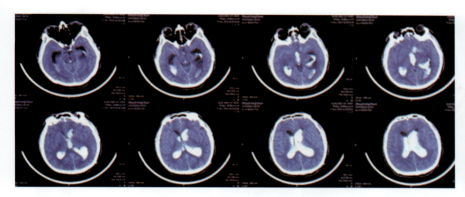

▲ 图 6-29　术前头部 CT 见脑室出血

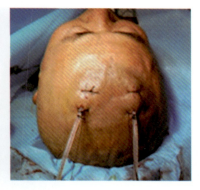

▲ 图 6-30　手术行双侧额角脑室外引流术

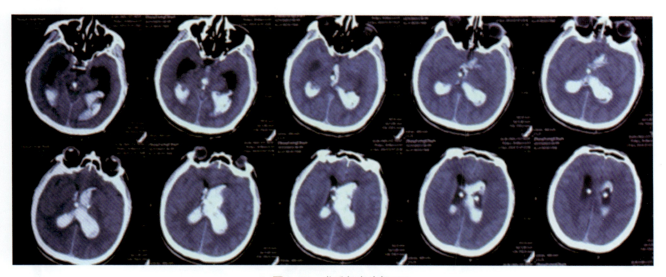

▲ 图 6-31　术后复查头部 CT

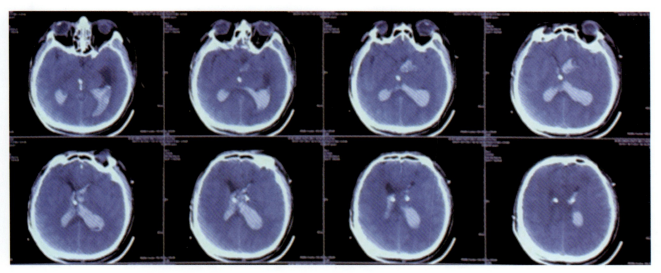

▲ 图 6-32　术后第 2 天复查头部 CT

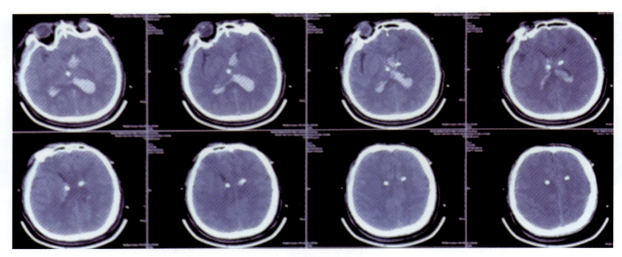

▲ 图 6-33 术后第 4 天复查头部 CT

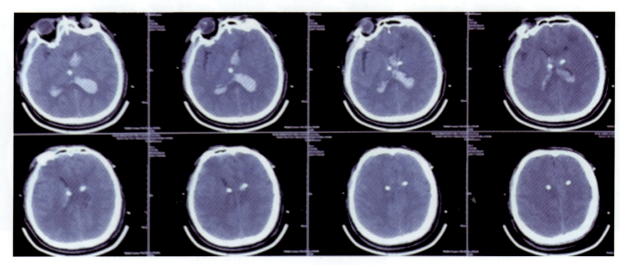

▲ 图 6-34 术后第 5 天复查头部 CT

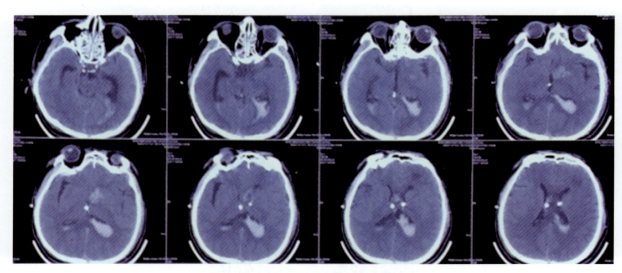

▲ 图 6-35 术后第 7 天见脑室内血肿明显减少

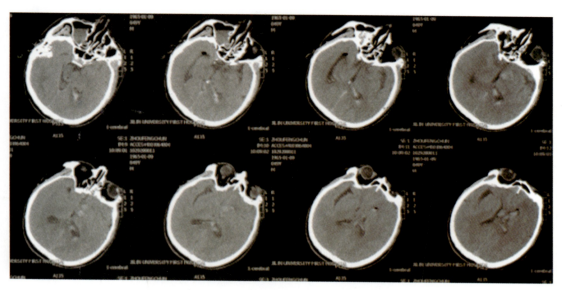

▲ 图 6-36　术后拔管复查头部见出血已消失

侧肢体刺痛强直屈曲，肌张力增高，双侧腹壁反射减弱，双侧膝腱反射亢进，双侧巴氏征阳性，项强 3 横指。颅脑多排 CT 影像见双侧小脑半球、小脑蚓部大片状高密度影，周围见条状低密度环绕，脑室系统内见斑片状高密度影。患者既往有高血压病病史 10 年，最高达 160/110mmHg，未规律服药；8 年前有脑出血病史。入院诊断为小脑出血破入脑室，急诊全麻下行右侧侧枕角穿刺脑室外引流术及小脑血肿清除去骨瓣减压术（图 6-37）。术后下台复查 CT 见小脑血肿已清除，且脑室内引流管位置良好，无颅内再出血（图 6-38）。患者全麻清醒，术后第 1 天早晨突发意识不清，复查头部 CT 见左侧丘脑出血破入脑室系统（图 6-39），又行左侧侧额角脑室外引流术（图 6-40），术后经左侧侧脑室内引流管注入尿激酶 3 万 U 液化引流脑室内血肿，并且每日复查头部 CT 以了解血肿残留情况（图 6-41），第 8 天复查头部 CT 见脑室内血肿基本消失，夹闭左侧脑室外引流后 24h 复查头部 CT 见脑室无扩张，给予拔管，拔管后复查（图 6-42）。出院查体：血压 150/90mmHg，中度昏迷状态，双侧瞳孔等大同圆，直径约 3.0mm，直、间接对光反射消失，双侧肢体刺痛屈曲强直，双侧肢体肌张力增高，双侧巴氏征阳性，项强 3 横指。

（四）术后处理

1. 控制血压：血压增高是术后再出血的危险因素，血压的安全值因人而异，与其基础血压有关，我们的经验是收缩压控制在 160mmHg，舒张压在 90mmHg 左右。

2. 躁动不安排除颅内再出血的因素外，要给以镇静药。一般给予泵入右美托咪定或丙泊酚。

3. 血肿液化剂：尿激酶是由新鲜的人尿中分离而得的一种蛋白质酶，它能激活体内纤溶酶原转为纤溶酶，从而水解纤维蛋白使形成的血凝块液化。溶解后应立即使用，不宜存放。其半衰期短，脑实质及脑室内应用于液化血凝块安全有效。

（五）手术要点

脑出血后发生继发脑室出血究竟采取什么脑室外引流方式要依据具体情况而定。笔者经验如下。

1. 原发脑实质血肿破入脑室后形成同侧脑室铸型，第三、第四脑室铸型，出现梗阻性脑积水者，如脑实质内血肿量较大，应行同侧脑室额角穿刺引流术＋原发血肿穿刺引流术。

2. 原发血肿破入脑室后形成双侧侧脑室铸型，第三、第四脑室铸型梗阻，原发血肿量大，应行同侧或对侧脑室穿刺引流术＋原发血肿穿刺引流。

3. 原发血肿破入脑室后，脑室血量较少，无脑脊液循环受阻引起的脑积水，可行原发血肿单纯穿刺引流术。

4. 原发血肿较小，双侧脑室铸型，第三、第四脑室铸型梗阻，可行双侧侧脑室额角穿刺引流术。

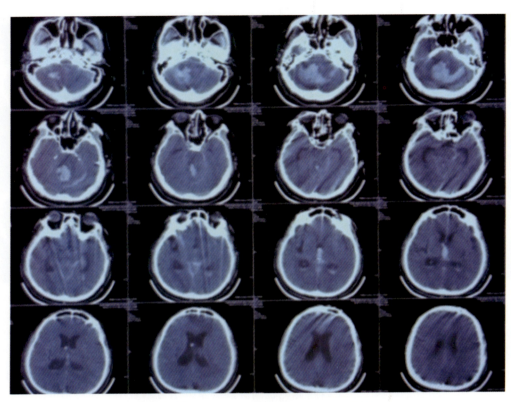

▲ 图 6-37　术前 CT：双侧小脑半球破入脑室系统

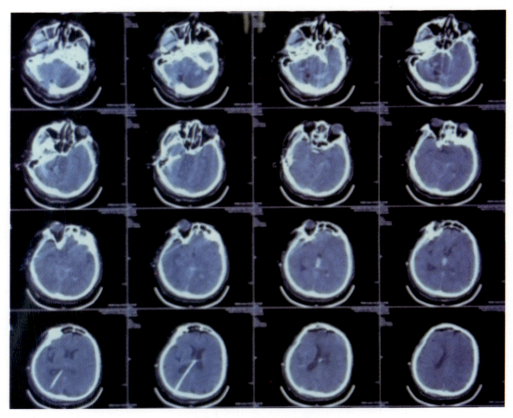

▲ 图 6-38　术后复查头部 CT

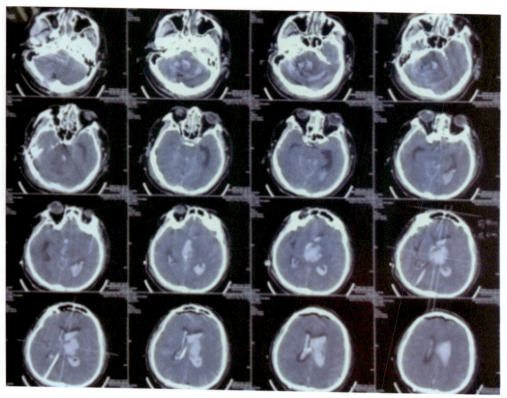

▲ 图 6-39　术后第 2 天复查见左侧丘脑出血破入脑室

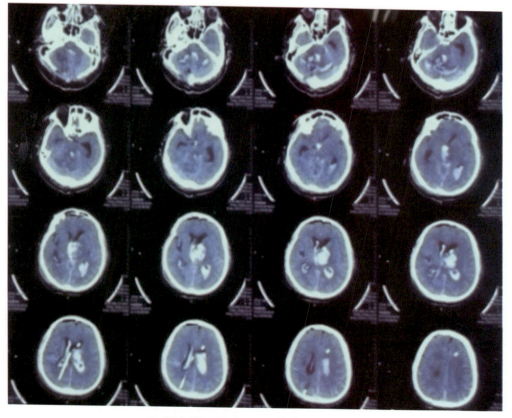

▲ 图 6-40　左侧侧脑室额角脑室外引流术

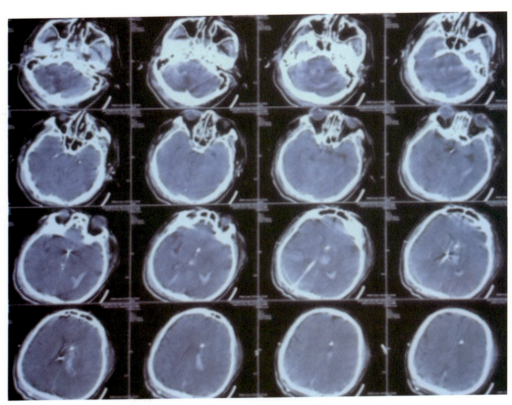

▲ 图 6-41 术后第 4 天复查

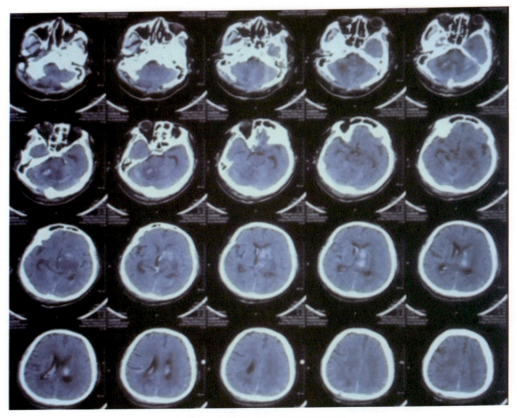

▲ 图 6-42 术后第 8 天拔管后复查

5. 原发血肿较小，出血破入双侧侧脑室及第三、第四脑室，但第三脑室未完全梗阻者可行单侧侧脑室额角穿刺引流。

6. 小脑出血量较大破入脑室者，应行脑室枕角穿刺脑室外引流术＋小脑血肿清除术。

（綦 斌）

二、硬通道穿刺置管引流术

（一）病例资料

患者沈某，男性，53 岁。以突发神志不清伴呕吐 3h 入院。查体：体温 38.2℃，脉搏 90 /min，呼吸 30 /min，血压 180/90mmHg。昏迷状态，GCS 评分 8 分。瞳孔等大正圆，直径 3.0mm，肌力右侧 0 级，左侧肢体肌力Ⅳ级。

（二）手术流程

入院后根据头颅 CT 所示血肿大小及铸型特点，选择血肿铸型一侧或双侧脑室额角，局麻下，用 5.5 ～ 6.5cm 长 YL-1 型穿刺针行侧脑室穿刺引流术。穿刺部位在发际线后 2.5 ～ 3cm、中线旁开 2.5cm 处，针尖方向对准双外耳孔假想连线并与矢状面平行，进针深度 5.0 ～ 6.0cm，拔出针芯见有血性脑脊液流出。用 5ml 注射器缓慢吸出部分血凝块及脑脊液，测压管测量颅压，待颅压下降至 100 ～ 120mmH₂O，引流针接无菌引流管，引流管远端接无菌引流袋挂于床旁。引流管高度在穿刺点上 10 ～ 15cm，每日引流量控制在 200 ～ 300ml。术后 6 ～ 12h 经引流管向脑室内注入尿激酶，单侧脑室铸型每次 4 万 U（溶于 5ml 生理盐水），每日 2 次；双侧脑室铸型每次 8 万 U，每日 2 次。观察患者有无不良反应，若复查 CT 脑室内血肿已明显减少，脑室系统通畅，无脑室扩张，立即拔除引流针；若仍有脑室扩张，适当延长尿激酶灌注及留针时间。留针时间一般 4 ～ 7 天。拔针后根据 CT 所示血肿残留情况行腰椎穿刺或腰池置管引流释放血性脑脊液至淡黄清亮。所有患者均在神经外科重症监护病房予生命体征、颅内压及心电监护，术后合理使用抗生素、脱水降颅压、缓解脑血管痉挛、神经营养药物、维持内环境稳定及营养支持等治疗。术后 3d 意识障碍无改善、痰多难以排出者，予气管切开、积极控制肺部感染，拔除引流针后意识障碍无改善者安排高压氧治疗。

（三）手术前后扫描

见图 6-43。

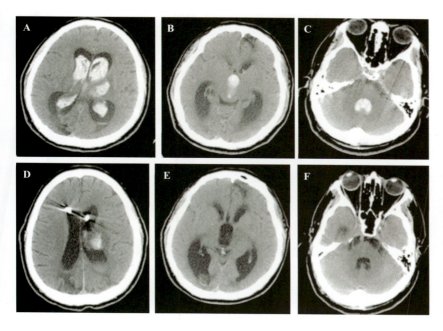

◄ **图 6-43** CT 示左丘脑出血破入侧脑室 （**A**）、第三脑室（**B**）、第四脑室（**C**）。应用 **60mm** 穿刺针两枚行双侧脑室外引流，并腰大池引流。术后 **8 万 U** 尿激酶溶入 **4ml** 生理盐水，分别从注入双侧脑室，闭管 **3h** 开管，每日 **2** 次。术后第 **3** 日复查 CT（**D，E，F**）示脑室系统血肿全部清除。闭管 **48h** 耐受后拔除穿刺针。患者出院时 GCS 评分 **12** 分，右侧肢体肌力Ⅲ级

（四）其他病例

患者程某，老年男性，65 岁，主因：突发意识不清伴恶心呕吐 3h 入院。患者入院过程：既往患高血压病史 5 年，未正规服药治疗。吸烟 20 余年，平均每日 10 支；饮酒 30 余年，平均每日 100 ～ 150ml。查体：血压 180/110mmHg，呼吸 26 /min，心率 100 /min，体温 37.6℃。呼吸略急促。患者呈浅昏迷状态，双侧瞳孔等大正圆，直径约 3mm，对光反射迟钝。浅反射存在，右侧肢体偏瘫，左侧肢体刺痛可定位，右侧巴氏征（＋）。头颅 CT 示：右侧丘脑及脑室内高密度影，考虑出血可能性大（图 6-44A）。

入院诊断：右侧丘脑出血并破入脑室；高血压 3 级，极高危组。

入院后局麻下行硬通道穿刺＋尿激酶溶解术，尿激酶双侧脑室铸型每次 8 万 U（单侧 4 万 U），每日 2 次。患者第二日清醒，复查头颅 CT 显示（图 6-44B），血肿大部分清除，第四脑室通畅，术后第 4 日复查，血肿完全清除（图 6-44C）。拔出硬通道穿刺针后，配合腰穿，患者恢复良好，患者出院时 GCS 11 分，右侧肢体肌力Ⅲ～Ⅳ级。

（五）手术要点

脑室出血治疗关键是清除第三、第四脑室血肿，防止梗阻性脑积水。一般侧脑室血肿使用 55mm 穿刺针，第三、第四脑室铸型患者推荐使用 60mm 的硬通道穿刺针，能够保证针尖固定在室间孔附近，不随脑脊液流动

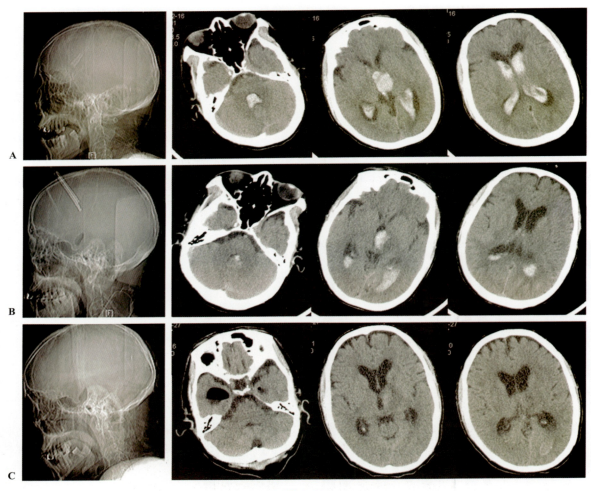

▲ 图 6-44

A. 患者入院诊断右侧丘脑出血并破入脑室；高血压 3 级，极高危组，入院后局麻下行硬通道穿刺＋尿激酶溶解术；B. 术后第 2 日清醒，复查头颅 CT 显示：血肿大部分清除，第四脑室通畅；C. 术后第 4 日复查，血肿完全清除（图 6-44C）

和体位改变而移动。这样从针尖注入的尿激酶能够快速进入第三脑室溶解血肿，腰大池引流引起的一定范围内的脑室—脊髓蛛网膜下腔压力差促进尿激酶下行至第四脑室溶解血肿。尿激酶的用量加大，闭管时间延长，有助于快速溶解血肿。

（六）点评

1. 硬通道最大优点是穿刺针经电钻驱动进入血肿腔，针体自锁固定在颅骨上，头端同时被安全固定在血肿中心并能长时间保持通畅直至血肿引流干净，整个过程是密闭的，减少感染概率，这避免了软通道易因变形及塌陷致引流不畅的缺点。

2. 此操作可在病房局麻下施行，不需要切开头皮和颅骨钻孔，局部创伤小，手术时间短，其操作流程与软通道相比更为简单快捷，可快速缓解梗阻性脑积水。

3. 在实施硬通道脑室穿刺置管引流术中，推荐使用 60mm 穿刺针，以便于硬通道针尖靠近室间孔并在室间孔周边固定不动，不会因为脑脊液流动或者体位变化而飘移，这样可保证尿激酶持续注入第三脑室，这也是硬通道的优势之一。

4. 其缺点在于由于硬通道变形性差，穿刺经过皮质血管时无法绕开，可能穿刺时导致皮质出血，在这一点上，软通道有更大的优势。在脑室穿刺中由于脑室壁脆弱，此外脑室中有脉络丛，软通道诱发穿刺道出血的概率相对较小。

5. 特别注意脑室内穿刺操作更应该注意无菌操作，建议术后给予抗生素治疗。

6. 穿刺针穿透头皮后，平移几毫米，再钻透颅骨，这样拔针后骨孔与皮孔不重合，可以避免脑脊液漏，但必须保证穿刺方向的准确性。

（唐伟泰　张志民　黄洪波）

三、术中 B 超动态引导下脑室穿刺置管引流术

（一）病例资料

患者王某，男性，56 岁。因突发意识不清并进行性加重 2.5h 急诊入院。既往高血压病史、糖尿病病史，具体用药不详，可疑阿司匹林服用史。查体：体温 36.7℃，呼吸 19 /min，心率 64 /min，血压 199/83mmHg，昏睡，两侧瞳孔等大等圆，直径 0.25cm，对光反应迟钝，两肺呼吸音粗，未及明显干湿啰音，腹平软。肌力检查不合作，压眶见右侧肢体回缩，左侧肢体无殊，肌张力正常，两侧巴氏征（—）。头颅 CT：左侧丘脑出血破入脑室，第三、第四脑室铸型，GCS 10 分，脑积水（图 6-45）。

初步诊断： 急性脑积水；自发性左丘脑出血破入脑室；高血压病 3 级，极高危；糖尿病。

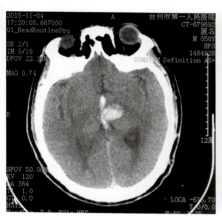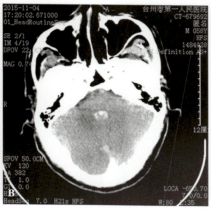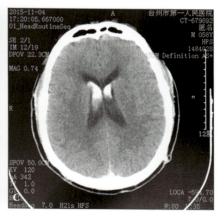

▲ **图 6-45**　患者王某，男性，56 岁

（二）手术流程

1. 麻醉 全身静脉复合麻醉。

2. 体位 仰卧位。

3. 切口 常取两侧额角穿刺，穿刺点选择冠状缝前 2cm，中线旁开 2.5cm，分别取直切口 4～5cm，画双外耳道连线假想平面，便于术中修正穿刺角度（图 6-46）。其他穿刺部位可根据需要选择。

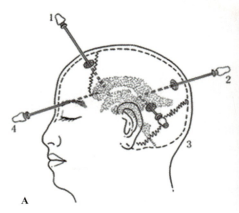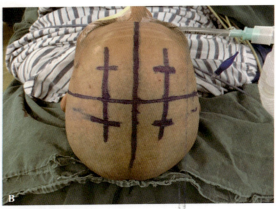

▲ **图 6-46** 穿刺点示意（A）与额角实际切口设计（B）

4. 全层切开头皮，分离皮下组织和骨膜 乳突牵开器牵开，分离骨膜尽可能保持完整，以便于缝合后较少脑脊液渗出。

5. 钻孔 在模拟穿刺点稍偏后 0.5cm 处钻 1 直径约 1.5cm 的孔，将前部用咬骨钳咬出一个小口，便于穿刺（图 6-47）。

6. 硬膜切开 骨窗边缘不需要悬吊，可以在骨窗下垫泰绫可吸收止血纱止血。硬膜表面轻微烧灼后十字切开硬膜小口，与穿刺管大小相仿。

7. 使用术中 B 超进行探查 我们采用术中电子相控阵探头（带穿刺架），确认最佳穿刺角度。图中白色虚线为模拟的穿刺进路（图 6-48）。

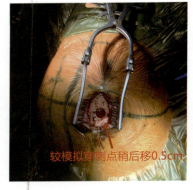

▲ **图 6-47** 钻孔位置

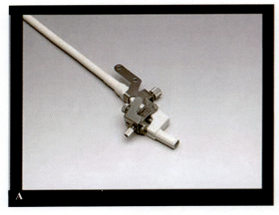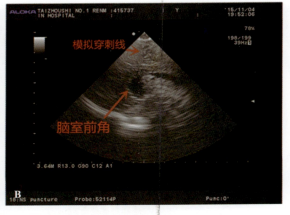

▲ **图 6-48** A. 术中电子相控阵探头（带穿刺架）；B. B 超矢状位图

8. 皮质切开及穿刺　根据调整后的穿刺角度，切开皮质约 3mm。按照模拟的角度，在 B 超动态引导下，将引流管沿着模拟的穿刺线（白色虚线）进入脑室前角的低密度区域（液态脑脊液），避开血凝块（图 6-49）。

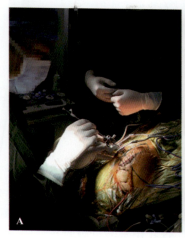
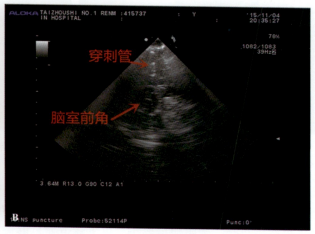

▲ **图 6-49**　**B. B 超矢状位，图中较亮的 3 个白点为穿刺管的标记**

9. 固定　一般穿刺 5cm，即可得血性脑脊液后再进入 1cm。通过皮下隧道后引出，连接脑室引流瓶。皮下隧道至少 5cm 以上，以减少感染机会。用泰绫可吸收止血纱蘸生理盐水后封堵骨孔。有必要的话，可在皮下隧道通过处加缝 1 针，减少脑脊液漏的可能。

10. 缝合　分 3 层分别缝合骨膜、皮下，头皮全层。敷贴妥善包扎，固定。

（三）手术前后头颅 CT 扫描
见图 6-50。

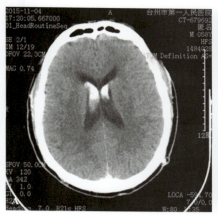
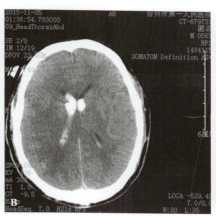
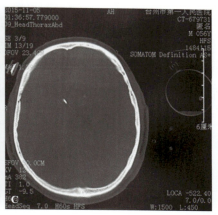

▲ **图 6-50**　**术前术后头颅 CT**
A. 术前；B. 术后脑窗；C. 术后骨窗像

（四）手术要点

1. 术前仔细读片，选择合适的穿刺部位，一般首选额角。一定画双外耳道连线假想平面，便于术中修正穿刺角度。

2. 钻孔：不使用 B 超时，钻孔一般在选择在切口与双外耳道连线假想平面交点。本方法一定要在模拟穿刺点稍偏后 0.5cm 处钻孔，并将骨孔前部用咬骨钳咬出一个小口，便于穿刺。

3. 钻孔后，使用可移动 B 超进行定位确认穿刺角度。神经外科术中电子相控阵探头：用于开小骨窗时血肿

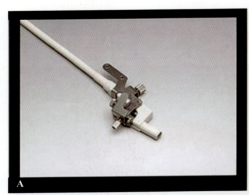
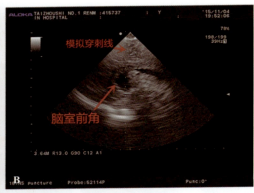

▲ 图 6-51 术中电子相控阵探头（带穿刺架）

的探查定位，探测范围相对较小，分辨率稍高，图像较为清晰，配有穿刺引导架（图 6-51）。在 B 超动态引导下，将引流管沿着模拟的穿刺线（白色虚线）进入脑室前角的低密度区域（液态脑脊液），避开血凝块。

4. 尽可能减少感染机会：硬膜切口要小，皮下隧道要足够长，骨孔用泰绫可吸收止血纱蘸生理盐水后封堵。

（五）点评

1. 优点　①穿刺定位准确，能保证一次成功到位。术中 B 超可动态引导穿刺，选择最合适的进路，将穿刺管置入液态脑脊液环境，以保证术后引流通畅。②掌握该项技术后，可用于脑外伤小脑室，或者开颅术中的脑室穿刺，便于手术顺利进行。

2. 缺点　①术者必须经过超声使用培训，掌握 B 超的基本操作和一定的超声诊断能力；②手术时间较常规经验性穿刺可能稍延长 10min。

（吴　剑　牟朝晖）

参 考 文 献

[1] 王怡，黄峰平，王涌. 神经外科术中超声应用[M]. 上海：上海科学技术出版社，2007.

第7章 高血压脑出血的手术配合

第一节 手术配合总体原则

一、高血压脑出血的手术配合（显微镜）

显微神经外科手术是在手术显微镜下进行的一种全新的手术方法。由于手术显微镜提供了良好的照明和手术野放大，提高了手术精度，显著地减少和避免损伤邻近血管和神经组织，不但降低了手术死亡率和病残率，提高了手术疗效，还使一些原来的手术禁区成为目前的常规手术区，从而使神经外科的发展进入一个新的领域。

1. 术前准备

(1) 器械护士和巡回护士的配备：参加显微神经外科手术的护士，应在手术室护士中选择身体素质好、情绪稳定有耐性，工作细心扎实、业务能力强、思维敏捷而且应变能力强的护士，以避免因情绪急躁或粗心大意而影响手术配合质量，因为神经外科手术时间较长，所以要求护士保证充足的睡眠和吃有营养热量高的早餐，防止手术紧张、时间长而发生虚脱的现象。

(2) 环境准备：由于显微神经外科手术仪器、设备、器械台较多，有时还会根据手术需要选择使用超声吸引，电气钻等，因此要选择较宽大的手术间。尽量减少手术间内人员流动，打包要在麻醉后进行，这样可降低手术感染的发生率。显微神经外科手术要求医生精力高度集中，排除外界环境的干扰，为此参加手术的医护人员要共同营造一个安静的环境。

(3) 物品的准备：手术前一天根据手术需要准备常规神经外科器械、敷料、显微器械。高频电刀，枪状双极镊，手术显微镜，配备两套吸引器两套电源等，做到防患于未然。

2. 手术步骤与手术配合　见表 7-1。

表 7-1　手术步骤与手术配合

手术步骤	手术配合
皮肤消毒，铺巾，贴脑科贴膜	皮肤消毒前用棉球塞住外耳道，挤眼膏贴眼膜，递消毒钳夹持碘酊、酒精纱球消毒，铺单，递手术薄膜协助贴膜
头皮注射：沿切口每隔 2～3cm 做腱膜下注射	备 2% 的利多卡因 20ml+60ml 水配成 0.5% 的浓度，递 10ml 注射器、7 号长针头做皮下注射，固定吸引器（大号吸引器头）和双极电凝
弧形切开皮肤、皮下及帽状腱膜	递 2 块干纱布铺于切口线两侧，递 23 号手术刀切开皮肤与帽状腱膜层，递头皮夹切缘止血，切口内出血点用双极电凝止血
游离皮瓣	递 23 号手术刀片、骨膜分离器将皮瓣翻转，皮瓣外面用盐水纱布垫覆盖，用头皮拉钩牵开，电凝止血
选择血肿距表面最近且避开重要功能区的骨瓣开颅	递电动颅骨钻钻孔，开颅铣锯开骨瓣，注射器抽生理盐水滴于孔周，骨蜡止血

续 表

手术步骤	手术配合
硬膜外止血及显微镜的准备	递双极电凝止血，更换中号吸引器头，脑棉覆盖于硬脑膜外，保护脑组织，套无菌显微镜套，备好各种型号的棉片和明胶海绵
切开硬脑膜	递硬膜钩勾起脑膜，11 号刀片切一小口，脑膜镊和脑膜剪切开脑膜
确定深部脑内血肿的位置后清除血肿	在非功能区的脑回上选穿刺点，电凝后切开 2～3cm 的脑皮质，然后用脑压板和吸引器按穿刺的方向逐渐向脑深部分离，直达血肿腔内
彻底止血后，血肿腔内置引流管	递引流管，中弯协助放置，皮针 4 号线固定
缝合硬脑膜	清点缝针、脑棉、头皮夹、针头等，电凝止血，5×12 圆针 0 号丝线间断缝合
缝合颞肌和筋膜	递无齿镊，11×17 圆针 7 号线间断缝合
缝合皮下组织	递无齿镊，11×17 圆针 4 号线间断缝合，清点物品
缝合皮肤，覆盖切口	乙醇纱球消毒切口皮肤，递 10×34 角针 1 号线间断缝合，纱布覆盖，绷带包扎

3. 手术配合要点

(1) 器械护士配合要点

①显微神经外科手术操作精细复杂，手术难度大，手术时间长。确保物品准备充分，绝对注意力集中。

②严格按照《手术安全核查表》进行安全核查。

③熟悉手术流程及术者的操作习惯，传递器械动作轻柔，做到传递器械准确、迅速、及时、到位。应做到眼不离手。

④提前准备好手术显微镜，套好无菌保护套，保证术中术者可自由控制显微镜，确保术中无菌状态。

⑤器械护士应熟练掌握神经外科显微手术器械的名称，使用方法及特点。

⑥术中通过显微镜显示屏，随时注意观察手术进程及手术野的变化，以便及时准确传递手术器械。

⑦根据手术需要更换不同管径的吸引器头，保证术中吸引通畅。

⑧术中要保持双极镊子清洁，随时将焦痂用湿纱布擦掉，注意不要用刀片等锐利器刮除，以免损伤镊子。影响其使用寿命。

⑨保证不同规格的脑棉供应，使用后的脑棉要及时收回，防止脑棉遗留在颅腔内。

⑩备一块湿纱布，随时清洁使用过的显微器械上的血迹，使用湿纱布顺器械方向轻轻擦拭，并注意显微器械的正确使用和保护。

⑪手术结束后，做好显微器械的清洁与保养。

(2) 巡回护士配合要点

①术前应检查调试好术中可能用到的仪器设备的性能是否完好，如发现异常应及时更换性能好的设备以保证手术，并及时报修。

②严格按照《手术安全核查表》进行安全核查。

③协助医生摆好患者的手术体位，同时适当使用约束带固定，避免因体位的变化而影响手术进程。

④术前评估好手术患者的基本情况，由于手术时间比较长，应用大小合适的体位垫和棉垫保护好受压部位的皮肤，防止压疮的发生。

⑤根据手术进展，及时供应台上各种手术用物的需要。

⑥要保持双极电凝器和吸引器功能正常，根据术中需要及时调节双极电凝器输出功率和吸引器的负压。

⑦术中密切注意观察手术患者的生命体征变化，一旦出现异常，应及时报告手术医生和麻醉医生，并采取有效措施，保证患者生命安全和手术的顺利进行。

⑧遵医嘱及时输入抗生素及其他治疗药物。

⑨保证手术环境的绝对安静，限制参观人数和手术间内人员的走动。

⑩术后巡回护士应和器械护士一起清点脑棉和头皮夹，并检查显微器械的完整性。

⑪手术结束后，应对所用的仪器设备进行清洁和保养。

（白俊超　赵晓辉）

二、高血压脑出血的手术配合（内镜手术）

1. 麻醉方式　气管插管全身麻醉，气管插管固定在口角。

2. 手术体位　根据血肿位置和手术策略摆放体位。

3. 术前准备

(1) 患者准备：手术前一日访视患者，了解患者的病情及相关手术情况，如药物过敏史，家族遗传史等。并对家属及患者交代注意事项，明确告知术前一天禁食水 12h，避免术中误吸。

(2) 手术间准备：在患者入室前调节好手术间温度：成人 22 ～ 24℃，相对湿度在 40% ～ 60%，小儿 24 ～ 26℃，湿度在 50% ～ 60%。小儿手术术前 30min 预热温毯 38 ～ 39℃，术中调节至 36.5 ～ 37.5℃，由于术中输入液体和大量冲洗水，小儿自身体温调节能力差，温毯的使用便可通过接触体表来改善体温及末梢组织灌注使体温趋于正常。常规准备负压吸引器并调试好压力，麻醉中随时清除口鼻腔、咽喉部的分泌物和呕吐物。

(3) 内镜器械准备：低温等离子消毒的内镜 1 套，包括主镜、镜鞘、双极等，主镜直径 1.1mm，工作通道 17.7mm，冷光源，光纤系统，摄录像及显示器系统，医生工作站等。

(4) 常规器械材料的准备：常规神经外科开颅器械，23#、11# 刀片，单、双极电凝，明胶海绵，医用耳脑胶，电钻，骨蜡，腔镜套，脑科贴膜，1、4、7 号缝合线各一。

4. 术中配合要点

(1) 巡回护士配合接患者入室后首先建立静脉通路，多采用手背静脉，必要时选择颈外或锁骨下静脉行静脉穿刺。协助麻醉医师完成麻醉后，根据不同年龄阶段选择合适尿管行导尿术，为防止尿道刺激，可在尿管上涂抹利多卡因乳膏，起到润滑、减轻黏膜刺激的作用，注意不要把乳膏涂到尿管引流口上防止堵塞尿管。用贴膜贴眼睛，棉球塞外耳道，以防消毒时消毒液渗入。与手术医师共同摆放体位，合理选择体位垫，固定体位时，动作轻柔，不可过分牵拉、压迫肢体，保持患者头部固定良好。合理安排手术人员和仪器的位置，正确连接各线路和管道，加强术中巡视观察，保证输液管、尿管、吸引器的通畅。

(2) 器械护士配合洗手护士提前 30min 刷手上台，准备常规器械和内镜器械。与巡回护士共同清点脑棉片、缝针等。常规消毒、铺巾，与手术医师及巡回护士配合连接内镜器械，注意保持无菌，台上要留够内镜活动长度。根据术前影像检查结果，在避开皮质功能区和重要血管的原则下选择手术入路，患者采用仰卧位，切开头部皮层 3 ～ 4cm、肌层和骨膜层，采用牵引器显露颅骨后进行钻孔，骨窗大小为 2.5cm×2.5cm，十字切开硬脑膜约 1cm。根据影像学定位，用脑穿针向血肿腔穿刺，有落空感时回抽见血液即证实进入血肿腔，用管状扩张器沿导向针依次钝性扩张至 6mm，放入外套管，拔除管状扩张器，置入内镜，在直视下进行各种手术操作，根据术中情况选择使用 0°、30°、60° 内镜。通过内镜的吸引孔道，直接将液化的血液吸出；对于不能吸出的血凝块，可电凝后使血凝块体积缩小用活检钳分块取出。术中如果发现活动性出血，可用可调式柔性双极止血，或电凝吸引器止血。清除血肿后，在血肿腔内放置引流管。明胶海绵封闭骨孔，全层缝合皮下及头皮。

（白俊超　何冰娟）

5. 穿刺手术护理

(1) 术前护理：及时准确地完成各项术前检查，手术区皮肤准备，神志清醒患者做好心理护理，讲清手术的目的、方法、优点及术中配合要领，列举治愈病例，消除其恐惧心理，取得患者及家属的合作。对神志不清的患者要做好家属的思想工作，认真细致地观察患者的神志、瞳孔、生命、体征、肢体活动情况，并做好详细记录。为患者留置尿管，保持引流通畅，以防止排尿不畅，患者烦躁而引起颅内压升高。

(2) 术后护理

①引流护理：患者术毕，立即在无菌操作下接上引流瓶，并将其妥善固定于床头，引流瓶最高处低于引流孔水平 10 ～ 15cm，防止引流液反流入颅内而引起感染。嘱患者绝对卧床休息，取头部抬高位（15°～ 30°），以利头部静脉回流，减轻头部充血，严密观察意识、瞳孔、生命体征和肢体活动情况。同时头部活动幅度不可过大；在翻身治疗等操作中，动作要轻柔、缓慢，避免引流管牵拉、受压、扭曲、成角、阻塞。对烦躁的患者加约束带，防止引流管脱落。随时检查引流管是否扭曲受压，发现问题及时处理。搬运患者时，应先固定好穿刺针，暂时夹闭引流管再搬运患者，防止逆行感染和引流管脱落。

准确记录引流液的量、颜色、性状。一般术后前 3d 引流液较多，100 ～ 150ml，色呈暗红。当将尿激酶注入引流管并夹闭 2h 开放后，如有黏稠血性液及凝血块引出，说明血肿在溶解，应随时检查，以防凝血块堵塞引流管，保证充分引流。其后，引流量逐渐减少，色转淡黄。复查 CT 可确定拔管。拔管前，先夹闭引流管 24h，观察有无颅内压逐渐增高症状。拔管时，应先夹管，再拔管，防止管内液体逆流。头皮引流管口用庆大霉素 4 万 U 封闭，无菌纱布包扎。

常规护理病室每日用紫外线照射消毒 2 次，地面、桌面及床头均用消毒液擦拭。同时限制陪探人次，病室开窗通风，保持室内空气新鲜，预防颅内感染。

②生活护理：保持患者大小便通畅，对脑穿患者尤为重要。常规给予通便药，防止用力排便而引起不良后果。值得一提的是，当患者意识欠清且出现烦躁不安时，一定要注意查看是否存在尿潴留。我们遇到某些脑出血患者出现烦躁，系由尿潴留造成，经导尿后患者由烦躁不安渐渐转为安静，血压较前降低。要做好皮肤及口腔护理，如保持床铺清洁、干燥、无碎屑，每日做口腔护理 1 ～ 2 次或协助患者饭前、饭后漱口等。

（白俊超　刘　凤　何冰娟）

第二节　BrainLab 手术导航系统

神经导航（neuro-navigation）已经逐步成为神经外科常规技术之一，应用的范围也逐步扩大。其流程简介如下。

一、术前准备

1. 手术预约　手术医生术前一天预约手术，手术申请条件注明"备术中导航系统"字样。

2. 术前准备

(1) 术前计划

①术前一天行头部 MRI 或 CT 扫描。MRI 扫描要求，常规行 SE 序列 T_1、T_2、DTI 连续无间断薄层扫描和增强扫描，层厚 1 ～ 3mm；CT 扫描要求，薄扫，层厚 1 ～ 3mm，扫描范围包含整个头部（上至颅顶，下至鼻尖）。

②完成导航手术计划：手术计划包括标记病灶区（出血部位）和设计手术路径（可根据需要设计多个路径），如有需要，应再标记出重要脑组织或需要避开的血管及重要功能区。

(2) 物品准备：除常规开颅手术所需物品外还应备 BrainLab 手术导航系统一套：包括导航手术计划工作站、移动式导航主机、移动式红外线探测仪、导航手术器械一套：包括导航探针 2 个（无菌和非无菌各一）、参考架 2 个（无菌和非无菌各一）、参考架底座通用夹具 1 个、头架用参考架接臂 1 个、器械适配用参考架 4 个（型号尺寸分别为 M、ML、L、XL）、器械适配用参考架底座夹 4 个（型号尺寸分别为 S、M、L、XL）、手术器械万能校准注册器 1 个、器械适配器安装工具 1 个、无框架导航（VarioGuide）器械一套、导航注册用工具包：

包括 Z-TOUCH 激光注册器 1 个、SOFT-TOUCH 注册器 1 个。

二、手术流程

1. 术前准备

(1) 患者进入手术室，将手术计划导入导航设备。

(2) 提前安装无框架导航（VarioGuide）器械（无菌），注意三个关节要保证按 joint1、joint2、joint3 的顺序进行安装，并且要保证每个关节处显示的两条黑线标记要对齐（图 7-1）。

(3) 全麻后，摆体位，上头架。安装参考架，完成导航注册。

(4) 注册完成后，导航探针引导下设计手术入路，确定开颅点，并在患者头皮上画出"切入点"位置。

2. 术中

(1) 常规消毒、铺单；安装无菌参考架及无框架导航器械（安装方法：在一次性大开口上开一个 3cm×3cm 的小口，将带有螺丝的底座伸进大开口下方，与巡回护士配合拧紧在头架上，其余部分留在台上，调至方便开颅的安全位置）（图 7-2）。

(2) 安装完毕后，再次用探针寻找开颅点，沿切口切开头皮，分离帽状腱膜，骨膜剥离器剥离骨膜后，电钻钻孔。

(3) 钻孔完毕，打开硬脑膜之后，调整无框架导航器械，导航主机上（tools instrument VarioGuide）打开无框架导航软件，按提示步骤进行校准（图 7-3）。校准完毕，用导航专用活检针作为导芯的引流管进行穿刺，同时导航主机提示进针深度，听到报警音后停止穿刺，提示已到达靶点，这时有颅内出血从穿刺管流出。

(4) 穿刺成功后，退出导芯，移去无框架导航器械。

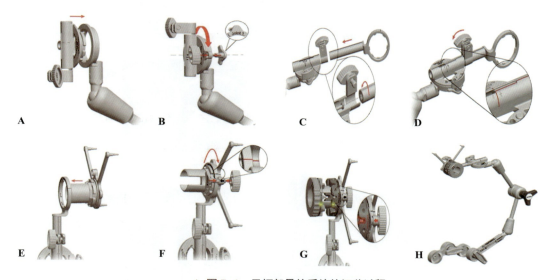

▲ 图 7-1　无框架导航系统的组装过程

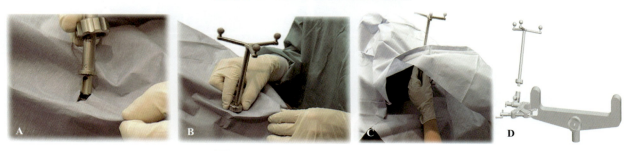

▲ 图 7-2　安装无菌参考架及无框架导航器械

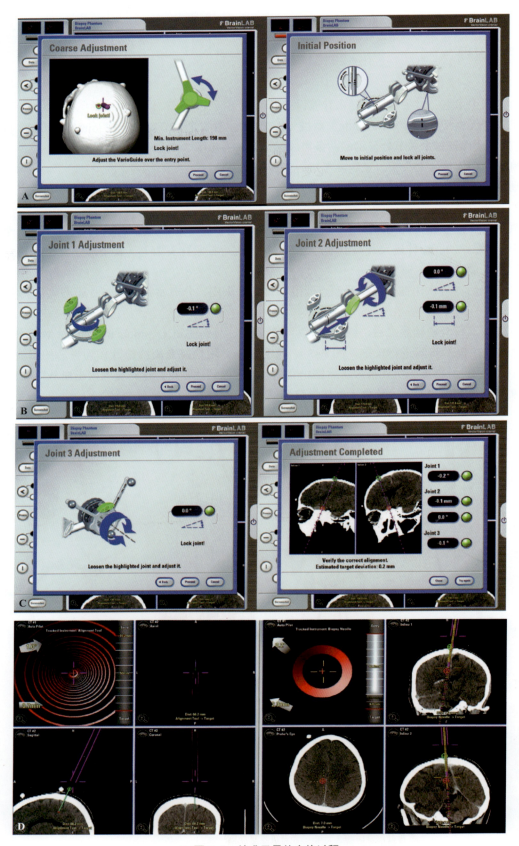

▲ 图 7-3 校准及导航实施过程

3. 术后处理

(1) 接引流袋行颅外引流。

(2) 固定引流管，关闭颅腔。手术结束。

三、注意事项

1. 导航注册时，我们采用两种注册方式：头皮标记物注册（Mark）、激光表面注册。采用头皮标记物注册时，在行 CT 或 MRI 扫描中直至手术室注册成功之前，应保证至少六枚以上 Mark 不脱落、不移位，这是手术成功的关键之一。尤其对神志不清的患者，必要的肢体约束能防止 Mark 的脱落。在搬运过程中，应进行明确而严格的交接班。

2. 无论头皮标记物注册还是激光表面注册，在行 CT 或 MRI 扫描时都要保证患者头部固定，以保证术前影像的清晰性、准确性，这也是导航手术成功的基本条件。

（白俊超　刘　凤　白妙春　王　欢）

第三节　显微手术和内镜手术器械包

1. 神经外科基础器械见图 7-4、表 7-2。

表 7-2　神经外科基础器械

器械名称	数　量	器械名称	数　量	器械名称	数　量
消毒钳	3	标本钳	1	骨膜剥离器	2
组织剪	2	颅骨咬骨钳	1	剥离子	2
线剪	2	颅后窝牵开器	2	脑穿针	2
解剖镊	2	中号乳突牵开器	1	硬膜钩	1
组织镊	2	小号乳突牵开器	1	脑压板	3
硬膜镊	1	弓形手摇钻	1	标本瓶	3
取瘤镊	2	钻头	3	弯盘	2
头皮夹钳	2	手摇钻延长杆	1	消毒碗	2
直牙钳	2	吸引器头	3	麻药杯	2
中弯钳	2	硅胶吸引器管	1	油布	1
蚊式钳	4	线据导板	1		
持针器	6	线据手柄	2		
布巾钳	6	线据	4		

2.显微手术器械见图7-5、表7-3。

表7-3　显微手术器械

器械名称	数量	器械名称	数量
深部枪状簧式显微剪	4	枪状环形显微持瘤镊	3
枪杆球形显微剥离器	6	枪状簧式显微持针钳	2
枪杆半圆形显微剥离器	8	深部枪状直头匙形	
显微取瘤镊	4		

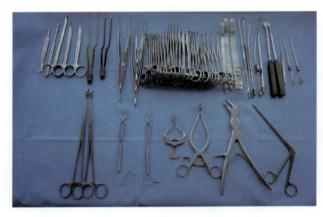

▲ 图7-4

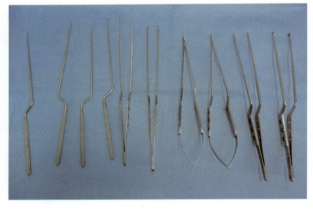

▲ 图7-5

3.特殊器械（蛇形牵开器）见图7-6、表7-4。

表7-4　特殊器械

器械名称	数量	器械名称	数量
蛇形牵开器辫子	2	蛇行牵开器底座	1

4.内镜器械见图7-7、表7-5。

表7-5　内镜器械

器械名称	数量	器械名称	数量
主镜（0°、30°、60°）	3	管状扩张器	2
光纤系统	1	导向针	4

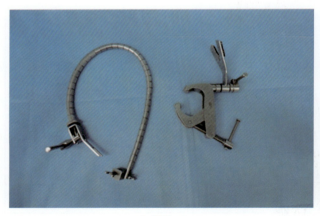

▲ 图7-6

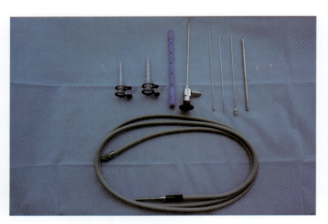

▲ 图7-7

（白俊超　刘　凤）

第8章　手术并发症分析及相关问题

第一节　开颅手术常见并发症分析

一、显微手术

（一）去骨瓣减压术

下述诸多因素常常导致去大骨瓣减压术后并发症的发生，在临床实际工作中，只要积极加以预防并在手术时多加注意，大多数并发症皆可避免。

1. 去骨瓣减压术并发症产生的原因

(1) 颅骨去除后造成大片颅骨缺损，破坏了颅腔内的正常生理平衡，特别是患者度过了脑肿胀高峰期，颅内压一般均转变为正常范围，而容积和体积的改变引起脑组织局部膨出、嵌顿、软化等改变，甚至出现脑的位置失去正常位置，导致迟发型脑血肿的发生；

(2) 清除血肿后致脑实质水分流向出现紊乱，正常情况下脑实质内水分是向脑室方向流动的，经室管膜吸收回脑室系统后参与循环，手术后流向倒置，出现手术区域脑内水分滞留，导致神经组织缺氧、退变、萎缩；

(3) 由于手术减压速度快，脑挫裂伤区桥静脉、蛛网膜撕裂，促使迟发性脑出血和纵裂积液的危险；

(4) 颅骨去除后，受大气压的作用，对局部脑皮质的血流动力学以及对该侧侧裂池脑脊液循环产生循环障碍；

(5) 水分潴留使神经段损伤加重，造成新的偏瘫、失语等功能障碍；

(6) 手术创面渗血进入蛛网膜下腔，导致脑积水形成；

(7) 脑创伤后患者相对营养不良，容易出现负氮平衡状态，而头皮切口愈合时间较长，由于脑组织膨出或患者因咳嗽、打喷嚏等使颅内压突然升高，极易造成头皮切口裂开。

2. 去大骨瓣减压术术后常见并发症

(1) 颅骨缺损区脑膨出：这在高血压脑出血去骨瓣减压术后较为少见，在外伤去骨瓣减压术后多见。除非手术创伤造成脑组织广泛挫伤，一般不会发生。另外硬膜在减张情况下严密修补，也是防范措施之一。术中清除血肿速度不要过快过猛，导致脑缺氧、脑血流再灌注损伤从而导致后期脑膨出。

脑膨出：指去大骨瓣减压术后由于缺损的颅骨导致膨胀的脑组织通过它向外疝出，有导致脑动脉的受压变窄甚至于闭塞同时引起不同程度的脑组织的皮质挫裂伤的可能，从而进一步造成或者加重脑组织缺血坏死，从而影响患者的神经功能，对于受伤较重的患者，可能使病情进一步加重。目前对此并发症报道虽然较多，但是关于脑膨出程度的测量目前还没有统一的标准。Flint A. C 等测量脑膨出的方法是颅骨缺损外板之间的直线与脑表面之间的垂直距离（在他们去骨瓣减压的病例中，颅骨缺损外板间的距离为 13.9cm ± 1.2cm，脑膨出的垂直距离为 2.1cm ± 0.9cm）。然而，X. F. Yang 等将脑膨出定义为脑组织突出颅骨缺损外板直线中点大于 1.5cm 者，通过这种方法 108 例患者中 30（27.4%）例发生脑膨出。

(2) 脑脊液漏：术中头皮和皮下缝合不严密，切口处张力过高，负氮平衡等原因导致切口愈合困难。因此，实施去骨瓣减压术时，应该减张情况下严密修补硬膜，如果张力过高，应考虑行内减压术。

(3) 硬膜下积液：提倡硬脑膜减张缝合和硬脑膜修补。颞肌、颞肌筋膜和帽状膜严密缝合，减少脑组织的膨出及嵌顿效应。术后适当加压包扎，减少脑组织的过分膨出。①术后头抬高并偏向健侧，避免脑组织因重力作用形成切口疝，阻碍脑脊液回流。②补充新鲜血浆和白蛋白，加强营养，纠正低蛋白血症，提高胶体渗透压，减少液体外渗。③脑水肿和脑膨出较轻者，可减少脱水药的用量。④开颅手术过程中骨瓣不要一概求大，尽可能到颅底咬除蝶骨，避免损伤蛛网膜颗粒，充分减压。⑤使用钙离子拮抗药尼莫地平及营养脑细胞药物。治疗主要是硬膜下积液首先采取保守治疗，保守治疗无效者多采用头皮穿刺抽出积液，而后局部适当加压包扎。但头皮穿刺存在易损伤脑组织，易引起脑内感染，易复发等缺点。腰大池持续引流减少脑脊液引流入硬膜下腔，有利于蛛网膜破裂口粘连愈合，有利于积液吸收，又可引流出部分陈旧血细胞及坏死脑组织，促进脑脊液循环吸收，防止和减少脑积水。该方法减少了反复多次穿刺带来损伤及脑内感染的机会。该方法简便安全，操作简单，创伤性小，并发症少，效果良好，不失为一种有效的治疗方法。

(4) 减少并发症的一些措施①严格掌握去骨瓣减压术的手术适应证；②皮瓣基地足够宽，注意保留颞浅动脉；③防止皮、肌瓣翻折时缺血；④骨窗要足够大，硬膜剪开充分减压；⑤严格处理打开的额窦；⑥硬膜减张成形；⑦减压对侧或远隔部位有骨折，严密观察去骨瓣减压术后出现骨折线附近出现硬脑膜外血肿；⑧不必积极处理术后硬膜下积液或水瘤；⑨注意腰穿和腰大池引流的危险性；⑩ 如果患者病情允许，尽早（术后 3 个月内）行颅骨修补术以及脑室腹腔分流术。

（二）小骨窗手术术后常见并发症

1. 血管损伤　经侧裂血肿清除术，因在侧裂静脉旁的蛛网膜间隙操作，且操作过程中要经过大脑中动脉的分支，所以操作过程中可能误伤重要血管，导致术后严重的脑梗死及脑水肿。因此，操作时遵循以下原则：①分离侧裂以锐性分离为主，即使出血也在直视下可见，如果采用钝性分离，出血多因牵拉导致，因此钝性分离的出血点多在远侧端，不易寻找；②中国人的蛛网膜小梁结构和外国人有差异，国人大多比较坚韧，因此国外分离侧裂的经验国内不一定适合；③静脉血管如果有小的横向走行的穿支血管可以离断；④动脉血管都可以分离，一般不会有横向走行的动脉血管；⑤手术中尽量减少对侧裂血管的牵拉，如果侧裂血管破裂出血，压迫止血为主，尽量不使用双极电凝烧灼；⑥如果颅内压高，不要强行分离，穿刺抽出部分血肿，颅内压下降后再行进一步的操作。

2. 严重脑水肿　在没有发生脑疝的情况下，术后发生脑水肿的最大原因是医源性损伤。在清除血肿同时损伤血肿与脑组织交界区的脑组织是造成术后脑水肿的重要原因。在进行显微手术时，脑组织水肿带尽量不要破坏。清除血肿不要大力吸引，以免造成水肿带的破坏。有时候会出现"越做越深"的局面，就是水中层出血不易控制导致的。

3. 血肿残留　由于视野受限，操作时可能发生血肿残留，对于侧裂入路，对靠近顶叶和内囊后肢的血肿容易发生残留。清除血肿时，按一定方向进行，清除完后垫上脑棉，然后再换一个方向进行。在清除血肿时，通过充分利用体位、显微镜角度和转动头位来最大限度地显露血肿腔。当然，在对脑组织保护的同时完全清除血肿需要经验的积累。

4. 再出血　再出血的具体原因将在后续中均有所讲解，这里不再赘述。

（张洪钿　李运军）

二、神经内镜手术

（一）术后再出血

内镜脑内血肿清除手术后较为严重的并发症是术后再出血，严重者须再次手术治疗。本组病例中，因再出血须手术治疗者占 8.7%。分析再出血的原因，术后血压未得到有效控制者占 60%，还有 3 例术前出血未停止，有一例扩大开颅显微镜下血肿清除，证实为血管畸形，病理确认为动静脉畸形。有 1 例为凝血障碍，有 1 例长期服用抗凝药。以下措施有利于术后再出血的防范。

(1) 适应证选择：应选择出血已停止（间隔 2h 以上 CT 未见血肿量增加；或发病超过 6h，近 2h 症状无明显加重）的患者。持续出血，可能出血状况复杂，比如多点出血，而后者内镜下止血困难；也可能凝血障碍，术后再出血的风险增加。所以，对术前血量持续增多者，尽量不选择该手术。

(2) 术中术后血压的控制：术中的血压调控至关重要。高血压脑出血患者，在入手术室前，一般血压偏高，但经全麻诱导气管插管之后，一般血压迅疾下降，有时低于 90/60mmHg，此时应提醒麻醉师维持血压，一般将收缩压维持在 140 ～ 170mmHg，直至血肿清除且止血工作完成后，再将收缩压维持在 120 ～ 140mmHg，保证不超过 140mmHg，直至术后 24h。这一点非常重要。为什么？

因为，高血压脑出血血肿清除手术，无论显微镜下操作还是内镜下操作，去除血肿的过程也是仔细止血的过程，这和脑肿瘤切除过程有很大的不同。脑瘤切除过程中，遇到供血丰富的肿瘤，为减少脑肿瘤切除过程中过多的失血，常采取控制性低血压措施，待肿瘤切除后，往往严重出血已停止，此时再升高血压止血效果较好；同理颅内动脉瘤夹闭手术中，在分离载瘤动脉、动脉瘤体或瘤颈的过程中，术者希望麻醉师适当降低血压，减少分离过程中动脉瘤破裂的风险，保障分离动作安全，待夹闭动作完成后再回升血压。这些都是神经外科手术中的麻醉技巧，也是神经外科医师屡试不爽的好方法。但是，在脑内血肿清除手术中，术者无法准确判断责任血管（该血管破裂出血导致的该血肿）在哪里，也不知是一根血管出血还是两根血管甚或多根血管。若清除血肿手术过程中血压偏低，这根（些）责任血管不再出血，术者无法辨认，待血压恢复正常后可能重新冒血。血肿清除过程，实际上就是不断搜寻出血血管的过程，遇到出血血管即时电凝止血。所以保持血肿清除过程中的正常偏高血压，以便及时发现出血责任血管，及时电凝止血。当然若术中血压过高，则可能引起新的出血，也为禁忌。

术中应尽量维持患者于较深麻醉状态，这样可以减轻或消除不良刺激，避免血压高低波动。为使患者顺利度过术后早期的不稳定阶段，在脑出血术后 24h 要求血压维持在 120 ～ 140mmHg，尤其气管插管拔除前后不能使血管升的过高，术后持续泵入降压药的同时，适当镇静处理。这一点，也非常重要。在脑出血患者的恢复期，预防脑出血复发的血压控制目标，目前认可的合理血压是小于 140/90mmHg。

(3) 凝血障碍和长期服用抗凝药或抗血小板制剂者，慎重选择该手术。必要时先纠正再手术。

（二）颅内感染

自发性脑出血多为老年患者，抵抗力较弱；多为急症手术，感染机会增多。作为神经外科医生，应在头部备皮、消毒铺单和无菌操作等方面重点关注，减少污染的机会，减少颅内感染的机会。若术后置放血肿腔引流管，应注意无菌换药并保持局部干洁，引流满意后尽早拔除并缝合头皮引流管戳孔。

若患者在术后 3 ～ 5d 开始出现高热，除查血常规，并常规排查肺部和尿路感染外，亦应注意排查颅内感染的可能，尽快安排腰穿和头颅 CT 检查，以便及时发现可能存在的颅内感染尽早有效治疗。

为排查颅内感染而进行的腰穿检查，应行常规和生化检查，同时应按要求留取脑脊液标本行细菌培养加药敏检测，以便发现可能存在的致病菌。若脑脊液不清亮，常规化验细胞数偏高，或伴生化检查的糖含量降低，在细菌培养尚未出结果前，即应高度怀疑细菌感染，根据经验大多为革兰阳性球菌感染，尽快应用万古霉素或利奈唑胺；若细胞数很高，如超过 1000ml，在不除外革兰阴性杆菌感染的时候，应在万古霉素或利奈唑胺应用的同时加用美罗培南，以期尽快控制颅内感染，防止造成更严重后果。

（三）脑积水

深部脑出血破入脑室或单纯脑室出血，在内镜血肿清除手术或脑室引流后，仍可能遗留脑积水。脑积水可以发生在急性期，也可以发生在恢复期。有些脑积水是很难避免的，尤其是某些脑室铸型患者。

为减少脑积水的发生，脑室积血者量不多的，可通过间断腰穿放出血性脑脊液，直至脑脊液颜色明显变淡；脑室积血较多，尤其已经铸型或已经脑室扩张者，应积极脑室外引流，必要时脑室内注入纤溶剂（尿激酶或 rtPA），以尽快排出脑室内血块，根据具体情况可考虑选择内镜下脑室内血块清除，术后继续脑室引流。若脑室引流超过一周，头颅 CT 复查时脑室内积血仍较多者，为减少颅内感染的发生，应更换脑室侧别继续引流。若脑室引流时间较长，脑脊液仍颜色较深，但头颅 CT 示第三、第四脑室已开通，可由脑室外引流改为腰大池引流，以保证血性脑脊液引流的同时，减少颅内感染的发生。但腰大池引流后亦应做好局部护理，防止局部污染，并防止无意中拔除引流管。

经过引流，脑脊液性状趋于正常，应考虑夹闭引流管，间断打开引流管监测颅压，判断能否耐受拔管。若不能耐受引流管夹闭，则应积极考虑脑积水的永久手术，大部分患者得选择颅外分流术式。如脑室 - 腹腔分流。若夹闭一天，颅压不高，则可直接拔除引流管，动态观察患者的后续表现，必要时复查头颅 CT。若后期出现脑室扩张并伴相应症状亦应考虑实施脑积水永久手术。

（四）手术所致脑损伤

脑出血的外科治疗效果既往长时间未获得肯定，一个很重要的原因就是手术带来的副损伤抵消了血肿清除对患者的益处，尤其是手术操作，包括手术入路和血肿清除操作本身，均要损伤正常脑结构。如何在手术入路设计和血肿清除操作技巧方面多做考量，减少脑损伤，是外科医生应该重点考虑的。

幕上脑出血锁孔内镜下血肿清除，根据血肿所在位置，有如下几种入路选择：底节区出血，选前额发际内中线旁开 4cm 眉弓上 9cm 之交点为锁孔的中心点；丘脑区出血，锁孔的中心点为顶结节；脑叶出血，锁孔的中心点为避开脑功能区和血管密集区、血肿长轴在颅骨的投影点；侧脑室出血，锁孔的中心点为常规脑室额角穿刺点。上述入路选择的原则，也是为了更好地保护功能区脑结构，减少脑损伤。

脑实质内的操作中，应更加小心地保护脑组织，吸除血块要小心轻柔，非完全失活的脑组织不能随意吸除。遇到活动性出血止血时应当把单极电凝的功率降到能凝的最小值（一般 20W），以防电凝时热量扩散损伤周围脑组织。

另外，该方法清除脑内血肿，最大限度地趋于血肿长轴选择手术入路，使清除血肿操作对脑牵拉的幅度减低到最低；同时，截面椭圆形的管状牵开器的应用，使脑牵拉损伤进一步减低（较脑压板牵拉操作）。

血肿腔置放引流管，亦应根据血肿腔的位置，骨窗的位置，确定头皮戳孔的位置，保证置入的引流管深度、角度均合适，不至于因引流管的置入造成新的脑损伤。

（徐永革　徐　强）

第二节　穿刺技术常见并发症

一、立体定向微创穿刺引流术

微创穿刺引流术常见并发症包括：①再出血（硬膜外、脑内）；②颅内积气；③低颅压；④脑脊液漏和颅内感染。

◆ 病例 1

（一）病例资料

患者刘某，女性，47 岁，因"突发神志不清 2h"入院。患者于入院前 2h 被人发现晕倒在地，当时神志不清、呼之不应，并呕吐胃内容物两次，非喷射状，无伴四肢抽搐，无烦躁、乱语，家属呼 120 急诊收入我院，行头颅 CT 检查示：左侧基底核区脑出血，出血量约 20ml，于急诊予"甘露醇、呋塞米、捷凝"脱水利尿、止血等治疗后转入我科。患者起病以来，曾有短暂转醒，有小便失禁。既往有高血压病史数年，最高达 190/110mmHg，余无特殊。

入院体查：血压 229/134mmHg，GCS 评分 9 分，左侧瞳孔直径 2.5mm，对光反射迟钝，右侧瞳孔直径 3mm，对光反射灵敏，余体查不合作，无额纹消失、鼻唇沟变浅，颈软无抵抗，四肢肌张力无增高、降低，左侧肢体肌力疼痛刺激下Ⅳ级，右侧肢体肌力疼痛刺激下Ⅰ级，右侧巴氏征（＋），左侧巴氏征（－）。

辅助检查：入院行头颅 CT 平扫示，左侧基底核区脑出血，出血量约为 30ml，中线结构轻度向右侧偏移。血常规、凝血常规、肝肾功能、心功能无明显异常。

入院诊断： ①自发性脑出血（左侧基底核）；②高血压病 3 级（极高危组）。

（二）处理

1. 入院后予一般保守治疗 心电监测、脱水降颅压、营养神经、护胃、激素等对症处理。

2. 手术治疗 出血后第二天于 CT 室定位，定靶点 1（X：127.6，Y：107，Z：138）；靶点 2（X：122.2，Y：89，Z：138），后送手术室基础麻醉＋局麻下行立体定向脑内血肿穿刺抽吸术＋置管引流术，术程顺利，术中抽出暗红色、质地松软血凝块 22ml。术后 1 周复查头颅 CT 示：原血肿腔血量较之前明显减少，残腔局部有少量积气，左侧颞顶部新发血肿，量约 12ml。左颞皮下血肿。且患者出现发热，查血常规：白细胞 18.03×10⁹/L，中性粒细胞：16.19×10⁹/L，中性粒细胞比例 89.7%，红细胞：4.73×10¹²/L，血红蛋白：143g/L，血小板：287×10¹¹/L。抽取左颞皮下积液行细菌培养示：猪链球菌。生化示：Glu 0.23mmol/L，Cl 101mmol/L，TPC 7602，LACT 8.39。血常规示：白细胞：320×10⁶/L，红细胞：++，单个核细胞 40%，分叶核细胞 60%，颜色暗红，浑浊。综上所述，考虑患者存在颅内积气、再发出血及颅内感染等手术并发症（图 8-1）。

◆ **病例 2**

（一）病例资料

患者吕某，男性，49 岁，主因"突发神志下降，头痛伴呕吐 2h"入院。患者于入院前 2h 晚餐进食后突发神志下降，嗜睡状，呼之不应，无伴小便失禁，呕吐胃内容物多次，无肢体抽搐，无大汗淋漓，无面色苍白，立即送急诊就诊，行头颅 CT 平扫检查提示：左侧外囊区脑内新鲜血肿，出血量约 15ml，并破入同侧脑室后角。为进一步治疗收治神经内科。患者既往有高血压病史，无脑梗死和脑出血病史。

入院体查：血压 206/102mmHg，嗜睡，失语，查体欠合作，双瞳孔等圆等大，直径 2.5mm，对光反射迟钝（±），右侧肢体偏瘫，肌张力略增高，右上肢肌力 0 级，右下肢肌力Ⅱ级，左侧肢体肌力可，肌张力正常，浅反射存在，右侧巴氏征（＋），脑膜刺激征（－）。

辅助检查：血常规、生化检查提示三酰甘油、低密度胆固醇脂蛋白、尿酸测定值增高。

入院诊断： 自发性脑出血（左基底核）；高血压病 3 级，极高危组。

（二）处理

1. 持续心电监护、吸氧。

2. 保守治疗措施：轻度脱水、利尿、护胃、营养神经、控制血压平稳等。

3. 加强拍背、吸痰及呼吸道管理，完善相关生化及影像学检查。

4. 脑出血后第 3 日转科到神经外科治疗。

5. 脑出血后第 4 日患者送手术室在基础麻醉＋局麻下行立体定向引导左侧基底核区血肿穿刺抽吸术（图 8-2），术程顺利，术中穿刺血肿顺利抽出暗红色血凝块，量约 13ml，由于术中排出血肿量与术前 CT 扫描估算出血量接近，考虑血肿排空率高，术后没有放置血肿腔外引流管。

6. 手术结束复苏后患者神志逐渐转清，即送 CT 室复查头颅扫描，CT 扫描显示："左基底核脑出血微创术后改变，原血肿腔仍有出血，量与前片相当，左颞顶叶穿刺区也可见少量出血，基底核区血肿破入同侧脑室后角，外侧裂及鞍前池可见蛛网膜下腔积血。"检查后患者转送 ICU 监护治疗（图 8-3）。

7. 术后第 2 日在床边予患者局麻下审慎行腰椎穿刺＋腰大池置管引流术，行脊液置换治疗，逐步排出血性脑脊液减少脑性刺激和损害，术后患者生命体征稳定，神志嗜睡状基本如术前。

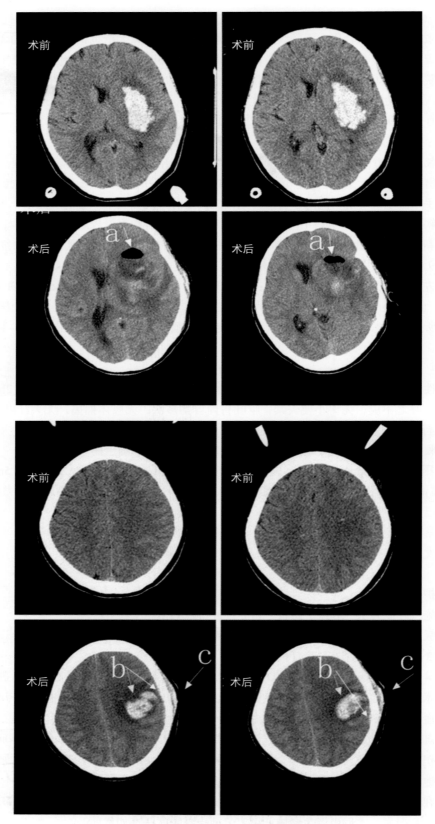

▲ **图 8-1　术前及术后头颅 CT 横断面比较**

a. 气颅；b. 再出血（脑内、硬膜外）；c. 脑脊液漏和皮下感染

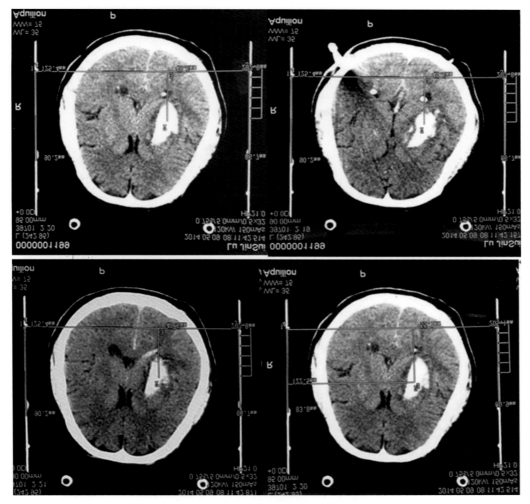

▲ 图 8-2　术前 CT 扫描三维定位

◆ **病例 3**

（一）病例资料

患者刘某，女性，83 岁，因"摔伤致头晕头痛 1h 伴恶心呕吐多次"入院。入院前 1h 患者上台阶时不慎摔倒，后枕部着地，摔伤后无意识丧失，头晕头痛，伴恶心呕吐，后枕部渗血，四肢关节活动可，无诉其他特殊不适，急诊入院，行头颅 CT 检查示：蛛网膜下腔出血；枕部软组织肿胀。为进一步治疗收入神经外科。患者自发病以来，神志清，精神可，小便正常，大便未解。既往有高血压病病史，曾行胃大部切除术。

入院体查：血压 180/90mmHg，神清，言语流利，对答切题，双侧瞳孔等圆等大，直径 2mm，对光反射存在，鼻唇沟对称，伸舌居中，颈稍抵抗，克氏征（+），左侧肢体肌力Ⅳ级，右侧肢体肌力Ⅳ级，四肢肌张力正常，双侧病理征未引出。心率 76 / min，律齐，双肺呼吸音清，未闻啰音。入院当天患者出现癫痫大发作，后患者神志变差，淡漠，GCS 评分 10 分，瞳孔等圆等大，直径 1mm，对光反射迟钝，余体查不合作。入院后第 2 日复查头颅 CT 检查示：左侧额叶脑出血，血肿量约 30ml，中线结构向右移约 3.4mm。完善相关术前准备：血常规：白细胞 12.25×10^9/L，中性粒细胞 10.65×10^9/L，中性粒细胞比例 86.90%，红细胞 3.86×10^{12}/L，血红蛋白 121.00g/L，血小板 170.00×10^9/L。凝血常规、肝肾功能等未见明显异常。

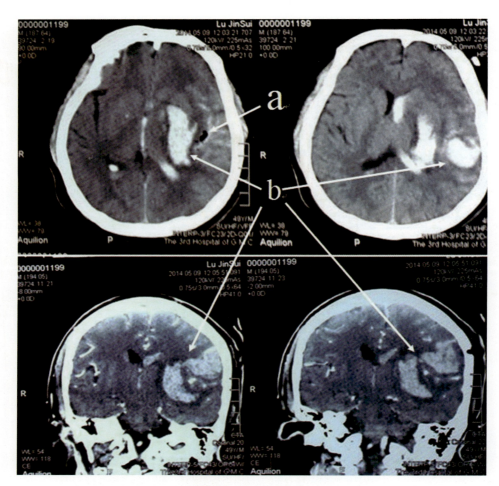

▲ 图 8-3 术后 CT 扫描

a. 气颅；b. 再出血

入院诊断：急性闭合性颅脑损伤；脑挫裂伤（双额叶）；迟发性血肿（左额叶）。

（二）处理

1. 按颅脑损伤常规护理、治疗。

2. 入院后第 4 日患者在 CT 室定位三靶点：靶点 1（X：119.4；Y：124.3；Z：146.5），靶点 2（X：123.6；Y：136.7；Z：141.8），靶点 3（X：118.4；Y：150.1；Z：136.2），后送手术室基础麻醉 + 局麻下行立体定向下脑内血肿穿刺抽吸术 + 置管引流术，术程顺利，术中抽出酱油样血性液 33ml。术后带气管插管送重症医学科监护治疗。术入院后第 5 日复查头颅 CT：①左侧额叶脑出血术后，血肿量较前片减少，术区脑实质、硬膜下积气，双侧额部硬膜下积液、少许积血，中线结构向右移约 5.6mm；②蛛网膜下腔出血；③拟双侧蝶窦炎症（图 8-4）。

◆ **病例 4**

（一）病例资料

患者李某，男性，63 岁，因"突发神志不清伴呕吐 3h"到急诊就诊，行头颅 CT 检查提示"右基底核脑出血，量约 25ml"。

入院专科体查：血压 198/101mmHg，昏睡状，GCS 评分 9 分，双瞳孔等圆等大，直径 2.5mm，颈软，左上肢肌力 Ⅱ 级，左下肢肌力 Ⅲ 级，肌张力略增高，右侧肢体肌力 Ⅴ 级，肌张力正常，浅反射（+），膝腱反射

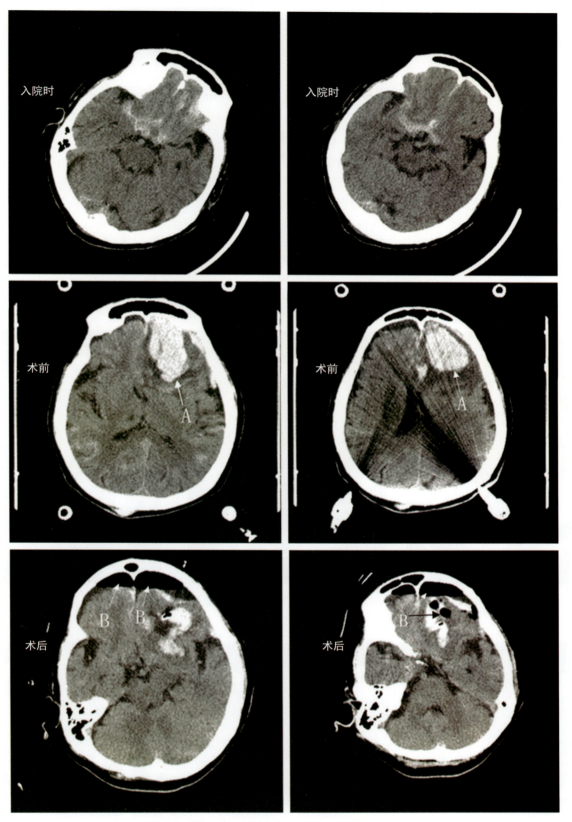

▲ **图 8-4**　术前及术后头颅 CT 横断面比较

A. 迟发性血肿；B. 颅内积气

（++），左侧巴氏征（+）。

入院诊断： 自发性脑出血（右基底核）；高血压病 3 级，极高危组。

（二）处理

1. 持续心电监护、吸氧、导尿、胃肠减压。

2. 保守治疗：脱水、利尿、护胃、营养神经、控制血压平稳、平喘及对症支持治疗。

3. 有误吸史，予头孢菌素预防肺部感染，加强拍背、吸痰及呼吸道管理，完善相关生化及病原学、影像学检查。

4. 入院后第 3 日行立体定向微创脑内血肿穿刺抽吸术，术前 CT 复查定位发现血肿较前略有增加，并少量破入右侧脑室后角，定位前后轴双靶点，手术术程顺利，术中共抽出陈血 25ml，术后定向停留脑科外引流管可见引出淡红色脑脊液，考虑原血肿腔与侧脑室相通所致（图 8-5）。

5. 术后 3d 停留引流管持续引流出由淡红转淡黄色的脑脊液，每天计量平均约 300ml，患者神志明显转清，诉间有头痛（图 8-6）。

6. 术后第 4 天带外引流管复查头颅 CT 提示，抽吸术后原右侧基底核区血肿排空较理想，仅余少量术后痕迹表现，双侧脑室后角可见少量血性液。

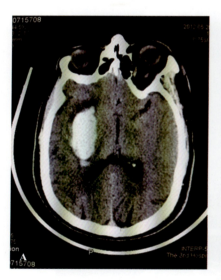 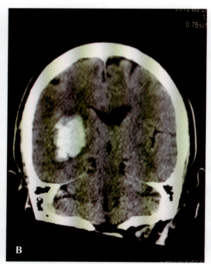 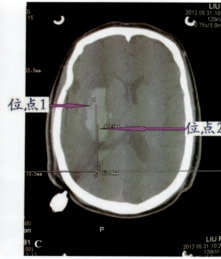

▲ 图 8-5 右壳核脑出血术前轴位双靶点定位

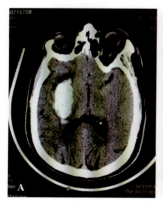 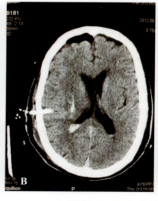 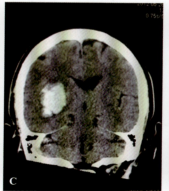 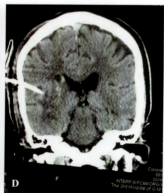

▲ 图 8-6 手术前后右壳核血肿排空效果对比

7. 术后停留外引流管 1 周后拔除，患者诉有反复头痛伴恶心，偶有呕吐胃液，症状较前加重，再予复查头颅 CT 提示，右基底核脑出血抽吸术后，局部脑区无残血信号，水肿消退，脑组织密度基本恢复正常，脑室系统较前明显缩小，前角及第三脑室略呈裂隙状，后角血性信号消失（图 8-7）。考虑症状加重与术后脑脊液引流过量从而引发低颅压综合征所致。

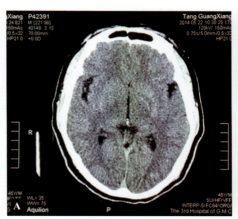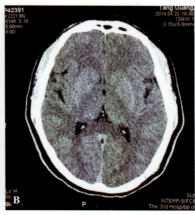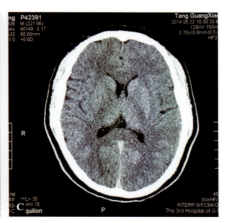

▲ 图 8-7 术后拔除外引流管 CT 复查显示脑室缩小

（钱东翔）

二、软通道穿刺置管引流术

（一）手术相关并发症及处理

1. 术后再出血 微创手术虽可清除颅内血肿，但其病理基础并未消除，颅内压或血肿腔内压的明显降低，使动脉内外压力相对平衡失衡；血肿周围脑组织的快速复位，使脑血流量突然增高，血管自身调节功能失调，极易引起再出血。另外，血压过高或波动过大，未很好调控；超早期手术，特别是在 CT 片上表现为分叶状或不规则血肿；定位不准确，或反复穿刺，穿刺针损伤血管及脑组织；抽吸不当，抽吸速度过快、抽吸量过大，破坏血肿压迫效应；有基础性病变，颅内动脉瘤或有酗酒史，肝功能严重障碍，明显出血倾向者，均为引起术后再出血的原因。抽吸负压过大或抽吸过量是微创术后再出血的最常见原因，发生率为 4%～16%，再出血的主要因素是血肿排空速度过快，导致原出血动脉失去血块填塞作用而再出血。有学者详细研究了术后再出血的因素，发现咳嗽、恶心、呕吐、排便、情绪激动、使用升压药物等对再发出血影响差异有统计学意义，喷嚏、癫痫发作、憋尿、冲洗不当、输液反应对再发出血影响有极显著性差异。若早期微创手术治疗高血压脑出血时抽吸或引流的血肿量大大超过 CT 计算出的血肿量（指新鲜出血）；或引流管持续流出新鲜的不凝固血液，流出速度不随时间推移而减缓；或手术后患者重新躁动，血压突然上升；或意识障碍加重者；则提示术后有再出血可能。为了防止术后再出血，针对其原因，应该做到①严格掌握手术适应证和禁忌证，对血肿不规则的脑出血，疑为脑血管畸形或颅内动脉瘤的颅内血肿，手术治疗应慎重，血压过高者应适当降压。②抽吸应缓慢，首次清除血肿勿过多，达血肿量的 40%～60% 即可。③勿强力吸引，以 5ml 注射器 0.5～1ml 的负压为宜。④对有出血倾向者，选用冰生理盐水或冰生理盐水加肾上腺素溶液冲洗。⑤如有小量新鲜出血，可采用冰生理盐水加肾上腺素溶液冲洗血肿腔，边冲洗边观察。若新鲜出血逐渐减少直至停止，可不再做更多的操作处理，开放引流即可。局部及全身使用止血药后严密观察病情变化，待术后复查 CT 后再行进一步处理。⑥中等量出血采用高浓度的肾上腺素溶液（肾上腺素 0.5～1ml+ 生理盐水 5ml），经引流管注入血肿腔，开放引流。无效则局部注入立止血 1～2 支，闭管 1～2min 观察效果，若仍无效则改用开颅手术。

2. 术后颅内积气　颅内积气是微创引流术的常见并发症，少量颅内积气可自行吸收，发生大量颅内积气患者会表现出头痛、呕吐、烦躁不安等症状，大量颅内积气可通过调节体位，使穿刺点成为最高点，气体排出。颅内积气在微创血肿抽吸引流术后的高发生率可能与下列因素有关：①术前脱水药物应用会导致脑体积缩小。②微创术后颅内血肿体积迅速减少，占位效应明显缓解，受压的脑组织不能及时复位，从而产生颅内负压。③在注射尿激酶时，注射器及引流管中的空气可能会被注入颅内。④塑料帽未拧紧，穿刺导管与注射器或引流管连接不牢等因素会导致抽吸引流系统的密封性下降，从而使外界正压空气进入颅内。此外，术后多次复查头部 CT 也在一定程度上提高了颅内积气的检出率。针对颅内积气，采取以下措施避免其发生：①术前认真检查各个部件，正确安装设备，确保紧密、牢固，保证穿刺引流系统有良好的密闭性；②首次穿刺抽吸控制在总血肿量的 2/3 以内，并注意控制引流速度，保证出入量平衡；③尽量减少针体对穿刺通路周围颅骨的磨损，确保穿刺通路的密闭性；④加强术后护理，防止引流管意外脱落等。

3. 术后低颅压　低颅压综合征为成年人侧卧位腰穿压力在 58mmHg 以下所产生的综合征候群。可表现为头痛、眩晕、呕吐、颈部抵抗，严重者甚至昏迷等一系列临床表现。分原发性和继发性两种。继发性可由颅脑外伤、脑脊液漏、休克、严重脱水、低钠血症或手术及腰穿放出的脑脊液过多所致。微创穿刺引流术后的低颅压属于继发性低颅压，分析其原因：①脑出血患者可发生脑血管痉挛，从而使脉络丛分泌脑脊液减少。②脑出血微创术后，由于手术已将 1/2 ～ 2/3 的颅内积血清除，使患者的高颅压得到了部分缓解，而这时如大量应用脱水利尿药可使体液大量丢失，而补液量如相对不足则可造成低颅压的发生。③患者禁食时间过长或因头痛、呕吐，使进食量减少而排出量增多。④对脑室出血或脑出血破入脑室者术后进行冲洗引流时脑脊液流失过多。其防治措施有：①脑出血微创术后患者的颅内积血已部分得到清除，特别经过冲洗引流，高颅压已逐渐得到缓解。因此这时脱水利尿药的使用应严格掌握，既视术后颅内积血排出的多少、颅压的高低而定，要及时减量使用，避免过量或过长时间使用。②密切观察和记录患者 24h 出入量，保持液体进出量的相对平衡，特别是对一些呕吐比较频繁，且无法进食者及大量出汗和发热者更应注意液体的补充，即采取边补液边脱水的原则。③一旦确诊为低颅压征，既应停止脱水药的使用，去枕平卧，床脚抬高 30°，及时补充生理盐水，并鼓励患者多饮水，同时可加用氢化可的松等皮质激素治疗。④对于脑室出血或脑出血破入脑室行微侵袭术者，术后应及时调整引流管高度。如发生低颅压征，可经脑室或腰穿注入过滤空气或生理盐水 10 ～ 15ml，这样不仅能直接填充蛛网膜下腔容积，更有刺激脑脊液分泌的作用。

4. 术后脑脊液漏及颅内感染　脑脊液渗漏及颅内感染是微创引流术的并发症之一，表现为伤口渗湿、水肿，由于血脑屏障被外力破坏，造成颅内和外界相通，细菌和病毒在脑脊液高营养环境中极易生长，造成化脓性脑炎、脑脓肿菌血症、败血症及脓毒血症等导致拔管后颅内感染。造成脑脊液漏的原因有术后持续颅内高压、手术时头皮损伤、切口污染、缝合技术不良等，而造成颅内感染的原因有：①术后脑脊液漏。②术区头皮下积液。头皮下积液后，由于局部脑脊液蛋白质含量增加，为细菌的生长创造有利条件；另外头皮下积液者常需反复穿刺抽液，大大增加了细菌感染的概率。③手术致脑的外围组织和血脑屏障受到破坏。④引流管的留置。引流管一般 2 ～ 3 天拔除，如留置时间过长后引流管内液反流入脑，易导致颅内感染。因此，引流管的管理极为重要，在更换引流袋或引流管内注药等操作中均应严格无菌操作。⑤脑室外引流是导致颅内感染的重要原因。⑥颅内积气、基础病及激素的长期应用亦是颅内感染原因之一。因此，脑出血微创手术后，术中未严格无菌操作，引流管长时间留置，切口脑脊液漏，颅内积气，血脑屏障受到破坏，术后引流管与外界相通，以及糖皮质激素的应用等均为颅内感染的高危因素。解决脑脊液渗漏的方法：①采用骨蜡密封、切口缝合、加压包扎等方法密封颅内外通道；②采用软通道引流术增大脑组织与管道的密封性；③加强护理，及时调整引流袋高度，防止引流液回流；④使用脱水药降低颅内压，减少拔管前后脑脊液沿通道溢出；而防止颅内感染的方法有：①严格无菌操作，注意头皮消毒及范围。剃头备皮时消毒彻底，避免穿刺部位皮肤感染者，病室每日空气消毒，及时消毒清创伤口，必要时切除局部坏死组织。头部敷料保持清洁干燥，每 2 天更换无菌敷料一次。②合理使用抗生素。术后常规使用能透过血脑屏障的抗生素，防止颅内感染。③缩短置管时间，置管后不宜调整深度。置管后调整深度时只能向外拔，不宜推进，否则增加感染概率。头颅 CT 示血肿基本吸收或至少吸收 2/3，中线结构无移位，脑脊液颜色基本清亮，可考虑拔管。拔管前夹管 1d。拔针时严格消毒，尤其是针孔周围皮肤及针具部分。④注意观察引流管是否通畅，不畅时注意挤压引流管。每日更换引流袋，更换前夹闭引流管，消毒管口，引流管结合部用无菌纱布包裹。外出检查时应夹闭，以免引流物逆流。若引流管脱落，及时消毒、更换。置管一般不宜超过 1 周。引流袋的接头若脱落，消毒、夹管后用 5ml 注射器暂时替代。脱落接头予戊二醛消毒至少半小时后再用 0.9% 氯化钠注射液清洗方可使用。⑤血肿冲洗及尿激酶注入时观察引流液的颜色、量。若脑脊液变浑浊，呈有絮状物，有可能发生颅内感染，立即放低引流袋，引流出感染的脑脊液，并行培养 + 药敏试验。血肿冲洗过程严格无菌规程。抽吸负压维持在 0.5 ～ 1.0ml，注药前夹闭引流管，消毒管口。冲洗时动作轻柔，禁止暴力抽吸。注药后再次消毒引流管口并夹闭。⑥防止脑脊液漏，尤其是与脑脊液相通者，常规将头皮刺入点与颅骨定位钻孔点错开 1cm，拔针后局部加压包扎或常规局部缝合一针后加压包扎，可有效防止脑脊液漏。⑦老年人尤其是有糖尿病、营养不良者，伴有意识障碍、吞咽困难不能正常进食时，早期予鼻饲并加强全身支持治疗。糖尿病患者血糖控制至正常范围。

（二）非手术相关并发症及治疗

1. 肺部感染为高血压脑出血最常见的并发症。每 2 ～ 4 小时翻身一次，并轻轻叩击背部。为防止呕吐物及食物反流入气管，应将头部偏向一侧，并将床头抬高 15° ～ 30°。鼻饲者少量多餐，缓慢注入。昏迷患者呼吸道分泌物较多时，应及早行气管切开。气管切开护理十分重要，有痰随时吸除。给予痰培养，选用细菌敏感抗生素。气管内滴药应包括：抗生素（选用细菌培养敏感药物）、支气管扩张药物（如异丙肾上腺素）及化痰药物（如 α- 糜蛋白酶）。气管切开应早切早拔，即发病后有意识障碍及肺部感染表现者及早切开，意识清醒，或体温正常，分泌物减少并能咯痰时即可拔除。特别应注意的是，高热对脑出血患者脑组织损害极为严重，直接影响患者预后，必须给予有效冬眠降温，使患者体温保持在 36 ～ 37℃以下。

2. 急性肾衰竭患者意识障碍时常有进食困难，入量不足，合并肺部感染、缺氧等情况，易发生急性肾衰竭。治疗措施包括：①在血容量充足情况下，早期可试用血管扩张药物如罂粟碱 30 ～ 40mg，每日 2 次，肌注；或酚妥拉明 10 ～ 20mg，如无效，可用呋塞米 20 ～ 80mg/d，有时可达到增加尿量的目的。②保持液体平衡，一般采用"量出为入"的原则，每日进水量为一天液体总排出量加 500ml。③饮食与营养：每日热量应 > 6277J，据病情给予适量脂肪，防止酮症发生，重症可给予全静脉营养疗法。④注意钾平衡：重在防止钾过多，要严格限制食物及药品中钾的摄入，彻底清创，防止感染，如已出现高钾血症应及时处理；可用 10% 葡萄糖酸钙 10ml，缓慢静脉注射，以拮抗钾离子对心肌及其他组织的毒性作用，高渗糖加胰岛素静脉滴注，以促进糖原合成，使钾离子转入细胞内；钠型离子交换树脂 20 ～ 30g 加入 25% 山梨醇 100 ～ 200ml 做高位保留灌肠，1g 钠型树脂约可交换钾 0.85mmol；纠正酸中毒，促使细胞外钾向细胞内转移。重症高钾血症应及时做透析疗法。此外，对其他电解质紊乱亦应做相应处理。⑤纠正酸中毒，根据血气、酸碱测定结果，可按一般公式计算补给碱性药物。⑥积极控制感染：急性肾衰患者易并发肺部、尿路或其他感染，应选用针对性强，效力高而肾脏无毒性的抗生素。⑦中药：大黄 10g，牡蛎 30g，蒲公英 20g，水煎至 200 ～ 300ml，高位保留灌肠，每日 1 ～ 2 次，保持患者每日腹泻 3 次左右，促进粪便排出增加，有助于度过少尿期，应用该法须注意水、电解质平衡及营养问题。⑧血液净化疗法：是救治急性肾衰竭的主要措施，可选用血液透析、腹膜透析、血液滤过或连续性动静脉血液滤过，疗效可靠。

3. 应激性溃疡：颅内压增高或血肿位于丘脑时，极易引起弥漫性消化道出血。预防措施包括：①胃管引流胃液，降低胃黏膜表面酸度。②预防性应用质子泵抑制药。③给予足够的热量及营养，必要时给予肠外营养。一经确诊，应积极治疗。①去除病因，防治并发症：积极治疗颅内病变、有效控制肺部感染及降低颅内压。②补充血容量，纠正休克及电解质紊乱。③有效胃管引流，经胃管注入抑酸药或冰盐水去甲肾上腺素溶液或云南白药等。④胃镜治疗，严重者需手术治疗，因脑出血患者病情多较危重，手术止血应慎重。

4. 压疮：预防措施主要包括：①促使患者活动或移动。不能移动的患者，协助其翻身，每2小时一次；稍能活动的患者鼓励在床上活动，或在家属帮助下进行肢体锻炼。②指导患者正确的翻身方法，勿拖动，以免摩擦使皮肤破损。③久卧或久坐时，应在骨突处置小垫，以防局部受压，可用纱布垫架空脚跟。④每天用红花乙醇按摩骨突处，预防压疮的发生。⑤保护皮肤清洁，每天用温水拭净皮肤，对被排泄物和汗液弄脏的衣服应及时更换，皮肤干燥者可用滋润霜涂擦。⑥必要时可用水垫或气垫床。⑦给予充足的营养，给予高蛋白、高热量饮食，不能进食者可用鼻饲法或静脉外营养。一旦发生压疮，可分期治疗。早期压疮在消除压迫后，通常可以自愈。服用蛋白质和高热量食物改善全身健康状况可加快愈合。已破溃的皮肤，清除坏死组织，暴露肉芽组织，涂以伤口干燥剂或神经生长药物。深度溃疡很难治疗，有时需要在受损部位植皮。感染者可使用抗生素。

5. 心脏损害：脑心综合征是因急性脑病所引起类似的 AMI、心内膜下出血、心肌缺血、心律失常或心力衰竭的统称。当脑病渐趋平稳或好转时则心脏病症状及 ECG 异常随之好转或消失。①首先应积极治疗原发病。②保护心脏功能对有心肌损害或心功能不全者，应尽量少用或不用脱水药，如甘露醇等，以减轻心脏的负担，避免发生心力衰竭；可适当选用利尿药。③药物治疗，临床观察发现，大多数治疗心律失常的药物对脑－心综合征的心律失常无效。用钾盐和肾上腺素能 β 受体阻滞药获得良好疗效。

6. 泌尿系感染：多为昏迷患者不能自行排尿，反复导尿或留置导尿管所引起。保持会阴部清洁，导尿必须注意无菌操作，多饮水多排尿，定期庆大霉素膀胱冲洗。意识障碍较重，短时间不能自行排尿者，应行膀胱造瘘术，置引流管定时放尿。

7. 深静脉血栓：血液滞缓、血管内膜损伤、高凝状态是深静脉血栓形成的主要原因。高血压脑出血患者由于脑损伤、昏迷导致肢体偏瘫或全瘫，长期卧床，翻身不及时、宣教不到位、手术制动、高血压脑出血手术时间长以及应用甘露醇都易导致下肢深静脉血栓形成。应做好预防工作，长期卧床者应给予积极翻身，每2小时一次，意识清醒者可嘱其主动活动，病情允许者，鼓励患者早下床活动，昏迷或肢体瘫痪者给予被动活动，加强肢体康复锻炼，局部按摩或热敷理疗，适当抬高下肢约30°，穿弹力袜，促进远端血液回流；尽量避免下肢静脉穿刺输液；必要时给予扩容、抗凝等药物。

（孙树杰　唐洲平）

参 考 文 献

[1] 吴钢群. 高血压脑出血微创术后再出血的原因及防治措施[J]. 浙江创伤外科，2011, 16(4): 469–470.

[2] 杨跃进，张嘉林. 高血压脑出血CT定位血肿排空治疗[J]. 实用医学杂志，1998, 14(1): 819–820.

[3] 全明范. 微创穿刺治疗高血压脑出血再出血116例[J]. 中国老年学杂志，2012, 32(23): 5261–5262.

[4] 王焕明，王少兵，孙荣君. 早期微创钻孔引流治疗高血压脑出血术后再出血原因分析[J]. 立体定向和功能性神经外科杂志，2008, 21(6): 366–367.

[5] 吴长武. 微创引流术治疗高血压脑出血研究进展[J]. 中国民族民间医药，2013(8): 44–45.

[6] 许峰，连立飞，朱文浩，等. 脑出血微创血肿抽吸引流术后颅内积气的临床观察[J]. 神经损伤与功能重建，2013, 8(3): 188–191.

[7] 周良辅. 现代神经外科学[M]. 上海：上海复旦大学出版社，2001: 274.

[8] 杨培备，魏雪莲. 脑出血微侵袭术后低颅压综合46例临床分析[J]. 现代医药卫生，2007, 23(7): 1017.

[9] 姜洪，吴先良，邓忠勇，等. 脑出血微创术后并发颅内感染的临床分析[J]. 齐齐哈尔医学院学报，2012, 33(12): 1615–1616.

[10] 尚芙蓉，胡梅. 脑出血微创穿刺术后并发颅内感染的临床分析[J]. 中华全科医学，2011, 9(12): 1889–1890.

三、微创定向软通道穿刺置管引流术

（一）穿刺方向偏移

经额部穿刺时，血肿端引流管偏向血肿的内侧或外侧，致使引流效果不佳。原因多是穿刺时，头位没有保持中立位，头向左侧或右侧发生偏斜。预防措施是穿刺前要再核实头部的位置，确保处于中立位（图 8-8）。

经颞部穿刺时，多发生在偏向血肿的后缘，预防措施是，准确测量血肿中心在颞部的投影，或者在颞部做头皮标志，以此作为定位血肿的参考依据。

（二）穿刺深度过深或者过浅

经额穿刺往往穿刺深度不够，原因多是因穿刺路径深，担心穿刺方向偏移而穿刺到其他正常部位。其次是穿刺达到预定的目标后，在固定引流管过程中，引流管移位，或者误进或者退出，导致引流管在血肿腔的前后位置失当（图 8-9）。

穿刺过浅引流不彻底（图 8-10）。

（三）穿刺本身引起的出血

1. 穿刺道出血　穿刺道出血可以发生左穿刺之后，也可以发生在穿刺 4 ～ 5d 以后，血肿量大时，需要手术清除血肿。分析原因可能是引流管的固定不稳，术后在患者头部活动时或者搬动患者时引流管发生位移，引起穿刺道出血。预防措施是，固定引流管时，固定线的头皮端的线结和引流管端的线结，两结之间尽量短，以防止引流管发生位移。其次引流管不直接从切口中引出，而是从皮下潜行数厘米而出，如此不但引流管不易移动，而且降低术后感染和脑脊液漏的机会。选择细的引流管，减少与引流管与脑组织的接触面，可能也会降低出血的概率（图 8-11）。

2. 穿刺引起的急性硬膜下血肿　我们遇到一例在切开硬膜后，电灼皮质时，引发皮质动脉出血，由于蛛网膜下腔宽，止血困难，无奈中转开颅，清除血肿。预防措施是，电灼皮质血管和硬膜时，降低双极电凝的功率，以防灼通血管造成出血。如遇静脉出血，一般用明胶海绵压迫止血即可。

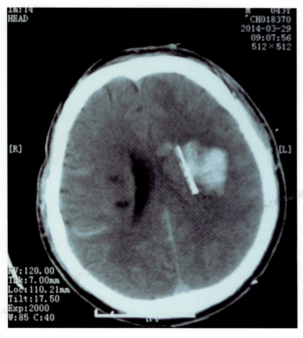

▲ 图 8-8　穿刺方向偏移

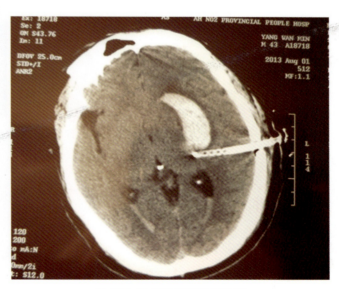

▲ 图 8-9　穿刺引流位置失当

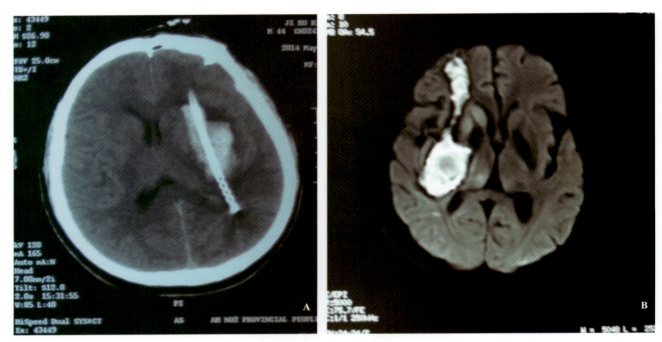

▲ 图 8-10 穿刺过浅

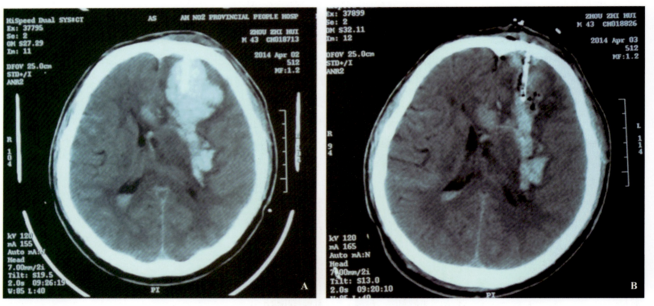

▲ 图 8-11 穿刺本身引起的出血

（王海江　高进宝　王　岩）

四、硬通道穿刺置管引流术

（一）再出血

1. 概述　再出血是影响手术治疗效果最主要的原因，有时甚至会造成患者的死亡。根据 2000 年全国首届颅内血肿微创清除技术临床应用研讨会提供的论文汇编的资料，选择有再出血报道的 24 篇，共 936 例高血压脑出血患者，其中再出血 68 例，发生率 2.9%～13.9%，平均 7.3%，因再出血直接造成死亡的 21 例，占 2.2%。

2. 原因

(1) 术前准备不充分，血压过高或波动范围过大，患者躁动不安。

(2) 超早期手术。

(3) 定位不准，穿刺针位于血肿边缘或直接损伤血管。

(4) 抽吸时负压过大，抽吸量过多使颅内压迅速下降。

(5) 患者有凝血机制障碍；或有酗酒史、肝功能异常影响凝血功能；或病前较长时间服用影响凝血功能的药物（如阿司匹林、华法林等）。

(6) 出血为较大动脉瘤或动静脉畸形引起。

(7) 术中或术后冲洗时，用力过大损伤血肿周围血管。

3. 临床表现

(1) 术中抽吸、引流的血肿量超过经 CT 计算出的血肿量（指新鲜血量），引流管持续有新鲜的、不凝固的血液流出、流出速度不随时间推移而减缓。

(2) 患者手术中发生躁动、血压突然升高。

(3) 患者头痛或神经症状加重。

(4) 术中术侧瞳孔散大。

4. 防治

(1) 针对病因作好相应的预防性处理，术前严格把关（如术前检查、准备，手术指征）。应在术前尽力做好诊断与鉴别诊断，周密设计手术方案、仔细手术定位和按规范进行各项操作，尽量避免再出血发生。

(2) 术前做好处理再出血的充分准备工作（本前谈话应涉及再出血可能，有发生再出血的思想准备、技术和药物准备）。

(3) 小量新鲜出血时，多为穿刺针损伤血肿周围的微小血管，大多能自行停止，对少数不能停止的可用生理盐水 150ml+ 肾上腺素 1mg 的冲洗液，边冲洗边观察。若新鲜出血逐渐减少直至停止，可不再做更多的操作处理，开放引流。局部或全身使用止血药后严密观察病情变化，等待术后复查 CT 后再行进一步处理。

(4) 中等量新鲜出血多为穿刺针损伤细小血管或原出血动脉再出血，可采用浓度逐渐升高的肾上腺素溶液（肾上腺素 0.5 ～ 1.0ml+ 生理盐水 5ml），经针形粉碎器注入血肿腔、开放引流，无效则采用局部注入立止血 1 ～ 2 支，闭管 1 ～ 2min 观察效果，若仍无效则改用开颅手术。

(5) 大量出血或经上述方法难以止血者，多为较大动脉瘤或动静脉畸形所致。应当机立断作好开颅决定。在进行开颅术前准备同时、继续引流、使用止血液冲洗和补充血容量。

(6) 新生儿自发性脑出血应及时补充维生素 K，必要时加用新鲜血浆、进行凝血因子成分输血。

(7) 对有凝血机制障碍者，应及时给予凝血因子成分输血，同时持续引流，做好开颅手术的准备。

（二）癫痫发作

癫痫发作在微创术中很少见。

1. 原因　其发作原因主要是冰生理盐水的刺激，或操作过程中针具的刺激，特别是在亚急性或慢性硬膜下血肿进行微创时，穿刺针过深，损伤皮质时易引发。

2. 临床表现　术中患者出现局限或全身癫痫发作，有的出现癫痫持续状态。

3. 处理　暂停手术，用速效抗惊厥药及早控制发作，如安定，必要时用硫喷妥钠。

（三）颅内积气

1. 原因　抽吸过多，颅内压迅速下降，操作过程中进入气体；长时间低位引流。

2. 临床表现　少量积气可无症状。较大量积气可有轻度或中度颅内压增高表现，出现头痛、呕吐、烦躁不安及神经症状体征恢复缓慢。CT 显示血肿腔、脑室内、脑沟脑池、硬膜下均可见气体聚积。

3. 处理　一般积气不需处理。严重积气引起中线结构移位或高颅压表现，可根据 CT 复查结果，调整头位由穿刺针排出。

（四）低颅压

1. 与微创术有关的低颅压的原因　①抽吸过多；②引流过度；③过量应用脱水药。

2. 临床表现　头痛、躁动不安，神经症状不好转，有时与高颅压难以鉴别。过低颅压可并发脑梗塞，过度低位引流可诱发硬膜下出血（桥静脉破裂）。

3. 处理　及时复查 CT，对症治疗，症状即可好转。

（五）穿刺孔脑脊液漏

由于穿刺针位于脑室内或与脑室相通的血肿腔内，每日引流出较多量的脑脊液，当脑脊液循环尚未恢复通畅时或颅内压仍较高时拔针，易引起脑脊液漏，导致伤口不愈合。

1. 临床表现　拔针后第 2 ～ 3 天，仍见敷料浸湿，伤口水肿、不愈合，有脑脊液渗出。

2. 预防　是防止脑脊液漏最简便的方法，做法是在穿刺时头皮穿刺点与颅骨钻孔点错开 0.5 ～ 1cm，这样在拔针后，头皮软组织可覆盖穿刺孔，起到压迫作用。

3. 处理　①对术前有明显的脑室积血、脑积水，而未缓解时应延期拔针；②引流液主要是脑脊液的患者，应进行常规缝合。

（六）穿刺部位感染

由于钻颅时用力小、钻颅时间长或限位器贴近皮肤，钻颅引起的高温可致头皮烧伤和坏死，随时间延长局部皮肤液化，可在穿刺口腔形成感染灶；穿刺针托压迫头皮过紧、时间过长，可致头皮坏死和头皮感染。

1. 临床表现　穿刺口有分泌物，局部肿胀发红。

2. 处理　及时拔针，若需继续引流可另行穿刺、楔形切除坏死感染皮肤重新缝合。全身应用抗生素。

（七）颅内感染

由于术中或术后反复冲洗抽吸过程中未能严格按照无菌操作规范引起。

1. 临床表现　为体温下降以后再度发热，体温逐渐增高或呈弛张高热；头痛，呕吐，颈项强直，克氏征、布氏征阳性；腰穿 CSF 压力增高、外观浑浊，蛋白、细胞数增高，糖、氯化物降低，CSF 培养有或者无细菌生长。

2. 处理　根据病情决定是否拔引流管，选择是否再穿刺；腰穿测压、CSF 送检（物理性状、生化、常规、细菌培养），根据 CSF 培养、药敏试验结果，选择大剂量、高效、易透过血脑屏障的抗生素全身或局部应用，用药持续时间为体温降至正常、血象及脑脊液细胞计数正常一周以上；对症支持治疗。

（罗永春　江　楠）

第三节　高血压脑出血后手术并发症的相关问题

一、脑出血后脑水肿的诊断和治疗

脑出血（intracerebralhemorrhage，ICH）的多种严重继发症状，如脑水肿、颅内压增高、脑疝等与患者预后密切相关，其中脑水肿是 ICH 后神经元受第二次打击的中心环节，也是 ICH 后继发性脑损伤的主要标志，通过恶化脑组织的血供和神经细胞内环境紊乱等加重神经细胞损伤。成为 ICH 致死致残关键因素和病理基础。以下几方面与高血压脑出血术后脑水肿有关。

（一）流体静力压和血凝块回缩

传统观念认为脑出血超早期（30min ～ 6h）脑水肿是快速出现的血管源性或细胞毒性水肿，但是通过狗自体血注射到脑内 30min 后制作的脑水肿模型结果发现血肿周围水肿中存在大量的血清成分。提示脑水肿的形成与血肿的血浆成分有关，是血凝块回缩所致。Wagner 等利用猪脑出血模型证实了血凝块回缩理论。他们发现，血液注射后 1h 血肿周围水肿已经形成，而此时血脑屏障依然完整。血肿与周围组织之间流体静力压的梯度也与血肿周围水肿形成有关。实验证实，脑出血后 1 ~ 4h 内 2/3 的患者头颅 CT 显示血肿周围的低密度病灶。血块周围的低密度边缘是血块回缩所致。

MR 显示，超早期 T_1、T_2 可显示灶周的水样信号，DWI 显示灶周 ADC（表面扩散系数）值升高，但电镜未发现血管内皮细胞开放，3h 之内 Evan's 蓝不能通过 BBB 而出现在灶周组织，即超早期无血管源性脑水肿的证据。波谱分析：发病后 60min 内或 24h 均可看到灶周组织（无）典型的乳酸双峰。即超早期亦无细胞毒性脑水肿的证据。

临床微创血肿引流术中发现，当穿刺针位于血肿中心时引流效果差，位于血肿周边时常常可以引流半固态的血液以及较多的淡红色脑脊液样的液体，现已证实这种淡红色脑脊液样的液体相当一部分时是血块回缩释放出的血清成分。

脑出血后 30min ~ 6h 即有水肿出现，而此时血脑屏障破坏并不明显，拮抗凝血酶的作用并不能抑制此期脑水肿的发生。因此此阶段凝血酶的作用不占主导地位，而流体静力压、血块凝缩可能是脑水肿形成主要原因。以上研究结果提示：流体静力压、血块凝缩是脑出血超早期（30min ~ 1h）灶周水肿主要原因。其水肿是非真正意义上的脑水肿。

（二）凝血级联反应的激活、凝血酶的毒性作用

凝血级联反应的启动在脑出血急性期水肿的形成中起重要作用。研究表明在血肿形成 6h 时血脑屏障完整性开始破坏，24h 后，同侧大脑半球血脑屏障的渗透性明显增高。实验已证实这种脑出血急性期血脑屏障破坏的主要因素是凝血酶，Hb、"活化"的白细胞也参与了这种病理过程。

全血或加有凝血酶原复合物的血浆注入鼠脑基底核可诱发脑水肿，注射 5U 凝血酶可引起明显的水肿，加入凝血酶拮抗药水蛭素（hirudin）、肝素等可抑制脑水肿的形成。注入未凝血的血浆或血清则未能诱发水肿的形成。

高选择性凝血酶抑制药 α-NAPA 可使脑出血引起的水肿减轻。Hamada 等最近用特效抗凝血酶药物阿加曲班（argatroban）对脑出血患者进行抗凝血酶治疗发现，脑水肿得到改善。凝血酶拮抗药水蛭素血肿腔内注射灶周水肿以减轻。

脑出血后血液迅速凝固产生的大量凝血酶，通过激活凝血酶受体使毛细血管内皮细胞发生收缩，细胞间隙增大，紧密连接开放，从而增加血脑屏障（BBB）的通透性。导致了血管源性脑水肿的产生。血脑屏障受到凝血酶的破坏后，更多的凝血酶原通过血脑屏障进入脑实质转变为凝血酶，引起脑组织进一步的破坏。

尽管血凝块中凝血酶的产生总量和时间还不清楚，但已知道 1ml 全血可产生 260 ~ 360U 凝血酶。在血凝块中，凝血酶原转化成凝血酶的多少与血肿周围脑水肿的程度一致。凝血酶可能在凝血块中持续产生直到凝血酶原耗竭。凝血酶的作用是双向的，低浓度的凝血酶（1U）通过凝血酶受体促进基因表达和神经元、神经胶质细胞的生长；高浓度的凝血酶（5U）会导致神经细胞的凋亡。

以上研究结果提示，脑出血急性早期（6 ~ 48h）脑水肿是凝血酶破坏血脑屏障所致的细胞外间隙水肿为特点的血管源性脑水肿为主，无细胞毒性脑水肿。

（三）红细胞溶解和血红蛋白毒性（Hb）

在脑出血急性中、后期（2 ~ 21d）Hb 及其分解产物对脑水肿的形成起重要作用。血凝块周围脑水肿在 3 ~ 7d 达到高峰。除了凝血酶引起的血管源性脑水肿继续存在以外，此间主要是红细胞溶解释放的 Hb 诱导的细胞毒性脑水肿。Hb 可模拟脑水肿的形成。

大鼠基底核区注入溶解红细胞后 24h 可见明显的脑水肿形成，这种水肿是由 Hb 介导的。通过对注入全血或凝血酶造成的脑水肿进行比较发现，迟发性脑水肿可因红细胞溶解和 HB 释放而触发。注入袋装的红细胞引起的脑水肿大约在 3d 以后出现。来源于 Hb 分解释放的血红素，在脑内通过血红素氧化酶降解为离子、一氧化

碳和胆绿素，胆绿素通过胆绿素还原酶转变为胆红素。

后者在脑水肿的形成过程中起主要作用。游离 Hb 分解释放的铁离子，能够催化各种氧化反应和过氧化反应，产生的大量的自由基广泛损伤脑细胞膜的功能，造成脑水肿。Hb 对 BBB 破坏作用很大，注入凝血酶 5U 可使 BBB 的通透性增加 50%，而注入溶解的红细胞可使 BBB 的通透性增加 300%。

以上研究结果提示：红细胞溶解或 HB 是脑出血急性中、后期（2～21d）脑水肿主要原因。这种脑水肿是以细胞膜功能障碍所致的细胞内水肿为特点的细胞毒性脑水肿和以 BBB 功能障碍所致的细胞外间隙水肿为特点的血管源性脑水肿。

（四）补体的激活

动物实验发现自体动脉血注入基底核 24h，血肿周脑组织出现 C9，72h 后发现 C9 已沉积在神经细胞膜上。说明补体途径参与了出血后脑的损伤，引起脑水肿。补体系统至少包含 30 种蛋白。正常情况下由于血脑屏障的存在，补体不能进入脑组织。但是，脑出血时或稍后血脑屏障被破坏后，补体可以进入脑实质造成脑水肿脑出血和随即发生的水肿又进一步触发补体的激活造成更严重的脑水肿。N－乙酰肝素作为一种没有抗凝活性的肝素同型体，可以抑制补体的激活并减轻脑出血后的脑水肿。

所谓占位效应系脑出血后血肿压迫邻近脑组织，引起血管自身调节功能障碍，从而导致血肿周围脑组织水肿。但是这种血肿的物理压迫不是造成脑水肿的直接原因，而是通过影响局部脑血流、周围脑组织受压及颅内压增高等因素间接地在脑水肿形成过程中起一定的作用。特别是在巨大血肿周围水肿形成中，占位效应发挥了重要作用。

向狗的内囊后部分别注射自体血液和油蜡混合物发现，注射血液组血肿周围水肿、血管周围渗出和坏死远较对照组严重，说明水肿主要是由于血液的毒性而不是单纯的占位效应所致。Nath 等在基底核区置入扩张微球囊可使脑血流（CBF）短时降低至低于 $20ml/(100g \cdot min)$，但 24h 后并未发现脑水肿。在大鼠和猪脑出血模型中的进一步研究表明，非凝固血均只产生非常轻的血肿周围水肿。临床观察发现进行抗凝治疗的患者血肿周围水肿通常也较轻。这些结果表明，占位效应引起的脑水肿是通过机械性压力和增加颅内压（特别是巨大血肿）间接引起的。脑出血患者发病几小时后形成的脑水肿不能简单地等同于血肿产生的占位效应。

（五）血肿周围继发缺血

公认的引起缺血性损伤的 CBF 阈值是 $15～20ml/(100g \cdot min)$。有实验发现血肿周围 CBF 可降至 $25ml/(100g \cdot min)$，但是持续时间不会超过 10min 并在 3h 内恢复至基线水平。血肿周围 rCBF 下降所累及的范围远远超出出血区，且水肿区域与 rCBF 下降范围基本一致，但 rCBF 的变化与水肿程度在时间上并不同步。

rCBF 在脑出血 1h 内急剧进行性下降，4h 已呈回升趋势，脑出血后局部脑组织缺血在程度和时间上均未达到导致缺血损害的关键水平。而脑水肿在 24h 内进行性发展，脑水肿高峰晚于 rCBF 下降。Wagner 等分别在脑出血后 1h、3h、5h 和 8h 测定血肿周围水肿带 ATP 和磷酸肌酸水平，尽管各个时间点血肿周围都可见严重水肿，但 ATP 水平保持正常，而脑内磷酸肌酸含量在 8h 内随时间的延长而增加。

另有实验发现对脑出血发病后 10～22h 和 24～43h 患者脑代谢变化的观察也未发现血肿周围组织存在缺血缺氧的证据。因此，血肿周围并不缺乏能量。

结论：血肿周围水肿与血肿周围继发缺血无直接关联。但是有编者对脑出血急性期（18h）和（72h）患者动态 CT 和 SPECT 检查发现，脑出血后最初几小时周围缺血就很明显，虽然急性期和亚急性期血肿体积并无变化，但平均水肿体积却增加 36%，灌注不足体积（FDV）平均下降 55%，且 CT 水肿区多与 SPECT 灌注不足区相对应。

（六）血肿周围组织炎症反应

临床试验和动物实验均已证实，脑出血后存在炎症反应，且较非出血性脑损伤更加明显。脑出血后 6h，多形核白细胞在小血管内聚集，2d 后在出血处脑实质内浸润。发病后 5～72h 血肿周围出现中性粒细胞浸润。

中性粒细胞能释放各种细胞因子，如肿瘤坏死因子 –α（TNF–α）、白细胞介素 6（IL–6）、干扰素 –γ（TFN–γ）和氧自由基等加重脑损伤；同时它们还可阻塞微血管，引起局灶性缺血。

白细胞可能通过如下机制参与 BBB 破坏，导致血管源性脑水肿：与内皮细胞上的黏附分子相互作用，移行出内皮细胞层，突破 BBB 第一层机械屏障；活化的白细胞还能分泌基质金属蛋白酶（MMP）和激活纤溶酶系统，降解细胞外基质而破坏构成 BBB 第二层机械屏障的基底膜；白细胞还可活化磷脂酶 A2，氧化分解细胞膜上的花生四烯酸，释放大量的血管活性物质和细胞毒性酶，介导血管收缩和炎症反应，使 BBB 进一步受到损害。

小胶质细胞为中枢神经系统炎症和免疫反应的效应细胞，对脑组织内微小的病理变化即发生强烈反应，在 ICH48h 反应最强烈，并持续到 ICH2 周或更久。说明小胶质细胞可能参与了 ICH 后脑损伤的 BBB 破坏过程。活化的小胶质细胞可释放神经毒性物质和炎性因子造成脑组织的炎性损伤。脑出血后 48h 单核细胞在补体介导下也对神经元产生化学毒性作用。研究提示 ICH 后血液凝固过程中释放的炎症介质，通过活化白细胞和小胶质细胞而破坏血脑屏障，产生血管源性脑水肿。

（七）甘露醇毒性反应

甘露醇在血液中很快清除，多次使用无聚集作用，而在脑组织特别是脑水肿区有明显的聚集作用，随着甘露醇使用次数的增加，其血液浓度并无增加，而脑组织浓度增加，BBB 两侧渗透梯度减小，甚至形成逆向渗透梯度，加重脑水肿。

单一应用甘露醇的患者，因长期应用甘露醇后，由于病理改变致血脑屏障受损，甘露醇进入病灶脑组织并蓄积，到一定量时将高于血液中的浓度而形成逆向渗透压梯度，不利于脑水肿的消除。

（孟繁鑫）

二、脑出血术后颅内感染的相关问题

（一）概述

院内感染是脑出血的常见并发症。高达 36% 的神经重症监护室（入住时间大于 48h）患者存在感染并发症。最常见的感染依次为肺炎、尿路感染、血流感染和颅内感染。虽然一些研究者已识别出神经重症监护室的感染因素，但对脑出血患者院内感染的影响因素知之甚少。对此，美国阿肯色大学的 Archana 教授等开展了一项研究，旨在确定脑出血患者院内感染的发生率、危险因素和预后。该研究于近期发表在 *AMERICAN JOURNAL OF CRITICAL CARE* 上。该研究纳入 202 名脑出血患者。前瞻性收集 2009 年 1 月—2012 年 6 月的自发性脑出血患者资料，并与同在住院期间无脑出血的患者比较。该研究的预后不良定义为死亡或到护理机构接受长期治疗。结果显示，26% 的患者至少存在一种院内感染。最常见的感染为肺炎（18%）、尿路感染（12%）、脑膜炎或脑室炎（3%）以及菌血症（1%）。单变量分析显示，院内感染的独立预测因素为脑室内出血、脑积水、格拉斯哥昏迷量表低入院评分、入院高血糖以及机械通气治疗。多元回归分析显示，脑室内出血为院内感染唯一的显著预测因素。此外，院内感染患者经皮放置胃造瘘管的频率不仅多于未感染患者，而且感染患者在 ICU 或普通病房住院时间也长于未感染患者，而医院获得性肺炎患者通常预后不良。针对脑出血患者最常见的感染并发症：肺炎、尿路感染、脑膜炎或脑室炎以及菌血症，护理工作人员可多加关注，并针对性预防以改善患者预后。因此，很有必要对脑出血后颅内感染进行深入研究。

抗菌药物的临床应用，可分为预防性、经验性和目标性应用，临床处理难点和不合理应用主要集中在前两种情况。抗菌药物的预防性和经验性应用，很大程度取决于流行病学资料，包括并发医院感染的危险因素和细菌流行状况。感染危险因素的确定可指导预防性用药，掌握细菌流行病学资料，尤其是耐药菌流行状况，有助于指导经验性用药。共识在系统收集近期国内外研究的基础上，对神经外科患者医院感染的危险因素和细菌流行病学状况进行了详细分析，并总结了近年来的变化趋势，为抗菌药物的预防性应用和经验性选择提供循证医学证据。需要明确的是，虽然抗菌药物是医院感染治疗的主要手段之一，但绝非感染治疗的全部。应强调感染防控的综合措施，如手卫生学、严格无菌操作及感染病灶的引流清除等。医院感染的防治是一项系统工程，只有在各级临床医务人员充分认识，并严格执行各项防控措施后，抗菌药物的规范合理应用才能逐步改善。

脑出血常用的治疗方法有：开颅手术清除血肿、血肿腔穿刺引流；对于血性刺激液体留存在蛛网膜下腔内时，可以行反复腰椎穿刺术或者腰椎穿刺置管引流的方式进行血性脑脊液引流。在上述外科操作的过程中，均存在感染的风险，准确地识别感染性症状，并及时给予治疗，可以有效改善颅内感染的预后。

（二）高血压脑出血开颅术后感染

开颅术后感染一般包括脑膜炎、硬膜外脓肿、硬膜下积脓以及脑脓肿。术前在皮肤切开前 30min 静脉给予预防用抗生素（神经外科感染共识），可以有效地降低开颅术后颅内感染的发生率（< 1%），而未预防性应用抗生素术后颅内感染的发生率可高达 8%（McClelland. CID, 2007, 45: 55–59）。但是对于预防感染而言，应该强调相关的术前准备细节、手术无菌条件、手术无菌操作和术后的规范换药操作，而非依赖抗菌药物达到预防感染的目的。

（三）颅内感染相关的危险因素

1. 异体植入物，可能同 1/2 的术后颅内感染相关。

2. 脑脊液漏。

3. 既往神经外科开颅手术且出现过感染。

4. 未预防性应用抗生素。

5. 手术时间大于 4h。

6. 急诊手术。

7. 既往进行过脑部放疗。

8. 术后带引流管时间长。

（四）术后颅内感染的临床表现

1. 术后发热　术后前 3d 的发热，并不能作为感染的直接症状对待，在脑出血手术后，血性液体刺激、损伤组织吸收、头皮切口愈合均可以导致吸收热；但是，3d 后的发热，需要引起高度重视，即使是低热，仍然可能提示存在细菌感染的可能。

2. 颅内高压症状　脑膜炎常导致颅内脑脊液分泌增加。蛛网膜下腔和脑室系统内的脑脊液主要由脉络丛产生，脉络丛分布于侧脑室底部、第三和第四脑室顶部。当发生脑膜炎时，炎性刺激会导致脉络丛分泌脑脊液量增加，而窦旁蛛网膜颗粒的吸收能力并未增强。故而导致颅内高压症状，如持续性头痛，以胀痛或钝痛为主，或者呕吐，多以喷射性呕吐为主。

3. 脑膜刺激征　细菌性感染后的炎性脑脊液可引起脑膜刺激症状，包括头痛、颈项强直、Kernig 征阳性和 Bruzinski 征阳性等。头痛常表现为后枕部或额部的弥漫性胀痛。颈项强直表现为颈部前屈辐度小，头部转动及后仰受限较轻。Kernig 征阳性是在屈腿伸膝时，膝关节不能伸直、出现阻力及疼痛，而膝关节的角度小于135°。Bruzinski 征阳性是在患者去枕平卧时，被动抬起患者头部，髋关节和膝关节同时出现屈曲的情况。脑膜刺激征亦可引起呕吐，症状同颅内高压性呕吐，常为喷射性。

4. 局灶性神经功能缺损　一部分（10%）患者可以在脑内不存在局灶性脓肿或积脓的情况下出现局灶性神经功能缺失的表现。常常为脑神经受累后的表现，例如面神经受影响引起面瘫的症状（Zarrouk. CID, 2007, 44: 1555–1559）。此种情况当感染治愈时，往往神经功能缺陷会恢复至正常（图 8–12）。

5. 影像学检查　右侧额颞顶叶可见异常信号，T_1WI 呈低信号，见圆形、卵圆形低信号，T_2WI 呈高信号，边缘可见薄层等信号（图 8–13）。

CT 平扫示左侧额颞叶见一环形高密度影，占位效应明显，增强扫描环形强化，环形壁光滑但薄厚不一，

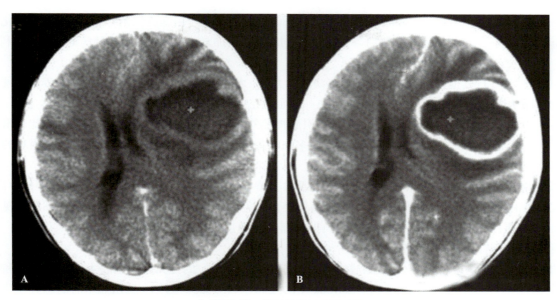

▲ **图 8-12**　局灶性神经功能缺损

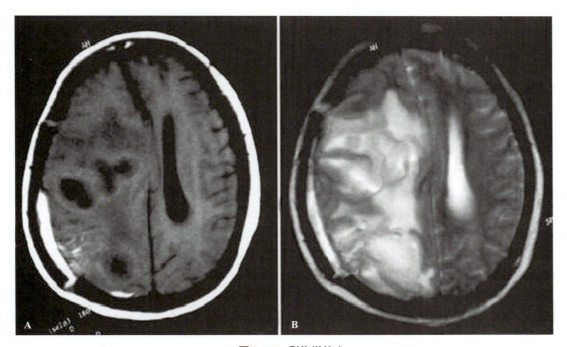

▲ **图 8-13**　影像学检查

内低密度影，外见水样密度影。

（五）诊断与鉴别诊断

1. 诊断

(1) 体温：术后 3d ＞ 38℃或持续＜ 36℃。

(2) 临床症状：明确的脑膜刺激征、相关颅内压增高的症状或新出现的与手术无关的局灶性神经功能缺损。

(3) 血液：白细胞＞ 10×10^9/L，或中性粒细胞比例＞ 80%。

(4) 脑脊液分析：除非有禁忌证，否则行腰椎穿刺术留取脑脊液，后发现脑脊液培养阳性，细菌涂片阳性发现；脑脊液常规提示白细胞＞ 500×10⁶/L，多核＞ 80%，且红细胞 / 白细胞比例＜ 500；脑脊液生化提示糖小于 2.8mmol/L 或＜ 2/3 血糖水平，蛋白＞ 0.45g/L；同时酌情增加真菌、肿瘤、结核及病毒的检查以利于鉴别诊断。

(5) 必要时，进行其他体液标本（如血液、痰液、大便、鼻咽分泌物）的病原学涂片及培养，以便建立中枢感染的病因学诊断。

2. 鉴别诊断　对于细菌性脑膜炎，无疑将会引起神经外科医生高度的关注，尽管其发生率比较低，但是若发现较晚，其后果将是灾难性的。尽管存在诸多临床表现和检查手段，其早期诊断仍然是困难的。原因有四。

(1) 开颅术后患者早期的临床表现常常轻微并且没有特异性，如仅表现为低热，而不是典型的中高度热，或者仅仅轻微的头痛而不伴有明确的发热，且非甾体类止痛药物或术后激素可能掩盖了炎症的临床表现。

(2) 脑脊液蛋白和细胞数量受手术本身的影响，不能真实地反映颅内感染的情况。

(3) 脑脊液培养往往是阴性和滞后的。

(4) 即使我们判断了患者为细菌性脑膜炎，也可能不是真实的。因为无菌性脑膜炎的临床表现和检验学结果可能和细菌性脑膜炎之间并无差别（Zarrouk. CID, 2007, 44: 1555–1559）。脑出血术后的患者无菌性脑膜炎常因血细胞降解产物导致的脑膜炎性刺激所致。临床症状和脑脊液检查结果与细菌性脑膜炎极为相似。最终两者的鉴别可能依赖在抗生素应用前的脑脊液培养结果、对抗生素治疗的敏感性、患者的一般情况和临床预后。

由图 8–14 可见对于外科手术的患者，细菌性脑膜炎和无菌性脑膜炎在性别、手术入路、脑脊液漏和临床症状上均无显著性差异；而既往存在颅脑手术史的患者更易得细菌性脑膜炎，手术时间长的患者更易患无菌性脑膜炎。此外根据文献，细菌性脑膜炎和无菌性脑膜炎在细胞计数、糖含量和蛋白含量上均无明显差异。

（六）一些经验

1. 脑脊液培养：经验性应用抗生素前的脑脊液培养至关重要，并在开始经验性抗感染治疗后的前 2d，继续行脑脊液培养 2 次，并检查脑脊液常规、生化结果。

2. 经验性抗感染治疗方案：万古霉素＋头孢他啶或美罗培南（2000 年国际专家共识），根据药物血脑屏障通透性及患者的个体情况，使用患者能耐受的药物说明中的最大药物剂量（神经外科感染共识）。

3. 无菌脑膜炎预后较好，往往患者意识及精神状态并不受影响，可以表现为发热但是精神状态良好，对万古霉素＋头孢他啶的组合并不能有效缓解患者体温，7d 后脑脊液培养结果为阴性，此时可继续经验性治疗 3d，之后停药观察，也有人认为激素治疗可能有效缓解患者症状。

4. 对于抗生素治疗后患者体温和症状缓解，意识和精神存在一定影响的患者，无论脑脊液培养阳性还是阴性，都必须继续抗生素治疗，若脑脊液培养阳性，则确诊细菌性脑膜炎，可根据培养药敏结果，调整抗生素使用品种，并进行长程治疗（神经外科感染共识）。

5. 预防性引流管尖端培养：在某些情况下，预防性引流管尖端培养可以及早拿到细菌学结果，并指导抗感染治疗。进行引流管尖端培养的情况：①术后带管时间超过 48h；②引流管皮下潜行距离过短（安全距离为 3cm），拔管时可以留取尖端培养；③高危人群：二次手术、老年人、放疗后头皮变薄、糖尿病患者等；④头部敷料潮湿，皮下隧道漏液。

6. 外科引流：对于脑膜炎的患者，腰椎穿刺或置管相当于引流，可以快速缓解感染或血细胞降解物导致的颅内炎性反应，缓解颅内高压、脑膜刺激征、头痛、发热等。并且可以留取脑脊液标本进行相应的检验、培养。

对于一般脑出血术后出现脑膜炎的患者，往往为单一细菌引起（常常为阳性球菌，阳性球菌多定植于头皮，开皮瓣后容易引入阳性球菌感染），长时间的腰部置管引流，相对于腰椎穿刺而言，引入新的阴性杆菌的可能

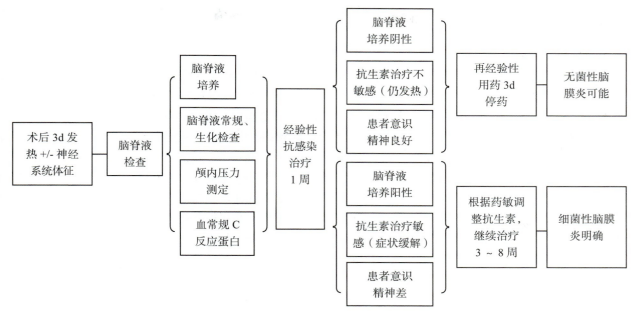

▲ **图 8-14** 鉴别诊断

性将会加大，如肠杆菌。腰穿置管导致引入其他细菌的危险因素包括：①患者卧床，仰卧位时导致敷料摩擦、脱落；②背腰部出汗更利于细菌的逆行性进入蛛网膜下腔；③不能及时换药；④只依靠胶带固定，常会导致引流管松动，引流管在皮肤内外的滑动也会增加逆行性感染的概率；⑤离肛门较近，大肠埃希菌、链球菌、屎肠球菌等往往为混合感染的病原学原因。

在没有腰椎穿刺禁忌证的情况下，每日 1 ~ 2 次(间隔 8 ~ 12h)的腰椎穿刺术，可以有效地缓解患者症状。因为不存在长期留置，所以其引入新的感染的风险较腰椎置管低。

脑膜炎后腰椎穿刺术的要点如下。

(1) 行腰椎穿刺术前需要明确头颅 MR 或 CT 等影像学检查，判定有无幕上幕下占位效应，有无梗阻性脑积水等情况，以避免发生脑疝的风险。

(2) 脑膜炎患者往往脑脊液压力较高，常会出现超出普通腰穿测压管的量程（300mmH₂O ）的情况，需要缓慢释放，并不停地观察患者意识及一般情况，可以通过语言交流了解患者意识状态，常规压腹确认脑脊液循环不存在物理性梗阻。

(3) 间断测量颅内压力，脑脊液压力低至 50 ~ 70mmH₂O 时停止操作，往往最终使用针管测量释放的脑脊液量在 20 ~ 60ml 之间，嘱患者确保去枕平卧 6h ，并暂禁食，以防止呕吐。

(4) 送检项目：脑脊液需氧培养，应用抗生素前 1 次，应用抗生素后 2 次；脑脊液常规、生化，每次腰穿后均可送检。

附：神经外科感染专家共识

鉴于神经外科手术特殊性以及神经外科重症感染的难治性，患者一旦发生感染将严重影响预后，甚至危及生命，同时为防止抗菌药物滥用引起的细菌耐药性过快增长，应遵循一定的预防及诊疗原则。

(1) 严格实施预防感染的基本原则和策略，神经外科围术期应强化预防重于治疗的观念。对预防感染而言，特别强调相关的术前准备细节、手术无菌条件、手术无菌操作和术后的规范换药操作，而非依赖抗菌药物达到预防感染之目的，静脉给予预防用抗菌药物应在皮肤切开前 30min 给予。重症单元内要严格操作洗手制度、贯彻执行国家卫生部关于院内感染控制标准及有关规定，建立完善的病房感染控制制度以及院内感染病例的发现、登记、报告、分析、反馈系统。严格抗菌药物使用的适应证，必须切实减少乃至消除，泛耐药细菌在患者之间的传播。

(2) 神经外科重症患者出现感染征象应积极留取脑脊液、痰液、尿液、伤口分泌物、深静脉导管血、血液等标本进行病原学检验和药物敏感试验。对于患者突然出现的意识变化或者神经体征的变化，同时伴有高热，应该进行腰椎穿刺（除非患者有腰穿禁忌证）。高度怀疑颅内感染时应在腰穿前首先进行影像学检查，发热患者如果颅内有人工植入物，应获取脑脊液进行分析。明确感染诊断后，进行必要的病灶控制至关重要，如引流、清创等，因脑脊液的引流及分流导致感染的患者，强烈建议撤除引流及分流装置，再次分流须等待脑脊液细胞数正常且反复培养阴性后实施。同时要积极寻找并清除其他可能感染的病灶。

(3) 诊断方法和诊断标准：①体温：超过 38℃或低于 36℃。②临床症状：有明确的脑膜刺激征、相关的颅内压增高症状或临床影像学证据。进行影像学诊断时推荐进行 MRI 平扫和增强检查。如果 MRI 不可行，建议进行颅脑 CT 的平扫和增加检查。③血液：白细胞 $> 10 \times 10^9$/L，或中性粒细胞比例 $> 80\%$。④脑脊液分析：对怀疑中枢神经系统感染的患者，必须进行脑脊液的常规、生化分析（除非有禁忌证）及病原学检查，化脓性感染脑脊液典型性改变：白细胞总数 $> 500 \times 10^6$/L 甚至 1000×10^6/L，多核 $> 80\%$，糖 $< 2.8 \sim 4.5$mmol/L（或者 $< 2/3$ 血糖水平），蛋白 > 0.459/L，细菌涂片阳性发现，脑脊液细菌学培养阳性。同时酌情增加真菌、肿瘤、结核及病毒的检查以利于鉴别诊断。⑤必要时进行其他体液标本（如血液、痰液、大便、鼻咽分泌物）的病原学涂片及培养，或对活检组织进行培养、抗原鉴定及 PCR 分析，以便建立中枢感染的病因学诊断。将流行病学治疗、临床表现以及其他结果进行综合分析。以鉴别是否为同源病原微生物导致的中枢感染。特殊情况下应请感染科、微生物室共同会诊。

(4) 抗菌药物的选择及使用原则：①临床诊断为感染时，应根据流行病学特点以及当地抗菌药物的敏感情况，尽可能在留取检验及培养标本后，开始经验性抗菌药物治疗。经验治疗直接针对高度怀疑的病原菌。后期应追踪病原学结果及药敏结果，及时调整治疗方案。②抗菌药物的选择为易透过血脑屏障的产品，如果发生 MRSA 流行性的中枢神经系统感染，建议静脉使用万古霉素治疗，替代方案可为利奈唑胺[36]或者磺胺甲基异恶唑。治疗尽可能采用静脉途径（因患者多有颅内压增高，一般不推荐腰穿鞘内注射的给药模式，必需时可增加脑室内注射途径）。合并多重细菌感染或者合并多系统感染时可联合用药。③根据药物血脑屏障通透性以及患者的个体情况，中枢神经系统的感染一般建议使用患者能够耐受的药物说明中最大药物剂量以及长程治疗（$2 \sim 8$ 周或更长）。

（张广柱　张洪钿　何永垣）

三、术后脑积水与脑室腹腔分流的相关问题

（一）术后脑积水发生的机制

脑积水是高血压脑出血的常见并发症。既有脑脊液循环通路受阻导致的急性梗阻性脑积水，也有蛛网膜下腔破坏、脑脊液吸收障碍导致的交通性脑积水的可能。脑出血起病急、进展快，由于出血和术中损伤，脑出血术后一般均存在不同程度的蛛网膜下腔出血，因而并发脑积水的概率较高，文献报道为 10% $\sim$ 35%。

除血肿压迫阻塞脑脊液循环通路的原因外，大量的红细胞存在于脑脊液中，对脑膜将产生强烈的刺激，引起无菌性炎症，导致蛛网膜和软脑膜之间发生粘连，甚至堵塞蛛网膜颗粒，同时由于出血也导致脑脊液中蛋白质的含量增加，阻塞蛛网膜颗粒，造成蛛网膜粘连，使脑脊液的循环和吸收受阻，促使脑积水的形成。急性脑积水多发生在术后 1 $\sim$ 2 周，而慢性脑积水在术后 2 周以后出现。术后早期动态 CT 显示有脑室、脑池、蛛网膜下腔进行性扩大，则认为有脑积水倾向，提示更易并发脑积水。

高血压脑出血因为出血部位、出血量、治疗方式上的差别在临床上的表现千差万别，是否易并发脑积水与具体的临床情况密切相关。一般而言，急性梗阻性脑积水的发生与出血部位和出血量相关性大，血肿邻近脑脊

液循环通路、大血肿直接压迫脑脊液循环通路、脑室内积血直接堵塞脑脊液循环通路容易导致急性梗阻性脑积水的发生。临床上面临此种情况，应积极行脑室穿刺引流术，避免脑疝等紧急情况发生。交通性脑积水的发生主要与蛛网膜下腔的破坏程度相关，合并的蛛网膜下腔出血越严重，手术创伤破坏的蛛网膜下腔越多，越容易导致慢性交通性脑积水的发生。与传统的大骨瓣开颅手术相比，小骨窗开颅显微手术和内镜手术相对微创，大大减少了对蛛网膜下腔的破坏，减少了手术本身对脑脊液循环和吸收的影响，因此理论上降低了术后脑积水的发生概率。

（二）脑积水治疗方法

持续腰大池引流对于术后脑积水的早期预防和治疗有积极意义。理论上，只有将脑脊液中血液成分尽早清除，才能避免蛛网膜粘连和蛛网膜颗粒堵塞。根据文献报道，持续腰大池引流脑脊液具有安全性和可靠性，及早行腰大池持续引流术，可以促使蛛网膜下腔的红细胞和蛋白尽快清除，在无禁忌证的情况下，每日引流量控制在 300 ～ 500ml，注意避免引起颅内低压和颅内感染。需要强调的是，在引流 5 ～ 9d 时，当脑脊液量突然减少时，除外引流管阻塞的原因，说明脑积水倾向已经得到缓解，即可拔除引流管，此时脑脊液常规、生化结果正常，颅内压正常。

若术后脑积水形成并经持续引流不能缓解，则需要考虑永久分流的方式治疗。脑积水的永久分流方式繁多，目前国际趋势已废用部分疗效不佳分流方式如侧脑室 – 乳突分流术、脊髓蛛网膜下腔 – 输尿管分流术、侧脑室 – 枕大池分流术、侧脑室 – 心房分流术、侧脑室 – 淋巴管或颈外静脉分流术等。目前首选的分流手术仍是脑室 – 腹腔分流术。

目前，关于内镜造瘘手术在脑出血术后脑积水的预防和治疗中的作用尚存争议。有部分文献报道脑出血术中行终板造瘘或内镜第三脑室底造瘘术可降低术后脑积水的概率，但尚无多中心随机对照研究证实。并且内镜造瘘手术仅对梗阻部位在脑室系统内或脑室系统与蛛网膜下腔之间的梗阻性脑积水有效，而不能解除阻塞部位在蛛网膜下腔和蛛网膜颗粒（即脑脊液吸收终点）的脑积水，因此对于多数的脑出血后脑积水治疗效果不甚理想，但对于部分因血肿位置特殊导致的梗阻性脑积水治疗效果明确。

（三）脑室腹腔分流术

1. 适应证与禁忌证

(1) 适应证：①交通性脑积水（四个脑室扩张脑室间交通的脑积水）。②幕上脑积水（中脑导水管阻塞所致）。③单侧侧脑室积水（室间孔阻塞所致）。④双侧侧脑室积水（双侧室间孔阻塞所致，透明隔已穿通）。

(2) 禁忌证：①脑室内积血尚未吸收，脑脊液红细胞计数较高。②颅内感染尚未控制，脑脊液白细胞计数和蛋白含量较高。③腹膜炎反复发作，腹腔严重粘连。④分流管沿途各切口附近头皮、皮肤感染无法躲避。⑤一般手术禁忌证，如严重心肺疾病、出血倾向等。

2. 解剖要点

(1) 了解是哪几个脑室积水，是单腔积水还是多腔积水，是否一根脑室端引流管能解决所有颅内积水问题。

(2) 脑室端分流管的脑室端以置放于额角室间孔前 1cm 左右为佳，可经额角穿刺置入，也可经枕角穿刺置入。应远离脉络丛，应考虑到脑积水分流生效、脑室回缩后分流管的位置是否依然合适。

3. 麻醉体位及切口

(1) 气管内插管全麻。切皮前 30min 静脉给予广谱抗生素。

(2) 患者仰卧位，术侧肩下垫枕，头转向对侧 70°。颈部后伸，头托托住头颅，充分暴露耳后头皮；使耳后皮肤、颈部皮肤和胸前壁皮肤成一线水平。

(3) 标记各切口及切口间连线。

①耳后头皮切口：以耳郭上缘上 3cm、后 3cm 为中心前后方向直切口长约 3cm。

②额部头皮切口：以冠状缝前 2cm，中线旁开 2 ～ 2.5cm 为中心点标记指向 A 切口的直切口长约 3cm。

③上胸壁皮肤切口：锁骨中线上锁骨下 3cm 与皮纹走向一致的横切口长约 0.6cm。

④腹部切口：剑突与肚脐连线中点为中心腹正中直或横切口长约 1cm。

4. 手术步骤及方法

(1) 头颈胸腹碘酒酒精皮肤消毒。铺无菌巾单，显露各切口及切口间连线。粘贴切口保护膜。

(2) 埋置皮下分流管。先处理腹部切口，切开皮肤，至皮下脂肪组织，电烧止血。无菌纱布保护该切口备用。再处理耳后切口，在耳后切口及其下方（沿切口间连线向胸部方向）的帽状腱膜下注射无菌盐水（以便于充分游离帽状腱膜下间隙，有足够空间置放分流泵）。切开耳后切口皮肤至帽状腱膜下，仔细止血。自切口以血管钳沿连线胸部方向分离帽状腱膜下间隙，最终造成一沿线方向长 6cm，宽 3cm 的空间。若渗血较多，可以暂时向腔内填塞纱布压迫止血。将分流专用皮下金属通条（带管芯）（前端完成一定角度的弧形，便于皮下走行时控制方向和深度，并安全越过隆起的锁骨）自该切口送入已制成的帽状腱膜下间隙。推动通条继续向胸部方向皮下潜行（发际处皮下组织较致密，需用较大力量才能使通条通过），以一手触摸皮下潜行的通条前端，并辅助通条前端越过隆起的锁骨（绝对避免刺入锁骨下方），引导通条前端到达上胸壁切口。切开该胸壁切口，通条前端自切口伸出。拔除通条管芯。打开分流管套装，抗生素盐水浸泡分流管。将腹腔端分流管通过通条自胸部切口引至耳后切口。拔除通条管，重新装配通条，将通条自胸部切口经皮下引至腹部切口，同法通过通条将腹腔端分流管的腹腔端自胸部切口引至腹部切口内，洁净敷料保护腹腔端分流管。

(3) 处理右额切口，置放脑室端分流管。额部切口头皮下注射盐水，切开头皮，乳突牵开器显露颅骨，颅钻钻骨孔一枚，电烧硬膜，硬膜切小口，能过分流管为度。取分流管脑室端（带管芯及成角器）垂直于两耳连线穿刺脑室。一般进针 3～5cm 即可见脑脊液流出，继续将带芯的脑室端分流管向深部送入 2～3cm 并确认脑脊液流出通畅，拔出管芯，记下颅骨外板水平分流管的刻度，在此刻度将分流管固定于成角器。应用前述方法通过通条将脑室端分流管的尾端由该切口引至耳后切口（此操作过程中，尽量避免过多脑脊液的丢失）。分层缝合额部头皮切口。

(4) 连接分流泵。将耳后切口中的分流管腹腔端的头端剪取 5cm，将分流泵的脑室端接口与 5cm 管相接，腹腔端接口与腹腔端分流管的头端相接，后一连接处结扎固定。以注射器将抗生素盐水自 5cm 管口注入，使分流泵内气体排出，直至分流管腹腔端持续有液体流出。夹闭 5cm 管口，试着将分流泵埋入已扩张好的该切口下方的帽状腱膜下间隙，确认分流泵能全部埋入后，将 5cm 管向切口外拽出，使之与分流泵脱离；将切口内脑室端分流管的远端剪去合适长度，将其尾端与分流泵的脑室端相接，并丝线结扎固定。牵拉腹部切口腹腔端分流管，使已与脑室端分流管连接的分流泵顺畅埋入之前做好的硬膜下间隙中。确认自腹腔切口引出的腹腔端分流管尾端脑脊液流出通畅后，剪去部分分流管（分流管置入腹腔的长度以 30～60cm 为宜）。分别分层缝合耳后切口和胸壁切口。

(5) 显露腹部切口，以特制的带侧开槽的 Trocar 将分流管的腹腔端送入腹腔。两把组织钳提起腹壁切口的两缘，将特制 Trocar（带管芯）沿腹正中线垂直刺入腹腔，穿破腹膜进入腹腔时会体会到明显的落空感（一般在 Trocar 前端刺入 5cm 以上时才能体会到）。拔除管芯，抽 5ml 抗生素盐水自 Trocar 套管尾端向腹腔注入。若盐水能顺利流入切口深部不在切口表面聚集则表明 Trocar 前端已进入腹腔。酒精和抗生素盐水依次擦拭腹腔端分流管，以无齿镊将分流管自带侧槽的 Trocar 套管送入腹腔（送入前再次确认脑脊液流出通畅），拔除 Trocar 套管，撤除组织钳，缝合皮下及皮肤。无菌包扎 4 个切口。

5. 手术并发症及其预防

(1) 分流管不通：分流管阻塞的发生率一般为 11.4%～41.4%，其中分流管脑室端阻塞的发生率占 17.6%～34.2%。发生的原因为：①在穿入脑室时或者穿入脑室后，分流管前端开口被血凝块及脑组织堵塞。②脉络丛缠结分流管脑室端，并长入管端小孔内。③分流管脑室端误入脑室壁或其他组织，使脑脊液无法经管端小孔流出。④分流管脑室端与贮液泵分离、导管折闭。贮液泵阻塞的发生率在 1.3%～7.9%，常见原因：①血液凝块或组织碎屑阻塞贮液泵瓣膜或连接导管。②贮液泵与分流管脱开。分流管腹腔端阻塞的发生率为

2.5% ～ 30%，原因有：①分流管腹腔端与贮液泵脱离：常因固定贮液泵与分流管腹腔端的结扎线松弛，并在体位活动时相互脱离，严重者分流管腹腔端可以全部移进腹腔内。②分流管腹腔端阻塞，如网膜粘连包裹分流管腹腔端。

分流管阻塞的预防：①术前脑脊液蛋白含量应控制在 0.5g/L 以下，以免阻塞分流管。②将分流管脑室端前端置入侧脑室额角部位，防止脉络丛缠绕分流管脑室端。③术前根据 CT 或 MRI 片测量分流管脑室端置入的最佳深度，以免脑室管过长误入脑室壁或其他组织，使脑脊液无法进入管端小孔内流出。④术中穿刺脑室时，力求一次成功，否则多次穿刺脑室后，易发生脑室出血及存在脑组织碎屑，致分流管阻塞。置入分流管脑室端后，用注射器经导管注入生理盐水冲洗，以检查导管是否堵塞。⑤注意贮液泵阀门方向有无安装错误。⑥固定分流管与贮液泵的结扎线松紧适度，防止结扎过松后分流管脱离或结扎过紧致分流管及贮液泵碎裂。⑦分流管腹腔端置入盆腔内，有助于预防网膜粘连、包裹引起的堵塞。

(2) 过度引流：近年指出裂隙状脑室综合征是过度分流的主要并发症，发生率在 1.6% ～ 11.5%。临床出现间歇性脑室萎陷，这类并发症发生在使用低压分流管或过度分流的患者。当脑脊液充分引流后，脑室缩小变成裂隙状，分流管脑室端因接触室壁或脑室通路阻塞，继之因脑脊液积聚而再度扩张，分流管游离或脑室通路梗阻又变通畅，随之脑室因引流再度萎陷，如此循环使患者反复出现间歇性嗜睡、易激惹、食欲不振、呕吐、囟门间歇性隆起或下陷，严重者出现括约肌功能障碍、间歇性昏睡。脑室下陷可能不对称，因而出现一侧肢体轻瘫、视力下降、共济失调等。为预防此种情况的发生，尽量选用可调压分流管，而且术前设定的初始压力值不能太低，尤其是对严重脑积水皮质较薄者，更应注意。初始压力一般设在 140mmH_2O 以上。婴幼儿非严重脑积水可初压设定在 70 ～ 110mmH_2O。术后根据患者症状变化、囟门张力变化、腰穿压力变化情况以及复查头颅 CT 情况，综合判定是否调整以及调整幅度。若选定压分流管，常规不选低压管，大多中压管合适；若脑积水严重皮质较薄，尽量选用可调压分流管。另外，注意保护分流泵，不要手术操作中损伤使泵功能失效而导致过度引流。

(3) 感染：是脑室腹腔分流术最严重的并发症，其发生率仅次于分流管阻塞而居第二位。近年来，因分流管制造技术的进步，分流管阻塞发生率明显下降，感染发生率上升为术后死亡和残疾的首位原因，其发生率在 2.7% ～ 22.2%，手术死亡率为 1.7% ～ 8.7%。皮肤毛囊内细菌不易消灭，故大多数感染来源是皮肤表面细菌污染。感染发生时间 70% 在手术 8 周内，通常分流管置入 2 周内手术切口出现急性炎性反应。

为预防分流术后感染，应严格碘酒酒精消毒，严格无菌操作。非手术人员不得进入手术间。最好是本手术间的当日第一台手术。术中减少分流管裸露于空气中的时间，不要过早打开分流管包装，需要分流管的时候再打开。分流管应严格消毒，严格无菌手术操作，术前、术后预防性使用抗生素，尽量缩短手术时间。一旦发生感染，首先应对感染局部进行细菌培养及抗生素敏感性试验，其次应对分流管是否摘除作出判断。目前对分流管处理方式如下。①摘除分流管，行脑室外引流，配合全身和脑室内应用抗生素。临床显示，感染后保留分流管难以控制感染，故此种处理方式被广泛接受，但脑室外引流可引发新的颅内感染。②如无脑室炎，摘除分流管，并于另侧置入新分流管，配合全身和脑室内用抗生素。但因再次分流术不易穿中脑室等原因，故技术难度较大。③单纯分流管感染而无脑室炎，全身和脑室内用抗生素，不摘除分流管。此种方法如脑脊液中抗生素浓度达到或高于抑菌水平，但用药超过 7 ～ 10d 仍不能控制感染，则应摘除分流管。

(4) 脑室内出血：脑室置管方向、深度合适，动作轻柔，一次穿刺不成功再次穿刺时要完全撤出穿刺管重新穿刺。

(5) 分流术颅内血肿：分流术后颅内出血原因：①脑室扩大明显或颅内压增高明显者，分流术后脑室缩小使颅内压降低过快而发生脑皮质塌陷，皮质引流静脉撕裂发生硬膜下血肿或硬脑膜与颅骨内板分离发生硬膜外血肿。②患者营养差，合并凝血功能不良。

预防措施：①颅内压很高者用高压分流管。②术中避免颅内压急速下降。③用等渗液充满脑室以防萎陷。

④脑室外引流早期应抬高引流管位置或间断夹闭引流管，防止压力下降过快或过多。⑤术后避免患者早期下床活动及急速抬高头部，同时给予静脉补充足量液体，以维持正常的颅内压。⑥指导患者正确使用贮液泵，不宜过频地按贮液泵，同时告诉患者注意术后避免剧烈运动及头部碰撞。

(6) 各种腹腔并发症包括：①一般消化道症状，如腹痛、腹胀、恶心、呕吐、厌食等。主要原因除手术操作外，主要是脑脊液对腹膜的刺激所致，一般1周左右自行消失。②分流管造成脏器穿孔，如脐部穿孔、阴道或膀胱穿孔、大肠、小肠或直肠穿孔。③分流管造成积液，如膈下腹膜积液、阴囊或腹股沟疝囊积液。④腹膜炎、局部脓肿、分流管与肠粘连形成纤维索带和肠梗阻。⑤假性肿瘤，分流管在腹腔内引起肠系膜非炎性假性肿瘤，也有不少文献报道。围绕分流管尖端形成腹腔内假性囊肿，临床表现为局部肿块形成，当肿块体积过大时可引起双侧输尿管梗阻，有时囊肿扭转引起急腹症。一旦发现囊肿形成，可用腹腔镜或在超声引导下穿刺抽液或更换分流管，在囊肿扭转时必须行急诊探查术。为避免腹腔穿刺损伤腹腔脏器，术中置入Trocar时有落空感即停，避免分流管刺入过深。

(7) 切口愈合不良，分流管外露。通条皮下潜行时要有一定深度，不能太接近表皮，以防日后皮肤磨损破裂。包扎时避免压迫过紧，避免使用弹力绷带。

6. 术后处理要点

(1) 术后密切观察临床相关症状演变情况，复查头颅CT及腹部X线片，了解分流管的位置是否满意，必要时调整。

(2) 术后适当延长抗生素应用时间。

(3) 告诫患者家属和本人，术后的任何时间里都可能出现分流管堵塞或感染。若出现头痛、恶心呕吐等颅高压症状应尽快到医院就诊，并告诉医生患者曾于何时实施脑室腹腔分流术。若不明原因发热，也应提醒医生除外颅内感染可能。

(4) 若安装的是可调压分流管，术后应密切观察病情变化，注意是否需要调整分流泵阈值。

(5) 若为非抗磁共振可调压装置，行MRI检查后应及时调整分流泵阈值。

（夏小雨）

四、内镜下第三脑室底造瘘术

（一）手术流程

使用德国产齐柏林大通道神经内镜或Storz儿童神经内镜系统。采用气管插管静脉复合全身麻醉。全麻成功后，患者取仰卧位，头托固定头颅，头略抬高，稍向前屈，使头皮切口位于高位。常规设计右额冠状缝前1～2cm中线旁开2～3cm处为中心（钻孔位置）的头皮弧形切口。常规碘酒、酒精消毒（小于1岁的患儿采用碘伏消毒），铺无菌巾单。全层切开头皮，乳突牵开器撑开，剥离骨膜。用电钻或手摇钻在预设钻孔部位钻孔1枚，直径约6mm。双极电凝电灼硬膜后十字切开，仔细止血，电灼切开脑皮质。脑穿针试穿右侧脑室，穿刺方向大致为两外耳孔假想连线中点。穿刺脑室成功后使用皮质扩张器扩张皮质隧道，然后送入神经内镜。术中用37℃含抗生素的生理盐水经内镜通道持续冲洗脑室，每3000ml冲洗水中加入盐酸万古霉素500mg及硫酸庆大霉素6ml（24万U）。流速一般为50ml/min左右，以利于清除术中组织碎屑和脑室内残留物。内镜首先进入同侧侧脑室，辨认隔静脉、脉络丛及室间孔等解剖位置。内镜自室间孔向下进入第三脑室，移动内镜至第三脑室底前部，可见双侧乳头体、漏斗隐窝、视交叉压迹等结构。慢性脑积水患者因长期压迫第三脑室底部常菲薄，透过第三脑室底常清晰可见鞍背、基底动脉等结构。造瘘口通常应选在双侧乳头体与漏斗隐窝之间的三角区内，选择避开基底动脉的乏血管部位造口。造瘘时利用微型电凝电灼烧开小口，再将微球囊导管戳入小口，0.9%氯化钠注射液扩充球囊后导管旋转拔出扩大瘘口，瘘口直径＞6mm（图8-15A）。造口成功后，内镜通过造口进入脚间池，检查Liliequist膜是否被打开，否则在Liliequist膜上重复微电凝与球囊的造口过程。完成第三脑室底造口术。在术中如果内镜角度合适，可见中脑导水管上开口，则可使用微球囊导管探查导水管是否通畅；如果患者为单侧室间孔闭塞，可使用与 ETV 术类似的造瘘方法在透明隔上造瘘，行透明隔造口术使双侧脑室交通；本组 1 例形成了脑出血后丘脑假性囊肿，术中内镜进入同侧脑室后，使用微电凝和微球囊导管在囊肿壁上造口，使囊肿与脑室交通。检查脑室内及皮质隧道无出血后缓慢退出内镜，给予明胶海绵封闭皮质隧道，使用耳脑胶和人工硬膜仔细修补硬膜及颅骨缺损，做到不透水闭合。全层缝合头皮，手术结束（图 8-15C）。

ETV 术后腰穿很有必要，术后第 1 天开始常规做腰穿，每天 1 次，通常共做 2 ～ 5 次，每次腰穿尽量多放脑脊液，以促进脑脊液循环通路的建立。

（二）典型病例

患者 43 岁女性，因急性右侧丘脑出血破入脑室于 2011 年 1 月 30 日入院治疗，行脑室穿刺置管引流，后发现患者出现脑积水，引流管去除后脑室扩张、意识变差，于 2011 年 3 月 15 日行 ETV 术，术后 1 周余复查影像学示脑室系统明显缩小。左图为术后 1 周余头颅 MR 影像，右图为同一患者术前相同层面影像（图 8-16）。

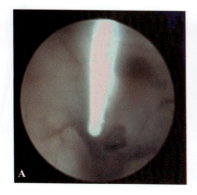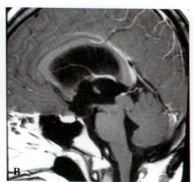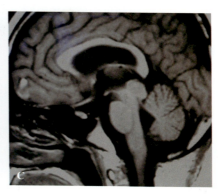

▲ 图 8-15　内镜第三脑室底造口术

A. 内镜术中在第三脑室底部造口微球囊导管扩大瘘口；B. 术前 MRI 示幕上脑室扩张第三脑室底部下沉，中脑导水管欠通畅；C. 术后 MRI 示造口处通畅

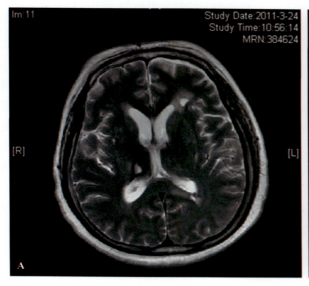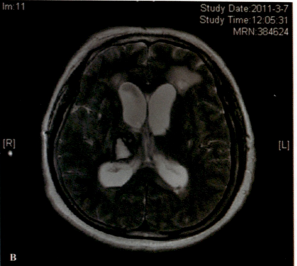

▲ 图 8-16　ETV 治疗脑出血后梗阻性脑积水 MR 影像对比图

五、高血压脑出血与颅骨修补的相关问题

高血压脑出血患者常因减压需要，往往导致术后不同范围颅骨缺损。在一些开放性颅脑损伤，部分闭合性颅脑损伤以及大面积脑梗死等因严重脑肿胀，不得不行去骨瓣减压，亦遗留颅骨缺损，通常范围较大。本文一并探讨由脑出血、脑梗死、脑外伤即其他原因导致颅骨缺损相关问题。

颅骨缺损的治疗即颅骨修补成形术，但对于手术的时机、方法、选用的材料以及禁忌证均需认真考虑，特别是患者行颅骨修补的目的，期望解决什么问题。因为单纯的颅骨修补对脑出血、脑梗死、脑外伤后功能性症状、继发性癫痫、脑积水等表现的治疗效果往往不尽人意。

（一）禁忌证

目前公认的手术指征为以下几点。

1. 颅骨缺损直径在 3cm 以上，使脑的保护受到影响者。

2. 有严重的头晕、头痛等症状，难以缓解者。

3. 有碍美观者，如额部颅骨缺损的适婚年龄患者。

4. 有严重的精神负担或心理障碍，如恐惧声响、恐惧震动等，已影响学习、工作、生活者。

5. 脑膜与脑瘢痕形成伴发癫痫者（需同时切除癫痫病灶），此类患者术前应行视频脑电验证癫痫灶是否位于颅骨缺损处。

6. 患者或家属手术意愿强烈。

（二）禁忌证

存在相对禁忌与绝对禁忌。

1. 切口处有感染或感染愈合处于初期者，既往认为切口处感染应在愈合 1 年后再行颅骨修补，目前修补时机大为提前。

2. 仍有颅内压增高存在者。

3. 颅内尚有病灶或清创不够彻底遗留碎骨片者。

4. 缺损区域头皮菲薄或存在大量瘢痕者，暂勿行颅骨修补。

5. 存在排异反应者，如一期手术植入人工硬膜后排异反应强烈，行颅骨修补需慎重。

6. 有严重神经功能障碍或精神失常者。

7. 全身状况差，如高龄并伴有糖尿病、房颤等多种疾病，术前应请心内科、麻醉科等相关科室仔细评估后慎重手术。

8. 患者及家属犹豫不决、难以接受手术风险者。

（三）修补材料

目前常用修补材料主要为钛合金网（钛板）。以往出现过的修补材料可分为自体组织与异体材料两类。前者如患者自身肋骨、髂骨或颅骨，因取材复杂及副损伤等问题现已被弃用；异体材料则为有机玻璃、金属材料等。钛合金具有重量轻、强度大、抗击打能力强等特点，广泛应用于航空、航天、机密机械等制造，如徕卡 M 系机身常推出钛合金限量版，现已植入并应用于医学领域，目前颅骨修补材料绝大多数为钛合金，且具有磁兼容特点，术后行 MR 检查无碍，随着国民收入增长及医保覆盖，价格已逐渐不成为壁垒。

术前行头颅扫描，骨质三维重建并刻光盘，送往耗材公司，耗材公司根据个体患者特点，特异性模拟重塑颅骨，吻合度较高。但钛合金网存在边缘锐利、导热性等缺点，实际操作中可根据情况自行修剪。

（四）修补时机

一般认为一期手术后 3 ~ 6 个月即可行颅骨修补，如切口感染，则应在切口愈合半年至一年后行修补术。在实际工作中，常根据患者整体情况，选择手术时机，而不囿于时间禁忌。

（五）手术方法

1. 一般选择全麻，局麻已少见。按缺损部位采取相应体位。一般不采用头架固定，头托即可。

2. 沿缺损在发际内设计弧形切口，有时也用原切口入路，设计皮瓣时应充分考虑皮瓣供血。

3. 自帽状腱膜下解剖分离，层次清晰，勿损伤深面硬脑膜，以免发生脑脊液漏、皮下积液等。

4. 翻转皮瓣，骨膜剥离子剥离缺损边缘硬膜，暴露骨质。

5. 按标示将消毒好的人工颅骨置入缺损，可通过术前系红线、蓝线的色彩管理方式确定人工颅骨前后左右，以免上下倒置。如缺损较大，可用丝线将缺损中央硬膜悬吊于钛网，防止术后血肿、积液等。钛钉固定钛板，疏密相间即可。

6. 术毕按层次缝合肌肉、帽状腱膜、皮肤等。头皮下放置引流，弹力绷带加压包扎。

（六）术后处理

1. 抗生素预防应用 24 ～ 48h。

2. 皮下引流一般于术后 24h 拔除，或视病情适当延迟拔除，但时间应尽可能短，减少感染机会。

3. 因植入异物原因，患者可有发热，排除各系统感染后，予对症降温即可。

4. 如皮下积液，可行穿刺抽吸，并加压包扎。

5. 硬膜下血肿如有手术指征，则行手术清除。

6. 其他常规性治疗，如预防癫痫、补充电解质、抑酸、化痰等一般处理，加强雾化、翻身扣背等基础护理，预防肺部感染、下肢深静脉血栓、压疮等卧床并发症，严密观察病情变化，动态复查血常规、离子水平、头颅 CT 等，及时了解病情并调整。

（张鹏飞　洪孙全）

六、服用抗凝药物脑出血患者的治疗

随着步入老龄化社会，患有心脏疾病及脑血管疾病的患者越来越多，需要安装心脏或者脑血管支架的患者也越来越多。这些患者在放置支架后，往往需要长期口服抗凝药物，如华法林，来预防支架所引起的血栓形成。但是长期服用抗凝药物所导致的最严重的问题之一就是患者凝血功能障碍，从而可能引发颅内出血，临床上称之为口服抗凝药物相关的颅内出血。在本文中，我们对口服抗凝药物的应用原则，出现颅内出血并发症的风险及相关的治疗原则进行综述，以求能够使广大临床医生更加系统地了解口服抗凝药物相关的知识，更好地服务于临床。

（一）口服抗凝药物的应用原则

口服抗凝药物的代表药物有华法林、醋硝香豆素、苯丙香豆素等，它们的不同之处在于人体血浆中的半衰期不同。口服抗凝药物主要用于房颤患者、静脉血栓的一级和二级预防，以及患有血栓综合征的患者。在应用口服抗凝药物时，要对患者的凝血功能进行检测，其中最重要的一个指标就是 INR 值。INR 值的正常范围为 0.8 ～ 1.2，通常口服抗凝药物患者的 INR 值要求控制在 2 ～ 3。INR 值升高，出血的概率会随之升高。INR 值每升高 1 个单位，出血的风险就会增加一倍。如果 INR 值大于 4.5，意味着口服抗凝药物的患者出血风险将会比一般人群升高 6 倍。有很多风险因素会导致口服抗凝药物后出血风险的增加，如高龄、严重的肝肾疾病、严重的血小板减少症、曾有出血病史、贫血、痴呆和跌倒的倾向。因此临床上有学者通过打分的方式来评估者出血的风险，但并没有广泛应用。此外，患者在口服抗凝药物的同时，也会服用其他类药物，药物之间的相互作用，同样会影响到口服抗凝药物的效果。例如口服抗凝药物时，应尽量避免口服唑类抗生素，如大环内酯类、氟喹诺酮类药物、非甾体抗炎药物，包括选择性环氧合酶 -2 抑制药、选择性 5- 羟色胺再摄取抑制药、奥美拉唑、降脂药物、胺碘酮、氟尿嘧啶等，在服用这些药物时，应严密监测患者的 INR 值。

（二）口服抗凝药物导致颅内出血

颅内出血是口服抗凝药物严重的并发症之一，往往致命。患者出血的发病率与口服抗凝药物的时间长短有关。口服抗凝药物导致的颅内出血的年发病率为 0.2% ～ 0.6%，其中 70% 为颅内出血，30% 为蛛网膜下腔出血和硬膜下出血。在过去的 20 年中，口服抗凝药物导致的颅内出血的发病率从 8% 上升到 17%，其与应用支架后口服抗凝药物的人群基数增加有关。如果同时口服抗凝药物和其他抗血小板药物，颅内出血的发生率则会更高。

口服抗凝药物导致颅内出血，往往是因为抗凝药物服用过量使 INR 超出规定范围之外所引起的，但是即使 INR 处于规定范围内，也会有发生颅内出血的风险。其诱发因素往往有以下几点：高血压控制不良，头部外伤，非预期的颅内动脉瘤破裂或动静脉畸形，脑白质病变，淀粉样血管病变，原发或恶性颅内肿瘤和监测不当导致 INR 值升高。

口服抗凝药物导致的脑出血在 30d 内的死亡率高达 12% ～ 60%，这几乎是未服用抗凝药物脑出血的 2 倍。但是决定口服抗凝药物脑出血患者预后的并非是 INR 值，而是血肿量和 GCS 评分的高低。血肿量增加往往意味着预后不佳，血肿量越大，死亡率增高。研究表明，当 INR 值 ≤ 3.0 时，服用和未服用抗凝药物导致的颅内出血量并没有显著差异，当时当 INR 值大于 3.0 时，口服抗凝药物导致的颅内出血量将多于未服用抗凝药物组。有研究表明口服抗凝药物的患者在较长的一段时间内出血量将会继续增加，大约有 50% 的患者出现血肿再扩大，而未口服抗凝药物的患者的血肿再扩大概率只有 17%。当口服抗凝药物导致脑出血一旦确诊之后，应首先立即逆转抗凝药物的作用，然后进行必要的手术治疗，并严格控制好血压，避免颅内血肿的继续扩大。

（三）口服抗凝药物导致脑出血的临床管理

口服抗凝药物导致脑出血后，首先要迅速逆转口服抗凝药物导致的 INR 值升高，通常有以下几个方法：注射维生素 K 拮抗抗凝药物的作用；输注新鲜冰冻血浆或凝血酶原复合物改善患者体内凝血因子数量；输注重组活化凝血因子Ⅶ。这些治疗方法通常预期使 INR 值降至 ≤ 1.4，最好能够 ≤ 1.2。应用不同的药物或血液制剂在治疗效果、起效时间、药物维持时间和费用上亦有不同，这些不同点也就决定了这些治疗方法在临床应用上的不同策略。下面将用于逆转 INR 值的不同制剂的特点综述总结如下。

1. 维生素 K_1　当口服华法林导致颅内出血后，应用维生素 K_1 可逆转华法林导致的 INR 升高，但是维生素 K_1 的起效较慢，因此不能作为逆转 INR 值的唯一选择。通常情况下，维生素 K_1 起效的时间最少为 2 ～ 6h，通常需要 12 ～ 24h。维生素 K_1 的价格低廉，通过静脉滴注的方式可加快维生素 K_1 的起效时间，但是因静脉滴注导致的过敏病例时有发生，因此限制了其临床应用。由于其他逆转口服抗凝药物的制剂半衰期非常短，因此临床上在监测 INR 值的同时，应该多次使用维生素 K_1 来防止凝血功能障碍的反弹。通常将 10 ～ 20mg 的维生素 K_1 加入 250ml 的生理盐水，以 1mg/min 的速度静脉滴注，使以维生素 K 为依赖的凝血因子稳定产生，从而保证 INR 值逆转后的稳定性。有的专家提议可以通过皮下注射或口服的方式应用维生素 K_1 制剂，从而避免静脉使用所导致的过敏并发症。但是通过皮下或口服的途径是维生素 K_1 起效时间过长，特别是在患者临床症状不稳定时，可能会影响患者的治疗，因此，文献中还是推荐使用静脉途径。

2. 凝血酶原复合物（PCC）　凝血酶原复合物是几种血浆中凝血因子的统称，包括凝血因子Ⅱ、Ⅶ、Ⅸ、Ⅹ。凝血酶原复合物是口服抗凝药物脑出血后的首选治疗制剂。目前市面上的凝血酶原复合物制品种类繁多，绝大多数制品都包括凝血酶原Ⅱ、Ⅶ、Ⅹ，通常因子Ⅶ并不包括在内。但是有学者报道，缺乏因子Ⅶ的 PCC 制品改善抗凝药物的作用并不显著，因此额外补充凝血因子Ⅶ是十分必要的。但是 Imberti 等在一项回顾性研究中发现，他只用了含有 3 种凝血因子（Ⅱ、Ⅶ、Ⅹ）的 PCC，同样可以使 75% 的病例在 30min 内将 INR 值降至 1.5 以下，并且有 98% 的患者保持了该 PCC 治疗后的有效性，使 30d 的死亡率降低（大约 12%）。一项 460 病例的 Meta 分析结果表明，PCC 逆转口服抗凝药物的作用，与新鲜冰冻血浆和维生素 K_1 比较，可以有效缩短起效时间，同时未出现 DIC 病例，也能够降低血栓风险。

凝血酶原复合物通常是浓缩状态，其可以稀释至 50～150ml，并且在 10～30min 内输注。凝血酶原复合物的输注剂量根据患者的体重和 INR 值来决定。尽管根据个体化差异所计算的 PCC 的剂量可以迅速地逆转抗凝药物的作用，但是使用这一方法在国际上仍然存在争议。由于 PCC 可以很快发挥作用，而且使用较小的剂量就可以起作用，因此 PCC 是非常好的治疗措施。但是 PCC 与维生素 K_1 和新鲜冰冻血浆相比费用较高。当 PCC 制品中的凝血因子Ⅶ含量较少时，同时输注新鲜冰冻血浆和重组活化凝血因子Ⅶ则是非常有必要的措施。

3. 新鲜冰冻血浆　新鲜冰冻血浆是治疗口服抗凝药物所导致脑出血中经常使用的。新鲜冰冻血浆是血液制品，其中包括所有的凝血因子，但是其所含的依赖维生素 K 的凝血因子的数量并不是标准化的。新鲜冰冻血浆的质量与献血者的生物多样性有关，此外静脉滴注新鲜冰冻血浆时同样是有风险的，而且只有应用较大量的新鲜冰冻血浆才能逆转抗凝药物的作用。一般推荐起始剂量按照 15ml/kg 给予静脉滴注新鲜冰冻血浆，但是也有很多文献推荐按照 30ml/kg 的剂量给予。虽然 FFP 的应用剂量取决于起始 INR 值的高低，但是预期达到的 INR 值同样影响到 FFP 的应用剂量。有文献表明，当 INR 值位于 1.3～1.7 之间时，需要 2000ml 的 FFP 来逆转 INR 值。但是如此大的剂量，对于那些老年人和患有心肺疾病的患者来说，容易造成容量负荷，发生危险。此外，对于此类患者需要减慢输液速度，也就影响了逆转抗凝药物作用的速度。FFP 制品在应用之前需要配血和离心，也会影响到治疗的速度。虽然 FFP 引起传染性疾病的传播的概率已经非常小了，但是因输注血浆导致的过敏反应、容量负荷和急性肺损伤的发生仍不可避免。

4. 重组活化凝血因子Ⅶ（rFⅦa）　目前，随机临床实验已经评估了重组活化凝血因子Ⅶ在治疗急性自发的非口服抗凝药物所致的颅内出血的优势，其同时可以用于口服抗凝药物所致的颅内出血和外伤所致出血。rFⅦa 可以促进血管破裂出血部位的止血，限制脑出血后血肿的再扩大。先期的研究结果表明，连续应用 rFⅦa 三个月可以有效地避免血肿体积增大，降低死亡率和改善预后，但同时血栓的发生率提高了 5%。但是在一项 FAST 的三期临床试验提示，应用不同剂量的 rFⅦa，在 90d 后与安慰剂组相比，对于死亡率和严重后遗症方面并没有显著差异，同时也会引起血栓的发生，但是确实可以有效止血。总而言之，rFⅦa 的应用虽然阻止了已形成血肿的再扩大，但是并没有提高患者的生存率，也没有改善患者的预后，反而增加了发生血栓的概率。鉴于以上事实依据，不推荐在脑出血的超早期常规应用 rFⅦa。但是联合应用 rFⅦa 和 FFP 可以缩短 INR 值纠正的时间，减少 FFP 应用的剂量。

与 PCC 相比，rFⅦa 具有使用剂量少，小剂量即可起效的优势。对于应用 rFⅦa 的患者，INR 值不能够作为停止用药的指标。因为 rFⅦa 的半衰期非常短，因此其在短时间内使 INR 值降低后，INR 值又会反弹，所以在应用 rFⅦa 时需要密切观察患者的 INR 变化。目前尚无明确评价 rFⅦa 效果的临床检验方法，其使用剂量的大小也没有规范的标准。因此，直到现在 rFⅦa 并没有作为口服抗凝药物脑出血患者的首选治疗用药，其所谓的应用也是非禁忌证的。此外，在目前所有的治疗用药中，rFⅦa 是价格最昂贵的。

最后，无论我们选择哪一种治疗方案，在输注治疗制品后，都应该多次复查 INR 值，推荐每隔 3～4 小时复查 INR 值，以保证其稳定性。一旦 INR 值再次大于 1.5，那么就需要再次用药。

（四）口服抗凝药物后脑出血的手术时机

当患者 INR 值降至理想范围之后，是否需要行血肿清除手术需要进行严格的评估。目前口服抗凝药物脑出血后的手术时机尚存在争议：①在 INR 值降至安全范围后，是否需要急诊行血肿清除手术；②如何根据患者的神经功能评分来决定手术时机；③何时需要立即行急诊手术，而不需考虑 INR 值的高低。目前能够达成共识的是，当幕下出血导致脑积水时，需要急诊行脑室穿刺置管引流术；颅后窝巨大血肿，患者症状进行性加重时必须及时行血肿清除术。此外其他部位血肿行手术的时机尚存在争议。有证据表明脑出血急性期进行积极处理可以提高预后。口服抗凝药导致的脑内出血可能会因为巨大血肿导致脑内占位效应，从而引发水肿、梗阻性脑积水、中线移位，颅内高压、脑疝和死亡。及早地进行外科干预可以清除颅内血肿，解除占位效应，降低颅内压，阻止脑出血后毒性因子的释放。颅内出血的患者是否需要立即转入重症监护室，目前尚存在争议，但目前有证据表明，将颅内出血的患者安置在重症监护室，可以更好地对心肺参数和颅内压进行监护，提高预后。此类患者必须注意电解质平衡，预防呼吸机相关性肺炎，控制体温，提供足够的肠内营养，预防血栓形成。

有数据表明脑出血急性期进行积极处理可以提高预后。紧急处理方法包括早期诊断，止血，积极控制血压，微创清除血肿，尽量清除脑室中的血凝块和控制术后颅内压。口服抗凝药物导致的脑内出血可能会因为巨大血肿导致脑内占位效应，从而引发水肿、梗阻性脑积水、中线移位、颅内高压、脑疝和死亡，因此外科治疗是非常必要的。外科手段清除颅内血肿可以解除占位效应，降低颅内压，阻止脑出血后毒性因子的释放。但是在临床上外科手段仍存在争议，其与内科保守治疗相比，对于患者预后的改善并没有显著差异性。

一项随机调查研究表明：大多数神经外科医师在处理脑出血时，无论患者在入院前是否长期口服抗凝药物，治疗方案都是一致的，即使有数据表明服用抗凝药物与否导致的脑出血采用同一治疗方案预后是不同的。目前对于那些脑出血早期即发生迅速恶化的患者进行手术治疗是否获益还缺乏数据支持，因为绝大多数研究是在 INR 值已经恢复正常的基础上进行的。梅奥诊所的一项研究表明，对于那些出血量大的病情恶化迅速的患者实施手术治疗是适合的，而与凝血机制是否逆转无关。缩短逆转抗凝药物作用的时间，对于需要行手术治疗的自发性和创伤性颅内出血是非常必要的，其有助于预后的提高。有文献报道超早期行颅内出血清除手术可以提高预后，但也有文献报道超早期手术会增加再次出血的发生率，导致死亡率升高（大约大于 75%）。因此需要进行前瞻性研究，筛选出那些通过外科手术可以确实提高预后的患者来进行深入研究。随着技术的进步，外科手术在口服抗凝药物导致脑出血的治疗中角色需要进行重新评估。微创手术技术可以使颅内血肿清除手术更加高效，创伤更小。

（五）临床应用口服抗凝药物拮抗药物的循证医学

目前尚没有前瞻性的临床随机对照试验来评价不同拮抗口服抗凝药物的作用，同样也没有临床对照试验评价究竟是 PCC 还是 rF Ⅶ a 更优于 FFP 和维生素 K_1 拮抗抗凝药物的效果。有几项小型的前瞻性和回顾性研究表明，在 2h 内使 INR 值逆转可以降低颅内血肿的再扩大率，使用 PCC 可以使 84% 的患者获益，而使用 FFP 只能使 39% 的患者获益，而单独使用维生素 K_1 则没有显著效果。在需要手术干预的患者中，联合使用 FFP 和 rF Ⅶ a 可以更快地逆转 INR 值（平均 7h），减少血栓并发症的发生，预后良好。对于那些临床症状急性恶化并且需要行急诊手术的患者，及时地逆转抗凝药物的作用还是需要有循证医学证据的。由于临床研究需要的患者样本量较大，而口服抗凝药物导致的脑出血患者预后往往较差，因此没有足够大的样本量来得出令人信服的结论。目前的治疗方案多是专家共识所推荐的方案。

停止口服抗凝药物之后最大的风险就是血栓形成，但是在很多病例中，为了挽救患者生命，临床医生不得不应用那些逆转抗凝药物作用的药物。Goldstein 和他的同事进行的一项研究表明，口服抗凝药物导致脑出血后，在 30d 内未继续服用抗凝药物的患者，其血栓的发生率只有 5%。Imberti 等在对住院后行 PCC 治疗的患者的观察中，并没有发现血栓病例的发生。脑出血发生后，何时再重新开始口服抗凝药物一直是医生非常关心的事情。对于每一个患者，都需要平衡血栓形成和再次出血的利弊。在一项包含了 50 例患者的病例对照研究中，患者在重新口服抗凝药物后，并没有增加颅内再次出血的风险。对于没有重新开始口服抗凝药物的病例，血栓是否形成不容忽视。Romualdi 等在最近的一项研究中发现对于那些安置有心脏支架的患者，在第一次发生脑出血后，恢复口服抗凝药物后，再次导致颅内出血的概率为 2.9%。对于那些已经发生了口服抗凝药物相关的脑出血的患者，如果患者放置了心脏支架，建议将 INR 值控制在 2～2.5，如果是房颤的患者，建议将 INR 值控制在 1.5～2.0，同时密切监测 INR 值的变化，避免用药过量。对于合并静脉血栓的脑出血患者，建议放置静脉血管滤网预防血栓脱落，避免肺栓塞的发生。

（六）总结

现在口服抗凝药物导致的脑出血由于其出血量大，死亡率高，越来越引起人们的重视。对于口服抗凝药物导致的脑出血，可以通过输注维生素 K_1、PCC、rF Ⅶ a 或 FFP，迅速逆转抗凝药物的作用，但是不同的治疗药物也有各自的优点和缺点。在所有提及的治疗口服抗凝药物所致脑出血时，都建议首先迅速静脉滴注维生素 K_1。联合应用 PCC 或者 rFⅦa 可能要比单纯应用冰冻血浆起效要快。为了降低口服抗凝药物导致脑出血风险，目前更加安全的口服抗凝药物也正在临床试验当中。

（赵 浩 李运军）

参 考 文 献

[1] Levine MN, Raskob G, Landefeld S, et al.Hemorrhagic complications of anticoagulant treatment[J]. Chest, 2001, 119(1 Suppl): 108S–121S.

[2] Hylek EM, Singer DE.Risk factors for intracranial hemorrhage in outpatients taking warfarin[J]. Annals of internal medicine, 1994, 120(11):897–902.

[3] Ansell J, Hirsh J, Hylek E, et al.Pharmacology and management of the vitamin K antagonists:American College of Chest Physicians Evidence–Based Clinical Practice Guidelines (8th Edition)[J]. Chest, 2008; 133(6 Suppl):160S–98S.

[4] Holbrook AM, Pereira JA, Labiris R, et al.Systematic overview of warfarin and its drug and food interactions[J]. Archives of internal medicine, 2005;165(10): 1095–106.

[5] Linkins LA, Choi PT, Douketis JD.Clinical impact of bleeding in patients taking oral anticoagulant therapy for venous thromboembolism:a meta–analysis[J]. Annals of internal medicine, 2003, 139(11): 893–900.

[6] Aguilar MI, Hart RG, Kase CS, et al.Treatment of warfarin–associated intracerebral hemorrhage:literature review and expert opinion[J]. Mayo Clinic proceedings, 2007, 82(1):82–92.

[7] Flaherty ML, Kissela B, Woo D, et al.The increasing incidence of anticoagulant–associated intracerebral hemorrhage[J]. Neurology, 2007, 68(2):116–121.

[8] Marietta M, Pedrazzi P, Girardis M, et al.Intracerebral haemorrhage:an often neglected medical emergency[J]. Internal and emergency medicine, 2007, 2(1):38–45.

[9] Imberti D, Barillari G, Biasioli C, et al.Prothrombin complex concentrates for urgent anticoagulation reversal in patients with intracranial haemorrhage[J]. Pathophysiology of haemostasis and thrombosis, 2008, 36(5):259–265.

[10] Flibotte JJ, Hagan N, O'Donnell J. Warfarin, hematoma expansion, and outcome of intracerebral hemorrhage[J]. Neurology, 2004, 63(6):1059–1064.

[11] Zubkov AY, Mandrekar JN, Claassen DO, et al. Predictors of outcome in warfarin–related intracerebral hemorrhage[J].Archives of neurology, 2008, 65(10):1320–1325.

[12] Baldi G, Altomonte F, Altomonte M, et al.Intracranial haemorrhage in patients on antithrombotics:clinical presentation and determinants of outcome in a prospective multicentric study in Italian emergency departments[J]. Cerebrovascular diseases, 2006, 22(4):286–293.

[13] Cucchiara B, Messe S, Sansing L, et al. Hematoma growth in oral anticoagulant related intracerebral hemorrhage[J]. Stroke;a journal of cerebral circulation, 2008, 39(11):2993–2996.

[14] Fric–Shamji EC, Shamji MF, Cole J, et al.Modifiable risk factors for intracerebral hemorrhage:study of anticoagulated patients[J]. Canadian family physician Medecin de famille canadien, 2008, 54(8):1138–1139, 139 e1–4.

[15] Flaherty ML, Tao H, Haverbusch M, et al.Warfarin use leads to larger intracerebral hematomas[J]. Neurology, 2008, 71(14): 1084–1089.

[16] Sheth KN, Cushing TA, Wendell L, et al.Comparison of hematoma shape and volume estimates in warfarin versus non–warfarin–related intracerebral hemorrhage[J]. Neurocritical care, 2010, 12(1): 30–34.

[17] Wiedermann CJ, Stockner I.Warfarin–induced bleeding complicationsclinical presentation and therapeutic options[J]. Thrombosis research, 2008, 122 (Suppl 2):S13–8.

[18] Dentali F, Ageno W, Crowther M.Treatment of coumarin–associated coagulopathy:a systematic review and proposed treatment algorithms.Journal of thrombosis and haemostasis[J]. JTH, 2006, 4(9): 1853–1863.

[19] Hanley JP.Warfarin reversal[J]. Journal of clinical pathology, 2004, 57(11):1132–1139.

[20] Baker RI, Coughlin PB, Gallus AS, et al.Warfarin reversal:consensus guidelines, on behalf of the Australasian Society of Thrombosis and Haemostasis[J]. The Medical journal of Australia, 2004, 181(9): 492–497.

[21] Morgenstern LB, Hemphill JC, Anderson C, et al.Guidelines for the management of spontaneous intracerebral hemorrhage:a guideline for healthcare professionals from the American Heart Association/American Stroke Association[J]. Stroke;a journal of cerebral circulation, 2010, 41(9): 2108–2129.

[22] European Stroke Initiative Writing C, Writing Committee for the EEC, Steiner T, Kaste M, Forsting M, Mendelow D, et al. Recommendations for the management of intracranial haemorrhagepart I:spontaneous intracerebral haemorrhage.The European Stroke Initiative Writing Committee and the Writing Committee for the EUSI Executive Committee[J]. Cerebrovascular diseases, 2006, 22(4):294–316.

[23] Ageno W, Garcia D, Aguilar MI, et al.Prevention and treatment of bleeding complications in patients receiving vitamin K antagonists, part 2:Treatment[J]. American journal of hematology, 2009, 84(9): 584–588.

[24] Hanslik T, Prinseau J.The use of vitamin K in patients on anticoagulant therapy:a practical guide[J]. American journal of cardiovascular drugs :drugs, devices, and other interventions, 2004, 4(1):43–55.

[25] Steiner T, Rosand J, Diringer M.Intracerebral hemorrhage associated with oral anticoagulant therapy:current practices and unresolved questions[J]. Stroke, 2006, 37(1):256–262.

[26] Holland L, Warkentin TE, Refaai M, et al. Suboptimal effect of a three–factor prothrombin complex concentrate (Profilnine–SD)in correcting supratherapeutic international normalized ratio due to warfarin overdose[J]. Transfusion, 2009, 49(6):1171–1177.

[27] Leissinger CA, Blatt PM, Hoots WK, et al. Role of prothrombin complex concentrates in reversing warfarin anticoagulation:a review of the literature[J]. American journal of hematology, 2008, 83(2):137–143.

[28] Schulman S, Bijsterveld NR.Anticoagulants and their reversal[J]. Transfusion medicine reviews, 2007, 21(1):37–48.

[29] Levi M, Toh CH, Thachil J, et al.Guidelines for the diagnosis and management of disseminated intravascular coagulation[J]. British Committee for Standards in Haematology.British journal of haematology, 2009, 145(1):24–33.

[30] Chowdary P, Saayman AG, Paulus U, et al. Efficacy of standard dose and 30 ml/kg fresh frozen plasma in correcting laboratory parameters of haemostasis in critically ill patients[J]. British journal of haematology, 2004, 125(1):69–73.

[31] Santagostino E, Mancuso ME, Morfini M, et al.Solvent/detergent plasma for prevention of bleeding in recessively inherited coagulation disorders:dosing, pharmacokinetics and clinical efficacy[J]. Haematologica, 2006, 91(5):634–639.

[32] Holland LL, Brooks JP.Toward rational fresh frozen plasma transfusion:The effect of plasma transfusion on coagulation test results[J]. American journal of clinical pathology, 2006, 126(1): 133–139.

[33] Liumbruno G, Bennardello F, Lattanzio A, et al. Recommendations for the transfusion of plasma and platelets[J]. Blood transfusion = Trasfusione del sangue, 2009, 7(2):132–150.

[34] Domen RE, Hoeltge GA.Allergic transfusion reactions:an evaluation of 273 consecutive reactions[J]. Archives of pathology & laboratory medicine, 2003, 127(3):316–20.

[35] Popovsky MA.Transfusion and the lung:circulatory overload and acute lung injury[J].Vox sanguinis, 2004, 87 (Suppl 2):62–65.

[36] Silliman CC, Fung YL, Ball JB, et al.Transfusion–related acute lung injury (TRALI):current concepts and misconceptions[J]. Blood reviews, 2009, 23(6):245–255.

[37] Freeman WD, Brott TG, Barrett KM, et al.Recombinant factor Ⅶa for rapid reversal of warfarin anticoagulation in acute intracranial hemorrhage[J]. Mayo Clinic proceedings, 2004, 79(12): 1495–1500.

[38] Mayer SA, Brun NC, et al.Recombinant activated factor vii for acute intracerebral hemorrhage[J]. The New England journal of medicine, 2005, 352(8):777–785.

[39] Mayer SA, Brun NC, Begtrup K, et al.Efficacy and safety of recombinant activated factor vii for acute intracerebral hemorrhage [J]. The New England journal of medicine, 2008, 358(20): 2127–2137.

[40] Yuan ZH, Jiang JK, Huang WD, et al.A meta–analysis of the efficacy and safety of recombinant activated factor vii for patients with acute intracerebral hemorrhage without hemophilia[J]. Journal of clinical neuroscience :official journal of the Neurosurgical Society of Australasia, 2010, 17(6):685–693.

[41] Brody DL, Aiyagari V, Shackleford AM, et al.Use of recombinant factor Ⅶa in patients with warfarin–associated intracranial hemorrhage[J]. Neurocritical care, 2005, 2(3):263–267.

[42] Sorensen B, Johansen P, Nielsen GL, et al.Reversal of the International Normalized Ratio with recombinant activated factor vii in central nervous system bleeding during warfarin thrombopro–phylaxis:clinical and biochemical aspects[J].Blood coagulation & fibrinolysis:an international journal in haemostasis and thrombosis, 2003, 14(5):469–477.

[43] Erhardtsen E, Nony P, Dechavanne M, et al.The effect of recombinant factor Ⅶa (NovoSeven)in healthy volunteers receiving acenocoumarol to an International Normalized Ratio above 2.0[J].Blood coagulation & fibrinolysis:an international journal in haemostasis and thrombosis, 1998, 9(8): 741–748.

[44] Mallarkey G, Brighton T, Thomson A, et al.Gazarian M.An evaluation of eptacog alfa in nonhaemophiliac conditions[J]. Drugs, 2008, 68(12):1665–1689.

[45] Mendelow AD, Gregson BA, Fernandes HM, et al.Early surgery versus initial conservative treatment in patients with spontaneous supratentorial intracerebral haematomas in the International Surgical Trial in Intracerebral Haemorrhage (STICH):a randomised trial[J]. Lancet, 2005, 365(9457):387–397.

[46] Elliott J, Smith M.The acute management of intracerebral hemorrhage:a clinical review[J]. Anesthesia and analgesia, 2010, 110(5):1419–1427.

[47] Fernandes HM, Gregson B, Siddique S, et al.Surgery in intracerebral hemorrhage[J]. The uncertainty continues.Stroke, 2000, 31(10): 2511–2516.

[48] Rabinstein AA, Wijdicks EF.Determinants of outcome in anticoagulation–associated cerebral hematoma requiring emergency evacuation[J]. Archives of neurology, 2007, 64(2): 203–206.

[49] Kalina M, Tinkoff G, Gbadebo A, et al.A protocol for the rapid normalization of INR in trauma patients with intracranial hemorrhage on prescribed warfarin therapy[J]. The American surgeon, 2008, 74(9):858–861.

[50] Morgenstern LB, Demchuk AM, Kim DH, et al.Rebleeding leads to poor outcome in ultra–early craniotomy for intracerebral hemorrhage[J]. Neurology, 2001, 56(10):1294–1299.

[51] Krylov VV, Dash'ian VG, Shaklunov AA, et al.The use of frameless neuronavigation in the surgery of hemorrhagic stroke[J]. Zh Nevrol Psikhiatr Im S S Korsakova, 2008, Suppl 23:3–6..

[52] Oi S, Abdullah SH.New transparent peel–away sheath with neuroendoscopic orientation markers[J]. Technical note.Journal of neurosurgery, 2007, 107(6):1244–1247.

[53] Huttner HB, Schellinger PD, Hartmann M, et al.Hematoma growth and outcome in treated neurocritical care patients with intracerebral hemorrhage related to oral anticoagulant therapy: comparison of acute treatment strategies using vitamin K, fresh frozen plasma, and prothrombin complex concentrates[J].Stroke, 2006, 37(6):1465–1470.

[54] Roitberg B, Emechebe–Kennedy O, Amin–Hanjani S, et al.Human recombinant factor vii for emergency reversal of coagu–lopathy in neurosurgical patients:a retrospective comparative study[J]. Neurosurgery, 2005, 57(5):832–836;discussion–6.

[55] Goldstein JN, Fazen LE, Wendell L, et al.Risk of thrombo–embolism following acute intracerebral hemorrhage[J]. Neurocri–tical care, 2009, 10(1):28–34.

[56] Claassen DO, Kazemi N, Zubkov AY, et al.Restarting anticoagulation therapy after warfarin–associated intracerebral hemorrhage[J]. Archives of neurology, 2008, 65(10):1313–1318.

[57] Romualdi E, Micieli E, Ageno W, et al.Oral anticoagulant therapy in patients with mechanical heart valve and intracranial haemorrhage. A systematic review[J]. Thrombosis and haemostasis, 2009, 101(2): 290–297.

[58] Crowther MA.Inferior vena cava filters in the management of venous thromboembolism[J]. The American journal of medicine, 2007, 120(10 Suppl 2):S13–7.

第9章　神经重症及麻醉相关问题

第一节　高血压脑出血手术麻醉

高血压脑出血（hypertensive intracerebral hemorrage，HICH）是在血压升高情况下发生的脑实质内出血，是神经外科常见疾病，占自发性脑出血的 75% 左右，其主要病理生理改变表现为颅内的血肿急性占位和血肿对脑的炎性和细胞毒性损害，临床表现为发病急、病情重，致残率和死亡率高。

目前高血压脑出血治疗方法主要有两种：对于轻度脑出血或不适宜手术患者采用药物控制血压和防治并发症，中、重度高血压脑出血患者则主要采用手术治疗。根据出血量不同主要采用三种不同手术方式，即血肿钻孔引流术、微创血肿清除术和大骨瓣开颅血肿清除术。

高血压脑出血患者多为高龄，除高血压外常合并有糖尿病、冠心病、慢性支气管炎、肺气肿和肺心病等疾病，心肺血管功能储备较差，由于患者发病急且多表现为昏迷等意识障碍，常合并饱胃和吸入性肺炎，对麻醉和手术耐受性低，麻醉风险大，并发症发生率高。其麻醉处理原则是降低颅内压、保护脑功能和维持呼吸循环功能稳定。选择合适的麻醉方案对改善患者的预后有着非常重要的意义。

一、麻醉前访视和病情评估

（一）高血压脑出血患者病情特点

此类患者发病急、病情重并伴随高血压和颅内高压，其主要病情特别表现如下。

1. 以急诊最常见，各种化验检查不齐全。

2. 术前多因控制颅内压而经过脱水治疗，且伴随不同程度的水、电解质、酸碱失衡和肾功能异常。

3. 患者以肥胖和中老年常见，常合并心、肺及血管功能异常，因肥胖和气道阻塞导致通气功能障碍和缺氧。

4. 常因意识障碍和饱胃导致呕吐、误吸，严重者可致吸入性肺炎或肺水肿。

（二）麻醉前重点访视评估内容

针对脑出血患者病情特点，麻醉前访视应重点做好下列内容。

1. 全身一般情况　充分了解患者的病史、发育、营养和活动状况，以及吸烟饮酒、过敏和服用药物史等。是否有与麻醉相关疾病，最近的心肺功能情况，判断心肺功能状况。以往做过哪种手术，用过哪种麻醉方法及麻醉药，手术期间是否出现过特殊情况，如意外、并发症、后遗症等。

2. 心脏情况　此类患者大多合并高血压、冠心病和心律失常等，麻醉风险高，应在术前对心脏功能进行充分的评估，准确判断患者对麻醉手术的耐受力。

(1) 高血压：应了解其患病时间、治疗情况，是否并存继发性重要脏器损害及其损害程度。合并肾功能损害者，应注意选择麻醉药的种类和剂量；合并心肌缺血者，应在术前加强治疗。高血压脑出血患者除原发高血压外，出血导致的颅内高压进一步使血压升高，因此除非合并严重心肾功能障碍一般不建议推迟手术。血压控制良好的高血压病患者，围术期血流动力学更易稳定，可降低危险性，减小死亡率。

(2) 冠心病：主要了解是否有心绞痛、心肌梗死史或充血性心力衰竭史，是否存在肺动脉高压及当前所用治疗药物。如半年内存在心肌梗死史的非心脏手术患者应推迟择期手术时间，急症手术应加强术中血流动力学监测，尽量使用对血流动力学影响较小的麻醉方法及麻醉药物。术前使用镇静药物缓解患者焦虑情绪，使患者得到充分休息。

(3) 心律失常：了解心律失常的性质及类型，是否安装心脏起搏器及其具体情况，了解心输出量情况。对于心房纤颤和心房扑动的患者，术前应将心率控制在 80 /min 左右；有完全房室传导阻滞、慢性双束支阻滞伴心动过缓对药物无反应者及病态窦房结综合征者，术前应做好心脏起搏的准备，必要时安装临时心脏起搏器；频发多源性或复杂性室性早搏，术前需药物控制。

3. 肺功能情况　近两周若有呼吸道感染史，即使已经临床治愈，由于呼吸道黏膜处于高应激状态，其围术期呼吸道并发症发生率仍高于未患呼吸道感染者，择期手术需推迟至临床治愈 1～2 周后进行。了解患者日常活动情况，若存在呼吸困难，需与存在同样症状的心脏疾病相鉴别。对于慢性阻塞性肺疾病患者，了解每日痰量及颜色，若并发上呼吸道感染应加以控制。哮喘患者围术期呼吸系统并发症较正常者高 4 倍，一般支气管扩张药和肾上腺皮质激素治疗可缓解。吸烟者尤其是每日吸 20 支以上超过 10 年者，易发生感染、咳嗽、咳痰，麻醉后易并发呼吸系统严重疾病，术前需禁烟 4～6 周。高龄患者易并发慢性肺部疾病，继发肺动脉高压和肺心病，麻醉风险较大。过度肥胖，体重超标 30% 以上者，易并存慢性肺功能减退，术后较易发生低氧血症。鼻窦炎或鼻息肉的患者经鼻气管内插管时应慎重。

4. 水、电解质和酸碱失衡情况　高血压脑出血患者由于病情紧急，颅内压升高，入手术室前已经使用脱水药，加之呕吐和误吸等原因，极易发生脱水、电解质紊乱和酸碱平衡失调，最常发生酸中毒和低血钾。

5. 呼吸道情况　该类患者肥胖者较多，脑出血后易发生不同程度的呼吸抑制，易并发呕吐误吸，因此困难气道常见，麻醉医师必须充分考虑气管插管的难易情况，及时准备处理困难气道的各种设备。

6. 充分与手术医师沟通　访视过程中应与外科医生充分沟通，重点了解此次手术情况，主要包括手术目的、部位、难易程度、时间长短、手术危险性及可能的出血量，是否需要特殊麻醉技术（如低温、控制性降压），相关体格检查与实验室检查的完善程度。

7. 急诊相关情况　高血压脑出血者病情紧急，麻醉医师既要充分了解和评估患者的各种情况，还要了解手术的缓急程度，对于择期手术需按要求做好充分的麻醉前准备，必要时可延期手术；对于急症手术，病情危急，内环境紊乱，全身情况差，在不延误手术时机的情况下，尽可能调整患者内环境，调整电解质、酸碱平衡和重要脏器功能，以提高患者对手术麻醉耐受力，增大围术期患者安全性。对于病情特别危重，不及时手术则面临死亡，如果手术则手术麻醉风险极高，这种情况下要综合考虑手术与否对患者的获益程度，若评估及时实施手术对患者更有意义，则需在充分告知患者家属病情并取得家属同意情况下及时手术。

二、麻醉前准备

1. 准备目的和任务　主要目的是增强患者对麻醉和手术的耐受能力，提高患者在麻醉中的安全性，避免麻醉意外或不良事件的发生，减少麻醉并发症。主要任务是做好患者体格和精神方面的准备，给予患者恰当的麻醉前用药，同时做好麻醉用具、设备、监测仪器和药品（包括急救药品）等的准备。

2. 患者一般情况的准备　改善营养、纠正贫血和低蛋白血症等，纠正水、电解质和酸碱平衡的紊乱；治疗并纠正心肺肝肾等重要脏器的生理功能，如调整血压、治疗冠心病、停止吸烟以改善呼吸功能和增强肝功能等；同时要解除患者对麻醉和手术的恐惧、顾虑，增强患者对战胜疾病的信心。

3. 麻醉前需要做的有关化验和检查　①血、尿、粪常规；②出、凝血时间；③生化（肝、肾功能）；④心电图；⑤乙肝、丙肝、HIV 抗体；⑥胸片。如患者并存心肺疾病，则要查血气、心脏彩超、CT 和其他相关检查以明确诊断。

4. 麻醉药物和器械的准备　高血压脑出血患者多病情紧急，无论采用何种麻醉方法都应事先做好麻醉药物和器械的准备与检查工作，备好全套全身麻醉用具。麻醉前不仅要备齐各种麻醉药物，还要备好各种抢救药物如肾上腺素、多巴胺、苯肾上腺素和阿托品等以应对随时可能出现的危险情况；对麻醉设备、器材的检查宜有序进行，主要包括气源、麻醉机、监护仪、气管插管用具等的检查。

5. 麻醉前用药　①对于精神紧张或有剧痛者，术前应给适当的镇痛、镇静药；对兴奋或躁动者，用药量宜酌情增加，以免因兴奋导致 ICP 升高。②地西泮类和麻醉性镇痛药对 CBF 及 ICP 的影响轻微，可以选用，但应确保呼吸道通畅和通气量足够。③抗胆碱药可选用东莨菪碱或长托宁，以免心率增快；东莨菪碱与吗啡片类制剂合用，既有明显的镇静作用，又很少引起心动过速；术前长期服用 β 受体阻滞药或利血平类药者，可选用阿托品。④对于意识消失及难以维持呼吸道通畅者，可免用术前药。

三、麻醉选择

根据手术方式的不同高血压脑出血手术可在局部麻醉、神经阻滞麻醉或全身麻醉下进行。局部麻醉或神经阻滞可单独应用也可联合使用，而根据使用药物不同全身麻醉可分为全静脉麻醉，吸入全身麻醉和静吸复合麻醉；根据气道管理方式不同可分为经喉罩全身麻醉和经气管插管全身麻醉。局部麻醉或神经阻滞主要适用于血肿钻孔碎吸或引流术；而传统大骨瓣开颅血肿清除术和微创血肿清除术最好在全身麻醉下进行。经喉罩全身麻醉适用于全身情况好、无饱胃情况和误吸风险的患者，主要特点是操作简便，对患者血流动力学影响轻微，而气管插管全身麻醉适用于所有高血压脑出血手术，目前最常用气管插管静吸复合全身麻醉。

四、麻醉方法

（一）局麻

主要由手术医师在切口部位注射局部麻醉药物，常用药物为 0.5% ～ 1.0% 利多卡因和（或）0.25% ～ 1.0% 罗哌卡因。

（二）神经阻滞

主要阻滞患侧枕大神经、枕小神经、眶上神经、滑车上神经和耳颞神经，常用药物为 0.5% ～ 1.0% 利多卡因和（或）0.25% ～ 1.0% 罗哌卡因，阻滞方法如下。

1. 枕大神经阻滞　穿刺点在乳突与寰枢关节连线或颈 2 棘突与乳突后缘连线中点向上 1cm，可触及枕动脉，垂直进针触及枕骨，充分回吸无血后即可于帽状腱膜上下注射 0.5% 罗哌卡因 2 ～ 3ml。

2. 枕小神经阻滞　以枕大神经阻滞点与乳突尖连线中点为穿刺点，垂直皮面进针直达颅骨，注射 0.5% 罗哌卡因 2 ～ 3ml。

3. 眶上神经阻滞　在眶上缘内 1/3 处或在眉中间触及眶上切迹垂直刺入切迹，注射 0.5% 罗哌卡因 1 ～ 2ml，由于眶上孔变异较大，仅有 20% 左右的操作可以刺进眶上孔，如没能进入眶上孔，沿眶上缘向眶内进针 0.5 ～ 1cm 注射药液也可以阻滞该神经。

4. 滑车上神经阻滞　于鼻背根部与眉弓部交汇点进针，深度 1 ～ 1.5cm，注入 0.5% 罗哌卡因 2 ～ 3ml。

5. 耳颞神经阻滞　患者仰卧位，头转向健侧，以外耳道与下颌关节间为穿刺点，此处可触及颞动脉轻微搏动，用 0.5% 罗哌卡因 2 ～ 3ml 浸润皮下至颧弓根部，这种阻滞方法同时阻滞耳颞神经的小分支，包括耳前神经颞浅支和颞神经支。

（三）全身麻醉

良好的全身麻醉需要做到麻醉诱导平稳迅速、无呛咳、气管插管反应小、通气良好、颅内压控制满意和苏醒质量好，临床最常用静吸复合麻醉。

1. 麻醉监测　患者入手术室后常规监测心率（HR）、脉搏氧饱和度（SPO$_2$）、心电图（ECG），行动脉（主要为桡动脉或足背动脉）和中心静脉穿刺监测有创动脉血压（BP）和中心静脉压（CVP）。机械通气后再监测潮气量（VT）、呼吸次数（RR）、呼吸道压力（P_{Peak}）、呼气末二氧化碳分压（PET_{CO_2}）等并置入导尿管观察尿量。

2. 麻醉用药　①根据病情术前 30min 肌内注射苯巴比妥 0.1g 和阿托品 0.5mg，也可在入室后选用地塞米松、甲泼尼龙、胃酸抑制药和长托宁等药物；②麻醉诱导：首先给予咪达唑仑 0.05～0.1mg/kg 缓慢静脉注射，待患者安静后依顺序给予丙泊酚 1～2mg/kg、维库溴铵 0.1～0.15mg/kg（或选用其他非去极化肌肉松弛药如罗库溴铵和顺式阿曲库铵等）、芬太尼 4～6μg/kg 或舒芬太尼 0.5～1.0μg/kg 静脉注射 3min 后行气管插管后接麻醉机行机械通气；③麻醉维持可泵注丙泊酚 4～10mg/（kg·h）、瑞芬太尼 5～20μg/（kg·h）或吸入 1%～4% 异氟醚和七氟醚，间断静脉推注非去极化肌肉松弛药。

五、麻醉管理要点

高血压脑出血手术麻醉管理原则是正确处理饱胃、吸入性肺炎等呼吸道特殊情况以保护肺功能；维持血流动力学稳定、预防血压剧烈波动以保证满意的脑血流灌注；术中维持脑松弛、降低颅内压和减轻脑水肿以保护脑功能。

1. 颅内压控制和脑功能保护　高血压脑出血手术麻醉必须采取有效措施预防和控制颅内高压，保护脑功能。主要措施包括：①保持呼吸道通畅，避免缺氧和二氧化碳蓄积，必要时控制二氧化碳分压在 4.0～4.67kPa，使脑血管收缩和脑容量降低；②抬高患者头部并避免颈部过度扭曲，确保脑内静脉回流通畅；③增加麻醉深度，不使用氯胺酮等升高颅内压的药物以降低脑容量；④根据中心静脉压监测结果适当限制液体输入，适量应用甘露醇和呋塞米提高血浆胶体渗透压，以减轻脑水肿和降低脑容量；⑤采用控制血糖水平、浅低温、钙通道阻滞药和神经保护药应用等综合措施保护脑功能。

2. 急性脑膨出预防和处理

(1) 高血压脑出血手术脑膨出常见原因：患者出血量大、术中脑压板对脑组织长时间压迫等手术处理不当导致静脉回流受阻、患者体位不当、气道不畅、缺氧及 CO_2 蓄积、血压过高、输液逾量、对病情估计失误、麻醉过浅和麻醉药物的不良反应等均可造成脑水肿、脑肿胀、ICP 突然增加而出现急性脑膨出，造成手术困难和患者生命危险，此时应针对具体变化查找原因，果断处理。

(2) 术中一旦发生急性脑膨出，要迅速查明原因，快速有效解除脑膨出，主要措施包括：①进行过度换气，其机制是过度换气使肺泡和血液中 $PaCO_2$ 下降导致低碳酸血症，引起脑组织阻力血管收缩和脑血流量减少；②使用静脉麻醉药和去极化肌松药加深麻醉；③静脉推注甘露醇和呋塞米脱水；④使用类固醇类药物以缓解脑水肿；⑤扩大骨窗，大骨瓣减压，减少脑组织受压，减轻脑肿胀及坏死，减少脑疝的发生；⑥控制性低血压，最有效的办法是控制动脉收缩压，将收缩压维持在 80～90mmHg，2～4min 后再恢复血压至原有水平，并可反复数次。控制收缩压可以缓解血管的急性扩张和创面渗血，以刺激脑血管自动调节功能的恢复。然而血压控制不能太长，否则加重脑缺血缺氧；⑦注意纠正不正确的体位，去除引起颅内静脉压增高的原因；⑧清除血肿周围出血，缓解脑组织压力；⑨若膨出的脑组织肿胀明显，压力高，可视情况切除膨出的严重出血脑组织或将脑池开放，但禁忌盲目切除膨出脑组织，需针对不同病因，采取积极正确措施以缓解术中的脑膨出。

3. 循环系统调控　高血压脑出血患者出血前血压大多较高，出血后颅内血肿的占位效应和血肿周围的脑组织水肿均可导致颅内压增高，增高的颅内压可使原本已经升高的血压进一步升高，从而维持肿胀脑组织的血流量和灌注压。麻醉的目的是要维持手术中不同时期脑组织的正常血流灌注，同时保证循环功能稳定，因此根据手术不同时期颅内压的变化调控血压以维持满意的脑灌注压尤为重要。①在术前，颅内高压未控制前不要过于积极地控制血压，以防脑灌注压过低影响脑灌注；若经过积极治疗颅内压得到有效控制后，血压仍高于 180/120mmHg 者，可应用血管活性药物降低血压，最好使平均动脉压能维持在出血前水平，降压过程应平缓；②在开颅期，手术操作可使血压急剧升高，此时应该应用足量的镇痛和肌肉松弛药物来加深麻醉，必要时也可用血管活性药物使血压控制在合理水平；③在颅骨骨瓣去除后或微创手术血肿清除后，由于颅内压降低，血压通过 Cushing 反应反射性升高的因素消除，加上术前血压高和脱水导致患者容量不足，血压在此期常出现明显降低，而高血压脑出血患者常合并冠心病和心脑肾等重要脏器损害，对低血压耐受力较差，因此在去骨瓣和清除血肿时必须有效监测，及时通过扩容、减浅麻醉或使用血管加压药物有效提升血压；④由于脑出血患者术中多有血压波动，应及时给予肌肉松弛药物以避免麻醉减浅时发生体动和呛咳导致脑膨出和继发性颅内出血等严重并发症。

4. 术中输血输液和水电酸碱平衡　高血压脑出血手术围术期液体管理的目标是在维持血流动力学稳定和满意的脑灌注压基础上尽量减少脑组织含水量以降低颅内压。此类患者术前常因高血压、昏迷和高颅压而行脱水利尿等处理导致血容量不足、电解质失调和酸碱平衡紊乱，以酸中毒和低钾血症常见，患者入手术室后要根据心率、血压、中心静脉压和血气情况给予适当扩容以维持满意的脑灌注压和血流动力学稳定，同时要限制各类液体的总入量，纠正电解质和酸碱平衡紊乱，控制血糖水平，维持血浆胶体渗透压水平在 305～320mOsm/L 之间以避免脑水肿和颅内压升高。术中除使用血液制品外，常使用人工胶体和等张晶体液，因大剂量右旋糖酐、淀粉类胶体和明胶等胶体均不同程度影响患者凝血功能，使用时应注意限制每日使用量；乳酸林格液大量应用应注意乳酸和血氯浓度升高对机体的影响，醋酸林格液因不引起患者酸碱平衡紊乱而在脑出血术中的应用越来越受到重视。

5. 饱胃、反流、误吸和吸入性肺炎的预防与处理　高血压脑出血发病急，发病时饱胃患者多见，有些患者在入手术室前因意识障碍导致的喉功能不全已发生呕吐和误吸，麻醉用药和正压通气等麻醉操作进一步加剧了反流误吸的风险，误吸导致的呼吸道梗阻、肺不张和肺炎是围术期麻醉死亡的主要因素之一，必须高度重视，及时预防和处理。

(1) 误吸不同性质胃内容物引起的病理生理改变：① pH ＜ 2.5 胃液误吸后，即时出现斑状乃至广泛肺不张，肺泡毛细血管破裂，肺泡壁显著充血，还可见到间质水肿和肺泡内积水，但肺组织结构仍比较完整，未见坏死，临床常迅速出现低氧血症。② pH ≥ 2.5 胃液误吸后肺损伤较轻，偶见广泛斑状炎症灶，除非吸入量较多，此改变一般在 24h 内可恢复，且对 $PaCO_2$ 和 pH 影响较小。③非酸性食物碎块误吸后主要表现为小气道梗阻，在细支气管和肺泡管的周围，可呈斑状或融合成片，以淋巴细胞和巨噬细胞浸润为主，在食物碎屑周围可呈肉芽肿。④酸性实物碎块误吸后表现为肺组织广泛出血性肺水肿和肺泡隔坏死，肺组织结构完全被破坏，呈严重的低氧血症、高碳酸血症和酸中毒，多伴有低血压和肺动脉高压症。

(2) 误吸的临床表现：主要分以下四类。

①急性呼吸道梗阻：固体或液体的胃内容物均可引起气道机械性梗阻而造成缺氧和高碳酸血症，严重者可因缺氧导致心肌收缩减弱、心室扩张或室颤，部分患者可因吸入物对喉或气管的刺激出现反射性心搏停止。

② Mendelson 综合征：误吸发生不久或 2～4h 后出现哮喘样综合征，患者呈发绀，心动过速，支气管痉挛和呼吸困难。在受累的肺野可听到哮鸣音或啰音。肺组织损害的程度除与胃内容物的 pH 值直接相关外，还与消化酶活性有关。胸部 X 射线的特点是受累的肺野呈不规则、边缘模糊的斑状阴影，一般多在误吸发生后 24h 才出现。

③吸入性肺不张：吸入物若堵塞支气管后合并支气管分泌物增多，可使不完全性梗阻成为完全性梗阻，远侧肺泡气被吸收后发生肺不张。肺受累面积的大小和部位，取决于发生误吸时患者的体位和吸入物容量，平卧位时最易受累的部位是右下叶的尖段。

④吸入性肺炎：气道梗阻和肺不张导致肺内感染，若气道梗阻不能尽快地解除，因致病菌感染可引起肺炎或肺脓肿。

(3) 饱胃患者的处理：①正确判断患者是否饱胃，难以判断者均需按饱胃患者处理；②备好有效的吸引装置；③放置粗大的胃管行有效的胃肠减压；④正确做好麻醉准备和诱导，如选择清醒气管插管麻醉，无氧储备低下者可不用面罩正压通气，插管时压迫环状软骨等综合措施以避免饱胃患者误吸；⑤其他，如采用 V 形体位，应用止吐、抑酸药等。

(4) 误吸和吸入性肺炎的处理：关键在于及时发现和采取有效的措施，以免发生气道梗阻窒息和减轻急性肺损伤。主要措施包括：①重建通气道：使患者处于右侧卧位，头低足高，尽量保持肺有效的通气和引流，迅速用喉镜和吸引装置清除胃内容物；②支气管冲洗：气管内有黏稠性分泌物或为特殊物质所堵塞时用温生理盐水反复冲洗，或用双腔导管分别冲洗两侧支气管；③纠正低氧血症：用机械通气如呼气末正压通气或 CPAP 行呼吸支持治疗以减轻肺损害；④气管镜检查和治疗：待病情许可后行气管镜清除支气管内残留的异物，减少和预防肺不张和感染的发生；⑤及时应用激素和抗生素预防和治疗肺感染；⑥其他，维持水、电解质、酸碱平衡和血流动力学稳定等综合措施。

六、术后麻醉相关注意事项

1. 术后呼吸道管理　高血压脑出血术后肺部感染为最常见、最严重的并发症，是造成患者死亡的主要原因之一。

(1) 术后呼吸道感染主要原因：①术前有呕吐、误吸；②脑肺综合征，在急性脑血管疾病时伴发有肺部的血管运动障碍，表现为肺淤血、肺水肿及点状出血，极易合并肺部感染；③高血压脑出血患者出现昏迷、气管插管滞留时间延长，咳嗽反射减弱，气管内分泌物排出不畅，肺感染概率增加；④术后因高热、负氮平衡导致机体免疫力减弱；⑤高血压脑出血多见于中老年人，常合并慢性支气管炎和糖尿病，表现为肺组织萎缩，肺泡弹力下降，免疫力低下；⑥术后呼吸道感染，更加影响有效的气体交换，血液中氧含量减少，脑水肿加重，又反过来影响呼吸功能，形成恶性循环；⑦后期医院感染成为肺部感染的主要原因。

(2) 术后呼吸道管理方法：针对以上高血压脑出血术后合并肺部感染的临床特点，除合理用药抗感染外，早期气管切开，可及时清除呼吸道痰液，防止痰液淤积，排出误吸入气管内的呕吐物，保持呼吸道通畅，减少肺部感染的发生率，可避免缺氧和感染引起的继发性脑损伤，值得临床进一步推广。

(3) 经皮气管切开方法（Griggs 技术）：运用特殊设计的扩张钳经皮穿刺植入气管切开套管的方法（图 9-1），其主要优点为：可在床边进行，尤其适合脑出血术后等危重患者的床边操作；手术创伤小、操作迅速，无须逐层切开、止血、确认解剖关系，特别是处理甲状腺峡部，安全简便、感染少、成功率高、并发症少。具体步骤如下。

①患者面朝上平卧，颈肩部下方垫物使头后仰成过伸位以寻找解剖标志，确定适合的穿刺部位（图 9-2）。

②确认解剖标志和穿刺点，吸痰（如果必要的话），当气管内有气管插管时，要调整气囊位置到声带上方，以避免损伤气管插管；可以在穿刺点施行局部麻醉。建议选用 2 ～ 3 软骨环之间为穿刺点，见图 9-2 右。

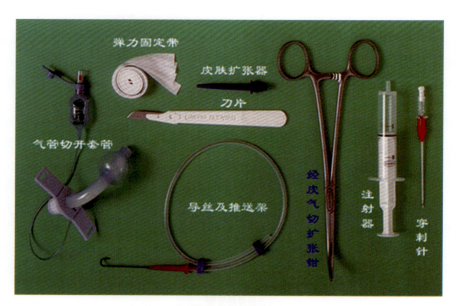

▲ 图 9-1　常用器械

③备皮、消毒和铺巾（图 9-3）。

④做 1～2cm 水平或垂直皮肤切口，钝性分离皮下组织进一步并明确解剖标志（图 9-4）。

⑤ 14G 套管针穿刺气管，针稍向头部倾斜，进针直到气泡抽出，拔出穿刺针，留置套管于原位（图 9-5）。

⑥用导丝引导器将导丝送入套管内，撤出套管，留导丝于原位（图 9-5）。

⑦通过导丝插入扩张器，先扩开软组织，抵达气管前壁后，旋转推进进入气管，撤出扩张器，留导丝于原位（图 9-6）。

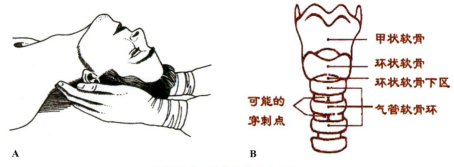

▲ 图 9-2　体位及定位穿刺点

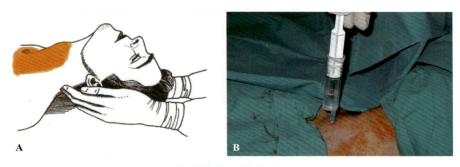

▲ 图 9-3　局部麻醉

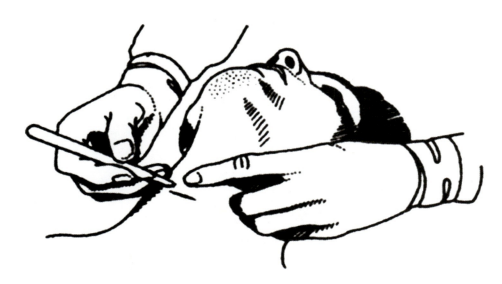

▲ 图 9-4　切口

⑧将内侧开槽的专利扩张钳夹在导丝上，沿导丝将扩张钳滑入气管前壁，张开钳子使气管前壁前方的软组织扩张，在扩张钳打开的状态下移去扩张钳（图9-6）。

⑨按上一步的方法重新放入扩张钳，并穿透气管前壁，将扩张钳手柄向患者头部推移，保持扩张钳纵轴与患者身体纵轴平行，使扩张钳尖端进一步进入气管内，打开扩张钳扩张气管，在扩张钳打开的情况下移去扩张钳（图9-7）。

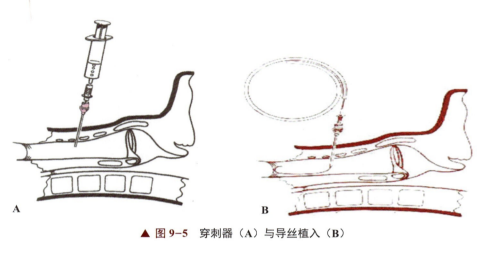

▲ 图9-5 穿刺器（A）与导丝植入（B）

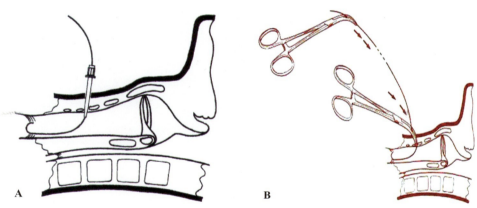

▲ 图9-6 插入扩张器（A）与扩张钳置入（B）

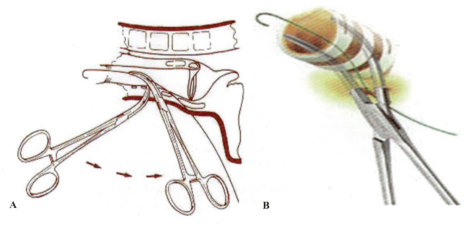

▲ 图9-7 置入扩张钳及其方向

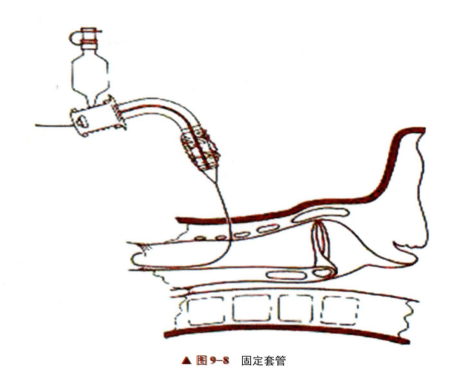

▲ 图 9-8　固定套管

⑩沿导丝放入带内芯的气切套管，拔出内芯和导丝，固定套管（图 9-8）。

2. 术后镇痛　既往认为神经外科患者术后疼痛轻微，同时外科医师担心应用阿片类药物可引起呼吸抑制和病情观察困难，因此导致长期以来神经外科患者术后疼痛治疗不满意。现代研究发现开颅术后疼痛可对机体产生诸多不利影响，只有合理选择镇痛模式，加强监测和护理，才能减少术后疼痛和并发症，促进患者康复。

(1) 高血压脑出血患者术后疼痛对机体产生的主要不利影响：①交感神经系统的兴奋，心率增快、心脏负荷和耗氧量增加，增加冠心病患者心肌缺血及心肌梗死的危险性；②疼痛导致呼吸浅快、呼吸辅助肌僵硬致通气量减少，无法有力地咳嗽和清除呼吸道分泌物，导致术后肺部并发症增加；③肌肉张力增加，肌肉痉挛，限制机体活动并促进深静脉血栓形成；④其他，如焦虑、恐惧、便秘、尿潴留等。

(2) 常用镇痛药物：①局部麻醉药，常用利多卡因和罗哌卡因；②阿片类药物，常用吗啡、芬太尼和舒芬太尼等；③非甾体类抗炎药物，如氯诺昔康、氟比洛芬酯和帕瑞昔布等；④对乙酰氨基酚；⑤其他非阿片类中枢镇痛药物，如曲马多等。

(3) 高血压脑出血术后镇痛常用方法：①手术切口局部麻醉药浸润注射或头部神经阻滞，如枕大神经、枕小神经、眶上神经、滑车上神经和耳颞神经阻滞，常用药物为 0.5% ～ 1.0% 利多卡因和（或）0.25% ～ 1.0% 罗哌卡因，此类镇痛方法较少影响患者呼吸，并发症少，但只能一次性给药，作用时间短；②经静脉患者自控镇痛：将止痛药物注入自控镇痛泵中，经静脉恒速或自控输入体内的一种止痛方法。常用药物为阿片类药物、非甾体类药物和对乙酰氨基酚等，可根据病情单独应用或几种药物联合配伍。其主要优点为更容易维持最低有效镇痛药浓度，大大降低镇痛药的副作用；真正做到及时、迅速，基本解决了患者对止痛药需求的个体差异；有利于患者在任何时刻、不同疼痛强度下获得最佳止痛效果；减轻了疼痛所致的不良反应，如应激、心肌缺血，肺不张及延迟功能锻炼。

(4) 术后镇痛常见并发症防治：①恶性、呕吐：发生率高，主要由阿片类药物所致，可静脉注射地塞米松、氟哌利多和 5-HT$_3$ 受体拮抗药恩丹西酮、托烷司琼和多拉司琼等治疗，也可在止痛泵中加入止吐药物预防；②呼吸抑制：表现为呼吸变深变慢，呼吸频率≤ 8 /min 或 SpO$_2$ < 90% 应视为呼吸抑制，立即停止给予阿片类药物，强疼痛刺激，吸氧，必要时建立人工气道或机械通气，同时静脉注射纳洛酮（可根据呼吸抑制的程度，每次

0.1～0.2mg，直至呼吸频率＞8 /min 或 SpO_2＞90%）；③瘙痒：主要由吗啡引起，其他药物较少发生。轻度瘙痒者可给予抗组胺药物治疗，严重患者需减量或停药，也可更换其他种类止痛药物；④缩瞳：μ 受体和 κ 受体激动药兴奋动眼神经副交感核导致瞳孔缩小，长期使用阿片类药物的患者可能发生耐受，但若增加剂量仍可表现为瞳孔缩小，应与其他神经外科疾病导致的瞳孔变化相区别。

（陈绪贵）

参 考 文 献

[1] 赵继宗. 神经外科学[M].北京：人民卫生出版社，2007: 227–235.
[2] 张志宏，罗友章，柳隆华，等. 高血压脑出血术后早期气管切开对防止肺部感染的影响[J]. 中华医院感染学杂志，2004，14(3): 274–276.
[3] 王恩真，熊利泽，薛富善.神经外科麻醉学[M]. 2版 北京：人民卫生出版社，2011:772–775.
[4] Milhaud D, Thouvenot E, Heroum C, et al.Prolonged moderate hypothermia in massive hemispheric infarction:clinicalexperience [J].J Neurosurg Anaesthesiol, 2005, 17(1):49–53.
[5] Ramani R.Hypothermia for brain protection and resuscitation[J]. Curr Opin Anaesthesiol, 2006, 19(5): 487–491.

第二节　围术期血压控制

高血压脑出血（hypertensive intracerebral hemorrhage，HICH）早期血压升高，与不良预后关系密切。血压升高可导致血肿扩大，脑水肿加剧，血压反射性升高有助于保证脑血流灌注，过度降低血压可能影响脑血流灌注。术前、术中应用降压药，维持理想血压，保持足够脑灌注，术后重新制定降压方案。

近年来随着大规模抗高血压临床试验的开展和心血管分子生物学研究的进展，高血压的传统认识得到了更新，循证医学已成为共识。如何对高血压患者进行管理，使降压策略达到最优则是各国制定和定期修改高血压指南的目的之一。纵观所有对疾病的管理，其中高血压管理堪称临床医学的典范。同时，定期制定和更新指南，有效地推动了高血压管理水平不断提高，大大减少了各种并发症的发生。收缩压越高，患心肌梗死、心力衰竭、脑卒中、肾脏疾病机会越多。收缩压每增加 20mmHg（1mmHg = 0.133kPa）或舒张压每增加 10mmHg，其罹患心脑血管病的危险性则增加一倍。据相关数据显示，目前我国已有高血压患者约 1.76 亿，由于高血压病所造成的脑出血的发病率也逐年提高，统计表明，在非损伤性脑出血中，大约有 90% 是 HICH。HICH 多为高血压小动脉硬化血管破裂引起，早期血压升高常见，与不良预后密切相关。脑卒中众多危险因素中高血压是持久、强力但可以纠正的因素。但脑卒中急性期血压变化规律对预后的影响，急性期采取降血压、升血压或不干预，何时开始降压治疗，在什么水平降压，降至什么水平最佳，至今尚无定论。各指南均未明确指出临床医生在卒中后多长时间开始按正常的血压调控方法来管理血压。国内对血压与预后的研究多为回顾性研究，样本量小、随访时间短或未进行多因素分析等。总之，HICH 自发病到预后，科学理想稳定的降压治疗是至关重要的，可减少再出血、其余靶器官损害的发生，致残率的下降。

一、关于高血压的相关基础知识

（一）区别认识临床高血压病和围术期高血压

围术期是外科患者在接受手术治疗过程中的一个特殊阶段。麻醉医师所面临的手术患者出现的血压增高，可能是原有高血压病的延续，也可能是疾病或手术刺激引起的暂时性症状，因此应该区别认识临床高血压病和围术期高血压的相关基础知识。临床高血压病是一种慢性的病理生理状态，病变呈持续渐进发展，病程常为波动性或持续性的；而围术期高血压常为一种应激反应状态，一般与激惹和刺激相关，病程常为一过性的。

（二）原发性高血压

这类患者，在围术期血压如果降压效果不满意，可能使患者对围术期应激物呈高反应状态，使围术期的血压显著升高。这种患者需要在术前要系统的、连续的降压治疗。目前麻醉医生和心血管专家达成一项共识，即择期手术的患者，血压应该控制在 180/110mmHg 以下，而且，使用静脉降压药控制术中和术后高血压，直到可以改用口服降压为止。

（三）继发性高血压

继发于其他系统疾病的高血压。包括肾脏疾病如肾动脉狭窄、肾小球肾炎、肾肿瘤等，心血管病变如主动脉狭窄、主动脉瓣关闭不全、多发性大动脉炎、完全性房室传导阻滞，内分泌疾病如 Cushing 综合征、嗜铬细胞瘤、原发性醛固酮增多症、甲状腺功能亢进，颅脑病变如脑肿瘤、脑外伤、脑干感染，其他如睡眠呼吸暂停综合征、妊娠高血压综合征、红细胞增多症、药物（糖皮质激素，拟交感神经药，甘草）。

（四）生理性高血压

由于焦虑或情绪紧张、患者的学历、既往有高血压病史、不同的年龄、环境的改变等引起患者自身的应激反应状态，发生血压升高，病程多为一过性，这是与交感神经系统兴奋有关。手术期间血压急剧升高主要是由于对伤害性刺激的抑制不充分，激活了下丘脑 – 垂体 – 肾上腺系统和肾素 – 血管紧张系统，从而释放 ACTH、糖皮质激素、醛固酮、内啡肽、加压素、儿茶酚胺等一系列激素和介质。常见诱因有：喉镜检查、气管插管、切皮、剥离骨膜、纵劈胸骨、牵拉腹膜、缝皮、拔除气管导管等操作。其次是气道梗阻所致的高碳酸血症和（或），血容量急剧波动，低温所致寒冷反应，甚膀胱胀满。这种生理性高血压常常是一种危险信号，麻醉医生应该尽可能的进行预防和处理。

二、HICH 患者血压升高的规律和发生机制

高血压患者发生脑出血后，尤其是发生于基底核、丘脑、小脑和脑干部位的出血，多数患者会在发病的早期即出现明显的血压增高，急性期血压变化规律研究发现，在发病后 84% 的患者血压升高，于 12h 内达到高峰，以后在 1 ～ 4d 内下降。多数（81%）患者发病后在院前和急诊阶段已出现 180/100mmHg 以上的高血压。这是因为在脑出血发生后，出血所形成的血肿和其周边很快形成的水肿区，在脑实质内形成占位效应，使有限的颅腔内容急剧增加，血肿越大，这种占位效应就越明显，从而导致颅内压（ICP）的急剧升高。为使脑组织保持恒定和有效的脑灌注，通过 Cushing 反应反射性地引起血压升高。在某种意义上，这可能是一种高级的生理保护机制。另一方面，当脑出血发生后，多数患者会迅速进入不同程度的昏迷状态，因患者意识不清，经常会出现剧烈的呛咳、呕吐、憋尿和呼吸道不畅等反应，进一步导致颅压和血压升高，使本已升高的血压变得更高、更不稳定。这也是在脑出血发生后，对于血压的升高不应过于积极地降低血压，以保证有足够的脑灌注的原因。

三、HICH 治疗指南中的血压管理

血压的监测和处理是 HICH 治疗的关键问题，但因缺乏随机试验为血压管理提供依据，仍存有争议。在脑出血急性期给予降低血压的治疗可预防或阻止血肿扩大，降低再出血的危险性，但脑灌注压降低，颅内压升高使脑血流量不足。Qureshi 等在一项前瞻性研究中，将 29 例急性脑出血患者血压控制为 < 160/90mmHg，结果显示 9% 的患者出现血肿扩大，其发病率明显低于 Brott 等进行的一项前瞻性研究所得数据。Brott 等未设定目标血压管理，发现 38% 的患者在发病 24h 内发生血肿扩大。卒中患者通常有慢性高血压病史，其颅内压自动调节曲线右移。提示正常人 MAP 为 50 ～ 150mmHg 时，脑血流量保持稳定，但高血压性卒中患者适应较高的 MAP 水平，对正常人可耐受的 MAP 水平，高血压性卒中的患者有出现低灌注的危险。对患有慢性高血压病的患者，应将其 MAP 控制为 < 120mmHg，但应避免降压幅度 > 20%，MAP 不应 < 84mmHg。

（一）美国心脏病学会及美国卒中学会指南（2007 年 5 月）推荐

血压升高时的治疗建议（Ⅱ b 类，证据水平 C）：①收缩压＞200mmHg（1mmHg=0.133kPa）或平均动脉压（meanarterial pressure，MAP）＞150mmHg 时，考虑持续静脉给药积极降压，每 5 分钟测量 1 次血压；②收缩压＞180mmHg 或 MAP＞130mmHg，并有疑似颅内压升高的证据，考虑监测颅内压，间断或持续静脉给药降低血压，保证脑灌注压＞8.00～10.67kPa；③收缩压＞180mmHg 或 MAP＞130mmHg，无疑似颅内压升高的证据，考虑间断或持续静脉给药轻度降低血压（目标血压为 160/90mmHg 或 MAP 110mmHg），每 15 分钟测 1 次血压；④高血压病的治疗要始终成为长期治疗的组成部分，能减少复发性脑出血的风险（Ⅰ类，证据水平 B）。

（二）欧洲卒中促进会指南（2006 年 7 月）推荐

反复测量血压高于以下水平时给予降压治疗（Ⅳ类）：①患者有高血压病史或慢性高血压的体征（心电图和视网膜改变）：收缩压＞180mmHg 和（或）舒张压＞105mmHg，目标血压为 170/100mmHg（或 MAP 为 125mmHg）；②患者无高血压病史：收缩压＞160mmHg 和（或）舒张压＞95mmHg，目标血压为 150/90mmHg（或 MAP 为 110mmHg）；③避免 MAP 下降幅度＞20%；④对连续监测提示颅内压升高的患者，其血压上限和目标血压应适当提高，以保证脑灌注压＞9.33kPa。

（三）中国脑血管病防治指南（2007）推荐

脑出血多由高血压动脉硬化引起，急性脑出血时血压更高，与急性高颅内压有关，属反射性高血压。脑出血时根据血压增高程度进行不同处理。①收缩压≥200mmHg 或舒张压≥110mmHg 者，在脱水治疗同时慎重平稳降血压，使血压降至略高于发病前水平或约 180/105mmHg；②收缩压 170～200mmHg 或舒张压 100～110mmHg，不急于降血压，可通过脱水降低颅内压使血压降低，并严密观察血压变化。如血压继续升高，则按前者处理；③收缩压＜165mmHg 或舒张压＜95mmHg，不需降血压治疗，仅通过降低颅内压即可达到降血压效果。脑出血进入恢复期后，应积极治疗高血压病，使原有高血压降至正常范围。

四、HICH 围术期的血压调控策略

围术期是指从患者决定接受手术治疗开始到康复出院为止的时间，这段时期的术前采取措施使患者具备接受手术的良好条件，术中保证手术的安全和效果，术后帮助患者尽快康复，是整个疾病治疗的关键所在。影响手术疗效的除了外科技术本身外，在诸多因素中，HICH 围术期血压调控的平稳与否对于 HICH 患者的预后，尤其对于术后再出血的发生以及手术治疗 HICH 的效果，具有重要意义，有效的降压药物治疗可以明显提高高血压脑出血患者的治愈率。理想的血压水平要根据具体情况而定，既要降低血压，防止破裂血管继续出血，又要避免过度降压影响脑灌注，所以 HICH 后早期血压管理应根据个体因素选择。由于在 HICH 发生的早期血压就会急剧升高，甚至出现难以控制的高血压，而此时还处于脑出血的早期阶段，脑内出血情况还不稳定，所以，过于升高的血压会导致颅内出血量继续增加。目前临床上关于高血压血压超过多少必需实施降压，降压幅度多少，降压后血压维持在何水平等问题都没有确切的临床证据和统一标准。正常情况下，脑血流在 60～150mmHg 范围内时可以通过改变脑血管阻力来实现自主调节，但是由于脑出血后血肿机械性压迫脑组织，导致局部微循环障碍，血管痉挛，破坏血脑屏障，而且血液分解产物释放多种生物活性物质导致组织损伤、颅内压增高，所以高血压脑出血患者急性期迅速控制血压，缓解期积极调控血压，对延缓病情进展、延长生命具有重要的意义。同时，积极调控血压可明显减少抽搐、呕吐、烦躁以及头痛等症状的发生，对改善患者的心理状态具有积极意义。但是，过度追求血压下降会减少患者的脑灌注压以及脑血流，不利于病灶的供氧、供血，会加重半暗带细胞的损伤，破坏患者的血管自动调节功能，从而加重脑缺血性损害。

在发病早期的数小时内，患者往往会出现明显的生命体征的紊乱。因此，应尽早去除脑出血以外的其他可能导致血压升高因素，尽量缩短院前急救和急诊检查的时间，在取得家属手术同意之前或同时，在急诊抢救室密切监护下，争取以最快的时间完成气管插管、备皮、剃头、导尿等术前准备工作，尽量去除因意识不清

而出现的烦躁、憋尿、呼吸困难、疼痛等可能导致血压升高的因素。如果出现 180/100mmHg 以上的恶性高血压，可应用静脉降压药物，但切忌将血压突然降得过低，以保持有效的脑灌注，静脉使用降压药物尽量不要将血压降至 160/90mmHg 以下，以保持足够的脑灌注。高血压脑出血发生后，患者体内会出现结构性缺血损害，引起机体局部的脑血流大幅下降，最为重要的生理变化之一就是机体内的神经细胞会发生钙超载，导致脑损害发生。

五、围术期的血压控制

HICH 要及时进行手术，避免延误手术时机，以免血肿量变大，压迫时间长，对脑组织的损害严重，术后不能有效控制血压，可使血肿残腔创面广泛渗血形成血肿。术前与麻醉科取得联系，争取麻醉医生的积极配合。因患者对麻药的耐受度较小，所以，应最大限度地减少麻药的用量，在全麻过程中尽量不使血压低于 160/90mmHg。采取合理的手术方式，手术适应证和术中采用哪种式式，视出血部位、出血量、有无合并脑积水及其意识状况，综合考虑，尽量采用微创的手术方法，减少术中出血，争取以最小的脑创伤、在最短的时间内完成手术。在急性期用微量泵控制性静脉逐渐降压，避免血压大幅度波动，有效控制血压和颅内压，稳定患者的情绪，及时清除血肿和严密止血。

术后进入神经外科重症监护病房（NICU）进行严密的观察治疗，在术后的最初几天，尤其应注意血压的波动情况，发现问题及时调整静脉降压药的速度；对于药物难以控制的高血压，及时寻找可能存在的其他原因，及时排除可能导致血压升高的因素，尽力将 HICH 术后患者的血压控制合理水平并保持平稳，最大限度地降低再出血的风险；对烦躁不安的患者，应及时应用冬眠药物；如出现降压药物难以控制的血压异常波动，应时刻警惕脑内再出血的发生，随时复查头颅 CT，以确定是否发生再出血；合理的使用脱水药和利尿药，减轻术后脑水肿所致的颅内压增高；加强呼吸道管理，及时吸痰，防止因气道堵塞所致的血压升高；脑内手术的患者，对麻药耐量小，有相当一部分患者往往因全身情况差，术后苏醒不够满意，此时不宜或慎用催醒药，对难以苏醒的患者应及早行气管切开术。常规应用冬眠低温治疗，对于呼吸困难的患者早期使用呼吸机辅助呼吸，以保持足够的血氧饱和度，保证脑的供氧，力求做到术后平稳苏醒，减少可能导致再出血的各种不利因素。术后保持血压稳定，防止血压过高造成再出血，血压过低导致脑血流灌注压不足，控制颅内压增高，给予脱水治疗，积极防治并发症，如肺部感染、消化道出血等，以及早期进行言语、肢体等神经功能康复治疗。术后静脉降压药过渡到口服降压药控制血压，以达到理想稳定血压水平。表 9-1 为急性期几种静脉降压药物用法。

表 9-1　急性期静脉降压药及其用法

药　物	浓　度		速度（ml/h）		
			体重 50kg	体重 60kg	体重 70kg
尼莫地平	0.5μg/（kg·min）	30μg/（kg·h）	1.5mg/h=7.5ml/h	1.8mg/h=9ml/h	2.1mg/h=10.5ml/h
10mg/50ml	10mg/50ml		前 2h 按 2.5ml/h（=0.5mg/h），可加至 5ml/h（1mg/h）		初始 5ml/h，2h 后可加至 10ml/h
乌拉地尔	初始 2mg/min	120mg/h	60ml/h		
100mg（20ml）+30ml 生理盐水	维持 9mg/h		4.5ml/h		
硝普钠	初始量 0.5μg/（kg·min）	30μg/（kg·h）	1.5ml/h	1.8ml/h	2.1ml/h
50mg+50ml 葡萄糖溶液	维持量 3μg/（kg·min）	180μg/（kg·min）	9ml/h	10.8ml/h	12.6ml/h
	剂量 10μg/（kg·min）	600μg/（kg·min）	30ml/h	36ml/h	42ml/h

续　表

药　物	浓　度		速度（ml/h）		
			体重 50kg	体重 60kg	体重 70kg
<u>硝酸甘油</u>	初始量 5μg/min	300μg/h	3ml/h		
5mg（1ml）+49ml 生理盐水	10μg/min	600μg/h	6ml/h		
	25μg/min	1500μg/h	15ml/h		
	最大量 100μg/min	6mg/h	60ml/h		
<u>硝酸异山梨酯</u>	初始 30μg/min	1mg/ml	1.8ml/h		
50mg/50ml	维持 60μg/min	2mg/ml	3.6ml/h		
	最大 90μg/min	3mg/ml	5.4ml/h		
<u>艾司洛尔</u>	负荷量 0.5mg/（kg·min）		25mg（0.25ml）	30mg（0.3ml）	35mg（0.35ml）
1200mg/h+38ml 生理盐水（200mg/2ml）	维持量 0.05mg/（kg·min）	3mg/（kg·h）	6.25ml/h	7.5ml/h	8.75ml/h
	维持量 0.1mg/（kg·min）	6mg/（kg·h）	12.5ml/h	15ml/h	17.5ml/h

（一）HICH 急性期降压药物的选择

欧洲卒中促进会和美国卒中学会指南共同推荐的静脉用药有：艾司洛尔静脉注射；硝酸甘油可静脉滴注，不适用静脉注射；乌拉地尔静脉注射或静脉滴注；必要时静脉滴注硝普钠，但不能静脉注射；谨慎使用口服、舌下含服或静脉滴注钙离子通道阻滞药，谨慎皮下注射可乐定。

(1) 乌拉地尔：选择性阻滞血管突触后 α_1 受体而扩张血管，同时激活中枢 5-HT$_{1A}$ 受体，抑制交感神经张力，20ml（相当于 100mg 乌拉地尔）加入至输液泵，将其稀释为 50ml 后，初始浓度为 2mg/min，待血压下降至可控范围时行手术，调节滴注药物速度为 9mg/h，持续 24h 给药，待血压稳定 7d 后，采用其他降压药物维持降压。尼莫地平注射液 50ml（含 10mg），10mg/d，给予初始浓度为 2mg/h，待血压下降至可控范围时行手术，调节滴注药物速度，持续 24h 给药，血压稳定 7d 后，选用口服降压药。

(2) 尼莫地平：是脑细胞选择性钙离子阻滞药，主要作用于肌细胞膜 Ca^{2+} 通道，稳定 Ca^{2+} 通道，可有效抑制细胞外 Ca^{2+} 内流，同时增强 Ca^{2+}-ATP 酶的活性，促进细胞内钙外排，并可对抗儿茶酚胺（5-HT）、前列腺素和组胺等物质以改善脑供血，增加脑灌注不足，而对脑血流增加的影响呈剂量依赖性。通过临床监测发现，在治疗高血压脑出血时对血压的影响较大，浓度较高或输液速度过快均可引起血压迅速下降，呈正比关系。所以，在临床应用中，应尽量使尼莫地平注射液保持一恒定值，严格控制尼莫地平注射液的剂量，避免血压波动过大。由于有良好的脂溶性，可很好地通过血脑屏障，对脑血管有较强的选择性，已被广泛应用于治疗脑血管病。

（二）治疗过程中出现的低血压

除考虑降压药是否过量外，还要考虑是否有以下情况：①使用镇静药和血管扩张药；②脱水过度、补液不足；③大量的失血，特别是伴有胃肠道应激性溃疡的失血；④酸中毒；⑤心力衰竭；⑥并发感染引起的中毒性休克；⑦病情危重。此时应充分分析病情，采取抢救措施。可应用升压药，如静脉滴注多巴胺、间羟胺等，将血压维持于 90/60mmHg 左右为宜，必要时可将足端抬高，呈头低足高位，直到血压控制适当水平为宜。

（三）围术期药物相互作用

关于降压药与麻醉药的相互作用，应分阶段区别认识。术前抗高血压药物与术中麻醉用药的相互作用，应该注重的是降压治疗基础上的麻醉反应；而术中麻醉用药与围术期抗高血压药物则应注意麻醉状态下的降压治疗效应。应全面评估术前抗高血压治疗效应，了解基础状态个体差异较大，并存病与拟上手术疾病的治疗相关（嗜铬细胞瘤、醛固酮增多症等），评估高血压药物之间的协同作用，如增强利尿、减少单一药物的副作用和剂量。

（四）抗高血压药物治疗与麻醉相关

1. 术前是否停用降压药（降压药易使自主神经功能减弱，影响围术期内环境稳定）。目前认为术前应用降压药，不是术中影响循环的主要原因。

2. 麻醉期间易发生低血压的原因：①高血压患者的病理生理状态；②降压药与麻醉药之间不利的相互作用。

3. 药物相互作用的不利影响：①交感神经系统活性下降：代偿性外周血管收缩功能受损；②对拟交感药物的反应改变；③副交感神经系统占优势；④镇静；⑤麻醉药物反应改变：CA 耗竭（血压下降）、β 受体阻滞（心肌抑制加强）、钙阻断（传导抑制）。

六、HICH 术后血压波动及心理护理对术后再出血的影响

导致术后再出血的因素较为复杂，各种因素交织在一起。如手术中血肿清除的是否理想、术中脑的损伤情况、术中止血是否彻底、术后血压波动情况、术后护理是否细致等。术后血压波动与术后再出血有明显的相关性，是造成术后再出血的重要因素，直接影响患者的预后。HICH 血肿清除术后，多数患者仍可出现血压增高，如果血肿清除不理想或术后脑水肿反应剧烈，则更易出现恶性血压升高，对患者危害较大，容易引发术后再出血。这是因为长期的高血压引起脑内动脉的玻璃样或纤维样变，形成局灶性、缺血性坏死和微小动脉瘤。当血压骤升尤其是血压剧烈波动时，可引起血管坏死处漏血或微小动脉瘤破裂造成出血。而开颅手术只是清除了血肿，其病理基础并没有改变。血肿清除后，这些微小动脉瘤周围失去了原有的支撑作用，致使微小动脉瘤内外压力相对失衡，增加了再出血的危险性。加之术中多采用双极电凝止血，在手术后较短的时间内，止血点处往往较为新鲜，再生的组织尚未形成牢固的包裹，烧灼止血处易于溶解脱落，此时如果出现严重的血压波动，在高血压的冲击下，原有的出血点处很容易发生再次出血。

由于 HICH 患者病情较重，患者一般承受着较大的心理压力，往往会出现紧张、焦虑、恐惧、绝望等不良的负面情绪。针对这类患者，应采用温柔的态度、轻缓的语言与患者进行沟通，了解患者的需要，并辅以个性化的心理疏导。向患者及其家属介绍有关 HICH 相关的知识、治疗过程中有可能出现的不良反应、手术前后的注意事项等。并向患者介绍同病房或同院内成功治疗的案例，消除患者的不安情绪，帮助患者树立战胜疾病的信心，以良好的心态，积极配合临床治疗及护理。维持收缩压在 120 ～ 140mmHg，舒张压 80 ～ 90mmHg，防止血压过高引起再出血。

七、术后降压目标的设定

以循证医学为依据，参考国内外现行的高血压防治指南，减轻靶器官的继续损害，HICH 术后高血压治疗的最终目标是最大限度地减少新的心脑血管事件发生，降压和降压达标是实现这一目标的重要措施。

2010 年版中国高血压指南推荐，一般的高血压患者应将血压控制在 < 140/90mmHg；年龄 ≥ 65 岁老年人的收缩压应 < 150mmHg，如能耐受可进一步降低；伴有肾脏疾病、糖尿病和稳定性冠心病的高血压患者治疗宜个体化，一般将血压控制在 < 130/80mmHg，脑卒中后的高血压患者一般血压目标为 < 140/90mmHg。对急性期的冠心病或脑卒中患者，应按照相关指南进行血压管理。对舒张压 < 60mmHg 的冠心病患者，应在密切监测血压的前提下逐步实现收缩压达标。

2011 年版 NICE 指南提出，对年龄 < 80 岁的患者降压治疗目标值为诊室血压 < 140/90mmHg。年龄 ≥ 80 岁患者降压治疗目标值为诊室血压 < 150/90mmHg。需要用 24h 动态血压监测及家庭自测血压评估降压治疗效果的患者，其降压治疗目标值应为觉醒时血压 < 135/85mmHg（年龄 < 80 岁）或 < 145/85mmHg（年龄 ≥ 80 岁）。

第一版的 ESH/ESC 高血压治疗指南于 2003 年制定，是世界上被引用最多的医学文献之一。在意大利米兰举行的欧洲高血压学会 2013 科学年会上，ESH/ESC 联合发布了 2013 年高血压防治指南，该指南对高血压的治疗建议做出了重要变动。2013 年版 ESH/ESC 高血压防治指南以大量循证医学证据为依据，修订了对降压目

标值的推荐。①舒张压推荐降压目标值为＜90mmHg，仅糖尿病患者的舒张压尽可能控制在80～85mmHg。②中低危患者：收缩压降至140/mmHg，因为与＞140mmHg比较，将收缩压降至＜140mmHg能显著减少不良心血管事件，故收缩压应降至＜140mmHg。③老年患者：收缩压≥160mmHg、年龄＜80岁的老年人，应将收缩压控制在140～150mmHg，并且尽可能降至140mmHg以下。收缩压≥160mmHg、年龄≥80岁的老年人，则应根据其对药物的耐受情况选择收缩压降压目标，尽可能将血压控制在140～150mmHg。④高危患者：大量随机对照试验结果均不支持将高危患者的血压控制目标设为130/80mmHg，故新指南推荐糖尿病、既往有脑卒中或短暂性脑缺血发作史、冠心病、慢性肾病患者的收缩压目标值为140mmHg。糖尿病患者＜130mmHg的降压目标，在临床实践中难以实现，且并不能显著降低主要心血管事件，故推荐糖尿病患者的收缩压目标值为140mmHg，舒张压为80～85mmHg。既往有心血管病病史以及慢性肾病患者，血压降至＜130mmHg是否能够获益，对其研究结果存在争议，且临床实践中＜130mmHg的降压目标很难实现，故新指南推荐该类患者的收缩压降压目标为140mmHg。慢性肾病患者的降压治疗，旨在预防心血管事件及预防或延缓肾功能的恶化。⑤降压治疗理念：与"降压治疗越低越好"的理念比较，J形曲线的理念似乎更为合理和流行如果降压目标仅仅以收缩压降低10mmHg和（或）舒张压降低5mmHg为标准，在重度高血压人群中，这个标准可能不足以让患者达到正常的血压水平。从目前的研究证据来看，血压目标仍然是主要的。

就降压目标值而言，3个指南均强调个体化目标和个体化治疗的重要性。关于年龄65—80岁的老年高血压患者的血压控制目标，3个指南存在差异，2010年版中国高血压指南建议将收缩压控制在＜150mmHg，2011年版NICE指南建议诊室血压＜140/90mmHg。2013年版ESH/ESC高血压防治指南则建议收缩压控制在140～150mmHg。2013版ESH/ESC高血压防治指南特别提到降压策略的改变，与"降压治疗越低越好"的降压策略比较，J形曲线的降压策略似乎更接近最优。

（一）高血压药物治疗的新动向

(1) 新药不断问世，部分老药淘汰，如神经节阻滞药、溴苄铵、帕考林，或减少使用（胍乙啶、甲基多巴、利血平）。而一些疗效好、副作用小、安全性高的新药如钙拮抗药、ACEI等，渐进应用于临床。

(2) 长效降压药24h内血压获得有效控制，如钙拮抗药中的缓释制剂、控释制剂、长作用制剂等。

(3) 降压药阶段治疗方案变化一线药物选择顺序，利尿药、β受体阻滞药、ACEI、钙拮抗药、α受体阻滞药。

(4) 降压质量的策略由以降压为目的发展为强调降压的同时能使高血压病理解剖特征的结构得以改善，并逆转或缓解靶器官的受损功能。减少心、肾、脑等重要脏器损害，改善生活质量。

（二）循证选择抗高血压药物的原则

美国预防、监测、评估与治疗高血压全国联合委员会第七次报告（JNC–Ⅶ）因患者具体情况而异地制定个体化治疗方案至关重要。噻嗪类利尿药（BB）单独或与其他药物联合应用作为没有并发症的高血压患者的治疗药物（未再将噻嗪类利尿药与β受体阻滞药并列为一线药物）。某些高危情况酌情使用其他类抗高血压药物，血管紧张素转化酶抑制药（ACEI）、血管紧张素受体阻断药（ARB）、β受体阻断药、钙通道阻断药（CCB）等。

（三）抗高血压药物分类

1. 利尿药　应用小剂量噻嗪类利尿药比大剂量更明显降低脑卒中和冠心病事件的发生。利尿药通过加强肾排钠、排水，达到降低外周阻力的作用。

2. β受体阻滞药　有选择性（β_1）、非选择性（β_1、β_2）和兼有α受体阻滞三类。常用的有美托洛尔、阿替洛尔、比索洛尔、卡维地洛、拉贝洛尔。降压作用可能通过抑制中枢和周围的RAAS，以及血流动力学自动调节机制。起效作用快、强力、持续时间各种β阻滞药有差异。普遍认为，该药应持续用到手术当天，并且术后尽早重新开始使用。因为围术期持续应用该类药能够预防高血压、心律失常和心肌缺血。但使用该类药时不能突然停药，以免发生"反跳现象"。有急性心力衰竭、支气管哮喘、病态窦房结综合征、房室传导阻滞禁用。

3. 钙通道阻滞药　可分为二氢吡啶类和非二氢吡啶类，降压作用主要通过阻滞细胞外钙离子经电压依赖L

型钙通道进入血管平滑细胞内，减弱兴奋 – 收缩偶联。降低阻力血管的收缩反应特性。除心力衰竭外，钙拮抗药较少有治疗禁忌证。麻醉中钙离子拮抗药常用来抑制插管和苏醒拔管时的血压升高。术前使用钙离子拮抗药的患者，建议全麻吸入麻醉药，以减轻对心肌的抑制。

4. 肾素 - 血管紧张素系统抑制药

(1) 血管紧张素转换酶抑制药（ACEI）：ACEI 根据化学结构分为巯基、羧基和磷酸三类。常用的有卡托普利、依那普利、赖诺普利、培哚普利、雷米普利和福辛普利。降压作用主要通过抑制周围和组织的 ACEI，使血管紧张素 II 生成减少，同时抑制激肽酶使缓激肽降解减少。特别适用于伴有心力衰竭、心肌梗死后、糖耐量减退或糖尿病肾病的高血压患者。该药可能突然停止，不会出现"反跳现象"。但高钾血症、妊娠妇女和双侧肾动脉狭窄患者禁用。

(2) 血管紧张素 II 受体拮抗药（ARA）：常用的有氯沙坦、缬沙坦、厄贝沙坦等。降压作用主要通过阻滞组织的血管紧张素 II 受体亚型 AT_1，更充分有效地阻断血管紧张素 II 的水钠潴留、血管收缩与重构作用。术前长期应用 ARA 类药物的患者，如果也现全麻插管后低血压，常常需要用缩血管药物，而且低血压的发生率比其他降压药物的发生率高。

(3) 硝普钠：能同时直接扩张动脉和静脉，降低前、后负荷。开始以 50mg/500ml 浓度每分钟 10 ~ 25μg 速度静脉滴注，立即发挥降压作用。停止滴注后，作用可维持 3 ~ 5min。降压的同时可能出现反射性心动过速。还需注意有发生硫氰酸盐中毒的可能。

(4) 硝酸甘油：扩张静脉和选择性扩张性扩张冠状动脉。开始时以每分钟 5 ~ 10μg 速率滴注，然后每 5 ~ 10 分钟增加滴注速度，至每分钟 20 ~ 50μg。降压起效迅速，停药后数分钟作用消失。

(5) 尼卡地平：是二氢吡啶类钙通道阻滞药，作用迅速，持续时间较短，降压作用同时改善脑血流量。开始时从每分钟 0.5μg/kg 静脉滴注，逐步增加剂量到每分钟 6μg/kg，不良反应是心动过速、面部潮红等。

(6) 地尔硫䓬：非二氢吡啶钙通道阻滞药，降压同时具有改善冠状动脉血流量和控制快速性室上性心律失常作用。配成 50mg/500ml 浓度，以每小时 5 ~ 15mg 速率滴注，根据血压变化调整速率。

(7) 其他新型降压药：目前报道有内皮素受体拮抗药、神经肽 Y 抑制药、心钠素及内肽酶抑制药、咪林受体兴奋剂（如莫索尼定、雷美尼定）、5– 羟色胺受体拮抗药（酮色林、乌拉地尔）、K^+ 通道开放药、降钙素基因相关肽（CGRP）。这些新药研究进展迅速，有些已用于临床，使高血压病防治出现更为广阔的前景。

2013 年版 ESH/ESC 高血压防治指南药物治疗推荐：①利尿药、β 受体阻滞药、CCB、ACEI 及 ARB 5 大类药物，均是起始及维持单药或联合治疗的适宜之选。②对特殊患者而言，某些药物更具靶器官保护效应而被优先推荐。③不推荐首选某种利尿药，不认为与其他利尿药比较，某种利尿药更具临床优势。④ CCB 其疗效及获益到底是优于还是劣于利尿药和 ACEI 等其他药物，尚需进一步验证。⑤ ACEI 及 ARB 类药物能显著减少蛋白尿，改善心力衰竭结局，但两者孰优孰劣尚无定论高血压治疗从 20 世纪 60—70 年代的序贯治疗，发展到 70—80 年代的阶梯治疗，继而发展至最近十几年的联合治疗。这使高血压治疗更趋简洁，不再把高血压患者的病理生理分型作为选择药物的基础，而是采用不同药物的联合治疗降低大部分患者的血压。近年来，关于降压药物联合治疗，根据临床研究证据所制定的 3 个指南基本趋于一致。对于联合治疗方案，优先推荐 CCB 和 ACEI/ARB 而不是 ACEI/ARB 和利尿药的联合应用。但是，我国高血压患者有其自身特点，与欧美国家显著不同。首先，我国脑卒中高发，脑卒中与心肌梗死发病比例为（5 ~ 8）：1，而欧美国家高血压人群为 1：1；其次，我国又是高盐饮食国家，因此，就我国高血压人群的发病机制及导致的主要心血管风险来讲，利尿药对联合治疗方案仍不失为最佳配角。

如何管理好 HICH 围术期的血压，是一个值得探讨的问题。通过合理和有效的治疗，可降低 HICH 患者围术期心血管不良事件的发生率和远期预后。总之，处理的基本原则在于权衡降压治疗的有效性和安全性，有效强调的是降压和适度，安全强调的是可控和防止低血压。

（张源波）

参 考 文 献

[1] Cui H, Hu Y, Hong C, et al. A 15 years study of the causes of death among elderly hypertensive patients in a hospital - based sample of China[J]. Arch Gerontol Geriatr, 2012, 55:709–712.

[2] The joint National Committee on Detection, Evaluation , and Treatment of High Blood Pressure The fifth report of the joint national Committee on cetection, evaluation, and treatment of high blood pressure[J]. Arch Inten Med, 2009, 153:154–183.

[3] Qureshi A I, Mohammad Y M, Yahia A M, et al.A prospective multicenter study to evaluate the feasibility and safety of aggressive antihypertensive treatment in patients with acute intracerebral hemorrhage[J]. J Intensive Care Med, 2005, 20(1):34–42.

[4] Brott T, Broderick J, Kothari R, et al.Early hemorrhage growth in patients with intracerebral hemorrhage[J].Stroke, 1997, 28(1):1–5.

[5] Broderick J, Connolly S, Feldmann E, et al.Guidelines for the management of spontaneous intracerebral hemorrhage in adults: 2007 update[J].Stroke, 2007, 38(6):2001–2023.

[6] The Writing Committee EUSI Recommendations for the Management of Intracranial Haemorrhage.Recommendations for the management of intracranial haemorrhage—Part I:spontaneous intracerebral haemorrhage[J].Cerebrovasc Dis, 2006, 22(4): 294–316.

[7] 姚明俐.中国脑血管病防治指南：试行版[M]. 北京：人民卫生出版社，2007：56–64.

[8] Ma JF, Sun JL, Zhao J, et al.Relationship between nocturnal blood pressure variation and silent cerebral infarction in Chinese hypertensive patients[J]. Journal of the Neurological Sciences, 2010, 294(1–2):67–69.

[9] Mutsumi F, Kazuhiko N, Hiroki T, et al.Efficacy of the American Heart Association/American Stroke Association guidelines for ultra–early, intentional antihypertensive therapy in intracerebral hemorrhage[J]. Journal of Clinical Neuroscience, 2010, 17(9): 1136–1139.

[10] Ohwaki K, Yano E, Nagashima H, et al. Blood pressure managementin acute intracerebral hemorrhage: relationship between elevated blood pressure and hematoma enlargement[J].Neurology, 2004, 6(13): 1363–1367.

[11] Mancia G, Laurent S, Agabiti–Rosei, et al. Reappraisal of european guidelines on hypertension management:a european society of hypertension task force document[J].Blood Press, 2009, 18(6):308.

[12] 中国高血压防治指南修订委员会.中国高血压防治指南（2010年修订版）[J].中华心血管病杂志，2011，39：579–616.

[13] Mayor S.Hypertension diagnosis should be based on ambulatory blood pressure monitoring, NICE recommends[J]. BMJ, 2011, 343:d5421.

[14] Mancia G, Fagard R, Narkiewicz K, et al.2013ESH/ESC Guidelines for the management of arterial hypertension:The Task Force for the Management of Arterial Hypertension of the European Society of Hypertension(ESH)and of the European Society of Cardiology(ESC)[J].Eur Heart J,2013, 34:2157–2219.

[15] Waltier DC.Beta–adrenergic–blocking drugs incredibly usefull, incredibly undercutzed[J]. Anesthesiology, 2008, 88:2–5.

[16] Poelaert J, Roosens C Perioperative use of dihynopyridine calcim channel blockers[J]. ActaAnaesthesiol Scand, 2004 (44): 528–535.

[17] Brabant SM, BertrandM, Eyraud D, et al.The hemodynamic effects of anesthetic induction in vascular surgical prtients chonically treated with angioternsin iireceptor antagonists[J]. Analg, 2010, 89: 1143–1155.

第三节　重症病房监测与处理

危重病是多种原因或单个主要原因导致的多个系统急性生理功能损害或者衰竭，使人体利用生理储备进行代偿的能力严重受损，无法进行满足人体生理需要的代偿，没有医疗生理支持将不能维持基本生命体征。年轻人和老年患者的机体功能特点的重要区别就是器官可以提供的生理储备明显不同，年龄的增长必然使人体的心、脑、肺、肝、肾等重要生命器官的代偿能力、抵御疾病的能力严重减弱。

一、临床特点

随着危重病时间的延长，生理储备不断地消耗，直至衰竭。生理储备随着年龄的增长而持续地降低，例如心脏和脑部血管的动脉硬化、心功能衰竭、慢性阻塞性肺部、肾功能受损、血压的急剧升高、营养不良、能量快速的消耗等都是危重病突然病情恶化的重要因素，这些因素都值得引起主管医生的高度重视。理解危重病状态时患者的生理储备对救治患者很重要，例如在高血压脑出血时患者会心率增快，心排血量增加，心脏耗氧量必然增加，因此患者突发心肌梗死的概率增加；随着心率增快，当超过一定极限时，患者突然发生恶性心律失常的概率也将增加；高血压脑出血后非常常见的是脑水肿的发生，这将涉及应用脱水降颅压药物的应用，不同动脉硬化基础情况，对降压药物的耐受情况和对降颅压药物的反应情况也是不同。这说明患者的基础病情、基础代偿情况，将影响每个患者的合适的治疗方案的制订。

高血压脑出血患者的个体差异较大，同样的脑出血，会因为脑出血的部位不同，出血量的不同，脑出血手术方式的不同，手术造成的脑部损伤不同，患者本身的基础血压不同，患者对降压药物、降颅压药物的反应不同，其病情变化也会截然不同的。有些在出现典型的应激反应过程后，经过合适的治疗后病情会趋于好转，有些虽然经过合适的治疗，病情仍会继续恶化。高血压脑出血对患者造成的严重危害，像其他危重病一样，都会在危重症阶段形成生理功能的急性代偿。高代谢、高分解，4～7d 后，通过水分的动员和合成代谢恢复，或者合并心脏、肝肾损伤，有些患者会很快出现多器官功能损伤，随着病情恶化，或药物副作用（例如抗生素造成的肾脏损伤）等原因，都会使患者形成多器官功能衰竭。同样发生高血压脑出血，并进行了合适的治疗方法，但患者的预后仍然可能完全不同，有的会逐渐恢复正常的生理功能，完成基本的日常活动，有的形成残疾，有的长期卧床，有的会形成植物人状态，有的会短时期致命。这种差异的确切原因还不很清楚，既与患者的基础病情有关，又与救治的时机有关，还与患者的遗传因素相关，但不管是何种因素，当患者发生高血压脑出血时在病情发生的每一个阶段，进行的每一个救治方法都是非常重要的，可能影响到患者的康复或者生命。

二、重症监护的基本条件

重症医学负责救治各种原因导致的人体生命受到严重威胁的患者，或者具有潜在高危因素的重症患者，重症医学需要及时提供系统、持续、高质量的监护和救治。不具备设立重症医学科的在有患者需要入住重症医学科的，应根据需要和所在医院、科室的具体条件设立重症监护室，配备必要的监护设备和监护医护人员。从事重症医学监护的医患人员需要具备专业的训练，掌握重症医学的基本理念，基本操作技术，具备独立工作能力的医护人员，其中医师人数与床位数之比应为 3∶1 以上，可以根据需要配备适当数量的医疗辅助人员比如理疗师、专科药剂师、床旁超声医师等。重症医学监护小组或重症医学科应配备至少一名具有副高以上专业技术职务的医师负责全面医疗工作。能够合适地处理呼吸衰竭、急性心肌梗死、急性肾脏衰竭、急性上消化道出血、急性肝损伤等危重病情，并能针对患者不同的呼吸衰竭情况使用不同品牌特点的呼吸机。科室内尚需要有熟练掌握气管插管技术、深静脉穿刺技术、心脏电除颤技术、心脏按压技术的医疗人员。

三、管理的标准化

随着重症监护医学的发展，新的治疗策略和方法不断地涌现，新的治疗指南不断地更新，对临床医师的要求也越来越高，各方面的治疗策略交织在一起构成了一个复杂的诊疗体系，在针对某一个具体患者时，为了应对一个复杂又具体的个体化患者，无论是国内还是国外，都需要制订多学科的综合指南，既能面向患者的普遍病情，又能针对某一具体患者的具体情况。而实际临床情况还经常出现，很多很好的指南在制订若干年后仍然不能有效地落实到临床实践中，另外更多的、更积极的医疗救治方法也让患者不得不面对更多的医疗相关副损伤，呼吸机相关肺炎发生率达到 9%～70%。导管相关性感染 3%～10%（导管·日）。耐药菌的产生和传播给我们的抗感染治疗带来了极大的困难。

如果不能有效地解决这些问题，将极大地影响对患者的成功救治。因此规范的、灵活的应用相关治疗指南对于提高对危重患者的救治率非常关键。严格地把握呼吸机的应用标准，深静脉穿刺的应用时机，抗生素的应用时机和合理选择，抗心律失常药物合适选择，脑出血外科治疗方法的选择，尤其针对不同部位脑出血，不同量的脑出血，知道合适地选择传统外科开颅清除血肿，或微创穿刺清除血肿，或内镜清除血肿，需要考虑对患者形成的创伤大小，血肿是否能够最大限度地清除血肿。

四、生命体征的监测

1. 体温

(1) 体温过高：颅脑损伤可以引起中枢性高热，持续的高热会引起脑水肿的加重，临床应用冬眠亚低温方法可以具有脑保护的治疗效应。体温过低：颅脑手术后患者的体温过低是由于全麻药物不同程度地抑制了体温调节中枢，降低了体温应激能力。

（2）从而不能进行及时、有效的体温调节。患者在手术过程中应用了肌肉松弛药也阻止了肌肉收缩使机体产热下降。四肢趾端的体温明显低于正常值是周围循环血量不足的主要指征表现，也常见于休克和全身衰竭的患者。

2. 心电监测　对患者持续的心电监护，可以清楚地显示心电波形及节律，能够反映心脏的状况，严重颅脑损伤的患者心电图改变包括窦性心动过速，窦性心律不齐，心脏传导阻滞，心室复极异常，及 ST-T 段的改变等。中枢性高热、贫血、缺氧、感染、疼痛、患者的躁动等，均可以引起心率增快。而颅内压增高、水电解质及酸碱失衡等是颅脑损伤并发心率过慢的主要因素。

3. 血压　是反映患者血流动力学的最主要指标，影响患者血压的因素很多，例如患者的心率、外周循环阻力、每搏输出量、循环血量、动脉壁的弹性、颅内出血、颅内压增高等因素均可以使患者的血压增高。血压过低，可以使脑有效血容量不足，可以使脑细胞缺血、缺氧、坏死，从而加重脑水肿。

4. 呼吸和血氧饱和度　神经系统疾病呼吸功能障碍的原因有呼吸中枢的损伤、神经源性肺水肿、肺部感染等因素，常常是几种原因并存，是引起低氧血症的重要原因，持续的低氧血症再次加重颅脑的损伤，形成了恶性循环。脑水肿或者颅内出血影响呼吸中枢，呼吸变慢提示颅内压增高。呼吸不规则出现潮式呼吸或呼吸停止，则提示已经发生了脑疝，或者病变影响了脑干。

血氧饱和度是指血液中氧气的最大溶解度，是判断低氧血症的重要手段之一。血氧饱和度的监测是动态的观察机体的呼吸状况的重要指标，有利于早期及时发现病情的变化。对高血压脑出血患者进行呼吸功能监测，首先应保证呼吸道通畅，低浓度吸氧情况下血氧饱和度可以保持在 95% 以上。

5. 临床观察　神经系统：通过对脑神经、运动系统、感觉系统的观察，可以了解患者的病情变化。

意识：格拉斯哥昏迷评分是常用的评价意识改变的方法。

瞳孔：瞳孔的调节、对光反应的灵敏度与动眼神经有关，瞳孔地观察在重症监护中有重要的意义，必须严密的观察瞳孔的变化情况，并掌握其临床意义，为诊断病情，评价治疗、预后具有重要的意义。

五、机械通气

机械通气的生理学作用提供一定水平的分钟通气量以改善肺泡通气；改善氧合；提供吸气末压（平台压）和呼气末正压（PEEP）以增加吸气末肺容积（EILV）和呼气末肺容积（EELV）；对气道阻力较高和顺应性较低者，机械通气可降低呼吸功耗，缓解呼吸肌疲劳。因此，应用机械通气可达到以下临床目的。

1. 纠正急性呼吸性酸中毒　通过改善肺泡通气使 $PaCO_2$ 和 pH 得以改善。通常应使 $PaCO_2$ 和 pH 维持在正常水平。对于慢性呼吸衰竭急性加重者（如 COPD）应达到缓解期水平。对存在气压伤较高风险的患者，应适当控制气道压水平。

2. 纠正低氧血症　通过改善肺泡通气、提高吸入氧浓度、增加肺容积和减少呼吸功耗等手段以纠正低氧血症。机械通气改善氧合的基本目标是 $PaO_2 > 60mmHg$ 或 $SaO_2 > 90\%$。动脉氧含量（CaO_2）与 PaO_2 和血红蛋白（HB）有关，而氧输送量（DO_2）不但与 CaO_2 有关，还与心输出量有关，因此，为了改善组织缺氧应考虑上述因素对 DO_2 的影响。

3. 降低呼吸功耗，缓解呼吸肌疲劳　由于气道阻力增加、呼吸系统顺应性降低和内源性呼气末正压（PEEPi）的出现，呼吸功耗显著增加，严重者出现呼吸肌疲劳。对这类患者适时地使用机械通气可以减少呼吸肌做功，达到缓解呼吸肌疲劳的目的。

4. 防止肺不张　对于可能出现肺膨胀不全的患者（如术后胸腹活动受限、神经肌肉疾病等），机械通气可通过增加肺容积而预防和治疗肺不张。

5. 为安全使用镇静和肌松药提供通气保障　对于需要抑制或完全消除自主呼吸的患者，如接受手术或某些特殊操作者，呼吸机可为使用镇静和肌松药提供通气保障。

6. 稳定胸壁　在某些情况下（如肺叶切除、连枷胸等），由于胸壁完整性受到破坏，通气功能严重受损，此时机械通气可通过机械性的扩张使胸壁稳定，以保证充分的通气。

应用指征：在出现较为严重的呼吸功能障碍时，应使用机械通气。如果延迟实施机械通气，患者因严重低氧和 CO_2 潴留而出现多脏器功能受损，机械通气的疗效显著降低。因此，机械通气宜早实施。符合下述条件应实施机械通气：经积极治疗后病情仍继续恶化；意识障碍；呼吸形式严重异常，如呼吸频率＞ 35 ～ 40 /min 或＜ 6 ～ 8 /min，呼吸节律异常，自主呼吸微弱或消失；血气分析提示严重通气和（或）氧合障碍：PaO_2 ＜ 50mmHg，尤其是充分氧疗后仍＜ 50mmHg；$PaCO_2$ 进行性升高，pH 动态下降。

六、呼吸机常用模式

1.辅助控制通气　辅助控制通气（assist-control ventilation，ACV）是辅助通气（AV）和控制通气（CV）两种模式的结合，当患者自主呼吸频率低于预置频率或患者吸气努力不能触发呼吸机送气时，呼吸机即以预置的潮气量及通气频率进行正压通气，即 CV；当患者的吸气能触发呼吸机时，以高于预置频率进行通气，即 AV。ACV 又分为压力辅助控制通气（P-ACV）和容量辅助控制通气（V-ACV）。

(1) 参数设置

①容量切换 A-C：触发敏感度、潮气量、通气频率、吸气流速 / 流速波形

②压力切换 A-C：触发敏感度、压力水平、吸气时间、通气频率

(2) 特点：A-C 为 ICU 患者机械通气的常用模式，通过设定的呼吸频率及潮气量（或压力），提供通气支持，使患者的呼吸肌得到休息，CV 确保最低的分钟通气量。随病情好转，逐步降低设置条件，允许患者自主呼吸，呼吸功由呼吸机和患者共同完成，呼吸机可与自主呼吸同步。

2.同步间歇指令通气　同步间歇指令通气（synchronized intermittent mandatory ventilation，SIMV）是自主呼吸与控制通气相结合的呼吸模式，在触发窗内患者可触发和自主呼吸同步的指令正压通气，在两次指令通气之间触发窗外允许患者自主呼吸，指令呼吸是以预设容量（容量控制 SIMV）或预设压力（压力控制 SIMV）的形式送气。

参数设置：潮气量、流速 / 吸气时间、控制频率、触发敏感度，当压力控制 SIMV 时需设置压力水平。特点：通过设定 IMV 的频率和潮气量确保最低分钟量；SIMV 能与患者的自主呼吸同步，减少患者与呼吸机的对抗，减低正压通气的血流动力学影响；通过调整预设的 IMV 的频率改变呼吸支持的水平，即从完全支持到部分支持，减轻呼吸肌萎缩；用于长期带机的患者的撤机；但不适当的参数设置（如流速及 VT 设定不当）可增加呼吸功，导致呼吸肌疲劳或过度通气。

3.容量通气方式临床应用　容量方式保证潮气量，适当的流速设定影响 VT 及气道压的变化，其触发方式可为流速或压力触发，近年研究表明，流速触发比压力触发可以明显减轻呼吸功。呼吸机送气流速波形依据肺病变不同（即阻力、顺应性）可采用恒流或减速波方式送气，以利于肺内气体分布改善氧合。该类模式又将压力限制或容量限制整合到模式中去，明显减轻压力伤与容积伤的危险。控制通气与自主呼吸相结合方式有利于循序渐进增大自主呼吸，在此期间可与 PSV 合用，使患者容易过渡到自主呼吸，因此可作为撤机方式之一。在 ARDS 患者应用容量模式时，PEEP 设定应注意调整潮气量以避免超过平台压加重肺损伤。当前，应用容量通气模式时，只要参数调节适当可明显减轻或克服传统容量模式许多不利因素，已成为当前 ICU 常用的呼吸支持的方式之一。

4.压力支持通气　压力支持通气（pressure support ventilation，PSV）属部分通气支持模式，是由患者触发、压力目标、流量切换的一种机械通气模式，即患者触发通气，呼吸频率，潮气量及吸呼比，当气道压达预设的压力支持水平时，吸气流速降低至某一阈值水平以下时，由吸气切换到呼气。

(1) 参数设置：压力、触发敏感度，有些呼吸机有压力上升速度、呼气灵敏度（ESENS）。

(2) 临床应用：适用于完整的呼吸驱动能力的患者，当设定水平适当时，则少有人 - 机对抗，减轻呼吸功；PSV 是自主呼吸模式，支持适当可减轻呼吸肌的失用性萎缩；对血流动力学影响较小，包括心脏外科手术后患

者；一些研究认为 5 ～ 8cmH₂O 的 PSV 可克服气管导管和呼吸机回路的阻力，故 PSV 可应用于呼吸机的撤离；当出现浅快呼吸患者，应调整 PS 水平以改善人 - 机不同步；当管路有大量气体泄漏，可引起持续吸气压力辅助，呼吸机就不能切换到呼气相。对呼吸中枢驱动功能障碍的患者也可导致每分通气量的变化，甚至呼吸暂停而窒息，因此不宜使用该模式。

5. 持续气道正压（continuous positive airway pressure，CPAP） 是在自主呼吸条件下，整个呼吸周期以内（吸气及呼气期间）气道均保持正压，患者完成全部的呼吸功，是呼气末正压（PEEP）在自主呼吸条件下的特殊技术。

(1) 参数设置：仅需设定 CPAP 水平。

(2) 临床应用：适用于通气功能正常的低氧患者，CPAP 具有 PEEP 的各种优点和作用，如增加肺泡内压和功能残气量，增加氧合，防止气道和肺泡的萎陷，改善肺顺应性，降低呼吸功，对抗内源性 PEEP；设定 CPAP 应根据 PEEP 和血流动力学的变化，CPAP 过高增加气道压，减少回心血量，对心功能不全的患者血流动力学产生不利影响。但在 CPAP 时由于自主呼吸可使胸内压较相同 PEEP 时略低。

6. 双相气道正压通气（biphasic positive airway pressure，BIPAP） 是指给予两种不同水平的气道正压，为高压力水平（Phigh）和低压力水平（Plow）之间定时切换，且其高压时间、低压时间、高压水平、低压水平各自可调，从 Phigh 转换至 Plow 时，增加呼出气量，改善肺泡通气。该模式允许患者在两种水平上呼吸，可与 PSV 合用以减轻患者呼吸功。

(1) 参数设置：高压水平（Phigh）、低压水平（Plow）、PEEP、高压时间（Tinsp）、呼吸频率、触发敏感度

(2) 临床应用：BIPAP 通气时气道压力周期性地在高压水平和低压水平之间转换，每个压力水平，压力时间均可独立调节，可转化为反比 BIPAP 或气道压力释放通气（APRV）；BIPAP 通气时患者的自主呼吸少受干扰，当高压时间持续较长时，增加平均气道压，可明显改善患者的氧合；BIPAP 通气时可由控制通气向自主呼吸过度，不用变更通气模式直至呼吸机撤离。该模式具有压力控制模式特点，但在高压水平又允许患者自主呼吸；与 PSV 合用时，患者容易从控制呼吸向自主呼吸过渡。因此，该模式既适用于氧合障碍型呼吸衰竭，亦适用于通气障碍型呼吸衰竭。

七、高血压脑出血血压的控制

高血压脑出血是急诊科常见病之一，病情凶险，进展迅速，患者血压持续的升高将使患者的脑出血进一步加重，并可能严重损害心、脑、肾等重要器官，导致功能障碍和器官衰竭，及时有效地降压治疗是阻止靶器官进一步损害的关键。

脑血压脑出血临床表现：可见头晕、头痛、恶心、呕吐伴有肢体活动能力受损，或见意识受损，严重的患者出血破入脑室，引起意识障碍。比较公认的一致意见是当血压极度升高 [SBP ≥ 200mmHg，和（或）DBP ≥ 120mmHg，和（或）平均动脉压 MAP ≥ 125mmHg]（MAP= SBP + 2DBP/3）时，就必须采取紧急降压。但降压方法必须十分谨慎，降压幅度在 2h 内不超过治疗前原水平的 25%，长期以来，人们普遍认为高血压脑出血只是一个瞬间或较短时间内即自行停止的过程，时间为 20 ～ 30min，而患者入院后发生的症状加重则被认为是由于脑水肿等所致。随着 CT 检查技术的广泛应用，改变了以往对高血压脑出血发病后 2 ～ 5h 很少再有活动性出血的认识，临床动态观察已经证实，某些高血压脑出血患者在入院后一段时间仍在继续出血引起血肿进一步扩大。血肿扩大的发生率各家报道不一，3%～38% 不等，颅内血肿多发生于术后 24 ～ 48h 以内，是术后早期的主要并发症。早期发现及时二次手术清除血肿多能挽救患者生命。因此，需严密观察患者意识状态、瞳孔的变化、生命体征改变和引流情况，患者如突发剧烈头痛、烦躁、喷射性呕吐，及偏瘫、失语、一侧瞳孔散大等都要高度警惕。早期血肿扩大并非少见，高血压脑出血患者尽管也会有水肿发生，但血肿扩大才是导致患者临床症状加重的重要因素。早期血肿扩大的治疗基本上沿用脑出血治疗原则，但它的处理却是一个复杂而困难的问题。目前，血压对高血压脑出血血肿扩大的影响备受关注。脑出血后血肿扩大与高血压有关；研

究发现，随着血压升高血肿扩大的发生率亦升高，而血肿形态不规则、有脑萎缩、糖尿病史以及病初平均动脉压（MAP）> 130mmHg 为高血压脑出血血肿扩大的危险因素。以上研究表明，在高血压脑出血发病早期控制性降低血压会有效降低血肿扩大。早期控制性降压血肿扩大率明显降低，患者治愈好转率明显增加。尽管在脑出血早期控制血压可明显降低血肿扩大的发生率，但脑出血后过分降血压可能降低脑灌注压，加重脑组织的血液供应障碍。将患者收缩压和舒张压分别控制在（140.0 ± 12.2）mmHg 和（80.0 ± 13.5）mmHg，既可以降低脑出血的加重，也可以避免脑缺血缺氧加重，也未因使用硝普钠发生低血压、心律失常等不良反应。因此，对于高血压脑出血患者早期应用有效的控制性降压的药物，尽可能选择起效快速、简便易行、安全、便于调节的降压药，可以减少高血压脑出血的早期活动性出血即血肿扩大，进而改善患者的预后和生活质量，值得临床推广。

八、常用的降压药物

1. 硝普钠　硝普钠是一种速效、强效及短时作用的血管扩张药，药理活性成分主要是亚硝基，直接扩张血管平滑肌，对动、静脉均产生舒张作用，从而降低外周血管阻力，减少静脉回心血量而降低右心室充盈压，减轻患者心脏前负荷，最终达到迅速降低血压、显著改善患者症状的目的。

2. 硝酸甘油　硝酸甘油进入人体内后可迅速脱硝基，形成具有活性的一氧化氮，并从内皮细胞弥散到血管平滑肌细胞，在其中激活鸟苷酸环化酶，增加细胞内 cGMP 含量，使依赖 cGMP 的蛋白激酶激活，从而促进肌球蛋白轻链去磷酸化，因而松弛血管平滑肌，并通过核苷酸水平内源性的刺激产生前列腺素，直接松弛血管平滑肌。其降低血压的作用机制依赖于促进血管平滑肌细胞的一氧化氮形成释放增加，扩张冠状动脉、全身小动脉及小静脉，以扩张小静脉为主。小剂量静脉滴注可舒张小静脉，大剂量扩张动静脉血管，降低体循环阻力，使血压下降，且血压越高降压效果越明显。硝酸甘油还具有直接扩张冠脉，降低心肌耗氧量，增加心肌顺应性，抑制血小板聚集等作用，对合并冠心病心肌供血不足和心功能不全者尤为适宜。静脉滴注速度与血药浓度存在很好的相关性，应用后即刻起效，降压速度快，体内半衰期短，仅几分钟，清楚迅速，不在体内蓄积，可以连续使用，易于掌控，且不良反应少，在高血压危象治疗中常被列为优先考虑的药物之一，在近几年来推荐代替硝普钠用于治疗各种危象，特别在缺少药物浓度监测条件的基层医院，静脉应用硝酸甘油比硝普钠更安全。

3. 乌拉地尔　是尿嘧啶衍生物，具有外周和中枢系统双重降压效应。外周作用主要阻断突触后 α₁ 受体，扩张血管，降低外周血管阻力。中枢作用通过激动 5- 羟色胺 -1A 受体，降低延髓心血管中枢的交感反馈调节而降低血压。乌拉地尔注射液起效迅速，单次静脉注射 1 ～ 5min 即出现降压作用。与其他 α 受体阻滞药相比，乌拉地尔对心率的影响较轻微，不增加心肌氧耗，而且可以改善冠状动脉的血流及心肌灌注，提高心输出量及左心室射血分数。故乌拉地尔更适合于合并冠状动脉粥样硬化的患者。本研究结果显示颈内动脉开放后，静脉推注乌拉地尔血压迅速下降，颈内动脉开放后 5min、10min 收缩压及舒张压均低于开放即刻，而心率则无明显变化。血压降低的同时大脑中动脉血流速度也显著下降，颈内动脉开放后 5min、10min，大脑中动脉的血流速度明显低于开放即刻，且平均流速比值稳定于较理想的水平。对于非难治性高血压患者，乌拉地尔一般可以将患者的血压控制在合理的水平。对于较高的血压和难降的血压硝普钠更为适合。高血压脑出血后血压难以控制：对于此类患者需要在使用降压药的同时，动态关注患者是否存在颅内血肿持续扩大，是否存在颅内压增高等现象，及时地进行头颅 CT 扫描观察患者的颅内情况是否稳定。在患者无颅内病情加重的情况下，在使用一种控制血压的药物的同时可以酌情 2 种降压药物的联合应用。但一般情况下均可以通过调整硝普钠的用量将患者的血压控制在合理的水平。

九、围术期血糖控制的相关问题

高血糖在脑卒中患者中很常见，临床上脑卒中患者高血糖多因既往有糖尿病病史或应激反应后出现。血糖多在脑卒中发病后 12h 之内升高，血糖升高的水平与脑出血的严重程度有关。1 周内死亡的患者血糖最高，脑出血患者的血糖改变高于脑梗死患者。引起血糖增高的原因有以下几方面。

1. 原有糖尿病病史或低葡萄糖耐受；或原有潜在的糖尿病或低葡萄糖耐受；糖尿病患者在体内可产生胰岛素抗体，此抗体可妨碍胰岛素与胰岛素受体的结合，使人体对胰岛素的敏感性下降，导致人体出现对胰岛素的耐受性。非糖尿病患者由于并发感染、创伤、手术、情绪激动等应激状态所致。此时血中抗胰岛素物质增多，或因酮症酸中毒时，血中大量游离脂肪酸和酮体的存在妨碍了葡萄糖的摄取和利用。产生慢性耐受的原因较为复杂。可能是体内产生了抗胰岛素受体抗体（AIRA）；也可能是胰岛素受体数量的变化，如高胰岛素血症时，靶细胞膜上胰岛素受体数目减少；还可能是靶细胞膜上葡萄糖转运系统失常。均可以低葡萄糖耐受。一个具有正常代谢的人，胰岛素是在进食后由胰腺内的胰岛 B 细胞分泌的，它传递信号给体内的胰岛素感应组织（例如肌肉与脂肪），使细胞膜表面产生葡萄糖运输受体第 4 型（Glucose transporter type 4，$GLUT_4$）吸收葡萄糖来降低血糖含量到一个正常值（大约 5mmol/L，或 90mg/dl）。在一个胰岛素抗性的人体内，正常水平的胰岛素无法激发诱导肌肉和脂肪细胞吸收葡萄糖的信号。为了对此进行补偿，胰岛素抗性个体的胰腺释放大量的胰岛素，以使足够的细胞被激发来吸收葡萄糖。通常情况下，这会导致在餐后数小时后血糖含量的急剧下降和低血糖反应。最常见的胰岛素抗性类型和一种被称作代谢综合征的病状联系在一起。胰岛素抗性可以发展为彻底的 2 型糖尿病。常见的是餐后高血糖症，在这种情况下，胰腺 B 细胞无法产生足够的胰岛素来保持正常血糖水平。B 细胞在高血糖的情况下无力分泌更多的胰岛素是从胰岛素抗性向 2 型糖尿病转变的特征。许多病症都可以使人体对胰岛素变得越来越抵抗，例如感染（由细胞因子肿瘤坏死因子 α 介导）、酸毒症、过高的压力、吸烟及接触二手烟。近期研究着力于脂肪因子（由脂肪细胞制造的细胞因子）对胰岛素抗性的成因。胰岛素抗性也可能与特定的药物（如糖皮质激素）有关。高血压，高血糖症和坏血脂症（导致增高甘油三酸酯、减小低密度脂蛋白颗粒和降低高密度脂蛋白胆固醇水平）的是常见的胰岛素抗性人群。胰岛素抗性还经常和超凝结状态（削弱的纤维蛋白溶解能力），以及增高的发炎细胞因子水平相关。因此可以看到，在高血压脑出血患者中出现高血糖是一个常见的现象就容易理解了。

2. 应激性血糖升高的原因包括潜在的糖代谢异常、未诊断的糖尿病、下丘脑功能紊乱、生长激素分泌增加、血糖调节中枢兴奋增加以及应激反应。应激反应是机体的一种非特异性全身反应，轻度的应激反应有利于提高机体的适应能力，但过度或持续的应激反应则可导致机体内环境紊乱、损害加重。应激性高血糖发生的机制主要有胰岛素反向调节激素增加，细胞因子的大量释放及发生胰岛素抵抗。在应激反应中，当机体受到强烈刺激时，应激反应主要由神经、内分泌改变交感－肾上腺髓质系统和下丘脑－垂体－肾上腺皮质轴的强烈兴奋、抑制，多数应激反应的生理变化与外部表现都与这两个系统的强烈兴奋、抑制有关。应激时，交感－肾上腺髓质系统在应激时的兴奋可产生一系列代谢和功能的改变促进糖原分解，升高血糖。糖皮质激素（GC）分泌增多是一个重要的应激反应，GC 促进蛋白质分解，使氨基酸转移至肝，糖异生过程得以大大增强。同时 GC 在外周组织抑制葡萄糖的促进糖原分解，升高血糖，促进脂肪动员，使血浆中游离脂肪酸增加，从而保证了应激时机体对能量需求的增加利用，从而使血糖升高。GC 还对儿茶酚胺、生长素及胰高血糖素的代谢功能起容许作用。丘脑－垂体－肾上腺皮质轴激活并释放皮质醇是适应急性疾病的一个表现，有助于维护细胞和器官的内稳态，同时增加肾上腺素、生长激素及胰高血糖素等胰岛素反向调节激素的释放，引起血糖升高。在应激性高血糖产生机制中，免疫细胞和其他组织释放的多种细胞因子起着十分重要的作用，其中主要参与的细胞因子有肿瘤坏死因子 –α（TNF–α）、白细胞介素 –1（IL–1）、白细胞介素 –6（IL–6）等。细胞因子通过刺激反向调节激素的分泌和导致胰岛素抵抗而产生高血糖效应。目前已知 TNF–α 引起胰岛素抵抗和高血糖的机制可能与间接刺激胰岛素反向调节激素的分泌或直接作用于胰岛素受体信号转导途径，影响葡萄糖运载体的功能有关。TNF–α 可通过刺激反向调节激素的分泌和增加糖异生，而使血糖水平升高。

3. 胰岛素抵抗。是指胰岛素的外周靶组织对内源性或外源性胰岛素的敏感性和反应性降低（肝脏胰岛素抵抗较外周更明显），从而导致生理剂量的胰岛素产生了低于正常生理效应的现象。在危重患者中常可发生明显的胰岛素抵抗，但发生胰岛素抵抗的细胞和分子学机制目前仍不十分清楚，一般认为可能与胰岛素受体前、受体功能异常、受体后信号转导、葡萄糖转运、细胞内代谢障碍及细胞因子如 TNF–α 等因素有关。导致血糖增高的主要原因除了强烈的逆调节激素和细胞因子反应外，通常还伴有过度的葡萄糖摄入，导致胰岛素抵抗的病因很多，包括遗传性因素或称原发性胰岛素抵抗如胰岛素的结构异常、体内存在胰岛素抗体、胰岛素受体或胰岛素受体后的基因突变（如 Glut4 基因突变、葡萄糖激酶基因突变和胰岛素受体底物基因突变等），原发性胰岛素抵抗大多数是由于多基因突变所致，并常常是多基因突变协同导致胰岛素抵抗。除了上述遗传因素之外，许多环境因素也参与或导致胰岛素抵抗，称之为继发性胰岛素抵抗，如肥胖（是导致胰岛素抵抗最主要的原因，尤其是中心性肥胖；这主要与长期运动量不足和饮食能量摄入过多有关，2 型糖尿病患者诊断时 80% 伴有肥胖）、长期高血糖、高游离脂肪酸血症、某些药物如糖皮质激素、某些微量元素缺乏如铬和钒缺乏、妊娠和体内胰岛素拮抗激素增多等。肿瘤坏死因子 α（TNF-α）增多。TNF-α 活性增强可以促进脂肪分解引起血浆 FFA 水平增高，抑制肌肉组织胰岛素受体的酪氨酸激酶的活性，抑制 IRS-1 的磷酸化和 $Glut_4$ 的表达，从而导致胰岛素抵抗和高胰岛素血症。近年来尚发现脂肪细胞能分泌抵抗素（resistin），抵抗素可降低胰岛素刺激后的葡萄糖摄取，中和抵抗素后组织摄取葡萄糖回升。其他如瘦素抵抗和脂联素水平的降低或活性减弱也与胰岛素抵抗有关。骨骼肌细胞内三酰甘油（TG）含量增多也被认为是胰岛素抵抗的原因之一，B 细胞内 TG 积聚过多可造成其功能减退。

十、卒中后高血糖的危害机制

1. 乳酸酸中毒　高血糖使脑组织内的葡萄糖浓度明显升高，在缺血缺氧的状态下，腺嘌呤核苷三磷酸（ATP）供应不足，使葡萄糖以无氧糖酵解方式氧化，产生大量乳酸造成局部严重的酸中毒，是高血糖加重脑损害的直接原因。同时三羧酸循环有关酶的活性被抑制，无氧条件下葡萄糖氧化 ATP 生成减少，在缺氧、酸中毒、ATP 匮乏等多种因素综合作用下，线粒体肿胀、变性、崩解，引起细胞能源耗竭而造成脑组织损害，从而导致能量代谢的恶性循环。

2. 自由基相关的损伤　过度的活性氧及活性氮导致氧化应激反应发生，使细胞膜、蛋白质和 DNA 等细胞结构损伤。高血糖通过线粒体氧化磷酸化途径和糖的自身氧化产生还原型辅酶Ⅱ氧化酶，刺激自由基的产生，引起氧化应激加重神经元的损伤，导致血管的进一步损伤。

对于脑出血患者的血糖管理策略：①急性卒中患者应常规检测血糖，有血糖增高者应进行监测。②当患者血糖增高超过 11.1mmol/L 时，应立即给予胰岛素治疗，将血糖控制在 8.3mmol/L 以下。静脉输入胰岛素的初始剂量与患者的病情和血糖水平有关，一般情况下，应 < 0.1U/（kg·h），待血糖达到理想水平时，多数患者胰岛素的维持用量为 1 ～ 2U/h，开始使用胰岛素时应 1 ～ 2h 监测血糖一次。当血糖控制之后，通常需要给予胰岛素维持。③急性卒中患者血糖太低也会加重病情，有低血糖时应及时纠正，此时可用 10% ～ 20% 的葡萄糖口服或注射纠正。

十一、上消化道出血

高血压脑出血后并发急性胃黏膜病变，又称应激性溃疡、溃疡，主要表现为上消化道出血。上消化道出血是高血压脑出血常见的并发症，一旦发生，呕吐或从胃管内引流出大量咖啡色液体；可见柏油样大便；体格检查发现腹部膨隆，叩诊呈鼓音，肠鸣音低弱或消失；重者血压下降，皮肤湿冷，尿少等末梢循环衰竭等表现；血常规提示血红蛋白下降，血浆尿素氮增高，甚至有各重要脏器功能衰竭。并可引起顽固性呃逆、呼吸暂停、贫血，有的甚至危及生命。急性脑血管病并发上消化道出血的机制主要是因为病变导致下丘脑功能紊乱，继而引起胃肠黏膜血流量减少、胃黏液 - 碳酸氢盐屏障功能降低和胃黏膜 PGE_2 含量下降引起胃、十二指肠黏膜出血性糜烂、点状出血和急性溃疡所致。

上消化道出血的处理包括以下几个方面。

1. 胃内灌洗　冰生理盐水 100 ～ 200ml，其中 50 ～ 100ml 加入去甲肾上腺素 1 ～ 2mg 口服；仍不能止血者，将另外 50 ～ 100ml 加入凝血酶 1000 ～ 2000U 口服。对于意识障碍或吞咽困难患者，可给予鼻饲导管内注入。也可用立止血、云南白药、止血敏、止血芳酸、生长抑素等。

2. 使用制酸止血药物　抑酸药治疗是目前治疗非静脉曲张上消化道出血的主要止血药物，凝血机制及血小板聚集、胃蛋白酶活性均呈高度 pH 依赖性，血小板在 pH > 6 才能聚集，胃蛋白酶在 pH > 6 时被破坏，因此只有胃内 pH > 6 时才能控制活动性上消化道出血。而泮托拉唑作为质子泵抑制药，可抑制 94% H^+-K^+-ATP 酶的活性，能迅速提高胃内 pH，从而达到止血目的。提高胃内 pH，既可促进血小板聚集和纤维蛋白凝块的形成，避免血凝块过早溶解，有利于止血和预防再出血，又可治疗消化性溃疡。可以选择用西咪替丁 200 ～ 400mg/d 静脉滴注；奥美拉唑 20mg 口服或胃管内注入或静脉注射。已有研究认为质子泵抑制药的止血效果显著优于西咪替丁、雷尼替丁、法莫替丁等，它起效快并可显著降低再出血的发生率。重症高血压脑出血在使用泮托拉唑后上消化道出血发生率。建议泮托拉唑注射剂 40mg 加入生理盐水 100ml 中静脉滴注，每日 2 次，不推荐将泮托拉唑注射剂直接静脉推注，以免发生心脏停搏。高血压脑出血并发上消化道出血及出血程度与脑出血部位、出血量有关，如果壳核血肿并且出血量较小，并发上消化道出血可能性小，一旦发生也相对易控制，使用泮托拉唑 3d 后胃液隐血试验常可转阴。

3. 防治休克　如有循环衰竭表现，应补充血容量；如血红蛋白低于 70g/L，红细胞压积小于 30%，心率大于 120 /min，收缩压低于 90mmHg，可静脉输新鲜全血或红细胞成分输血。

4. 胃镜下止血　上述多种治疗无效情况下，仍有顽固性大量出血，可在胃镜下进行高频电凝止血。

5. 手术治疗　对于胃镜下止血仍无效时，因过多过久地大量出血危及生命时，可考虑手术止血。

十二、发热

高血压脑出血患者，发热是疾病变化的灵敏而客观的指标，也是高血压脑出血患者常见的症状。体温越高，首次高热发生的时间越早，高热持续时间越长者预后生活质量越差。中枢性高热：系丘脑下部体温调节中枢受损所致。患者同时有间脑受损的证据，有两种表现：一种为急性发病后 24h 内出现体温升高，达 39℃以上持续不退，患者昏迷，去大脑强直，出汗，四肢发凉，常在几天内死亡；另一种为持久的中枢热，患者可有昏迷，双侧锥体束征，阵发性大汗，瞳孔大小多变，血压波动不稳，血糖升高。对于中枢性发热的患者，主要以物理降温为主，可用冰帽或冰毯等，也可酒精擦浴，必要时给予人工亚冬眠。

1. 吸收热　系血液吸收过程中，红细胞溶解释放出各种产热因子而引起的发热，无间脑病变又无合并感染的症状，发病后 3 ～ 10d 出现，体温在 38℃左右的中等热和低热。

2. 脱水热　系由于脱水过度，水分补充不足，导致血液浓缩，颅内调节中枢受累而引起的发热。此外，脱水过度还可导致患者因体液不足致排痰困难，也增加了脱水热的风险。

3. 再出血　Seiie 报道 CT 扫描发病后 6h 以内，继续出血的发生率为 83%，6 ～ 24h 内发生率为 17%。病程中病情出现反复，且之后出现发热，腰穿证实有新鲜出血。

4. 肺部感染　是高血压脑出血发热的主要原因，与下列因素有关。

(1) 颅内血肿的影响，易引起丘脑下部的损伤，使自主神经功能紊乱，而引起大量的交感神经物质释放，周围血管收缩导致血压升高，血液从高阻力的周围循环转移到阻力低下的肺循环，结果使肺动脉内液体静压升高而损害毛细血管，液体渗出到肺泡内，发生早期神经源性肺水肿。近年的研究表明，神经源性肺水肿与脑出血的病情密切相关，出血量大、病情严重者发生率高，是由于血氧过低引起。

(2) 由于意识不清，吞咽障碍及脑内高压引起呕吐，造成患者误吸，导致吸入性肺炎。

(3) 多数患者意识不清时，咳嗽反射减弱或消失，舌后坠阻塞咽部，鼻腔分泌物反流积于喉部，患者随时有误吸的危险；再者脱水药应用致体液减少，使痰液黏稠，气道内的分泌物不能排出或排出不畅，堵塞小气道，使小叶膨胀不全。有利于致病微生物的滋生，在神经源性肺水肿的基础上易并发感染。

(4) 患者年龄较大，肺的顺应性下降，肺泡通透性增高，呼吸功能不健全。

(5) 肺部感染还可源于机械辅助呼吸措施不当导致的医源性感染。

(6) 使用肾上腺皮质激素导致的二重感染以及长期住院引起的交叉感染。

（7）急性期绝对卧床，痰液易积聚，支气管纤毛运动减弱，不能将痰液和分泌物有效排出，而出现坠积性肺炎。对于肺部感染引起的发热应该合理地应用抗生素，可以根据经验用药，即根据本病房的细菌感染的情况经验性选择相应的抗生素。在发热初期经验性用药的基础上应该根据痰、血细菌培养的结果针对性地应用抗生素。不主张一发现患者发热即选择碳青霉烯类、高代次头孢、抗真菌药物、万古霉素等。以防滥用抗生素。应用抗生素后患者白细胞、发热得到控制，并且连续复查细菌培养显示相应的细菌培养转阴后，逐渐停用抗生素。

十三、颅内压监测

自 1960 年 Lundberg 将持续颅内压监测应用于临床后，该监测技术在诊治颅脑损伤的应用日趋增多，被普遍认为是重症监护的重要基石，并被现代颅脑损伤诊治指南推荐为常规监测手段之一，高血压脑出血后能够引起患者生命危险的重要并发症就是颅内压增高引起的患者脑疝造成的呼吸循环衰竭引起患者死亡。

1. 颅内压（ICP）监测的临床意义　颅腔内有 3 种内容物，即脑组织、脑脊液和血液，颅腔内容物对颅腔壁上产生的压力就是颅内压（ICP），又称脑压。正常颅内压随年龄、体位及临床状态而变化。仰卧位成人正常颅内压为 7 ～ 15mmHg（1mmHg = 0.133kPa），儿童为 3 ～ 7mmHg，婴幼儿为 1.5 ～ 6.0mmHg。颅内压 > 15mmHg 通常被认为是异常的，在脑积水患者，颅内压 > 15mmHg，即给予降颅压治疗。

据报道，ICP < 2.7kPa 患者死亡率为 13.76%，恢复良好率为 29.36%；ICP > 5.3kPa 的患者死亡率为 40.43%，恢复良好率为 9.57%。ICP 为 5.3kPa 是预后好坏的临界点，其最重要意义是在于抓住 ICP 已增高与临床表现未出现这一时间差，在这宝贵的时间差内对患者进行及时的诊断，治疗起到事半功倍的效果。而且 ICP 监测可以指导临床用药，对于颅脑疾病术后患者的监护可以帮助判断病情转归等。

2. 颅内压监测规范化应用的若干要点　颅内压监测的规范化应用，体现在适应证的掌握、术中操作、术后管理和并发症诊治等诸多方面。

3. 应用指征　王忠诚院士指出，ICP 监护适应证：颅脑损伤 GCS ≤ 8 分；①原发性脑干损伤；②对冲性脑挫裂伤或颅内血肿量 ≤ 20ml；③外伤性蛛网膜下腔出血；④脑积水与脑水肿；⑤颅内血肿术后。

中国神经创伤专家委员会专家共识中颅内压监测的指征为：①强力推荐：头部 CT 检查发现颅内异常（颅内出血、脑挫裂伤、脑水肿、脑肿胀、脑积水、基底池受压等）的急性、重型颅脑损伤患者（GCS 3 ～ 8 分）。②推荐：CT 检查发现颅内异常（颅内出血、脑挫裂伤、脑水肿、脑肿胀、脑积水等）的急性、轻中型颅脑损伤患者（GCS 9 ～ 15 分）；急性、轻中型颅脑损伤合并全身多脏器损伤休克的患者。③不推荐：CT 检查未发现颅内异常，病情比较稳定的轻中型颅脑损伤患者（GCS 9 ～ 15 分）不应行有创颅内压监测。临床中切忌盲目扩大指征范围，需动态评估患者状态。对伤后早期入院尚无监测指征者，如病情进展符合指征时，应及时实施颅内压监测。虽然国内外均明确颅内压监测的禁忌证，但对于凝血功能障碍、监测部位感染、全身状态不稳定和临床及影像学检查提示濒危状态者，应视为相对禁忌证或禁忌证。通过对应治疗，异常因素得到纠正、全身状态相对稳定后再实施颅内压监测。

4. 国内外应用状况　虽然颅内压监测应用于临床已经有 50 多年的历史，但作为一种直接、有创的脑监测技术，其在颅脑损伤诊治中的应用，受到医生认识程度、社会经济水平、颅脑损伤诊治指南普及程度和地域性的影响。在欧美发达国家，颅内压监测的应用历史较长且较普及。1996 年 Matta 和 Menon 报道的英国和爱尔兰重型颅脑损伤中颅内压监测率为 57%。2007 年 Hesdorffer 和 Ghajar 报道美国颅脑损伤中心颅内压监测率在 1991 年、2000 年和 2007 年分别为 32.4%、50.8% 和 77.4%。上海市 5 家综合性医院 2009—2011 年收治 535 例重型颅脑损伤患者，采用颅内压监测者仅占 28%。而中国颅脑损伤资料库 2008 年 12 月—2009 年 8 月的数据显示：47 家医院颅脑损伤住院患者颅内压监测率 < 5%，显然，中国颅脑损伤规范化诊治的推广工作还任重道远。

（1）监测方法：国内外公认脑室内颅内压监测为首选方法，其次为脑实质内与硬脑膜下，硬脑膜外监测已较少采用为避免穿刺脑组织引起出血的风险，硬脑膜下和脑实质内监测并无明显差异，可以次选硬脑膜下监测，但探头必须置于骨窗缘，而非减压部位的骨缺损区。对于伤后存在占位性病灶、脑肿胀的患者，造成脑室缩小而穿刺脑室困难或无把握时，不必勉强选择脑室内监测。

(2) 监测侧别：颅腔相对封闭，幕上下有天幕，双侧大脑半球间有大脑镰相隔，且颅腔内主要是实体脑组织，幕上下、左右半球间及不同脑叶底部均会存在压力差异，因此，选择监测侧别的原则，①选颅脑损伤严重侧。②双侧损伤无差异，则选择右侧半球（80% 为左侧优势半球）。③开颅手术者选择术侧。④尚未开颅手术者，依据①和②的原则，且不影响可能需要开颅手术的切口设计来确定。

5. 无创颅内压监测　近年来，随着现代影像及生物医学工程设备的发展，出现了许多新的监测仪器和方法，无创颅内压监测技术也发展迅速。目前常用的无创颅内压监测方法有闪光视觉诱发电位（flash visual evoked potentials，FVEP）、经颅多普勒（transcranial Doppler，TCD）、前囟测压法（anterior fontanel pressure，AFP）、鼓膜移位法（tympanic membrane displacement，TMD）、视网膜测压法（ophthalmodynamometry pressure，ODP）、生物电阻抗法（electrical impedance tomography，EIT）、磁感应断层成像（magnetic induction tomography，MIT）、近红外光谱技术（near infrared spectroscopy，NIRS）、影像学监测等。

6. FVEP 无创颅内压监测原理　FVEP 是现在临床理论研究最早、最完善的一种皮质诱发电位。FVEP 是指由弥散的非模式的闪光刺激视网膜从而引起枕叶皮质的电位变化，它可以反映 ICP 的改变，其原理是神经元及其纤维的兴奋与传导需要不断地从血液循环得到能量。颅脑创伤继发 ICP 升高时，神经元及其纤维发生缺血缺氧和能量代谢障碍，脑脊液 pH 值下降，乳酸浓度增高，神经传导发生阻滞，电信号在脑内的传导速度减慢。这一减慢的电信号可被 FVEP 捕捉到，FVEP 波峰（主要是 N2 波）潜伏期延长，延长时间与 ICP 值成正比。国外有学者认为脑视觉诱发电位的第 2 负向波（N2 波）的延迟时间与 ICP 有直接关系，因此采用一种微电脑装置进行视觉刺激并测量 N2 波的延迟时间，然后对照 N2 波延迟时间与 ICP 值的关系表，即可求得 ICP 值。Deseh 观察了 FVEP 的 N2 波峰潜伏期与颅内压的关系，并与有创法比较，发现两者一致性良好。近年来国内学者也进行了应用 FVEP 无创监测颅内压和有创监测颅内压的对比研究，结果表明两者之间差异无统计学意义，表明 FVEP 可以用于神经内外科患者颅内压的动态监测。FVEP 检测具有无创、安全、简便、可靠、容易操作等优点，能代替复杂的有创颅内压检测。在诸多方法中，要么费用过高，操作复杂，要么数值不够准确，有一定危害，导致临床应用相对困难。而 FVEP 无创颅内压监测以其方法简便、数值可靠、费用低廉、安全有效等优点成为研究及临床应用的热点。

7. 监测时程　理论上颅脑损伤后颅内压监测的时程应该在脑水肿高峰期后中止。国外学者主张监测时间应 ≤ 7d，我国专家的共识为应根据患者颅脑损伤和脑水肿的程度、临床病情变化和颅内压变化来决定，通常为 7 ~ 14d；重型颅脑损伤后颅高压的高峰期（1d ~ 2 周），不同患者之间差异较大。2013 年 Stein 等采用颅内压监测 191 例伤后 6h 内入院的重型颅脑损伤患者持续 7d 以上，发现 97.9% 的患者有颅高压发生，伤后 84 ~ 180h 区间，平均颅内压 > 20mmHg 和颅内压 > 30mmHg 的次数百分比，均显著高于伤后 84h 内（$P < 0.01$），这一结果对重型颅脑损伤患者颅内压监测时程的确定具有良好的参考价值。

8. 术后管理　妥善固定、避免连接线过长散落以及给患者适度镇静，是避免探头脱出与连接线折断的主要措施。术后应常规每天观察监测部位头皮有无红肿、渗液和出血，脑室颅内压监测者，推荐每天留取脑脊液标本进行常规、生化和细菌学检查。确定感染发生时，应该及时拔除监测探头。

并发症的防治颅内压监测的常见并发症是颅内出血（0.5% ~ 5%）和颅内感染（5% ~ 20%），探头脱出、折断的发生率约 4%。减少穿刺次数、术中强调无菌操作和术后定期检查，是减少并发症的主要措施。

9. 临床价值　颅内压监测的临床价值主要在于早期发现进展性脑损害、指导治疗，引流脑脊液有助于颅高压控制和改善脑灌注以及评估患者预后。早期发现进展性脑损害，持续监测可动态了解颅内压的状态，逐渐增高或突然升高可早于临床表现出现而提示是否有必要进行影像学检查。颅内压监测对需要镇静、肌松治疗，及无法通过常规的临床检查评估意识和其他神经系统状态的患者尤其重要。一旦确诊存在颅高压，实施干预措施越早越好，根据动态颅内压监测结果和趋势，可以制订治疗方案，例如脱水降颅压、渗透疗法、低温疗法、过度通气和巴比妥昏迷疗法等，但应减少脱水、利尿等药物的过度应用和副作用。颅高压的程度和持续时间，均会影响颅脑损伤患者的预后。如果顽固性颅高压不能得到有效控制，往往提示患者预后不佳。脑室内颅内压监测还可通过间歇或持续引流脑脊液，发挥控制颅内压和引流血性脑脊液的作用。如果发生感染，还可通过脑室引流管进行冲洗和引流。

颅内血肿术后 ICP 监测指导脱水药应用：甘露醇是控制 ICP 增高的主要药物，但使用时间过长或累计用量过大，可造成肾脏损害。可给予甘露醇 125ml 或加用呋塞米，常可取得良好效果。比如 ICP > 2.7kPa 持续 15min 以上，则需给呋塞米、甘露醇或甘露醇加呋塞米治疗，可以同时抬高头位。在临床上观察到使用甘露醇后多数患者的颅内高压症状得以改善说明甘露醇治疗颅内高压是有效的，但反复多次使用甘露醇的患者脑水肿反而更明显神经功能恢复较差。说明颅内压较高时应采用其他更有效的方法解除导致颅内压增高的因素，比如血肿扩大的应及时清除血肿。

持续动态 ICP 监测能及时了解 ICP 的变化，并采取相应的治疗措施，可提高疗效，降低死亡率。在患者的病理分析、药物选用、提高疗效及判断预后等方面有重要意义。

（朱凤磊　陈甘海）

参 考 文 献

[1] Fujii Y, Tanaka R, Takeuchi S, et al. Hematoma enlargement in spontaneous intracerebral hemorrhage[J]. J Neurosurg, 1994, 80(1): 51–57.

[2] Chen ST, Chen SD, Hsu CY, et al. Progression of hypertesive intracerebral hemorrhage[J]. Neurology, 1989, 39(11):1509–1514.

[3] Fujii Y, Tanaka R, Takeuchi S, et al. Hematoma enlargement in spontaneous intracerebral hemorrhage[J]. J Neurosurg, 1994, 80(1): 51–57.

[4] Georgiadis D, Arnold M, von Buedingen HC, et al. Aspirin vsanticoagulation in carotid artery dissection:a study of 298 patients [J]. Neurology, 2009, 72 (21):1810–1815.

[5] Lyrer P, Engelter S. Antithrombotic drugs for carotid artery dissection[CD]. Cochrane Database Syst Rev, 2003(3):CD000255.

[6] Shepard PR, Kahn BB.Glucose transporters and insulin action. Implications for insulin resistance and diabetes mellitus[J]. N Engl J Med, 1999, 341:248–257.

[7] Robinson LE, Van Soeren MH.Insulin resistance and hyperglycemia in critical illness:role of insulin in glycemic control[J]. AACN, 2004, 15:45–62.

[8] Esposito K, Marfella R, Gingliano D.Stress hyperglycemia, inflammation, and cardiovascular events[J]. Diabetes Care, 2003, 26:1650–1651.

[9] Chesnut, Randall M.MD, FCCM, FACS.Benchmark Evidence from South America Trials:Treatment of Intracranial Pressure, Traumatic Brain Injury in Latin America:Lifespan Analysis Randomized Control Trial Protocol[J]. Neurosurgery, 2012, (7)6 :1055–1063.

[10] 王忠诚.王忠诚神经外科学 [M].湖北：科学技术出版社，2005: 64–69.

[11] 中国医师协会神经外科医师分会，中国神经创伤专家委员会.中国颅脑创伤颅内压监测专家共识[J].中华神经外科杂志，2011, 27(10):1073–1074.

[12] Hesdorffer DC, Ghajar J.Marked improvement in adherence to traumatic brain injury guidelines in United States trauma centers [J]. J Trauma, 2007, 63(4):841–848.

[13] 江基尧，高国一.中国颅脑创伤十年[J].中华神经外科杂志，2013, 29(2):109–111.

[14] Haddad SH, Arabi YM.Critical care management of severe traumatic brain injury in adults[J]. Scand J Trauma Reseu Emerg Med, 2012, 20:12.

[15] Abdoh MG, Bekaert O, Hodel J, et al.Accuracy of external ventricular drainage catheter placement[J].Acta Neurochir (Wien), 2012, 154(1):153–159.

[16] Liasis A, Thompson DA, Hayward R, et al. Sustained raised intracranial pressure implicated only by pattern reversal visual evoked potentials after cranial vault expansion surgery[J]. Pediatr Neurosurg, 2003, 39:75–80.

[17] Abdoh MG, Bekaert O, Hodel J, et al.Accuracy of external ventricular drainage catheter placement[J]. Acta Neurochir (Wien), 2012, 154(1):153–159.

[18] Stein DM, Brenner M, Hu PF, et al.Timing of intracranial hypertension following severe traumatic brain injury[J].Neurocrit Care, 2013, 18(3):332–340.

[19] Le Roux P.Physiological monitoring of the severe traumatic brain injury patient in the intensive care unit[J]. CurrNeurol Neurosci Rep, 2013, 13(3):331.

[20] Brain Trauma Foundation, American Association of Neurological Surgeons, Congress of Neurological Surgeons, et al.Guidelines for the management of severe traumatic brain injury.VI.Indications for intracranial pressure monitoring[J]. J Neurotrauma, 2007, 24 (Suppl 1):S37–44.

第10章　脑出血相关指南与解读

一、中国脑出血诊疗指导规范（2019 版）

脑出血（intracerebral hemorrhage，ICH）是神经内外科最常见的难治性疾病之一，亚洲国家 ICH 占脑卒中患者的 25% ～ 55%，而欧美国家 ICH 仅占脑卒中患者的 10% ～ 15%。ICH 1 个月死亡率高达 35% ～ 52%，6 个月末仍有 80% 左右的存活患者遗留残疾，是中国居民死亡和残疾的主要原因之一。规范 ICH 的诊断标准和治疗技术，有利于降低其死亡率和致残率。

（一）脑出血的分类

脑出血的危险因素及病因以高血压、脑血管淀粉样变性（cerebral amyloid angiopathy，CAA）、脑动静脉畸形、脑动脉瘤、肿瘤卒中、凝血功能障碍等多见。目前国际上尚无公认的分类，欧洲将 ICH 分为原发性脑出血、继发性脑出血和原因不明性脑出血；美国有学者将 ICH 命名为非动脉瘤性、非 AVM 性、非肿瘤性自发性脑出血。原发性脑出血与继发性脑出血的分类，目前得到较多认可。

继发性脑出血一般指有明确病因的脑出血，多由脑动静脉畸形、脑动脉瘤、使用抗凝药物、溶栓治疗、抗血小板治疗、凝血功能障碍、脑肿瘤、脑血管炎、硬脑膜动静脉瘘、烟雾病、静脉窦血栓形成等引起，占 ICH 的 15% ～ 20%。

原发性脑出血指无明确病因的脑出血，多数合并有高血压。在我国，虽未进行大样本流行病学调查，但就现有文献资料分析，原发性脑出血合并高血压者可高达 70% ～ 80%，所以我国一直沿用"高血压脑出血"命名。而在国外医学文献中，多将该病统称为脑出血或自发性脑出血，占所有 ICH 的 80% ～ 85%。

本指导规范仅限于原发性脑出血的诊断及治疗。

（二）辅助检查

1. 影像学检查　影像学检查是诊断 ICH 的重要方法，主要包括脑 CT、MRI 和脑血管造影等。CT 及 MRI 能够反映出血的部位、出血量、波及范围及血肿周围脑组织情况。

(1) CT 扫描：使用广泛，ICH 在 CT 上表现为高密度影，是诊断脑卒中首选的影像学检查方法。可根据多田公式粗略计算血肿体积：血肿体积 $T（ml）= \pi/6 \times L \times S \times Slice$，式中 L 为血肿的长轴，S 为短轴，Slice 为所含血肿层面的厚度（cm），目前有相关软件可根据 CT 图像精确计算血肿体积。

(2) 多模式 CT 扫描：包括 CT 脑灌注成像（CTP）和增强 CT。CTP 能够反映 ICH 后脑组织的血供变化，可了解血肿周边血流灌注情况。增强 CT 扫描发现造影剂外溢是提示患者血肿扩大风险高的重要证据。

(3) MRI 扫描：ICH 在 MRI 上的表现较复杂，根据血肿的时间长短而有所不同。超急性期（0 ～ 2h）：血肿为 T_1 低信号，T_2 高信号，与脑梗死不易区别；急性期（2 ～ 72h）：T_1 等信号，T_2 低信号；亚急性期（3d ～ 3 周）：T_1、T_2 均呈高信号；慢性期（> 3 周）：T_1 低信号、T_2 高信号。MRI 在发现慢性出血及脑血管畸形方面优于 CT。但 MRI 耗时较长、费用较高、一般不作为 ICH 的首选影像学检查。

(4) 多模式 MRI 扫描：包括弥散加权成像（DWI）、灌注加权成像（PWI）、水抑制成像（FLAIR）、梯度回波序列（GRE）和磁敏感加权成像（SWI）等，它们能够对 ICH 提供更多附加信息。如 SWI 对早期 ICH 及微出血较敏感。

2. 脑血管检查　脑血管检查有助于了解 ICH 病因和排除继发性脑出血，指导制定治疗方案。常用检查包括 CTA、MRA、CTV、DSA 等。

(1) CTA、MRA、CTV、MRV：是快速、无创性评价颅内外动脉血管、静脉血管及静脉窦的常用方法，可用于筛查可能存在的脑血管畸形、动脉瘤、动静脉瘘等继发性脑出血，但阴性结果不能完全排除继发病变的存在。

(2) 全脑血管造影（DSA）：能清晰显示脑血管各级分支，可以明确有无动脉瘤、AVM 及其他脑血管病变，并可清楚显示病变位置、大小、形态及分布，目前仍是血管病变检查的重要方法和金标准。

3. 实验室检查　对疑似 ICH 患者都应进行常规的实验室检查排除相关系统疾病，协助查找病因。最好同时完成各项手术前检查，为一旦需要的紧急手术做好准备工作，包括血常规、血生化、凝血常规、血型及输血前全套检查、心电图及胸部 X 线等检查，部分患者还可选择毒理学筛查、动脉血气分析等检查。

（三）诊断

根据突然发病、剧烈头痛、呕吐、出现神经功能障碍等临床症状体征，结合 CT 等影像学检查，ICH 一般不难诊断。但原发性脑出血、特别是高血压脑出血的诊断并无金标准，一定要排除各种继发性脑出血疾病，避免误诊，作出最后诊断需达到以下全部标准。

(1) 有确切的高血压病史。

(2) 典型的出血部位，包括基底节区、脑室、丘脑、脑干、小脑半球。

(3) DSA/CTA/MRA 排除继发性脑血管病。

(4) 早期（72h 内）或晚期（血肿消失 3 周后）增强 MRI 检查排除脑肿瘤或海绵状血管畸形（CM）等疾病。

(5) 排除各种凝血功能障碍性疾病。

（四）治疗

1. 内科治疗　ICH 患者在发病的最初数天内病情往往不稳定，应常规持续生命体征监测（包括血压监测、心电监测、氧饱和度监测）和定时神经系统评估，密切观察病情及血肿变化，定时复查头部 CT，尤其是发病 3h 内行首次头部 CT 患者，应于发病后 8h、最迟 24h 内再次复查头部 CT。

ICH 治疗的首要原则是保持安静，稳定血压，防止继续出血，根据情况，适当降低颅内压，防治脑水肿，维持水电解质、血糖、体温平衡；同时加强呼吸道管理及护理，预防及防止各种颅内及全身并发症。

(1) 控制血压：急性脑出血患者常伴有明显血压升高，且血压升高的幅度通常超过缺血性脑卒中患者，这增加了 ICH 患者残疾、死亡等风险。急性脑出血抗高血压研究（ATACH）和急性脑出血积极降压治疗研究（INTERACT、INTERACT Ⅱ）三个研究为 ICH 患者早期降压提供了重要依据。

研究显示将收缩压控制在 140mmHg 以下可以降低血肿扩大的发生率而不增加不良反应事件，但对 3 个月的病死率和致残率没有明显改善。脑出血早期以及血肿清除术后应立即使用药物迅速控制血压，但也要避免长期严重高血压患者血压下降过快、过低可能产生的脑血流量下降。如因库欣综合征或中枢性原因引起的异常血压升高，则要针对病因进行治疗，不宜单纯盲目降压。

①常用静脉降压药物：尼卡地平、乌拉地尔、硝酸甘油等。

②常用口服降压药物：长效钙通道阻滞药，血管紧张素 Ⅱ 受体阻滞药，β_1 肾上腺素能受体阻滞药等。

(2) 降低颅内压，控制脑水肿。

①抬高床头约 30°，头位于中线上，以增加颈静脉回流，降低颅内压。

②对需要气管插管或其他类似操作的患者，需要静脉应用镇静药。镇静药应逐渐加量，尽可能减少疼痛或躁动引起颅内压升高。常用的镇静药物有丙泊酚、依托咪酯、咪达唑仑等。镇痛药有吗啡、阿芬太尼等。

③药物治疗：若患者具有颅内压增高的临床或影像学表现，和（或）实测 ICP ＞ 20mmHg，可应用脱水药，如 20% 甘露醇（每天 1 ～ 3g/kg）、甘油果糖、高渗盐水、白蛋白、利尿药等，应用上述药物均应监测肾功能、电解质，维持内环境稳定；必要时可行颅内压监护。

（3）血糖管理：无论既往是否有糖尿病，入院时的高血糖均预示 ICH 患者的死亡和转归不良风险增高。然而，低血糖可导致脑缺血性损伤及脑水肿，故也需及时纠正。因此应监测血糖，控制血糖在正常范围内。

（4）止血药：出血 8h 内可以适当应用止血药预防血肿扩大，使用一般不超过 48h。对于凝血功能正常的患者，一般不建议常规使用止血药。

（5）抗血管痉挛治疗：对于合并蛛网膜下腔出血的患者，可以使用钙离子通道阻滞药（尼莫地平）。

（6）激素治疗：尚有争议。高血压脑出血患者激素治疗无明显益处，而出现并发症的风险增加（如感染、消化道出血和高血糖等）。如果影像学表现有明显水肿亦可考虑短期激素治疗，可选用甲泼尼龙、地塞米松或氢化可的松。

（7）呼吸道管理：若意识障碍程度重，排痰不良或肺部感染者可考虑气管插管或尽早气管切开，排痰防治肺部感染，怀疑肺部感染患者，应早期做痰培养及药敏实验，选用有效抗生素治疗。

（8）神经保护药：脑出血后是否使用神经保护药尚存在争议，有临床报道显示神经保护药是安全、可耐受的，对临床预后有改善作用。

（9）体温控制：一般控制体温在正常范围，尚无确切的证据支持低温治疗。

（10）预防应激性溃疡：脑出血早期可使用质子泵抑制药预防应激性溃疡。

（11）维持水和电解质平衡：定期检查血生化，监测及纠正电解质紊乱。

（12）抗癫痫治疗：若出现临床痫性发作应进行抗癫痫药物治疗。无发作者是否用药预防癫痫尚无定论。不少外科医师主张对幕上较大血肿或幕上手术后患者进行预防癫痫治疗。

（13）下肢深静脉血栓和肺栓塞的预防：ICH 患者发生深静脉血栓形成和肺栓塞的风险较高，应鼓励患者尽早活动、腿抬高；尽可能避免穿刺下肢静脉输液，特别是瘫痪侧肢体；可联合使用弹力袜和间歇性空气压缩装置预防下肢深静脉血栓及相关栓塞事件。

2. 外科治疗　外科治疗 ICH 在国际上尚无公认的结论，我国目前外科治疗的主要目标在于及时清除血肿、解除脑压迫、缓解严重颅内高压及脑疝、挽救患者生命，并尽可能降低由血肿压迫导致的继发性脑损伤和残废。

（1）基底节区出血

①外科手术指征：有下列表现之一者，可考虑紧急手术：a. 颞叶钩回疝；b. CT、MRI 等影像学检查有明显颅内压升高的表现（中线结构移位超过 5mm；同侧侧脑室受压闭塞超过 1/2；同侧脑池、脑沟模糊或消失）；c. 实际测量颅内压（ICP）＞ 25mmHg。

②手术术式和方法

a. 骨瓣开颅血肿清除术：一般作病变侧颞瓣或额颞瓣开颅，经颞中回或侧裂入路，在无血管或少血管区域用脑针穿刺，到达血肿腔，抽吸证实为陈旧性血液或血凝块后，将颞中回或岛叶皮质切开或分离 0.5 ～ 1.0cm，用脑压板边探查边分离进入血肿腔，根据出血时间和血肿硬度，用小到中号吸引器轻柔抽吸血肿，个别血肿较难以吸出者，可用超声碎吸或肿瘤镊夹取血肿。

彻底清除血肿后检查血肿腔，若有活动性动脉出血可用弱电凝准确烧灼止血，一般渗血用止血材料及脑棉压迫止血即可，确定血肿全部或基本清除且颅内压下降满意后，还纳骨瓣，逐层关颅结束手术。如果术中脑组织水肿肿胀明显，清除血肿后颅内压下降不满意，可适当扩大骨窗范围并做去骨瓣减压。骨瓣开颅虽然对头皮颅骨创伤稍大，但可在直视下彻底清除血肿，止血可靠，减压迅速，还可根据患者的病情及术中颅内压变化决定是否行去骨瓣减压，是较为常用和经典的手术入路。

b. 小骨窗开颅血肿清除术：小骨窗开颅对头皮颅骨损伤小，手术步骤相对简便，可迅速清除血肿，直视下止血也较满意。于患者颞骨上做平行于外侧裂投影线的皮肤切口，长 4 ～ 5cm，在颞骨上钻孔 1 ～ 2 孔，用铣刀铣成直径 3cm 左右游离骨瓣，硬脑膜十字切开。在颞上回或颞中回脑针穿刺，确定血肿部位后做脑皮质切口，切口长约 1cm，用小号脑压板逐渐向深部分离进入血肿腔，轻柔吸除血肿。彻底止血且确认脑压不高，脑搏动良好后，缝合硬脑膜，固定颅骨骨瓣，逐层缝合头皮。

c. 神经内镜血肿清除术：采用硬质镜与立体定向技术相结合来清除血肿。在 CT 或 B 超定位下穿刺血肿腔，在不损伤血管壁、周围脑组织及不引起新的出血的前提下尽可能清除血肿，但不必强求彻底清除，以免引起新的出血，达到减压目的即可，然后放置引流管做外引流，如遇有小动脉出血，可以通过内镜的工作道用高频射频凝固止血。

d. 立体定向骨孔血肿抽吸术（改良椎颅术）：根据 CT 定位血肿部位，采用立体定向头架定位或标尺定位，避开重要血管和功能区，选择局部浸润麻醉，小直切口（2cm）切开头皮，钻孔后切开硬脑膜，在直视下运用一次性颅内血肿粉碎穿刺针或普通吸引器等器械穿刺血肿，首次抽吸血肿量不作限制，应以减压为目的，血肿腔留置引流通道或引流管持续引流 3 ～ 5d。

③手术要点

无论采用何种入路和术式，都要避免或尽量减少手术对脑组织造成的新的损伤，应遵循以下注意事项：a. 尽量显微镜下精细操作；b. 要特别注意保护脑组织、侧裂静脉、大脑中动脉及其分支及未破裂出血的豆纹动脉；c. 脑皮质切口一般不超过 2cm，保持无牵拉或轻牵拉操作，牵拉力度保持在 40mmHg 以内；d. 轻吸引、弱电凝，保持在血肿腔内操作，避免损伤血肿周围的脑组织和血管。

④术后处理

a. 血压控制：同内科治疗。

b. 感染控制：颅内感染多与侵袭性操作有关（手术、钻孔、腰穿等），一般术后 3d 左右为高发期，症状多为头痛、持续性高热，脑膜刺激征阳性等，腰穿或引流管内脑脊液细胞学检查和细菌培养可以证实。

治疗可遵循以下原则：选择有效及敏感抗生素；腰穿或腰池穿刺置管引流脑脊液；提高免疫力治疗（主动或被动免疫治疗）；控制体温，预防继发性损害。

肺部感染：脑出血后意识不清醒患者，肺部感染发生率较高。应注意肺部感染控制与呼吸道管理。昏迷患者应考虑气管插管或气管切开，保持呼吸道通畅，防治肺部感染；怀疑肺部感染患者，早期痰培养及药敏实验，运用敏感有效抗生素治疗；加强全身营养支持；重视呼吸道管理，有效排痰，口腔护理，有呼吸功能障碍，氧饱和度下降者，尽早呼吸机支持。

c. 体温控制：体温升高原因：颅内血肿刺激：脑室内出血、蛛网膜下腔出血；感染：全身及颅内、肺部等各部位器官感染；中枢性高热：脑干丘脑出血或脑疝后，体温中枢功能紊乱。

降温措施包括治疗感染、物理降温及亚低温治疗。降温目标是将体温控制正常范围，尽量不低于 35℃，但不推荐长时间运用亚低温治疗。

d. 内环境稳定：维持内环境稳定，及时纠正电解质紊乱，控制随机血糖 11.1mmol/L 以下。

e. 营养支持

高血压脑出血患者术后营养支持的适应证：术前营养不良患者术后需给予营养支持；部分患者术后胃肠功能恢复缓慢，2 ～ 3d 内不能恢复正常饮食者；手术创伤大，患者恢复较缓，短期内不能恢复正常饮食者。

但并不是每一个术后患者都需要进行营养支持，一周内能恢复 60% 左右饮食的患者或无营养不良患者，一般不需要营养支持。对于慢性呼吸、肾或肝功能障碍或老年患者，除非有重度营养不良也不需要术后给予营养支持。

术后营养支持原则上以经肠营养为首选，也可以肠外营养与经肠内营养交替应用或同时应用。营养支持量根据体重计算每日热量 25 ～ 30kcal/kg，若合并感染高热者应酌情增加能量供给量。

f. 术后再出血或脑梗死：发生以下情况应高度怀疑术后再出血或脑梗死，需及时复查 CT：意识障碍加深；瞳孔变化不等大或双侧瞳孔散大，特别是手术侧瞳孔散大，常提示颅内压升高及脑疝可能；血压升高或库欣综合征；一侧肢体活动差或肌力下降，痛刺激反应减退；颅内压监测显示颅内压升高。

g. 其他并发症处理：同内科治疗。

(2) 丘脑出血

①外科手术指征：同基底节区脑出血；

②手术方法：a. 各种血肿清除手术：参照基底节区脑出血；b. 脑室钻孔外引流术：适用于丘脑出血破入脑室，丘脑实质血肿较小，但发生梗阻性脑积水并继发颅内高压患者，一般行侧脑室额角钻孔外引流术。

③手术要点及术后处理：参照基底节区出血。

(3) 脑叶出血：参照基底节区脑出血。

(4) 脑室出血

①外科治疗适应证：a. 少量到中等量出血，患者意识清楚，GCS ＞ 8 分，无梗阻性脑积水，可保守治疗或行腰池持续外引流；b. 血量较大，超过侧脑室 50%，GCS ＜ 8 分，合并梗阻性脑积水者，行脑室钻孔外引流；c. 出血量大，超过侧脑室容积 75% 甚至脑室铸型，GCS ＜ 8 分，明显颅内高压者，需开颅手术直接清除脑室内血肿。

②手术要点及术后处理：参照基底节区出血。

(5) 小脑出血

①外科手术指征：a. 血肿超过 10ml，第四脑室受压或完全闭塞，有明显占位效应及颅内高压；b. 脑疝患者；c. 合并明显梗阻性脑积水；d. 实际测量颅内压（ICP） ＞ 25mmHg。

②手术方法：幕下正中或旁正中入路，骨瓣开颅血肿清除术。

③手术要点及术后处理：参照基底节区脑出血。

(6) 脑干出血：严重脑干出血保守治疗死亡率及残废率很高，国内有手术治疗的探索及报道，有助于降低死亡率。但其手术指征、术式及疗效等有待进一步研究和总结。

二、中国脑出血诊治指南（2019 版）

脑出血的治疗包括内科治疗和外科治疗，大多数患者均以内科治疗为主，如果病情危重或发现有继发原因，且有手术适应证者，则应该进行外科治疗。

（一）内科治疗

1. **一般治疗**　脑出血患者在发病后的最初数天病情往往不稳定，应常规予以持续生命体征监测、神经系统评估、持续心肺监护，包括袖带血压监测、心电图监测、氧饱和度监测。脑出血患者的吸氧、呼吸支持及心脏病的处理，原则同《中国急性缺血性脑卒中诊治指南 2014》。

2. **血压管理**　脑出血患者常常出现血压明显升高，且升高幅度通常超过缺血性脑卒中患者，并与死亡、残疾、血肿扩大、神经功能恶化等风险增加相关。一项系统评价和最近一项中国的大样本多中心研究表明，脑出血发病后 12h 内收缩压超过 140 ～ 150mmHg（1mmHg=0.133kPa）可使随后的死亡或生活依赖风险明显增加。

研究表明血压升高可能促进血肿周围水肿扩大以及再出血，这些都会造成脑出血患者转归不良，但是脑出血发病后最初数小时内的高血压与血肿扩大风险之间的确切关系尚未得到明确证实。脑出血最初几小时内，更严格地控制血压是否能减少血肿扩大且不影响血肿周围组织的灌注目前还不完全清楚。

急性脑出血抗高血压研究（ATACH）和急性脑出血积极降压治疗研究（INTERACT）为脑出血患者早期降压提供了重要依据。研究显示将收缩压控制在 140mmHg 以下可以降低血肿扩大的发生率而不增加不良事件的发生，但对 3 个月的病死率和致残率没有明显改善。

一项对超急性期脑出血患者进行的 3h 内降压治疗研究表明，经规范化抗高血压治疗后的高收缩压值与不良的临床结局独立相关。另一项研究针对中等出血体积的自发性脑出血患者 24h 内进行积极降压治疗，发现血肿周围脑血流量并未减少，脑缺血事件也未增加。INTERACT Ⅱ 为一项前瞻随机开放性（非安慰剂对照）研究，共纳入自发性脑出血 6h 内的患者 2839 例，均伴有收缩压升高。

上述患者随机分为 2 组，分别接受积极降压治疗（1h 内使收缩压降至 < 140mmHg 并维持 7d）和基于美国 2010 版脑出血指南推荐的降压治疗（收缩压降至 < 180mmHg）。其结果表明，积极降压治疗没有显著降低主要结局死亡率或严重致残率；而再次进行有序分析表明积极降压治疗降低了改良 Rankin 量表评分，可改善功能预后；欧洲五维度健康量表评定结果表明积极降压能改善患者自理、日常活动、疼痛或不适、焦虑或抑郁等预后。

INTERACT Ⅱ 的后续研究提示，收缩压的变异性似乎可以预测急性脑出血患者的预后，收缩压变异性越大，预后越差。早期通过平稳与持续地控制好血压，特别是规避收缩压的峰值可增强早期积极降压治疗措施的临床获益。说明在脑出血早期平稳管理血压的重要性。早期积极降压治疗仅限于个体化进行，尚不能常规普遍使用，应严格选择合适的患者。

推荐意见：

(1) 应综合管理脑出血患者的血压，分析血压升高的原因，再根据血压情况决定是否进行降压治疗（Ⅰ 级推荐，C 级证据）。

(2) 当急性脑出血患者收缩压 > 220mmHg 时，应积极使用静脉降压药物降低血压；当患者收缩压 > 180mmHg 时，可使用静脉降压药物控制血压，根据患者临床表现调整降压速度，160/90mmHg 可作为参考的降压目标值（Ⅲ 级推荐，C 级证据）。早期积极降压改善患者预后的有效性还有待进一步验证（Ⅲ 级推荐，B 级证据）。

(3) 在降压治疗期间应严密观察血压水平的变化，每隔 5 ～ 15 分钟进行 1 次血压监测（Ⅰ 级推荐，C 级证据）。

3. 血糖管理　高血糖：无论既往是否有糖尿病，入院时的高血糖均预示脑出血患者的死亡和不良转归风险增高。目前认为应对脑出血后高血糖进行控制，但还需进一步研究明确应采用的降糖药物种类及目标血糖值。

低血糖：低血糖可导致脑缺血损伤及脑水肿，严重时导致不可逆损害。需密切监测，尽早发现，及时纠正。不过脑出血患者的最佳血糖管理方案和目标值尚未确定。

推荐意见如下。

血糖值可控制在 7.7 ～ 10.0mmol/L 的范围内。应加强血糖监测并相应处理：

(1) 血糖超过 10mmol/L 时可给予胰岛素治疗；

(2) 血糖低于 3.3mmol/L 时，可给予 10% ～ 20% 葡萄糖口服或注射治疗。目标是达到正常血糖水平。

4. 体温管理　脑出血患者早期可出现中枢性发热，特别是在大量脑出血、丘脑出血或脑干出血者。入院 72h 内发热持续时间与临床转归相关，这为积极治疗发热以使脑出血患者的体温维持正常提供了理论依据；然而，尚无资料表明治疗发热能改善临床转归。有临床研究结果提示经血管诱导轻度低温对严重脑出血患者安全可行，可以阻止出血灶周围脑水肿扩大。但低温治疗脑出血的疗效和安全性还有待深入研究。需注意的是，发病 3d 后，可因感染等原因引起发热，此时应该针对病因治疗。

5. 药物治疗

(1) 止血治疗：重组Ⅶa 因子（recombinant factor Ⅶa，rFⅦa）的 Ⅱ 期临床试验显示，脑出血发病后 4h 内应用 rFⅦa 治疗可限制血肿扩大和改善临床转归，但血栓栓塞事件的发生率轻度增高。随后进行的 rFⅦa 的 Ⅲ 期临床试验 FAST 结果显示安慰剂和小剂量可限制血肿扩大，但未发现临床转归的差异，且严重血栓栓塞性不良事件总体发生率相似；但是大剂量组动脉血栓栓塞事件较安慰剂组显著增多。目前应用 rFⅦa 对脑出血患者的益处（无论是否接受口服抗凝药治疗）尚未得到证实，对于特定的脑出血患者亚组是否有益，仍然有待进一步研究。

其他止血药物如氨基己酸和止血环酸是氨基酸衍生物，具有抗纤溶的作用，治疗上消化道出血、凝血机制障碍或血小板减少患者黏膜出血时有良好效果。但由于其增加了迟发脑缺血及其他血栓事件的危险，总体上并不能改善患者的预后。

推荐意见：由于止血药物治疗脑出血临床疗效尚不确定，且可能增加血栓栓塞的风险，不推荐常规使用（Ⅰ级推荐，A级证据）。

(2) 其他药物

①神经保护药：研究显示自发性脑出血6h内应用自由基清除剂NXY-059治疗是安全、可耐受的，但未改善临床预后。铁螯合剂的疗效有待进一步临床研究。此外，还有一些神经保护药，如依达拉奉在脑出血方面的临床研究与分析，对改善脑出血患者的神经功能缺失评分起到了积极的作用，但尚缺乏采用多中心安慰剂对照的高质量RCT研究报道。

②中药制剂：中药制剂在我国也较多应用于治疗出血性脑卒中。有中药制剂用于脑出血治疗的临床研究与分析，但因研究质量及研究样本的局限性，尚需进行高质量、大样本的RCT予以进一步证实。

推荐意见：神经保护药、中药制剂的疗效与安全性尚需开展更多高质量临床试验进一步证实（Ⅱ级推荐，C级证据）。

6. 病因治疗

(1) 口服抗凝药（OACs）相关脑出血：脑出血是服用华法林最严重的并发症，有12%～14%的脑出血是由OACs所致。随着患有心房颤动、植入人工瓣膜及需要预防深静脉血栓的老年人越来越多，华法林相关的脑出血的比例也相应增多。与自发性脑出血相比，华法林相关的脑出血最初的血肿体积更大（当INR > 3时），血肿扩大的时间窗更长，预后更差。

治疗华法林相关脑出血传统上是用维生素K对抗华法林的抗凝作用，但它使INR正常化需要几个小时。新鲜冰冻血浆的效果受到过敏和感染性输血反应、处理时间和纠正INR所需容量的限制。目前浓缩型凝血酶原复合物（PCC）和凝血因子rFⅦa可以作为潜在的治疗药物，但其可行性、安全性和有效性尚需进一步证实。PCC所含的凝血因子的浓度高，可以迅速使INR值正常化，无感染的风险，相对便宜，可能是一个有用的选择。rFⅦa亦可以迅速纠正升高了的INR值，但它不能补充所有的维生素K依赖的凝血因子，美国血液病学会的系统评价不推荐常规使用rFⅦa以对抗华法林的作用。

(2) 肝素相关脑出血：关于肝素相关性脑出血目前只有流行病学资料可以参考。可以用硫酸鱼精蛋白使APTT恢复正常。由于肝素在体内代谢迅速，与鱼精蛋白给药的间隔时间越长，拮抗所需用量越少。推荐剂量是1mg/100U肝素，需要根据最后一次肝素注射量和时间进行调整。如用肝素后30～60min，需0.50～0.75mg和1mg肝素，2h后只需0.250～0.375mg。

(3) 溶栓治疗相关的脑出血：目前研究证实，对缺血性脑卒中患者，采用静脉rt-PA溶栓治疗时，症状性脑出血的发生率为3%～9%；采用动静脉同时溶栓时为6%；而采用动脉尿激酶溶栓时为10.9%。溶栓治疗后出现大量脑出血，一般预后差，因为血肿有持续增大倾向，且呈多位点出血。目前推荐的治疗方法包括输入血小板（6～8U）和包含凝血因子Ⅷ的冷沉淀物，以快速纠正rt-PA造成的系统性纤溶状态。

(4) 抗血小板药物相关脑出血：抗血小板药物在卒中一级二级预防中发挥重要作用，长期服用抗血小板药物的人群明显增加，但这可能增加阿司匹林相关脑出血的风险。有研究发现，在服用阿司匹林人群中，每10 000人中脑出血增加12例。老年人（尤其是未经治疗的高血压患者）中大剂量阿司匹林引起脑出血的风险进一步增加。联合使用阿司匹林和氯吡格雷时可能增加脑出血的风险。但脑出血血肿扩大或临床预后不良与服用阿司匹林和血小板功能障碍的关系尚无一致结论。目前尚无证据显示有特异的药物用于治疗阿司匹林相关的脑出血。血小板置换的疗效尚不明确，还有待开展进一步研究。

推荐意见如下。

(1) 使用抗栓药物发生脑出血时，应立即停药（Ⅰ级推荐，B级证据）。

(2) 对口服抗凝药物（华法林）相关脑出血，静脉应用维生素 K（Ⅰ级推荐，C级证据）、新鲜冻干血浆和 PCC（Ⅱ级推荐，B级证据）各有优势，可根据条件选用。对新型口服抗凝药物（达比加群、阿哌沙班、利伐沙班）相关脑出血，目前缺乏快速有效拮抗药物。

(3) 不推荐 rFⅦa 单药治疗口服抗凝药相关脑出血（Ⅳ级推荐，D级证据）。

(4) 对普通肝素相关脑出血，推荐使用硫酸鱼精蛋白治疗（Ⅲ级推荐，C级证据）。

(5) 对溶栓药物相关脑出血，可选择输注凝血因子和血小板治疗（Ⅱ级推荐，B级证据）。目前尚无有效药物治疗抗血小板相关的脑出血。

(6) 对于使用抗栓药物发生脑出血的患者，何时、如何恢复抗栓治疗需要进行评估，权衡利弊，结合患者具体情况决定（Ⅱ级推荐，C级证据）。

7. 其他　目前已有关于针刺治疗脑出血的临床试验，但研究设计多存在局限性。一项关于头皮针刺治疗急性高血压脑出血的荟萃分析表明，其疗效及安全性仍有待进一步证实；根据当前的主要结局指标，没有证据证实头皮针刺可用于急性脑出血的治疗。但针刺似乎能够改善上述患者的神经功能缺损症状。仍然缺乏高质量、大样本 RCT。

推荐意见：针刺治疗的疗效与安全性尚需开展更多高质量临床试验进一步证实（Ⅲ级推荐，C级证据）。

8. 并发症治疗

(1) 颅内压增高的处理：有研究表明颅内出血患者颅内压的高变异性与其不良预后相关，脑出血患者早期的颅内压控制在合适的水平，可以改善患者的功能预后。有条件情况下，重症患者可以对颅内压和脑灌注压进行监测。

抬高床头法：排除低血容量的情况，可通过将床头适度抬高，以增加颈静脉回流，降低颅内压。

镇痛和镇静：除非患者出现明显的躁动或谵妄，否则不用镇痛药和镇静药，以免影响病情观察。对需要气管插管或类似其他操作的患者，需要静脉应用镇静药。镇静药应用逐渐加量，尽可能减少疼痛和降低颅内压，同时需监测患者临床状态。常用的镇静药物有丙泊酚、依托咪酯、咪达唑仑等，镇痛及止咳作用的有吗啡、阿芬太尼等。

脱水降低颅内压：甘露醇是脱水降低颅内压的首选药物，但应该注意防治不良反应，尤其是在使用较长时间时，应注意观察和处理如低血容量、高渗透状态、电解质紊乱、肾功能及心功能损害等。2011 年 Helbok 等的回顾性分析显示，甘露醇可以有效降低重症脑出血患者的颅内压和有利于脑代谢。呋塞米（速尿）、甘油果糖和白蛋白也常用于加强脱水降低颅内压，应该酌情个体化应用。国外有一些高渗盐水降颅压的临床研究，但有效性及安全性尚未明确，在我国仍缺乏临床应用经验。

脑室引流：如脑出血患者出现严重脑积水（脑室扩大），且药物脱水治疗无明显效果的情况下，可考虑行脑室引流，以挽救生命。

推荐意见：颅内压升高者，应卧床、适度抬高床头、严密观察生命体征（Ⅰ级推荐，C级证据）。需要脱水除颅压时，应给予甘露醇静脉滴注，而用量及疗程依个体化而定（Ⅰ级推荐，C级证据）。同时，注意监测心、肾及电解质情况。必要时，也可用呋塞米、甘油果糖和（或）白蛋白（Ⅱ级推荐，B级证据）。

(2) 痫性发作：脑出血，尤其脑叶出血，更易引起痫性发作，出血后 2 周内发生率在 2.7% ～ 17.0%。迟发型痫性发作（脑卒中后 2 ～ 3 个月）是卒中后癫痫的预测因子，大多数的痫性发作在卒中后 2 年发生。脑出血后痫性发作与较高的 NIHSS 评分、较大的脑出血体积、既往癫痫病史、中线移位相关。一项研究发现 28% ～ 31% 患者于脑出血后出现脑电图痫样放电。基于人群的前瞻性研究显示未发现临床痫性发作与神经系统功能恶化和死亡有关。一项脑出血患者癫痫相关研究表明，既往无癫痫病史的脑出血患者接受抗癫痫治疗无明显获益，但尚无 RCT 证实。

推荐意见

①有癫痫发作者应给予抗癫痫药物治疗（Ⅰ级推荐，A级证据）。

②疑似为癫痫发作者，应考虑持续脑电图监测（Ⅱ级推荐，B级证据）。如监测到痫样放电，应给予抗癫痫药物治疗（Ⅲ级推荐，C级证据）。

③不推荐预防性应用抗癫痫药物（Ⅱ级推荐，B级证据）。

④脑卒中后2～3个月再次出现痫性发作的患者应接受长期、规律的抗癫痫药物治疗（Ⅳ级推荐，D级证据）。

(3) 深静脉血栓形成（DVT）和肺栓塞的防治：脑出血患者发生DVT和肺栓塞的风险很高，在女性和非洲裔美国人中该风险似乎更高。2个全球性的临床试验发现，脑出血后3个月DVT和肺栓塞的发生率分别为1.1%～3.7%和1.1%～1.8%。

可采取以下手段进行预防。

①外部压迫装置：一项随机试验表明，弹力袜与间歇性空气压缩装置联合应用在降低脑出血后无症状DVT发生率方面的效果优于单用弹力袜（4.7% vs 15.9%）。单用梯度压缩弹力袜对预防DVT无效。

②药物：如何在预防DVT的基础上不增加再出血的危险性，是使用抗凝药（肝素与低分子肝素）需要解决的问题。在脑出血发病后第2天开始抗凝治疗的非对照研究表明，血栓栓塞性疾病减少，而再出血未增加。2项小样本随机试验。在脑出血发病后第4天或第10天开始皮下注射小剂量肝素的患者中，与对照组相比，未能发现DVT发生率存在差异，也未发现出血风险增高。

对于每一位患者来说还是需要权衡肺栓塞致死（致死率50%）与再出血的风险（脑出血再出血的发生与出血部位和年龄相关，如由淀粉样血管病造成的脑叶出血具有较高的再出血发生率）。尚不清楚在空气压缩装置基础上进行抗凝治疗的效果。

③其他：下腔静脉滤网置入在最初的几周可降低已发生近端DVT患者出现肺栓塞的风险，但长期使用可能增加静脉栓塞的风险。对于脑出血或脑梗死患者，没有对比下腔静脉滤网置入与抗凝药效果的随机对照临床试验。

尽管目前尚无有关脑出血后DVT与肺栓塞治疗的高质量证据，但是一旦发生，应该积极个体化治疗。

推荐意见

①卧床患者应注意预防深静脉血栓形成（Ⅰ级推荐，C级证据）。如疑似患者，可进行D-二聚体检测及多普勒超声检查（Ⅰ级推荐，C级证据）。

②鼓励患者尽早活动、腿抬高；尽可能避免下肢静脉输液，特别是瘫痪侧肢体（Ⅳ级推荐，D级证据）。

③可联合使用弹力袜加间歇性空气压缩装置预防深静脉血栓及相关栓塞事件（Ⅱ级推荐，B级证据）。

④对易发生深静脉血栓的高危患者（排除凝血功能障碍所致的脑出血患者），证实出血停止后可考虑皮下注射小剂量低分子肝素或普通肝素预防深静脉血栓形成，但应注意出血的风险（Ⅱ级推荐，B级证据）。

（二）外科治疗

◆ **脑实质出血**

外科手术以其快速清除血肿、缓解颅高压、解除机械压迫的优势成为高血压脑出血治疗的重要方法。

1. 开颅血肿清除术　多中心大型临床试验STICH（Surgical Trial in Intracerebral Hemorrhage）研究早在2005年发表初步结果，认为早期实施外科手术并不能使患者明显获益，仅亚组分析显示早期外科手术对距离脑表面<1cm的脑叶血肿患者可能有益，但差异未达统计学意义。随后进行的STICH Ⅱ研究共纳入601例不伴有脑室出血的自发性浅表脑出血患者，仅发现对发病12h内的患者早期手术治疗没有增加患者死亡和残疾率，或许有微弱的临床相关的生存优势。2项STICH研究并未获得令人鼓舞的研究结果，究其原因可能是手术本身带来的创伤抵消了获益。关于小脑出血，以往研究认为对那些血肿大于3cm，伴脑干受压或脑积水的患者行手术治疗预后较好。

2. 微创手术（minimal invasive surgery，MIS）　具有减少手术创伤、缩短手术时间，局部麻醉操作降低麻醉风险等优势，近年来精准立体定向穿刺设备的应用、溶栓药物促进血肿液化引流、手术通道建立后局部药物应用、局部监测等在脑出血的微创诊治研究中得到了发展。

近年来国内外均开展了一些 MIS 相关临床研究，MISTIE Ⅱ（Minimally Invasive Surgery Plus rt. PA for Intracerebral Hemorrhage Evacuation）研究确定了 72h 内微创术联合 rt-PA 液化引流在超过 20ml 的高血压幕上脑出血治疗中的安全性和适宜剂量，同时证实 MIS 联合 rt-PA 液化引流清除血肿有助于减轻灶周水肿。目前 MISTIE Ⅲ 研究（NCT01827046）仍在扩大病例数探讨该治疗方式的有效性及安全性。

国内一项早期的 RCT 研究对比了微创术联合尿激酶与小骨窗开颅血肿清除术治疗 30 ～ 80ml 基底节区脑出血的疗效与安全性，纳入了 22 个中心的 304 例患者，结果发现微创术联合尿激酶显著降低了术后再出血风险（8.8% vs 21.4%）和 90d 时的死亡率，显著改善了患者 90d 时的日常活动能力。另一项研究对比了微创术联合尿激酶与内科治疗小量基底节区脑出血（25 ～ 40ml）的疗效，纳入了来自 42 个中心的 465 例患者，证实微创治疗明显改善了脑出血患者发病 14d 时的神经功能和 3 个月时的功能预后，不增加病死率。

此外，Meta 荟萃分析比较了微创术与其他方法（内科治疗、外科开颅手术）治疗自发性幕上脑出血的疗效，发现与其他治疗方式相比，患者从微创术治疗中获益较大，尤其是年龄在 30—80 岁伴表浅血肿、GCS 评分≥ 9 分、血肿体积 25 ～ 40ml、发病 72h 内的患者。

此外，由于微创手术为盲穿操作，目前国内各临床中心在操作前均实施头 MRA/CTA 或 DSA 检查进行病因筛查，以最大限度降低操作中由于血管病变所致再出血的发生。目前中国每年有超过万例的高血压脑出血患者接受微创手术治疗，有数以百计的关于其有效性及安全性的研究报道，然而目前国内外仍缺乏有关微创手术治疗脑出血的大样本高质量 RCT 或队列研究证据，需要进一步深入研究。

3. 去骨瓣减压术　目前研究还探索了单纯去骨瓣减压在脑出血患者中的可行性。研究表明，去骨瓣减压或可减少死亡率，但尚需大样本前瞻性队列研究评估其安全性及有效性。

推荐意见：对于大多数原发性脑出血患者，外科治疗的有效性尚不能充分确定，不主张无选择地常规使用外科或微创手术（Ⅱ级推荐，B 级证据）。以下临床情况，可个体化考虑选择外科手术或微创手术治疗。

(1) 出现神经功能恶化或脑干受压的小脑出血者，无论有无脑室梗阻致脑积水的表现，都应尽快手术清除血肿（Ⅱ级推荐，B 级证据）；不推荐单纯脑室引流而不进行血肿清除（Ⅱ级推荐，C 级证据）。

(2) 对于脑叶出血超过 30ml 且距皮质表面 1cm 范围内的患者，可考虑标准开颅术清除幕上血肿（Ⅱ级推荐，B 级证据）或微创手术清除血肿（Ⅱ级推荐，D 级证据）。

(3) 发病 72h 内、血肿体积 20 ～ 40ml、GCS ≥ 9 分的幕上高血压脑出血患者，在有条件的医院，经严格选择后可应用微创手术联合或不联合溶栓药物液化引流清除血肿（Ⅱ级推荐，B 级证据）。

(4) 40ml 以上重症脑出血患者由于血肿占位效应导致意识障碍恶化者，可考虑微创手术清除血肿（Ⅱ级推荐，D 级证据）。

(5) 病因未明确的脑出血患者行微创手术前应行血管相关检查（CTA/MRA/ DSA）排除血管病变，规避和降低再出血风险（Ⅱ级推荐，D 级证据）。

◆ 脑室出血

1. 脑室引流 / 溶栓药物　脑室出血可见于 45% 的自发性脑出血患者，可以是原发性或继发性，大多数为继发性，且与累及基底节和丘脑的高血压脑出血有关。虽然脑室插管可引流出脑室内的血液和脑脊液，但难以保持引流管通畅，同时脑室内血液引流缓慢，单纯使用脑室插管可能是无效的。研究者尝试对脑室出血使用溶栓药作为脑室插管的一种辅助手段。

血块溶解：加速脑出血血液清除评价试验（Clot Lysis：Evaluating Accelerated Resolution of IVH，CLEAR-IVH）前瞻性评价了脑室出血患者脑室内应用开放剂量 rt-PA 的安全性。症状性出血的发生率为 8%，细菌性脑室炎发生率为 0%，30d 病死率为 8%。

CLEAR Ⅱ 接着研究了 rt-PA 使用剂量、区域及其对凝血功能的影响等，证实其未干扰系统性抗凝治疗。CLEAR Ⅲ 研究目的为评价其有效性，试验仍在进行中。在这种治疗方案常规应用于临床实践之前，其疗效仍然需要进一步证实。一项 Meta 分析比较了侧脑室引流联合溶栓药物与单独行侧脑室引流的效果，结果表明，对于严重侧脑室出血来说，年龄较轻、原发脑出血体积较小的患者有较好的生存及功能结局。

2. 其他　一些学者还建议使用其他一些方法治疗脑室出血，如脑内镜血肿清除和脑室造口术、脑室腹腔分流术或腰椎穿刺引流术等，但支持这些治疗策略的资料有限。

推荐意见：目前缺乏足够循证医学证据推荐治疗脑室内出血的手术治疗方法。脑室内运用 rt-PA 治疗方法的有效性有待进一步研究（Ⅱ级推荐，B 级证据）。

3. 脑积水　关于 STICH 研究的后续分析表明，脑积水预示着临床转归不良，与以往研究结果相似。因此，脑积水是引起脑出血患者残疾和死亡的一个重要原因，意识水平下降的患者均应考虑进行治疗。脑室引流是一种降低颅内压的有效方法，尤其是对脑积水患者，其主要风险是感染。对 GCS 评分 ≤ 8 分、在临床上有小脑幕切迹疝的证据或伴有严重脑室出血或脑积水的脑出血患者，应考虑颅内压监测和治疗。

推荐意见：对伴有意识障碍的脑积水患者可行脑室引流以缓解颅内压增高（Ⅱ级推荐，B 级证据）。预防脑出血复发。

基于人群的调查显示，在首次脑出血后患者复发的风险为 2.1% ～ 3.7%。脑出血复发密切相关的危险因素包括高血压、脑叶出血（提示脑淀粉样血管病可能性大）、高龄、饮酒、接受抗凝治疗、载脂蛋白 E82 或 84 等位基因携带者及 MRI 上多发出血灶等。其中，高血压为最重要的可控危险因素，积极控制高血压可有效降低脑出血复发。

关于急性期后的血压控制遵循国际最新高血压管理方面的研究结论，建议伴有糖尿病或慢性肾病的高血压患者的血压控制目标值为 < 140/90mmHg。

推荐意见：①应对脑出血患者进行复发风险评估，并针对病因控制危险因素（Ⅱ级推荐，B 级证据）。②积极治疗高血压病是预防脑出血复发的有效手段（Ⅰ级推荐，B 级证据）推荐血压控制目标为 < 140/90mmHg（Ⅱ级推荐，B 级证据）。

◆ 康复治疗

具体可参见《中国脑卒中康复治疗指南》，并根据脑出血患者的具体情况，遵循康复治疗总的原则：如有可能，应尽早开始适合的和安全性好的康复治疗，适度的强化康复治疗措施并逐步合理地增加幅度。建议对脑出血患者进行多学科综合性康复治疗。实施医院、社区及家庭三级康复治疗措施，并力求妥善衔接，以期使患者获得最大益处。

三、美国自发性脑出血诊治指南（2017 版）

自发性非创伤性脑出血（ICH）仍是全球范围内致残和致死的重要原因之一。近期美国心脏病协会 / 美国卒中协会（AHA/ASA）发布了最新 ICH 治疗指南。该指南一方面是为更新 2010 年出版的 AHA/ASA ICH 指南，纳入近五年发表的最新研究文献；另一方面是提醒临床医生治疗脑出血的重要性。

该指南由美国神经病学学会、美国神经外科医师协会、神经外科医师大会和神经重症监护学会认定，发表于近期的 Stroke 杂志 [Hemphill JC，Greenberg SM，Anderson CS，Becker K，Bendok BR，Cushman M，Fung GL，Goldstein JN，Macdonald RL，Mitchell PH，Scott PA，Selim MH，Woo D.Guidelines for the Management of Spontaneous Intracerebral Hemorrhage：A Guideline for Healthcare Professionals From the American Heart Association/American Stroke Association.Stroke. 2015 May 28. pii：STR.0000000000000069.（Epub ahead of print）]。这是一份有关急性 ICH 患者护理的全面循证指南，包括诊断、凝血障碍的治疗、血压管理、预防和治疗继发性脑损伤、颅内压控制、手术、预后的预测、康复、二级预防和未来思考等。

现将指南推出的 14 个方面的推荐意见归纳如下。

（一）急诊诊断和评估

1. 基线严重程度评估应该作为 ICH 患者初次评估的一部分（Ⅰ类推荐，B 级证据；新增推荐内容）。

2. 采取快速影像学检查（CT 或 MRI）来鉴别缺血性卒中和 ICH（Ⅰ类推荐，A 级证据；同上一版指南）。

3. 行 CT 血管造影和增强 CT 以筛选具有血肿扩大风险的患者（Ⅱb 类推荐，B 级证据）；如果临床表现和影像学检查可疑，CT 血管造影、静脉造影、增强 CT、增强 MRI、MR 血管造影、静脉造影对发现潜在器质性病变（包括血管畸形、肿瘤）具有一定价值（Ⅱa 类推荐，B 级证据；同上一版指南）。

（二）止血和凝血障碍 / 抗血小板药物 / 预防深静脉血栓形成

1. 合并严重凝血因子缺乏或严重血小板减少的患者应该适当补充凝血因子或血小板（Ⅰ类推荐，C 级证据；同上一版指南）。

2. 由于服用 VKA（维生素 K 拮抗药）而导致 INR 升高的 ICH 患者，应停用 VKA，补充维生素 K 依赖的凝血因子，纠正 INR 值，并静脉应用维生素 K（Ⅰ类推荐，C 级证据）；使用 PCCs（凝血酶原复合物）比使用 FFP（冰冻新鲜血浆）并发症更少，纠正 INR 更为迅速，作为首选考虑（Ⅱb 类推荐，B 级证据）。rF Ⅶ a 并不能纠正全部凝血异常，尽管可降低 INR，从而不能完全恢复正常血栓形成机制。因此，不推荐常规应用 rF Ⅶ a（Ⅲ类推荐，C 级证据；较上一版指南有修订）。

3. 对于服用达比加群、利伐沙班或阿哌沙班的 ICH 患者，可给予患者个体化考虑采用 FEIBA（F Ⅷ抑制物旁路活性）、其他 PCCs 或者 rF Ⅶ a 治疗。如果患者在发病前 2h 内服用过达比加群、利伐沙班或阿哌沙班，可考虑使用活性炭。服用达比加群的患者可考虑血液透析（Ⅱb 类推荐，C 级证据；新增推荐内容）。

4. 对于服用肝素的急性 ICH 患者可考虑采用鱼精蛋白治疗（Ⅱb 类推荐，C 级证据；新增推荐内容）。

5. 曾经应用抗血小板药物治疗的 ICH 患者，血小板输注的有效性并不确定（Ⅱb 类推荐，B 级证据；较上一版指南有修订）。

6. 尽管对于凝血机制正常的 ICH 患者，rF Ⅶ a 可以限制血肿扩大，但是证据表明对未经筛选的患者，应用 rF Ⅶ a 会增加血栓形成风险，且缺乏临床获益证据，因此，不推荐应用 rF Ⅶ a（Ⅲ类推荐，A 级证据；同上一版指南）。

7. ICH 患者在住院的前几天内应行间歇性充气加压治疗以预防深静脉血栓形成（Ⅰ类推荐，B 级证据）；加压性弹力袜对减少 DVT 或改善预后无益（Ⅲ类推荐，A 级证据；较上一版指南有修订）。

8. 症状发生 1 ～ 4d 内活动较少的患者，在有证据提示出血停止的条件下，可应用小剂量低分子量肝素或普通肝素皮下注射以预防静脉血栓形成（Ⅱb 类推荐，B 级证据；同上一版指南）。

9. 对于症状性 DVT 或 PE（肺栓塞）的 ICH 患者，或可考虑全身性给予抗凝药物或 IVC（下腔静脉）滤器放置（Ⅱa 类推荐，C 级证据）；到底选择哪一种方法进行治疗需考虑很多因素，包括发病时间、血肿稳定性、出血的原因以及患者总体状况（Ⅱa 类推荐，C 级证据；新增推荐内容）。

（三）ICH 血压管理

1. 对于收缩压 150 ～ 220mmHg 的住院患者，在没有急性降压禁忌证的情况下，快速降压至 140mmHg 可能是安全的（Ⅰ类推荐，A 级证据），并可改善患者的功能预后（Ⅱa 类推荐，B 级证据；较上一版指南有修订）。

2. 对于收缩压＞ 220mmHg 的 ICH 患者，在持续性静脉输注和密切监测血压的情况下，进行积极降压治疗是合理的（Ⅱb 类推荐，C 级证据；新增推荐内容）。

（四）一般监测和护理

ICH 患者的初始监测和管理应该在重症监护病房或配置完善的卒中单元进行，并配备具有神经重症专业知识的医护人员（Ⅰ类推荐，B 级证据；较上一版指南有修订）。

（五）血糖管理

应监测血糖，且避免血糖过高或过低（Ⅰ类推荐，C 级证据；较上一版指南有修订）。

（六）体温管理

治疗 ICH 患者的发热症状是合理的（Ⅱb 类推荐，C 级证据；新增推荐内容）。

（七）癫痫和抗癫痫药物

1. 临床出现抽搐的患者应使用抗癫痫药物（Ⅰ类推荐，A级证据；同上一版指南）。

2. 精神状态改变且 EEG 显示痫样放电的患者可应用抗癫痫药物（Ⅰ类推荐，C级证据；同上一版指南）。

3. 持续 EEG 监测可被用于神志受抑制程度超过脑损伤程度的 ICH 患者（Ⅱa类推荐，B级证据；较上一版指南有修订）。

4. 不建议预防性应用抗癫痫药物（Ⅲ类推荐，B级证据；同上一版指南）。

（八）内科并发症的管理

1. 所有患者均需行吞咽困难的筛查，以减少肺炎风险（Ⅰ类推荐，B级证据；新增推荐内容）。

2. 在 ICH 之后采用心电图或心肌酶检查来筛查心肌缺血或梗死是合理的（Ⅱa类推荐，C级证据；新增推荐内容）。

（九）ICP（颅内压）监测和治疗

1. 对脑积水患者进行脑室引流是合理的，尤其是伴意识水平下降的患者（Ⅱa类推荐，B级证据；较上一版指南有修订）。

2. 出现以下情况应考虑 ICP 监测和给予相应处理：ICH 患者 GCS 评分小于或等于 8、出现小脑幕疝的临床表现、严重脑室内出血、脑积水。根据脑血流自动调节的情况保持脑灌注压在 50～70mmHg 之间（Ⅱb类推荐，C级证据；同上一版指南）。

3. ICP 升高的 ICH 患者不应该给予类固醇激素治疗（Ⅲ类推荐，B级证据；新增推荐内容）。

（十）IVH（脑室内出血）

1. 尽管脑室内注射 rt-PA 的并发症发生率相对较低，但是这种治疗方法的有效性和安全性仍不清楚（Ⅱb类推荐，B级证据；较上一版指南有修订）。

2. IVH 内镜治疗的有效性尚不清楚（Ⅱb类推荐，B级证据；新增推荐内容）。

（十一）ICH 的外科治疗方法

1. 小脑出血伴神经功能恶化、脑干受压和（或）脑室梗阻致脑积水者应尽快手术清除血肿（Ⅰ类推荐，B级证据）；不推荐以脑室引流作为这些患者的初始治疗（Ⅲ类推荐，C级证据；同上一版指南）。

2. 对于大多数幕上 ICH 患者而言，手术的有效性尚不明确（Ⅱb类推荐，A级证据；较上一版指南有修订），以下 3～6 条列出了例外以及可能可以考虑手术的亚组患者。

3. 当患者恶化时早期进行血肿清除术并没有显著的优势（Ⅱb类推荐，A级证据；新增推荐内容）。

4. 进行性恶化的患者可考虑幕上血肿清除术，以挽救生命（Ⅱb类推荐，C级证据；新增推荐内容）。

5. 对于伴有以下情况的幕上 ICH 患者可采用去骨瓣减压术（DC）联合或不联合血肿清除术治疗以减少死亡率：昏迷、显著中线移位的大面积血肿、ICP 升高且药物治疗无效（Ⅱb类推荐，C级证据；新增推荐内容）。

6. 使用立体定向设备进行微创血肿清除术，单用内镜或与溶栓药物联用，这些方式的疗效尚不明确（Ⅱb类推荐，B级证据；较上一版指南有修订）。

（十二）预后预测及放弃技术支持

早期积极治疗，并推迟不抢救措施，至少等到患者入院第二天才可能放弃抢救（Ⅱa类推荐，B级证据）。之前就已同意不抢救的患者不在此列。目前关于 ICH 早期预后的预测可能存在偏倚，因为没有考虑到早期放弃技术支持和抢救的影响。即使对于放弃抢救的患者，也应给予恰当的内科和外科治疗，除非有明确的禁忌证（较上一版指南有修订）。

（十三）ICH 复发的预防

1. 对患者 ICH 复发风险分层评估将影响治疗策略,ICH 复发风险应考虑以下因素：①初发 ICH 的出血部位；②高龄；③MRI GRE 序列显示微出血病灶及其数量；④正在口服抗凝药物；⑤载脂蛋白 Eε2 或 ε4 等位基因的携带者（Ⅱa 类推荐，B 级证据；较上一版指南有修订）。

2. 所有 ICH 患者均应控制血压（Ⅰ类推荐，A 级证据；较上一版指南有修订）。ICH 发生后应立即给予控制血压的措施（Ⅰ类推荐，A 级证据；新增推荐内容）。长期血压控制目标为 130/80mmHg 是合理的（Ⅱa 类推荐，B 级证据；新增推荐内容）。

3. 生活方式的改变，包括避免每天超过 2 次的饮酒，避免吸烟和药物滥用，以及治疗阻塞性睡眠呼吸暂停等可能对预防 ICH 复发是有益的（Ⅱb 类推荐，B 级证据；较上一版指南有修订）。

4. 非瓣膜性房颤患者建议避免长期服用抗凝药物以防增加自发性脑叶 ICH 患者复发风险（Ⅱa 类推荐，B 级证据；同上一版指南）。

5. 非脑叶性 ICH 患者可以应用抗凝药物，所有 ICH 患者都可应用抗血小板药物，尤其是有应用这些药物的明显指征时（Ⅱb 类推荐，B 级证据；较上一版指南有修订）。

6. 抗凝药物相关性 ICH 患者重新开始口服抗凝药物的最佳时间尚不明确。在非机械性瓣膜患者中，至少在 4 周内避免口服抗凝药物（Ⅱb 类推荐，B 级证据；新增推荐内容）。如果有使用指征，ICH 发生后数天可开始阿司匹林单药治疗，尽管其最佳使用时间尚不清楚（Ⅱa 类推荐，B 级证据；新增推荐内容）。

7. 在伴有房颤的脑出血患者中使用达比加群、利伐沙班或阿哌沙班减少复发风险的有效性尚不清楚（Ⅱb 类推荐，C 级证据；新增推荐内容）。

8. 没有足够证据表明 ICH 患者中应限制他汀类药物的使用（Ⅱb 类推荐，C 级证据；同上一版指南）。

（十四）康复和恢复

1. 考虑到发生残疾的严重性和复杂性，以及越来越多有关康复治疗有效性的研究，所有 ICH 患者都应接受多学科康复训练（Ⅰ类推荐，A 级证据；较上一版指南有修订）。

2. 如果可能的话，康复应该尽早开始并于出院后在社区继续进行，形成良好协作的项目以实现早期出院和以家庭为基础的康复来促进恢复（Ⅱa 类推荐，B 级证据；同上一版指南）。

（徐永革）

第 11 章　基础研究进展

第一节　急性自发性脑出血的转化医学研究进展

高血压脑出血（hypertensive intracerebral hemorrhage，HICH）是一种极具破坏性的卒中形式，具有高发病率及死亡率（Keep 等，2012；Qureshi 等，2009）的特征。与缺血性脑卒中的相关研究相比，有关 HICH 的基础及临床研究很少。然而，近十年来人们对 HICH 的研究兴趣增强，这使我们对 HICH 导致的神经功能损害机制得以深入认识，并发现它与缺血性脑卒中的致病机制是截然不同的（Xi 等 2006）。正是这些发现引发了一系列针对 HICH 治疗的临床研究。

本综述旨在描述 HICH 的潜在发病原因及研究中使用的动物模型。随后讨论 HICH 对各系统的影响，及在 HICH 研究中经常忽略的对免疫及心血管系统的影响为重点。HICH 伴破入脑室死亡率更高，尤其难以处理，我们也将对其相关结果进行总结。最后，对当前以及未来可能开展的有关 HICH 的临床研究进行总结。

一、关于出血原因的研究

大于 70% 的 HICH 患者有高血压病史（Mendelow 等，2005）。然而，淀粉样变性、肿瘤、脑梗死后、硬脑膜窦血栓、血管炎和血管畸形（如海绵状血管瘤、动静脉瘘、动静脉畸形、静脉瘤、动脉瘤）等的出血也可以造成颅内出血，因而需要和 HICH 仔细鉴别（Qureshi 等，2001b；Ruiz-Sandoval 等，1999）。原发性 HICH 指非明确的结构病变所致的出血。它通常与高血压及淀粉样脑血管病导致的动脉硬化有关（Ritter 等，2005；Tuhrim 等，1999）。

高血压是 HICH 的一个显著的致病因素，无论在哪个年龄组，高血压都与 HICH 的发病率、死亡率有关（RuizSandoval 等，1999）。慢性高血压造成小动脉硬化改变，使它们易于破裂。所以正确的控压治疗可降低高血压患者的出血风险。对老年人来说，淀粉样脑血管病是出血的重要原因，载脂蛋白 E 基因的 e2 或 e4 等位基因可增加血管壁的淀粉样 β 蛋白及纤维素样坏死，使它更易破裂（O'Donnell 等，2000）。

血管损伤造成破裂风险，可导致 HICH、蛛网膜下腔出血（SAH）、脑室内出血（IVH）或多种出血合并。每一亚型都有其独特的自然病程。产后 HICH 是青年女性出血的原因之一，少见但逐渐被人们认识，考虑是否与产后的血管病变有关。妊娠及产后 HICH 的总发病率在 4.6～53/100 000，且与产妇死亡率明显相关（Bateman 等，2006）。

抗凝药物的使用也可增加 HICH 风险，在美国，约 20% 的 HICH 患者使用抗凝药，而在中国，由于心脑血管支架使用率的日益升高，抗凝药相关高血压脑出血正成为新的问题。其他危险因素包括高龄、男性、吸烟、酗酒（Bateman 等，2006；Khan and Wasay，2013），而高胆固醇却是 HICH 的一个保护因素（Ariesen 等，2003）。

他汀类治疗是否为 HICH 的潜在危险因素尚有争议。证据表明降血脂药可致出血性卒中（Goldstein 等，2009）。然而，最近的对随机对照研究的分析发现他汀类治疗与脑出血无关（Hackam 等，2011；McKinney and Kostis，2012）。

二、正在进行的临床试验

（一）外科血凝块清除

1. **基础研究数据**　HICH 所致的血肿会破坏大脑或者改变大脑的纤维联系，血肿的大小决定颅内压的增加程度并影响脑血流动力学。这种物理作用通常被称为"占位效应"（Keepd 等，2012）。最初的占位效应与 HICH 同时产生，但也有一些患者的血肿在第一个 24h 内继续扩大（Demchuk 等，2012）。此外，脑水肿的形成可进一步增加颅内压，最初的占位效应可能触发其他次要的损伤机制（Keep 等，2012）。现已运用多种动物模型来检测占位效应，包括嵌入气球和注入"惰性"物质。由此可证明物理破坏可导致脑损伤（Mendelow，1993）。

50 多年来（McKissock 等，1961；Prasad 等，2008），有关外科清除血肿的临床试验均致力于降低血肿的占位效应。血凝块清除也可降低血肿释放出来的毒素对大脑的有害作用。由于在动物研究中实施外科血凝块清除存在困难，所以关于血凝块清除的基础实验很少。但是，在猪 HICH 模型中运用组织纤溶酶原活化物（tPA）和碎吸术检测了超早期（3.5h）血肿清除的效应（Wagner 等，1999），试验中发现降低脑水肿形成和血脑屏障破坏的发生与血凝块清除程度相关。同样的在一个兔子模型中，使用尿激酶（u-PA）和碎吸术清除血凝块 6h 后可减轻脑水肿，修复血脑屏障同时降低谷氨酸含量的效果（Wu 等，2011）。

有人报道了外源性 tPA 的血管外作用与缺血性（Yepes 等，2009）和出血性脑卒中相关。后者已经在猪的出血性模型中得以广泛研究，发现 tPA 可在碎吸术时液化血凝块并延迟脑水肿形成（Rohde 等，2002）但增加了炎症反应（Thiex 等，2003）。在猪模型中，血肿可通过手术切除而不使用 tPA，这样可降低炎症反应，但对 HICH 所致的水肿就没有作用了（Thiex 等，2005）。同一组研究人员发现运用谷氨酸拮抗药 MK801 以及另一种溶栓剂去氨普酶（Rohde 等，2008；Thiex 等，2007）可降低溶栓带来的相关损伤。

然而值得注意的是 tPA 的副作用存在争议。如上面所述，Wagner 等发现在 HICH 猪模型中利用 tPA 溶解血栓后能减轻脑水肿（Wagner 等，1999）。Mould 等最近报道在 HICH 患者中运用 tPA 和碎吸术降低了周围水肿（Mould 等，2013）。

2. **以往和目前正在进行的外科血肿清除的临床试验**　自第一个研究手术清除血肿效果的临床试验（McKissock 等，1961）开始，已有多个试验得出矛盾的结果（Prasad 等，2008）。对血凝块清除效用的怀疑引发了一个全球性的前瞻性外科临床试验 [脑出血外科临床试验（STHICH），*n*=1033]，结果未能证实外科血肿清除可产生任何益处（Mendelow 等，2005）。然而，血肿清除的效果仍值得商讨。例如，尚不清楚是否某一类患者可能受益于血肿清除。同时还应注意到出血的位置对其预后有很重要的影响。例如，幕下出血是致命性的，人们普遍认为在这种情况下手术清除血肿减压是可能的救命方式（Adeoye and Broderick，2010；Anderson 等，2010）。

STHICH- Ⅰ期临床的研究结果表明一些表浅（距皮质表面小于 1cm）脑叶出血的患者可能获益于血肿清除术，或许与这类手术中脑深部创伤较少有关（Mendelow 等，2011）。最新的 STHICH- Ⅱ期临床研究结果表明与药物治疗组相比，手术治疗组的治疗效果仍不明显（Mendelow 等，2013）。

血肿清除的另一个问题是随着技术的发展能否降低手术带来的创伤并获得更好的疗效。因此，目前正在进行微创手术结合溶解血肿方法的前瞻性临床实验。例如：r-PA 联合微侵袭手术清除血肿（Morgan 等，2008），可减轻血肿周围脑水肿（Mould 等，2013）。r-PA 和超声溶栓的联合使用加速患者血肿溶解的方法同样意义重大（Newell 等，2011）。

3. **未来的研究方向**　虽然目前正在进行的临床试验将推进我们对脑出血患者血肿清除术后潜在好处的认识，但至今没有研究可以明确清除血肿的最佳时机。尽管有人说血肿清除越早越好，但有 20% ～ 40% 的患者术后 24h 内血肿继续扩大（Delgado Almandoz 等，2010；Dowlatshahi 等，2011），试图清除正在扩大的血肿是有潜在风险的，特别是在使用了溶栓剂的情况下。在超早期进行血肿清除的试验被证实是不成功的（Morgenstern 等，1998）。

使用一种可靠的方法来识别患者的血肿是否正在扩大，将有助于判断何时进行手术治疗更加安全。CT血管造影"斑点征"已被提议为使用促凝药预防血肿扩大的一个指征（SPOTLIGHT 及 STOP-IT 试验，NCT01359202，NCT00810888）（Chen-Roetling 等，2009）。也有一些证据表明，应用促凝血因子Ⅶ a 联合血凝块清除可降低再出血的发生率（Imberti 等，2012；Sutherland 等，2008）。

如上所述，t-PA 可用于诱导溶栓以利于碎吸术清除血肿，但是其潜在的血管外作用值得关注。最近一项 Meta 分析表明，另一种溶解血栓剂尿激酶（u-PA），在脑室内血凝块清除中的作用优于 t-PA（Gaberel 等，2011）。

值得关注的是，现有的报道中伴或不伴溶栓的清除血凝块手术都是不彻底的。Dye（Dye 等，2012）等的研究中指出在经内镜血肿清除术前使用 t-PA 的患者中，平均 21% 的患者术后仍存在血肿。从这点来看，同时考虑到手术前必要的准备时间，即使目前的血凝块清除临床试验在降低 HICH 所致的脑损伤及死亡率上面是有效的，那么采取其他的治疗方式可能获益更多。例如，促进对残余血肿的吞噬作用或药物治疗以减少血肿的神经毒性（见以下章节）。当然，技术的进步能否促进血肿在微创手术的基础上完全清除的效果值得期待。

（二）占位效应与红细胞吞噬作用

1. 基础研究数据　加强血肿吸收的内在机制是 HICH 治疗的另一策略，这或许可解决手术清除血凝块带来的脑创伤的问题。虽然血肿吸收的机制及其如何调节鲜为人知，但已知血肿吸收可能涉及红细胞的溶解，其中能量的消耗和补充起着重要作用（Ducruet 等，2009）。红细胞溶解（而不是吞噬作用）会将细胞内物质释放入大脑的细胞外空间，而产生神经毒性。将溶解后的红细胞注入大鼠脑导致了广泛的脑损伤（Wu 等，2002；Xi 等，1998）。此外，在血肿吸收过程中，小胶质细胞和（或）浸润的巨噬细胞对红细胞的吞噬作用也有重要意义（Zhao，2009）。HICH 患者的血肿吸收时间与动物模型相比要更长（Xi 等，2006）。血肿吸收机制在不同的物种之间也不尽不同。

过氧化物酶体增殖物激活受体 γ 激动药（PPARγ）如吡格列酮，可能会促进血凝块的吸收。在啮齿动物模型中 PPARγ 可提高小胶质细胞 / 巨噬细胞的吞噬功能并加速血凝块吸收的作用已得到证实（Zhao，2009；Zhao 等，2006，2007）。PPARγ 激动药除加速血凝块吸收外，可能还有其他作用。例如 PPARγ 激动药具有抗炎的效果，诱发抗氧化防御机制，降低兴奋性毒性，上调抗凋亡基因（Zhao 等，2007）。而炎症、氧化应激、兴奋性毒性以及细胞凋亡均被认为与 HICH 继发性脑损伤相关（Keep 等，2012）。

根据以上基础研究数据可推断，颅内出血使用吡格列酮促进血肿吸收的临床试验是安全的，这由此引发了关于吡格列酮临床使用安全性的临床实验（SHRINC；NCT00827892）。虽然试验最初旨在确定吡格列酮的安全性，但这一大剂量研究还发现了吡格列酮在 HICH 患者血肿 / 水肿吸收中的作用（Gonzales 等，2013）。该试验最近才完成，结果尚未报道。

2. 替代治疗方法　如何根据血肿的持续时间和发生机制促进血肿吸收受到越来越多的关注。总的来说，吞噬作用在去除旧的或受损的红细胞过程中是必不可少的。红细胞表面分子发出"吃我"（如磷脂酰丝氨酸）或"别吃我"（如 CD47）的信号给潜在的吞噬细胞（Brown and Neher，2012）。这些信号与巨噬细胞特异性受体 [如 CD47 与信号调节蛋白 α（SIRPα）发生反应从而调节巨噬细胞功能（Brown and Neher，2012）]。小胶质细胞 / 巨噬细胞中的 CD36 受体在 HICH 后调节红细胞吞噬和 PPARγ 激动药的吞噬作用中非常重要，这种吞噬作用是通过上调 CD36 来介导的（Zhao，2009）。当我们更好地理解血肿是如何吸收时，就可以研究新的方法来调节这一过程，如通过上调"吃我"或下调"别吃我"的信号来加强血肿清除。

另一个可能的途径是阻止红细胞溶解并将血红蛋白 / 铁离子释放到脑的细胞外环境。补体系统的激活，膜攻击复合体的插入，均可造成红细胞溶解。在大鼠 HICH 导致的脑损伤中，补体系统在 HICH 后被激活，补体抑制被减低（Ducruet 等，2009；Hua 等，2000；Xi 等，2001）。然而，补体活性可能对脑损伤产生于血肿吸收之外的作用（Ducruet 等，2009；Hua 等，2000；Xi 等，2001）。不仅如此，补体系统片断（C1q 和 C3b）还可介导红细胞吞噬（Brown and Neher，2012）。所以在 HICH 治疗中怎样更好地再利用补体系统是未来的研究方向之一。

（三）脑铁超载与去铁胺

1. 基础研究数据　铁在 HICH 后脑损伤中扮演着重要的角色（Wagner 等，2003；Xi 等，2006）。HICH 后脑损伤表现为几个时期（Xi 等，2006），早期出现凝血机制级联式的激活及凝血酶生成（Gebel 等，1998；Lee 等，1996，1997；Wagner 等，1996；Xi 等，1998），随后一个时期出现红细胞溶解及铁离子毒性（Huang 等，2002；Nakamura 等，2004；Wagner 等，2003；Wu 等，2003，2006；Xi 等，1998）。血肿内的红细胞溶解后，周围脑组织中的铁聚集明显增加。大鼠 HICH 后脑内非血红素铁呈 3 倍增加，并维持至少 1 个月（Wu 等，2003）。脑铁超载造成 HICH 急性期脑水肿及后期脑萎缩。

铁螯合剂去铁胺可降低 HICH 所致的大鼠的脑水肿、神经元死亡、脑萎缩以及神经功能缺损（Hua 等，2006；Nakamura 等，2004；Song 等，2007）。临床数据也表明血凝块溶解与血肿周围水肿的发展有关，提示铁在 HICH 所致脑损伤中起作用（Wu 等，2006）。最近的研究表明高水平的血清铁蛋白（一种储铁蛋白）是 HICH 患者预后不良及严重脑水肿的独立危险因素（Mehdirattan 等，2008；Perez de la Ossa 等，2010）。于是，人们开展了一个旨在确定去铁胺最佳治疗剂量、时间窗及治疗持续时间的转化医学项目（Okauchi 等，2009）。将雄性 fischer 344 大鼠（18 月龄）尾状核内注射 100μl 自体全血并给予不同剂量去铁胺（10、50 及 100mg/kg），时间点取自 HICH 后 2h 和 6h，随后每 12 小时直至 7d。并设立非干预组。实验全程行为学评估，大鼠在第 3 天及第 56 天处死，分别用来研究脑水肿及衡量脑萎缩。在 HICH 后 3d，各剂量的去铁胺均有减轻血肿周围脑组织水肿的作用，而给老年大鼠应用 50 ～ 100mg/kg 去铁胺还有减轻 HICH 所致脑室扩大、尾状核萎缩、神经功能缺损等损害的作用。尽管 10mg/kg 的剂量能够减轻脑室扩张及前肢位置功能缺损，该浓度不能减轻尾状核萎缩。这些结果表明去铁胺可以减轻成年及老年大鼠 HICH 所致脑损伤，这种模型的治疗剂量应大于 10mg/kg。

检测去铁胺的治疗时间窗及持续时间的实验也在啮齿类动物中进行（Okauchi 等，2010）：在老年雄性 fischer 344 大鼠（18 月龄）尾状核内注射 100μl 自体血，随后在不同时间点肌内注射去铁胺、设定不同反应时间并设立非干预组。各亚组在 HICH 后 3d 及 56d 处死，分别用来研究脑水肿及衡量脑萎缩。行为学评估设置在 1d、28d、56d。在 HICH 后 12h 内全身给予去铁胺，可减轻脑水肿。在 HICH 后 2h 内开始给药，并连续给药 7d 以上，去铁胺治疗可减轻 HICH 所致的侧脑室扩大、尾状核萎缩以及神经功能缺损。当去铁胺治疗在 24h 内启动并持续 7d 以上时，可减轻 HICH 所致脑萎缩及神经功能缺损，且未检测到有副作用。

类似的针对去铁胺的研究也在大动物中进行，这对转化医学的研究十分关键。在一个猪的 HICH 模型中，自体血打入左侧额叶，去铁胺（50mg/kg，肌内注射）治疗从 HICH 后 2h 开始，每 12 小时 1 次，直至 7d，同时设未干预组（Gu 等，2009）。HICH 后 3d、7d 处死动物，同时检测到铁聚集、白质损伤、神经元死亡。在所有猪 HICH 的脑血肿周围都出现一个泛红区域，去铁胺治疗减小了在 HICH 后 3d 和 7d 时这一区域的面积。去铁胺还可以降低血肿周边皮尔斯阳性细胞，铁蛋白阳性细胞、并减少神经元死亡及白质损害（Gu 等，2009）。

在胶原酶注射所致 HICH 的动物模型中，也检测了去铁胺对 HICH 后脑损伤的作用，结果是矛盾的（Warkentin 等，2010；Wu 等，2011）。在胶原酶注射所致的小鼠 HICH 模型中，全身应用去铁胺降低了脑铁水平、神经元死亡数量、炎症反应及神经功能缺损程度。然而，去铁胺不能减轻该模型中的脑水肿（Wu 等，2011）。相比之下，在胶原酶所致的大鼠 HICH 模型中，去铁胺未能降低脑水肿及神经功能缺损（Warkentin 等，2010）。

然而必须注意的是，尽管去铁胺是一个铁螯合剂，它还可以激活缺氧诱导因子 1α，并抑制脯氨酸 4 羟化酶活性，从而可能加强氧化应激所致的细胞死亡的保护作用（Aminova 等，2005；Siddiq 等，2008）。

2. 去铁胺与 HICH 的 Ⅰ、Ⅱ 期临床试验　为检测去铁胺用于 HICH 患者的安全性及耐受性，美国国立研究院基金赞助的去铁胺的一期临床试验已于近期启动（Selim 等，2011）。这一多中心、决定剂量的一期临床试验应用了连续重新评估方法，在 HICH 发生后 18h 内开始去铁胺静脉注射治疗，连续给药 3d。招募的 20 个 HICH 患者以 7mg/（kg·d）为起始剂量，62mg/（kg·d）作为最大耐受剂量。结果表明对 HICH 患者每天连续静脉给予去铁胺是安全且耐受性良好的。一个将高剂量去铁胺应用于脑内出血（HI-DEF）的 Ⅱ 期临床试验

（NCT01662895）目前已经启动。其目标是明确甲磺酸去铁胺对于改善功能预后是否有足够疗效，为验证去铁胺作为 HICH 的治疗方法的Ⅲ期临床试验做准备。

3. 其他方法　最近一个研究显示米诺环素可降低 HICH 后脑铁过量，减轻铁诱发的脑水肿（Zhao 等，2011）。米诺环素是小胶质细胞活化的抑制药，有报道称它因抑制小胶质细胞或减少基质金属蛋白酶而具有神经血管保护作用（Murata 等，2008；Tikka 等，2001）。此外，米诺环素也是一个铁螯合剂（Grenier 等，2000），最近研究发现它可通过螯合铁离子而降低铁在皮质神经元环境中的神经毒性（Chen-Roetling 等，2009）。这样，米诺环素的保护作用可能要强于单纯作用于铁或者炎症反应的药剂。

（四）脑血肿扩大后的降压治疗

1. 基础研究数据　对血肿扩大的基础研究运用了胶原酶诱发的 HICH 模型，但是关于血压对血肿扩大的影响的实验结果是前后矛盾的。一个大鼠 HICH 模型中，高血压与血肿增大有关（Bhatia 等，2012）。Wu 等，2011 年发现在胶原酶注射后，自发性高血压大鼠与血压正常对照组的血肿量没有差别。重要的是，血压的急剧变化比慢性高血压更容易造成血肿扩大。例如，Benveniste 等，2000 年研究了脑活检后出血情况，他发现自发高血压大鼠与血压正常对照组的出血量没有差别，但是观察到正常血压大鼠在血压急性增高后出血量也增高。

2. INTERACT、HICH ADAPT 及 ATACH-Ⅱ临床试验　最近许多已完成及尚未完成的临床试验将降压视为控制脑内血肿扩大的方法。急性脑出血加强降压试验（INTERACT1/2）（Anderson 等，2010，2013），急性脑内出血降低动脉压试验（HICH ADAPT）（Butcher 等，2010）以及急性脑出血抗感血压试验（ATACH-Ⅱ）（Qureshi and Palesch，2011）。

在 INTERACT 中，HICH 患者被随机分为加强组（将收缩压降至 140mmHg）与基于指南控制血压的标准组（目标收缩压为 180mmHg），使用常规静脉降压药物。INTERACT2 发现加强降压并不降低死亡率及重残率，也不减轻血肿扩大。然而，一个对改良 Rankin 评分的有序分析提示有神经功能改进（Anderson 等，2013）。这些结果似乎要等其他有关血压的临床试验结果公布后才能得出最终的结论。

HICH ADAPT 试验的假设是：降低血压对 HICH 患者的脑血流不造成有益或有害的改变。试验根据收缩压降低目标将患者随机分为 < 150 或 < 180mmHg 组，通过 CT 灌注测量 2h 后患者的脑血流（Butcher 等，2010）。ATACH-Ⅱ是一个多中心随机的Ⅲ期临床试验，在 HICH 发生后 3h 内通过静脉给予尼卡地平将收缩压降至 140mmHg 以下。虽然这种方法的长期疗效仍未知，但现有证据表明这样做可减少血肿扩大（Qureshi 等，2010）。

3. 其他方法　在大鼠 HICH 模型中给予凝血因子Ⅶa 可减轻早期血肿扩大（Kawai 等，2006）。还有不少实验者研究在华法林药物处理的动物身上建立胶原酶诱发 HICH 的模型（Illanes 等，2011；Lauer 等，2013）。Illanse 等（Illanes 等，2011）研究了多种不同的逆转华法林在 HICH 小鼠中的抗凝作用的方法及其作用。他们发现浓缩复合凝血酶及新鲜冰冻血浆可以减少出血。Ⅶa 及氨甲环酸效果不佳。对血浆激肽释放酶的抑制是减少血肿扩张的另一个方法。一项最近的研究发现它能抑制血小板的聚集和血肿的扩张（Liu 等，2011）。

（五）血肿破入脑室及脑出血后相关脑积水

非创伤性自发 HICH 有 42% ～ 55% 与脑室内出血（intraventricular hemorrhage，IVH）相关。IVH 是一个独立的预后不良因素，具有 29% ～ 78% 的死亡率。而不伴 IVH 的 HICH 死亡率为 5% ～ 29%（Hanley，2009）。此外，IVH 的体积也与预后不良有独立相关性（Sumer 等，2002；Tuhrim 等，1999）。当出血点与脑室紧邻时，则向脑室内扩展更加常见，如丘脑和尾状核的出血（Hallevi 等，2008；Sykora 等，2012）。一项研究报道了尾状核 HICH 的 IVH 发生率为 100%（Hallevi 等，2008）。大量 HICH 及高血压也与血肿破入脑室有关（Pang 等，1986；Steiner 等，2006）。此外，第三、四脑室的血肿预后不佳，因为可能造成自主神经失调（Hallevi 等，2012；Sykora 等，2012）。评价 IVH 的标准均建立在血肿在脑室系统所占的比例及脑室扩张程度上（Graeb 等，1982；Hallevi 等，2009；Hwang，2012；LeRoux 等，1992；Morgan 等，2013）。有些标准可用来判断预后。

IVH 堵塞脑室系统或脑室外 HICH 对脑室的挤压都可以造成急性脑积水（Lodhia 等，2006；Zazulia，2008）。急性脑积水意味着颅内压增高，脑灌注降低并威胁生命，是 HICH 破入脑室患者高死亡率的独立危险因素（Mayfrank 等，1997；Pang 等，1986；Stein 等，2010）。血肿紧邻脑室与脑积水有关（Mayfrank 等，2000；Pang 等，1986；Sumer 等，2002）。IVH 还会造成慢性脑积水，尽管其形成机制还未明了，可能与炎症介导的通路以及脑脊液通道上产生的瘢痕有关。

HICH 通过破入脑室系统得到自发减压，但不能改善预后（Hallevi 等，2008）。HICH 后的 IVH 具有高发病率及高死亡率。这些问题凸显了血液在脑室中的潜在危害作用。正因如此，当前大多数研究 IVH 的临床研究均把重点放在脑室内经导管注入尿激酶（u-PA），或重组组织型纤溶酶原激活剂（rt-PA）促血凝块溶解并排出，还有超声以及内镜血肿清。

1. 基础研究资料　成人 IVH 有多种动物模型，均采取将血制品注射入脑室的办法。Pang 等，1986 年将 9ml 未凝自体血注入犬的脑室内建立了模型。u-PA 溶栓加速了血肿清除，减小了脑室体积，减轻了脑室旁损伤。Mayfrank 等，1997 年开发了一个猪的 IVH 模型，他们将 10ml 自体血与凝血酶一起注入脑室造模，然后应用 rt-PA 治疗，发现可减小脑室扩大，加速血肿清除。（Mayfrank 等，1997；Ment 等，1982）然而，这个模型应用的将血液与凝血酶共同注入脑室的方法，而注入其中之一就足够使脑室扩张，这一点成为这个实验的不足（Lodhia 等，2006）。一个啮齿类 IVH 的模型将 200μl 自体血注入脑室，用来研究铁在 IVH 后脑损伤中的毒性作用。（Chen 等，2011）有控铁作用的蛋白血红素加氧酶和铁蛋白在 IVH 后上调，使用铁螯合剂去铁胺降低 IVH 后脑室扩大。高血压以及低血压后迅速扩容诱发新生比格犬脑出血模型也用于自发性 IVH 的研究中（Goddard 等，1980；Litrico 等，2013，Ment 等，1982），未成年兔也用来研究自发 IVH（Chua 等，2009；Lorenzo 等，1982）。

有多种动物模型用来评价 IVH 后给予脑室内注射 rt-PA 的治疗（Mayfrank 等，1997；Pang 等，1986）。加强纤维溶解被认为可使脑室内积血的清除更快，并减少室管膜和蛛网膜下腔接触血液的时间。在这些模型中，u-PA/ 组织型纤溶酶原激活剂（t-PA）减少了血液对室管膜表面的破坏（Mayfrank 等，2000；Pang 等，1986；Qing 等，2009）。最近一个临床研究评估了脑室内 rt-PA 治疗对炎症的作用，发现给予患者 rt-PA 后其脑脊液中的白细胞数量减少了（Hallevi 等，2012）。

IVH 如何导致脑水肿原因不明。尽管过去的学说将脑水肿归因于 CSF 通道的纤维化，并没有有力的基础医学证据支持这一点。Pang 的一个经常被引用的研究表明，只有蛛网膜颗粒中有"极少的纤维化"（Pang 等，1986）。蛛网膜下腔的纤维化也可能造成后期脑水肿，但未被证实。

2. CLEAR 临床试验　最新的 HICH 合并 IVH 或脑积水的治疗推荐是当格拉斯哥评分（GCS）小于 8 分时给予颅内压监测，如有意识水平下降则给予脑室外引流。另外推荐脑灌注压（CPP）控制在 50 ～ 70mmHg。

尽管这些治疗策略很有帮助，但积极脑室内血肿清除更受推崇。血肿的存在及体积是对预后的独立影响因素，这在各项研究中是被反复提及的（Hanley，2009）。血凝块溶解：对加速 IVH 血肿清除的因素的评估试验（CLEAR-IVH）是一系列研究 IVH 的 rt-PA 治疗的安全性、剂量、给药间隔及有效性的 II 期临床试验（Naff 等，2011；Ziai 等，2012）。通过脑室内注射 3ml rt-PA（1mg/ml）与 3ml 盐水安慰剂对比来评价该治疗对幕上少量出血（< 30ml）的安全性（Naff 等，2011）。基本的评价安全预后的指标包括 30d 内死亡率，系统性出血及脑室炎。脑室内血肿溶解速度是第二个预后指标。治疗组系统性出血发生率为 23%，对照组为 5%，但各安全性指标都未见统计学上的显著性差异。除了 rt-PA 治疗组中男性占 73% 外，各组患者一般特征均可类比。脑室内 rt-PA 治疗血肿清除快（治疗组与对照组比例为 18% : 8%），且留置脑室外引流（EVD）的时间缩短，治疗总时间缩短。尽管 rt-PA 在 30d 时的恢复指标上有更好的趋势，（如 GCS 评分、改良 Rank 评分、美国国立卫生研究院卒中量表、巴氏指数评分）但未见到统计学差异。CLEAR-IVH 的其他数据分析也已报道（Zacharia 等，2012；Ziai 等，2012）。血凝块溶解与体积有关，且在脑室内越靠近中线溶解越快（Adams and Diringer，1998；Webb 等，2012）。另外，rt-PA 治疗组中的高纤溶酶原及低血小板计数也使血块溶解加快（Sumer 等，2002；

Ziai 等，2012）。一个评价长期预后的Ⅲ期 CLEAR-IVH 临床试验已经起步（NCT00784134）。

u-PA 已经从美国市场撤出，但在我国仍在广泛使用，有关的研究可增强我们对 HICH 合并 IVH 的血栓溶解过程的认识。一个小型随机试验检测了脑室内注入 u-PA，发现它是安全的且增加了血凝块溶解率。然而，u-PA 治疗组与对照组的预后无差异（Huttner 等，2007；King 等，2012）。较早的一项研究通过开放式（12 名）及随机（8 名）的原则，挑选了 20 名患者。发现使用 EVD 联合 u-PA 后 30d 死亡率小于单纯脑室外引流（Naff 等，2000）。随后一项随机双盲安慰剂对照试验研究脑室内 u-PA 治疗的安全性。然而试验因美国市场撤出 u-PA 而中止，当时仅进行了 12 例治疗（Naff 等，2004）。一个最近的 Meta 分析评价了脑室外引流与脑室外引流加 u-PA 或 rt-PA 效果，纳入 4 项随机试验、8 项观察性研究。脑室外引流 + 纤溶治疗的总体死亡率降低。然而，当分析纤溶药物类型时，只有 u-PA 与减少死亡率有关（Gaberel 等，2011；Staykov 等，2009）。

rt-PA 治疗并非没有风险，如果考虑到脑室外引流与引流 + 脑室内纤溶治疗后发生全身出血比例增高，则出血风险必须重视。一个回顾性研究中，27 名患者介绍脑室内注入 rt-PA，当全部导管的开口都位于脑室内时，rt-PA 的安全性得到提高（Jackson 等，2013）。在动物模型中 t-PA 与神经退变有关（Tsirka 等，1995），引发了对于 t-PA 治疗后血肿周边脑组织水肿的评价。两个回顾性研究均不能说明脑室外引流合并 rt-PA 治疗对于血肿后脑水肿有影响（Volbers 等，2013；Ziai 等，2013），但是也有的回顾研究发现脑室内注入 rt-PA 后 3 ～ 4d 时血肿周围水肿明显增大（Ducruet 等，2010）。最新的 AHA/ASA 的自发性 HICH 治疗指南指出脑室内 rt-PA 治疗的有效性仍在探索中（Morgenstern 等，2010）。

三、其他处理

HICH 后脑水肿常见，多种研究致力于评价其治疗策略。脑室内 t-PA 治疗的临床试验一直着重观察其主要预后指标的发生率、死亡率。需分流的慢性脑水肿发生在 20% ～ 28% 的 HICH 后行脑室切开术的患者，而需要分流本身是一个二级预后指标（Miller 等，2008；Zacharia 等，2012）。尽管需要分流与许多因素有关，只有丘脑出血及颅内压增高是分流的独立相关因素。在这些病例中，丘脑出血合并 IVH 的慢性脑积水发生率高达 66% ～ 68%（Chen 等，2011；Miller 等，2008；Zacharia 等，2012）。

急性脑积水通常需脑室外引流（EVD）或腰穿处理，前者更常用（Sumer 等，2002）。一个回顾性病例研究中，EVD 与预后及脑室体积无关。还有，脑室体积改变与意识水平不相关（Adams and Diringer，1998）。然而，在 Meta 分析中，单纯 EVD 与保守治疗相比，将蛛网膜下腔出血（SAH）与 HICH-IVH 的死亡率从 78% 降至 58%（Nieuwkamp 等，2000）。有报道用 EVD 治疗 IVH，在梗阻解除后续以腰穿治疗，可使后期分流管使用率降低（Huttner 等，2006，2007）。一个回顾性非随机研究评价了 EVD 及脑室内 rt-PA 溶纤直至第三、四脑室积血清除，如患者脑室引流夹闭试验失败则行腰穿引流的方法。与单纯 EVD、EVD 结合腰穿、EVD 结合 rt-PA 术后的脑室 - 腹腔分流管使用率最低（Staykov 等，2009）。某前瞻、随机试验评估了 IVH 相关的丘脑出血，单纯行 EVD 或在内镜血肿清除后行 EVD 的疗效。尽管在预后和死亡率上各组未见差异，但内镜治疗组分流管使用率明显降低（48% ∶ 90%）（Bateman 等，2006；Chen 等，2011）。

内镜下第三脑室造瘘术（ETV）被视为 IVH 后解除急性梗阻性脑积水的一种有效的治疗方法（Ballabh，2010；Oertel 等，2009）。用内镜清除脑室内血肿（经双侧颅骨钻孔）联合 ETV 及 EVD 置入的方法预防晚期脑积水，25 名患者 24 名有效（Yadav 等，2007）。在一个使用软质内镜对 IVH 实施内镜清除的研究中，13 名患者得到安全的治疗，没有一名患者产生脑积水（Longatti 等，2004）。然而，在使用这种方法在治疗急性期 IVH 时人们产生了担心，因为小的血块碎片可能造成迟发型脑积水。类似的，据称抗纤药物治疗也有增加出血后脑积水的潜在风险（Harrigan 等，2010；Naff 等，2011）。DITCH（荷兰脑出血后脑室内溶栓研究）临床试验旨在评估 HICH 破入脑室后 t-PA 溶栓及引流治疗 3 个月后的结果。该研究现已启动。

内镜 IVH 清除是非常有前景的技术。目前已报道的临床案例的脑水肿发生率低。因脑室外引流管的存在可能延长患者住 ICU 的时间（Huttner 等，2006），所以将内镜清除脑室血液作为初始治疗可使血液更早清除并减少连续经导管注入 rt-PA 治疗的依赖性。目前一个临床试验即旨在研究对于 IVH 合并脑积水并且颅内压大于 20mmHg 的患者，向脑室内注入 rt-PA 与内镜血凝块清除相比的神经病学预后差异（clinicaltrials.gov NCT10164011）。

使用 rt-PA 治疗脑室内血肿已发展为导管引导的超声溶栓。三个 IVH 患者经此治疗后血凝块减小，虽然这一研究受样本量小、为回顾性对照研究的因素限制，导管引导的聚焦式超声促血栓溶解治疗为我们将来的研究提供了空间（Newell 等，2011）。1 项 Ⅱ / Ⅲ 期临床试验已经启动，它针对 HICH（＜ 60ml）合并 IVH 及第三、四脑室铸形的患者，将脑室外引流 +rt-PA 治疗与脑室外引流 +rt-PA+ 第三、四脑室通畅后腰大池引流治疗对比，研究治疗后行永久性脑室腹腔分流的必要性。

四、展望

过去十年间，针对脑出血的基础研究明显增多，由此发现了一些新的可能的治疗靶点（Keep 等，2012），并开始作为临床试验研究的基础（Selim 等，2011）。关注点在于，在其他神经病学条件存在的情况下，如何使动物模型准确再现人类疾病，以及如何使基础研究中得到的疗效转化为临床应用。主要目标就是确定动物模型的有效性。为控制脑出血量，人们尝试了很多办法。包括减轻血肿扩张、加速自身血肿吸收或血凝块清除手术。每种方法都有其背后的优点和缺点（潜在的并发症），加深理解才能更好地应用。HICH 所致脑损伤中的一些血凝块来源的因子（如：凝血酶及铁元素）的作用已为人所知，而似乎许多其他因子也在调控脑功能（加重或减轻损伤）。另外，这些因子如何在 HICH 的环境下互相作用我们尚不知晓，这可能是未来研究的重要内容。患者血肿相似但可能有非常不同的预后，其中的原理多半未知。理解这种差异性有助于改进 HICH 治疗方法并指导个体化治疗。

必须注意到 HICH 涉及的机制复杂，且因血肿的位置、大小不同而不同。因此，也许没有一种治疗方法（如果这种方法已经发现）可以对任何患者都为最佳。对于一个患者而言，各种方法的联合应用可能是获得积极结果的最好办法（Morgenstern，2012）。

（党圆圆　张洪钿　李业海）

参 考 文 献

[1] Adams RE, Diringer MN. Response to external ventricular drainage in spontaneous intracerebral hemorrhage with hydrocephalus [J]. Neurology,1998, 50: 519-523.

[2] Adeoye O, Broderick JP.Advances in the management of intracerebral hemorrhage[J]. Nature Reviews Neurology, 2010, 6: 593-601.

[3] Al-Holou WN., O'Lynnger TM, Pandey AS, et al.Natural history and imaging prevalence of cavernous malformations in children and young adults[J]. Journal of Neurosurgery Pediatrics,2012, 9: 198-205.

[4] Aminova LR, Chavez JC, Lee J, et al.Prosurvival and prodeath effects of hypoxia-inducible factor-1alpha staliza-tion in a murine hippocampal cell line[J]. Journal of Biological Chemistry, 2005, 280: 3996-4003.

[5] Anderson CS, Huang Y, Arima H, et al.Effects of early intensive blood pressure-lowering treatment on the growth of hematoma and perihematomal edema in acute intracerebral hemorrhage:the Intensive Blood Pressure Reduction in Acute Cerebral Haemorrhage Trial (INTERACT)[J]. Stroke,2010, 41: 307-312.

[6] Anderson CS, Heeley E, Huang Y, et al.Rapid blood-pressure lowering in patients with acute intracerebral hemorrhage[J].New Eng-land Journal of Medicine,2013, 368: 2355-2365.

[7] Ariesen MJ, Claus SP, Rinkel GJ, et al.Risk factors for intracerebral hemorrhage in the general population:a systematic review[J]. Stroke:A Journal of Cerebral Circulation,2003, 34: 2060-2065.

[8] Auriat A.M, Wowk S, Colbourne F.Rehabilitation after intracerebral hemorrhage in rats improves recovery with enhanced dendritic complexity but no effect on cell proliferation[J].Behavioural Brain Research,2010, 214: 42-47.

[9] Ballabh P.Intraventricular hemorrhage in premature infants: mechanism of disease[J]. Pediatric Research,2010, 67: 1-8.

[10] Bateman BT, Schumacher HC, Bushnell CD, et al.Intracerebral hemorrhage in pregnancy:fre-quency, risk factors, and outcome[J]. Neurology,2006, 67: 424-429.

[11] Belayev L, Saul I, Curbelo K, et al.Experimental intracerebral hemorrhage in the mouse:histological, behavioral, and hemody-namic chara-cterization of a double-injection model[J]. Stroke:A Journal of Cerebral Circulation,2003, 34: 2221-2227.

[12] Benveniste H, Kim KR, Hedlund LW, et al.Cerebral hemorrhage and edema following brain biopsy in rats:significance of mean

arterial blood pressure[J].Journal of Neurosurgery, 2000, 92: 100–107.

[13] Betz, AL, Iannotti F, Hoff,JT.Brain edema:a classification based on blood–brain barrier integrity[J]. Cerebrov–ascular and Brain Metabolism Reviews, 1989, 1: 133–154.

[14] Bhatia P, Chamberlain R, Luo X, et al.Elevated blood pressure causes larger hematoma in a rat model of intracerebral hemorrhage[J]. Translational Stroke Research,2012, 3: 428–434.

[15] Bodmer D, Vaughan KA, Zacharia BE, et al.The molecular mechanisms that promote edema after intracerebral hemorrhage[J]. Translational Stroke Research,2012, 3: S52–S61.

[16] Broderick J, Brott T, Kothari R.Very early edema growth with ICH[J].Stroke,1995, 26: 184.

[17] Broderick JP, Brott TG, Tomsick T, et al.Ultra–early evaluation of intracerebral hemorrhage[J].Journal of Neurosurgery, 1990, 72: 195–199.

[18] Brott T, Broderick J, Kothari R, et al.Early hemorrhage growth in patients with intracerebral hemorrhage[J]. Stroke, 1997, 28: 1–5.

[18] Brown GC, Neher JJ.Eaten alive! Cell death by primary phagocytosis: 'phagoptosis' [J]. Trends in Biochemical Sciences, 2012, 37: 325–332.

[19] Bullock R, Mendelow AD, Teasdale GM, et al.Intracranial hae-morrhage induced at arterial pressure in the rat.Part 1:Description of technique, ICP changes and neuropathological findings[J]. Neurological Research,1984, 6: 184–188.

[20] Bullock R, Brock–Utne J, van Dellen, et al. Intracerebral hemorrhage in a primate model:effect on regional cerebral blood flow[J]. Surgical Neurology,1998, 29:101–107.

[21] Butcher K, Jeerakathil T, Emery D, et al.The intracerebral haemorrhage acutely decreasing arterial pressure trial:ICH ADAPT[J]. International Journal of Stroke,2010, 5: 227–233.

[22] Campos F, Qin T, Castillo J, et al.Fingolimod reduces hemorrhagic transformation associated with delayed tissue plasminogen activator treatment in a mouse thromboembolic model[J]. Stroke:A Journal of Cerebral Circulation, 2013, 44: 505–511.

[23] Chen CC, Liu CL, Tung YN, et al.Endoscopic surgery for intraventricular hemorrhage (IVH)caused by thalamic hemorrhage: comparisons of endoscopic surgery and external ventricular drainage (EVD)surgery[J]. World Neurosurgery, 2011, 75: 264–268.

[24] Chen YC, Chen CM, Liu JL, et al.Oxidative markers in spontaneous intracerebral hemorrhage: leukocyte 8–hydroxy–20–deoxyguanosine as an independent predictor of the 30–day outcome[J]. Journal of Neurosurgery,2011, 115: 1184–1190.

[25] Chen Z, Gao C, Hua Y, et al.Role of iron in brain injury after intraventricular hemorrhage[J]. Stroke:A Journal of Cerebral Circula–tion,2011, 42: 465–470.

[26] Chen–Roetling J, Chen L, Regan RF.Minocycline attenuates iron neuro–toxicity in cortical cell cultures[J]. Biochemical and Biophysical Research Com–munications,2009, 386: 322–326.

[27] Chen–Roetling J, Li Z, Chen M, et al.Heme oxygenase activity and hemoglobin neurotoxicity are attenuated by inhibitors of the MEK/ERK pathway[J]. Neuropharmacology,2009, 56: 922–928.

[28] Cheung RT, Hachinski V.The insula and cerebro–genic sudden death[J]. Archives of Neurology,2000, 57: 1685–1688.

[29] Choudhri TF, Hoh BL, Solomon RA, et al.Use of a spectrophoto–metric hemog–lobin assay to objectively quantify intracerebral hemorrhage in mice[J].Stroke:A Journal of Cerebral Circulation, 1997, 28: 2296–2302.

[30] Chua CO, Chahboune H, Braun A, et al.Consequences of intraventricular hemorrhage in a rabbit pup model[J]. Stroke:A Journal of Cerebral Circulation,2009, 40: 3369–3377.

[31] Clark W, Gunion–Rinker L, Lessov N, et al.Citicoline treatment for experimental intracerebral hemorrhage in mice[J]. Stroke:A Journal of Cerebral Circulation,1998, 29: 2136–2140.

[32] Deibert E, Aiyagari V, Diringer MN.Reversible left ventricular dysfunction associated with raised troponin I after subarachnoid haemorrhage does not preclude successful heart transplantation[J]. Heart,2000, 84: 205–207.

[33] Del Bigio MR, Yan HJ., Buist R, et al.Experimental intracerebral hemorrhage in rats.Magnetic resonance imaging and histopathological correlates[J]. Stroke,1996, 27: 2312–2319, discussion 9–20.

[34] Del Bigio MR, Yan HJ, Campbell TM, et al.Effect of fucoidan treatment on collagenase–induced intracerebral hemorrhage in rats[J]. Neurolog–ical Research,1999, 21: 415–419.

[35] del Zoppo GJ, Frankowski H, Gu YH,et al.Microglial cell activation is a source of metalloproteinase generation during hemorrhagic transformation[J]. Journal of Cerebral Blood Flow and Metabolism:Official Journal of the Interna–tional Society of Cerebral Blood Flow and Metabolism ,2012,32: 919–932.

[36] Delgado Almandoz JE, Yoo AJ, Stone MJ, et al.The spot sign score in primary intracerebral hemorrhage identifies patients at highest risk of in–hospital mortality and poor outcome among survivors[J].Stroke,2010, 41: 54–60.

[37] Demchuk AM, Dowlatshahi D, Rodriguez–Luna D, et al.Prediction of haematoma growth and outcome in patients with intracerebral haemorrhage using the CT–angiography spot sign (PREDICT):a prospective observational study[J]. Lancet Neurology, 2012, 11: 307–314.

[38] Dong XQ, Huang M, Hu YY, et al.Time course of plasma leptin concentrations after acute spontaneous basal ganglia hemorrhage [J]. World Neurosurgery,2010, 74: 286–293.

[39] Dowlatshahi D, Demchuk AM, Flaherty ML, et al.Defining hematoma expansion in intracerebral hemorrhage: relationship with patient outcomes[J].Neurology, 2011, 76: 1238–1244.

[40] Ducruet AF, Zacharia BE, Hickman ZL, et al.The complement cascade as a therapeutic target in intracerebral hemorrhage[J]. Experimental Neurology, 2009, 219: 398–403.

[41] Ducruet AF, Hickman ZL, Zacharia BE, et al.Exacer–bation of perihematomal edema and sterile meningitis with intraventricular administration of tissue plasminogen activator in patients with intracerebral hemorrhage[J]. Neurosurgery,2010, 66: 648–655.

[42] Dujardin KS, McCully RB, Wijdicks EF, et al.Myocardial dysfunction associated with brain death:clinical, echocardiographic, and pathologic features[J]. Journal of Heart and Lung Transplantation, 2001, 20: 350–357.

[43] Dye JA, Dusick JR, Lee DJ, et al.Frontal bur hole through an eyebrow incision for image–guided endoscopic evacuation of spontaneous intracerebral hemorrhage[J]. Journal of Neurosurgery, 2012, 117: 767–773.

[44] Elrifai AM, Bailes JE, Shih SR, et al.Characterization of the cardiac effects of acute subarachnoid hemorrhage in dogs[J]. Stroke:A Journal of Cerebral Circulation,1996, 27: 737–741, discussion 41–42.

[45] Enzmann D.R, Britt RH, Lyons BE, et al.Natural history of experimental intracerebral hemorrhage:sonography, computed tomography and neuropathology[J]. American Journal of Neuro-radiology,1981, 2: 517–526.

[46] Espiner EA, Leikis R, Ferch RD, et al.The neuro–cardio–endocrine response to acute subarachnoid haemorrhage[J]. Clinical Endocrinology, 2002, 56: 629–635.

[47] Fang CX, Wu S, Ren J.Intracerebral hemorrhage elicits aberration in cardiomyocyte contractile function and intracellular Ca^{2+} transients[J]. Stroke:A Journal of Cerebral Circulation ,2006, 37: 1875–1882.

[48] Fujii Y, Tanaka R, Takeuchi S, et al.Hematoma enlargement in spontaneous intracerebral hemorrhage[J]. Journal of Neurosurgery, 1994, 80: 51–57 .

[49] Fujii Y, Takeuchi S, Sasaki O, et al.Multivariate analysis of predictors of hematoma enlargement in spontaneous intracerebral hemorrhage[J]. Stroke,1998, 29: 1160–1166.

[50] Gaberel T, Magheru C, Parienti JJ, et al.Intraventricular fibrinolysis versus external ventricular drainage alone in intraventricular hemorrhage:a meta–analysis[J]. Stroke:A Journal of Cerebral Circulation,2011, 42: 2776–2781.

[51] Garcia JH, Ho KL, Caccamo D.Intracerebral hemorrhage: pathology of selected topics//Kase C S, Caplan LR. Intracerebral Hemorrhage[M]. Boston:Butterworths, 1994:45–72.

[52] Gebel JM, Sila CA, Sloan MA, et al.Thrombolysis–related intracranial hemorrhage:a radiographic analysis of 244 cases from the GUSTO–1 trial with clinical correlation.Global Utilization of Streptokinase and Tissue Plasminogen Activator for Occluded Coronary Arteries[J]. Stroke,1998, 29: 563–569.

[53] Goddard J, Lewis RM, Armstrong DL, et al.Moderate, rapidly induced hypertension as a cause of intraventricular hemorrhage in the newborn beagle model[J]. Journal of Pediatrics,1980, 96: 1057–1060.

[54] Graeb DA, Robertson WD, Lapointe JS, et al.Computed tomographic diagnosis of intraventricular hemorrhage.Etiology and prognosis[J]. Radiology,1982, 143: 91–96.

[55] Grenier D, Huot MP, Mayrand D.Iron–chelating activity of tetracyclines and its impact on the susceptibility of Actinobacillus actinomycetemcomitans to these antibiotics[J]. Antimicrobial Agents and Chemotherapy,2000, 44: 763–766.

[56] Gross BA, Du R.The natural history of cerebral dural arteriovenous fistulae[J]. Neurosurgery,2012, 71: 594–602, discussion 3.

[57] Gross BA, Du R.Hemorrhage from arteriovenous malformations during pregnancy[J]. Neurosurgery, 2012, 71: 349–355, discussion 55–56.

[58] Gross BA, Thomas AJ, Frerichs KU, et al.Cerebrovascular neurosurgery in 2012[J]. Journal of Clinical Neuroscience,2012, 20: 776–782.

[59] Gu Y, Hua Y, Keep RF, et al.Deferoxamine reduces intracerebral hematomainduced iron accumulation and neuronal death in piglets[J]. Stroke, 2009, 40: 2241–2243.

[60] Guo F, Hua Y, Wang J, et al.Inhibition of carbonic anhydrase reduces brain injury after intracerebral hemorrhage[J]. Translational Stroke Re–search,2012, 3: 130–137.

[61] Hackam DG, Woodward M, Newby LK, et al.Statins and intracerebral hemorrhage:collaborative systematic review and meta–analysis[J]. Circulation, 2011, 124: 2233–2242.

[62] He Y, Liu W, Koch LG, et al.Susceptibility to intracerebral hemorr–hage–induced brain injury segregates with low aerobic capacity in rats[J]. Neurobiology of Disease,2012, 49C: 22–28.

[63] Hernesniemi JA, Dashti R, Juvela S, et al.Natural history of brain arteriovenous malformations:a long–term follow–up study of risk of hemorrhage in 238 patients[J]. Neurosurgery, 2008, 63: 823–829, discussion 9–31.

[64] Hickenbottom SL, Grotta JC, Strong R, et al.Nuclear factor–kappaB and cell death after experimental intracerebral hemorrhage in rats[J]. Stroke,1999, 30: 2472–2477, discussion 7–8.

[65] Hu H, Wang L, Okauchi M,et al.Deferoxamine affects heat shock protein expression in heart after intracerebral hemorrhage in aged rats[J]. Acta Neurochirurgica Supplementum, 2011, 111: 197–200.

[66] Hua Y, Xi G, Keep RF, et al.Complement activation in the brain after experimental intracerebral hemorrhage[J]. Journal of Neurosurgery, 2000, 92: 1016–1022.

[67] Hua Y, Schallert T, Keep RF, et al.Behavioral tests after intracerebral hemorrhage in the rat[J]. Stroke, 2002, 33: 2478–2484.

[68] Hua Y, Nakamura T, Keep R, et al.Longterm effects of experimental intracerebral hemorrhage: the role of iron[J]. Journal of Neurosurgery, 2006, 104: 305–312.

[69] Huang F, Xi G, Keep RF, et al.Brain edema after experimental intracerebral hemorrhage: role of hemoglobin degradation pro–ducts[J]. Journal of Neurosurgery, 2002, 96: 287–293.

[70] Hurst JW.Electrocardiographic changes in intracranial hemorrhage mim–icking myocardial infarction[J]. New England Journal of Medicine,2003, 349: 1874–1875, author reply 5.

[71] Liu DZ, Sharp FR.Excitatory and mitogenic signaling in cell death, blood–brain barrier breakdown, and BBB repair after intracerebral hemorrhage[J]. Translational Stroke Research, 2012, 3:S62–S69.

[72] Liu J, Gao BB, Clermont AC, et al.Hyperglycemia–induced cerebral hematoma expansion is mediated by plasma kallikrein[J]. Nature Medicine,2011, 17: 206–210.

[73] Liu Q, Ding Y, Yan P, et al.Electrocardio–graphic abnormali–ties in patients with intracerebral hemorrhage[J]. Acta Neurochirurgica Supple–mentum, 2011, 111: 353–356.

[74] Lively S, Schlichter LC.Age–related comparisons of evolution of the inflammatory response after intracerebral hemorrhage in rats[J].Translational Stroke Research, 2012, 3: 132–146.

[75] Lodhia KR, Shakui P, Keep RF.Hydrocephalus in a rat model of intraven–tricular hemorrhage. Acta Neurochirurgica Supplementum, 2006, 96: 207–211.

[76] Longatti PL, Martinuzzi A, Fiorindi A, et al.Neuroen–doscopic management of intraventricular hemorrhage[J]. Stroke:A Journal of Cerebral Circulation,2004, 35: e35–e38.

[76] Lorenzo AV, Welch K, Conner S.Spontaneous germinal matrix and intraventricular hemorrhage in prematurely born rabbits[J]. Journal of Neurosurgery,1982, 56: 404–410.

[77] MacLellan CL, Silasi G, Poon CC,et al.Intracerebral hemorrhage models in rat:comparing collagenase to blood infusion[J]. Journal of Cerebral Blood Flow and Metabo–lism:Official Journal of the International Society of Cerebral Blood Flow and Metabolism, 2008, 28: 516–525.

[78] MacLellan CL, Silasi G, Auriat A.M, et al.Rodent models of intracerebral hemorrhage[J]. Stroke:A Journal of Cerebral Circulation, 2010, 41: S95–S98.

[79] Matsushita K, Meng W, Wang X, et al.Evidence for apoptosis after intercerebral hemorrhage in rat striatum[J]. Journal of Cerebral Blood Flow & Metabolism,2000, 20: 396–404.

[80] Naff N, Williams MA, Keyl PM, et al.Low–dose recombinant tissue–type plasminogen activator enhances clot resolution in brain hemorrhage:the intraventricular hemorrhage thrombolysis trial[J]. Stroke:A Journal of Cerebral Circulation, 2011, 42:

3009–3016.

[81] Naff NJ, Carhuapoma JR, Williams MA, et al.Treatment of intraventricular hemorrhage with urokinase:effects on 30–day survival[J]. Stroke:A Journal of Cerebral Circulation,2000, 31: 841–847.

[82] Naff NJ, Hanley DF, Keyl PM, et al.Intraventricular thrombolysis speeds blood clot resolution:results of a pilot, prospective, randomized, double–blind, controlled trial[J]. Neurosurgery, 2004, 54: 577–583, discussion 83–84.

[83] Nakamura T, Keep RF, Hua Y, et al.Deferoxamine–induced attenuation of brain edema and neurological deficits in a rat model of intracerebral hemorrhage[J]. Journal of Neurosurgery, 2004, 100: 672–678.

[84] Nakamura T, Xi G, Hua Y, et al.Intracerebral hemorrhage in mice:model characterization and application for genetically modified mice[J]. Journal of Cerebral Blood Flow and Metabolism, 2004, 24: 487–495.

[85] Nakamura T, Hua Y, Keep R, et al.Estrogen therapy for experimental intracerebral hemorrhage.Journal of Neurosurgery, 2005, 103: 97–103.

[86] Nakamura T, Keep RF, Hua Y, et al.Oxidative DNA injury after experimental intracerebral hemorrhage[J]. Brain Research, 2005, 1039: 30–36.

[86] Narayan RK, Narayan TM, Katz DA, et al.Lysis of intracranial hematomas with urokinase in a rabbit model[J]. Journal of Neurosurgery, 1985, 62: 580–586.

[87] Nath FP, Jenkins A, Mendelow AD, et al.Early hemodynamic changes in experi–mental intracerebral hemorrhage[J]. Journal of Neurosurgery, 1986, 65: 697–703.

[88] Nath FP, Kelly PT, Jenkins A, et al.Effects of experimental intracerebral hemorrhage on blood flow, capillary permeability, and histochemistry[J]. Journal of Neurosurgery,1987, 66: 555–562.

[89] Newell DW, Shah MM, Wilcox R, et al.Minimally invasive evacuation of spontaneous intracerebral hemorrhage using sonothrombolysis[J]. Journal of Neurosurgery, 2011, 115: 592–601.

[90] Nieuwkamp DJ, de Gans K, Rinkel GJ, et al.Treatment and outcome of severe intraventricular extension in patients with subarachnoid or intracere–bral hemorrhage:a systematic review of the literature[J]. Journal of Neurology, 2000, 247: 117–121.

[91] O'Donnell HC, Rosand J, Knudsen KA, et al.Apolipoprotein E genotype and the risk of recurrent lobar intracerebral hemorrhage [J]. New England Journal of Medicine, 2000, 342: 240–245.

[92] Oertel J.M, Mondorf Y, Baldauf J, et al.Endoscopic third ventriculostomy for obstructive hydrocephalus due to intracranial hem–orrhage with intraven–tricular extension[J]. Journal of Neurosurgery, 2009, 111: 1119–1126.

[93] Okauchi M, Hua Y, Keep RF, et al.Effects of deferox–amine on intracerebral hemorrhage–induced brain injury in aged rats[J]. Stroke,2009, 40: 1858–1863.

[94] Okauchi M, Hua Y, Keep RF, et al.Deferoxamine treatment for intracerebral hemorrhage in aged rats:therapeutic time window and optimal duration[J]. Stroke, 2010, 41: 375–382.

[95] Pang D, Sclabassi RJ, Horton JA.Lysis of intra–ventricular blood clot with urokinase in a canine model: Part 1.Canine intraventricular blood cast model[J]. Neurosurgery, 1985, 19: 540–546.

[96] Rohde V, Uzma N, Thiex R, et al.Management of delayed edema formation after fibrinolytic therapy for intracerebral hematomas:

preliminary experimental data[J]. Acta Neurochirurgica, Supplemen-tum, 2008, 105: 101–104.

[97] Ropper A.H, King RB.Intracranial pressure monito–ring in comatose patients with cerebral hemorrhage[J]. Archives of Neurology,1984, 41: 725–728.

[98] Selim M, Yeatts S, Goldstein JN, Gomes J, et al. Safety and tolerability of deferoxamine mesylate in patients with acute intracerebral hemorrhage[J]. Stroke, 2011, 42: 3067–3074.

[99] Seyfried DM, Han YX, Yang DM, et al.Localization of bone marrow stromal cells to the injury site after intracerebral hemorrhage in rats Laboratory investigation[J]. Journal of Neurosurgery, 2010, 112: 329–335.

[100] Siddiq A, Aminova LR, Ratan RR.Prolyl 4–hydroxylase activity–responsive transcription factors:from hydroxylation to gene expression and neuroprotection[J]. Frontiers in Bioscience, 2008, 13: 2875–2887.

[101] Skriver EB, Olsen TS.Tissue damage at computed tomography following resolution of intracerebral hematomas[J]. Acta Radiologica: Diagnosis, 1986, 27: 495–500.

[102] Soderberg S, Ahren B, Stegmayr B, et al.Leptin is a risk marker for first–ever hemorrhagic stroke in a population–based cohort[J]. Stroke:A Journal of Cerebral Circulation, 1999, 30: 328–337.

[103] Sussman BJ, Barber JB, Goald H.Experimental intracerebral hematoma. Reduction of oxygen tension in brain and cerebrospinal fluid[J]. Journal of Neuro–surgery, 1974, 41: 177–186.

[104] Sutherland CS, Hill MD, Kaufmann AM, et al.Recombinant factor VIIa plus surgery for intracerebral hem–orrhage[J]. Canadian Journal of Neurological Sciences,2008, 35: 567–572.

[105] Wagner KR, Xi G, Hua Y, et al.Early metabolic alterations in edematous perihematomal brain regions following experimental intracerebral hemorrhage[J]. Journal of Neurosurgery,1998, 88: 1058–1065.

[106] Xi G, Keep RF, Hoff JT.Mechanisms of brain injury after in-tracerebral haemorrhage[J]. Lancet Neurology, 2006, 5: 53–63.

[107] Xing Y, Hua Y, Keep RF.Effects of deferoxa–mine on brain injury after transient focal cerebral ischemia in rats with hyperglycemia[J]. Brain Research,2009, 1291: 113–121.

[108] Xue M, Del Bigio MR.Intracerebral injection of autologous whole blood in rats:time course of inflammation and cell death[J].Neuroscience Letters,2000, 283: 230–232.

[109] Yadav YR, Mukerji G, Shenoy R,et al.Endoscopic management of hypertensive intraventricular haemorrhage with obstructive hydrocephalus[J]. BMC Neurology,2007, 7: 1.

[110] Yang GY, Betz AL, Chenevert TL, et al. Experimental intracerebral hemorrhage:relationship between brain edema, blood flow, and blood–brain barrier permeability in rats[J]. Journal of Neurosurgery,1994, 81: 93–102.

[111] Ziai W, Moullaali T, Nekoovaght–Tak S, et al.No exacerbation of perihematomal edema with intraven–tricular tissue plasminogen activator in patients with spontaneous intraven-tricular hemorrhage[J]. Neurocritical Care, 2013, 18: 354–361.

[112] Ziai WC, Melnychuk E, Thompson CB, et al.Occurrence and impact of intracranial pressure elevation during treatment of severe intraventricular hemorrhage[J]. Critical Care Medicine, 2012, 40: 1601–1608.

[113] Ziai WC, Muschelli J, Thompson CB,. Factors affecting clot lysis rates in patients with spontaneous intraventricular hemorrhage [J]. Stroke:A Journal of Cerebral Circulation, 2012, 43:

1234–1239.

[114] Zou X, Fang S, Yuan G, et al.Investigation of potency to produce interleukin–2 of the peripheral blood T lymphocytes in patients with hemor–rhagic stroke[J]. Hua Xi Yi Ke Da Xue Xue Bao,

1997, 28: 304–306.

[115] Zuccarello M, Andaluz N, Wagner KR.Minimally invasive therapy for intracerebral hematomas[J]. Neurosurgery Clinics of North America, 2002, 13: 349–354.

第二节　急性自发性脑出血与炎症的研究进展

越来越多的证据表明炎性机制在脑出血后不同时期扮演重要角色。本文将对脑出血后炎症对神经功能的损害和潜在的修复作用进行总结。

一、原发性脑损伤的作用机制

脑出血后原发性脑损伤是由于脑实质内血液累积和与占位效果相关的机械损伤造成的组织破坏。除了保守治疗顽固性颅内压增高（Helbok 等，2011），外科手术清除血肿减压是一个比较合理的方法（Gautschi and Schaller，2013）。在大约 1/3 的患者中（Kazui 等，1996；Brott 等，1997），再出血和第一天时脑血肿的扩大进一步加剧了占位效应，从而加剧了神经功能损害。通过积极的降压治疗或应用止血措施可能避免血肿扩大，（Sakamoto 等，2013）。但是是否有效，临床证据并不足。有人认为由于颅内压增高可导致的血肿周围组织缺血，可能导致进一步的脑损伤，但行头颅 CT 检查并未得到证实（Zazulia 等，2001）。然而，一项最近的磁共振成像（MRI）研究发现，有 1/3 的脑出血患者在一个月内会出现脑缺血（Menon 等，2012）。

在脑出血后，血肿周围水肿的发展增加了颅内压力，加剧了占位效应（Xi 等，2006）。脑出血后的水肿与较高的院内死亡率相关（Staykov 等，2011）。在动物模型中，水肿高峰发生在脑出血后 3 ～ 4d（Xi 等，1998）。与此相比，脑出血患者水肿的进展将至少持续到出血后 10d（Staykov 等，2011）。在脑出血的第一个小时后，由于静水压力的增加和血脑屏障（BBB）的破坏导致血浆渗出是形成水肿的主要原因；血凝块回缩挤压出的血清也在水肿形成中发挥了作用（Wagner 等，1996）。稍后，凝血酶的产生，红细胞的裂解和引发的炎症过程均导致了水肿的形成（Xi 等，2001）。

二、继发性脑损伤的作用机制

除了由最初的血肿引起的机械性组织损伤，损伤的脑细胞和血凝块的外渗成分触发了一系列序贯性反应，包括炎症和氧化应激途径在内的损伤机制（Aronowski and Zhao，2011）。

止血机制的激活是机体对出血做出的生理应答。凝血酶在血液凝固过程中是必不可少的，并且在脑出血后的第一个小时内被激活（Gong 等，2008）。实验发现脑内注射凝血酶可以直接打开血脑屏障而导致早期脑水肿的形成（Lee 等，1997），并在出血后 1d 和 3d 导致神经元的损伤（Gong 等，2008）。高浓度的凝血酶在体外可以诱导神经元的损伤，然而，低浓度可以起到抗缺血或氧化应激的神经保护作用（Vaughan 等，1995；Donovan 等，1997；Striggow 等，2000）。而且，凝血酶在脑出血后的脑复苏中发挥重要作用（Hua 等，2009），这可能和其促进神经再生（Yang 等，2008）和血管生成（Tarzami 等，2006；Tsopanoglou and Maragoudakis，2007）有关。因此，脑出血后凝血酶的作用仍存在争议（Xi 等，2003，2006；Keep 等，2012）。

脑出血后的第一天裂解的红细胞释放血红蛋白，然后被血红素氧合酶 –1 转换成具有神经毒性的血红素和铁，这在促进继发性脑损伤中发挥重要作用（Wang and Doré，2007；Wang，2010）。脑内注射红细胞裂解液，或者同时注射血红蛋白和铁将导致脑水肿的形成和神经元的损伤（Wagner 等，2003；Wu 等，2003；Keep 等，2012）。血红素和铁诱导的神经毒性是由于血红素氧合酶 –1 的激活（Koeppen 等，2004；Wang and Doré，2007）而导致的氧化应激反应和由芬顿反应产生的铁介导的自由基产生所导致的（Wu 等，2003，2011；Clark

等，2008）。

中枢神经系统（CNS）对各种刺激的一般炎症应答涉及细胞和分子成分。脑出血后的神经炎症涉及脑小胶质细胞的早期激活，促炎介质的释放和外周血白细胞的流入，这些因素在脑损伤的二次病理生理过程中发挥主要作用（Wang and Doré，2007；Wang，2010）。先天性和适应性免疫系统均部分参与了脑出血后的神经炎症反应。目前，特异性抗原免疫参与缺血性和出血性脑卒中的过程仍不清楚（Iadecola and Anrather，2011）。

三、小胶质细胞 / 巨噬细胞

脑出血后首先激活的固有免疫细胞是常驻于中枢神经系统的小胶质细胞。他们不断地监视着细胞外的大脑环境，可以在组织损伤后的几分钟内激活。危险相关分子模式包括 ATP，神经递质，核酸，热休克蛋白和高迁移率族蛋白 1，它们被从脑出血后坏死的神经元释放到细胞外空间（Ohnishi 等，2011）。这些刺激激活不同的小胶质细胞的受体，包括 Toll 样受体（TLR）和晚期糖基化终产物（Taylor and Sansing，2013）受体。几个包括 TLR4 在内 Toll 样受体参与了脑出血后神经炎过程（Fang 等，2013）。脑出血后早期，TLR4 主要表达在 CD11b 阳性的小胶质细胞，随后经由 NF-κB 信号导致促炎基因的上调（Teng 等，2009；Lin 等，2012）。危险信号除了来自损伤的神经细胞，血液成分，如凝血酶、血纤维蛋白和血红素也可以通过 TLR/NF-κB 的途径引发炎症过程（Loftspring 等，2010；Lin 等，2012；Wang 等，2014）。血红蛋白触发炎症反应经由 TLR2/TLR4 组装的异源二聚体（Wang 等，2014）。实验和临床数据表明，TLR4 会促进脑出血后神经元的损伤。TLR4 缺陷（Teng 等，2009；Sansing 等，2011；Lin 等，2012）或阻断其表达（Wang 等，2013），可导致脑水含量（即水肿）下降，并减轻神经功能缺损。在入院患者中，单核细胞高表达 TLR2 和 TLR4 与不良预后有独立相关性（Rodríguez-Yáñez 等，2012）。因此，TLR4 信号可能是脑出血后比较有代表性的一个治疗靶点。

除了 TLRs，小胶质细胞还可以经由蛋白酶激活受体 -1（PAR-1）和促分裂原活化蛋白激酶信号传导途径激活凝血酶而被活化（Fujimoto 等，2007；Ohnishi 等，2007）。这导致肿瘤坏死因子（TNF-α）和坏死神经元的增加（Ohnishi 等，2010）。小胶质细胞还可以通过内吞红细胞激活清道夫受体如 CD36，从而启动小胶质细胞激活（Aronowski and Zhao，2011；Fang 等，2014）。

受到刺激后，小胶质细胞将变圆，获得阿米巴样的外观和较高的吞噬活性（Kreutzberg，1996），它们难以与表达相同细胞表面标志物（包括细胞 CD11b，Ibl-1，凝集素 B4）的活化巨噬细胞相鉴别（Ginhoux 等，2010）。然而，通过流式细胞术可以区分出 CD45 低表达及 CD11b 阳性的小胶质细胞（Campanella 等，2002；D'Mello 等，2009；Parney 等，2009；Gabrusiewicz 等，2011；Patel 等，2013；Mracsko 等，2014；Tang 等，2014）。巨噬细胞和小胶质细胞都存在经典激活的 M1 或替代激活的 M2 型（Kigerl 等，2009；David and Kroner，2011）。M1 小胶质细胞主要产生促炎介质，包括有害的细胞因子如 TNF-α，白介素 1b（IL-1b）或 IL-6 和促氧化剂的酶，如诱导型一氧化氮合酶（Liao 等，2012；Kobayashi 等，2013）。与此相反，M2 极化的小胶质细胞具有精氨酸酶活性，并产生神经营养因子和 IL-10。M2 小胶质细胞已证实与脑损伤后的神经保护和再生作用有关（Ponomarev 等，2007）。由于极性的不同，小胶质细胞 / 巨噬细胞可在脑相关疾病和损伤中发挥完全相反的作用（Taylor and Sansing，2013）。

小胶质细胞的活化发生在各种神经系统疾病中，包括中枢神经系统和外周感染、神经退行性疾病、创伤性脑损伤、缺血性和出血性卒中（Suzuki 等，2011；Püntener 等，2012；Hernandez-Ontiveros，2013；Patel 等，2013；Taylor and Sansing，2013；Doens and Fernández，2014）。除了细胞碎片的清除，小胶质细胞对释放到脑实质中的血液成分的吞噬也发挥了重要作用（Aronowski and Zhao，2011）。在实验性脑出血中，小胶质细胞活化发生在胶原酶注射 1h 以后（Wang and Doré，2007）和自体血注射 4h 后，激活的小神经胶质细胞 / 巨噬细胞的数量 72h 达到峰值，并在 3 ~ 4 周后回到正常水平。

在各种刺激下，小胶质细胞和脑内的巨噬细胞产生促炎细胞因子，包括 TNF-α 和 IL-1b 的（Wang and Doré，2007）趋化因子（Matsushita 等，2014）和活性氧（ROS；Yang 等，2014）。除了神经毒性细胞因子，由小胶质细胞产生的趋化因子如 CXCL2（Shiratori 等，2010）对中性粒细胞具有趋化作用，从而加剧炎症反应（Tessier 等，1997）。此外，M1 小胶质细胞产生小胶质细胞 T 细胞经由 MHC Ⅱ 在抗原呈递中产生交联（Starossom 等，2012）。因此，小胶质细胞通过招募和激活血源性白细胞参与早期神经炎症，这可能加重脑出血引起的神经元损伤。

另一方面，小胶质细胞在脑出血恢复阶段的血肿消散中发挥重要作用。更有效和更快清除脑实质中的血液，有助于减弱脑实质内的血液成分引起的炎症反应过程。（Zhao 等，2007）。此外，M2 小胶质细胞促进脑出血的恢复需要趋化因子受体 CX3CR1 的帮助（Taylor and Sansing，2013）。

小胶质细胞 / 巨噬细胞在脑出血后的基本病理生理作用中有治疗潜力。另一方面，小胶质细胞的功能是多样的，并且不可能简单地分类为是好还是坏。此外，不同的小胶质细胞亚群可能参与了相反的信号呈递过程，其主要功能可能会随着卒中后时间的推移而有所不同（cp ischemia；Lalancette-Hébert 等，2007）。

在实验性脑出血中，TLR4 阻断后可减少神经元损伤和水肿的形成，从而提高神经功能的恢复。这是由于抑制了下游信号传导机制从而降低了促炎细胞因子的表达（Wang 等，2013）。在另一项研究中，TLR4 抑制药 TAK-242 上调 CD36 清道夫受体的表达，从而促进血肿更快地吸收，减弱了神经功能缺损（Fang 等，2014）。米诺环素是一种四环素类分子，其可以抑制小胶质细胞激活（Tikka and Koistinaho，2001）。在众多的研究测试后米诺环素已经被证明可以在脑出血后调节神经元损伤。在体外研究中，米诺环素减少凝血酶诱导的小胶质细胞释放的 TNF-α 和 IL-1β（Wu 等，2009）。在类似的研究中，应用米诺环素 3d 后减轻了出血后的脑水肿，并减轻了神经功能损害，并在 28d 后降低了脑萎缩的程度（Wu 等，2010）。另一项研究发现脑出血后 5d 血肿周围小胶质细胞 / 巨噬细胞的数量减少（Szymanska 等，2006）。其他人发现在米诺环素治疗的大鼠中保存完好的微血管与脑含水量的降低和 TNF-α 和基质金属蛋白酶 12（MMP-12）的水平下降有关（Wasserman and Schlichter，2007）。在这些研究中，最晚在脑出血后 6h 开始实施干预，这提示治疗有临床意义。其结果是，一项随机单盲的米诺环素在脑出血后的临床试验已经展开（米诺环素在脑出血患者的初步研究（MACH）；NCT01805895）。对脑出血后活化小胶质细胞的分子机制已经开始进一步的研究。芝麻素以及青藤（Yang 等，2014）和姜黄素（Yang 等，2014）可以抑制丝裂原活化的蛋白激酶（Daxi 等，2013），通过发挥它们的抗炎和抗氧化作用起到神经保护的作用。然而，它们作用机制的不同仍需要进一步调查。

小神经胶质细胞 / 巨噬细胞对血肿吸收的影响也被确认为脑出血后的治疗靶标。过氧化物酶体增殖物激活受体激动药可诱导 CD36 介导的小胶质细胞对红细胞的清除。在体内研究中，它促进血肿的吸收，减少神经元丢失和神经功能缺损（Zhao 等，2007，2009）。因此，除了阻止急性期小胶质细胞活化的不利影响，刺激小胶质细胞的吞噬功能，从而提高功能恢复也可能具有治疗潜力。

血脑屏障的破坏和固有免疫细胞：血脑屏障是由毛细血管内皮细胞形成的。除了血管内皮细胞，血管周围细胞，例如周细胞和星形胶质细胞和细胞外基质对血脑屏障的功能也有重要影响。血脑屏障的通透性可以通过跨细胞途径的改变或细胞外基质的破坏而增加（Keep 等，2014；Knowland 等，2014）。在缺血性脑卒中中，血脑屏障的破坏是由于氧气和葡萄糖的供应不足（Ronaldson and Davis，2012）。与此相反，由于不存在脑出血诱导的局部缺血损伤（Zazulia 等，2001），这表明存在其他机制诱导血脑屏障通透性的增加。凝血酶已经被证明可以通过蛋白酶激活受体 -1 介导以血脑屏障破坏（Liu 等，2010）。血红蛋白本身及其降解产物血红素和铁也可引起血脑屏障通透性增加（Yang 等，2013）。因此，铁螯合剂去铁胺（Nakamura 等，2004；Okauchi 等，2010）和 HO 抑制药（Gong 等，2006）可降低脑出血引起的脑水肿。

基质金属蛋白酶属于内肽酶类，正如蛋白酶类丝氨酸或半胱氨酸蛋白酶一样，它们对细胞外基质具有重要的调节作用，但在炎症条件下激活的基质金属蛋白酶会导致血脑屏障功能障碍，毛细血管通透性增加，促进脑水肿的形成（Rosenberg and Navratil，1997）。在过去的二十年里对基质金属蛋白酶在脑出血中的研究已经很深入详尽（Wang and Doré，2007；Florczak-Rzepka 等，2012）。虽然抑制金属机制蛋白酶可能减少脑出血引起的脑损伤，但基质金属蛋白酶在神经发生、髓鞘功能轴突生长的调控中也有重要作用（Pepper，2001；Kaczmarek

等，2002；Cunningham 等，2005）。因此在脑出血的治疗中应考虑调控而不是长期抑制基质金属蛋白酶。

对穿透血脑屏障浸润到脑实质的免疫细胞进行调节维持其在中枢神经系统中的免疫特性中具有重要的作用（Pachter 等，2003）。在炎性反应发生时，白细胞表达的黏附分子和内皮细胞表达的相应配体在毛细血管壁的表达会增加。从而促使更多的白细胞附着到这些小静脉壁上。白细胞通过血脑屏障浸润到外部涉及滚动、黏附和跨内皮的迁移。参与这个过程的黏附分子可分为三种类型：选择素，免疫球蛋白超家族和整合素（Brea 等，2009；Iadecola and Anrather，2011）。研究表明，细胞内表达的黏附分子 -1 会在脑出血数小时内上调（Gong 等，2000；Yang 等，2011）。血管粘连蛋白 -1 也会在脑出血后上调，使用相应的抑制药可减少中性粒细胞浸润和脑损伤（Ma 等，2011）。

大脑浸润的白细胞将产生促炎细胞因子和金属蛋白酶，这些物质会引起血脑屏障进一步的破坏（Xi 等，2006；Wang and Doré，2007；Aronowski and Zhao，2011）。因此，外周血白细胞和血脑屏障存在密切的联系，这使得难以评估不同的化合物对血脑屏障完整性的影响。从本质上讲，任何影响脑出血引起的炎症反应的化合物都将影响血脑屏障的完整性。

在实验和临床研究中，发现外周血白细胞可浸润到出血部位（Lee 等，1975；Del Bigio 等，1996；Gong 等，2000；Xue and Del Bigio，2000；Mayne 等，2001；Peeling 等，2001；Wang and Tsirka，2005）。通常情况下，脑出血后在大脑中发现的白细胞可能来自流入血肿中的血液。另外，全身性免疫细胞可以穿过血脑屏障主动迁移进入大脑（Xi 等，2006）。脑出血后白细胞的来源可以通过使用 CD45.1 转基因小鼠来确定（Sansing 等，2011；Hammond 等，2012；Mracsko 等，2014）。表达 CD45.2 的野生型小鼠的鲜血被注入到表达 CD45.1 小鼠的脑内（或反过来）和定位于脑的白细胞通过流式细胞仪来分析 CD45.2 和 CD45.1 的表达。这些研究一致认为，血液注入 1d 后从大脑中分离出的大多数白细胞源自血液循环而不是从注入的血液。这种方法的一个缺陷是单独注射针的插入也会造成脑损伤，导致假手术组的动物中也会有大量白细胞的浸润（Loftspring 等，2009；Mracsko 等，2014）。因此，注入技术的差异，甚至针的不同都可能导致不同干预组之间白细胞浸润数量的差异。

四、单核细胞

单核细胞是由骨髓的成单核细胞产生并成熟分化为不同类型的巨噬细胞。中枢神经系统中的小胶质细胞群的更新主要是原位的胶质细胞扩增，很少一部分是通过外周血循环中的单核细胞来补充（Ajami 等，2007）。如上所述，区分浸润的小胶质细胞和单核细胞 / 巨噬细胞是很难的，因为它们在活化后表达相同的细胞表面标记。研究者将带有绿色荧光蛋白的转基因嵌合体小鼠骨髓移植到射线照射过的野生型老鼠（Schilling 等，2003，2005；Tanaka 等，2003）身上，用于区分小胶质细胞和周边的单核细胞的分布和作用。但这种方法在脑出血中的应用是受限的（Hammond 等，2014）。利用小胶质细胞和单核 / 巨噬细胞之间 CD45 表达的差异，流式细胞仪也可以区分单核细胞的浸润（Sansing 等，2011；Hammond 等，2012；Mracsko 等，2014）。脑出血 12h 后侵入的单核细胞在数量上超过中性白细胞（Hammond 等，2012），其数量在第 5 天达到峰值（Mracsko 等，2014）。在 TLR4 缺陷的老鼠或嗜中性粒细胞耗尽后单核细胞浸润减少（Sansing 等，2011）。单核细胞趋化蛋白 -1 及其受体 CC 趋化因子受体 2（CCR2）涉及单核细胞的迁移过程（Yao and Tsirka，2012）。单核细胞趋化蛋白质 -1 在实验性脑出血后 24h 升高（Yao and Tsirka，2012），其在患者血清中的升高与脑出血后 7 天患者的不良预后相关（Hammond 等，2014）。因此，具有野生型的中枢神经系统和 CCR2 缺乏的嵌合小鼠在脑出血后运动功能障碍减轻（Hammond 等，2014）。与此同时，CCR2 阳性的单核细胞似乎是脑出血后血肿清除和功能恢复的重要调控者（Yao and Tsirka，2012）。

五、粒细胞

中性粒细胞是脑受损后首先进入大脑的白细胞。在胶原蛋白酶诱导小鼠脑出血 4h 后发现浸润的中性粒细胞（Wang and Tsirka，2005），在出血后 3～5d 后达到高峰（Gong 等，2000；Xue and Del Bigio，2000；Mracsko 等，2014）。虽然中性粒细胞在血液和胶原酶注射模型中渗透的时空顺序类似，但在胶原酶注射的模型中，中性粒细胞的数量比血液注射的模型更高（Xue and Del Bigio，2000；Mracsko 等，2014）。在试验性脑出血中，浸润的中性粒细胞在进入血肿后 2d 就开始发生凋亡（Savill，1997）。死亡的白细胞释放出来的小分子进一步刺激小胶质细胞/巨噬细胞和白细胞会加剧神经炎性反应过程（Stern 等，1996；Wang，2010）。在卒中后 6h，血肿周围的血管中发现中性粒细胞聚集（Wisniewski，1961）。从开颅术获得的血肿周围组织中，发现脑出血 12～24h 后中性粒细胞和淋巴细胞浸润进一步增加，这与 TUNEL 阳性细胞的数量增加一致（Guo 等，2006）。然而，值得注意的是，用组织学技术对缺血性卒中的神经血管成分进行标记，发现多形粒细胞主要位于管腔表面或脑血管周围间隙，无粒细胞渗入脑实质（Enzmann 等，2013）。

最近的研究表明，活化的小胶质细胞在募集中性粒细胞进入受损的大脑部位起着重要的作用。在小胶质细胞增加 CXCL2 产生时，亚铁血红素诱导 TLR4 激活，与中性粒细胞表面的 CXCR2 结合导致白细胞产生趋向性（Zarbock and Ley，2009）。因此，TLR4 缺陷的老鼠表现出在脑出血后 3d 中性粒细胞和单核细胞浸润减少（Sans 等，2011）。

粒细胞似乎对脑出血后的大脑有严重的有害影响。通过静脉注射多核中性白细胞抗体（anti-PMN）血清减少的中性粒细胞可使血脑屏障破坏、轴突损伤和神经缺陷减少（MoxonEmre and Schlichter，2011）。在另一项研究中发现，脑缺血后，PMN 抗体治疗阻止内皮功能障碍和血栓溶解诱导出血性转移（Gautier 等，2009）。作为特异性的吞噬细胞，中性粒细胞用吞噬体包含消化和氧化的化合物。在吞噬时，他们产生氧化破裂导致释放活性氧通过 NADPH 氧化酶和髓过氧化物酶（Hampton 等，1998）。虽然这些过程抗菌是必需的，高 ROS 水平和小胶质激活及中性粒细胞浸润会明显增加脑出血后的不良预后率（Nguyen 等，2007；Han 等，2008）。自由基的清除剂依达拉奉在脑出血后的应用减少了脑水肿和神经缺损（Nakamura 等，2008）。

除了小胶质细胞/巨噬细胞，中性粒细胞中发现神经毒素 TNF-α 的表达（Mayne 等，2001b；Nguyen 等，2007；Wasserman and Schlichter，2007）。中性粒细胞也招募单核细胞/巨噬细胞放大炎症过程（Soehnlein Lindbom，2010）。因此，PMN 抗体疗法减少血肿周围浸润的单核细胞/巨噬细胞的数量和减少胶质瘢痕形成（Moxon-Emre and Schlichter，2011）。

六、适应性免疫系统的细胞

抗原特异性免疫反应增加通常需要 5～7d。适应性免疫系统的细胞部分，B 细胞参与体液免疫反应，而 T 细胞参与细胞免疫。T 细胞通过表达 CD4 或 CD8 以确定其功能：是参加调节免疫反应或引起细胞毒性。

越来越多证据表明适应性免疫，尤其是 T 淋巴细胞免疫调节在缺血后继发脑损伤中起到重要的作用（Yilmaz 等，2006；Iadecola and Anrather，2011；Liesz 等，2011；Chamorro 等，2012）。相比之下，脑出血后淋巴细胞的作用尚不清楚。脑出血后 6h（Lee 等，1975），脑脊液中即可发现淋巴细胞。在开颅术获得的血肿周围脑组织中也发现淋巴细胞（Guo 等，2006）。相比之下，脑出血动物模型中大都报道 T 细胞浸润延迟到脑出血后 48～96h（Xue and Del Bigio，2000，2003；Loftspring 等，2009）。通过流式细胞术发现 CD4$^+$ T 细胞浸润大脑白细胞数量在脑出血后 5d 达到顶峰（Mracsko 等，2014）。但同时渗透的 CD8$^+$ T 的表达似乎不太突出（Schwab 等，2001；Loftspring 等，2009；Chaitanya 等，2010；Mracsko 等，2014）。

T 细胞入侵和激活都是抗原依赖性的（Iadecola Anrather，2011），与其他类型的 T 细胞一样，促炎的 γδT 细胞和免疫抑制调节性 T 细胞（Tregs）在脑出血时浸润出血的脑组织（Gao et al.，2014）。调节性 T 细胞在脑缺血和脑出血时均具有神经保护作用（Liesz 等，2009；Yang 等，2014b），脑出血后 B 细胞和自然杀伤细胞的病理生理作用几乎没有被研究过。这些细胞的低浸润性（Mracsko 等，2014）表明在脑出血时诱发脑损伤的作用微小。

芬戈莫德是神经胺 1- 磷酸受体 1 调制器，并已被批准用于治疗复发的多发性硬化症。芬戈莫德通过下调

T细胞上鞘氨醇受体表达从而抑制它们从淋巴组织出来（Chiba，2005）。一项研究表明，实验性脑出血后用芬戈莫德可减少脑水肿和改善神经功能（Rolland等，2011）。有趣的是，最近在中国临床试验研究测试中（n = 23名患者），与对照组相比，芬戈莫德可减少周围血肿的水肿和神经损伤（Fu等，2014）。

七、体液炎性介质

核因子-κB（NF-κB）是普遍存在的关键调节器转录因子，包括炎症反应（Barnes，1996）和促炎基因如TNF-α，IL-β，一氧化氮合酶、HO-1和胞内粘连分子-1（Barnes and Karin，1997；Emsley and Tyrrell，2002）。NF-κB对氧化应激是极其敏感的（Grilli and Memo，1999），在实验动物（Hickenbottom等，1999；Wagner，2007）和脑出血患者中（Wang等，2011），周围血肿脑组织中NF-κB都可被立即激活。过氧物酶体增殖物激活受体-γ为核激素受体超家族的一员，它可抑制NF-κB功能，从而减少炎症和神经元的死亡，并可促进血肿的溶解和改进预后（Zhao等，2006）。

细胞因子可分为促炎和抗炎细胞因子。肿瘤坏死因子-α是一种多效性的细胞因子，主要由小胶质细胞/巨噬细胞（Lambertsen等，2005）和中性粒细胞（Mayne等，2001）分泌。肿瘤坏死因子-α在中枢神经系统损伤后神经损伤扩展中起着核心作用（Rodríguez-Yáñez and Castillo，2008）。与野生型小鼠相比，肿瘤坏死因子-α基因消除小鼠可减少人脑出血后的脑水肿（Hua等，2006）。在人脑出血稀释小胶质细胞/巨噬细胞活化后，用TNF-α抗体治疗，可减少caspase-3清除，从而减轻脑水肿并且获得更好的神经功能恢复（Mayne等，2001，Lei等，2013）。IL-1细胞因子家族包含越来越多的成员；其中最重要的是IL-α，IL-β和天然受体拮抗药IL-Ra（Luheshi等，2009）。在神经炎症反应时，IL-β主要是由小胶质细胞/巨噬细胞分泌，并且具有神经毒性（Pearson等，1999；Vezzani等，1999）。超表达的IL-1受体拮抗药在凝血酶诱发的脑水肿（Masada等，2001）、血脑屏障破坏和神经元丢失（Greenhalgh等，2012）时减少。早在人脑出血2h时就可出现TNF-α和IL-1的过度表达（Xi等，2001；Aronowski and Hall，2005；Wagner等，2006）。

干扰素-γ（IFN-γ）是一种T淋巴细胞的主要效应分子（Schroder等，2004），并且在脑缺血时T细胞也是IFN-γ的主要来源（Liesz等，2009）。与IFN-γ在缺血性脑卒中的充分研究相比（Yilmaz等，2006；Liesz等，2011），这种细胞因子在人脑出血中的作用还有待阐明。在由芬戈莫德预防治疗人脑出血72h后，干扰素-γ蛋白表达增加（Rolland等，2011）。

临床研究测量的血清细胞因子在人脑出血的作用是有限的。在人脑出血的24h后发现，血清IL-6和IL-10浓度增加，并且IL-6与血容量和质量效应的出血（Dziedzic等，2002）有关。在另一项研究中，在人脑出血发作后12和24h，血浆TNF-α和IL-6水平升高与周围血肿水肿（Castillo等，2002）有关。这些报道支持促炎细胞因子在人脑出血后的有害影响。虽然在人脑出血，细胞因子可能是有前途的治疗目标，但目前为止还没有临床试验研究细胞因子拮抗药作用的报道。

八、神经炎症反应的影像学研究

由于神经炎症过程的时空复杂性，在护理治疗患者时，临床医生逐渐认识到体内解剖结构和功能成像技术对诊断和随访的重要性。此外，这些技术的快速发展暗示着已经允许实验研究在细胞和分子水平理解神经炎症反应的机制。小胶质细胞活化是脑损伤和疾病进展时神经炎症反应的重要组成部分，它已成为神经炎症成像的一个重要目标。激活后，小胶质蛋白转运蛋白（TSPO）下调（Chauveau等，2008），并且可以通过正电子发射断层扫描（PET）或单光子发射计算机断层扫描（SPECT）检测到放射性标记的配体（SPECT；Winkeler等，2010；Chauveau等，2011；Ciarmiello，2011；Kiferle等，2011）。

为了调查全身免疫细胞运送到大脑的潜在机制，以及对比以内皮选择素为靶向的媒介，细胞间黏附因子（ICAM）以及血管细胞黏附因子（VCAM）得以研发。这些因子包括^{125}I标记的GdNRs，^{64}Cu标记的纳米粒子或者是氧化铁微粒标记的ICAM。浸润的白细胞可在体外进行标记，也可以被标记为有示踪剂标识的休眠状态，或者利用他们的噬菌作用而被激活的状态。例如休眠标记可以是 ^{111}In 或 ^{99m}Tc 标记的混合物的单光子发射计算机化断层显像。对体内的 MRI，使用标记使用铁氧化物纳米颗粒（Stüber 等，2007）、封装了单分散的单核超顺磁性的铁氧化物颗粒的脂质体（索能等，2010）或顺磁镧系元试剂（Castelli 等，2009；Stoll and Bendszus，2010）。

以上详述的标记方法越来越多地在临床和实验研究中使用，以阐述炎症在神经系统疾病中的进程，这些疾病包括脑缺血，多发性硬化，阿尔茨海默症和帕金森症（Jacob 和 Tavitian，2012）。与此相比，在体内神经影像学也开始用来研究脑出血引起的炎症过程。在胶原酶诱导的脑出血模型中，增强 MRI 对用于 VCAM-1 的氧化铁微粒进行显像，显示 VCAM-1 在脑出血后 24h 表达最多，并在脑出血 5d 后返回到基线水平（Gauberti 等，2013）。然而，到目前为止，我们没有关于脑出血后白细胞浸润的神经影像数据。

九、结论

炎症过程越来越被认为是脑出血影响继发性脑损伤后病理生理学的重要因素。现在对有关实验性脑出血白细胞的渗透机制已基本清楚。现对特定种类的免疫细胞的病理生理学作用机制的研究已经较为透彻，但对这些免疫细胞之间的相互作用却知之甚少。由于脑出血后迟发型脑损伤的特征，适应性免疫细胞可能在脑出血后亚急性和再生阶段起着重要的作用。由于目前脑出血动物模型的局限性，临床前研究到临床应用的转化是一个挑战。在脑出血后，局部及全身神经炎症还有待于进一步的深入研究。

（王兆涛　张洪钿　孔　权）

参 考 文 献

[1] Ajami B, Bennett JL, Krieger C, et al. Local selfrenewal can sustain CNS microglia maintenance and function throughout adult life[J]. Nat Neurosci, 2007, 10: 1538-1543.

[2] Aronowski J, Zhao X.Molecular pathophysiology of cerebral hemorrhage:secondary brain injury[J].Stroke,2011,42:1781-1786.

[3] Barnes P J. Is immunotherapy for asthma worthwhile?[J]. N Engl J Med，1996, 334:531-532.

[4] Barnes P J, Karin M. Nuclear factor-kB:a pivotal transcription factor in chronic inflammatory diseases[J]. N Engl J Med, 1997, 336:1066-1071.

[5] Castillo J, Dávalos A, Alvarez-Sabín J, et al.Molecular signatures of brain injury after intracerebral hemorrhage[J]. Neurology,2002, 58: 624-629.

[6] Chaitanya GV, Schwaninger M, Alexander JS,et al.Granzyme-b is involved in mediating postischemic neuronal death during focalcerebral ischemia in rat model[J]. Neuroscience, 2010, 165: 1203-1216.

[7] Chamorro Á, Meisel A, Planas AM, et al.The immunology of acute stroke[J]. Nat Rev Neurol2012,8: 401-410.

[8] Chang CF, Chen SF, Lee TS, et al.Caveolin-1 deletion reduces early brain injury after experimental intracerebral hemorrhage[J]. Am J Pathol,2011,178: 1749-1761.

[9] Chauveau F, Boutin H, Van Camp N, et al.Nuclearimaging of neuroinflammation:a comprehensive review of [C-11]PK11195 challengers[J]. Eur J Nucl Med Mol Imaging, 2008, 35: 2304-2319.

[10] Chauveau F, Boutin H, Van Camp N, et al.In vivo imaging of neuroinflammation in the rodent brain with [C-11]SSR180575, a novel indoleacetamide radioligand of the translocator protein(18 kDa)[J]. Eur J Nucl Med Mol Imaging,2011, 38: 509-514.

[11] D'Mello C, Le T, Swain MG.Cerebral microglia recruit monocytes into the brain in response to tumor necrosis factoralpha signalingduring peripheral organ inflammation[J]. J Neurosci, 2009,29: 2089-2102.

[12] Doens D, Fernández PL.Microglia receptors and their implications in the response to amyloid for Alzheimer's disease pathogenesis[J]. Neuroinflammation, 2014, 11:48.

[13] Fang H, Wang P F, Zhou Y, et al. Toll-likereceptor 4 signaling in intracerebral hemorrhage-induced inflammation and injury[J]. Neuroinflammation，2013, 10:27.

[14] Fisher C M. Pathological observations in hypertensive cerebral hemorrhage[J]. Neuropathol Exp Neurol，1971, 30:536-550.

[15] Fisher CM.Hypertensive cerebral hemorrhage.Demonstration of thesource of bleeding. J Neuropathol Exp Neurol, 2003, 62, 104-107.

[16] Florczak-Rzepka M, Grond-Ginsbach C, Montaner J, et al.Matrix metalloproteinases in human spontaneous intracerebral hemorrhage: an update.Cerebrovasc Dis, 2012, 34: 249-262.

[17] Fu Y, Hao J, Zhang N, et al.Fingolimod for thetreatment of intracerebral hemorrhage:a 2-arm proof-of-concept study.JAMA Neurol,2014, 71: 1092-1101.

[18] Fujimoto S, Katsuki H, Ohnishi M, et al.Thrombin induces striatal neurotoxicity depending on mitogenactivated protein kinase pathways in vivo. Neuroscience, 2007, 144: 694-701.

[19] Gabrusiewicz K, Ellert-Miklaszewska A, Lipko M, et al. Characteristics of the alternative phenotype ofmicroglia/macrophages and its modulation in experimental gliomas. PLoS One, 2011, 6:e23902.

[20] Gao L, Lu Q, Huang LJ, et al.Transplanted neural stem cells modulate

regulatory T, T cells and corresponding cytokines after intracerebral hemorrhage in rats. Int. J. Mol. Sci, 2014, 15: 4431-4441.

[21] Gauberti M, Montagne A, Marcos Contreras OA, et al.Ultra-sensitive molecular MRI of vascular cell adhesion molecule-1 reveals a dynamic inflammatory penumbra after strokes. Stroke, 2013, 44: 1988-1996.

[22] Gautschi OP, Schaller K.Surgery or conservative therapy for cerebralhaemorrhage? Lancet,2013, 382: 377-378.

[23] Ginhoux F, Greter M, Leboeuf M, et al. Fate mapping analysis reveals that adult microglia derive from primitive macrophages. Science,2010, 330: 841-845

[24] Gong C, Hoff JT, Keep RF.Acute inflam-matory reaction following experimental intracerebral hemorrhage in rat[J].Brain Res, 2000, 871: 57-65.

[25] Gong Y, Tian H, Xi G, et al.Systemiczinc protoporphyrin administration reduces intracerebral hemorrhage-induced brain injury[J]. Acta Neurochir Suppl, 2006, 96: 232-236.

[26] Gong Y, Xi G, Hu H, et al.Increase in brain thrombin activity after experimental intracerebral hemorrhage. Acta Neurochir Suppl, 2008, 105: 47-50.

[27] Greenhalgh AD, Brough D, Robinson EM, et al. Interleukin-1 receptor antagonist is beneficial after subarachnoid haemorrhage in rat by blocking haem-driven inflammatory pathology[J]. Dis. Model Mech, 2012, 5: 823-833.

[28] Grilli M, Memo M.Possible role of NF-kappaB and p53 in the glutamate-induced pro-apoptotic neuronal pathway[J]. Cell Death Differ, 1999, 6: 22-27.

[29] Guo FQ, Li XJ, Chen LY, et al.Study of relationship between inflammatory response and apoptosis in perihematoma region in patients with intracerebral hemorrhage[J]. Zhongguo Wei Zhong Bing Ji Jiu Yi Xue, 2006, 18: 290-293.

[30] Hammond MD, Ai Y, Sansing LH.Gr1+ macrophages and dendritic cells dominate the inflammatory infiltrate 12 hours after experimental intracerebral hemorrhage[J]. Transl Stroke Res, 2012, 3: s125-s131.

[31] Hammond MD, Taylor RA, Mullen MT, et al. CCR2+ Ly6C(hi) inflammatory monocyte recruitment exacerbates acute disability following intracerebral hemorrhage[J]. J Neurosci, 2014, 34: 3901-3909.

[32] Hampton MB, Kettle AJ, Winterbourn CC. Inside the neutrophil phagosome:oxidants, myeloperoxidase and bacterial killing[J]. Blood, 1998, 92: 3007-3017.

[33] Han N, Ding SJ, Wu T,et al. Correlation of free radical level and apoptosis after intracerebral hemorrhage in rats[J].Neurosci Bull, 2008, 24: 351-358.

[34] Hanley DF.Intraventricular hemorrhage:severity factor and treatment target in spontaneous intracerebral hemorrhage[J]. Stroke, 2009, 40: 1533-1538.

[35] Hickenbottom SL, Grotta JC, Strong R, et al.Nuclear factor-kappaB and cell death after experimental intracerebral hemorrhage in rats[J]. Stroke, 1999, 30: 2472-2477; discussion 2477-2478.

[36] Jacobs AH, Tavitian B, INMiND consortium. Noninvasive molecular imaging of neuroinflammation[J]. J Cereb Blood Flow Metab, 2012, 32: 1393-1415.

[37] James ML, Warner DS, Laskowitz DT. Preclinical models of intracerebral hemorrhage:a translational perspective[J]. Neurocrit Care, 2008, 9: 139-152.

[38] Kaczmarek L, Lapinska-Dzwonek J, Szymczak S.Matrix metalloproteinases in the adult brain physiology:a link between

c-Fos, AP-1 and remodeling of neuronal connections?[J]. EMBO J, 2002, 21: 6643-6648.

[39] Keep RF, Hua Y, Xi G.Intracerebral hae-morrhage: mechanisms of injury and therapeutic targets[J]. Lancet Neurol,2012,11: 720-731.

[40] Keep RF, Zhou N, Xiang Jet al.Vascular disruption and blood-brain barrier dysfun-ction in intracerebral hemorrhage[J].Fluids Barriers CNS ,2014,11:18.

[41] Kiferle L, Politis M, Muraro PA, et al. Positron emission tomography imaging in multiple sclerosis-current status and future applications[J]. Eur J Neurol,2011, 18: 226-231.

[42] Knowland D, Arac A, Sekiguchi KJ, et al.Stepwise recruitment of transcellular and paracellular pathways underlies blood-brain barrier breakdown in stroke[J]. Neuron, 2014, 82: 603-617.

[43] Kobayashi K, Imagama S, Ohgomori T, et al.Minocycline selectively inhibits M1 polarization of microglia[J]. Cell Death Dis, 2013, 4:e525.

[44] Koeppen AH, Dickson AC, Smith J. Heme oxygenase in experimental intracerebral hemorrhage:the benefit of tinmesopor-phyrin[J]. J Neuropathol Exp Neurol,200463: 587-597.

[45] Kuramatsu JB, Huttner HB, Schwab S. Advances in the management of intracerebral hemorrhage[J]. J Neural Transm, 2013, 120(Suppl 1): S35-S41.

[46] Lalancette-Hébert M, Gowing G, Simard A, et al.Selective ablation of proliferating microglial cells exacerbates ischemic injury in the brain[J]. J Neurosci,2007, 27:2596-2605.

[47] Lambertsen KL, Meldgaard M, Ladeby R,et al.A quantitative study of microglial-macrophage synthesis of tumor necrosis factor during acute and late focal cerebral ischemia in mice[J]. J Cereb Blood Flow Metab, 2005, 25: 119-135.

[48] Lee MC, Heaney LM, Jacobson RL, et al.Cerebrospinal fluid in cerebral hemorrhage and infarction[J]. Stroke,1975, 6: 638-641.

[49] Lee KR, Kawai N, Kim S, et al.Mechanisms of edema formation after intracerebral hemorrhage: effects of thrombin on cerebral blood flow, blood-brain barrier permeability and cell survival in a rat model[J]. J Neurosurg, 1997,86: 272-278.

[50] Lei B, Dawson HN, Roulhac-Wilson B, et al.Tumor necrosis factor alpha antagonism improves neurological recovery in murine intracerebral hemorrhage[J]. J. Neuroinflammation, 2013, 10:103.

[51] Liao B, Zhao W, Beers DR, et al.Transformation from a neuroprotective to a neurotoxic microglial phenotype in a mouse model of ALS[J].Exp Neurol, 2012, 237: 147-152.

[52] Liesz A, Suri-Payer E, Veltkamp C,et al.Regulatory T cells are key cerebroprotective immunomodulators in acute experimental stroke[J]. Nat Med, 2009, 15: 192-199.

[53] Liesz A, Zhou W, Mracskó É, et al.Inhibition of lymphocyte trafficking shields the brain against deleterious neuroinflammation after stroke[J]. Brain, 2011, 134: 704-720.

[54] Liu DZ, Ander BP, Xu H, et al.Bloodbrain barrier breakdown and repair by Src after thrombin-induced injury[J]. Ann Neurol, 2010, 67: 526-533.

[55] Loftspring MC, McDole J, Lu A, et al.Intracerebral hemorrhage leads to infiltration of several leukocyte populations with concomitant pathophysiological changes[J]. J Cereb Blood Flow Metab, 2009, 29: 137-143.

[56] Luheshi NM, Rothwell NJ, Brough D. Dual functionality of interleukin-1 family cytokines:implications for anti-interleukin-1 therapy. Br J Pharmacol, 2009, 157: 1318-1329.

[57] Ma Q, Manaenko A, Khatibi NH, et al.Vascular adhesion protein-1

inhibition provides antiinflammatory protection after an intracerebral hemorrhagic stroke in mice[J]. J Cereb Blood Flow Metab, 2011, 31: 881-893.

[58] MacLellan CL, Auriat AM, McGie SC, et al.Gauging recovery after hemorrhagic stroke in rats:implications for cytoprotection studies[J]. J Cereb Blood Flow Metab, 2006, 26: 1031-1042.

[59] MacLellan CL, Silasi G, Poon CC, et al.Intracerebral hemorrhage models in rat: comparing collagenase to blood infusion[J]. J Cereb Blood Flow Metab, 2008, 28: 516-525.

[60] Mendelow AD, Gregson BA, Mitchell PM, et al.Surgical trial in lobar intracerebral haemorrhage (STICH II) protocol[J]. Trials, 2011, 12:124.

[61] Morgenstern LB, Hemphill JC, Anderson C, et al. Guidelines for the management of spontaneous intracerebral hemorrhage:a guideline for healthcare professionals from the American Heart Association/American Stroke Association[J]. Stroke,2010, 41: 2108-2129.

[62] Moxon-Emre I, Schlichter LC.Neutrophil depletion reduces blood-brain barrier breakdown, axon injury and inflammation after intracerebral hemorrhage. J. Neuropathol[J]. Exp Neurol, 2011, 70: 218-235.

[63] Mracsko E, Javidi E, Na SY, et al.Leukocyte invasion of the brain after experimental intracerebral hemorrhage in mice[J]. Stroke, 2014, 45: 2107-2114.

[64] Newell DW, Shah MM, Wilcox R, et al. Minimally invasive evacuation of spontaneous intracerebral hemorrhage using sonothrombolysis[J]. J Neurosurg, 2011, 115: 592-601.

[65] Ohnishi M, Monda A, Takemoto R, et al.Sesamin suppresses activation of microglia and p44/42 MAPK pathway, which confers neuroprotection in rat intracerebral hemorrhage[J]. Neuroscience, 2013, 232C: 45-52.

[66] Okauchi M, Hua Y, Keep RF, et al.Deferoxamine treatment for intracerebral hemorrhage in aged rats:therapeutic time window and optimal duration[J]. Stroke, 2010, 41: 375-382.

[67] Peeling J, Yan HJ, Corbett D, et al.Effect of FK-506 on inflammation and behavioral outcome following intracerebral hemorrhage in rat[J]. Exp Neurol, 2001, 167: 341-347.

[68] Pepper MS.Role of the matrix metalloproteinase and plasminogen activator-plasmin systems in angiogenesis[J]. Arterioscler Thromb Vasc Biol, 2001, 21:1104-1117.

[69] Ponomarev ED, Maresz K, Tan Y, et al.CNS-derived interleukin-4 is essential for the regulation of autoimmune inflammation and induces a state of alternative activation in microglial cells[J]. J Neurosci, 2007, 27: 10714-10721.

[70] Püntener U, Booth SG, Perry VH, et al.Long-term impact of systemic bacterial infection on the cerebral vasculature and microglia[J]. J Neuroinflammation, 2012, 9:146.

[71] Qureshi AI, Mendelow AD, Hanley DF. Intracerebral haemorrhage[J]. Lancet, 2009, 373: 1632-1644.

[72] William B Rolland II, Anatol Manaenko, Tim Lekic,et al.FTY720 is neuroprotective and improves functional outcomes after intracerebral hemorrhage in mice//John Zhang, Austin Colohan. Intracerebral Hemorrhage Research[M]. Berlin: Springer, 2011: 213-217.

[73] Ronaldson PT, Davis TP.Blood-brain barrier integrity and glial support:mechanisms that can be targeted for novel therapeutic approaches in stroke[J]. Curr Pharm Des, 2012, 18: 3624-3644.

[74] Rossin R, Muro S, Welch MJ, et al. In vivo imaging of Cu-64-labeled polymer nanoparticles targeted to the lung endothelium

[J]. J Nucl Med, 2008, 49: 103-111.

[75] Sakamoto Y, Koga M, Yamagami H, et al.Systolic blood pressure after intravenous antihypertensive treatment and clinical outcomes in hyperacute intracerebral hemorrhage:the stroke acute management with urgent risk-factor assessment and improve-mentintracerebral hemorrhage study[J]. Stroke, 2013, 44: 1846-1851.

[76] Schroder K, Hertzog PJ, Ravasi T, et al.Interferon-gamma:an overview of signals, mechanisms and functions[J]. J Leukoc Biol, 2004, 75: 163-189.

[77] Soehnlein O, Lindbom L.Phagocyte partnership during the onset and resolution of inflammation[J]. Nat. Rev. Immunol, 2010, 10: 427-439.

[78] Steiner T, Kaste M, Forsting M, et al.Recommendations for the management of intracranial haemorrhage—part I:spontaneous intracerebral haemorrhage.The European stroke initiative writing committee and the writing committee for the EUSI executive committee[J]. Cerebrovasc Dis, 2006, 22: 294-316.

[79] Szymanska A, Biernaskie J, Laidley D, et al.Minocycline and intracerebral hemorrhage:influence of injury severity and delay to treatment[J]. Exp Neurol, 2006, 197: 189-196.

[80] Tessier PA, Naccache PH, Clark-Lewis I, et al.Chemokine networks in vivo: involvement of C-X-C and C-C chemokines in neutrophil extravasation in vivo in response to TNF-alpha[J]. J Immunol, 1997, 159: 3595-3602.

[81] van Asch CJ, Luitse MJ, Rinkel GJ, et al.Incidence, case fatality and functional outcome of intracerebral haemorrhage over time, according to age, sex and ethnic origin:a systematic review and meta-analysis[J]. Lancet Neurol, 2010, 9: 167-176.

[82] Wagner KR, Beiler S, Beiler C, et al.Delayed profound local brain hypothermia markedly reduces interleukin-1beta gene expression and vasogenic edema development in a porcine model of intracerebral hemorrhage[J]. Acta Neurochir Suppl, 2006, 96: 177-182.

[83] Wang J.Preclinical and clinical research on inflammation after intracerebral hemorrhage[J]. Prog Neurobiol, 2010, 92: 463-477.

[84] Wang J, Rogove AD, Tsirka AE, et al.Protective role of tuftsin fragment 1-3 in an animal model of intracerebral hemorrhage[J]. Ann Neurol, 2003, 54: 655-664.

[85] Wang YC, Wang PF, Fang H, et al.Toll-like receptor 4 antagonist attenuates intracerebral hemorrhage-induced brain injury[J]. Stroke, 2013, 44: 2545-2552.

[86] Wang YX, Yan A, Ma ZH, et al.Nuclear factor-kappaB and apoptosis in patients with intracerebral hemorrhage[J]. J Clin Neurosci, 2011, 18: 1392-1395.

[87] Wasserman JK, Schlichter LC.Minocycline protects the blood-brain barrier and reduces edema following intracerebral hemorrhage in the rat[J]. Exp Neurol, 2007, 207: 227-237.

[88] Winkeler A, Boisgard R, Martin A, et al.Radioisotopic imaging of neuroinflammation[J]. J Nucl Med, 2010, 51: 1-4.

[89] Wu J, Hua Y, Keep RF, et al.Iron and iron-handling proteins in the brain after intracerebral hemorrhage[J]. Stroke, 2003, 34: 2964-2969.

[90] Wu J, Yang S, Hua Y, et al.Minocycline attenuates brain edema, brain atrophy and neurological deficits after intracerebral hemorrhage[J]. Acta Neurochir Suppl,2010, 106: 147-150.

[91] Wu J, Yang S, Xi G, et al.Minocycline reduces intracerebral hemorrhage-induced brain injury[J]. Neurol Res, 2009, 31: 183-188.

[92] Wunder A, Klohs J, Dirnagl U. Non-invasive visualization of

CNS inflammation with nuclear and optical imaging[J]. Neuroscience,2009, 158: 1161–1173.

[93] Xi G, Hua Y, Bhasin RR, et al.Mechanisms of edema formation after intracerebral hemorrhage:effects of extravasated red blood cells on blood flow and blood–brain barrier integrity[J].Stroke, 2001, 32: 2932–2938.

[94] Xi G, Reiser G, et al.The role of thrombin and thrombin receptors in ischemic, hemorrhagic and traumatic brain injury:deleterious or protective?[J]. J Neurochem, 2003, 84: 3–9.

[95] Xue M, Del Bigio MR.Intracerebral injection of autologous whole blood in rats:time course of inflammation and cell death[J]. Neurosci Lett, 2000, 283: 230–232.

[96] Yabluchanskiy A, Sawle P, Homer–Vanniasinkam S, et al.Relationship between leukocyte kinetics and behavioral tests changes in the inflammatory process of hemorrhagic stroke recovery[J]. Int J Neurosci, 2010, 120: 765–773.

[97] Yang S, Song S, Hua Y, et al.Effects of thrombin on neurogenesis after intracerebral hemorrhage[J]. Stroke, 2008, 39: 2079–2084.

[98] Yang Z, Yu A, Liu Y, et al.Regulatory T cells inhibit microglia activation and protect against inflammatory injury in intracerebral hemorrhage[J]. Int Immunopharmacol, 2014, 22: 522–525.

[99] Yang Z, Zhao T, Zou Y, et al. Curcumin inhibits microglia

inflammation and confers neuroprotection in intracerebral hemorrhage[J]. Immunol Lett, 2014, 160: 89–95.

[100] Yao Y, Tsirka SE.The CCL2–CCR2 system affects the progression and clearance of intracerebral hemorrhage[J]. Glia, 2012, 60: 908–918.

[101] Yilmaz G, Arumugam TV, Stokes KY, et al.Role of T lymphocytes and interferongamma in ischemic stroke[J]. Circulation, 2006, 113: 2105–2112.

[102] Zarbock A, Ley K.Neutrophil adhesion and activation under flow[J].Microcirculation,2009, 16: 31–42.

[103] Zazulia AR, Diringer MN, Videen TO, et al.Hypoperfusion without ischemia surrounding acute intracerebral hemorrhage[J]. J Cereb Blood Flow Metab, 2001, 21: 804–810.

[104] Zhao X, Zhang Y, Strong R, et al.15d Prostaglandin J2 activates peroxisome proliferator–activated receptor–gamma, promotes expression of catalase and reduces inflammation, behavioral dysfunction and neuronal loss after intracerebral hemorrhage in rats[J]. J Cereb Blood Flow Metab, 2006, 26: 811–820.

[105] Ziai WC, Tuhrim S, Lane K, et al.A multicenter, randomized, double–blinded, placebo–controlled phase III study of clot lysis evaluation of accelerated resolution of intraventricular hemorrhage (CLEAR III)[J]. Int J Stroke, 2014, 9: 536–542.

第三节　脑出血动物模型的研究进展

脑出血是一种致残率和致死率极高的疾病，占所有卒中病例的 15%。为了深入研究疾病病理生理过程，需要有效的动物模型提供帮助。目前被用来开展科学研究的常用脑出血模型包括四种：胶原酶注射脑出血模型、自体血注入脑出血模型、微球囊充盈脑出血模型、高血压脑出血模型。脑出血模型已经应用到狗、兔、猪等不同的动物模型中，并且被广泛地应用于研究脑出血的损伤机制、神经功能的恢复以及相关的治疗策略。在本文中笔者将详细探讨各种动物模型制作方法、病理生理机制以及在研究中的优点和缺点。

一、脑出血模型

（一）胶原酶注射脑出血模型

胶原酶是一种金属蛋白酶，可以分解细胞间基质及血管基底膜上的胶原蛋白，主要分布在人体的脑血管周围，存在于巨噬细胞和单核细胞内，病理情况下其可以从细胞中释放出来并被激活。Rosenberg 等于 1990 年建立的胶原酶诱导脑出血模型已被广泛采用。他们在立体定向仪下用微量泵向大鼠尾状核注入含 0.01～1.00U Ⅶ型细菌胶原酶的生理盐水 2μl，9min 内完成的实验中发现注入 0.5U 胶原酶的出血模型脑出血点周围可见明显水肿，且大鼠几乎都可以存活，他们认为 0.5U 胶原酶诱导的脑出血模型适合于实验研究。

将胶原酶注入小鼠尾状核后，小鼠即出现脑内血肿和对侧上下肢瘫痪，行走呈"划圈样"向同侧转圈，神经功能缺失症状在 12h 最明显，光镜下术侧尾状核可见明显的出血区，其中的细胞几乎全部坏死、周围神经元数目明显减少和基质水肿，形态学证实出血的高峰时间与肢体偏瘫症状的发展过程基本一致。注射胶原酶 4h 后，血肿周围可见粒细胞浸润，第 3 天粒细胞水平达到峰值，1～3d 血肿边缘的神经缺失并伴有小胶质细胞和巨噬细胞的积聚和激活，提示粒细胞的浸润、小胶质细胞和巨噬细胞的积聚和激活均可能引起或加重脑出血后继发的脑损害。

胶原酶诱导脑出血模型的制作方法具有简单、快捷、重复性好，与人脑出血的病理、生化及病理生理有许多相似性，且出血区面积的大小可以控制的优点，但由于出血主要以弥漫性出血为主，出血过程缓慢，注射数小时后才会出现血肿，不能形成真正意义上的急性血肿，且出血灶中常混有正常脑组织与临床自发性脑出血的发病不同，故该模型较适用于研究血肿及脑水肿在脑出血中的作用及评价脑出血后神经功能的恢复状况和药物的治疗效果。另外，胶原酶内本身可以引起局部的炎症反应，对于研究脑出血后的炎症反应机制有一定影响。胶原酶对血管的破坏作用，使得该模型血肿周围的血液循环情况与临床脑出血有较大差别，不适合用来进行血肿周围组织血液循环障碍的研究。

（二）自体血注入脑出血模型

脑内直接注入自体血是最经典的脑出血模型。自 20 世纪 60 年代开始，人们采用向脑内特定区域注入自体血的方法制作了狗、猴、兔和猫等大型脑缺血动物模型。立体定向技术问世以后，人们开始利用立体定向仪将自体血准确注入大鼠尾状核进行系列研究。出血量的多少应根据动物脑体积的大小而定，Nath 等采用的鼠脑注血量分别为 25μl、50μl 和 100μl，分别相当于人脑 20ml、40ml 和 80ml 的出血量，这是造成临床上不同严重程度脑出血的出血量。由于自体血注入的造模方法操作简单，特别是应用立体定向仪后，动物的死亡率明显降低，且血肿位置更加精确，除有不可避免的穿刺针道损伤外无其他物质，故该法造出的脑出血模型的病理过程更接近人。

自体血尾状核注射脑出血模型是目前较为理想的脑出血模型。自体血注入法存在注血过程中血液逆流现象，影响了血肿大小形成的稳定性，该模型制作的关键在于控制血液沿针道反流，否则靶点处难以形成足够容量及压力的血肿，无法形成足够的占位效应。由于血液离体后很快在 1～2min 内凝固，要延长注射时间只能采用抗凝血。但抗凝血内凝血酶受到抑制，引起的水肿较轻，不适合用来进行脑水肿的研究。要在血液凝固前完成注射必须采用快速注血法，快速注血时造成的严重血液反流使血肿很不规则，靶点处的原发血肿很小，大部分血液沿针道反流至胼胝体、脑室及蛛网膜下腔内。2003 年 Belayev 等通过二次注血的方法大大降低了血液逆流的现象，随后有学者设计了三次注血的制作方法，提高成功率。即在大量注血之前，首先注射少量血液，凝固后将针道堵塞。由于尾状核较为致密，注血时局部压力较高，而新鲜凝固的血块强度很低，很难抵抗血肿膨胀的压力，无法从根本上解决血液反流的难题。在制作自体血脑出血模型的过程中，血肿大小和稳定性与注血量和针道反流量密切相关。在注血量相同的情况下，血肿大小和稳定性主要取决于针道反流量。针道反流量与血肿内压力以及针道阻力有关，针道周围阻力越大则反流量越少。有学者通过预置管 24h 后二次注血制作自体血脑出血动物模型，其血肿体积和稳定性均明显优于传统的二次注血法。在置管一定时间后，针道周围脑组织通过纤维蛋白渗出充填和细胞增生等创伤修复机制实现了初步修复，使针道缩小甚至闭合，可有效减轻甚至避免血肿内血液沿针道反流。理想的脑出血模型应尽可能接近临床脑出血的病理生理学变化，形成的血肿应具有良好的稳定性、可重复性和可行性。近年来逐渐被微泵控制注射的方法所取代，有效地解决了注血过程中注血速度不稳定对脑组织的冲击伤和血肿大小不稳定的弊端。

自体血注入法不仅可以通过控制注血量进行不同程度脑出血的实验性研究，而且注入的血是非肝素化自体血，可观察到血液凝固过程中释放的血管活性物质对脑循环及脑组织的影响，与临床脑出血的过程较接近，适合于脑实质出血的自然过程、病理形态学等特点的研究，还可更好地观察血液凝固过程中各种因子对脑组织代谢和血流的影响，为临床治疗提供一定依据。

（三）微球囊充盈脑出血模型

1987 年 Sinar 等首次向脑内插入一微球囊，用生理盐水或造影剂充盈球囊，可产生类似于人脑出血时血肿压迫周围脑组织并使颅内压升高的状况。这种脑出血模型制作方法，其优点在于球囊内液体量可人为控制，能产生一致的、可重复的脑损害，避免了自体血注入法出现血液进入蛛网膜下腔或破入脑室以及血肿形态不一的缺陷，较易观察血肿清除后的效应。理论上该模型为研究自发性脑出血产生的占位效应和血肿清除后的病理生理变化、局部脑血流改变、颅内压力变化提供了手段，可用来评价早期清除血肿后神经功能的改变。故有人利用微球囊充气和放气模拟手术清除血肿过程，研究血肿清除术治疗的时间窗及对临床疗效的影响。但此模型不同于真正意义上的脑出血，没有血液成分，不能模拟血液本身的成分在脑出血后脑损伤及脑水肿形成与发展中所起的作用机制，观察不到脑出血所引起的细胞毒性反应，与临床实际情况相差太远，因此该类脑出血模型在近年已较少使用。

（四）高血压脑出血模型

高血压脑出血作为最常见的一种脑出血类型，为了更加真实研究这种脑出血的病理机制，近年来许多学者努力寻找和制作高血压脑出血模型。改变遗传基因获得的自发性高血压大鼠（spontancously hypertensive rat，SHR）有易卒中型，其亚种易卒中型自发性高血压大鼠（stroke-prone spontaneously hypertensive rats，SHRSP）被认为是目前研究高血压动脉硬化性脑卒中较理想的动物模型。虽然这种自发性脑出血模型与临床最为接近，但 SHRSP 有严格的遗传局限性，饲养困难，易变种或断种，发生脑出血时的出血量、位置及出血时间难以控制，重复性差，价格昂贵和来源困难等也限制了其在实验性脑出血研究中的推广应用。黄如训等用内径 0.30mm 的银夹钳夹大鼠的双侧肾动脉，使双肾动脉缩窄造成肾血管性高血压的易卒中型肾性高血压大鼠（stroke-prone renovascular hypertensive rats，RHRSP）模型，其血压峰值高、能稳定在 200mmHg 以上，可并发与人高血压病类似的脑动脉损害及各种类型的脑出血。该模型易于建立，价格低廉，且有与人脑出血相似的高血压动脉硬化病理生理基础，但与 SHRSP 相比，其自发性脑出血的发生率较低，出血量及出血区域也同样无法控制。吴小平在双肾双夹法复制 RHRSP 大鼠模型的基础上，运用胶原酶加肝素脑内注射诱发脑出血建立的高血压脑出血大鼠模型具有造模时间短、卒中类型及出血部位恒定、重复性好等优点。

二、不同动物的脑出血模型

1. 大鼠 大鼠脑出血模型是目前研究脑出血实验动物的主要手段，广泛地应用于大多数实验研究当中，建立了许多可信度高，重复性高的实验动物模型。1982 年 Ropper 和 Zervas 最早报道了单次注血大鼠模型，当时采用异体动脉血，没有形成预想的聚集血肿，可能由于异体血影响并破坏了脑血流。该研究中不可避免地遇到注血后血液沿针道逆流导致血肿体积的差异和注血压力与正常动脉压力不符的问题。近年来逐渐采用微泵注血有效地解决这个问题，微泵可以恒定地控制注血速度模拟动脉血压，并且极大地减少了针道逆流现象。1990 年 Rosenberg 等采用 SD 大鼠通过胶原酶注射的方法建立了自发性脑出血模型，因为这种模型最为接近人类脑出血的临床表现，并且重复性高，所以这种模型很快被广泛应用到科学研究当中。

2. 小鼠 小鼠脑出血模型应用较为广泛，2004 年 Nakamura 等采用单次注血法比较自体动脉血、异体血和生理盐水对于脑血肿形成的影响。他们发现异体血注入模型出现了更为严重脑水肿，考虑异体血注入脑出血模型可能引发严重局部免疫反应，与人类自发性脑出血有很大不同。为了减少针道逆流现象制作更加一致的小鼠脑出血模型，Belayev 等采用二次注血模型，首先给予 5μl 肝素化的异体心脏血，7min 后形成血肿，再注射 5μl。Ma 采用三次注血模型，两次注射 5μl 静脉血，7min 后血肿形成，随后在 1min 注射 20μl，这种模型也具有一致性的特点。Rynkowski 等采用两步法采取 30μl 尾动脉自体血直接注入右侧纹状体形成脑内血肿，这种方法解决了异体血的免疫反应和肝素化血对血肿形成的影响。

3. 兔子 Koeppen 等采用注射泵注入动脉血制作兔脑出血模型取得成功，他们将从兔耳动脉采集的血液通过注射泵注入丘脑形成脑内血肿研究对神经行为障碍的影响，这种模型注射速度恒定并且延迟拔出针尖，减少了血液逆流。兔脑出血实验动物模型与大动物模型比较，费用较小，成功率高，长期死亡率低，这样可以研究脑出血后长期神经功能，病理生理机制。1999 年曾用自体静脉血注入的方法制作兔脑出血模型进行研究，尽管有脑内血肿形成，但其与动脉性出血有一些不同。

4. 猴子 黑猩猩和猕猴作为灵长类动物与人类的基因组有很大的相似之处，以其作为临床前动物实验研究工具被认为最有意义。1982 年 Segal 等在猴子右侧脑内注射 6ml 自体血形成脑内血肿，观察血肿腔注射尿激酶对血肿的治疗作用。此后 1988 年，Bullock 采用成年长尾黑颚猴脑出血后的颅内脑血流的变化，第一次采用导管将股动脉血输注到右侧尾状核制作脑出血模型，这种模型注入压力接近正常的动脉血压，减少了人工注血时操作的不稳定性对血肿形成的影响。以猴子作为脑出血实验模型的研究存在费用较为昂贵，并且涉及多个动物法案和管理的限制，因此这种动物模型的研究工作被取消。

5. 狗　1963 年 Whisnant 等制作了狗的脑出血模型进行相关研究工作，他们单次 0.5～1.5ml 新鲜自体静脉血至基底核或脑白质，产生不同形状和大小的脑内血肿。1999 年 Qureshi 等采用单次缓慢注射 7.5ml 自体动脉血至狗基底核制作脑出血模型，发现因为容易出现小脑幕切迹疝导致动物死亡率升高，经过实验发现减少注血体积，注射 2.8～5.5ml 的自体动脉血，可以成功建立脑出血模型并且大大减少死亡率和并发症。Lee 等进一步改进实验方法，采用注射泵注射 3～5ml 自体非肝素化动脉血，8min 后可形成大小形状一致的血肿。既往成功的脑出血模型无法模拟血管破裂的过程，周璇等为了建立自发性脑出血模型在超声引导下穿刺大脑中动脉主要分支制作犬脑出血模型。该方法利用超声定位的准确性，应用外力使血管破裂以模拟急性出血，并且方法简单、有效、可重复性好，该模型图像特点与人类脑出血有很好的一致性，可用于脑出血的病理生理、影像诊断及治疗研究，同时可使用同样的方法复制不同部位脑出血。狗脑出血模型对于研究脑出血后认知障碍和长期神经功能障碍有一定的优越性，对于进一步揭示病理生理机制有较好的参考价值。但是该模型和猴脑出血模型一样因为费用较高和严格的标准而受到限制。

6. 猪　猪制作脑出血模型与其他动物相比有脑体积较大，血肿形成体积大，易于影像学检查等特点，故早期就有学者对猪脑出血模型进行研究，采用注射泵缓慢注射 1.7ml 自体动脉血至额部脑白质形成血肿，这种注射方式最大限度地减少了血肿破入脑室和血液通过针道逆流导致的血肿减少。因为临床常见的自发性脑出血多是由于微小的薄壁动脉破裂出血，这种方法更接近人类脑出血模型。

三、展望

近年来也有一些特殊类型的脑出血动物模型根据实验目的被制备研究，例如通过外科手术方法撕裂皮质血管导致的皮质出血模型，淀粉样脑血管病变模型，口服抗凝药物治疗相关的脑出血模型等，根据实验目的合理选择科学的实验动物模型，以期取得接近人类临床的实验结果。目前临床脑出血模型制作方法所造的实验性脑出血动物模型各有优缺点，说明脑出血动物模型的建立还有待完善。理想的自发性脑出血模型应包括以下四点：①定量的脑内血肿形成；②有继发脑损害形成；③接近于人类的脑出血血肿病理生理机制；④操作简便和费用低廉。动物实验模型的研究是为了更好的临床工作需要，加快转化医学的研究，以期更好地治疗人类脑出血疾病。目前仍缺乏既有类似人高血压、动脉硬化病理生理基础的，又接近人脑出血发病情况且出血量及出血部位均有较好重复性的脑出血动物模型。脑出血恢复期的动物模型则更加缺乏。建立具有自发性的、稳定的、易于成功复制的、便于定量研究的脑出血动物模型仍是今后脑出血模型的研究方向。将自发性脑出血与人工诱导脑出血模型的优点结合起来并加以改进，将有可能制作出较理想的脑出血动物模型。

（陈　罡　高鸿雁）

参 考 文 献

[1] Ma Q, Khatibi NH, Chen H, et al.History of preclinical models of intracerebral hemorrhage[J]. Acta Neurochir Suppl, 2011, 111(3–8): 10.

[2] Rosenberg GA, Mun–Bryce S, Wesley M, et al.Collagenase-inducedintracerebral hemorrhage in rats[J]. Stroke, 1990, 21(5): 801–807.

[3] Manaenko A, Chen H, Zhang JH, et al.Comparison of different preclinical models of intracerebral hemorrhage[J]. Acta Neurochir Suppl, 2011, 111:9–14.

[4] James ML, Warner DS, Laskowitz DT. Preclinical models of intracerebral hemorrhage:a translational perspective[J]. Neurocrit Care, 2008, 9(1):139–152.

[5] Andaluz N, Zuccarello M, Wagner KR.Experimental animal models of intracerebral hemorrhage[J]. Neurosurg Clin N Am, 2002, 13(3):385–393.

[6] Del Bigio MR, Yan HJ, Buist R, et al.Experimental intracerebral hemorrhage in rats .magnetic resonance imaging and histopatholo-gical correlates[J]. Stroke, 1997, 27(12):2319–2320.

[7] Bullock R, Mendelow AD, Teasdale GM, et al.Intracranial haemorrhage induced at arterial pressure in the rat.Part 1: Description of technique, ICP changes and neuropathological finding [J]. Neurol Res, 1984, 6(4):184–188.

[8] Nath FP, Jenkins A, Mendelow AD, et al.Early hemodynamic changes in experimental intracerebral hemorrhage[J].J Neurosurg, 1986, 65(5):697–703.

[9] Belayev L, Saul I, Curbelo K, et al.Experimental intracerebral hemorrhage in the mouse:Histological, behavioral, and hemodynamic characterization of a double injection model[J].Stroke, 2003, 34:2221–2227.

[10] 何国林, 陆兵勋, 吕田明.经顶部入路预置管二次注射自体动脉血建立大鼠尾状核脑出血模型的可行性研究[J].国际脑血管病杂志, 2010, 18(3):211–213.

[11] Sinar EJ, Mendelow AD, Graham DI, et al. Experimental intracerebral hemorrhage: effects of a temporary mass lesion[J].J Neurosurg, 1987, 66(4):568–576.

[12] LopezValdes E, HernandezLain A, Calandre L, et al.Time window for clinical effectiveness of mass evacuation in a rat balloon model mimicking an intraparenchymatous hematoma[J]. J Neurol Sci, 2000, 174(1):40–46.

[13] 黄如训, 曾进胜, 苏镇培, 等.易卒中型肾血管性高血压大鼠模型[J]. 中国神经精神疾病杂志, 1991, 17(2):257–260.

[14] 吴小平.复制模拟人类高血压脑出血动物模型的研究[J].中国临床康复, 2003,7(10):1516–1517.

[15] Ropper AH, Zervas NT.Cerebral blood flow after experimental basal ganglia hemorrhage[J]. Ann Neurol, 1982, 11(3): 266–271.

[16] Nakamura T, Xi G, Hua Y, et al.Intracerebral hemorrhage in mice:model characterization and application for genetically modified mice[J]. J Cereb Blood Flow Metab, 2004, 24(5): 487–494.

[17] Ma B, Zhang J.Nimodipine treatment to assess a modified mouse model of intracerebral hemorrhage[J]. Brain Res, 2006, 17, 1078(1): 182–188.

[18] Rynkowski MA, Kim GH, Komotar RJ, et al.A mouse model of intracerebral hemorrhage using autologous blood infusion[J]. Nat Protoc, 2008, 3(1):122–128.

[19] Koeppen AH, Dickson AC, McEvoy JA.The cellular reactions to experimental intracerebral hemorrhage[J]. J Neurol Sci, 1995, 134(Suppl):1 02–112.

[20] Gustafsson O, Rossitti S, Ericsson A, et al.MR imaging of experimentally induced intracranial hemorrhage in rabbits during the first 6 hours[J]. Acta Radio, 1999, 40(4):360–368.

[21] Segal R, Dujovny M, Nelson D, et al.Local urokinase treatment for spontaneous intracerebral hematoma[J]. Clin Res, 1982, 30: 412A.

[22] Bullock R, Brock–Utne J, van Dellen J, et al.Intracerebral hemorrhage in a primate model:effect on regional cerebral blood flow[J]. Surg Neurol, 1988, 29(2):101–107.

[23] Whisnant JP, Sayre GP, Millikan CH.Experimental intracerebral hematoma[J]. Arch Neurol, 1963, 9:586–592.

[24] Qureshi AI, Wilson DA, Hanley DF, et al.No evidence for an ischemic penumbra in massive experimental intracerebral hemorrhage[J]. Neurology, 1999, 52(2):266–272.

[25] Lee EJ, Hung YC, Lee MY.Anemic hypoxia in moderate intracerebral hemorrhage: the alterations of cerebral hemody- namics and brain metabolism8[J]. J Neurol Sci, 1999, 164(2): 117–123.

[26] 周璇, 陈力, 李蓓, 等.超声引导脑出血动物模型的建立及其应用研究[J].中华超声影像学杂志, 2012, 21(4):340–343.

[27] Wagner KR, Xi G, Hua Y, et al.Lobar intracerebral hemorrhage model in pigs:rapid edema development in perihematomal white matter[J]. Stroke, 1996, 27(3):490–497.

[28] Matthew A Kirkman, Stuart M Allan, Adrian R Parry-Jones. Experimental intracerebral hemorrhage:avoiding pitfalls in translational research[J]. J Cereb Blood Flow Metab, 2011, 31: 2135–2151.

[29] Xi G, Strahle J, Hua Y, et al.Progress in translational research on intracerebral hemorrhage:is there an end in sight?[J]. Prog Neurobiology, 2014, 115(4):45–63.

第12章 临床研究进展

第一节 神经内镜在高血压脑出血中的应用研究进展

2005 年，Lancet 报道了脑出血手术治疗临床试验组（STICH）的研究成果，随机研究来自 27 个国家 83 个医疗中心的 1033 例患者，结论是在存活率和功能恢复方面，手术组和保守治疗组无明显差别。似乎否定了手术治疗脑出血的益处。但该手术组中 76% 是经典开颅手术。经典开颅手术能立即全部清除血肿，但手术过程中要把脑组织暴露于周围环境和冲洗液中，增加了脑损伤的机会；同时，经典开颅手术处理深在脑血肿需要较大的皮质切口，需要分离、牵拉更多的脑白质纤维，所有这些都会使已经受脑出血挤压的脑组织附加新的损伤。

创伤更小的脑出血手术能给患者带来利益吗？2006 年，Cho 等将 90 例脑出血的开颅手术、立体定向抽吸引流及内镜手术做比较，认为立体定向手术和内镜手术并发症和死亡率低，方法可取。但编者进一步指出，立体定向引流手术延迟了清除血肿的时间，与内镜手术相比有缺陷。

其实，文献中较早的以内镜技术治疗脑出血的报道当推 1989 年奥地利的 Auer 等的工作。编者将 100 例幕上 ICH（皮质下，丘脑，基底核）随机分为内科治疗组和内镜血肿清除组。患者入选标准是：血肿量大于 10ml；有神经功能缺陷或意识障碍；发病后 48h 内治疗；患者至少能够接受患侧颈动脉造影，以除外可能存在的引起脑出血的动脉瘤、动静脉畸形或肿瘤；除外创伤后 ICH；年龄介于 30—80 岁；患者基本情况能够耐受全麻手术。符合上述标准的患者，再按以下情况细分：意识状况；年龄；高血压病史；血肿部位、大小和侧别。研究的终点是治疗 6 个月时的死亡率和生活质量。手术治疗：颅骨钻孔，通过内镜技术清除血肿。钻孔可在额、颞或枕部，通过最短距离的脑组织达到血肿。通过术中超声立体定向技术将内镜送至血肿腔。将外径 6mm 硬的镜鞘送入之后，通过一个进水通道持续用体温人工脑脊液冲洗血肿腔，冲洗压力为 10～15mmHg。间隔一定时间，以吸引器将血块和红染的人工脑脊液通过分离的内镜通道移除。血肿腔壁上的小的渗血血管以激光止血。不要试图全部清除血肿，血块中质硬的部分留下来。到最后，血肿腔置放外引流，一般放几天。内科治疗：所有患者均用高渗剂，如 10% 甘露醇，可的松和抗纤溶药 3d 以控制凝血因子。如果需要，应用抗高血压药以维持收缩压在 140～160mmHg。监测电解质和液体平衡。治疗后资料收集：出院前每天进行神经系统检查。开始治疗后的第 3，7，14 和 21 天进行头 CT 检查。随访评价包括出血后 6 周和 6 个月的神经系统检查和头 CT 检查，6 个月时还要进行神经心理学测试。6 个月时还要进行详细评分（1 级：患者完全独立生活，无神经病学缺陷；2 级：患者完全独立生活，有轻微神经病学缺陷；3 级：患者有神经病学或智力障碍，但生活独立，能兼职工作；4 级：患者有神经病学缺陷，不能工作，但能自理；5 级：患者清醒，生活完全需要别人照顾；6 级：死亡），1 或 2 级为好。用卡方检验和 Fisher 精确检验进行统计学评价。结果证实手术组较内科治疗组效果明显提高。内科治疗组没有一个亚组比内镜组好。内镜治疗组 50 例，15% 的患者超过 90% 的血块得到清除；29% 的患者 70%～90% 的血块得到清除；

56% 的患者 50%～70% 的血块得到清除。早期死亡率和致残率：第一周，内镜组死亡 14%，内科组 28%（$P < 0.01$）；内镜组中没有与手术操作有关的死亡。前 21d 累计死亡分析，2 例手术患者术后早期再出血并出现病情恶化；而内科组有 15 例患者出现早期再出血。晚期死亡率和致残率：出血后 6 个月死亡率，手术组 42%，内科组 70%（$P < 0.01$）。没有或很小缺陷的好结果内镜组更多。亚组分析发现，皮质下血肿患者内镜治疗比内科治疗具有明显低的死亡率和高的良好恢复率。血肿量对手术的预后影响很大，皮质下血肿大于 50ml 者，手术治疗的死亡率明显低于内科治疗组，但在神经功能恢复方面两组无差别。相反，小于 50ml 者，手术治疗组功能恢复明显好，而死亡率无差别。另外，年龄小于 60 岁者，其良好恢复率较高而死亡率较低。

1999 年，Zucarrello 等报道对自发性幕上脑出血的早期手术治疗的随机化前瞻性研究。将 20 例患者随机分为内科治疗组、开颅手术组和内镜手术组三组，以探讨早期手术的可行性。患者入选标准：有 CT 诊断；血肿量大于 10ml；有局限性神经功能缺陷；GCS > 4 分；发病 24h 内治疗。结果从发病到手术的平均时间是 8.5h。手术组与内科组之间死亡率没有明显差异（22%：27%）。不过 3 个月后，与保守治疗组相比，手术治疗组具有明显的降低致残率趋势（$P = 0.04$）。尽管有证据认为早期手术（发病 6h 内）可防止出血进展和继发损害，但该研究结果提示早期手术存在局限性。由于是根据出血部位深浅来选择内镜血肿清除，故结论也有误差。

因此，到 20 世纪末，内镜下清除脑内血肿的手术，褒贬不一。但可以看到，应用内镜技术，有可能最大限度的清除血肿并有可能有效止血，值得从技术上进一步细化探索。

2009 年，Barlas 等报道创伤较小的影像引导锁孔入路应用显微外科技术清除血肿，平均血肿体积减少 97.5%，放射学和临床资料均明显改善。和立体定向置管抽吸引流等微创技术比较，影像引导的锁孔手术能立即完全清除血肿，阻止周围水肿加重。在出血后早期因静水压和血块的挤压造成血肿周围水肿，在随后 2d 时间里由凝血瀑布激活和凝血酶生成引发新机制水肿，3d 后红细胞溶解、血红蛋白及其崩解产物引起神经毒性脑水肿。因此血块残留会在血块降解过程中继续释放毒性产物使血肿周围水肿加重，导致继发性神经功能恶化，尽早完全清除血肿很有意义。而内镜下血肿清除有可能做到尽早完全清除血肿。

影像引导的锁孔手术，能使医生以最小的皮质切口准确达到血肿腔，较大程度地减少了手术入路所致的脑损伤。本文编者徐永革等采用了无框立体定向技术或导航技术来完成影像引导，取得了较为肯定的效果。

对于最常见的底节区血肿来说，前方经额入路和侧方经颞入路，哪种入路损伤更小？无疑，侧方入路达到血肿最近（2～3cm），入路最近就一定脑损伤最轻或说脑损伤的机会最少吗？侧方入路是经侧裂或是经颞叶中前部皮质造口，均围绕侧裂的静脉或动脉血管操作，有损伤这些血管和引起术后血管痉挛的可能，对于优势半球来说距离语言运动区也较近，增加了损伤的风险。侧方入路还可能伤及脑膜中动脉增加损伤出血的机会；手术要分离颞肌，延长了手术时间。而经额入路，尤其如编者设计的额中回中前部的前额入路，避开了脑重要功能区和血管密集区，几乎平行于白质纤维方向到达血肿，虽然路途较远（6～7cm），但在影像引导（无框立体定向）下完成，准确可靠，并未增加显露时间（牵开器在引导针引导下多进 3～4cm 只是几秒钟的事）。另外，该区血肿大多为前后方向的肾形，前额入路较侧方入路更趋向血肿的长轴，故而更合理。徐永革等报道 10 例实施该手术患者中有 2 例患者完全康复，证实该入路本身并未给患者增加临床可见的脑功能障碍。手术前后脑 MRI DTI 成像显示入路本身并未增加锥体束损伤，患者白质纤维的破坏是由底节区血肿本身所致。而且该入路基本无须显露和处理肌肉，颅骨显露快捷；额部颅骨厚薄较均匀，铣刀配合下在额部完成小骨窗也很方便，术后还纳固定骨瓣外形美观；横切口隐藏于发际内，也符合美学要求。Hsieh 等报道采用锁孔入路清除血肿，比较了侧方入路和前方入路处理大的底节区血肿的效果，也认为前方入路更有益。

文献中所用内镜有粗有细，有的用有进出水通道和器械通道的脑室镜，有的用硬质的观察镜。哪一种更合理？脑出血手术中内镜的作用在于有效的照明，增加的通道设计显然增加了不必要的显露，与微创理念相悖。这也是文献中越来越多的医生采用硬质观察镜的原因。内镜下清除脑内血肿操作，术者一手持镜照明，一手持器械（吸引器）清除血肿。实践中体会到，直径 4mm 的观察镜很合适，视野够大又足够强壮不易损坏，编者喜欢用视角 30° 观察镜。吸除血肿所用器械主要为吸引器，吸引器管直径 5mm 较合适，太细吸力不足，血块吸除困难，太粗妨碍视野。另外一把可能用到的器械就是口径 3 ～ 5mm 的枪状取瘤钳，用于夹碎质硬的血块。台湾编者有用直径 4.5mm 的超声吸引器，若探头足够细长可推荐应用；另有同行报道用直径 2.5mm 的吸引器吸除血块，我们认为将会遇到很大困难。即便用 5mm 口径吸引器，我们工作中仍有 3 例质硬的血块需要枪状取瘤钳帮助取出。

内镜手术必须有操作空间。如何创造一个持续的"足够大（能容下这两把器械配合操作）又足够小（减少脑损伤）"的操作空间是内镜手术者必须认真考虑的。在内镜清除脑出血手术文献中有多种自制牵开器，其中不锈钢套筒状应用较多，其明显的缺点就是管壁不透明，对血肿的观察不充分。另外圆筒设计不利于两把器械操作。日本人设计了带金属芯的透明鞘，但口径较小只能用 2.7mm 的硬镜和 2.5mm 的吸引器；圆筒状设计，两把器械操作不合理。美国 Vycor 公司生产的 Viewsite 管状脑牵开器为脑深部微创操作而设计，刚好满足这一需求。带管芯、截面椭圆形、前端鸭嘴状设计，把建立手术通道时对脑组织的破碎推移损伤减低到了最低；管芯前端也有小开口刚好允许事先置入的引导针通过；牵开器横切面设计成椭圆形，刚好合理容纳两把器械，空间利用率高；同时截面为椭圆形的封闭管状设计，使手术过程中牵开器对周围脑组织的牵拉力量均匀分散，减少了脑损伤（比常规用的脑压板有优势）；牵开器设计成头端细尾端粗的形状，利于两只手两把器械配合操作；牵开器壁薄材质透明，由牵开器内辨认牵开器外的黑色血肿毫无困难，清除血肿更彻底。本文编者采用的 Viewsite 脑牵开器的规格是 TC120807，是该套产品中最细长的一款，最终完成手术后皮质切开仅 20mm 长，牵开器推开的皮质宽度约 15mm，深部脑组织被推开的宽度约为 10mm，创伤较小。但根据编者术中操作体会，若有更细长一款设计，如 TC100609，仍可完成该手术，但创伤进一步减少，而且适合更深部位的血肿。

如何做到内镜下完全清除血肿？如何有效止血？日本学者 Nagasaka 报道，为避免部分血肿吸除后血肿腔塌陷周围脑组织挤入术野掩盖残余血肿，用盐水灌注血肿腔使其膨胀以增加血肿腔视野，显然此操作增加了脑损伤，不可取。2012 年，Dye 等报道用脑室镜行血肿清除，第一个吸引器吸引点的位置在沿血肿长轴的 2/3 处，第二个吸引点在沿长轴的 1/3 处。我们认为该法不可取，脑室镜前端置入血肿内，根本不会有清晰视野，分两处吸引恰恰证实其术者无法清晰观察到内镜前方吸除操作瞬间的情况，难以随时调整吸引器的空间位置，难以有效吸除血肿。本文编者采用在影像引导下，将 Viewsite 牵开器送至该入路上血肿的最远处后退 5mm 的位置，在内镜清楚视野下，在保护脑组织的前提下，退着吸除血块，可避免血块部分吸除后周围脑组织挤入血肿腔，将远处血肿隔离而残留的情况发生。本文 10 例患者术后仅 1 例术区积血不足 6ml，1 例 2ml，其余无明显积血，说明该法可行。积血 6ml 的那例患者术后拔除气管插管时收缩压超过 180mmHg，可能为血压一过性增高渗血所致。所以我们特别强调术中收缩压维持在 140 ～ 160mmHg，止血完成后至术后 24h 血压维持在 120 ～ 140mmHg。Dye 等强调患者入院时开始就维持收缩压在 100 ～ 140mmHg。文献中多位编者提到术中单极电凝（制式的单极吸引器）止血有效，Nagasaka 等在同类手术中应用了自制的单柄双极电凝，认为双极电凝对脑组织保护更好。我们对此 10 例手术中，只有 2 例术中可见明显活动性出血，需要用单极电凝吸引器止血。另有 2 例渗血应用了单极电凝。另外 6 例根本不需要用电凝，仅以止血材料压迫就达到止血效果。我们应用的单极电凝止血技巧是：将吸引器前端以较少吸力（40kPa 左右，再加食指尖控制）靠近出血血管，用单极电凝（功率 20 ～ 25W）电烧吸引器，边凝边转动或稍后撤吸引器，可避免粘连。

多大体积的底节区血肿适合选择内镜清除？ Cho 等将血肿量 25ml 以上者纳入研究；Miller 等将血肿量 15ml 以上有明显神经病学症状的患者纳入研究；本文编者将 15ml 作为患者血肿量纳入的下线，主要考虑到该手术与置管引流手术比较还是创伤较大，更小的血肿可以考虑置管引流。本文纳入标准时没有规定血肿量的上限，但规定了必须没有发生脑疝，是考虑到在内镜清除血肿后脑受压立即得到缓解，高颅压进一步加剧的情况会得到遏制，本组血肿量最多 70ml，术后恢复过程显示内镜清除 70ml 血肿颅骨瓣复位术后患者恢复顺利无高颅压危象发生。

编者设计的影像引导前额锁孔入路内镜血肿清除术清除底节区血肿取得可以接受的治疗效果：两例功能完全恢复，说明手术入路本身未给患者增加明显的额外脑损伤；术后无颅内感染、无切口感染；随访中 3 例患者死亡皆与手术本身无关。患者的预后似乎与入院时意识障碍深浅有关，患者运动和语言功能的恢复机会可能与血肿破坏重要功能区（如累及内囊或丘脑）的程度有关。

针对丘脑区出血的内镜治疗文献不多，2 篇文献均来自台湾台中中国医药大学医院神经外科。2003 年，该科 Hsieh 报道，一例 68 岁男性，右丘脑出血 20ml。右前额皮肤横切口 3cm 长，切口中点位置的确定方法：血肿中心与脑室面丘脑最薄处连线在头皮的投影。钻孔后，经皮质脑室穿刺，将不锈钢管鞘送至脑室，固定架固定不锈钢管鞘。由该鞘送入带工作通道的 0 度硬质内镜和直径 2.5mm 的吸引器头。吸除脑室内血块后，在立体定向引导下切开丘脑 3mm 吸除丘脑血肿。遇到出血点，通过内镜工作通道送入单极电凝止血。术后 CT 示血肿清除满意。讨论中编者强调为尽量减少创伤，应由丘脑最薄处切开以清除丘脑内血肿。2007 年该单位 Chen 等报道内镜治疗丘脑出血 7 例。均为后外侧型丘脑出血破入侧脑室三角区引起急性脑积水。全麻完成后患者仰卧，同侧肩下垫枕，头向对侧旋转 60°。血肿同侧顶枕部头皮 3cm 直切口，切口中心为 Keen 氏点（耳郭上 3cm，后 3cm）。颅骨钻孔（直径 1cm）后由皮质穿刺脑室，置入硬镜套管（镜鞘，为聚丙烯材料，外径 7mm，内径 6mm，长 10cm，用 14F 导尿管作为导芯）。由镜鞘内置入直径 2.7mm 的内镜和必要的手术器械，如直径 2.5mm 的吸引器头。同时清除脑室内和丘脑内的血肿。编者在讨论中指出，用带工作通道的内镜（脑室镜）进行血肿清除效率不高，因手术视野有限，通过工作通道的操作器械操作也受限。Chen 等倡导的用硬镜鞘置入观察镜操作，手术器械通道更大，血肿清除效率更高。术中遇到出血则将普通吸引器换成 3mm 直径的单极电凝吸引器电凝止血。手术结束前脑室内置放引流管。7 例患者术前 GCS 评分平均为 8.4，术后为 9.4；30d 死亡率为 15%。没有患者发生需要分流的脑积水。

综合文献报道和编者体会，内镜技术在自发性脑出血的治疗中将发挥越来越大的作用。但手术的细节需要进一步研究探索。考虑到脑的功能解剖，选择合理的入路和入颅点，以皮肤小切口和颅骨锁孔技术，在影像引导下将口径形状合适的硬质透明的管状牵开器送至血肿远端，在口径和视角合适的硬质观察镜下，以口径合适的吸引器（或超声吸引器）退着吸除血肿，并有效处理可能碰到的出血血管；术后有效仔细管理血压，将是内镜下清除脑内血肿的关键点。几种器械的形状和口径的研究甚为重要。对于血肿量超过 15ml 自发性幕上脑出血，无论血肿位于底节区、丘脑甚或皮质，只要不是濒死状态，排除了动静脉畸形、动脉瘤和肿瘤性卒中等特殊情况，排除了常规手术禁忌，家属同意，我们常规安排内镜下清除血肿。到目前我们内镜清除血肿体积最大的一例 135ml，位于底节区，术后 CT 证实血肿完全清除，术后第 3 天患者清醒。

内镜下脑内血肿清除，有理论上和实践上的可行性。但与药物治疗、置管引流手术、开颅显微手术的详细比较，包括患者的选择，都有赖于多中心大样本随机对照临床试验的结果。

（徐永革　张晓军）

参 考 文 献

[1] Broderick J, Connolly S, Feldmann E, et al.Guidelines for the management of spontaneous intracerebral hemorrhage in Adults: 2007 update[J]. Circulation,2007, 116:e391–e413.

[2] Broderick J, Brott T, Tomsick T, et al.Intracerebral hemorrhage more than twice as common as subarachnoid hemorrhage[J]. J Neurosurg,1993, 78:188–191.

[3] Anik I, Secer HI, Anik Y, et al. Meta–analyses of intracerebral

hematoma treatment[J]. Turk Neurosurg,2011, 21:6–14,.

[4] Auer LM, Deinsberger W, Niederkorn K, et al.Endoscopic surgery versus medical treatment for spontaneous intracerebral hematoma:a randomized study[J]. J Neurosurg,1989, 70:530–535.

[5] Hattori N, Katayama Y, Maya Y: Impact of stereptectic hematoma evacuation on activities of daily living during the chronic period following spontaneous putaminal hemorrhage: a randomized

study[J]. J Neurosurg,2004, 101:417–420.

[6] Morgan T, Zuccarello M, Narayan R, et al.Preliminary findings of the minimally–invasive surgery plus rt–PA for intracerebral hemorrhage evacuation (MISTIE) [J]. Acta Neurochir Suppl,2008, 105:147–151.

[7] Niizuma H, Shimizu Y, Yonemitsu T, et al.Results of stereotactic aspiration in 175 cases of putaminal hemorrhage[J]. Neurosurg, 1989, 24:814–819.

[8] Mendelow AD, Gregson BA, Fernandes HM, et al.Early surgery versus initial conservative treatment in patients with spontaneous supratentorial intracerebral hematomas in the international surgical trial in intracerebral hemorrhage (STICH):a randomized trail[J]. Lancet, 2005, 365:387–397.

[9] Reisch R, Peneczky A.Ten–year experience with the supraorbital subfrontal approach through an eyebrow skin incision[J].Neurosurg, 2005, 57:242–255.

[10] Cho DY, Chen CC, Chang CS, et al.Endoscopic surgery for spontaneous basal ganglia hemorrhage:comparing endoscopic surgery, stereotactic aspiration, and craniotomy in noncomatose patients[J]. Surgical Neurol, 2006, 65:547–556.

[11] Barlas O, Karadereler S, Bahar S, et al.Image–guided keyhole evacuation of spontaneous supratentorial intracerebral hemorrhage[J]. Minim Invas Neurosurg, 2009, 52:62–68.

[12] Maccarron MO, Maccarron P, Alberts MJ.Location characteristics of early perihematomal oedema[J]. J Neurol Surg Psychi, 2006, 77: 378–380.

[13] Hsieh PH, Cho DY, Lee WY, et al.Endoscopic evacuation of putaminal hemorrhage:how to improve the efficiency of hematoma evacuation[J]. Surg Neurol, 2005, 64:147–153.

[14] Nakano T, Ohkuma H, Ebina K, et al.Neuroendoscopic surgery for intracerebral hemorrhage–comparison with traditional therapies

[J]. Minim invas Neurosurg, 2003, 46; 278–283.

[15] Hsieh PC.Endoscopic removal of thalamic hematoma:a technical note[J]. Minim invas Neurosurg, 2003, 46; 369–371.

[16] Yamamoto T, Nakao Y, Mori K, et al.Endoscopic hematoma evacuation for hypertensive cerebellar hemorrhage[J]. Minim invas Neurosurg, 2006, 49; 173–178.

[17] Chen CC, Lin HL, Cho DY.Endoscopic surgery for thalamic hemorrhage:a technical note[J]. Surgical Neurol, 2007, 68: 438–442.

[18] Raza SM, Recinos PF, Avendano J, et al. Minimally invasive transpotral resection of deep intracranial lesions. Minim invas Neurosurg, 2011, 54; 5–11.

[19] Nagasaka T, Inao S, Ikeda H et al.Inflation–deflation method for endoscopic evacuation of intracerebral hematoma[J]. Acta Neurochir (Wien), 2008, 150:685–690.

[20] Dye JA, Dusick JR, Lee DJ, et al.Frontal bur hole through an eyebrow incision image–guided endoscopic evacuation of spontaneous intracerebral hemorrhage[J]. J Neurosurg, 2012, 117:767–773.

[21] Nagasaka T, Tsugeno M, Ikeda H, et al.A novel monoshaft bipolar cautery for use in endoscopic intracranial surgery.A short technical note[J]. Clin Neurol Neurosurg, 2011, 113:607–611.

[22] Miller CM, Vespa P, saver JL, et al.Image–guided endoscopic evacuation of spontaneous intracerebral hemorrhage[J]. Surg Neurol, 2008, 69:441–446.

[23] Zuccarello M, Brott T, Derex L, et al. Early surgical treatment for supratentorial intracerebral hemmorrhage:A randomized feasibility study[J]. Stroke, 1999, 30:1833–1839.

[24] 徐永革，夏小雨，宋昭.影像引导下前额锁孔入路内镜基底核区血肿清除术：10例技术报告[J].中国微侵袭神经外科杂志，2013, 18: 399–402.

第二节　显微手术在高血压脑出血中的应用研究进展

自发性高血压脑出血（spontaneous hypertensive intracerebral hemorrhage，SHIH）的外科治疗最早始于 1903 年，由 Cushing 提出手术治疗的可行性和手术指征，但早期手术效果并不理想。20 世纪 70 年代，随着 CT 的问世，神经外科医生对 SHIH 外科手术治疗的可行性得以重新认识，标准骨窗或者骨瓣开颅血肿清除术成为常规术式。20 世纪 80 年代，随着手术显微镜技术的发明以及显微神经解剖学知识的不断完善，小骨窗经皮质或经侧裂血肿清除术为脑内血肿微创治疗开辟了新的途径。

一、对外科手术治疗疗效的评估

虽然一个多世纪以来，对于 SHIH，目前尚无手术干预优于内科治疗的确切证据，只有一些零散非随机对照研究报道手术效果优于保守治疗。手术与非手术治疗的大样本随机对照研究迄今至少已有 10 项。其中，影响力最大的当属 Mendelow 等组织的 STICH 试验（Surgical Trial in Intracerebral Hemorrhages，STICH）。

二、标准开颅血肿清除术

标准开颅血肿清除术是神经外科治疗 SHCH 最早期、最常用和对器械要求最低的方法，也是长期以来在中国大陆地区开颅手术治疗的主要方法。其主要优势体现在可在直视下较为彻底的清除血肿达到降低颅内压、使受压神经元有恢复的可能性，从而能够防止和减少出血后的一系列继发性病理生理改变，打破危及生命的恶性循环。此外止血较为彻底可靠，对术前脑疝及术中脑肿胀明显者可彻底减压并可随时去骨瓣减张缝合。在早期时候，该术式曾在肉眼直视下操作，对脑组织创伤较大。目前的普遍做法是将开颅血肿清除与显微技术相结合，临床提示有效。骨瓣开颅的优点在于暴露清楚，有利于术者操作和彻底清除血肿；缺点是开颅时间长，创伤大，术后全身并发症多，恢复时间长。而且由于创面较大，出血较多，特别是创面渗血易于流入血肿腔形成新的血肿。此外需二次修补颅骨，增加患者经济、躯体和心理负担。对其治疗效果一直持有争议主要是暂时缺乏明确可靠的临床研究证据。目前标准开颅清除血肿＋去骨瓣减压术主要用于出血量大及意识状况逐渐恶化的早期脑疝患者，可达到迅速减压的目的，具有比其他手术方式更好的远期效果。对于双瞳散大、深昏迷状态超过 2h 的患者，结合术前血肿快速定位穿刺，该术式仍有一定的治疗价值。但该术式对于老年高龄、合并其他多脏器损害的患者损伤相对较大，费时较长，术后恢复差。此外，目前国外还有编者报道单纯实施去骨瓣减压术的术式，即只实施半颅去骨瓣减压和硬脑膜切开减压术，而不实施血肿清除。这种不处理出血单纯行去骨瓣减压术的治疗方式，存在减压后出血的风险，需要进一步研究其安全性和有效性。在国内医疗环境下，不太可能得到大多数同行的认可和推广。

三、小骨窗手术

当前，随着现代神经外科理论、显微外科技术及医学影像学的发展，相对于传统入路直视下的血肿清除手术，通过脑组织自然解剖间隙，显微镜下经小骨窗清除血肿不仅创伤更小，预后更佳。小骨窗手术分为小骨窗经皮质（颞上回或者颞中回）入路和小骨窗经侧裂手术入路。此处重点阐述经外侧裂入路小骨窗显微手术治疗。

经侧裂小骨窗手术已经在我国广泛开展，日本、韩国和印度等亚洲国家有所开展，但欧美基本使用不多，究其原因国情差异是其重要因素，但实际应用中发现该入路有诸多好处，值得推广。侧裂入路的优势在于①分离侧裂后，从岛叶到基底节血肿的平均距离（2～15mm）比从皮质到血肿的距离（平均20～40mm）更短，因此更有利于清除深部血肿；②侧裂入路的角度更有利于处理豆纹动脉分支出血，相对传统的手术方式显得更容易做到精确控制出血，较为安全，对周围脑组织损伤较小，体现微创的外科手术理念；③由于没有破坏皮质，术后癫痫的发生率大大降低；④此外，由于术中开放侧裂池释放脑脊液，术后颅内压相对较低，加上术后放置引流管持续引流脑脊液，不但能迅速廓清蛛网膜下腔出血，而且还能降低颅内压，使患者平稳度过脑水肿期，并减少术后甘露醇的用量。有些学者认为小骨窗手术只适合于中等量出血患者，但笔者自身经验认为出血量并不是决定手术方式的唯一因素；⑤少数情况下，如果血肿为大脑中动脉瘤破裂所致，侧裂入路则更有利于直接处理动脉瘤。

目前对于侧裂手术入路的适应证尚无统一意见，我们认为血肿量不是决定行小骨窗手术的唯一因素。除了血肿量以外，具体术式还应结合患者的脑萎缩程度、脑肿胀程度、血肿形态、是否破入脑室和侧裂池大小和路径等因素来决定。有些编者认为当血肿量较大，侧裂切口较小时，小骨窗不利于术中操作，并认为强行分离可能造成脑组织牵拉性损伤。事实上应根据患者情况、术者自身手术经验和手术室设备及综合救治能力全面考虑，为患者制定周全的手术计划，大部分情况下侧裂均能顺利打开。例如，一名高龄患者出血量较大而脑萎缩明显，采用侧裂入路完全可行。而有时血肿量并不大，但是脑水肿非常明显，中线移位超过1cm，此时需要行去骨瓣减压术。另一方面，采用何种入路，不应千篇一律，对于血肿位置较深，主要位于壳核的血肿应采用经侧裂手术入路；对于血肿向皮质延伸，破出皮质或者位于皮质下者，采用经皮质入路则直达血肿的手术路径更短。一般认为，只要患者没有脑疝的征象（瞳孔、意识和环池受压情况）以及第三或者第四脑室完全铸型的情况，侧裂小骨窗手术均可作为首选。如果术前判断患者可能颅压较高，可通过以下方法来解决：①钻孔时快速静脉滴注甘露醇；②术前行侧脑室穿刺引流，降低颅内压，但过度通气不主张使用。如果术中发现脑组织肿胀明显，术前未行侧脑室穿刺引流，则要考虑先穿刺抽出部分血肿后再行解剖侧裂，打开侧裂后不要急于使用脑压板，应穿刺岛叶释放出混杂有脑脊液的不凝血液（大部分情况下）后再行进一步操作，在充分降低颅压的情况下再使用脑压板可大大降低脑组织牵拉性损伤的可能。经侧裂手术对术者的显微操作技术要求较高，必须由经验丰富的手术医师进行手术操作。

四、国际上报道的经侧裂手术治疗基底节区出血的手术结果

　　1972 年，Suzuki 和 Sato 首先报道了使用经侧裂 - 岛叶入路清除基底节区血肿，2003 年 Kaya 等回顾性分析 47 例经侧裂 - 岛叶入路清除基底节区血肿的手术结果，他们根据神经功能状态和 CT 结果进行预后评价：随访 6 个月，手术组预后良好（Glasgow Outcome Scales，GOS4 ～ 5 分）、重残（GOS3 分）、植物生存状态（GOS2 分）以及死亡的患者比率分别为 0%、27.7%、38.3% 和 34%。死亡率和预后恢复良好率在保守治疗和手术组之间有显著统计学差异，因此，结论是对于出血量大于 30ml 的基底节区出血的患者，手术组的疗效明显好于保守治疗组。Jianwei 等回顾性分析了一组 28 人的病例，他们对出血量 30 ～ 80ml 基底节区出血的患者实施侧裂小骨窗手术，恢复良好、重残及死亡的病例分别为 71.4%、25.1% 和 3.5%。Zheng 等以传统骨瓣开颅手术为对照组，发现二者 1 个月和 3 个月的死亡率没有明显差异，但经侧裂小骨窗手术组 3 个月功能恢复良好患者显著多于传统开颅手术组，但本文并没有比较二者的平均手术时间、平均住院时间和并发症等指标。Zheng 等报道了经侧裂小骨窗手术结合中医针灸治疗的效果，经侧裂手术组和联合治疗组与单纯针灸治疗组相比，均取得了更好的治疗效果，侧裂组的良好生存率、轻度残疾、植物状态及死亡率分别为 64.7%、14.7%、4.4% 和 16.2%。但经侧裂手术组和联合治疗组相比，二者比较没有统计学差异。Zhang 等比较了 14 例经侧裂和 19 例经皮质入路清除出血量超过 90ml，GCS 为 3 ～ 8 分壳核区出血患者的手术治疗效果，发现二者之间 30d 的死亡率没有明显差别，而经侧裂手术平均花费的手术时间多于经皮质入路，因此推荐对于此类患者应考虑经皮质入路。

五、手术原则与技巧

　　手术技巧已在前面章节详细阐述。此处重点阐述三个重要问题。第一：从哪里进去，即侧裂的入路点。传统观点认为根据血肿位置来选择侧裂打开的部分，这种方法的好处在于定位比较准确，但侧裂靠后的部分位置比较深，手术操作过程中损害血管的概率增大。事实上，在小骨窗情况下，通过变换患者的体位和转动显微镜的角度足以清除较大范围的血肿。因此，我们在进行手术时，应综合考虑血肿位置和选择侧裂较为容易打开的部分来选择手术切口和侧裂入路点。通过动脉瘤的手术经验，逆行开放侧裂池通常从额下回的三角部开始分离，此处是侧裂静脉发出分支的起始部，三角部通常萎缩，因此此处逆行向前分离侧裂池是最为容易的部位，但是对于内囊靠近后肢的血肿，从此处进入血肿不易完全清除。Zhang HT 等选择正对额下回岛盖部下方的侧裂点顺行向后分离打开侧裂池，此种方法兼顾了血肿的位置和侧裂池打开的容易程度，可达到较为满意的手术效果。对于丘脑血肿，特别是外侧型血肿，根据血肿的走向，Zhang HT 选择了经侧裂岛盖部和经侧裂缘上回部来处理前外侧和后外侧血肿，获得较好的手术效果。无论从何处进入，原则是在减少对侧裂血管的骚扰情况下，较为容易的打开侧裂，减少对脑组织的牵拉，完整清除血肿。第二：如何进去，即如何分离侧裂池。分离侧裂的方式主要包括锐性分离和钝性分离。以 Yassagel 为代表的欧美学者喜欢用双极电凝颞钝性撕开蛛网膜，但中国人蛛网膜结构与欧美人有所差别，欧美人通常蛛网膜较薄，蛛网膜小梁较少，因此，较为容易撕开。相比之下，亚洲人蛛网膜较为小，梁较为坚韧，蛛网膜较多，在钝性分离时不容易撕开蛛网膜反而容易牵扯血管导致出血。此外，锐性分离时如果出血提示就在剪刀下出血，而不像牵拉导致的出血可能在远隔部位。因此，建议采用锐性分离为主，钝性为辅的方法来进行分离。解剖侧裂还可采用 Toth 水解剖技术（water dissection technical of Toth，WDT）来进行。第三：小骨窗手术的手术指征。关于高血压脑出血的手术指征，目前没有统一标准。原则上只要没有发生脑疝，实施小骨窗手术均可。也有实施小骨窗手术结合部分颞叶切除治疗高血压脑疝的报道，但限于我国国情，不建议尝试和推广。大部分传统观点均将 30ml 出血量作为手术指征个人认为，出血量不应是评判高血压脑出血手术指征的唯一和最主要标准，老年患者脑萎缩严重程度大过年轻人，因此颅内代偿能力较强，手术指征可以适当放宽，而青年人脑组织饱满，发生脑水肿反应比老年人强，有可能出血

20ml 即可发生脑疝。大部分小骨窗手术后需要再次去骨瓣的病例大多是医源性损伤造成的，原因主要是术中过度牵拉脑组织、过度烧灼、破坏血肿－正常脑组织界面和棉片使用不当造成的。小骨窗手术后，清除血肿的空间足以度过术后脑水肿高峰期。此外，经侧裂的小骨窗手术经过岛叶皮质进入，其相对于经皮质造瘘手术，脑水肿程度大大减轻。再者，由于侧裂池开放，术后如果持续引流脑脊液将达到更好的效果，大大减轻术后脑水肿。笔者经验，术后如果留置引流，甘露醇在前三天半量用 1～2 次，此后基本可以不用。因此，术后脑水肿不应归结于减压窗不够大。除了水肿以外，血肿周围的水肿程度也是决定小骨窗手术的重要参考因素，手术医师应根据患者出血的侧部位、年龄、血肿量、水肿程度、环池受压情况、患者的症状体征来综合选择。

六、开颅手术再出血相关因素

高血压脑出血术后再出血（recurrent hemorrhage of postoperative hypertensive intracerebral hemorrhage，RHPHIH）的死亡率甚至有报道高达 40% 以上，是影响开颅手术治疗效果的主要原因之一。

判断 RHPHIH 的方法：

1. 术后 24h 内，患者病情突然恶化，如突然偏瘫加重、头痛加重、骨窗压力增高、意识障碍加重、出现瞳孔散大、引流液变淡变清后突然再引出大量新鲜血液等，复查头颅 CT 显示原出血部位血肿（再出血的血肿往往比术前的血肿大），判断为术后再出血。

2. 患者术后 24h 后 CT 显示血肿已经消失，病情再次复查头颅 CT 时原出血部位出现血肿，判断为再出血。

3. 手术后病情平稳，无病情突然恶化及瞳孔变化，如果第一次复查头颅 CT 显示原出血部位血肿量增加大于 20ml 或血肿体积增加大于 50%，判断为再出血，否则判断为残余血肿或术腔渗血，而不列为 RHPHIH。

能够引起 RHPHIH 的因素很多，以下提及的内容对于防止再出血意义重大。

1. 和手术相关的问题　在临床治疗过程中，高血压脑出血早期病情不稳定，在血肿形成的早期的几个小时内仍然有约 30% 的血肿会继续增大，这往往是导致病情加重的主要原因。因为脑内血肿形成 7～8h 后，脑组织本身会出现严重的继发性损伤。因而，实际工作的理论指导中，提倡超早期（发病后 6h 内）手术，这样能最大限度上改善患者的预后。这样做理论上有以下优点：①在脑组织产生严重继发损伤之前清除血肿，会立即改善脑血流，降低颅内压力，使脑组织的损害程度降到最低，从而降低致残率，提高生存率，改善预后。②早期手术可以减少继发性神经元的损伤。在发病超过 6h 后再手术时，虽然脑实质内的出血已经趋向稳定，但由于压迫时间较长，局部脑水肿及血管痉挛可能已经导致不可逆的继发性神经元损伤，即使手术后不发生再出血，其术后仍然疗效较差，临床疗效相对不甚满意。当然，超早期手术也有其不利的方面，即是术后再出血的风险相对较高。另外，脑出血无论手术与否，其再出血发生率高达 20.6%～38%。超急性期（6h 以内）手术减少再出血发生率有以下几点值得注意：①使用中号或者小号吸引器，避免吸除血肿时吸力太强导致脆弱的血肿壁受损导致术后渗血。清除血块时特别注意要动作轻柔，可以用水反复冲洗之使其松动，脑搏动有时将其渐渐推入术野，找到原发出血血管部位给予妥善止血。如果局部血块粘和紧密，不建议强行清除，可以将其留下，如果不发生再出血，对于预后可能不会产生很大的影响；②使用棉片正确合理，当某个方向的血肿清除止血满意后可立即在局部置入明胶止血海绵或纤丝止血海绵，并压以棉片，然后再去清除另一个方向的血肿。取出血肿腔压迫棉片的时候动作尤其要注意轻柔，用冲洗水球均匀缓慢冲洗，冲洗时水球接近冲洗部位，尽力做到用水流平稳的部分直接冲洗到棉片和脑组织接触的部位，避免冲出水泡及声音，这样棉片会自然吸水膨胀，与脑组织之间的粘连会自然松开，以及棉片与止血海绵之间的粘连也会自然松散开，而不会出现因为牵拉棉片导致局部血肿壁受到力量的作用导致术中再出血以及潜在的术后再出血。冲洗血肿腔观察冲洗液务必要达到清澈。

2. 术后血压的控制　考虑对于血压波动于高水平的患者应该给予更大剂量药物或联合更多种降压药物，同时应用利尿药物等方法，直到能血压控制满意为止。在搜集病例过程中，还发现 2 例患者在请心血管科会诊后同时应用口服降压药物多达 4 种（提倡多品种小剂量应用），治疗期间还多次临时应用小剂量的利尿药及静脉降压药物（乌拉地尔、合贝爽等），血压最终得到了比较满意的及时控制，未发生术后再出血。所以认为对于血压波动于高水平患者的治疗更要注重血压的控制，考虑可以从两个方面加强控制血压，预防术后再出血的发生：①及时调整降压药物的剂量，直到找到满意的安全个体化治疗量为止，这个过程应该是尽快，依据是患者的即时血压。②加强对血压的监测频率。我们平时术后的处理常规是每 1 小时监测一次，这种做法对大多数患者已经足够。但是对于血压波动于高水平的高血压手术后患者，在血压得到有效满意控制之前，恐怕是不安全的。血压是正常可以每 30 分钟或每小时测一次血压，甚至每 15 分钟测量一次，直到血压控制满意为止。而且血压在确定颅内压得到有效降低的情况下要逐步降到合理范围，预防因为血压波动而导致术后再出血，尤其注意血压骤升的情况，因为术后再出血往往就在这时发生。积极控制血压骤升的方法要分析患者的具体原因针对性即时处理，例如患者躁动、紧张、着急的情况是非常多见的，及时地给予镇静，可以消除因此而产生的血压骤升。然而，有研究表明，一味追求降低血压并不能真正地降低术后再出血的发生率，降低死亡率，术后再出血与血压并不是线性关系。因为高血压脑出血的患者在发病急性期，脑血管的自动生理调节的能力较正常的时候要差，所以当血压过低时，手术区域的水肿带继发脑梗死的可能性会提高，会使病情恶化，反而会导致更高的死亡率。另有研究表明，在术后的平均动脉压降得过低，超过 20% 的时候，患者的神经功能会恶化，这对于已经受损的脑组织的功能恢复是很不利的，这一点尤其引起临床工作者的注意，其实在随访的患者中也发现，即使是那些病情痊愈出院的患者，手术区域后缺血改变仍然存在，提示局部依旧是缺血状态，而且是病理性的，这也是患者康复后需要适当应用抗凝药物的一个原因。

术后患者的平均动脉压是用来判断病情的常用指标，可以用来指导术后血压的控制，来预防术后再出血及局部脑缺血。常用平均动脉压的计算方法是（收缩压 – 舒张压）× 1/3+ 舒张压，所以术后观察脉压舒张压，使其平稳下降，是非常重要的，在血压波动明显时，及时将平均动脉压控制到比术前首先下降 5% ～ 20% 的范围有利于预防再出血，尔后逐渐下降到正常水平，期间同时注意颅内压的情况，不能仅仅注重这一个指标，同时根据患者的即时情况，及时调整降压治疗方案。一般认为术后实测血压降到 160/90mmHg 以下，就相对比较安全，但是这个数值不是绝对的，注意参照即时计算的平均动脉压的数值，二者要兼顾。当然，有时二者会矛盾，实际工作中也遇到过，患者的平均动脉压降了超过了 20%，而且患者病情非常平稳，意识也非常好，实测血压正常，但是接近正常范围低限，可以从其他方面去分析原因给予处理，例如：是血容量的不足、还是颅内压升高得到非常满意的解除而血压暂时不高以及术前血压数据采集是否存在躁动等原因的影响等，不建议立即应用升压药物。总之，重点控制好血压对减少术后再出血是有帮助的。

3. 其他值得注意的因素　凝血机制异常，术前凝血机制异常患者不要冒险行开颅手术，尽量保守治疗，建议行微创穿刺治疗；长期服用阿司匹林，合并糖尿病及冠心病、麻醉的处理以及术后过早应用甘露醇等都与手术后再出血有关系。

七、结语

显微外科手术技术在治疗基底节区高血压脑出血有着其他技术不可替代的优势，随着硬通道和软通道等穿刺技术和内镜技术的成熟，我们应该明确各类技术的优缺点和适应证，便于更好地救治高血压脑出血的患者。

（张洪钿　张　良）

参 考 文 献

[1] 郑晶，陆海，梁成，等.高血压脑出血性脑疝的治疗[J].中华神经外科杂志，2010，26（5）：435-437.

第三节　微创血肿穿刺引流治疗研究进展

由于高血压病伴发的脑小动脉病变在血压骤升时破裂所致的出血，称为高血压脑出血（hypertensive intracerebral hemorrhage，HICH）。高血压脑出血病死率及致残率都很高，出血后的继发性脑损害，对脑出血的预后起着非常重要的作用，因此在脑出血后早期消除脑内血肿，可最大限度地减轻或消除继发性脑损害，对减少高血压脑出血的残死率有着积极和重要的意义。但传统的手术治疗多需要在全麻下进行，且手术开颅时间长，消除颅内血肿过程中又增加了脑的损伤，这往往是患者术后恢复不理想的原因。特别是对于老年（＞60岁）脑深部出血的患者，由于其对手术的耐受性差（甚至不能耐受传统的手术方式），因此就需要用一种创伤小、患者乐于接受的、效果好的手术方法来治疗。

近年来，随着实验技术和影像学等相关技术的进步，对于脑出血的致病机制有了进一步的认识，目前认为，高血压病可导致全身器官血管的病理性改变，是动脉管壁发生病理变化的最主要的原因，脑血管在长期高压之下发生退行性变和动脉硬化，以适应高血压。长时间的压力刺激可导致患者脑底的小动脉发生玻璃样或纤维样变性、局灶性出血、缺血和坏死，使血管强度和顺应性降低，出现局限性的扩张，并可形成微小动脉瘤，在血压骤升时薄弱的管壁处就容易破裂出血。因此当患者因情绪激动、剧烈运动、过度劳累等因素血压急剧升高时易导致脑部血管破裂而发病。其中豆纹动脉破裂所致高血压脑出血最为多见。血压是脉冲性传导的，出血后血管壁破裂处会形成血栓，管壁也因血肿压迫而变得狭窄，血流阻力增大，出血多会自行停止，但血肿会造成周围脑组织受压移位、缺血、水肿和坏死，如果处理不当会发生急剧的颅内高压和脑疝常可导致患者死亡。

一、高血压脑出血治疗历史及现状

高血压脑出血的治疗主要分为内科治疗和外科治疗，内科治疗主要采用药物治疗，又称保守治疗，是高血压脑出血的传统治疗手段，但疗效不满意，在 CT 应用于临床以前，内科保守治疗的病死率高达 70%～80%，HICH 的外科治疗最早始于 1903 年，由 Cushing 提出手术治疗的可行性和手术指征，1933 年 Penfield 报道 2 例 HICH 手术成功，此后世界各国相继开展了 HICH 外科手术治疗，但大宗临床报道内科组与手术组死亡率相近，未显示手术治疗的优越性。20 世纪 70 年代，随着 CT 的问世和手术方式的改进，神经外科医生重新认识到 HICH 外科治疗的可行性。有关高血压脑出血的外科治疗的前瞻性、多中心、随机对照的研究不多，由于研究设计和实施中的缺陷（病例选择、手术时机、手术方法、术后评估的时间、评估的工具不同），得出支持外科治疗好于内科治疗的结论不多。Auer 等报道了一组关于内镜手术与内科治疗相比较的随机对照研究，结果显示，6 个月时外科组的病死率为 42%，明显低于内科组的 70%（$P < 0.001$）。Femandes 等指出，外科治疗可降低死亡率和术后依赖（postoperative-dependenee）。Georgios pantazis 等学者在一项前瞻性随机对照研究中，对外科手术治疗组和保守治疗组进行 GCS 评分，结果显示外科手术治疗组明显高于保守治疗组。各国神经外科学者开展了大量 HICH 外科手术，现已比较公认的是，中重度高血压脑出血的临床研究表明，经外侧裂小骨窗开颅术与立体定向穿刺抽吸术治疗高血压脑出血的手术疗效优于保守治疗。

我国自 50 年代末、60 年代初开展 HICH 的外科治疗，由于诊断和手术技术水平的限制，手术效果不理想。随着 CT 的广泛应用和手术方法的不断改进，现在一般拥有神经外科的二级医院均能开展 HICH 外科治疗。但各地区在手术禁忌证、手术时机、手术方式的选择还存在一定的差异。而且有些学者认为外科治疗效果与内科治疗效果相近。加之神经外科技术水平和医疗设备的差异，治疗效果也有很大差异。我国神经外科学者在 HICH 外科治疗的临床研究中做了大量的工作。早在 1990 年时，王忠诚院士等将 241 例高血压脑出血，随机分为内科和外科治疗组进行研究，提出重症高血压脑出血外科治疗效果好于内科治疗。2000 年时脑卒中的分型分期治疗建议草案已确立。2001 年周良辅等前瞻随机多中心研究表明对于中重度 HICH 的微侵袭手术治疗的疗效肯定，外科组疗效明显好于内科组。2005 年，国家十五攻关项目"脑卒中的规范化外科治疗"研究表明：HICH 微骨窗入路和 CT 引导吸引术优于传统开颅手术。

二、高血压脑出血的微侵袭外科治疗

随着显微神经外科技术的发展，立体定向技术和神经导航技术的进步，神经内镜技术的应用，为高血压脑出血的外科治疗拓展了空间，手术方式从当初的去骨瓣颅术发展到了微创血肿清除术。微创血肿穿刺引流就是通过微侵袭的手术方式在较准确定位（立体定向、神经导航）的条件下对颅内血肿进行穿刺引流，以达到解除血肿占位效应并阻断血肿引起的继发性损害的目的。包括有：内镜辅助血肿抽吸术、立体定向颅内血肿穿刺抽吸引流术及神经导航辅助显微治疗。这些术式操作简单，创口微小，对正常脑组织的损害很小，因此避免了各种手术并发症的发生。

（一）手术适应证

对于高血压性颅内血肿而言，其手术适应证迄今尚未统一，其原因可能有：缺乏在相同条件下适当的具有可能性内、外科治疗比较的资料；缺乏统一适当的血肿分型用于比较不同地区（或治疗单位）的治疗结果；对患者的长期预后情况缺少观察记录。Montes 等认为立体定向血肿抽吸术适用于幕上血肿尚未波及脑干或无脑干功能障碍者，发病后 48h 内，血肿 > 10 ～ 15ml，GCS 评分 > 5 分，无脑疝征象，无潜在的动脉瘤或血管畸形，无系统性出血因素，无伴发寿命小于 6 个月的严重疾病患者，而 Fayad 等认为立体定向血肿液化抽吸术对深部幕上血肿和小脑出血均可施行，适应证相对较宽。李毓生认为，深昏迷并发脑疝病情危重的患者，如能及时定向穿刺手术治疗，尚有 25% ～ 50% 的患者能获救，因此对于已有脑疝发生或深昏迷患者不应轻易放弃治疗。以往认为积极开颅可直视下止血，并彻底清除血肿，对颅压高者可去骨瓣减压，但准备时间较长，需全麻，手术创伤大，有多种并发症，年老体弱者很难耐受。立体定向血肿吸除术操作时间短，局麻下钻孔可在手术室或床边进行，损伤小，不额外增加患者负担。有研究表明，微创引流术疗效与出血量密切相关：对于出血量 < 60ml 患者比较适合，出血量 > 60ml 患者疗效差，出血量 > 80ml 患者疗效很差，与保守治疗无显著性差异。与出血部位密切相关：小脑及脑室出血，手术能解除脑脊液的梗阻，疗效显著优于保守治疗组；位于脑叶及外囊的表浅血肿，效果较好，而对于基底区及内囊的出血疗效差。与术前患者意识状况有关：术前意识状况越差的患者手术效果越差，研究表明 GCS > 8 分的患者较为适合微创引流手术。但笔者认为，应该综合考虑以下几方面：①神经功能状态：根据出血后的意识状况，将其分为 6 级。Ⅰ级：意识清楚或嗜睡，无偏瘫或失语。Ⅱ级：嗜睡或昏睡，有轻度偏瘫（肌力Ⅲ ～Ⅳ级）或不全性失语。Ⅲ级：嗜睡或浅昏迷，有不同程度的偏瘫或失语，瞳孔等大。Ⅳ级：昏迷，有偏瘫或失语，瞳孔等大或不等大。Ⅴ级：深昏迷，有去脑强直，病理性呼吸或呼吸暂停，瞳孔一侧散大。Ⅵ级：深昏迷，脑疝晚期，生命体征明显紊乱，双侧瞳孔散大。Ⅰ级、Ⅵ级患者一般不考虑手术。Ⅱ级、Ⅴ级患者综合病情及家属意见后决定。多数情况下，Ⅱ级少考虑手术较好，Ⅴ级积极手术为宜。Ⅲ级、Ⅳ级患者最适合手术治疗。②部位及年龄：脑立体定向术适用各种年龄、任何部位的脑出血，特别是年老体弱或脑深部及重要功能区的血肿。③血肿量：当今大多数观点认为，基底节或脑叶血肿 30ml 以上，丘脑或小脑血肿 10ml 以上考虑手术处理。笔者认为不应以此作为决定因素，主要应考虑血肿是否造成脑受压，影响脑功能，这点可通过临床症状、体征以及神经影像学的检查来确定。如有的患者血肿量较小，但已引起昏迷、偏瘫、失语或脑神经麻痹等症状时，均应考虑积极手术的方法，尽早地抽吸引流或清除血肿，以减少或避免脑神经功能由可逆性损伤向不可逆性损伤发展。笔者建议基底节或脑叶血肿量在 60ml 以下，丘脑或小脑血肿量在 15ml 以内，较为适合采用立体定向血肿抽吸引流术。因为在脑出血后数小时，血肿大部分将形成血凝块，定向抽吸术最多只能排出血肿总量的 1/2 ～ 2/3，如果血肿量过大，一次抽吸术后血肿量仍在 30ml 以上，脑受压情况并没有完全过渡到一个相对安全的阈值范围（一般我们所了解的幕上 30ml，幕下 10ml 以内的血肿量）。那么采用显微抽吸术的临床价值就大打折扣了，故对基底节或脑叶血肿超过 60ml，小脑或丘脑血肿超过 15ml 应积极采取开颅或脑内镜血肿清除术。④病情演变：脑出血发病后迅即陷入深昏迷状态，一般不考虑采用立体定向术。脑出血内科保守治疗过程中病情逐渐加重，经 CT 证实血肿无变化或增大，可考虑转为手术。⑤其他：如发病后血压过高（≥ 200/120mmHg）、体重过于肥胖（≥ 100kg）、合并其他脏器功能衰竭等，手术应慎重考虑；而脑出血破入脑室或中线移位＞ 5mm，环池受压变形者应积极考虑手术。我国颅内血肿微创清除技术全国研究与推广协作组建议高血压脑出血应用血肿微创清除技术适应证与禁忌证如下。①适应证：脑叶出血＞ 30ml；基底节出血＞ 30ml；丘脑出血＞ 10ml；小脑出血＞ 10ml；脑室内出血，引起阻塞性脑积水、铸型性脑室积血者；颅内血肿出血量虽然未达到手术指征的容量，但出现严重神经功能障碍者。②禁忌证：脑干功能衰竭；凝血机制障碍、有严重的出血倾向，如血友病；明确的颅内动脉瘤及动静脉畸形引起的血肿。

（二）手术时机的选择

微创颅内血肿清除术的手术时机选择关系到患者的预后，这是因为脑出血在出血 20 ～ 30min 后开始形成血肿，血肿可对周围的脑组织产生挤压作用，从而导致继发性脑水肿，脑水肿在出血后 8h 逐步加重，于第 3 天可达到水肿高峰。这时破裂的血管闭合尚不牢固，过早清除血肿则易再次使血管破裂而出血，过迟清除血肿则使血肿周围脑组织发生水肿和液化，导致日后神经功能恢复差。但关于微创手术时机的选择，目前国内外学者尚无统一意见，有学者提出临床上根据手术时机的不同分为 3 个时段：超早期穿刺（发病 6h 以内）、早期穿刺（发病 6 ～ 24h）、延迟穿刺（发病 1 ～ 3d）。出血后 6 ～ 7h 内的治疗为超早期治疗，赞成超早期穿刺者认为此时手术血液尚未完全凝固，血肿容易被抽吸，避免血肿增大继发脑水肿的危险，因此在理论上，超早期手术通过及时清除血肿来最大限度地减少不可逆性脑损害。Zhang 等认为，超早期穿刺能在最早期解除血肿占位的副效应，减轻了其后的脑水肿和细胞毒性脑损害，神经功能损害轻。Brott 报道 84 例超早期手术的高血压脑出血患者，手术死亡率为 9.5%，而对照组 35 例经延缓手术治疗，死亡率为 22%。充分证明了早期、超早期的外科手术治疗是降低病死率的有效方法。刘丽军等将 126 例脑出血患者按抽吸引流超早期（发病 6h 内）、早期（发病 6 ～ 24h）分为 2 组，采用欧洲卒中量表（ESS）、Bartherl（BI）评价神经功能恢复状况。结果术后 1 个月超早期组 ESS 评分和 BI 平均分均明显高于早期组；术后 3 个月超早期组 BI 平均值也明显高于早期组，但 2 组病死率比较差异无统计学意义（ $P > 0.05$ ）。由于超早期穿刺时患者生命体征未稳，继续出血的可能性较大，术中及术后再出血概率大，手术风险大，加之患者就诊时间的延误，不一定能做到超早期手术，故其受到一定程度的限制。质疑超早期手术者认为：短时间内（发病 2h 内）就出现严重意识障碍、脑疝、呼吸循环严重衰竭的患者，手术治疗和非手术治疗的效果均很差。认为高血压脑出血的超早期、血肿形成不稳定，发生再出血的风险大。再出血是导致术后死亡或严重致残的主要并发症，故而不主张超早期手术。由于高血压脑出血患者发病 6h 后血肿一般不再继续扩大，且有学者认为超早期手术术后再出血发生率占 83%，6 ～ 24h 内手术术后再出血占 17%，24h 后手术者基本不会出现术后再出血，因此，许多学者提出发病后 6 ～ 24h（早期）为穿刺时机。姜道新等认为，对高血压脑出血患者行早期（6 ～ 24h）微创穿刺治疗，可缓解血肿对周围脑组织的压迫和进行性破坏，避免发生严重的脑水肿，减少脑疝发生的可能。同时早期血肿凝固程度轻，更有利于对其进行抽吸，提高了患者的生存质量。吕晔等对 42 例和 12 例高血压脑出血患者分别在超早期和早期进行微创穿刺，结果病死率分别为 41.67%、7.14%，早期手术病死率明显低于超早期。因此有学者认为，微创穿刺时机在发病后 6 ～ 24h 为最佳，既避免了 6h 以内的破裂血管闭塞不全引起的再出血危险，又可减轻颅内压增高的症状，减少再出血，降低病死率。部分研究者认为，高血压脑出血后 1 ～ 3d 的延迟穿刺为最佳时机。过早止血不牢固，易再出血或继续出血，过晚（4d 后）则脑组织受压时间较长，脑组织坏死较多，术后恢复较差。尽管继发性脑损害已经发生，但是手术对于降低颅内压、加快患者意识恢复及减少并发症仍有重要的意义。

（三）术前定位、靶点选择和置管位置

术前定位是微创血肿穿刺引流治疗的关键，定位的准确与否关系到血肿的清除情况，主要有三种手段：有框架立体定向仪、无框架神经导航和术中超声。有框架立体定向辅助微创血肿穿刺引流较常用于深部的颅内血

肿，能将穿刺针或吸引管准确置于血肿中心，可单纯抽吸，还可利用超声外科吸引器、阿基米德钻、旋转绞丝、高压冲洗等将血凝块破碎后再吸除，或应用溶栓药物（尿激酶或 tPA 等）血肿腔内注射引流；对较大血肿可行多靶点置管引流。有框架立体定向穿刺抽吸血肿排空术的操作要点有：①术前 CT 引导下按照血肿最大层面准确定位穿刺靶点的三维 X、Y、Z 值，操作与计算简便。②立体定向框架固定于颅骨无移动性，避免因体位改变导致穿刺靶点漂移。③术中可任意选择穿刺路径和方向而靶点始终在"虚拟球心"。④术中可选择路径最短、避开脑皮质重要功能区和大血管的方向钻孔进针，最大限度减少脑皮质手术损伤。⑤导向仪的穿刺精确度较高，误差为 ±1.0mm，能一次性靶点准确穿刺，不会造成脑组织损伤，利于术后神经功能的恢复。⑥抽吸针内可插入低速旋转绞丝且同时用低压负压吸出绞碎的血块；低负压的另一作用是把血肿腔内尚未硬化的血凝块吸入针道，搅拌吸出，增加降颅压效果。术中吸出血肿量的 1/2 ~ 2/3 即可达到明显的减压效果，不求全清除血肿，以免原血管破裂处失去血凝块的支撑而再出血。⑦对伴有急性脑积水、脑室扩张、脑室铸形者可 CT 一次性定位，术中行侧脑室前角和后角穿刺，及时释放血性脑脊液，术后交替冲洗引流脑室内血液，并能使尿激酶有充分的时间溶解血凝块，而且尿激酶还有减轻凝血酶引起的早期脑水肿的作用。⑧因血肿腔和脑室内多管引流，不必担心冲洗时"只进不出"或医源性高颅压的问题。随着神经导航技术的广泛开展，运用神经导航辅助手术治疗高血压颅内血肿已取得较好疗效。与传统立体定向相比，其特点为：①不需要安置头架，减少手术时间，可避免患者在安装立体定向头架后定位扫描时头部屈曲而引起的呼吸困难、血压升高等危险。②将不可视靶点变为可视靶点，操作简便，血肿定位准确，可以最大限度地减少医源性损伤。但此系统与有框架定向仪相比，除了仪器本身的系统误差外，还存在二次定位等带来的"靶点飘移"难题，其发生率约 66%，漂移程度 3 ~ 24mm 不等，深部靶点造成的误差更大，且术中甘露醇和呋塞米的使用、过度换气、脑脊液引流与脑室液体过多流失等情况亦可造成脑漂移而使导航的准确性降低。另外，此设备价格昂贵，基层医院无力购买，技术推广受到极大限制。Vespa 等报道 28 例脑深部自发性出血患者，接受无框架立体定向血肿溶解抽吸后血肿明显变小，早期美国国立卫生院神经功能缺损评分（National Institutes of Health Stroke Scale，NIHSS）得到改善，未见明显并发症。Kim 等回顾性分析有框架立体定向手术和神经导航技术清除血肿的两组脑出血患者，发现两组均能短时间内减小血肿体积，简单安全，且出血和死亡发生率很低。Thiex 等比较有框架立体定向手术和神经导航技术在清除血肿中的应用，亦也发现两者均能有效减小血肿体积，临床预后相似，但无框架神经导航定向手术操作中发生导管错位的风险较高。术中超声方面，它能提供血肿的实时动态影像，术者通过超声影像能明确血肿形态、部位、范围，准确穿刺血肿中心，且能在抽吸过程中正确把握血肿量、血肿形态及范围的变化，当穿刺针脱离血肿中心或贴近正常脑组织时，术者可随时调整穿刺方向和位置。术中超声是迄今为止最实时的术中成像技术。使用术中超声时，选择合适频率是相当重要的。根据病变的位置、大小和深度，选择恰当的频率将获得高分辨率的影像；反之，则无助于提高神经外科手术的准确性，甚至遗漏病变。术中超声如果联合神经内镜，在直视下抽吸血肿，对于血肿清除将更安全、有效。

对靶点的选择和置管位置的设计，神经外科医生们提出了多种设想并付诸了实践，Niiuma 和 Suzuki 在穿刺排空血肿选择靶点时对血肿的形态加以考虑，但未进行血肿的三维重建，认为血肿的中心常较其周边更坚硬，而且在基底节部位的血肿形态常呈椭圆形，但也有些血肿呈长条形。血肿呈长条形，靶点应选择 2 个，即在血肿的最长轴上分 4 等分，第 1 和第 3 个等分点即为靶点，提出双道穿刺血肿排空术，即在术中穿刺 2 个靶点进行抽吸，Mastsumoto 认为靶点应选在血肿腔的中心，如引流管位于血肿的中央则引流出的血肿量最大，可达总量的 33%，而靶点位于边上，则引流量只能达到 12% ~ 18%。苏长保，在脑出血的急性期对颅内血肿进行一次性多靶点穿刺抽吸，获得满意的效果。但不管是双道穿刺血肿排空术，还是多靶点穿刺抽吸术，对于已凝固的血块是难以奏效的。

（四）手术方式的选择

手术术式的选择经历了从骨瓣开颅术、小骨窗开颅到锁孔理念小骨窗入路，立体定向颅内血肿清除、神经内镜下脑内血肿清除术的发展过程。总的原则是：手术术式的选择必须适合病情的发展，既要考虑出血部位、出血量、病情演变、意识障碍程度，同时也要考虑能有效清除血肿，止血彻底，降低颅内压，达到微创治疗目的，因此不能单一不变，要针对不同的患者选择个体化的手术术式。

在精准的立体定向仪使用以前，很多学者已尝试使用一些简单的定位辅以显微镜行血肿穿刺引流。一如锁孔技术：德国 Perneczky 于 1999 年提出神经外科锁孔显微手术的概念，其宗旨为根据个体解剖及病灶特点设计手术入路，充分利用有限空间，减少不必要的结构暴露或破坏，凭借精湛的显微手术技能，以最小的创伤取得最好的手术疗效。采用锁孔颅内血肿清除术治疗高血压脑出血可以较小的脑组织损伤换取最大限度的清除血肿，以达到充分减压，最大限度地保护脑组织及术后患者神经功能恢复良好的目的。锁孔手术虽然入口小，但引用显微镜后通过门洞效应，可以窥视远距离大范围的结构，高血压脑出血的锁孔手术是根据 CT 提供的血肿中央区头皮垂直投射点做直切口，钻孔后用咬骨钳扩大成小骨窗，具有下列优点：直切口入路快速到达血肿部位，减压快。血肿清除完全，止血彻底。在显微镜直视下操作，照明充分，并可根据需要灵活转换视角，几乎可窥视血肿腔的全貌。清除血肿解除压迫，减轻继发性脑损害，有利于早期脑组织功能恢复，彻底止血可减少术后再出血概率，对周围脑组织损伤小。整个手术过程仅暴露了血肿腔壁和 1.5cm 左右的脑皮质，降低了传统手术造成的神经功能损伤，以较小的手术创伤获得了与常规开颅手术同样甚至更好的疗效。但是锁孔手术也有一定的局限性，因为骨窗小，因而不适用于脑疝及中线移位的患者，对于浅表的皮质下出血因操作空间小也应慎重选择。此外锁孔手术对术者操作水平要求较高。临床上应根据患者病情及术者操作水平因素等综合考虑，术中也可根据病情需要而随时转为常规开颅手术。二如简易体表定位钻孔穿刺术：根据 CT 片的血肿最大层面，以血肿中心定为穿刺靶点，在避开功能区的前提下，选取距血肿最近的体表部位钻孔，穿刺确认血肿后，抽吸血肿，留置引流管，这类手术操作简单、创伤小，目前在我国很多医院均开展此工作。采用该手术方式治疗脑内血肿时注意事项：①穿刺靶点确定非常重要，关键点在于结合患者的 CT 片，在患侧接近血肿处头皮贴一不透 X 线的标志物，再次行头颅 CT 检查确定标志物与血肿的关系，根据这一关系在体表上定出最佳穿刺点，以体表穿刺点到血肿中心的距离为进针的深度，确保了术中引流管置管于血肿最佳位置；②术中应尽量达到一次穿刺到位，减少对脑组织损伤，术中不必追求过多吸出血肿，血凝块可在术后溶出。此微创抽（碎）吸及穿刺后外引流可降低病死率，对术后功能恢复有积极意义。但是，此方法有时血肿清除不彻底，无法进行有效可靠止血，需要临床进一步总结。

由于简易血肿的定位存在定位不准确等缺点，随着显微神经外科技术的发展，立体定向技术和神经导航技术的进步，神经内镜技术的应用，弥补了此种缺陷。

1. 立体定向血肿抽吸术（stereotactic aspiration surgery，SA）　立体定向颅内血肿穿刺抽吸引流术是最近十年逐渐兴起的术式，借助 CT、MRI 引导，可准确地将穿刺针或吸引管置于血肿中心，除单纯抽吸，还可利用超声外科吸引器等将血凝块破碎后再吸除，或应用溶栓药物进行血肿腔内注射，以利于术后引流。它与其他外科术式最大的不同在于更小的创伤，骨窗小于 5mm，拔管后不需要再次手术行颅骨修补，因此费用较少，这使得它能被广大患者接受。另外它使用局部麻醉，操作简单，大部分医生能在短期培训后掌握要领实施操作，因此被越来越多的神经科医生所接受，是将来可能最有希望被广泛采用的常规治疗脑出血的手段。

自 1978 年 Backlund 等首次报道 CT 导向立体定向颅内血肿穿刺抽吸引流术治疗脑内血肿后，Matsumot 等通过保守、开颅及抽吸治疗对比分析，认为 CT 导向立体定向抽吸术在减少并发症、降低死亡率及提高生存质量等方面明显优于开颅及保守治疗。自 20 世纪 90 年代中期开始，立体定向颅内血肿穿刺抽吸引流术因简单易行，有效的血肿抽吸率，逐渐被神经外科医生所接受。Doi 等于 1988 年首次报道使用立体定向技术清除血肿同时使用尿激酶（UK）辅助液化引流残余血肿，随后的一些研究表明，CT、B 超导引的立体定向血肿抽吸术，辅以组织纤溶酶原激活物、尿激酶等血肿液化及溶解残余血肿，平均血肿清除率从 30% 上升到 90%，单纯血肿抽吸再出血率平均为 5%，而应用血肿液化剂后，再出血率为 4%。Hudgins 等将尿激酶 10 000U/ 次，每天 2 次注入脑室内，连续治疗 1 周后无 1 例需要接受分流手术，也没有观察到与尿激酶有关的其他副作用，这充分证明了尿激素治疗脑室内出血的安全性和可行性。Deinsberger 等在大鼠脑出血后 30、120min 血肿腔内注入

rt-PA（组织纤溶酶原激活物），研究微创血肿抽吸术对脑血流的影响，6h 后放射自显影法显示 tPA 治疗的大鼠缺血脑体积较生理盐水组明显缩小，且与治疗开始的时间无关，认为局部应用 rt-PA 抽吸治疗可减轻出血后继发性脑缺血。Wagner 等的脑叶出血模型显示，注入 tPA 后有利于抽吸，可明显减轻血肿周围水肿。术中用链激酶、低分子肝素、人工脑脊液等液化血肿也有应用于临床的报道。

原则上对有开颅指征的脑内血肿均可行 SA。尤其对深部如基底节、丘脑血肿，特别是脑溢血患者为高龄体差难以接受开颅创伤者，施行 SA 技术创伤甚小，是一种较为理想的方法。

由于 SA 为非直视手术，无直接止血手段，对不同时期的血肿需把握不同的抽吸度，从而避免或减少再出血可能，以获得最佳疗效。以下是笔者综合大多数 SA 临床研究所采取的不同手术时点分类如下。

(1) 超急性期（出血时间＜ ld）：考虑病情凶险不稳定，一般主张部分抽吸，首次抽吸量掌握在 50%～70%，其目的在于解除脑疝，降低颅压、稳定血压、改善意识水平。

(2) 急性期（出血时间在 3d 内）：此时血肿周围已出现明显水肿，颅内压急剧升高，并可导致血压再度升高而难以控制，该期抽吸量要求在 70%～80%，为次全清除，以次全清除来抵消脑水肿所增加的占位效应，减轻脑组织的受压程度和减少高颅压性高血压的再出血风险，同时也因此而维持一定的颅内压，以免急剧减压所造成的负效应。

(3) 亚急性期（出血时间在 7d 内）：为水肿高峰期，临床常并发多脏器损伤，如上消化道出血，出现应激性溃疡，肺部感染以及大量脱水药使用后的肾功能异常和电解质紊乱等，因此血肿应予尽量清除，以减轻并发症的恶化和减少脱水药的用量。

(4) 稳定期（出血时间在 2 周内）和慢性期（＞ 2 周）：一般病员已度过危险期，血肿大多已液化。如血肿仍较大，占位效应显著，为减少患者卧床时间和提高生存质量，仍有必要行 SA 清除血肿。由于此时血肿液化，靶点应设在血肿次低层面后 1/3 中心，便单靶点一次抽尽，避免不必要的多靶点创伤。对 SA 的最佳手术时期近年来有许多编者主张在超急期，但需注意的是应掌握适宜的抽吸度。

对于不同部位的出血，手术的时机和方法也是有区别的：

(1) 内囊出血：基底节血肿＞ 60ml，应分秒必争地进行抽吸术，特别是已出现脑疝者。这种血肿如在超急性期或急性期考虑到病情不稳定，容易再出血，一般采用定量抽吸，其目的在于有效解除脑疝、降低颅内压、增加脑灌注压和改善意识水平，并防止再出血。首次抽吸量控制标准：①血肿抽吸后中线恢复或基本恢复；②脑室受压解除；③有气体进入颅内。据以上标准，首次抽吸量在 60%～70%，残留血肿可在 3～5d 内脑水肿高峰来临之前再次抽吸完成；如在亚急性期可以一次抽吸完成。基底节血肿 30～60ml 者，则根据患者情况，尽量在 6～48h 内抽吸，而且一次抽吸完成。在血肿中心抽吸时，有时极难抽出，可以改靶点先在血肿周边抽吸，并取多靶点，往往非常有效。基底节血肿 20～30ml 者，完全可以内科保守治疗，但是行立体定向抽吸治疗，对缩短住院时间，提高生存质量有一定价值。如果幕上血肿首次抽吸术残留仍＞ 25ml，考虑再次抽吸，直至＜ 15ml；首次抽吸后血肿在 15～30ml，根据患者情况可以不再抽吸，残留血肿越小，恢复越快越好，存活质量越好；国外多数编者对抽吸后残留血肿采用置管，并用尿激酶 6000U，溶入 3～6ml 生理盐水中，间隔 4～8h 注入 2～4d，最长不超过 7d。Matsumoto 等报道急性、亚急性、慢性血肿量分别为 46.5ml、29.8ml、41.3ml，第一次抽出的血肿量分别为 35.7%、43.3%、50.8%。术后给予的尿激酶总量分别为 40 167U、30 000U、25 800U，急性期给予的尿激酶总量多与急性期抽出的血肿量少有关。6 个月后的随访结果显示：34 例基底节出血患者，恢复良好的 4 例，轻度功能障碍 11 例，部分功能障碍 9 例，死亡率 14.5%。Hideli Hondo 报道 437 例行立体定向手术的患者，其中内囊出血有效率为 73.2%。基底节血肿预后与血肿大小有密切关系，血肿越大，预后越差。

(2) 丘脑出血：丘脑血肿＞ 15ml 者，应及时行抽吸术；对血肿＜ 15ml、但有明显意识障碍者，也应行立体定向抽吸术。丘脑血肿到亚急性期，如果昏迷程度深，即使行立体定向抽吸术，术后也会因消化道出血、肺部感染甚至多脏器功能衰竭等严重并发症而死亡。丘脑出血传统治疗的死亡率为 38%～50%。Kanno 报道 135

例丘脑血肿，12% 卧床，35% 死亡或植物生存。Niizuma 等报道了 75 例丘脑血肿行立体定向手术穿刺后，放入硅胶管用尿激酶 3000～6000U 溶入 3ml 生理盐水中，术后 6～12h 注入。6 个月的随访结果显示：43% 良好，32% 平稳，死亡率为 13%。HidekiHondo 报道死亡率为 23%。丘脑血肿抽出的血肿比例相对少的原因是因为丘脑血肿患者脑室破裂，血流入脑室。故一旦抽出脑脊液，再抽出血肿的可能性很小。脑室出血应行脑室引流，引流出血液。由于血肿破入脑室，使用尿激酶，也被脑脊液稀释，其溶解残留血肿的作用也减少。

(3) 小脑出血：小脑出血死亡率为 45%，小脑出血占脑出血的 10%。Hideli Hondo 等报道小脑出血的立体定向手术的死亡率为 27.8%。由于采用俯卧位，呼吸受影响，故采用全麻，用普通穿刺针经小脑半球达血肿腔内，可抽出 25%～30% 的血肿，将硅胶管放入血肿腔内，用尿激酶 5000U 溶入 5ml 生理盐水中，每 6～8 小时注入一次，可将残留的血液块与脑脊液一起引流出。2d 后复查 CT 如无残留血块，拔出导管并应用抗生素预防感染。小脑出血可引起颅后窝的急性占位，压迫脑干。脑积水可进一步加重颅内压增高。关于小脑早期手术可以避免脑干受压的问题还没有明确。小脑后外侧的血肿手术效果好。脑室受压，尤其是四叠体池，小脑蝴池受压，对判断预后很重要，如患者症状轻，脑池正常，不需要手术。Firshcing 等报道小脑血肿引起的脑积水，不管有无脑室内出血采用脑室引流治疗，结果并没有引起上疝导致病情加重。Auer 等报道小脑血肿患者 75% 出现脑积水，保守治疗 4 例，只有 1 例存活。临床上意识状态的程度，代表脑干的受压程度及脑积水所致的颅内压程度。可以从 CT 片上看到脑池的受压程度，对决定治疗有意义。CT 定向，纤维蛋白溶解可达到早期预防和减轻脑干受压，恢复脑脊液循环的作用。Angy 报道 15 例小脑出血经立体定向手术，2 年后随访，12 例存活。

(4) 脑干出血：脑干血肿 > 5ml 有手术指征，但脑干血肿行立体定向手术必须慎重，因为术后都有严重并发症，如呼吸停止或呼吸、循环衰竭，长时间昏迷导致消化道出血、肺部感染、严重水、电解质紊乱、高热等，尽管有恢复较好的病例，但预后仍然恶劣。Shiatmihci 报道 20 例立体定向手术患者，采用局麻加强化，仰卧位，取乳突后 3cm 与中线平行的切口，立体定位后，用针穿入血肿腔，小心地抽出血不需要引流管。6 个月随访，9 例良好，4 例稳定，7 例不好，手术后患者没有病情加重。Niizuma 曾报道立体定向手术 2 例脑干出血患者，其中 1 例发病后第 10 天抽出陈旧性血液 4ml，术后清醒，一年后随诊意识恢复，但肢体瘫痪。

(5) 皮质下出血：皮质下血肿 > 30ml 者，应行血肿抽吸术，手术效果好，如果患者无瘫痪、昏迷等，宜在 12～72h 内手术；对于中青年无高血压的皮质下血肿患者，应及时行 MRI、MRA 甚至全脑血管造影（DSA）排除血管畸形和 Moyamoya 病等。

立体定向血肿穿刺抽吸引流术操作简单，手术创伤小，定位比较准确，局部麻醉下即可进行，避免了全身麻醉，对于不能耐受全身麻醉和大手术的患者适用。但此法缺点也较突出：该手术非直视下操作，不能进入血肿腔确切止血，而且很难一次性清除血肿，需要术后经血肿腔引流管多次注入尿激酶使血肿液化排出，从而也增大了感染的机会，对不规则血肿，血肿清除效果不甚满意，血肿残留释放血管收缩因子以及细胞毒性产物对周围脑组织造成损害影响预后，在锥颅和穿刺时也可能损伤硬脑膜或者皮质血管引发颅内血肿。

2. 神经导航技术辅助治疗高血压脑出血　神经导航技术是把神经影像学技术、立体定向技术以及显微外科技术通过计算机结合起来，从而对颅内病灶进行精确的三维空间定位，并能实时动态跟踪指示靶点的一种技术。该项技术的出现，使得神经外科医师在术前能够设计最佳的手术入路，尽可能减少小骨窗，制定手术计划。通过内镜和导航技术的结合具有以下优点：①通过导航工作站，可设计最佳的手术入路，避开功能区及血管丰富区。手术采用小切口，单骨孔即可完成操作，而且内镜的操作镜直径较细，置入穿刺道可降低对脑组织的损伤并将挤压减少到最低程度。操作镜通过导航注册后，可在导航引流下直接到达血肿中心位置，故具有微创性和准确性。②内镜下操作具有良好的照明及多角度的视野，能在监视器下完成对血肿的碎吸，避免损伤周围的脑组织及血管，造成新的出血和功能障碍。③在直视下操作，可对血肿腔内的出血点直接电凝止血，当缓慢退出内镜时，可发现及处理穿刺道的出血点。④与常规开颅相比手术操作方便，可减少手术时间，使患者对手术的耐受性大大提高。⑤无框架导航可克服立体定向框架对手术操作的影响，患者无须上头架，只需行普通 CT 薄层扫描，采集的数据输入电脑工作站即可，避免了患者在安装立体定向头架后定位扫描时头部屈曲引起的呼吸困难、血压升高等危险因素，可以明显改善患者的预后。

导航辅助下内镜手术时需要注意以下几点：①如果患者生命体征平稳，无脑疝形成，CT 中线结构移位不大，应尽可能保守治疗。②对血肿量在 20～60ml，出血位于壳核，尾状核，脑叶，丘脑以及血肿破入脑室者，可采用导航辅助下内镜手术治疗。对于年龄手术指征可适当放宽，只要无重要脏器功能障碍，能耐受手术即可。③对于血肿量大于 80ml 或有脑病者，则须进行开颅手术以及外减压手术。④手术时间的选择最好在发病后 6～12h 之间进行，超过 12h，由于神经元受压时间过长，损伤后恢复时间慢，预后也较差，甚至有人认为神经元受压时间超过 12h，损伤就不可逆转。在发病 6h 内，患者的血压容易波动，不易控制，再加上过多的搬动可使再出血的概率加大，在 12h 内手术清除血肿可尽快缓解颅内高压，解除血肿对脑组织的压迫，使脑组织的灌注尽快恢复，减少脑组织的缺血性损伤，并可减少血液分解产物释放的多种生物活性物质，从而减轻脑水肿及脑组织的损伤程度。⑤血肿清除量一般只要清除血肿 60% 左右即可，因为对高血压脑出血患者，只要清除部分血肿，就能达到对周边脑组织解除压迫的目的。特别对于深部且较硬的血肿不可强行剥离，以免引起新的出血。对残留较多的血肿可于术后 2h 注入尿激酶 2 万 U，夹管 2～4h 后，开放引流，既可溶解血凝块，又可减少再出血的机会，而对术后再出血，感染、气颅等，只要操作得当，都可以避免的。

李明昌等在神经导航系统的实时监控定位下，对高血压脑出血患者采用血肿碎吸术进行治疗，并与单纯抽吸对照组进行疗效比较，结果认为，早期神经导航定位血肿碎吸术有利于提高血肿清除率，缩短住院时间。许红旗等采用导航下微创手术治疗高血压脑出血 26 例，认为神经外科导航系统在治疗中定位准确、创伤小、对脑组织损伤轻，操作简单，手术时间短，安全系数高，疗效显著。

3. 内镜辅助清除脑内血肿　采用神经内镜微创手术，可以通过仅 1～1.5cm 直径的常规骨孔、在内镜直视下迅速对深部脑内血肿进行彻底清除。通过该微创手术，无须做骨瓣，皮肤切口仅 3～4cm 长。常规颅骨钻孔后，采用一次性透明脑穿刺套管，通过该常规骨孔直接向深部脑内血肿穿刺，拔除穿刺套管内芯并留置薄壁透明外套管，立即可以建立完全内镜手术操作的微创手术通道，对脑组织创伤极小且无须牵拉。随后，通过该人工微创手术通道直接清除血肿，不仅可以快速降低颅内压、改善患者神经功能，还可大幅缩短手术时间。Auer 等最早使用硬质内镜，在 B 超引导下行脑内血肿清除术，并报道了一组关于内镜手术与内科治疗相比较的随机对照研究，结果显示，6 个月时外科组的病死率为 42%，明显低于内科组的 70%（$P < 0.05$）。主要有神经内镜辅助锁孔手术治疗和神经内镜治疗 HICH 二种：①神经内镜辅助锁孔手术治疗 HICH：内镜可提供良好的照明和清晰、放大的图像，使术者清晰观察并清除血肿和止血，且可保留小骨窗开颅的优点，损伤更小，更易于控制深部出血和保护血肿壁，能达到对侧壁出血妥善止血的目的。吴昊等通过内镜下血肿清除、立体定向血肿碎吸、小骨窗开颅显微手术 3 种手术方法治疗基底核区脑出血的效果比较得出结论，内镜辅助下血肿清除术对于不需行去大骨瓣减压的脑出血患者是一种较理想的微创手术方式。②神经内镜治疗 HICH：为单纯的神经内镜手术（EN），可结合立体定向和 B 超定位技术，将内镜直接导入血肿中心，手术侵袭性小、时间短、并发症少。在直观下操作，使吸除血肿能严格控制在血肿中心，不伤及血肿腔壁，并能及时发现出血并止血。陈祎招等通过神经内镜手术研究表示，与传统开颅血肿清除术相比，神经内镜微创手术免去了常规开关颅等操作环节，平均手术时间仅 1.6h，熟练后，幕上血肿清除甚至可以在 1h 内完成，使手术时间与麻醉时间大大缩短。研究表明，当全麻外科手术时间超过 3h，患者肺部等并发症发生率显著增高。因此，通过神经内镜微创手术可显著减少脑出血患者的手术与麻醉时间，有助于降低脑出血患者术后肺部等并发症的发生率。除此之外，由于神经内镜手术的微创特性，皮肤切口小，对脑组织损伤小，手术失血很少，陈祎招等通过神经内镜手术研究表示，内镜微创手术平均手术失血量仅 33.2ml，整个围术期无须输血，不仅可以减少患者各种输血并发症的发生，同时还可以减少临床手术用血量。

在血肿清除效率上，陈祎招等经统计认为，神经内镜微创组脑内血肿清除效率显著高于常规开颅组。这主要是由于神经内镜能提供极好的深部宽大视野，使其对于深部结构的暴露和观察更好。同时，采用 30 度内镜，还可获得深部脑内血肿腔侧面的良好照明与暴露，减少了观察死角，便于在直视下对各个角度进行手术操作，进一步提高了手术效率和血肿清除效率。熟练后，采用神经内镜，血肿清除效率普遍可达 90% 以上，实现脑出血患者手术即时彻底清除血肿，进而阻断脑内血肿的多种继发性病理生理损害。而采用常规开颅血肿清除术，光线需要从外进入脑内深部，常需牵拉脆弱的脑组织，且有时对深部侧方的暴露仍不理想，使常规开颅组血肿清除效率显著低于神经内镜微创组。另一方面，与 CT 导向锥颅血肿碎吸引流术、血肿溶解术、立体定向血肿清除术等微创血肿穿刺术相比，这些微创穿刺术不能在直视下清除血肿和止血，因此难以实现即时立刻彻底清除脑内血肿，血肿清除效率相对较低，术后往往需要向血肿腔反复注射尿激酶等，因此脑内血肿的完全消退往往需要数天时间，难以阻止脑内血肿所导致的各种神经元继发性病理生理损害早期启动过程。同时，CT 导向锥颅血肿碎吸引流术、血肿溶解术、立体定向血肿清除术等术后需要反复向脑内注射尿激酶等，一方面增加了颅内感染的风险；另一方面，尿激酶、rt-PA 等本身直接作用于脑组织对神经元、神经血管单元也有一定程度的损害作用，且不能在直视下彻底止血，也增加了患者再出血的风险。因此，作为同样微创的神经内镜微创手术，其理论上也具有比这些微创穿刺术更明显的优势。目前这方面的比较研究仍在进行中。然而，神经内镜微创手术也有很多不足，如：神经内镜图像缺乏立体感且伴有"鱼眼效应"，除此之外，内镜操作相对较复杂，需要较长时间的反复训练，还需要一些特殊内镜专用器械，且手术空间术野有限，术中内镜操作通道只通过一种手术器械，不易控制较大出血，对大的血肿处理较困难等。这些不足使高血压脑出血神经内镜微创手术目前还不能普遍开展。同时，作为一个新近发展的手术技术，与传统脑出血手术相比，其病例数目前仍相对较少，未来仍需从出血部位、类型、出血量等多方面入手与常规手术、保守治疗的结果进行多中心随机、对比研究，进一步探讨脑出血神经内镜微创手术的优势和不足。随着神经内镜技术的不断完善和手术器械的不断发展，这一手术技术将会更加成熟和普及。

4. 脑室穿刺脑脊液外引流术　脑出血大量破入脑室时，常充满第三、四脑室及中脑导水管，血液凝固形成"铸型"，阻塞脑室系统，导致急性梗阻性脑积水，脑室急剧膨胀，颅内压骤然升高，迅速形成脑疝，脑深部结构以及脑干受压，患者迅速死亡。应用脑室外引流术建立脑脊液循环旁路，可迅速解除脑扩张所致的脑深部结构和脑干的继发性损伤。对一些以脑室内出血为主或血肿破入脑室的危重患者，脑室穿刺是一种选择。脑室穿刺一般选择侧脑室额角，根据情况选择侧别：以侧脑室完全铸型者，选择对侧穿刺，以保证引流通畅，降低颅内压；未完全铸型者，选择出血多的一侧，以更多地引流血肿。最好是采取硬通道引流，以防止凝血块堵塞引流管。吴世龙等采用侧脑室微创穿刺引流术治疗高血压脑出血并破入脑室 73 例，结果，治疗效果良好 60 例，死亡 13 例，治疗总有效率 82.2%。赵清伟等采用微创侧脑室引流术治疗高血压性脑室型丘脑出血与传统内科治疗对照组比较，发现治疗组血肿清除时间缩短，临床疗效好。

5. B 超引导下血肿清除术　介入性 B 超血肿清除术主要有以下特点：①术中只需开一直径为 3cm 大小的小骨窗，术中采用 B 超微探头，直径 1.1cm，能置入小骨窗内进行扫描，属于微创范围。②B 超能为术者提供血肿的实时动态影像，便于术者进行准确精细的操作。③在 B 超影像下能明确血肿形态、部位、范围，在 B 超引导下，能准确地穿刺到血肿中心。④术中抽吸血肿过程中，术者对血肿量、血肿形态及范围的变化能正确把握，当血肿量减少，血肿形态、范围发生变化，穿刺针脱离血肿中心或贴近正常脑组织时，可随时调整穿刺方向和位置。当血肿抽吸完毕后，及时停止抽吸，避免损伤正常脑组织。⑤对脑内重要功能区小血肿或丘脑内小血肿也能准确穿刺抽吸。⑥对术中可能发生的新鲜出血或再发、迟发血肿也能及时发现。⑦无辐射污染，对患者和术者均无损害，所需设备价格低廉。但介入性 B 超微创手术也存在一些缺点，B 超图像质量容易受多种因素的影响，如血流、空气、仪器等；随着声波的逐渐衰减，深部小血肿显示困难；超声提供的是非标准的扇形切面影像，与神经外科医生所熟悉的正常断面解剖有一定差别，故术者只有熟悉脑部非标准断层解剖标志，才能正确认识术中 B 超显示的血肿影像；该术式与其他微创手术一样，对术中血肿腔的活动性出血止血困难。

6. YL-1 型微创穿刺术　YL-1 型微创穿刺术（使用专利产品 YL-1 型一次性颅内血肿粉碎穿刺针和生化酶

技术）由贾保祥等 1994 年研究完成，经过多年来国内对该项技术进行了广泛的研究，取得了重大进展。其基本原理就是：应用 YL-1 型穿刺针，通过头颅 CT 准确定位，在电钻驱动下一次性进入血肿，应用多形侧孔、生化酶技术使血肿粉碎液化成液体经针腔排出体外。其最大的优点是应用液流正压粉碎血肿代替机械式碎吸血肿，使得治疗过程中仅受一次微小损伤，避免脑组织的再损伤和再出血。利用 YL-1 型颅内血肿粉碎穿刺针和溶酶技术对颅内血肿进行冲洗、液化、引流，达到清除血肿的目的。这种方法简单快捷，可快速建立清除血肿的硬通道（直径仅 4mm）且固定于颅骨上，稳定性和密闭性均较好，冲洗针射出的液流呈雾状，使液体作用于血块的面积大，易于液化。但其不足是不能直视下操作，清除血肿不彻底，不能有效止血，引流管径小，穿刺定位欠准确。招康东等采用 YL-1 型血肿窗刺针微创穿刺血肿粉碎引流，再注入尿激酶冲洗引流治疗高血压脑出血（69 例），并与采取传统骨瓣开颅血肿清除、小骨窗血肿清除术治疗方法作对照（68 例），结果显示治疗组的平均手术时间、拔管时间、住院时间都比对照组短，意识恢复快，肢体功能恢复效果好，病死率下降。雷利华等采用 YL-1 型微创穿刺术治疗高血压脑出血，认为该法是一种操作简单，损伤小，费用低的方法，只要有 CT 机的基层医院都可开展此项技术，但在临床应用中，应掌握好手术适应证，早期或超早期进行手术，积极预防术后再出血，才能提高治愈率，降低致残率。

总而言之，微创穿刺引流治疗高血压脑出血是一种操作简单、容易掌握、损伤小、安全并且疗效可靠的手术方法。临床应用中，掌握好手术适应证、手术时机，熟练手术操作方法，积极预防处理术后再出血等并发症，是提高手术成功率，降低病死率和致残率的前提。给予脑出血患者微创颅内血肿穿刺引流术治疗可有效提高治疗效果，改善患者神经缺损症状，临床效果显著，值得推广和应用，但对比于传统开放式手术，微创手术对于降低病死率和改善神经功能预后的远期疗效尚待综合评价，还需要更多大样本、多中心的前瞻性临床研究进行疗效比较。强调手术病例的合理选择和手术指征的准确把握，个体化选择合适的微创术式，以及更加安全有效的溶栓药物研发和应用等，将使微创手术在颅内血肿治疗中发挥更大作用。

（钱东翔　马荣耀）

参 考 文 献

[1] 张学慧，杨军，等.CT立体定向手术治疗老年高血压脑出血[J].中国实用医药学，2013, 8(21):50-51.

[2] Qureshi AI, Mendelow AD, Hanley DF. Intracerebral haemorrhage[J]. Lancet, 2009, 373: 1632-1644.

[3] Emun Abdu, Daniel F.Hanley, David W.Newe ll, .Minimally invasive treatment for intracerebral hemorrhage[J]. Neurosurg Focus, 2012, 32 (4): E3.

[4] 白冬松，孙志刚.高血压脑出血的外科治疗研究[J]，内蒙古民族大学学报，2013, 28(1)：99-101.

[5] 武宏坤．脑出血术后322 例的观察及护理[J]．中国实用神经疾病杂志，2013, 16(4)：91-92.

[6] Auer LM, Deinsberger W, Niederkom K, et al.Endoscopic surgery versus Medical treatment for spontaneous intracerebral hematoma: a randomized study[J]. Neurosury, 1989, 70: 530-535.

[7] Femandes HM, GregsonB, SiddiqueS, et al. Surgery in intracerebral hemorrhage. The uncertainty continues[J]. Stroke, 2000, 31: 2511-2516.

[8] Georgios Pantazis, Parmenion TsitsoPoulos, Constantinos Mihas, Vasiliki Katsiva[J]. Vasilios Stavrianos and Stylianos Zymaris Surgieal Neurology. 2006, November.66(5): 492-450.

[9] 王忠诚.吴中学.赵继宗高血压脑出血预后的影响因素分析[J].中国临床神经外科杂志，2005, 10(4):743-734.

[10] 周良辅，庞力．高血压脑出血的微侵袭手术治疗——前瞻随机多中心研究[J]. 中国临床神经科学杂志，2001, 9:151-154.

[11] 王兴桦，李旭.超早期手术治疗重症高血压脑出血51例疗效分析[J]. 牡丹江医学院学报，2006, 27(1):27-29.

[12] Montes JM, Wong JH, Fayad PB, et al.Stereotactic computed tomographic-guided aspiration and thrombolysis of intraeerebra lhematomas protoeol and preliminary experience[J]. Stroke, 2000, 31: 834.

[13] Fayad PB, Awad IA.Surgery for intraeerebral hemorrhage[J]. Neurology, 1998, 51: 869.

[14] 李毓生，杨成宝，等.高血压脑出血手术时机与适应证的探讨. 内蒙古民族大学学报（自然科学版），2004,19(2):225-228.

[15] 杨君，魏进旺，等．高血压脑出血手术时机及手术方式的综合研究[J].中华临床医师杂志（电子版），2013,7(17):7969-7973.

[16] 徐彬，王森岗，等．CT导引脑立体定向术治疗高血压脑出血临床研究[J].中国保健(医学研究版)，2008, 16(27):1330-1333.

[17] 颅内血肿微创清除技术全国研究与推广协作组编，颅内血肿微创清除技术临床应用培训教材[J]．北京：中国协和医科大学出版社，2003.

[18] Mendelow AD, Gregson BA, Femandes H M, et al. Early surgery versus initial conservative treatm ent inpatients with spontaneous supratentorial intracebral hacmatomas in the international surgical trail in intracerebral hemorhage(stich): arondommised trial[J]. Lancet, 2005, 365(9457): 387-397.

[19] ZHANG Xin-qing, ZHANG Zhi-min, YIN Xiao-liang, ZHANG Kun, CAI Hui and LING Feng.Exploring the optimal operation time for patients with hypertensive intracerebral hemorrhage: tracking the expression and progress of cell apoptosis of prehematomal brain tissues[J]. Chinese Medical Journal, 2010, 123(10): 1246-1250.

[20] Brott T, et al.Early hemorrhage growth in patients with intraeerebra lhemorrhage[J]. Stoke, 1997, 28(1): 1.

[21] 刘丽军，薛占苍，杨国卿，等．脑出血微创血肿抽吸引流治疗的最佳时机探讨[J].中国危重病急救医学，2004, 16(9):544-546.

[22] Pantazis G, Tsitsopoulos P, Mihas C, Katsiva V, Stavrianos V, Zymaris S: Early surgical treatment vs conservative management for spontaneous supratentorial intracerebral hematomas: A prospective randomized study[J]. Surg Neurol, 2006, 66: 492-501.

[23] 姜道新，张声泽．脑出血穿刺时机及再出血[J]．中国急救医学，2011, 21(6):370-371.

[24] 吕晔，王剑.微创颅内血肿清除术治疗高血压脑出血临床研究[J].中国综合临床，2005, 21(6):526-527.

[25] 杨少锋，王宝年，等.出血性脑卒中的微创治疗[J]．临床神经外科杂志，2013, 10(6):382-384.

[26] 刘必松．高血压脑出血微创手术治疗的研究现状[J]．中国微侵袭神经外科杂志，2010, 15(5):237-240.

[27] Qureshi Al, Tuhrim S, Broderiek JP, et al.Spontaneous intracerebral hemorrhage[J]. N Eng J Med, 2001, 344(19): 1450-1460.

[28] Lee K R, Kawai N, Kim S, et al.Mechanisms of edama formation after intracerebral hemorrhage: effete of throbin on CBF, BBB, permeability and cell survival inaratmodel[J]. Neurosurg, 1997, 86: 272-278.

[29] 黄河清，陆建吾，陈家康，等.立体定向侧脑室前后角引流治疗自发性脑室出血（附18例报告）[J].立体定向和功能性神经外科杂志，2004, 17(1):49-50.

[30] 赵鸿，钱忠心，等，神经导航定向内镜下微创治疗高血压脑出血[J]．临床神经外科杂志，2008, 5(2):91-92.

[31] Vespa P, McArthur D, Miller C, et al.Frameless stereotactic aspiration and thrombolysis of deep intracerebral hemorrhage is associated with reduction of hemorrhage volume and neurological improvement[J].Neurocrit Care, 2005, 2(3): 274-281.

[32] Kim IS, Son BC, Lee SW, et al.Comparison of framebased and frameless stereotactic hematoma puncture and subsequent fibrinolytic therapy for the treatment of supratentorial deep seated spontaneous intracerebral hemorrhage[J]. Minim Invasive Neurosurg, 2007, 50(2): 86-90.

[33] Thiex R, Rohde V, Rohde I, et al.Frame-based and frameless stereotactic hematoma puncture and subsequent fibrinolytic therapy for the treatment of spontaneous intracerebral hemorrhage[J].JNeurol, 2004, 251(12): 1443-1450.

[34] Niizuma. Results of stereotactic aspirationin175 cases of putamfinal hemorrhage[J]. Neurosuurgery, 1989, 24: 814.

[35] Matsumoto K, Hondo h.CT-guided stereotactic evacuation of hypertensive intraeerebral hematomas[J]. Neurosury, 1984, 61: 440.

[36] 苏长保，任祖渊.采用立体定向CT引导技术单纯多靶点穿刺治疗脑内血肿[J].功能性和立体定向神经外科杂志，1997,10:47.

[37] 张济源，廖振南.锁孔手术与常规手术治疗高血压脑出血的比较[J].微创医学，2009, 4(4):377-378.

[38] 杨志刚，付伟.简易体表定位微创血肿穿刺清除术治疗自发性脑内血肿[J].四川医学，2011, 4(32):580-582.

[39] Backlund EO, Von Hoist H. Controlled subtotal evacuation of intracerebral hematoma as by stereotactic technique[J]. Surg Neurol, 1978, 9: 99.

[40] Matsumoto K, Honodo H. CT—guided stereotactic evacuation of hypertensive intracerebral haematoma[J]. J Neurosurg, 1984, 61: 440.

[41] Doi E, Moriwaki H, Komai N, et al.stereotactic evacuation of intracerebral hematomas[J].Neuol Med Chir(Tokyo), 1988, 28(7): 986-990.

[42] Hickenbottom SL, Grotta JC, Strong R, et al.Nuclear factor-kappab and cell desth after experimental ICH in rats[J]. Stroke, 1999, 30(11): 2472-2477.

[43] Hudgins RJ, Boydston WR, Hudgins PA, et al.Intrathecal urokinase as a treatment for intraventricular hemorrhage in the preterm infant[J]. Pediatr-Neurosurg, 1997, 26(6): 281-287.

[44] Deinsberger W, Vogel J, Fuchs C, et al. Fibrinolysis and aspiration of experimental intracerebral hematoma reduces the volume of ischemic brain in rats[J] Neurol Res, 1999, 21(5): 517-523.

[45] Wagner KR, Xi G, Hua Y, et al.Ultra early dlot aspiration after lysis with tissue plas minogen activator in a porcine model of intracerebral hemorrhage: edema reduction and blood brain barrier protection[J]. Neurosurg, 1999, 90(3): 491-498.

[46] 黄志宇，莫士田．微创手术治疗高血压脑出血的研究进展[J].实用临床医学，2010, 11(10):130-131.

[47] 诸葛启钊，陈伟健．CT监视立体定向抽吸术治疗850例脑内出血临床分析[J].中国危重急救医学，2001, 8, 13(8): 481-484.

[48] 喻厚丰，查晓华．立体定向微创术联合尿激酶纤溶疗法治疗高血压脑出血的疗效，中国使用药学，2011, 6(32):162-163.

[49] 成力伟，田达，叶碎林，等．神经导航定位内镜辅助下治疗高血压脑出血30例临床分析[C]．杭州：浙江省神经外科学术年会，2009.

[50] 李明昌，何伟文.早起神经导航定位血肿碎吸治疗高血压脑出血[J].中国综合临床，2006, 22(9):838-840.

[51] 许红旗，马国弘.导航下高血压脑出血的微创手术[J]．河南外科学杂志，2004, 10(5):40-41.

[52] 陈祎招，徐如祥，何雷，等.完全神经内镜高血压脑出血的手术治疗：一种可以通过1cm小骨孔在直视下清除脑内血肿的手术技术[J]．中华神经医学杂志，2009, 8(11):1168-1171.

[53] 吴昊，张华暹.微创手术治疗基底节区高血压脑出血[J]．浙江创伤外科，2013, 18(4):569.

[54] Smetana GW.Preoperative pulmonary evaluation[J].N Engl J Med, 1999, 340(12): 937-944.

[55] Broderick J, Connolly S, Feldmann E, et al. Guidelines for the management of spontaneous intracerebral hemorrhage in adults (2007 update: a guideline from the American Heart Association/American Stroke Association Stroke Council, High Blood Pressure Research Council and the Quality of Care and Outcomes in Research Interdisciplinary Working Group: The American Academy of Neurology affirms the value of this guideline as an educational tool for neurologists)[J]. Stroke, 2007, 38(6): 2001-2023.

[56] Teemstra OP , Evers SM, Lodder J, et al .Stereotactic treatment of intracerebral hematoma by means of a plasminogen activator, a multicenter randomized controlled trial (SICHPA)[J].Stroke, 2003, 34(4): 968-974.

[57] Kastrup A, Groschel K, Ringer TM, et al.Early disruption of the blood-brain barrier after thrombolytic therapy predicts hemorrhage in patients with acute stroke[J].Stroke, 2008, 39(8): 2385-2387.

[58] 钟俊.脑室外引流结合尿激酶灌注治疗高血压脑出血破入脑室126例临床分析[J]. 临床研究，2013, 10(1):46.

[59] 吴世龙，朱维胜.高血压脑出血破入脑室73例治疗体会[J]. 求医问药，2012, 10(10):44.

[60] 赵清伟，焉传祝.微创侧脑室引流（+血肿清除）术治疗高血压

性脑室型丘脑出血[J]. 神经疾病及精神卫生，2007, 7(1):28–30.
[61] 林合麟，刘晓芳，黄振林，等.介入性B超在高血压脑出血微创清除术中的应用[J].广东药学院学报，2005, 21(6):745–746.
[62] 鲁春鹤，赵江.术中超声引导下微创清除颅内血肿的临床分析[J].中国伤残医学，2012, 20(7):19–20.
[63] 贾保祥，孙仁泉.穿刺射流及液化技术治疗高血压脑出血的初步报告[J].中国神经精神疾病杂志，1996, 22(4):233–235.

[64] 张彬.高血压脑出血的外科治疗时展[J].医学综述，2007, 12(4): 288–299.
[65] 招康东，招建华，关俊文，等.尿激霉联合YL–1型血肿穿刺针微创治疗高血压脑出血的临床观察[J]. 实用医学杂志，2007, 23(13):2073–2074.
[66] 雷利华，周根来，兰威，等.YL–1型微创穿刺术治疗高血压脑出血22例[J].浙江临床医学，2008, 10(1):48.

第四节　青年人高血压脑出血的临床诊治进展

一、定义

青年高血压脑出血（HICH）是指年龄≤ 44 岁的成人由于高血压和脑动脉硬化自发出现的脑实质出血。既往观点认为脑出血与年龄相关，是一种老年性疾病，但由于生活习惯及生存环境的改变，脑出血在年轻患者中的发病率呈逐年增多趋势。关于青年脑出血的年龄范围国内外多家研究标准不同，较多研究将 18—45 岁年龄段发生的脑出血定义为青年脑出血，因此本文中以≤ 44 岁作为青年 ICH 的标准。

二、流行病学

Nencini 等关于社区青年人脑出血的一项调查显示 1980—1990 年十年间的青年脑出血发病率为 1.9/10 万，而到了 90 年代 Marini 等对青年脑出血的发病率进行调查，显示青年脑出血的发病率为 20.2/10 万。而国内陈茂君、吴学良和王国平等报道的青年人 HICH 发病率均低于国外。东西方在脑血管病发病率方面差别较大，参考价值有限。

三、危险因素

1. 性别　从性别来看，国内外多数研究结果显示男性脑出血的发病率明显高于女性。国外 Thrift 等对澳大利亚关于性别与脑卒中关系的调查中显示男性发病率是女性患者的 1.46 倍。以上均提示男性人群较女性人群有较高易感性，这与男性患者不良生活习惯有关，男性患者的吸烟、饮酒比例明显高于女性，再加上男性平时生活压力较大、超负荷工作有关。

2. 不良生活方式　青年人目前生活压力日益增高，各种应酬及不良生活方式导致青年人暴露于高血压脑出血诱因的概率较中老年人高，如情绪激动、饮酒、吸烟、长时间高强度工作、沉迷于网络游戏及熬夜等。Thrift 等研究发现吸烟与脑出血没有明显关系，但是如果患者之前存在高血压病史，吸烟者比不吸烟者更容易患脑出血。Tobias.K 和 R.Monforte 等研究表明，吸烟与饮酒是脑出血的危险因素。饮酒患者脑出血的危险性增加是因为乙醇可以激活肾素 – 血管紧张素 – 醛固酮系统，醛固酮增加导致钠水潴留，血容量增加，血压升高，造成血管动脉粥样硬化。此外，长时间饮酒还可以导致脂肪代谢紊乱，进一步加重血管壁的损伤。吸烟与脑出血存在关系是因为，吸烟时烟草中的尼古丁可导致血中一氧化碳升高，进而导致保护性因素高密度脂蛋白的降低，并增加血浆中纤维蛋白原浓度，使血黏度增加，血管壁易受损。

3. 家族史　家族遗传史对青年人脑出血的影响非常重要，目前国内外研究已证实高血压家族史与脑出血有确切关系。我国改革开放以后人民生活水平日益增加，高血压的发病率也随之猛增，那一批人的后代目前进入了青年期。这也是目前中国青年人高血压患者急剧增加的重要原因之一。Woo 等研究发现一级亲属曾患脑出血的，其后代脑出血的发病率明显高于一级亲属无脑出血病史者。一项台湾地区的研究显示脑卒中家族史是脑出血和脑梗死共同的危险因素。近来，Yamada 等对日本人脑卒中的基因型研究发现基因型 –LIMK1 有助于脑出血风险评估。家族史成为脑出血的危险因素，这一观点对青年脑出血的预防提供了依据。

4. 糖尿病　虽然糖尿病作为脑梗死的重要危险因素已得到证实，但是与脑出血的关系研究还不多。目前的研究大多倾向于将糖尿病归为脑出血的危险因素，国内外文献也有证实，针对青年人，有糖尿病者是无糖尿病者脑出血发病率的 2.40 倍。关于糖尿病与脑出血的关系仍需要进一步研究证实。

5. 血脂水平　近年来，国内外关于脑出血与血脂关系的研究较多，但相关的研究得出的结论却相差甚大，其中以胆固醇争议最大。Sturgeon 等研究提示，脑出血的发病与三酰甘油、低密度脂蛋白胆固醇呈反比，其浓度越低，脑出血发病风险越高。但 Iribarren 的研究发现低胆固醇血症仅对于年龄大于 65 岁的脑出血患者有意义。Feldmann 等在对青年脑出血危险因素的研究中却没发现低胆固醇血症与脑出血有联系。Zodpey 等研究结果显示青年脑卒中患者总胆固醇、三酰甘油、脂蛋白 a 及低密度脂蛋白胆固醇的血清水平显著升高。Segal 等的研究指出高胆固醇血症是脑出血的独立危险因素，尤其对于并发高血压的患者，其脑出血的发病风险更高。因此血脂与脑出血关系的研究必将成为以后研究的重点。

6. 药物滥用与吸毒　由于药物滥用引起的脑出血也逐渐引起了人们的重视，目前口服避孕药、抗凝药、服用含有咖啡因的饮料等均被认为是青年脑出血的危险因素。另外国外有报道青年男性口服一种治疗男性性功能障碍的药物后容易发生脑出血。近年来青年人吸毒现象已经开始得到大家重视，与吸毒相关的脑出血也呈递增趋势，服用海洛因易发生感染性心内膜炎、败血症、动脉瘤破裂而导致脑出血。毒品还可以导致交感神经兴奋性增高，血压波动剧烈，直接导致出血性卒中或者引发潜在脑血管畸形导致脑出血。

四、临床特点

1. 青年患者的高血压脑出血发病率逐年上升，与以下因素有关：①生活水平提高，饮食结构的变化很大，对不良生活方式和饮食习惯约束能力较差，青年人喜欢高脂、高热量快餐，膳食搭配不合理，易患高脂血症、高胆固醇血症，是高血压病的危险因素；②青年人工作压力大，再加上平时锻炼少，也是患高血压病的危险因素；③青年人往往不重视体检，即使确诊为高血压病，也未常规服药加以控制；④不健康的生活方式。青年人大多喜欢上网、网游、刷微信朋友圈，经常通宵熬夜，也是影响因素之一。

2. 青年患者的高血压脑出血部位多样化，多见于基底节区和脑叶。可也见于脑室、胼胝体、鞍旁等不常见部位，但仍以基底节区最常见，占 59.48% ～ 70%，其主要原因还是高血压病。脑叶出血是继壳核出血后青年脑出血的第二好发部位，这与青年脑出血发病原因中动静脉畸形比例较高有关。因此，青年人脑叶出血首先应排除血管畸形可能。

3. 由于青年人对脑出血的认识程度不够，发病后也未引起重视，未进行有效的监测和按医嘱治疗，依从性差。发现出血后，无法接受现实，情绪波动大，不能积极配合治疗，导致出血发生及预后不良。

4. 青年人高血压脑出血后，由于脑组织发育好，对颅高压代偿能力差，病情进展快。中老年人脑组织已有不同程度萎缩，其颅内代偿能力相对比青年人大。因此，青年患者的高血压脑出血出现颅压增高比老年人早且严重，部分患者发病后很快出现脑疝而死亡。因此，对于同等出血量，临床治疗决策在青年人和老年人可能不同，对于青年人出血，应该更加重视并早期采取积极治疗措施，对严重颅高压或脑疝患者争分夺秒手术。由于青年患者并发症相对较少，术后恢复较快，预后较老年人好。

五、预后

入院后青年人高血压脑出血实际死亡率在 10.58% ～ 28% 之间，低于同期住院的老年患者。但这些研究并未统计死于急诊室患者和未来得及入院的患者，因此实际青年脑出血死亡率要远高于这个数字。据研究表明于住院 48h 内死亡数目占总死亡患者的 63.37%，提示青年脑出血发病凶险。本病死因多为严重的脑出血引起脑疝或中枢性呼吸循环衰竭。青年脑出血的预后受多种因素的影响，发病原因、出血部位及出血量、空腹血糖、入院 GCS 评分等均可影响预后，此外，脑出血预后与出血部位也密切相关，出血在丘脑、脑干、小脑等中线部位的容易并发电解质紊乱，中枢性尿崩症等，预后凶险。脑叶出血预后较好，但颞叶出血预后较差。出血量与预后是否有关，尚缺乏系统性研究。有无意识障碍往往反映出血是否累及脑的要害区和血肿大小，意识障碍越重，说明累及脑的要害区越严重，脑干出血病死率较高，病死率较高的原因是脑干是各种传导束比较集中的部位，即使小量的脑干出血也可以造成传导系统的巨大破坏，导致生命危险，更应该引起高度重视。格拉斯评分包括意识、睁眼和运动三项内容，能够较全面反映患者的一般状态，因此临床上经常用格拉斯评分来评估患者预后。

综上所述，青年人脑出血在病因、危险因素及预后等方面均与老年患者存在不同，有一定的独特性，因此我们要针对青年脑出血本身的特点制定合适的预防及治疗方案，降低青年脑出血的发病率和致残率。目前国内外对青年出血的病因和危险因素的研究已经达到了相当深入的程度，但是针对青年脑出血的防治仍比较困难，最大的障碍主要来自我们自身，随着经济条件好转，对不良生活方式和饮食习惯约束能力较差，促使我国青年脑出血发病率逐渐增高。由于青年人对脑出血的认识程度不够，发病时不能积极就诊等因素均促成青年人脑出血预后不佳。因此对青年高危人群进行相关科普教育和对危险因素及早干预是预防青年脑血管病的重中之重，从而降低青年人脑出血发病率和死亡率。

（籍新潮　张洪钿　孙文栋）

参 考 文 献

[1] 呼铁民，孙璨贤，王维兴，等.青年与中老年急性脑出血的危险因素及预后比较[J]. 中国全科医学，2010,13(14):1537-1540.

[2] Thrift AG, McNeil JJ, Donnanga.The risk of intracerebral hemorrhage with smoking.The Melbourne Risk Factor Study Group[J].Cerebrovasc Dis, 2004, 9910: 34-39.

[3] R Monforte, Estruch, F Graus, et al.High ethanol consumption as risk factor for intracerebral hemorrhage in young and middle-aged people[J].Stroke, 1990, 21: 1529-1532.

[4] Lin CL, Howng SL.Nontraumatic intracerebral hemorrhage in young adult[J].Kaohsiung J Med Sci, 1997, 13(4): 237-242.

[5] Kase CS, Williams JP, Wyatt DA, et al. Lobar intracerebral hematomas: clinical and analysis of 22 cases[J]. Neurology, 1982, 32(10): 1146-1150.

[6] Gilbert J, Toffol Do, Biller J, et al.Nontraumatic intracerebral hemorrhage in young adults[J]. Arch Nrch Neurol, 1987, 44-48.

[7] Ruiz-Sandoval JL, Cantu C, Barinagarrementeria F.Intracerebral hemorrhage in young people : analysis of risk factors, location, causes, and prognosis[J]. Stroke, 1999, 30 (3): 537-541.

[8] Norris J W.Stroke in young adults-an overview[J].European J Neurology, 2003, 8(9)S:6-87.

[9] 王斯闻，沈京莲，王楠，等.年轻人急性多灶性脑出血危险因素临床分析[J].中国医学工程，2011, 19(6):7-9.

第五节　急性自发性脑出血的中西医结合治疗

中西医结合治疗高血压脑出血在我国已有几十年的历史，其疗效虽然尚无大规模的随机双盲临床研究结论，但已有大量的临床疗效良好的报道，在高血压脑出血的临床治疗中，中西医结合疗法的应用已很广泛。但在中西医结合治疗高血压脑出血的临床实践中仍然有一些问题需要再认识，一些方法需要再规范；参照 2011 年美国心脏协会 / 美国卒中协会《自发性脑出血管理指南》，2011 年中华中医药学会《脑出血中医诊疗指南》，对以下重要问题进行探讨：

一、现场救护和急诊室管理

现场救护的首要目的是提供呼吸和循环支持并尽快转送到最近的具有诊疗 ICH 条件的医院，并对患者发病时间和病史，应用何种药物及用法进行了解。急诊科医生、护士首要任务是以最快的速度对脑出血患者实施恰当的医疗措施，并同时进行有效的病情评估，并为 ICH 患者转移至专科诊疗中心做好准备。院前急诊医疗评估与急诊科评估对比发现，超过 20% 的患者在此过程中格拉斯哥昏迷评分（glasgow coma seale，GCS）下降超过 2 分。在上述患者中，如果 GCS 平均下降 6 分，人群病死率大于 75%。要特别注意 GCS 评分的变化，评分下降较快的患者预后不佳，要及时采取必要的措施。

二、病情评估

病情评估包括病史、体格检查和诊断。病史询问的内容包括：发病时间或最终出现异常情况之前的时间、初发症状及症状变化、血管危险因素、药物应用史、最近的创伤或手术史、痴呆、酒精及其他不良嗜好、抽搐、肝脏疾病、肿瘤与血液系统疾病等。体格检查包括：生命体征，以头、心、肺、四肢为重点的全身体检，系统的快速神经系统体检。实验室检查包括：血细胞计数、血电解质、血肌酐尿素氮、血糖、凝血酶原时间、INR、APTT 等，对育龄妇女还要进行尿常规、尿培养和尿妊娠试验。物理诊断检查包括：胸片、心电图和神经影像学检查。神经影像学检查对于高血压脑出血的诊断具有决定性的意义。

三、神经影像学检查

CT 对急性出血很敏感，是判断急性出血的金标准，对于缺血性的还是出血性的卒中的鉴别具有决定性的意义，而且 CT 血管造影和增强 CT 扫描如发现造影剂外溢到血肿内则是血肿扩大的重要证据。血量的估算临床可采用简便易行的多田氏公式，根据 CT 影像估算出血量，方法如下：出血量 =0.5× 最大面积长轴（cm）× 最大面积短轴（cm）× 层面数。发病后 3h 内头部 CT 扫描有 75% 的患者血肿增大，早期血肿增大是脑出血患者死亡和病情恶化的独立危险因素。因此，对疑有血肿扩大的患者随时复查 CT，对有血肿增大可能的患者 6h 内需要复查 CT。MRI 梯度回波（GRE）和磁敏感加权成像（SWI）两个序列对识别急性出血都很敏感，而 MRI 梯度回波 TZ 加权像对识别早期出血更有价值；但检查所需时间长、患者的耐受力差，临床状况往往不允许急诊患者作 MRI 检查。CT 和 MRI 动静血管造影对发现继发性脑出血的病因——包括动静脉畸形、肿瘤、烟雾病（Moyamoya 病）和脑静脉血栓形成都比较有效。如 CT 和 MRI 动静血管造影发现可疑的血管性病变则要考虑行 DSA 检查。

四、诊断依据

根据患者的临床表现、实验室检查、影像学检查可得出诊断，要点如下：

1. 症状　突发性偏瘫、偏身感觉障碍、失语等局灶性神经功能缺损症状，常伴有头痛、呕吐、意识水平下降，重症者起病即表现为意识障碍。

2. 体征　可有偏瘫、偏身感觉障碍、偏盲、失语、空间构象障碍、精神症状、凝视麻痹、共济失调、眼震、复视、眼睑下垂、痫性发作、四肢瘫、去脑强直、意识障碍和脑膜刺激征等。

3. 理化检查

(1) 血液检查可有白细胞增高，血糖升高等。

(2) 影像学检查头颅 CT：头颅 CT 扫描示血肿灶为高密度影，边界清楚，CT 值为 75 ～ 80HU，在血肿被吸收后显示为低密度影。头颅 MRI：脑出血后的不同时期血肿的 MRI 表现各异。急性期脑出血的诊断 CT 优于 MRI，但 MRI 检查能更准确地显示血肿演变过程，而且 MRI 梯度回波和磁敏感加权成像两个序列对识别急性出血都很敏感。自发性脑出血患者行 CT 和 MRI 动静血管造影或增强，排除动静脉畸形、肿瘤、烟雾病（Moyamoya 病）和脑静脉血栓形等脑血管性疾病，可疑患者行 DSA 脑血管造影检查。

五、诊断要点

参照 1995 年中华医学会第四次全国脑血管病学术会议修订的《各类脑血管疾病诊断要点》，高血压脑出血的诊断要点如下：①常于体力活动或情绪激动时发病。②发作时常有反复呕吐、头痛和血压升高。③病情进展迅速，常出现意识障碍、偏瘫和其他神经系统局灶症状。④多有高血压病史。⑤腰穿脑脊液多含血和压力增高（其中 20% 左右可不含血）。⑥脑超声波检查多有中线波移位。⑦鉴别诊断有困难时可做 CT 检查。

六、脑出血的辨证论治

辨证论治是中医学认识疾病和治疗疾病最根本的方法，治疗前根据临床采集的患者信息进行辨证，要辨明病机、病位、病性等要点。对于脑出血的辨证要点是：脑出血基本病机是脏腑功能失调，阴阳失衡，阴虚阳亢，肝阳化风，气血逆乱，直冲犯脑，络破血溢于脑脉之外，重症者可闭塞清窍，蒙蔽神明。病位在脑，与心、肾、肝、脾密切相关。病性是本虚标实，上盛下虚。在本为肝肾阴虚，气血亏虚；在标为风火相煽，痰湿壅盛，气血逆乱，络破血溢。"风证""火证""痰证""阴虚证"为出血性中风急性期的基本证候，"风证"为发病的启动因素，急性期以"火证"最为明显，而"瘀证"贯穿于疾病的始终。

对于脑出血急性期患者要辨明中经络或中脏腑，急性脑出血多见于脑卒中之中脏腑，中脏腑通常分为闭证与脱证两大危重证候，而闭证又根据有无热象分阳闭与阴闭，或为风火上扰痰热内闭清窍的阳闭证，或为痰湿蒙闭心神的阴闭证，或为邪气亢盛，耗伤正气，转化为内闭外脱、阴阳离决的脱证。这是脑卒中治疗抢救的重点。辨证论治的治疗是以证候为依据的，根据脑出血患者症的不同，通常可分七种证候，诊断标准如下。

(1) 痰热内闭清窍（阳闭证）：突然昏迷不醒，口噤不开，项强身热；颜面潮红，气粗口臭，躁扰不宁，甚则手足厥冷。舌红绛，苔黄腻，脉弦滑数。

(2) 痰湿蒙塞清窍（阴闭证）：神志昏蒙，半身不遂，口舌㖞斜，痰声漉漉，面白唇暗，肢体松软，静卧不烦，或周身湿冷，舌质紫暗，苔白腻，脉沉滑缓。

(3) 元气败脱，神明散乱（脱证）：神昏肢软，目合口张，呼吸微弱，手撒肢冷，二便失禁，汗多，周身湿冷，舌痿不伸。舌紫暗、苔白腻、脉沉细缓。

(4) 肝阳暴亢，风火上扰证：头晕头痛，面红目赤，口苦咽干，心烦易怒，半身不遂，口舌㖞斜，言语謇涩，偏身麻木，尿赤便干。舌红或红绛，苔薄黄，脉弦有力。

(5) 痰热腑实，风痰上扰证：半身不遂，口舌㖞斜，腹胀腹痛，便干便秘，头晕目眩，痰多黏滞，言语謇涩，偏身麻木。舌质暗红或暗淡，苔黄或黄腻，脉弦滑。

(6) 阴虚风动证：半身不遂，口舌㖞斜，头晕耳鸣，手足心热，言语謇涩，偏身麻木，烦躁失眠，咽干口燥。舌质红绛或暗红，少苔或无苔，脉弦细数。

(7) 气虚血瘀证：半身不遂，口舌㖞斜，面色㿠白，气短乏力，自汗心悸，大便溏泄，言语謇涩，偏身麻木，口角流涎，手足肿胀舌暗淡，舌边齿痕，苔薄白或白腻，脉沉细缓。

七、脑出血治疗中的相关问题的处理

脑出血患者多伴有昏迷、高血压、高颅压，有的还伴凝血功能障碍、痴呆、癫痫、脑梗死、肾功能障碍，这些问题的处理对预后有重要影响。

1. 昏迷患者的管理　对昏迷患者要采取的急救措施包括以下几种。①生命体征监测和维持，如吸氧、建立静脉通道、心电监护等。②保持呼吸道通畅，如吸氧、解开衣领，侧卧，取出假牙，及时吸痰，清除口腔呕吐物或分泌物。③保持血氧饱和度正常。血氧饱和度低者及时气管插管和呼吸支持。④维持生命体征稳定。控制血压过高、过低和抽搐。⑤平稳转运。避免头部振动，平抬平放。

昏迷患者急诊期间的给药方式原则上是静脉给药，颅内压增高明显可静脉滴注甘露醇，适当补液维持水电解质平衡。中药制剂可根据辨证分型的证候静脉使用相应的针剂。

2. 血压的管理　长期高血压是脑出血的主要原因，且急性脑出血患者血压比平时更高，脑出血发生后数小时内血压水平与血肿扩大的风险（或最终血肿体积）之间的关系过去一直未被证实。但早已明确了脑出血的机制和早期降压的安全性。对于降压目标、疗程，2011 年美国心脏协会 / 美国卒中协会《自发性脑出血管理指南》的推荐是：收缩压 150 ～ 220mmHg 的住院患者，快速降压至 140mmHg 可能是安全的（Ⅱa 类推荐，B 级证据）。考虑到脑梗死的风险，推荐在不同情况下的目标血压做参考（Ⅱb 类推荐，C 级证据）：①收缩压＞ 200mmHg 或舒张压＞ 150mmHg，建议静脉持续使用降压药物快速降压。②收缩压＞ 180mmHg 或舒张压＞ 130mmHg，且存在颅内高压的可能时，要监测颅内压，降压的目标要保证脑灌注压不低于 60mmHg。③收缩压＞ 180mmHg 或舒张压＞ 130mmHg，且没有颅内高压，血压可降至收缩压 160/90mmHg 或舒张压 110mmHg。2013 年欧洲卒中大会有学者报道脑出血发病 1h 内收缩压降至 140mmHg 以下，可以降低血肿扩大率，改善预后。2014 年国内学者报道一组临床研究，认为发病后患者收缩压降至 140 ～ 130mmHg 之间，可以改善脑出血患者预后。

3. 高颅压的处理　高颅压是确定是否需要手术干预的主要因素，有必要了解颅内压的情况，由于颅内压监测有出血和感染的风险，建议 ICH 患者在 GCS 评分小于或等于 8 分、出现小脑幕疝的临床表现、严重 IVH、脑积水等情况下进行脑室外引流和颅内压监测（Ⅱ b 类推荐，C 级证据）。ICP 升高通常是由于脑室内出血导致脑积水或血肿及血肿周围水肿的占位效应，血肿较小或有限的脑室内出血患者通常不需要降低颅内压。

脑出血患者 45% 发生脑室出血（IVH），绝大多数 IVH 是继发于高血压性基底节和丘脑出血。处理方法是做脑室外引流和脑室内应用组织型纤溶酶原激活剂（Ⅱ b 类推荐，C 级证据）。

脑内血肿的处理：对于脑出血患者是否需要手术、采用何种手术方式及手术时机仍有争议。比较明确的手术的指征是：中青年 ICH 患者，血肿较大时，颅内压较高，脑疝风险大，需要手术减压。手术目的主要是尽快清除血肿，降低颅内压，挽救生命，其次是尽可能早期减少血肿对周围脑组织的压迫。《指南》推荐：①小脑出血伴神经功能恶化、脑干受压和（或）脑室梗阻致脑积水者应尽快手术清除血肿（Ⅰ类推荐，B 级证据）。不推荐以脑室引流作为这类患者的初始治疗（Ⅲ类推荐，C 级证据）。②脑叶出血超过 30ml 且血肿距皮质表面 1cm 以内者，可考虑开颅清除幕上血肿（Ⅱ b 类推荐，B 级证据）。③利用立体定向或内镜，加或不加溶栓药物，以微创的方式清除血肿，其效果尚不确定，目前正处于研究阶段（Ⅱ b 类推荐，B 级证据）。超早期开颅清除血肿可能增加再出血的风险，故不推荐（Ⅲ类推荐，B 级证据）。

国内早已开展高血压脑出血的手术，手术指征是：①大脑血肿超过 30ml 积极手术。②小脑血肿大于 10ml，或格拉斯哥昏迷计分≤ 13 分和血肿直径≥ 4cm，手术治疗。按脑出血后意识状况的 V 级分级法，Ⅲ级患者最适合手术，Ⅱ、Ⅳ级患者大多数适合手术。已经和正在开展的手术治疗方法有以下几种：开颅血肿清除加去骨瓣减压术、小骨窗开颅血肿清除术、钻孔穿刺血肿碎吸术、内镜血肿清除术、微创穿刺血肿清除术、血肿穿刺置管引流术和脑室穿刺引流术等。其中手术创伤最小的是微创穿刺血肿清除术和血肿穿刺置管引流术，由于创伤小、操作方便、效果肯定，现国内医院已广泛开展。

4. 凝血功能障碍调整　口服抗凝药物（OACs）、先天性或获得性凝血因子缺乏、血小板质量或数量异常均会加重 ICH 的病情。高血压脑出血患者中口服阿司匹林或其他影响凝血功能药物的患者不少，出血后血肿容易扩大，手术中也不易止血。对脑出血的患者，建议以最快的速度纠正国际标准化比值（international sensitivity index，INR）。推荐的方法有：①合并严重凝血因子缺乏或严重血小板减少的患者应该分别给予适当补充凝血因子或血小板（Ⅰ类推荐，C 级证据）。而且输血小板对已服抗血小板药物患者的止血功能改善效果还不清楚。② INR 升高的 OACs 相关 ICH 患者，要停用华法林，补充维生素 K 依赖的凝血因子，并静脉应用维生素 K 纠正 INR（Ⅰ类推荐，C 级证据）。推荐的凝血因子有新鲜冰冻血浆（fresh-frozen plasma，FFP），凝血酶原复合物（proth rombinmplex concentrates，PCCs）及重组凝血因子Ⅶ a（recombinant coagulation factor Ⅶ a，rF Ⅶ a）。

对于凝血功能障碍患者的手术要谨慎，待凝血功能调整正常后进行，如病情紧急，可试用微创穿刺血肿清除术和血肿穿刺置管引流的式术手术。

5. 癫痫发作的处理　脑出血发病 2 周内抽搐的发生率为 2.7% ～ 17%，大部分发生于 ICH 发病后的早期。脑出血患者，如果精神状态差与脑损伤程度不成比例，需要做动态脑电图监测（Ⅱ a 类推荐，B 级证据），抽搐的患者要应用抗癫痫药物（Ⅰ类推荐，A 级证据），精神状态改变且脑电图捕捉到癫痫样放电的患者可应用抗癫痫药物（Ⅰ类推荐，C 级证据），不建议预防性应用抗癫痫药物（Ⅲ类推荐，B 级证据）。

八、中医辨证施治

高血压脑出血的中医治疗原则是：重点关注闭证和脱证的救治，闭证以祛邪开窍醒神法治疗，脱证以扶正固脱为法，内闭外脱证以醒神开窍与扶正固脱并用，急性期标实证候突出，急则治其标，当以祛邪为主，常用平肝息风、清热化痰、化痰通腑、醒脑开窍。恢复期和后遗症期扶正祛邪，以益气活血、育阴息风为治。治疗方法是根据患者的证候处方、配药，给药方式以口服和针剂注射为主。高血压脑出血患者七种证型对应的治法、方药、用法如下：

1. 痰热内闭清窍（阳闭证）

治法：清热化痰，醒神开窍。

方药：羚羊角汤加减配合灌服或鼻饲安宫牛黄丸[羚羊角粉（冲服）0.6g，龟甲（先煎）15g，生地黄12g，牡丹皮9g，白芍12g，夏枯草6g，石决明（先煎）30g]。

加减：痰多，加胆南星6g，竹沥水兑服1ml或配合服用珠珀猴枣散以清热化痰；便秘，加大黄（后下）9g，芒硝（冲服）9g以通腑泄热；躁扰不宁，加黄芩9g，栀子9g，麦冬9g，莲子心3g以清肝泻火除烦；伴抽搐，加僵蚕6g，天竺黄6g以息风化痰止痉；神昏重，加郁金12g，石菖蒲9g以开窍醒神；见呕血、便血，加三七粉3g，大黄粉3g冲服或鼻饲以凉血止血。

中成药：①安宫牛黄丸，灌服或鼻饲，1次1丸，每6～8小时1次；②珠珀猴枣散，口服，1次0.3g，每日2次；③清开灵注射液20～40ml加入5%葡萄糖注射液或0.9%生理盐水250～500ml中，静脉滴注，每日1次，连续使用7～14d。

2. 痰湿蒙塞清窍（阴闭证）

治法：温阳化痰，醒神开窍。

方药：涤痰汤加减，配合灌服或鼻饲苏合香丸（法半夏9g，陈皮9g，枳实9g，胆南星6g，茯苓15g，石菖蒲9g，竹茹6g，远志9g，丹参15g，甘草9g）。

加减：肢体抽搐，加天麻9g，钩藤（后下）15g以平肝息风；痰声漉漉，舌苔厚腻，加紫苏子9g，瓜蒌15g以化痰降浊。

中成药：①苏合香丸，鼻饲，1次1丸，每日2～3次；②醒脑静注射液20～40ml加入5%葡萄糖注射液或0.9%生理盐水250～500ml中，静脉滴注，每日1次，连续使用7～10d。

3. 元气败脱、神明散乱（脱证）

治法：益气回阳固脱。方药：参附汤加减，或合生脉散加减[人参（单煎）12g，附子（先煎）9g]。

加减：汗出不止，加山茱萸9g，黄芪30g，煅龙骨（先煎）30g，煅牡蛎（先煎）30g以敛汗固脱；气阴两伤，选用西洋参（单煎）6g，阿胶（烊化）9g，龟甲（先煎）15g以益气养阴；阳气欲脱，四肢不温，用附子（先煎）9g，红参（单煎）15g水煎频频灌服，以回阳固脱。

中成药：①参附注射液20～100ml加入5%或10%葡萄糖注射液250～500ml中，静脉滴注，每日1次；②参麦注射液10～60ml加入用5%葡萄糖注射液250～500ml中，静脉滴注，每日1次。

4. 肝阳暴亢，风火上扰证

治法：平肝潜阳，清热息风。

方药：天麻钩藤饮加减天麻9g，钩藤（后下）12g，石决明（先煎）30g，川牛膝12g，杜仲9g，桑寄生9g，黄芩9g，栀子9g，益母草9g，夜交藤9g，茯神9g。

加减：头晕头痛，加菊花12g，桑叶9g以平肝息风；肝火甚，力口龙胆草6g以清泻肝火；心烦易怒，加牡丹皮9g，白芍9g以清热除烦；便干便秘，加大黄（后下）6g以清热通便。重症患者出现风火上扰清窍而神志昏蒙，以羚角钩藤汤加减配合服用安宫牛黄丸，药用：羚羊角片（单煎）3g，桑叶6g，川贝粉（冲服）2g，生地黄 15g，钩藤（后下）9g，菊花 9g，茯神 9g，白芍 9g，甘草 3g，竹茹 9g 等。

中成药：①天麻钩藤颗粒，开水冲服，1 次 10g，每日 3 次；②清开灵注射液 20 ～ 40ml 加入 5% 葡萄糖注射液或 0.9% 生理盐水 250 ～ 500ml 中，静脉滴注，每日 1 次，可连续使用 7 ～ 14d。

5. 痰热腑实，风痰上扰证

治法：化痰通腑。

方药：星蒌承气汤加减 [瓜蒌 30g，胆南星 6g，大黄（后下）9g，芒硝（冲服）9g，丹参 15g]。

加减：舌苔黄腻、脉弦滑、便秘是本证的特征，也是化痰通腑法的临床应用指征。应用本法应以通为度，不可通下太过，以免伤及正气。头痛、头晕重，加钩藤（后下）12g，菊花 12g，珍珠（先煎）15g 以平肝息风；风动不已，躁动不安，加羚羊角粉（冲服）0.6g，石决明（先煎）30g，磁石（先煎）30g 以镇肝息风；痰热甚，加天竺黄 6g，竹沥水（冲服）10ml，川贝粉（冲服）2g 以清化痰热；心烦不宁，加栀子 9g，黄芩 9g 以清热除烦；大便通而黄腻，苔不退，少阳枢机不利，气郁痰阻，配大柴胡汤化裁；年老体弱津亏，口干口渴，加生地黄 15g，麦冬 15g，玄参 9g 以养阴生津；黄腻苔呈斑块样剥脱，见阴伤之势，去芒硝，减胆南星、瓜蒌、大黄之用量，加麦冬 9g，玄参 9g，生地黄 15g 以育阴生津。

中成药：①牛黄清心丸，口服，1 次 1 丸，每日 1 次；②清开灵注射液 20 ～ 40ml 加入 5% 葡萄糖注射液或 0.9% 生理盐水 250 ～ 500ml 中，静脉滴注，每日 1 次，可连续使用 7 ～ 14d。

6. 阴虚风动证

治法：滋养肝肾，潜阳息风。

方药：镇肝息风汤加减牛膝 15g，代赭石（先煎）30g，龙骨（先煎）15g，牡蛎（先煎）15g，龟甲（先煎）15g，白芍 9g，玄参 15g，天冬 15g，川楝子 6g，麦芽 6g，茵陈（后下）6g，甘草 6g。

加减：心烦失眠，加黄芩 9g，栀子 9g，莲子心 3g，夜交藤 15g，珍珠母（先煎）15g 以清心除烦，镇心安神；头痛重，加石决明（先煎）30g，夏枯草 6g 以清肝息风；阴虚明显，加鳖甲（先煎）15g，阿胶（烊化）9g 以滋阴养血；阴虚血瘀明显，以育阴通络汤加减，药用：生地黄 15g，山萸肉 9g，钩藤（后下）15g，天麻 9g，丹参 15g，白芍 9g 以育阴息风，活血通络。

中成药：①大补阴丸，口服，1 次 6g，每日 2 ～ 3 次；②知柏地黄丸，口服，水蜜丸 1 次 6g，小蜜丸 1 次 9g，大蜜丸 1 次 1 丸，每日 2 次；③生脉注射液 20 ～ 60ml 加入 5% 葡萄糖注射液 250 ～ 500ml 中，静脉滴注，1 日 1 次，可连续使用 7 ～ 10d。

7. 气虚血瘀证

治法：益气活血。

方药：补阳还五汤加减（黄芪 30g，当归尾 6g，赤芍 9g，地龙 6g，川芎 6g，红花 9g，桃仁 9g）。

加减：恢复期气虚明显，加党参 12g 或太子参 15g 以益气通络；言语不利，加远志 9g，石菖蒲 6g，郁金 12g 以祛痰利窍；心悸、喘息，加桂枝 6g，炙甘草 6g 以温经通阳；肢体麻木，加木瓜 15g，伸筋草 15g，防己 9g 以舒筋活络；上肢偏废，加桂枝 6g 以通络；下肢瘫软无力，加续断 12g，桑寄生 15g，杜仲 12g，牛膝 12g 以强壮筋骨；小便失禁，加桑螵蛸 9g 以温肾固涩；肢体拘急疼痛而血瘀重，加莪术 6g，水蛭 3g，鬼箭羽 9g，鸡血藤 15g 以活血通络。

中成药：①脑安胶囊，口服，1 次 2 粒，每日 2 次；②生脉注射液 20 ～ 60ml 加入 5% 葡萄糖注射液 250 ～ 500ml 中，静脉滴注，每日 1 次，可连续使用 7 ～ 10d。

九、其他治疗

1. 针灸治疗　针灸治疗是根据脑卒中的证候表现，选择相应的腧穴和刺灸方法治疗，具有疏通经络、调和阴阳、扶正祛邪的作用，可用于脑出血各时期的治疗，但主要应用于康复期。针灸疗法有体针法、灸法、皮内针法、头针法、电针法、刺血法、梅花针法等多种针法。

体针治疗脑出血的适应证、治法和穴位选择如下：

(1) 中风闭证

治法：开关通窍、泄热祛痰。

针刺穴位：三棱针点刺手十二井穴出血，再刺人中、太冲、丰隆。

(2) 脑卒中脱证

治法：益气固脱，回阳救逆。

针刺穴位：先大炷艾灸关元、神阙，出汗、肢温、脉起后，毫针轻刺气海、关元、足三里。

(3) 半身不遂

治法：调和经脉，疏通气血。

针刺穴位：以大肠、胃经俞穴为主，辅以膀胱、胆经穴位。上肢：肩髃、曲池、外关、合谷；下肢：环跳、阳陵泉、足三里、昆仑、太冲；头部皮肤大脑运动区的相应部位。

(4) 中风不语

治法：祛风豁痰，宣通窍络。

针刺穴位：取金津、玉液穴放血，针内关、通里、廉泉、三阴交。

2. 其他中医治疗方法　中医的其他疗法均与经络和穴位相关，是针刺和药物治疗方法的延伸，属于穴位刺激的有穴位注射、穴位贴敷、穴位埋线、推拿、点穴、耳穴埋豆等疗法；属于中药外用的疗法有吹鼻疗法、熏洗疗法、敷涂疗法。这些疗法对于减轻症状、促进康复具有明显疗效，主要用于脑出血康复期的治疗。

3. 康复治疗　康复的关键在于教育患者和陪护如何进行卒中复发因素的二级预防，首先建立健康的生活方式和药物治疗来降低血压，从而有可能大大降低 ICH 的发病率，其次是达到康复目标的方法。脑出血患者的康复训练在病情相对平稳后即可进行，可在病后 7～14d 开始。包括运动功能、感觉障碍、痉挛、失语症、构音障碍、吞咽障碍等康复训练。通过康复训练以达到以下目的：①改善肢体运动功能、提高语言交流能力、改善认知和其他受损的功能。②尽可能恢复患者的日常生活和活动能力。③在精神和心理上适应社会、具有社会活动和建立人际关系的能力。

（金　心）

附录 脑出血方体定位穿刺引流术病例查房记录

病例 1 基底节区脑出血

患者男性段某，65 岁，于 3h 前晨起饭后活动中，被工友发现其言语含糊，右侧肢体无力，几分钟后出现意识障碍，伴呕吐大量胃内容物。当地镇卫生院行头颅 CT 示脑出血；急送入我院。入科复查头 CT（附图 1）示：左侧基底节区出血，量约 50ml；既往有高血压病 10 年余，最高达 180/110mmHg，未正规用药，血压具体控制不详。查体：体温 37℃，脉搏 60 /min，呼吸 16 /min，血压 190/110mmHg；心肺听诊未见异常，腹部检查未见异常；神经系统检查：浅昏迷状，双侧瞳孔等大等圆，直径约 2.5mm，直、间接对光反射迟钝；双侧眼球向左凝视，时有双侧眼球水平游动；四肢肌力无法检查，右侧上下肢肌张力偏高，右侧戈登征、奥本海姆征阳性，左侧巴氏征阴性。脑膜刺激征阴性。

术前评估：查头颅 CTA（附图 2）观察有无活动性再出血、有无血管畸形、血管瘤，出凝血时间及有关传染病的血液检查。

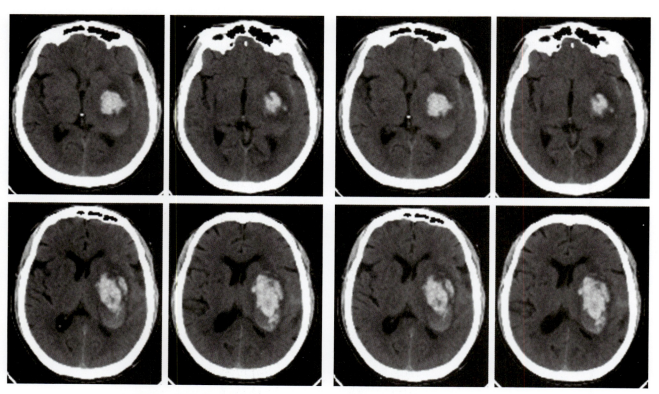

▲ 附图 1 发病后 3h 头颅 CT 示，左侧基底节区出血，量约 50ml，左侧侧脑室受压

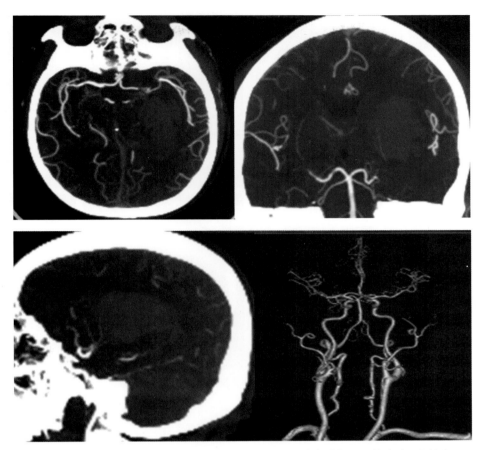

▲ 附图 2　头颈部 CTA 水平位、冠状位、矢状位无"点状症"及血管畸形、血管瘤

根据 2015 年最新高血压脑出血指南，该患者为微创手术联合或不联合溶栓药物液化引流清除血肿适应证，无禁忌证。病情危重，为解除血肿占位效应及血肿分解的神经毒物，与家属沟通病情，手术的必要性及手术方式，家属要求行微创穿刺颅内血肿清除引流术＋颅内压检测探头植入术并签字；术中抽出带有血凝块的暗红血性液体 15ml。术后 30min 复查头颅 CT（附图 3）。

术后第 1 天查房，患者意识清，精神欠佳；血肿引流管通畅，引流液均呈血性，伴大量黑色血块；侧脑室引流管通畅，引流液清晰；留置尿管通畅，尿液呈浅黄色，大便未排。查体：体温 37.5℃，脉搏 75 /min，呼吸 20 /min，血压 132/80mmHg，颅内压 8mmHg 左右；肺部听诊双肺呼吸音粗，未闻及干、湿啰音；双侧瞳孔等大等圆，直径约 3mm，直接、间接对光反射灵敏；左侧上下肢肌力Ⅴ级差；右侧上肢肌力Ⅱ级，右侧下肢肌力Ⅰ级，右侧肢肌张力偏高；右下肢巴氏征阳性。继续给予心电监护，颅内压监测，维持生命体征、营养神经等药物治疗。嘱护理勤翻身拍背；避免误吸；电动气垫床预防压疮形成；空气波压力治疗仪预防深静脉血栓形成；加强口腔护理等密切观察病情。复查头颅 CT 见附图 4。血肿及侧脑室引流管位置良好；给予尿激酶（2 万 U，每日 2 次）血肿腔内注射促进血肿液化引流。

术后第 2 天查房，患者意识清，精神欠佳；血肿引流管通畅，引流液呈血性；侧脑室引流管通畅，引流液清晰；查体：体温 36.8℃，脉搏 62 /min，呼吸 18 /min，血压 140/85mmHg，颅内压 9mmHg 左右，肺部听诊双肺呼吸音粗，未闻及干、湿啰音，双侧瞳孔等大等圆，直径约 3mm，直接、间接对光反射灵敏；左侧上下肢肌力Ⅴ级，按指令运动；右侧上肢肌力Ⅱ级，右侧下肢肌力Ⅰ级，右侧肢体肌张力偏高；右下肢巴氏征阳性。复查头颅 CT 见附图 5。血肿引流基本完全，颅内压稳定，给予拔除血肿引流管。

术后第 3 天查房，患者意识清，精神欠佳，侧脑室引流液清晰量少；留置尿管通畅，尿液呈浅黄色，大

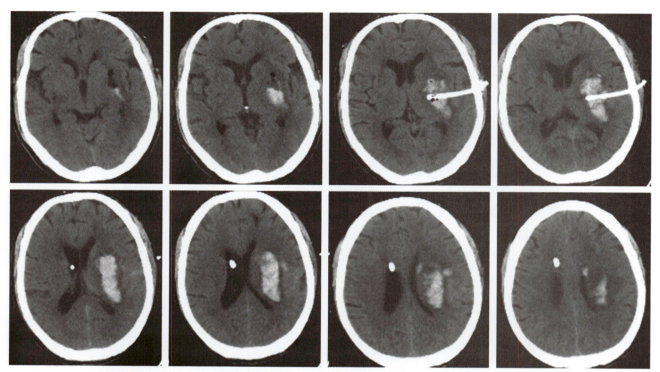

▲ **附图 3** 术后 **30min** 复查头颅 CT 示，血肿及侧脑室引流管位置良好，血肿体积较前减少

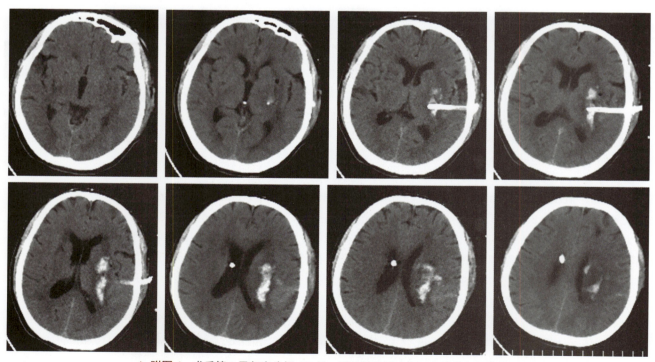

▲ **附图 4** 术后第 **1** 天复查头颅 CT 示，引流管位置良好，血肿体积显著减少

便灌肠后已排。查体，脉搏 72 /min，呼吸 19 /min，血压 120/78mmHg，颅内压 9mmHg 左右，肺部听诊双肺呼吸音粗，未闻及干、湿啰音，双侧瞳孔等大等圆，直径约 3mm，直接、间接对光反射灵敏；右侧上肢肌力Ⅱ级，右侧下肢肌力Ⅱ级，右侧肢体肌张力偏高；双下肢巴氏征阳性。辅助检查，钾 3.57mmol/L（M），钠 140mmol/L（M），氯 103mmol/L（M），钙 2.25mmol/L（M），白细胞计数 5.3×10^9/L（M），中性粒细胞百分数 70.0%（M），淋巴细胞百分数 22.2%（M），红细胞计数 3.97×10^{12}/L（L），血红蛋白测定 119g/L（L），血小板分布宽度 17.0fL（M），平均血小板体积 12.5fL（H），血小板压积 0.15%（L），C 反应蛋白 19.05mg/L（H）。脑组织活检回示，（脑）脑组织少许，局灶出血，血管充血；特殊染色结果，（S160005）刚果红染色（－）。头 CT 回示，血肿基本清除，未再出血；颅内压稳定，给予拔除脑室引流管。

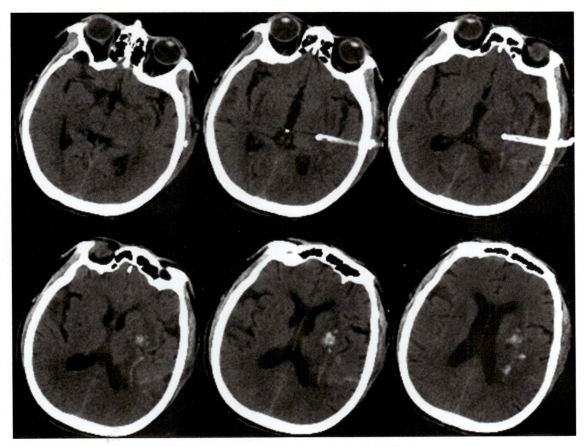

▲ 附图 5 术后第二天复查头颅 CT 血肿引流完全

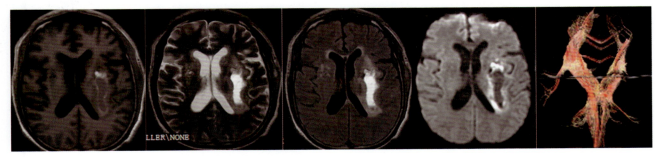

▲ 附图 6 术后第 10 天查头颅磁共振。DTI 示，左侧基底杰区见片状不规则等 / 短 T_1、不均匀长 T_2 信号。纤维束追踪成像，左侧皮质脊髓束破坏，部分中断

术后第 10 天头颅磁共振检查见附图 6。患者住院 12d 出院，出院时右侧上肢肌力 Ⅲ 级，下肢肌力 Ⅳ 级，GCS 评分 15 分。

病例 2 脑出血脑疝的抢救

患者陈某，女性，63 岁。患者于 3h 前午餐后在阳台上被家人发现意识障碍，呼之不应，身旁有呕吐物，为胃内容物。家人急呼 120 送入我院，急诊收入我科。既往有高血压病史 10 年余，最高达 180/110mmHg，未坚持用药，血压具体控制不详。检查：体温 36.2℃，脉搏 96 /min，呼吸 20 /min，血压 219/131mmHg；深昏迷状，压眶无反应；左侧瞳孔圆，直径约 1.5mm，右侧瞳孔圆，直径约 4.0mm，直接、间接对光反射消失；右侧角膜反射消失；头眼反射消失；无咳嗽及吞咽反射；双上肢屈曲，双下肢强直，呈去大脑皮质状态；双病理征阳性。小便失禁。急查头 CT（附图 7）提示，右侧基底节区、丘脑出血破入脑室、破入蛛网膜下腔；第三、第四脑室铸型，右侧侧脑室受压铸型；环池、鞍上池结构不清，中线结构移位；量约 86ml；脑疝征象。GCS 评分 3 分。

由于患者发生脑疝时间较短。紧急联系 CT 室行头颅 CTA 观察有无活动性再出血、有无血管畸形、血管

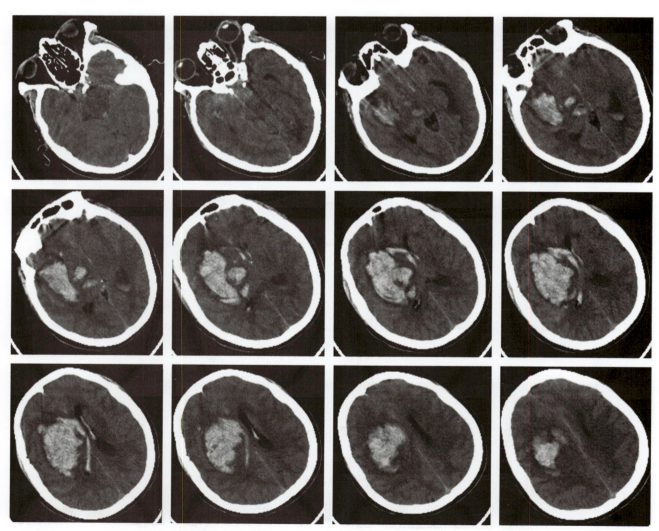

▲ **附图 7** 发病后 **3h** 头颅 **CT** 示，右侧基底节区、丘脑出血破入脑室、破入蛛网膜下腔；第三、第四脑室铸型，右侧侧脑室受压铸型；环池、鞍上池结构不清，中线结构移位；量约 **86ml**

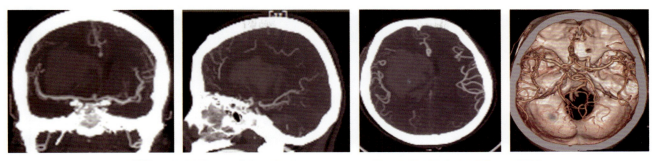

▲ **附图 8**　头颈部 CTA 提示，冠状位、矢状位、水平位无点状症及血管畸形、血管瘤

瘤；同时查出凝血时间及有关传染病的血液学检查等术前评估；同时行胃管、尿管置入及气管插管，保持呼吸通畅，防止呕吐误吸；快速降血压，使血压降到 140/90mmHg 左右；同时与家属沟通，患者目前生命垂危，有手术指征，必须紧急解除血肿占位效应及降低颅内压。以及告知手术方式，取得家属的信任及支持。头颈 CTA 如附图 8。

根据 2015 年最新高血压脑出血指南，该患者为微创手术联合或不联合溶栓药物液化引流清除血肿适应证，无禁忌证。病情危重，为解除血肿占位效应及血肿分解的神经毒物，与家属沟通后，家属要求行微创颅内血肿清除引流术 + 颅内压监测探头植入术并签字；术中抽出带有血凝块的暗红血性液体 30ml。术后 20min，复查 CT 如附图 9 示：血肿及侧脑室引流管位置良好。血肿较前明显缩小，患者双侧瞳孔等大等圆，直径约 2.0mm，仍无对光反射，双侧角膜反射存在，头眼反射仍消失，疼痛刺激下右侧肢体可见屈曲。并于术后第 1 天给予尿激酶（3 万 U，每日 2 次）血肿腔内注射促进血肿液化引流。

术后第 2 天查房，患者呈昏迷状，脑室引流管及血肿引流管通畅，引流液均呈血性；留置尿管通畅，尿液呈浅黄色，大便未排。查体：体温 37.5℃，脉搏 98 /min，呼吸 20 /min，血压 165/90mmHg，颅内压 8mmHg

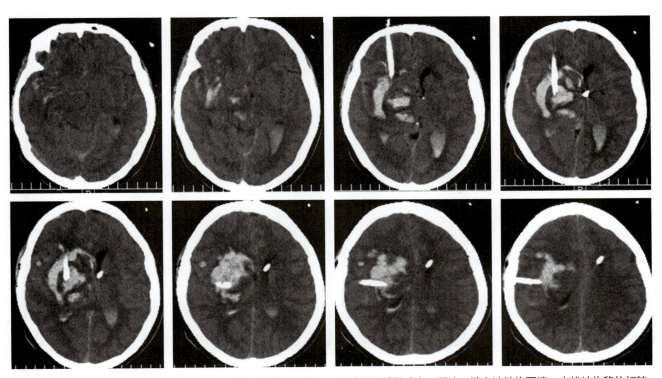

▲ **附图 9**　术后 20min，头颅 CT 血肿及侧脑室引流管位置良好，血肿体积明显减少。环池、鞍上池结构不清，中线结构移位好转

左右，肺部听诊双肺呼吸音粗，可闻及少量散在湿啰音，双侧瞳孔等大等圆，直径约 2.0mm，直接、间接对光反射迟钝；无自发睁眼、语言、肢体活动，双侧角膜反射均存在，头眼反射消失，疼痛刺激下右侧肢体可见屈曲，四肢肌张力均偏高，双下肢巴氏征阳性。嘱护理勤翻身拍背，避免误吸，电动气垫床预防压疮形成；加强口腔护理等，密切观察病情，对症处理。复查头颅 CT 见附图 10。

术后第 4 天查房，患者意识模糊，脑室引流管、血肿引流管均通畅，引流液均呈血性；留置尿管通畅，尿液呈浅黄色，灌肠后少量排便。查体：体温 37.0℃，脉搏 90 /min，呼吸 24 /min，血压 120/85mmHg，颅内压 10mmHg 左右，肺部听诊双肺呼吸音粗，可闻及少量湿啰音，双侧瞳孔等大等圆，直径约 2.0mm，直接、间接对光反射迟钝，自发睁眼、无自发语言、伴自发右侧肢体活动，双侧角膜反射均存在，头眼反射存在，四肢肌张力均偏高，双下肢巴氏征阳性。复查头颅 CT 见附图 11。患者病情稳定，颅内压正常，血肿引流完整，今给予拔除额侧血肿引流管。术后第 5 天，自发睁眼，自发出声音，双侧角膜反射存在，头眼反射存在，咳嗽、吞咽反射存在，伴自发右侧肢体屈曲，今拔除颞侧血肿引流管。GCS 评分 9 ～ 10 分。

术后第 9 天，患者自发睁眼，能简单回答，双侧瞳孔等大等圆，直径约 2.0mm，对光反射灵敏，双侧角膜反射存在，头眼反射存在，咳嗽、吞咽反射存在，右侧肢体可执行命令；拔出侧脑室引流管。GCS 评分：15 分。

术后第 24 天查房，意识清，体温 36.8℃，脉搏 80 /min，呼吸 18 /min，血压 118/70mmHg，肺部听诊双肺呼吸音粗，可闻及少量散在干啰音，双侧瞳孔等大等圆，直径约 3.0mm，直接、间接对光反射灵敏；回答简单问题切题，言语欠流利，可执行简单指令；右侧肢体自发活动，四肢肌张力正常，双下肢巴氏征阳性。头颅 MR 显示：①右侧丘脑及基底节区脑出血引流术后；②脑桥及左侧基底节区腔隙性梗死；③右侧皮质脊髓束中断破坏，FA 值减低。

住院 35d，出院时意识清，对答切题，能执行指令，左上肢肌力 0 级，左下肢肌力Ⅲ级，右侧肌力Ⅴ级。GCS 评分 15 分。

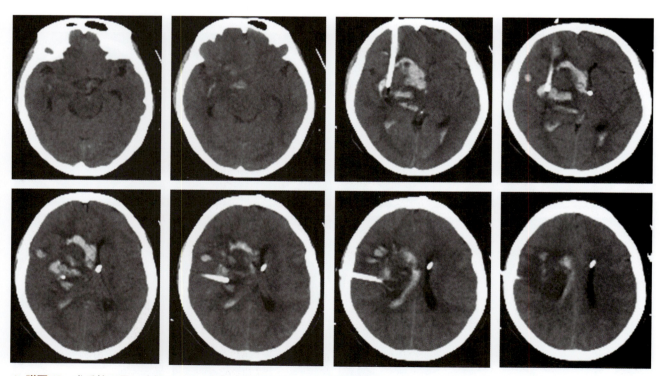

▲ 附图 10　术后第 2 天，头颅 CT 示，血肿体积明显减少，右侧侧脑室受压铸型；环池清晰，鞍上池结构不清，中线结构移位较前好转

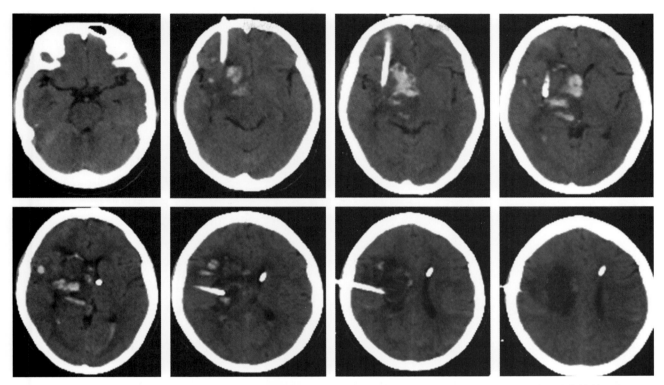

▲ 附图 11 术后第 4 天，头颅 CT 示，血肿引流完整，环池、鞍上池结构清晰，右侧侧脑室受压，中线结构较前居中

病例 3 脑出血脑疝的抢救

患者郭某，男性，61 岁，2h 前晨起时被家人发现在床上呼之不应，出汗，大小便失禁。急呼 120 送至我院。途中恶心呕吐，呕吐物为胃内容物。急行头颅 CT（附图 12）提示，右侧基底节区出血破入脑室；收入我科。既往史："高血压病" 12 年余，具体用药不详，血压控制不佳；查体：体温 36.8℃，脉搏 78 /min，呼吸 23 /min，血压 148/80mmHg。昏迷，压眶无反应；双侧瞳孔不等大，左侧瞳孔约 3mm，右侧瞳孔约 6mm，直、间接对光反射消失；右侧角膜反射消失；头眼反射消失；无咳嗽及吞咽反射；双上肢屈曲，双下肢强直，呈去大脑皮质状态；双病理征阳性。脑疝形成。GCS 评分 3 分。

由于患者发生脑疝时间不定。生命垂危，家属迫切要求保命。急查出凝血时间及有关传染病的血液学检查等术前评估；同时行胃管、尿管置入及气管插管，保持呼吸通畅，防止呕吐误吸；快速降血压，使血压降到 140/90mmHg 左右；同时与家属沟通，患者目前生命垂危，有手术指征，必须紧急解除血肿占位效应及降低颅内压，缓解脑疝见附图 13。但术前来不及行头颅 CTA 检查，以观察有无活动性再出血、有无血管畸形、血管瘤；有可能术中、术后再出血加重病情危及生命情况。告知手术方式，取得家属的信任及支持。急行微创颅内血肿清除引流术 + 颅内压监测探头植入术；术中抽出带有血凝块的暗红血性液体 30ml。术后 10min 行头颅 CT（附图 14）平扫及 CTA（附图 15）。

术后 30min，送入监护病房，患者昏迷状，左侧瞳孔直径约 2.0mm，右侧瞳孔直径约 3.0mm，对光反射迟钝。脉搏 68 /min，呼吸 17 /min，血压 127/63mmHg，氧饱和度 95%；颅内压值 10mmHg，血肿引流管通畅，敷料布清洁干燥。

术后第 1 天查房，患者昏迷状，头部血肿引流管及侧脑室引流管均通畅（附图 16），留置胃管、尿管均通畅；24h 总入量 3900ml，总出量 3102ml；心电监护，脉搏 96 /min，呼吸 20 /min，血压 150/90mmHg，血氧饱和度 97%，颅内压值 8mmHg 左右。查体：心脏听诊未闻及明显病理性杂音，双肺呼吸音粗，可闻及湿啰音，

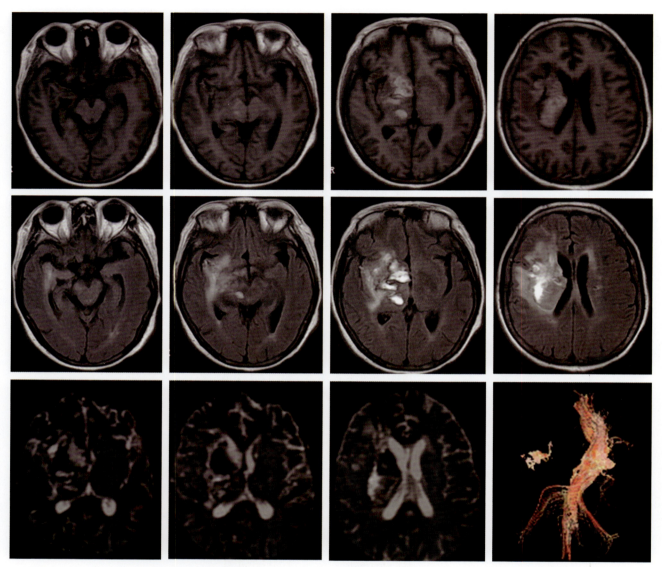

▲ 附图 12　头颅 MR 示，右侧丘脑及基底节区脑出血引流术后；脑桥及左侧基底节区腔隙性梗死；右侧皮质脊髓束中断破坏，FA 值减低

腹部检查未见异常；神经系统检查：双侧瞳孔等大等圆，直径约 2.5mm，对光反射迟钝，疼痛刺激下四肢伸直，四肢肌张力高，双下肢病理征阳性。并给予尿激酶（3 万 U，每日 2 次）血肿腔内注射促进血肿液化引流。复查头颅 CT 如附图 17。

　　术后第 3 天查房，患者昏迷，压眶有反应，疼痛刺激下双下肢可见屈曲，双上肢伸直，留置胃管、尿管均通畅，24h 总入量 5835ml，总出量 4132ml，心电监护，脉搏 73 /min，呼吸 17 /min，血压 155/103mmHg，血氧饱和度 96%，颅内压值 9mmHg 左右。查体：体温 37.2℃，心脏听诊未闻及明显病理性杂音，双肺呼吸音粗，可闻及散在湿啰音，腹部检查未见异常。神经系统检查，双侧瞳孔等大等圆，直径约 3.0mm，对光反射迟钝，疼痛刺激下双下肢屈曲，双上肢伸直，双下肢病理征阳性。复查头颅 CT 见附图 18。

　　术后第 6 天查房，患者偶尔可自动睁闭眼睛，头部血肿及脑室引流已拔出；心电监护，脉搏 74 /min，呼吸 20 /min，血压 142/86mmHg，血氧饱和度 97%。查体，体温 37.4℃，心脏听诊未闻及明显病理性杂音，双肺呼吸音粗，干、湿啰音减少，腹部检查未见异常。神经系统检查：浅昏迷，双侧瞳孔等大等圆，直径约

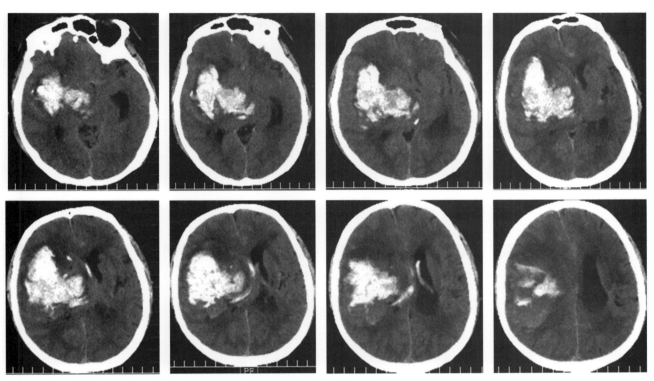

▲ 附图 13 发病后 2h 头颅 CT 示，右侧基底节区、丘脑出血破入脑室；右侧侧脑室受压铸型；环池、鞍上池结构不清，中线结构移位。量约 128ml

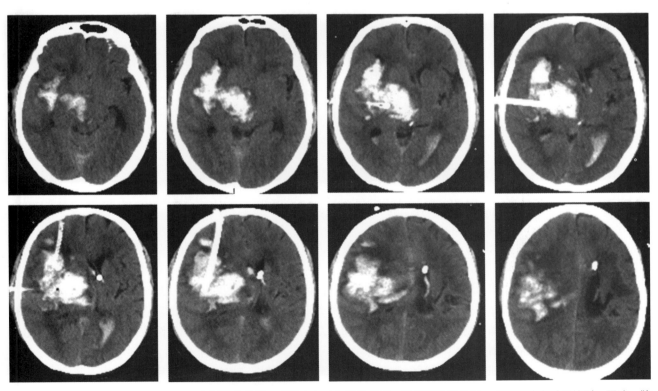

▲ 附图 14 术后 10min 头颅 CT 示，右侧基底节区、丘脑出血破入脑室术后，引流管位置良好；右侧侧脑室受压铸型；环池、鞍上池结构不清，中线结构移位较前好转

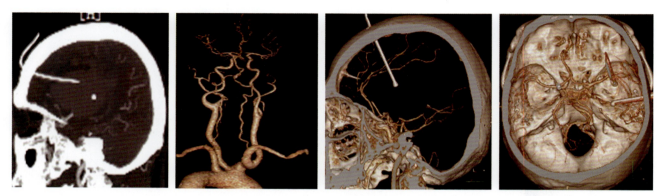

▲ 附图 15　术后 10min 头颅 CTA 示，微创术后，引流管位置良好，无再出血迹象，无血管瘤及血管畸形

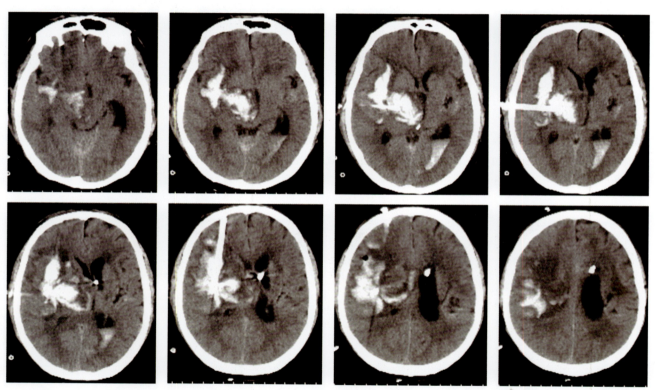

▲ 附图 16　术后第 1 天头颅 CT 示，右侧基底节区、丘脑、大脑角出血破入脑室术后，引流管位置良好；右侧侧脑室受压铸型；环池、鞍上池结构较前清晰，中线结构移位较前好转

2.5mm，对光反射迟钝，双眼球浮动，双眼向左侧凝视，疼痛刺激下双下肢屈曲，双上肢伸直，双下肢病理征阳性。复查 CT 见附图 19。

　　术后第 3 天查房，患者无意识的自动睁闭眼睛，问话不答，压眶有反应；心电监护，脉搏 75 /min，呼吸 16 /min，血压 146/86mmHg，血氧饱和度 98%。神经系统检查：浅昏迷，双侧瞳孔等大等圆，直径约 2.5mm，对光反射灵敏，双眼球浮动，疼痛刺激下双下肢屈曲，双上肢伸直，右侧肢体及左侧肢体肌张力高，双下肢病理征阳性。查头颅 MR 见附图 20。

　　由于患者具体发病时间及形成脑疝不定，虽家属强烈要求微创穿刺治疗，但术后患者未能清醒，未能与外界交流，呈植物状态。住院 35d 出院。GCS 评分 7 分。

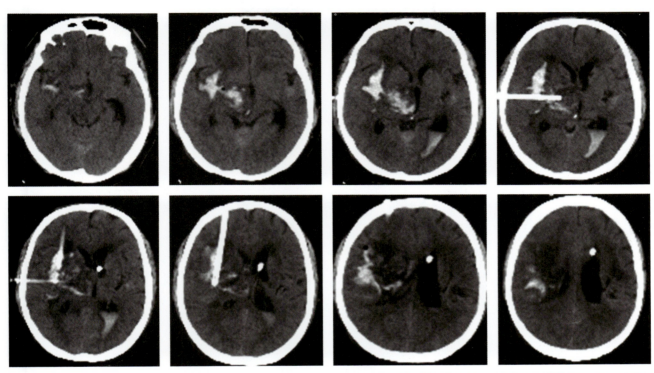

▲ **附图 17**　术后第 3 天头颅 CT 示，右侧基底节区、丘脑出血破入脑室术后，引流管位置良好；右侧侧脑室受压较前好转；环池、鞍上池结构清晰，中线结构移位较前好转

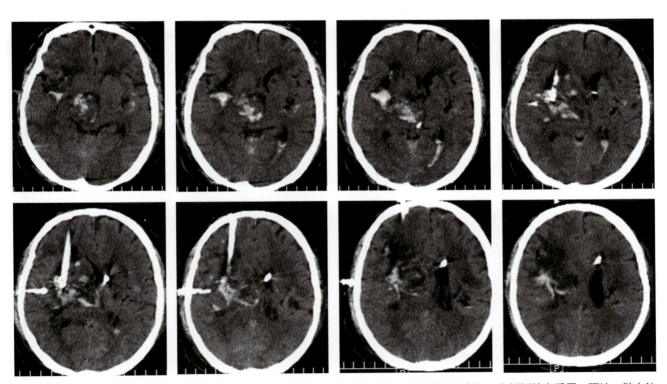

▲ **附图 18**　术后第 4 天头颅 CT 示，右侧基底节区、丘脑出血破入脑室术后，引流管位置良好；右侧侧脑室受压；环池、鞍上池结构清晰，中线结构移位较前好转。血肿引流完全

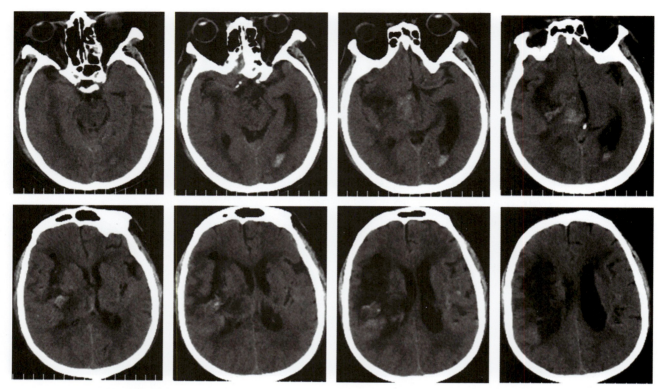

▲ 附图19　术后第6天拔管后头颅CT示，右侧基底节区、丘脑出血破入脑室术后；右侧侧脑室轻度受压；环池、鞍上池结构清晰，中线结构居中

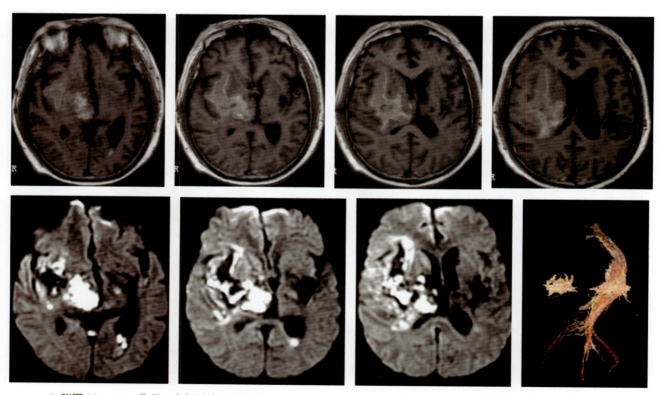

▲ 附图20　T₁WI像示，右侧丘脑及基底节区出血；DTI示，纤维束追踪成像，右侧皮质脊髓束破坏、中断、消融

病例 4　脑叶出血的抢救

患者张某，男性，51 岁。2h（中午 12 点）前患者被同事发现平卧在小河沟中（昨日夜间约 22：00 后未再有人发现患者），呼之不应，衣服上有呕吐物，为胃内容物，未见咖啡色物，同事急呼"120"送至我院，急查头颅 CT（附图 21）示，左侧颞、顶叶出血，量约 118ml；收入我病区。既往史，"高血压"病史 20 余年，最高 180/100mmHg，未规范服药，血压控制不详。查体，体温 36.2℃，脉搏 77 /min，呼吸 18 /min，血压 140/86mmHg，呼吸节律均匀整齐，叩诊清音，听诊两肺呼吸音粗，双下肺可闻及散在干、湿啰音，心率 77 /min，律齐，心音正常，各瓣膜听诊区未闻及病理性杂音，腹部平坦，未触及肿块，肝脾肋缘下未触及，膀胱充盈明显。神经系统查体：浅昏迷，左侧瞳孔直径约 3.0mm，右侧瞳孔直径约 1.5mm，对光反射迟钝；疼痛刺激下右侧肢体无活动，左侧肢体可见屈曲，右下肢外旋。右上肢肌张力高，右下肢肌张力稍高，左上肢肌张力正常，左下肢肌张力正常，病理征未引出；GCS 评分 6 分。

术前评估：目前患者呈浅昏迷状态，查头颅 CTA（附图 22）观察无活动性再出血、无血管畸形、血管瘤，出凝血时间基本正常。心电图侧壁可疑 ST-T 异常，下壁 T 波低平。左侧瞳孔 3mm，右侧瞳孔 1.5mm，对光反射迟钝，在疼痛刺激下左侧肢体可见屈曲，右侧肢体无反应。已有脑疝发生。

根据 2015 年最新高血压脑出血指南，该患者为微创手术联合或不联合溶栓药物液化引流清除血肿适应证，无禁忌证。病情危重，为解除血肿占位效应及血肿分解的神经毒物，与家属沟通病情，手术的必要性及手术方式，家属要求行微创穿刺颅内血肿清除引流术＋颅内压监测探头植入术并签字；术中抽出带有血凝块的暗红血性液体 30ml。术后 20min 复查头颅 CT（附图 23）。

第 1 天查房，患者嗜睡状，脑室引流管、血肿引流管、留置尿管均通畅，大便未排。查体，体温 37.8℃，脉搏 80 /min，呼吸 20 /min，BP 130/80mmHg，颅内压 8mmHg 左右；肺部听诊双肺呼吸音粗，可闻及散在湿啰音；呼之可应，自发睁眼，答不切题，可执行简单指令，疼痛刺激下右侧肢体可见屈曲；左下肢肌力Ⅲ级，

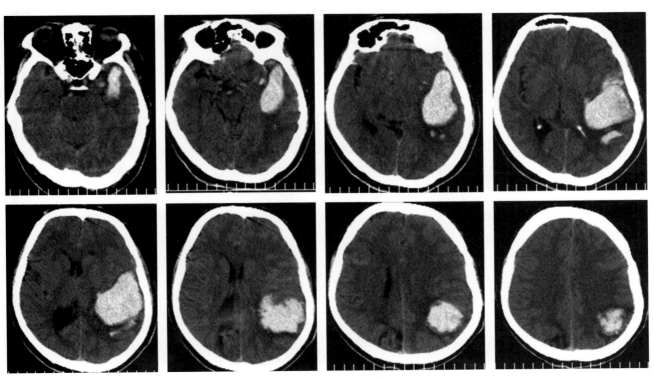

▲ 附图 21　入院时头颅 CT 示，左侧颞、顶叶出血，中线结构移位，脑室受压。血量约 118ml

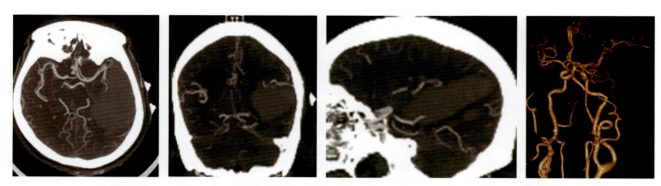

▲ 附图 22　术前头颅 CTA 评估，水平位、冠状位、矢状位无再出血迹象，无血管瘤及血管畸形

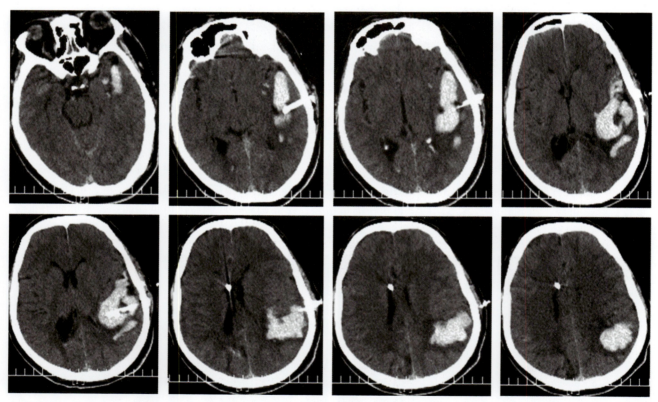

▲ 附图 23　术后 20min 头颅 CT，左侧颞、顶叶出血术后，引流管位置良好；血肿体积较前减少，左侧侧脑室受压及中线结构移位较前好转

左上肢肌力Ⅲ级，右下肢外旋。右上肢肌张力高，右下肢肌张力稍高，左上肢肌张力正常，左下肢肌张力正常，右下肢巴氏征阳性。于第 1 天给予尿激酶（3 万 U，每日 2 次）血肿腔内注射促进血肿液化引流。GCS 评分 11 分。复查 CT 见附图 24。

　　术后第 2 天查房，患者意识清，精神差，感觉性失语，脑室引流管、血肿引流管、留置尿管均通畅，饮食睡眠可，大便正常。查体，体温 37.5℃，脉搏 70 /min，呼吸 22 /min，血压 130/80mmHg，颅内压 8mmHg 左右；肺部听诊双肺呼吸音粗，可闻及散在湿啰音。呼之可应，自发睁眼，答不切题，可执行简单指令。右上肢肌力Ⅲ级，右下肢肌力Ⅲ级，左上肢肌力Ⅴ级，左下肢肌力Ⅴ级，右下肢外旋。右上、下肢肌张力稍高，左上、下肢肌张力正常，右下肢巴氏征阳性。GCS 评分 15 分。复查头颅 CT 见附图 25。

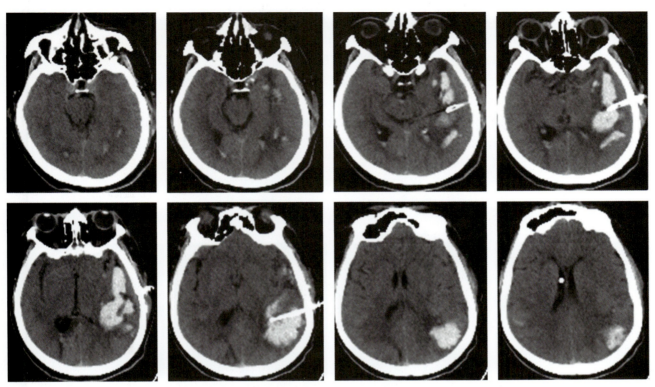

▲ **附图 24**　术后第 1 天头颅 CT 示，左侧颞、顶叶血肿体积较前减少，引流管位置良好；左侧侧脑室受压缓解；中线结构移位恢复正常

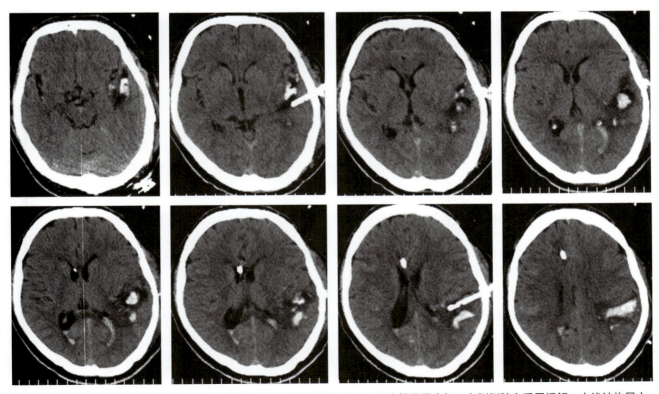

▲ **附图 25**　术后第 2 天头颅 CT 示，左侧颞、顶叶血肿体积明显减少，引流管位置良好；左侧侧脑室受压缓解；中线结构居中

术后第 3 天查房，患者意识清，精神一般，感觉性失语，脑室引流管、留置尿管均通畅，饮食睡眠可，大便正常。查体：体温 37.2℃，脉搏 72 /min，呼吸 16 /min，血压 130/80mmHg，颅内压 9mmHg 左右；肺部听诊双肺呼吸音粗，可闻及散在湿啰音，回答问题部分切题，可执行简单指令。右下肢肌力Ⅳ级，右上肢肌力Ⅳ级，左下肢肌力Ⅴ级，左上肢肌力Ⅴ级；右下肢巴氏征阳性。复查头颅 CT 见附图 26。给予拔出血肿引流管，次日拔出脑室引流管。

术后第 8 天查房，患者意识清晰，情绪稳定，感觉性失语，饮食睡眠可，大便正常。查体：体温 36.2℃，脉搏 75 /min，呼吸 20 /min，血压 120/74mmHg，肺部听诊双肺呼吸音粗，未闻及干、湿啰音。回答部分切题，可执行多数指令。右下肢肌力Ⅴ级，右上肢肌力Ⅴ–级，左下肢肌力Ⅴ级，左上肢肌力Ⅴ级，右下肢巴氏征阳性。头颅 MR（附图 27）示，左侧颞、枕、顶叶出血引流完全；双侧基底节区及侧脑室旁腔隙性梗死；脑白质脱髓鞘；左侧枕、顶叶白质纤维束破坏减少。住院 10d 自己步行走出科室。

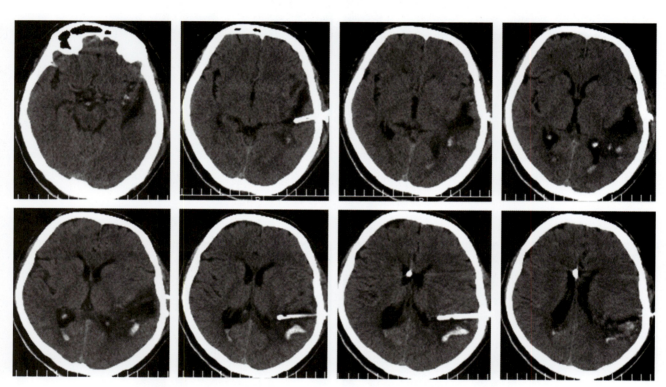

▲ 附图 26 术后第 3 天头颅 CT 示，左侧颞、顶叶血肿引流完全，中线结构居中

病例 5 小脑出血

患者田某，女性，56 岁，以"头晕、头痛 3 日余"为代主诉，于 2016 年 9 月 5 日 10：00 急诊转入我院。3d 前患者无明显诱因出现呈持续性头晕、头痛，视物旋转，感自身旋转，不能睁眼，不能抬头，伴恶心、呕吐数十次，呕吐物为咖啡色胃内容物，平卧位可稍减轻。在当地医院查头颅 CT 示，小脑出血。3d 来症状进行性加重，今转入我院我科。既往高血压病史 8 年，最高达 200/120mmHg；糖尿病病史 7 年；冠心病、抑郁症病史 5 年；具体用药不详。查体，体温 36.7℃，脉搏 68 /min，呼吸 25 /min，血压 190/102mmHg，双肺呼吸音粗，可闻及少量干、湿啰音，心腹查体未见明显异常。神经系统查体：昏睡状态，查体欠合作。双眼水平眼震，双侧瞳孔等大等圆，直径约 2.0mm，对光反射迟钝。四肢肌力查体不配合，四肢肌张力低，四肢腱反射对称存在，双下肢病理征阳性。脑膜刺激征阳性。入院查头颅 CT（附图 28）示，小脑出血破入脑室，出血量 25ml。

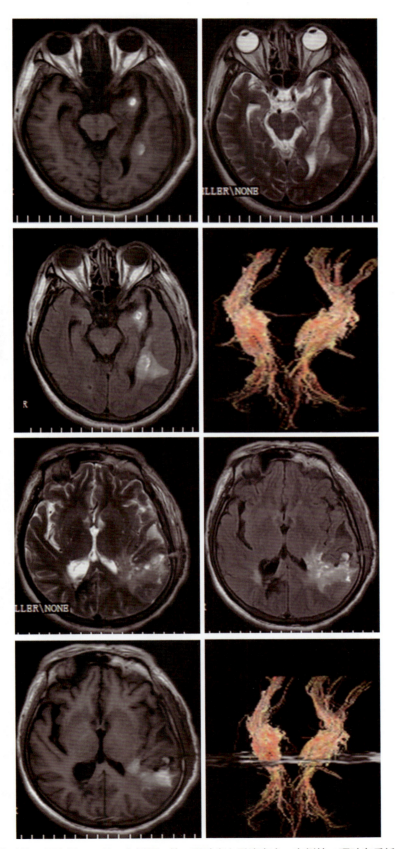

▲ 附图 27　术后第 8 天头颅 MR 示，左侧颞、枕、顶叶出血引流完全；左侧枕、顶叶白质纤维束破坏减少

术前评估：查头颅 CTA（附图 29）观察有无活动性再出血，有无血管畸形、血管瘤，出凝血时间及有关传染病的血液检查。

根据 2015 年最新高血压脑出血指南推荐意见，该患者为微创手术联合或不联合溶栓药物液化引流清除血肿适应证，无禁忌证。病情危重，为解除血肿占位效应及血肿分解的神经毒物，与家属沟通病情，手术的必要性及手术方式，家属要求行微创穿刺颅内血肿清除引流术＋颅内压检测探头植入术并签字；术中抽出带有血凝块的暗红血性液体 8ml。术后复查头颅 CT（附图 30）后，送入病房，呈嗜睡状（麻醉苏醒过程中），双侧瞳孔等大等圆，直径约 2.0mm，对光反射迟钝。查体，脉搏 76 /min，呼吸 15 /min，血压 160/90mmHg，氧饱和度98%；颅内压 10mmH$_2$O，血肿引流管及侧脑室引流管均通畅，敷料布清洁干燥。

术后第 1 天查房，患者头痛较前减轻，血肿引流管及侧脑室引流管通畅，留置胃管、尿管均通畅，大便未排。神经系统查体，意识清，精神欠佳。理解力、定向力、记忆力、计算力正常。双侧眼裂等大，双侧眼球向各方向运动充分，双眼球水平方向眼球震颤，双侧瞳孔等大等圆，直径约 2.0mm，对光反射灵敏；悬雍垂左偏；伸舌左偏，舌肌无萎缩及纤颤。左侧肢体肌力Ⅳ级，右侧肢体肌力Ⅴ级，四肢肌张力正常，四肢腱反射对称存在，双下肢病理征阳性。左侧指鼻试验不能，右侧指鼻试验欠准，左侧跟膝胫不能，右侧跟膝胫欠准，快速轮替笨拙。脑膜刺激征阳性。复查头颅 CT 见附图 31。给予尿激酶（2 万 U，每日 2 次）血肿腔内注射促进血肿液化引流。

术后第 2 天查房，患者意识清，精神欠佳。昨日可经口进食后给予拔除胃管；血肿引流管及侧脑室引流管通畅，留置尿管通畅，大便未排。空腹血糖 10.6mmol/L。查体，血压 148/88mmHg，颅内压 11mmHg 左右。神经系统查体，意识清，精神欠佳。理解力、定向力、记忆力、计算力正常。双侧眼裂等大，双侧眼球向各方向运动充分，双眼球水平方向眼球震颤，双侧瞳孔等大等圆，直径约 2.0mm，对光反射灵敏；左侧肢体肌力Ⅳ级，右侧肢体肌力Ⅴ级，四肢肌张力正常，四肢腱反射对称存在，双下肢病理征阳性。左侧指鼻试验不能，右侧指鼻试验欠准，左侧跟膝胫不能，右侧跟膝胫欠准，快速轮替笨拙。脑膜刺激征阳性。脑脊液

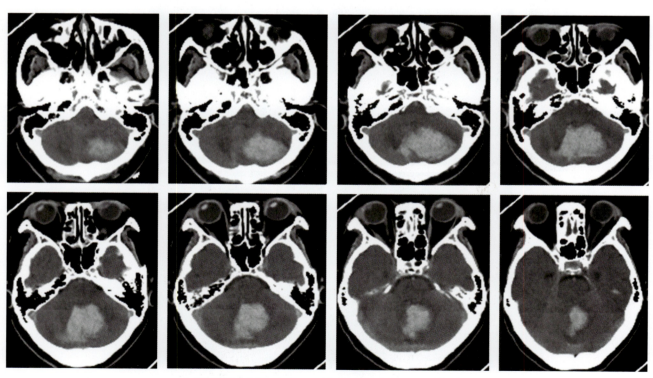

▲ 附图 28　头颅 CT 示，小脑出血破入脑室，出血量 25ml

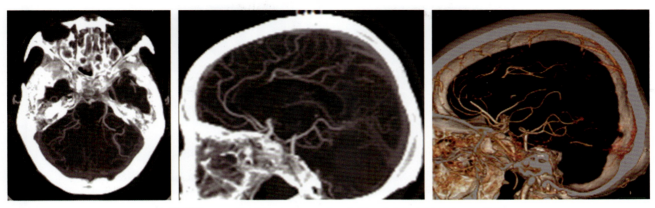

▲ **附图 29**　头颈部 CTA 水平位、矢状位无点状症及血管畸形、血管瘤

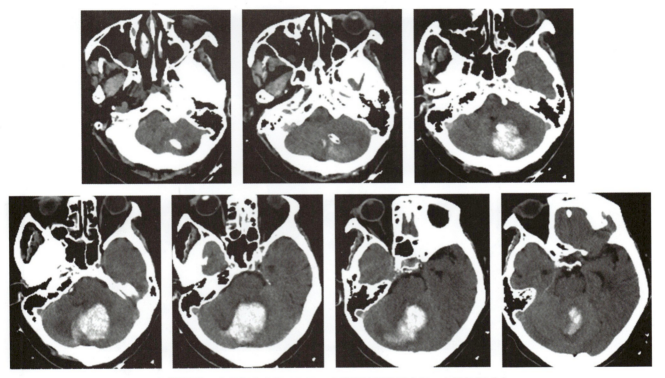

▲ **附图 30**　术后复查头颅 CT 示，血肿引流管位置良好，血肿体积减少

常规示，呈淡黄色，微浑，蛋白定性阳性，白细胞 13×10^6/L，细胞少无法分类，红细胞 10 000 $\times 10^6$/L。复查 CT 见附图 32。

术后第 3 天给予尿激酶 3 万 U 血肿腔内注射促进血肿液化引流后。拔除血肿引流管，侧脑室引流管通畅。术后第 4 天复查头颅 CT 见附图 33。

术后第 5 天拔除侧脑室引流管。患者住院 12d 出院。出院时意识清，精神可。理解力、定向力、记忆力、计算力正常。双侧眼裂等大，双侧眼球向各方向运动充分，无眼球震颤，双侧瞳孔等大等圆，直径约 2.0mm，对光反射灵敏；伸舌居中，舌肌无萎缩及纤颤。四肢肌力、肌张力正常；肢腱反射对称存在；双下肢病理征阳性。左侧指鼻试验不能，右侧指鼻试验欠准，左侧跟膝胫不能，右侧跟膝胫欠准，快速轮替笨拙。

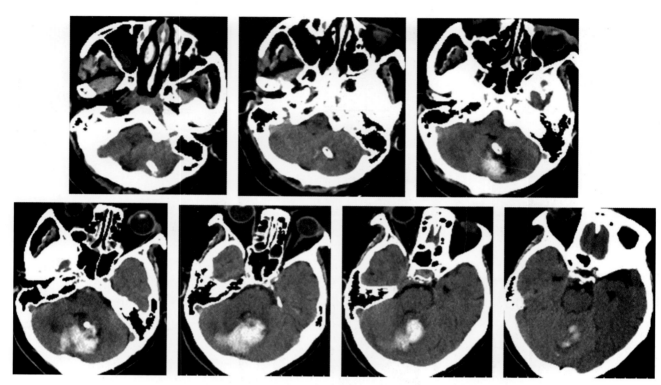

▲ 附图 31　术后第 1 天复查头颅 CT 引流管位置良好，血肿体积显著减少

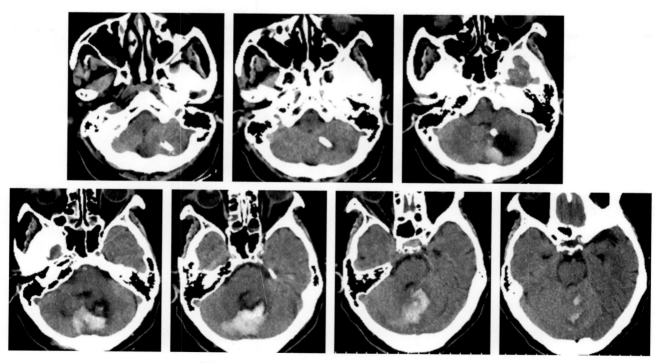

▲ 附图 32　术后第 2 天复查头颅 CT 示，血肿体积显著减少

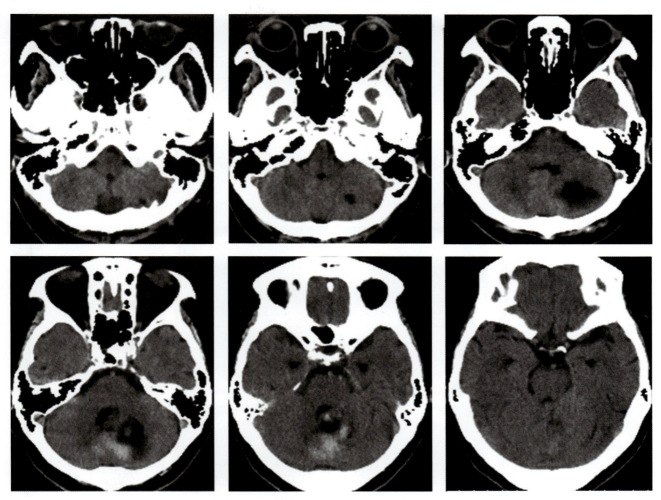

▲ **附图 33**　术后第 4 天复查头颅 CT 示，血肿引流完全

病例 6　丘脑脑出血破入双侧脑室治疗

患者杨某，女性，53 岁。以"突发言语含混伴右侧肢体活动不能 18h"为代主诉入院。患者 18h 前于起夜时出现言语含混，吐词不清，声音低沉，右侧肢体持物行走不能，伴有头痛、恶心、呕吐及小便失禁，被家属送至当地县医院行头颅 CT 示，左侧丘脑出血破入脑室系统。家属急送至我院，收入我科。自患病来嗜睡状，未进饮食，小便失禁。既往有"高血压病史" 10 余年，最高 190/120mmHg，曾口服卡托普利控制。无过敏史。查体：体温 36.4℃，脉搏 90 /min，呼吸 21 /min，血压 190/113mmHg；卧位，查体不合作。右肺听诊呼吸音粗糙，心脏听诊心音低，心率 90 /min，心律齐，未闻及明显病理性杂音。神经系统检查，嗜睡状，言语含混，对答不能，理解力、定向力正常，计算力、记忆力均不能合作。NIHSS 评分 25 分；GCS 评分 6 分。右侧鼻唇沟稍浅，伸舌不能合作。四肢肌力、肌张力查体不配合。双下肢腱反射迟钝，右下肢巴氏征阳性。脑膜刺激征可疑阳性。头颅 CT（附图 34）示，左侧丘脑出血破入脑室系统，脑室铸型。

定位诊断：左侧丘脑及脑室；定性诊断脑出血。

初步诊断：①左侧丘脑出血破入脑室系统，双侧脑室及第三、第四脑室铸型；②高血压病 3 期极高危组；③应激性溃疡合并消化道出血；④吸入性肺炎。

诊疗计划：①告病危，吸氧，心电监护，监测血压等基础护理；②完善头颈 CTA 了解颅内血管情况，进行术前评估；③给予基础治疗。

根据 2015 年最新高血压脑出血指南推荐意见，该患者为微创手术联合或不联合溶栓药物液化引流清除血肿适应证，无禁忌证。患者病情较重，与家属沟通病情、手术的必要性及手术方式，家属要求行微创穿刺脑室穿刺血肿清除引流术并签字。

术前评估：查头颅 CTA（附图 35）未见活动性再出血，无血管畸形、血管瘤。出凝血时间正常，传染病五项正常。术后 20min 复查头颅 CT，引流管位置良好（附图 36）。

术后第 1 天查房，患者仍处于嗜睡状，鼻饲注食水，体温最高 37.4℃，颅内压在 10 ~ 20mmHg 波动。

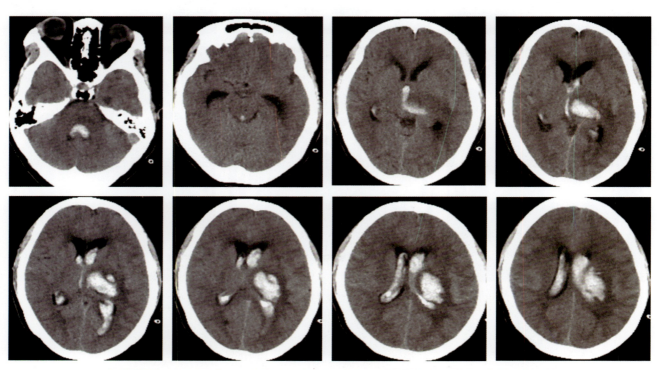

▲ 附图 34　头颅 CT 示，左侧丘脑出血破入脑室系统，双侧侧脑室、第三、第四脑室铸型

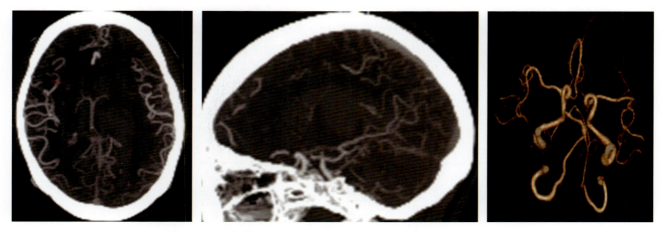

▲ 附图 35　头颈部 CTA 水平位、矢状位无"点状症"及血管畸形、血管瘤

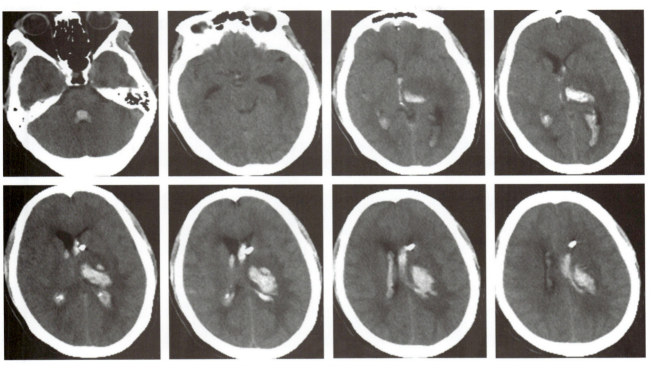

▲ 附图 36 头颅 CT 示，引流管位置良好

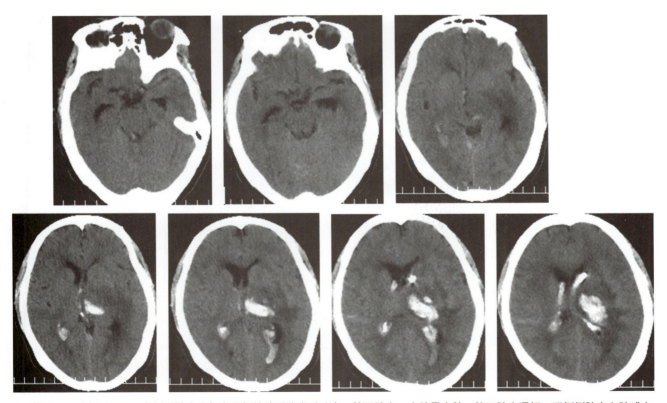

▲ 附图 37 头颅 CT 示，左侧丘脑出血行左顶部钻孔引流术后改变，第四脑室、中脑导水管、第三脑室通畅，双侧侧脑室血肿减少

查体，右肺听诊呼吸音粗糙，闻及痰鸣音及湿啰音，心脏听诊心音低，心率 80 /min，心律齐，未闻及明显病理性杂音。神经系统检查，呈嗜睡状，双眼仍有间断性向下凝视，高级智能检查不能合作。右侧鼻唇沟浅，咽反射迟钝，伸舌不能合作。右上肢肌力 I 级，右下肢肌力 I 级，右侧肢体肌张力减退，双下肢腱反射迟钝，右下肢巴氏征阳性。脑膜刺激征阳性。NIHSS 评分 22 分，GCS 评分 8 分。复查头颅 CT（附图 37）示，左侧丘脑出血行左顶部钻孔引流术术后改变；脑白质脱髓鞘改变。给予尿激酶 3 万 U 血肿腔内注射促进血肿液化引流，每日 2 次。

术后第 3 天查房，患者仍处于嗜睡状，鼻饲注食水，体温最高 37.4℃，颅内压在 10 ～ 17mmHg 波动间。神经系统检查，呈嗜睡状，双眼仍有间断性向下凝视，高级智能检查不能合作。右侧鼻唇沟浅。右上肢肌力 II 级，右下肢肌力 III 级，右侧肢肌张力减退，双下肢腱反射迟钝，右下肢巴氏征阳性。脑膜刺激征阳性。NIHSS 评分 12 分，GCS 评分 13 分。复查头颅 CT 见附图 38。

术后第 9 天查房，左侧侧脑室引流管已拔出 2d。患者精神可，睡眠饮食尚可，大小便正常，情绪好转，肢体活动较前好转。查体，记忆、计算、理解力、定向力欠合作，可做简单交流，双侧瞳孔等大等圆，直径约有 3.0mm，对光反射灵敏，右侧鼻唇沟浅，伸舌合作；右上肢肌力 III 级，右下肢肌力 III 级。右侧肢体肌张力减退，双下肢腱反射迟钝，右下肢巴氏征阳性。NIHSS 评分 8 分，GCS 评分 15 分。复查头颅 CT 见附图 39。

患者住院 30d 出院。出院时精神可，言语清晰，对答切题，睡眠饮食尚可，大小便正常；记忆、计算、理解力、定向力正常；右侧鼻唇沟浅，伸舌合作，右上肢肌力 IV 级，右下肢肌力 V 级；右下肢巴氏征阳性。NIHSS 评分 3 分，GCS 评分 15 分。

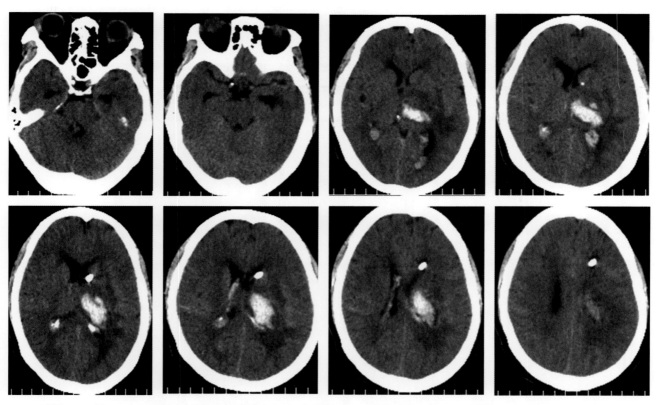

▲ 附图 38　头颅 CT 示，左侧丘脑出血钻孔引流术后，第四脑室、中脑导水管、第三脑室通畅，双侧侧脑室血肿明显减少

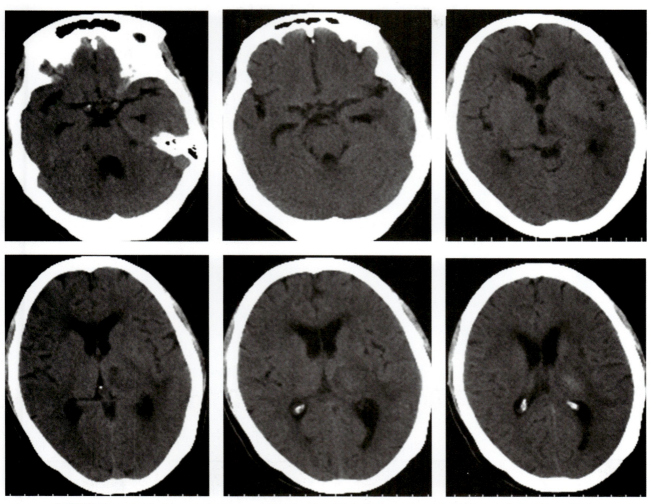

▲ **附图 39**　头颅 CT 示，左侧丘脑出血钻孔引流术后，第四脑室、中脑导水管、第三脑室及双侧侧脑室无血肿

（杨春光）

相 关 图 书 推 荐

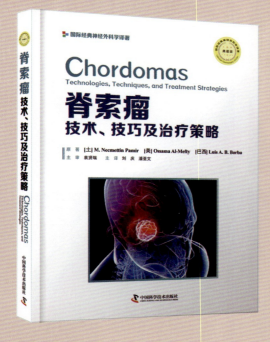

脊索瘤：技术、技巧及治疗策略（引进自 Thieme）

原　著　M. Necmettin Pamir 等
主　审　袁贤瑞
主　译　刘　庆　潘亚文
开　本　大 16 开（精装）
定　价　168.00 元

内容提要

　　本书引进自世界知名的 Thieme 出版社，是一部有关脊索瘤诊断与治疗技术的经典译著。著者首先回顾了学者们对脊索瘤发病机制及治疗策略长达一个多世纪的艰难探索，然后详细介绍了脊索瘤的流行病学、分子发病机制及细胞遗传学特点，并阐述了脊索瘤的影像学特征、临床表现及预后，最后深入探讨了脊索瘤治疗策略的制订、手术入路的选择、内镜等新技术的应用，以及术后放疗方案的优化等内容。本书内容丰富翔实，编排科学合理，适合神经外科医师及相关专业医务人员阅读参考。

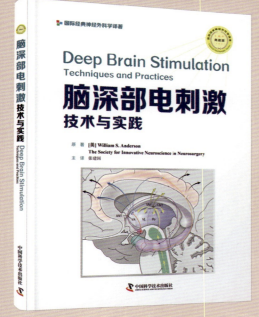

脑深部电刺激：技术与实践（引进自 Thieme）

原　著　William S. Anderson 等
主　译　张建国
开　本　大 16 开（精装）
定　价　128.00 元

内容提要

　　本书引进自世界知名的 Thieme 出版社，是一部深入浅出介绍脑深部电刺激（DBS）技术相关理论和技术的专业参考书。书中所述涵盖了传统 / 先进的 DBS 机器人辅助植入、不同核团的 MER 技术、先进的影像学定位技术、闭环电刺激术、传统头架与现代无头架操作、常见功能神外疾病(如帕金森病、震颤、肌张力障碍、强迫症、癫痫、抑郁、抽动秽语综合征等) 治疗的理念与技术、DBS 术后程控相关理论等内容。本书内容系统，深入浅出，图表明晰，非常适于 DBS 领域各层次神经外科医师参考阅读，亦可作为该领域学者的案头参考书。